U0189134

FIFTH EDITION
原书第 5 版

STROKE REHABILITATION
A Function-Based Approach

脑卒中后康复
基于功能的方法

原著 [美] Glen Gillen [美] Dawn M. Nilsen

主审 席家宁 公维军 主译 刘爱贤 焦 杨

中国科学技术出版社
·北 京·

图书在版编目（CIP）数据

脑卒中后康复：基于功能的方法：原书第 5 版 /（美）格伦·吉伦 (Glen Gillen)，（美）道恩·M. 尼尔森 (Dawn M. Nilsen) 原著；刘爱贤，焦杨主译 . — 北京：中国科学技术出版社，2023.3

书名原文：Stroke Rehabilitation: A Function-Based Approach, 5E

ISBN 978-7-5046-9887-2

Ⅰ . ①脑… Ⅱ . ①格… ②道… ③刘… Ⅲ . ①脑血管疾病 — 康复 Ⅳ . ① R743.09

中国版本图书馆 CIP 数据核字 (2022) 第 221414 号

著作权合同登记号：01-2022-6729

策划编辑	王久红　焦健姿
责任编辑	王久红
文字编辑	张　龙
装帧设计	佳木水轩
责任印制	徐　飞

出　版	中国科学技术出版社
发　行	中国科学技术出版社有限公司发行部
地　址	北京市海淀区中关村南大街 16 号
邮　编	100081
发行电话	010-62173865
传　真	010-62179148
网　址	http://www.cspbooks.com.cn

开　本	889mm×1194mm　1/16
字　数	1117 千字
印　张	39
版　次	2023 年 3 月第 1 版
印　次	2023 年 3 月第 1 次印刷
印　刷	北京盛通印刷股份有限公司
书　号	ISBN 978-7-5046-9887-2/R · 2974
定　价	298.00 元

Elsevier (Singapore) Pte Ltd.

3 Killiney Road, #08–01 Winsland House I, Singapore 239519

Tel: (65) 6349–0200; Fax: (65) 6733–1817

This Translation of *Stroke Rehabilitation: A Function-Based Approach, 5E* by Glen Gillen, Dawn M. Nilsen was undertaken by China Science and Technology Press and is published by arrangement with Elsevier (Singapore) Pte Ltd.

Stroke Rehabilitation: A Function-Based Approach, 5E by Glen Gillen, Dawn M. Nilsen 由中国科学技术出版社进行翻译，并根据中国科学技术出版社与爱思唯尔（新加坡）私人有限公司的协议约定出版。

脑卒中后康复：基于功能的方法（原书第 5 版）（刘爱贤，焦杨，译）

ISBN: 978–7–5046–9887–2

Copyright © 2023 by Elsevier (Singapore) Pte Ltd. and China Science and Technology Press

译者名单

主　审　席家宁　公维军

主　译　刘爱贤　焦　杨

副主译　（排名不分先后）

方伯言　甄巧霞　莫林宏　张文毅　刘　畅　贺　媛　薛翠萍

学术秘书　黄佩玲

译　者　（排名不分先后）

齐　琳　房进平　刘　翠　王瑞丹　刘艳君　刘永红　王　平

苏　源　藏　君　吕宣新　路　芳　赵　曼　吴佼佼　王亭亭

万桂玲　张颖彬　聂忆秋　王会奇　王　琦　刘　阳　关利利

陈立霞　王　健　王云朋　甄晓悦　赵　坤　尹燕燕　黄　丽

靳昭辉　王艺璇　高　磊　孟德涛　杜　佳　潘化杰　靳法鑫

杨　杰　杨　帆　邓梦瑶　周淑洁　王凤双　王英华　任　铭

安　霞　闫红娇　甄　颐　赵茹莲　张黎明　张　茜　贾维维

王海英　邱　子　李珍珍　魏　冰　王　笑　董晓莹　贾海艳

张瑾秀　梁　艳　郭瑞琪　喻楚茜　王　倩　韩　莹　马凯强

杜　刚

内容提要

本书引进自 Elsevier 出版社，由美国哥伦比亚大学医学中心的 Glen Gillen 教授和 Dawn M. Nilsen 教授联合全球专家共同打造。

1998 年初版至今，24 年里，本书广受赞誉，现更新至第 5 版，分为三篇 30 章。全书以患者为中心的理念贯穿每个康复环节，强调多学科团队合作的治疗模式对脑卒中患者的巨大价值，明确最大限度参与生活是脑卒中患者康复的首要目标，采用循证医学的评估和治疗方法（包括矫正和适应方法）、任务导向性训练，既对脑卒中后上肢控制、躯干控制、平衡等运动障碍进行标准化评估和循证干预，又对心理障碍和神经行为缺陷（如抑郁、视觉及视空间功能障碍、认知障碍、知觉障碍、语言障碍和吞咽障碍）进行有效管理，是脑卒中后康复相关专业临床医生、研究人员、理疗师、护理人员和医学生难得的学习教材。

书中参考文献条目众多，为方便读者查阅，已将本书参考文献更新至网络，读者可扫描右侧二维码，关注出版社医学官方微信"焦点医学"，后台回复"9787504698872"，即可获取。

原著者名单

原　著

Glen Gillen, EdD, OTR, FAOTA
Professor of Rehabilitation and Regenerative
　　Medicine (Occupational Therapy)
Columbia University Irving Medical Center,
　　Programs in Occupational Therapy
Columbia University
Vagelos College of Physicians and Surgeons;
Honorary Adjunct Associate Professor of
　　Movement Sciences and Education,
Teachers College
New York, New York

Dawn M.Nilsen, EdD, OTR/L, FAOTA
Associate Professor of Rehabilitation and Regenerative
　　Medicine (Occupational Therapy)
Columbia University Irving Medical Center
Programs in Occupational Therapy
Columbia University
Vagelos College of Physicians and Surgeons;
Honorary Adjunct Associate Professor of Movement
　　Sciences and Education
Teachers College
New York, New York

参编者

Guðrún Árnadóttir, PhD, OT
Coordinator of Occupational Therapy
　　Research and Development Projects
Occupational Therapy
Landspitali, The National Hospital
Iceland;
Clinical Associate Professor
Faculty of Medicine
University of Iceland
Reykjavik, Iceland

Clare C. Bassile, PT, EdD
Associate Professor
Program in Physical Therapy
Columbia University Irving Medical
　　Center, New York
New York
United States

Karen A. Buckley, MA, OT/L
Adjunct Professor
Retired Clinical Assistant
Department of Occupational Therapy
New York University, New York
New York

United States

Meghan Doherty, OTD
Assistant Professor
Occupational Science and Occupational
　　Therapy
Saint Louis University, Saint Louis
Missouri
United States

Susan E. Fasoli, ScD
Associate Professor
Occupational Therapy
MGH Institute of Health Professions,
　　Boston
Massachusetts
United States

Daniel Geller, EdD, MPH, OTR/L
Assistant Professor
Programs in Occupational Therapy,
　　Department of Rehabilitation and
　　Regenerative Medicine Vagelos
　　College of Physicians and Surgeons
Columbia University, NYC

New York
United States

Glen Gillen, EdD, OTR, FAOTA
Professor of Regenerative and
　　Rehabilitation Medicine
　　(Occupational Therapy) at
　　Columbia University
Medical Center
Programs in Occupational Therapy
Columbia University, New York
New York
United States

Carly Goldberg, MS, OTR/L
Senior Clinician, Acute Rehabilitation
　　Occupational Therapy
Department of Occupational Therapy
New York Presbyterian Hospital,
　　Columbia University Irving Medical
　　Center, New York
New York
United States

Bernadette Hattjar, DrOT, M.Ed.,OTR/L, CWCE
Associate and Tenured Professor
Occupational Therapy
Gannon University
Erie, Pennsylvania
United States

Mary W. Hildebrand, MOT, OTD
Associate Professor
Department of Occupational Therapy
MGH Institute of Health Professions, Boston
Massachusetts
United States

Kimberly Patrice Hreha, EdD, MS, OTR/L
Research Assistant Professor
Department of Rehabilitation Sciences
University of Texas Medical Branch, Galveston
Texas
United States

Leslie Kane, OTD
Manager of Occupational Therapy
Rehablitation Medicine
New York Prebyterian/Columbia University Medical Center, New York
New York
United States
Clinical Instructor in Occupational Therapy
Programs in Occupaitonal Therapy
Columbia University, New York
New York
United States

Vicki Kaskutas, BS, MHS, OTD, OTR/L, FAOTA
Associate Professor
Program in Occupational Therapy
Washington University School of Medicine, St. Louis
Missouri
United States

Dawn M. Nilsen, BS, MS, EdM, EdD
Associate Professor
Rehabilitation and Regenerative Medicine (Occupational Therapy)
Columbia University, New York
New York
United States

Ashwini K. Rao, EdD
Professor
Rehabilitation and Regenerative Medicine (Physical Therapy), G.H. Sergievsky Center
Columbia University, New York
New York
United States

Katherine Rief, BS, MD
Resident Physician
Physical Medicine and Rehabilitation
New York Presbyterian Hospital, New York
New York
United States

Megan Rochford, BS, MS, OTR/L, SCEM
Occupational Therapy
RUSK Rehabilitaion-NYU Langone Health, NY
New York
United States

Mary Shea-Stifel, MA, OTR, ATP
Clinic Manager
Wheelchair Services
Kessler Institute for Rehabilitation, West Orange
New Jersey
United States
Adjunct Professor
Occupational Therapy
New York University, New York
New York
United States
Adjunct Professor
Occupational Therapy

Mercy College, Dobbs Ferry
New York
United States

Joel Stein, MD
Simon Baruch Professor and Chair
Rehabilitation and Regenerative Medicine
Columbia University Vagelos College of Physicians and Surgeons, New York
New York
United States
Professor and Chair
Rehabilitation Medicine
Weill Cornell Medical College, New York
New York
United States
Physiatrist-in-Chief
Rehabilitation Medicine
NewYork-Presbyterian Hospital, New York
New York
United States

Lauren Winterbottom, MS, MM, OTR/L
Senior Clinician, Acute Rehabilitation
Occupational Therapy
Department of Occupational Therapy
New York-Presbyterian Hospital, Columbia University Irving Medical Center, New York
New York
United States
Instructor in Clinical Rehabilitation and Regenerative Medicine
Programs in Occupational Therapy
Columbia University Irving Medical Center, New York
New York
United States

Timothy Wolf, OTD, PhD
Associate Professor and Chair
Occupational Therapy
University of Missouri, Columbia
Missouri

中文版序

20世纪中叶，因两次世界大战造成的战争创伤后遗症和世界范围内脊髓灰质炎大流行的影响，出现肢体、言语、认知等功能障碍的人群不断激增，人们开始寻求弥补和减缓功能障碍的方法，以努力提升生存质量，康复医学随之诞生。随着社会的发展和医学技术的不断进步，现代康复医学得到了快速发展和广泛应用，各种康复医学技术相继产生并应用于临床，像 Brunnstrom 技术、Bobath 技术、Rood 技术等神经生理学和神经发育学原理的康复治疗方法早已被广泛传播和应用，并取得良好的康复效果。

我国从20世纪80年代开始引进现代康复医学治疗技术和手段，现代康复医疗服务也随之得到大力开展，虽然起步晚、底子薄，但通过康复医学领域人员坚持不懈的努力与奋斗，国内康复医学水平也在不断发展提升，并取得了较大的进步。《中国心血管健康与疾病报告2020》统计数据显示：全国三级医院中，康复服务相关费用占比呈逐年上升趋势，康复技术和手段在临床上的使用逐渐受到重视。党的十九大报告将"实施健康中国战略"作为国家发展基本方略中的重要内容，将健康中国建设提升至国家战略地位；进入新时代，我国已全面建成小康社会，人民群众开始注重生活和生存质量，医学也由以"治病救命"为目标转向"关注人的全生命期"，康复医学理念开始被大家普遍接受，康复医学迎来重要的发展窗口期和战略机遇期。

在我国现阶段和将来一段时间里，脑血管疾病是发病率和致残率都较高的一个疾病，脑卒中后超半数幸存者遗留不同程度的功能障碍，如感觉功能障碍、运动功能障碍、言语或交流障碍、认知功能障碍、情感和心理障碍、吞咽障碍等。脑卒中的康复治疗和急性期治疗同等重要，有效的康复治疗对提高患者生存质量、减轻社会负担起到重要作用。现代康复在临床治疗的基础上，形成多学科团队协作，将疾病治疗、功能康复、日常活动和社会参与等方面结合在一起，强调"以患者为中心""以患者的功能为指向"，为患者进行功能评估和康复治疗。临床实践证明，康复是脑卒中有效和必需的治疗方案和方法。

Stroke Rehabilitation: A Function-Based Approach, 5E 是美国 Glen Gillen 教授联合众多国际脑卒中康复知名专家共同撰写，涉及脑卒中患者的心理、认知、精神行为、视觉、言语与语言、吞咽、运动、休闲、育儿和工作等多个方面。本书以任务为导向，系统介绍了脑卒中相关功能障碍标准化和非标准化评估流程、治疗技术及循证干预，涉及脑卒中不同时期和不同场景的康复重点，并给出了相应的康复治疗指导建议，满足从事脑卒中康复的医师、治疗师、护士和介护人员，以及患者和家属的需求。从某种意义来说，本书内容丰富，观点鲜明，具有很强的指导性和操作性，是脑卒中康复的临床指南和有益工具书。参与本书的译者都是从事脑卒中康复相关专业的骨干力量，大家既倾注了大量的心血和精力，又凝聚了集体的智慧和力量；既有对自身岗位实践经验做法的总结提炼，又有对康复医学未来发展趋势的思考与展望，字里行间都能体现出他们独具魅力的专业与专注、严谨与谦恭、笃实与上进、坚韧与执着。在此，我对参与本书翻译、编辑和出版的所有人员表示衷心感谢！

此书的出版，将为脑卒中康复的学习研究注入生机活力，也将为促进中国康复医学事业发展焕发蓬勃力量，让更多临床医务工作者和脑卒中患者从中受益，帮助更多患者提高生活与生存质量，回归家庭，造福社会。

　　同时，谨以此书献给所有在康复医学大道上为健康中国梦奋斗的康复人！

首都医科大学附属北京康复医院院长

中国康复医学会康复机构管理专委会主任委员

（席家宁）

译者前言

随着科技发展、医学进步，脑卒中患者的存活率较以前大大提高，但70%~80%的存活者仍留有不同程度的功能障碍（如运动、感觉、言语、吞咽、认知障碍等），给家庭及社会带来沉重负担。按现行残疾标准测算，我国现有残疾人6000多万，约有20%的家庭受到影响和牵动。老年病患者约有50%需要康复医学服务。对脑卒中患者来说，药物治疗现阶段尚无根本性进步，主要依赖于康复治疗。由此看来，我们即将进入神经康复的新时代，全社会必须重视神经康复。

在脑卒中早期，参与康复治疗，可有效预防因伤、病导致的二级伤残。在脑卒中临床恢复期，即使已造成残疾，采用综合措施进行康复治疗，发挥其自身潜力，进行病残功能训练、功能增强、功能补偿，避免因制动造成并发症或继发残疾，可大大缩短住院病程，从而改变无功能生命状态，降低残疾程度，减少盲目无效用药所致的耗资，减少社会及家庭的经济和劳力负担，获得社会效益，同时亦增加自身生命价值。在脑卒中后期，制订家庭社区康复计划和处方，教会和指导患者及家属简单有效的自我康复方法。

翻译本书的初衷是希望通过简明的文字和尽可能多的图解，向康复医师、治疗师、护士、介护人员和从事神经康复的相关人员提供大量有参考价值的信息。本书有着优异的康复理论思想，从重要的基础知识，到脑卒中后康复的最新研究，涉及多种康复环境和作业，对脑卒中患者的护理工作进行了全面审视。此外，本书通过举例、绘图等方式，让读者在理解的基础上，建立正确的脑卒中后康复理念，更好地开展临床康复工作。

感谢首都医科大学附属北京康复医院席家宁院长、公维军院长的倾心指导和大力支持，以及他们提出的宝贵意见和建议。同时，也非常感谢神经康复中心所有参与翻译、校对工作的同事。

由于本书内容涵盖广泛，加之中外术语规范及语言表达习惯有所差异，中文翻译版中可能存在疏漏或欠妥之处，恳请广大读者批评指正，不吝赐教。

首都医科大学附属北京康复医院神经康复中心主任
中国康复医疗机构联盟神经康复专委会主任委员

（刘爱贤）

原书前言

全新第 5 版仍致力于成为"基于功能的方法"这一主题的最新参考书，结合最先进的和循证医学的工具及技术，以期最大限度地提高脑卒中患者的日常功能和生活质量。本版的撰稿人是来自世界各地的临床医学专家、研究人员和科学家，涉及神经病学、作业治疗、康复理疗学、物理治疗、心理学和语言病理学。

本书综合了背景医学信息的各个方面，全面回顾了标准化和非标准化的评价程序和评估体系（包括评估附录）、治疗技术及循证干预。本书包含了关于脑卒中康复的最新研究，涉及多种康复环境和作业，对脑卒中患者的护理工作进行了全面审视。

本书涉及内容众多。当临床医生与脑卒中患者及其护理人员协同工作时，本书为临床医生提供了保持以患者为中心的具体方法。此外，临床医生面临着这样的挑战，即如何采用循证医学的评估和治疗方法（包括矫正和适应方法）来减少损伤，以预防二次并发症，提高患者从事有意义活动的能力，最重要的是减少参与受限并提高生活质量。

虽然本书主要由作业治疗师撰写，但适合各种康复专业人员参考使用，包括理疗师、物理治疗师、语言病理学家、康复护士、社会工作者、职业顾问和营养专家。由此看来，多学科团队合作的治疗模式对脑卒中幸存者群体的巨大价值不能被低估。此外，由于本书对脑卒中后康复这一特定主题的研究足够全面，因此对社区中独立行医的治疗师或病例管理者同样有所帮助。术语"患者"和"客户"可以互换使用，脑卒中后康复可以在多种环境下进行。

教师和学生可在教学中使用本书。书中各章备有关键词、学习目标、复习题和个案研究供教学使用。无论是基础学习者还是专家，本书都极具吸引力。对于任何计划治疗神经损伤患者（特别是脑卒中患者）的临床医师来说都是一笔不错的投资。

本版明确强调恢复日常生活技能是治疗的重点。第一篇为脑卒中康复基础，主要提供必要的医学和治疗学基础，表明任何治疗计划都应以此为依据。第 1 章不仅包括药物治疗，还包括急性脑卒中康复的综合方法，因为目前的临床治疗指南规定，在脑卒中后 24h 内即应开始康复治疗，清楚详细地描述了在重症监护病房、高血压病房和急诊病房中的工作人员应掌握的急性期护理评估和干预措施。第 2 章"通过作业提高参与程度、生活质量水平"提醒临床医生最大限度地参与生活是脑卒中康复的首要目标。第 3 章"脑卒中康复的任务导向性训练"。使读者全面了解当前的治疗方法，在阅读专题章节之前，应先了解该部分内容。第 4 章"以患者为中心：从患者的角度出发"则提醒临床医生关于脑卒中患者的体验。

第二篇为最大限度地参与日常生活，为临床医生提供了治疗策略，以使患者最大限度地参与脑卒中后日常生活的特定方面，如驾驶和社区内移动、性生活、休闲、日常生活中工具的使用、脑卒中后父母角色、步态和移行、重返工作和自我照料。本部分中有单独章节介绍脑卒中后照护，提醒临床医生，脑卒中治疗团队应包括护理人员。

第三篇为脑卒中后障碍的处理，以最大化康复效果，包括对脑卒中后上肢控制、躯干控制、平衡等运动障碍进行标准化评估和循证干预。本部分章节涉及机器人技术、矫形干预、前庭康复和水肿控制等，旨在阐明一种全面的方法来管理受损的运动功能。该部分的一些章节阐述了影响日常生活的心理障碍和神经行为缺陷，如抑郁、视觉及视空间功能障碍、认知障碍、知觉障碍和语言障碍。此外，本部分的一些章节，详细论述了吞咽障碍管理、座椅和轮椅移动处方，以及家庭环境的评估和改造。

我们对本书有三方面的期许。首先，我们希望本书会对临床医生当前的脑卒中康复方法提出挑战，并让他们做出相应调整；其次，我们希望本书能为学生们建立自己的脑卒中康复理念奠定基础；最后，我们希望本书能对改善脑卒中患者的生活质量产生积极影响。

致　谢

感谢各章作者与我们分享您的知识。

感谢 Lauren Willis 和 Dominque McPherson 带领我们走过这段旅程。

Glen Gillen & Dawn M. Nilsen

献　词

献给过去 30 多年里与我们互动并鼓舞我们的脑卒中幸存者。

目　录

第一篇　脑卒中康复基础

第二篇　最大限度地参与日常生活

第三篇　脑卒中后障碍的最大化康复处理

附　　录

第一篇
脑卒中康复基础

Foundations of Stroke Rehabilitation

第1章　脑卒中的诊断、急救治疗、预防和医疗管理

Stroke Diagnosis, Acute Treatment, Prevention, and Medical Management

Katherine Rief　Matthew N. Bartels　Catherine A. Duffy　Heather Edgar Beland　Joel Stein　**著**

刘　翠　刘永红　王瑞丹　甄巧霞　尹燕燕　杜　刚　**译**

关键词
- 急性期治疗
- 压疮
- 早期转移
- 出血性脑卒中
- 缺血性脑卒中
- 脑卒中诊断
- 脑卒中治疗
- 脑卒中预防

学习目标
通过学习本章内容，读者将能够掌握以下内容。
- 脑卒中的病理生理特征。
- 脑卒中患者的诊断性评估。
- 了解脑卒中的医疗管理。
- 预防脑卒中复发及其并发症的干预措施。
- 了解急性脑卒中康复治疗的正常和异常反应。
- 熟悉急性脑卒中康复中使用的标准化评估。
- 对急性和重症监护病房脑卒中患者实施安全的综合治疗。
- 设置急性和重症监护病房。
- 能够预防脑卒中后继发的压疮、挛缩等并发症。

一、脑卒中的发病率及其影响

在全球范围内，脑卒中仍然是仅次于心脏病的第二大死亡原因，2015年约占所有死亡人数的12%。在过去10年中，美国脑卒中死亡率有所下降，但脑卒中仍然很普遍，是严重的长期致残的一个重要原因。美国每年有近80万人患脑卒中或复发脑卒中，相当于每40秒就有1例脑卒中患者[7]。美国目前估计有700万脑卒中幸存者，是25年前的2倍[44]。2017年脑卒中带来的经济损失估计为每年360亿美元，其中包括直接医疗成本和生产力损失的间接成本[6]。幸运的是，自1970年以来，工业化国家在脑卒中危险因素管理和早期再灌注治疗方面的医疗进步显著降低了脑卒中死亡率。然而，这一进步似乎已经停滞。来自美国疾病控制与预防中心（Centers for Disease Control，CDC）的最新数据表明，脑卒中死亡率在许多人群中已经趋于稳定，然而在某些群体（西班牙裔）和某些区域（美国南部）中实际上正在上升[130]。

二、脑卒中的流行病学

脑卒中在很大程度上是一种可预防的疾病，其危险因素是已知的、可改变的[11]。确定的、可改变的危险因素包括高血压、高脂血症、吸烟、肥胖、血清纤维蛋白原水平升高、糖尿病、久坐的生活方式和高剂量雌激素避孕药的使用[110]。这些危险因素中最重要和最容易治疗的是收缩期高血压。在多重危险因素干预研究中，40%的脑卒中归因于收缩压＞140mmHg[140]。然而，年龄仍然是脑卒中的最强的独立危险因素。脑卒中发病率随着年龄的增长呈指数级增长，30—40岁人群发病率为每10万人中有3人，而80岁和90岁人群发病率

增加到每 10 万人中有 300 人[110]。尽管绝对风险很低，但在 1996—2012 年，18—44 岁的人群因急性缺血性脑卒中住院的人数增加了 64%[47]。

表 1-1 列出了可干预和不可干预的危险因素。在工业化国家，脑卒中预防干预措施已经降低了脑卒中死亡率，主要是通过治疗老年人高血压和督促戒烟。降低死亡率的其他原因包括建立专门的脑卒中单元，以帮助预防随后出现的危及生命的并发症。

表 1-1　可干预和不可干预的危险因素

危险因素类型		相对风险（每千人）
可干预的危险因素	高血压	4.0～5.0
	心脏疾病	2.0～4.0
	心房颤动	5.6～17.6
	糖尿病	1.5～3.0
	吸烟	1.5～2.9
	嗜酒	1.0～4.0
	高脂血症	1.0～2.0
不可干预的危险因素	年龄	[（1～2）/1000（45—54 岁）]～[20/1000（75—84 岁）]
	性别	1.2～2.1
	种族	2.0
	遗传	1.8～3.1

三、脑卒中的发病机制与病理

1. 脑卒中综合征的定义和描述

(1) 脑卒中：脑卒中本质上是一种脑血管系统疾病，脑细胞最容易受到缺血性损伤，如果无法为它们供氧，就会导致脑细胞死亡。脑卒中分为两大类：缺血性和出血性。缺血性脑卒中约占脑卒中的 80%，其余为出血性脑卒中[138]。

(2) 短暂性脑缺血发作：短暂性脑缺血发作（transient ischemic attack，TIA）的症状为明确的血管分布区内的缺血引起的局灶性神经功能缺损症状，患者在几分钟到几小时内恢复正常。之前 TIA 被认为是完全可逆的，没有任何脑梗死，但随着成像的敏感性提高，经常可以在 TIA 患者的影像中看到小面积的梗死。TIA 的病因与其他形式的缺血性脑卒中相同。根据定义，TIA 的临床症状必须在 24h 内缓解。TIA 通常被称为"微小的脑卒中"，以帮助患者认识到这一事件的严重性和更大脑卒中的风险。因为有 35% 的 TIA 患者会在 5 年内发生脑卒中，应该对他们脑血管疾病和栓子来源有一个完整的评估[178]。TIA 的治疗取决于栓子或血栓的来源，可以应用抗凝治疗、手术或两者兼用。

2. 缺血性脑卒中　缺血性脑卒中是最常见的脑卒中形式，可由各种原因引起。所有不同亚型缺血性脑卒中中的一个共同结果是脑血流中断引起的组织缺氧所导致的损伤。

(1) 栓塞性脑卒中：栓塞性脑卒中是缺血性脑卒中最常见的亚型。栓塞性脑卒中通常以突然发作为特征，但是也可能表现为口吃症状。通常没有先兆事件发生。例如，TIA 或以前小的脑卒中演变成大的脑卒中[90]。微栓子引起较小事件的先兆是罕见的，栓塞的首次表现通常是完全性脑卒中[138]。及时筛查栓子常见来源后，约 40% 的栓塞性脑卒中的来源是未知的。大多数已知原因的栓塞性脑卒中都来源于心脏的栓子[56]。第二个最常见原因是动脉粥样硬化性血管病变导致的动脉 - 动脉的栓塞。这些病变可以发生在主动脉，颈动脉和椎基底动脉系统，以及较小的动脉。

(2) 心脏来源栓子：心律失常、结构异常和急性梗死是心源性栓塞的常见原因。栓子最常见的来源是心房颤动患者的左心房。心房颤动血栓形成的通常机制是左心耳的血凝块形成。血凝块脱落，形成栓子，并在动脉系统中移动。60 岁以上的患者尤其容易发生这种类型的栓塞。栓塞并不局限于大脑，也可能发生在肾脏、周围组织或其他部位。

心脏结构原因导致的脑栓塞最常见的是心肌梗死（myocardial infarction，MI）[90]。左心室梗死，特别是前壁和心尖梗死患者中，心内膜损伤与心内膜下或透壁梗死相关，可作为血栓形成的病灶。栓子通常在梗死后的最初几周内形成，但也可能需更长时间。

心脏瓣膜病也可能导致血栓，但更常见的是在瓣膜置换术后发生，而不是直接由原生瓣膜引起。通常，心脏瓣膜病导致心房颤动，然后导致血栓形成。机械心脏瓣膜（如 St.Jude 瓣膜）比生物组织瓣膜更容易引起栓塞，所以使用机械瓣膜的患者需要终身抗凝治疗。

细菌性心内膜炎产生的赘生物导致的栓塞比较少见。这种栓塞导致较小的败血性梗死，而败血性梗死转化为出血性梗死的风险很高。其他罕见的引起心源性栓塞的原因是心房黏液瘤，它是心内膜的肿瘤。此外，心胸外科手术也可能导致栓塞性梗死[90]。

心源性栓塞通常 80% 发生在大脑中动脉（middle cerebral artery，MCA），10% 发生在大脑后动脉，其余的主要在椎动脉或其分支[90]。发生在大脑前动脉（front cerebral artery，ACA）是很罕见的。临床症状的严重程度与栓子的大小有关。3～4mm 的栓子会阻塞较大的脑动脉，从而导致大的脑卒中。血栓在几天内溶解，血液循环可再通。由于血栓自然溶解，当栓塞远端组织发生再灌注时，由于缺血的血管可能不再完整，血从受损的血管渗漏，脑卒中可由缺血性转变为出血性。大面积栓塞性脑卒中可能的出血性转化是延迟抗凝治疗的原因，尽管这种延迟的最佳持续时间仍在研究中。

(3) 血管来源栓子：血管栓子的来源通常是主动脉、颈动脉或脑循环中较小血管壁上的粥样斑块。血小板活化和纤维蛋白凝块的形成可以迅速发生。其最常见的栓塞区域与受心源性栓子影响的区域相同。脑血管中溃疡斑块最常见的部位是颈内动脉近端。颈动脉多普勒超声可以观察到颈动脉斑块[138]。

(4) 反常来源栓子：先天性房间隔缺损可使栓子从右侧（静脉）循环进入左侧（动脉）循环，这是一种不常见的脑栓塞栓子来源。反常的栓塞物质可能来源于深静脉血栓形成（deep venous thrombosis，DVT）。经食管超声与"发泡试验"有助于识别患者的风险。最常见的心房分流异常之一是卵圆孔未闭（patent foramen ovale，PFO）。对于青年患者或因 PFO 致 TIA 或脑卒中的患者，经导管封堵 PFO 可降低继发脑卒中的风险[147, 156, 111]。

(5) 未知来源栓子：来源不明的血栓常发生在患有高凝状态综合征的患者。这些症状可由获得性疾病（如狼疮抗凝血药和转移性肿瘤）或凝血系统的先天缺陷（如蛋白 S 和 C 缺陷）引起。手术或药物治疗，如雌激素替代治疗可引起医源性高凝状态。即使已知患者处于高凝状态，但栓子的来源可能仍然未知。在许多患者中，即使全面检查也是无果的。

(6) 血栓性脑卒中：血栓性脑卒中可由多种原因引起，但大多数原因与动脉血管壁异常有关。原因有动脉粥样硬化、动脉炎、夹层和血管压迫。此外，一些血液病患者会形成血栓。疾病范围包括脑卒中和 TIA，通常很难鉴别血栓性脑卒中和栓塞性脑卒中。血栓形成和栓塞经常同时存在，特别是在动脉粥样硬化疾病的患者。血栓形成导致梗死的确切机制仍有争议，但动脉粥样硬化确实发挥了重要作用。与高胆固醇血症一样，高血压伴动脉内膜微损伤被认为起到了一定作用[138, 73]。TIA 可能是微血栓的形成及其栓塞所致。大血管血栓也可发生在脑血管的颅外段，如椎动脉和颈动脉，会导致严重的脑卒中[126]。动脉夹层也经常累及大血管，这是年轻人群（50 岁以下患者）脑卒中的常见原因。颈动脉夹层时，动脉壁会出现小撕裂，从而形成血栓。这种血栓可以成为栓子的来源，或者如果血栓足够大也会导致血管完全闭塞。夹层可能与潜在的结缔组织疾病如马方综合征或唐氏综合征有关，也可能是创伤造成的。颈动脉和椎动脉夹层不仅在机动车碰撞等高速冲击伤中有报道，也由一些微小原因如颈椎推拿正脊、在"美发沙龙"时颈椎过伸和运动相关过伸损伤等造成[154]。

3. 病理生理学 动脉粥样硬化斑块在大血管的分叉处、血液湍流区形成最多。慢性高血压是一种常见的原因，内膜损伤后可能会出现淋巴细胞浸润。随后泡沫细胞形成，为动脉粥样硬化的第一个阶段。随之而来的是钙化和变窄及由此产生的湍流。在这种湍流情况下，斑块溃烂可能成为血栓形成的部位。如果血栓迅速形成并降解，就可能发生 TIA。典型的颈内动脉疾病症状包括无痛性暂时性视力丧失，因为眼动脉是颈内动脉的一个分支。如果血块没有破裂或溶解，就可能发生脑梗死。梗死的大小和严重程度取决于代偿的侧支循环和闭塞血管的大小。然而，在广泛动脉粥样硬化性疾病的患者中，侧支循环的代偿分支有限，并且侧支循环的开通亦可能有限。

(1) 粥样硬化血栓形成性疾病：在前循环中，最常见的动脉粥样硬化和继发的动脉血栓形成导致的 TIA 和脑卒中的部位是颈动脉的起始端，在后循环中是基底动脉的顶部。动脉粥样硬化的其他部位包括颈动脉虹吸段、大脑中动脉、大脑前动脉和基底动脉的起始端[40]。动脉粥样硬化斑块是栓子的来源，可导致远端症状 TIA 或脑卒中。这些栓塞事件与其他栓子来源的栓塞事件类似。表 1-2 列出了常见的脑卒中综合征及图 1-1 至图 1-3 脑卒中解剖结构解释。通过颈动脉多普勒超声检查和经颅多普勒成像最容易筛查到动脉粥样硬化疾病。磁共振动脉血管成像（magnetic resonance angiography，MRA）、颈动脉和脑血管造影可以进一步阐明病变，可以通过手术或药物治疗。

表 1-2　常见的脑卒中综合征

解剖部位		脑卒中综合征
颈总动脉		常类似 MCA 病变，如果 Willis 环代偿充分，也可无症状
颈内动脉		常类似 MCA 病变，如果 Willis 环代偿充分，也可无症状
大脑中动脉	主干	• 对侧偏瘫 • 对侧同向性偏盲 • 对侧感觉障碍 • 头 / 眼偏向病灶侧 • 吞咽困难 • 不受控制的神经源性膀胱 • 优势半球 　– 完全性失语 　– 失用症 • 非优势半球 　– 音律失常和情感性失认症 　– 视野缺损 　– 忽略综合征
	上干	• 对侧偏瘫，下肢多不累及 • 对侧偏盲 • 对侧肢体感觉障碍 • 头 / 眼偏向病灶侧 • 吞咽困难 • 膀胱过度活动 • 优势半球 　– Broca 区（运动性）失语 　– 视野缺损 • 非优势半球 　– 音律失常和情感性失认症 　– 视野缺损 　– 忽略综合征
	下干	• 对侧偏盲 • 优势半球 • Wernicke 失语 • 非优势半球 • 情感失认症

（续表）

解剖部位		脑卒中综合征
大脑前动脉	近（交通前）段（A₁）	• 如果 Willis 环代偿好则可无症状；如果双侧 ACA 来自同一共干，则如下所述 　– 可能出现明显意志丧失（无动性缄默） 　– 双侧锥体束征 　– 双下肢瘫
	交通后段（A₂）	• 对侧偏瘫，上肢较轻 • 对侧感觉障碍 • 头 / 眼偏向病灶侧 • 抓握反射，吮吸反射，非自主抗拒 • 分离性失用 • 意志缺失 • 步态共济失调 • 尿失禁 • 脉络膜前动脉 • 对侧偏瘫 • 偏身感觉障碍 • 对侧同向性偏盲
大脑后动脉	近（交通前）段（P₁）	• 丘脑综合征 　– 舞蹈手足徐动症 　– 自发性疼痛和感觉异常 • 感觉缺失（多种形式） 　– 意向性震颤 　– 轻偏瘫 • 丘脑穿通动脉综合征 　– 交叉性小脑共济失调 　– 同侧的第Ⅲ对脑神经麻痹 • Weber 综合征 　– 对侧偏瘫 　– 同侧的第Ⅲ对脑神经麻痹 　– 垂直性眼动麻痹 　– 对侧的运动性震颤
	交通后段（P₂）	• 同向性偏盲 • 皮质盲 • 视觉失认 • 自体认识不能 • 色觉障碍 • 失读不伴失写 • 记忆缺陷 • 复杂幻觉
椎 - 基底动脉综合征	小脑上动脉	• 同侧小脑性共济失调 • 恶心 / 呕吐 • 构音障碍 • 对侧痛温觉丧失 • 不全聋 • Horner 综合征 • 同侧共济失调性震颤
	小脑前下动脉	• 同侧耳聋 • 同侧面瘫 • 恶心 / 呕吐 • 眩晕 • 眼球震颤

（续表）

解剖部位		脑卒中综合征
椎 – 基底动脉综合征	小脑前下动脉	• 耳鸣 • 小脑性共济失调 • 水平侧视麻痹 • 对侧肢体痛温觉丧失
	中脑基底部内侧（Weber 综合征）	• 对侧偏瘫 • 同侧动眼神经麻痹
	中脑被盖部损伤（Benedikt 综合征）	• 同侧动眼神经麻痹 • 对侧肢体痛温觉丧失 • 对侧关节位置觉丧失 • 对侧共济失调 • 对侧舞蹈症
	双侧脑桥（闭锁综合征）	• 双侧瘫痪 • 双侧展神经麻痹（上视不受限）
	脑桥外侧（Millard-Gubler 综合征）	• 同侧展神经麻痹 • 同侧面瘫 • 对侧偏瘫
	延髓背外侧（Wallenberg 综合征）	• 同侧肢体共济失调 • 同侧面部痛觉丧失 • 对侧肢体痛温觉丧失 • 眼球震颤 • 同侧霍纳征 • 吞咽困难和发音困难

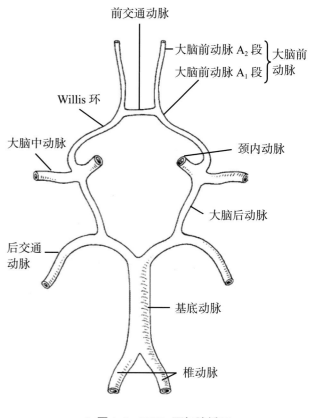

▲ 图 1-1　Willis 环与脑循环

（2）腔隙综合征：腔隙性脑卒中可发生于 Willis 环、大脑中动脉主干、椎动脉或基底动脉的任一穿支。这些动脉的闭塞是由其动脉粥样硬化血栓或脂质透明质性阻塞引起的。这些动脉疾病的发展与慢性高血压及糖尿病微血管疾病的存在密切相关[138, 83]。这些直径 100～300μm 的小血管，从主动脉分支进入大脑的深部灰质或白质[20]。由此产生的梗死为 2mm～3cm，约占所有脑卒中的 20%。这种类型的脑卒中通常在几个小时内演变，有时也会出现 TIA 症状。腔隙性脑卒中引起的可识别的综合征如下（表 1-3）。腔隙综合征：①内囊后肢或脑桥梗死引起的纯运动性轻偏瘫；②丘脑腹外侧梗死引起的纯感觉性脑卒中；③脑桥基底部或内囊膝部梗死引起的共济失调性轻偏瘫；④由内囊的膝部前肢及放射冠相邻的白质区域梗死引起纯运动性轻偏瘫伴运动失用症。腔隙性脑卒中的恢复往往是戏剧性的，对一些人来说，缺损功能可在几周或几个月内完全恢复或接近完全恢复。在患有多发性腔隙性梗死的患者中，会出现以情绪不稳、失智（智力受损或丧失）和双侧锥体束征（称为假性延髓麻痹）为特征的综合征。其诊断是基于症状和使用计算机断层扫描（computed tomography，CT）或磁共振成像（magnetic resonance imaging，MRI）。MRI 在这种情况下尤其有用，它可以发现大脑深层结构或脑干中的小病变；CT 在这些区域识别能力相对有限[21]。

（3）出血性转化：作为栓塞或缺血性梗死的后遗症，单纯的缺血性梗死可转化为出血性病变。血栓可以通过迁移、溶解和缺血区域再灌注，导致小出血（点状出血），因为受损的毛细血管和小血管不再保持其完整性。这些受损区域可以合并，形成出血性的缺血组织[90]。这种转变在大面积梗死中更常见，如大脑中动脉闭塞，或者豆纹动脉分布区的大面积梗死中。在有可能导致出血的大面积梗死患者中，抗凝治疗常常因出血转化的风险而延迟。这种类型的出血与出血性脑卒中有共同的特点。

4. 出血性脑卒中　出血性脑卒中有多种原因。四种最常见的类型是高血压性脑出血（intracerebral hemorrhage，ICH）、动脉瘤破裂、动静脉畸形出血（arteriovenous malformation，AVM）和自发性脑叶出血[90]。

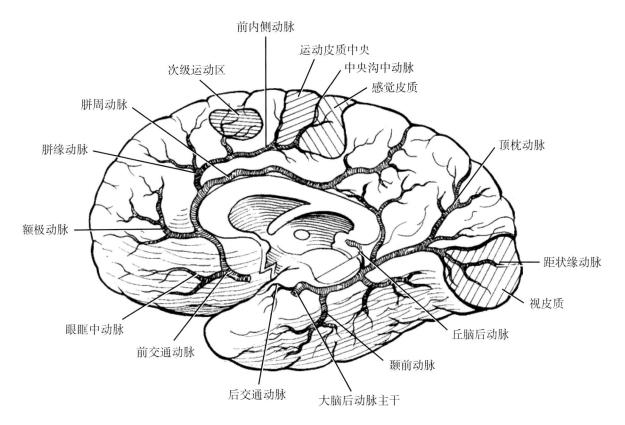

▲ 图 1-2 　大脑内侧面，大脑前后动脉循环及皮质功能区

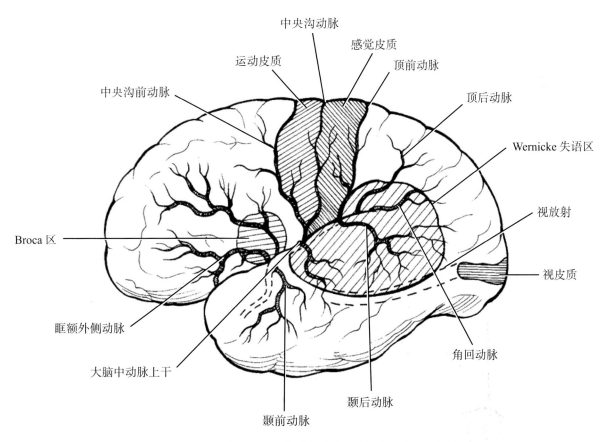

▲ 图 1-3 　大脑侧面观，大脑中动脉及其分支和皮质功能区

表 1-3　腔隙性脑卒中综合征及其解剖部位

腔隙综合征	解剖部位
纯运动性	• 内囊后肢 • 基底节区 • 锥体束
纯感觉性	• 丘脑腹外侧 • 丘脑皮质辐射
共济失调性轻偏瘫	• 脑桥 • 内囊膝部 • 放射冠 • 小脑
运动性偏瘫伴失用	• 内囊前肢膝部 • 放射冠
偏身投掷	• 尾状核头 • 丘脑 • 丘脑底核
构音障碍 – 手笨拙	• 脑桥基底部 • 内囊前肢或膝部
感觉运动性	内囊与丘脑交界处
假性延髓麻痹	双侧内囊

(1) 高血压性出血：高血压性脑出血通常分别发生在以下四个部位：壳核和内囊、脑桥、丘脑和小脑。通常这些出血是由高血压损伤脑深部小的穿支动脉引起的。通常出血在几分钟内发生，但有时可能需要长达 60min 或更长时间才能达到最大出血量。与缺血性梗死不同，出血不遵循血管的解剖分布，而是沿着解剖面球状扩散。出血通常会导致严重的损伤和并发症，如脑积水和脑疝（脑组织向另一侧移动以容纳出血量）[138, 90]。出血 48h 内，巨噬细胞开始吞噬出血的外缘。脑出血的患者通常在出血后的 2～3 个月内有明显的恢复。ICH 通常在患者清醒时发生，可能与情绪波动有关。呕吐和头痛是脑出血的常见症状，这可能有助于区分脑出血和缺血性脑卒中。表 1-4 概述了四种主要的高血压性脑出血综合征。

(2) 脑叶出血：脑叶出血是发生在基底节和丘脑外的大脑皮质白质内的 ICH。这种类型的出血与高血压没有明显的相关性，其患者最常见的基础疾病是脑淀粉样血管病[27]。其他原因包括动静脉

表 1-4　高血压性脑出血的四种主要综合征

类　型	累及结构	临床症状	备　注
壳核出血	• 内囊 • 基底节	• 对侧偏瘫 • 大量出血引起昏迷 • 向偏瘫侧眼球分离 • 脑干受压时可引起木僵或昏迷 • 去大脑强直	最常见
丘脑出血	• 丘脑 • 内囊	• 对侧偏瘫 • 显著的、各种形式的偏身感觉障碍 • 丘脑性失语 • 同向性偏盲 • 凝视麻痹 • Horner 综合征 • 双眼下视	
脑桥出血	• 脑桥 • 脑干 • 中脑	• 昏迷 • 四肢瘫 • 去大脑强直 • 严重的急性高血压 • 死亡	可导致闭锁综合征
小脑出血	小脑	• 恶心呕吐 • 共济失调 • 眩晕或头晕 • 枕部疼痛 • 向病灶侧凝视 • 偶有构音障碍或吞咽障碍	罕见有眼震和共济失调

畸形、出血体质、肿瘤（如黑素瘤或神经胶质瘤）、Willis 环、动脉瘤和多种的特发性疾病[41]。脑淀粉样血管病（cerebral amyloid angiopathy，CAA）近年来引起了越来越多的关注，因为 CAA 与脑叶出血有明确的关联，与其他原因相比，其再出血的风险较高。CAA 可以在任何有脑 β- 淀粉样蛋白沉积的疾病（如阿尔茨海默病）中出现，但也可以在没有认知障碍的健康个体出现。淀粉样蛋白沉积，损害易出血的皮质和软脑膜血管[127]。脑叶出血患者急性起病，大多数脑叶出血量少，不引起类似局灶性缺血病变的临床综合征。因为脑叶出血发生在远离丘脑和脑干区域，昏迷和木僵比高血压性脑出血患者少很多。头痛很常见，可以帮助区分脑叶出血和缺血性脑卒中，两者非常相似[137]。在 CT 或 MRI 上发现出血，是区分这两种病变的最好方法。

(3) 囊状动脉瘤和蛛网膜下腔出血：囊状动脉瘤破裂是蛛网膜下腔出血（subarachnoid hemorrhage，SAH）最常见的原因[166]。囊状动脉瘤发生于脑内大动脉的分叉部，在 Willis 环的前部最常见[11]。据估计正常人中有 0.5%～1% 的人患有囊状动脉瘤[171]。尽管这个数字很高，但出血却很罕见（每 10 万人中有 6～16 人）。然而，与其他脑卒中综合征不同，SAH 的发病率自 1970 年以来没有下降[112]。破裂风险与动脉瘤的大小密切相关。< 3mm 的动脉瘤出血的概率很小，而 > 10mm 的动脉瘤破裂的概率最大[72]。蛛网膜下腔出血通常以急性、突然发作的不典型的严重头痛为特征[112]。这些头痛通常是患者经历过的最严重的头痛。也可能以短暂的意识丧失、恶心和呕吐、局灶性神经功能缺损和颈部僵硬起病。SAH 诊断是基于临床推测，CT 发现蛛网膜下腔有血，或者腰椎穿刺中发现血性脑脊液（cerebrospinal fluid，CSF）。通过脑血管造影可以确定动脉瘤的确切位置。与其他类型的脑卒中相比，SAH 的预后更差。尽管统计数据各不相同，但总体上近 10%～25% 的首次 SAH 患者在到达医院之前就会死亡[101]。而在住院患者中，死亡率估计为 18%。大多数人会死于原发的出血，不过其他并发症会增加死亡率[99]。

再出血、脑积水和脑血管痉挛是导致迟发性神经功能障碍的主要原因。若不及时治疗，

20%～30% 的蛛网膜下腔出血患者会在 1 个月内再发出血，其相关死亡率高达 70%。脑积水见于 20% 的患者[112]，需要积极治疗。慢性脑积水亦很常见，常需要进行永久性的脑脊液分流治疗。血管痉挛也是 SAH 后的常见并发症，约见于 30% 的病例，常发生起病后的 3～5 天，5～14 天达到顶峰，2～4 周缓解[112]。在一般的病例中，血管痉挛严重到足以导致脑梗死，进而导致死亡，即使采用现代治疗方法，15%～20% 的患者仍会发生脑卒中或死亡。在 SAH 后出现症状性血管痉挛的患者中，约有 50% 出现永久性缺血[102]。因此，血管痉挛必须尽早和尽可能积极地处理，以防造成永久性缺血性损伤[75]。

(4) 脑动静脉畸形：动静脉畸形（arteriovenous malformation，AVM）见于全身，可发生于大脑的任何部位，通常是先天性的，由缺乏毛细血管床的动 - 静脉连接系统异常缠结组成。大小从几毫米到几十毫米不等，因其血流量大而需要增加心输出量。较大的动静脉畸形常见于大脑半球后部[42]。AVM 在男性中更常见，若在家庭的一个成员中发现，则有在其他成员中发现的趋势。虽然 AVM 在出生时就存在，但出血常发生在 20—30 岁。头痛、偏瘫和癫痫是常见症状，50% 的 AVM 患者 ICH 是首发症状。尽管第 1 个月内再出血很少见，但随着时间的推移，在较大病灶中再出血很常见。相比 CT，MRA 和 MRI 是可靠的非侵入性检查，而脑血管造影是确定病变性质的最佳检查。有证据表明，对于未发生出血的 AVM，单纯的药物治疗优于积极地介入治疗[119]。病灶一旦出血，最佳处理是采取团队合作方式，联合手术和介入血管造影以明确诊治。脑积水和颅内压增高（intracranial pressure，ICP）的治疗与 SAH 和 ICH 的治疗相同。

(5) 创伤后出血性脑卒中：创伤性脑损伤除了缺血性损伤和其他损伤外，通常会导致出血性脑损伤。其四种主要类型为 SAH 和 ICH、弥漫性轴索损伤、挫伤和灌注不足（脑血流量减少）及低氧血症（血氧水平降低）引起的缺氧损伤。这些联合损伤导致的结果是病变混杂着一些缺血性和出血性损伤的特征。

5. 引起脑卒中或脑卒中样综合征的其他原因

(1) 动脉系统病变和内科疾病：许多内科疾病

可以引起动脉系统疾病，造成血栓形成和血栓栓塞。一些导致动脉系统病变的内科疾病（表 1-5）。

(2) 脑卒中样综合征：除 TIA 和脑梗死外，许多其他疾病也可以导致短暂性肢体瘫痪，常可自行缓解，不遗留后遗症。短暂性偏瘫的最常见原因是在癫痫发作后出现的 Todd 麻痹，是由于癫痫发作时神经元高度放电引起的大脑局部区域神经递质耗竭和神经元疲劳所致，患者通常在 24h 内恢复功能[105]。局灶性神经功能缺损的一个常见原因是偏头痛。实际上这些头痛被认为是由脑血管痉挛引起的，但很少发生实际的缺血性梗死，功能缺损随着偏头痛的缓解而恢复，往往不是永久性的。神经功能缺损的另一个常见且可快速恢复的原因是低血糖症。当患者的症状提示脑卒中时，首先要注意血糖水平，如果血糖异常偏低，应给患者口服或静脉注射葡萄糖，并重新评估其症状。

(3) 脑肿瘤：脑肿瘤（无论是原发性还是转移性）会导致类似脑卒中的局灶性神经功能缺失，后遗症的治疗和功能障碍的长期管理与脑卒中患者相似。原发病的治疗是急性期的重点。癫痫发作和脑出血通常是首发症状。

四、脑卒中的诊断

脑卒中的诊断及脑卒中样综合征的鉴别基于患者的临床表现和体格检查。检查者需要区分真性脑卒中和类似脑卒中的综合征，如 Todd 麻痹、癫痫、多发性硬化、肿瘤和代谢综合征。患者的症状最常首见于急诊室（emergency department，ED），其中包括急性出现的无力或其他神经功能缺失。患者的病史可以帮助识别脑卒中的危险因素和损伤的特征。体格检查包含一般内科检查和神经系统检查。美国国立卫生研究院脑卒中量表（National Institute of Health Stroke Scale，NIHSS）是一种广泛应用的评估工具，用于功能缺失的定量分析及脑卒中严重程度的评估。该量表对患者的多个临床功能进行评估，其中包括意识、语言、忽略、视野缺损、眼球运动、肌力、共济失调、构音障碍和感觉丧失。它不仅是作为描述脑卒中症状的一致性和系统性的方法，其脑卒中得分决

定了在临床中选择溶栓或介入治疗。表 1-6 详细描述了 NIHSS。只有基于临床病史和体格检查基础上做出诊断，才能更进一步的做出诊断性的评估。脑卒中确诊的主要工具是影像学，可以确定造成神经功能损害的病灶特征。每一种影像学检查都有它的优点和局限性，均对于评估脑卒中患者有一定的用处。

脑部影像学 在脑卒中的诊断性评估中主要的辅助检查是脑成像技术。头 CT 是首选检查项目，根据 CT 结果选择其他检查项目如 CTA（CT Angiography）和 MRI。

(1) 计算机断层扫描：计算机断层扫描是一项迅速被运用并十分有用的技术，已经作为标准来评价急性脑卒中发作。CT 最重要的功能是对一个急性发作的患者鉴别出是出血还是梗死，同时排除其他的疾病，如肿瘤或者脓肿。在脑卒中的急性期大多数 CT 实际上是阴性的，没有异常的发现。CT 为阴性，体格检查确定为急性的神经功能缺失，可以证实为脑卒中，因为 CT 已经排除了肿瘤、出血和其他的脑损害。急性脑卒中 CT 的改变是细微的，其中包括灰质和白质之间密度差值的降低和脑沟消失。但急性出血在 CT 上很容易识别[21]。出血性转化发生在梗死后 24h 内，其在所有类型的梗死中概率是相等的，与高血压和年龄并没有必然的联系[124]。在急性期出血性转化可以用 CT 来明确[56]，对这样的患者不应该抗凝，因为会增加脑出血的风险。CT 灌注越来越多的用于辅助传统非增强 CT 和 CTA，以确定梗死区周围存活的脑组织数量。灌注成像有助于显示梗死核心区和可能尚存活的周围缺血区（半暗带）。梗死核心区小而缺血半暗带较大的患者早期再灌注治疗可能会获益最多。

在亚急性期 CT 可以很清楚地显示 3 天内脑水肿的进展变化，在之后的 2～3 周消退，随后梗死灶的密度也下降。这种密度的下降与急性期肿胀到慢性期脑水肿消退后的变化相对应。实际上在 2～3 周是很难再发现梗死的，但在增强后可以很明显地看到。长期的脑实质强化改变与瘢痕形成相关，在 CT 上形成永久性的改变。脑组织体积缩小（负性占位效应）和永久的瘢痕组织是慢性脑梗死的特征（图 1-4 至图 1-8）。

表 1-5　导致动脉系统病变的内科疾病

疾　病		特　征	治　疗
血管炎 / 炎症	系统性红斑狼疮	• 与脑卒中密切相关 • 可发生血管炎、血栓形成、栓塞 • 复发率超过 50% • 抗磷脂抗体可能起作用	• 治疗狼疮 • 华法林抗凝
	Binswanger 病	• 少见 • 广泛皮质下梗死 • 广泛小动脉脂质透明变性	• 尚无确切的治疗方法 • 抗凝
	硬皮病	• 6% 的患者发生脑卒中 • 抗磷脂抗体可能起作用	• 尚无确切的治疗方法 • 抗凝
	结节性多动脉炎	• 可导致 CNS 血管炎 • 可导致栓塞性脑卒中	治疗基础病变
	颞动脉炎	• 可导致 CNS 血管炎 • 可导致栓塞性脑卒中	治疗基础病变
	Wegener 肉芽肿	• 可导致 CNS 坏死性血管炎 • 可导致栓塞性脑卒中	治疗基础病变
	无脉病	可导致栓塞性脑卒中	• 治疗基础病变 • 抗凝
	CNS 孤立血管炎	• 原发性的 CNS 血管炎少见 • 头痛、多发梗死性痴呆、嗜睡	治疗基础病变
	肌纤维性发育不良	• 多见于青年女性 • 常为渐进性发展 • 与 TIA 和脑卒中关系密切	• 抗凝 • 必要时可进行颈动脉扩张术（如果需要）
	烟雾病	• 颅内大动脉闭塞 • 主要分布于亚洲人群 • 可导致儿童和青年脑卒中	• 抗凝存在争议，因为增加出血风险 • 外科治疗也有争议
高凝状态	抗磷脂抗体	• 与血栓的复发相关 • 可发生栓塞性和血栓形成性脑卒中	华法林抗凝
	口服避孕药	• 相关的风险增加 4 倍 • 可能由高凝造成	停用口服避孕药
	镰状细胞病	• 镰刀形红细胞造成微血管闭塞 • 见于 5%～17% 的镰状细胞病患者	尚无好的治疗方法
	红细胞增多症	黏度增加和高凝使血管闭塞	治疗基础病变（如果已知病因）
	遗传性血栓形成倾向	包括许多家族性凝血异常	• 治疗异常凝血（如果可能） • 抗凝
其他	静脉性血栓形成	• 见于脑膜炎、高凝状态和外伤后 • 颅内压增高、头痛、癫病发作 • 局灶神经症状，尤其是下肢 • 血管造影进行诊断	• 抗凝 • 可能需要外科减压
	动脉夹层	• 在儿童和青年中更常见 • 可伴随 TIA • 常由轻到重度的外伤引起	• 必要时可进行外科治疗 • 急性期后可抗凝

表 1-6　美国国立卫生研究院脑卒中量表 [16]

1a 意识水平	0 =清醒，1 =嗜睡，2 =昏睡，3 =无反应
1b 意识水平提问	0 =都正确，1 =正确回答一个，2 =两个都不正确
1c 意识水平指令	0 =都正确，1 =正确完成一个，2 =都不正确
2 凝视	0 =正常，1 =部分凝视麻痹，2 =完全凝视麻痹
3 视野	0 =无视野缺失，1 =部分偏盲，2 =完全偏盲，3 =双侧偏盲
4 面瘫	0 =正常，1 =最小，2 =部分，3 =完全
5a 左上肢运动	0 =无下落，1 =在 10s 末下落，2 = 10s 内较快下落，3 =快速落下，不能抗重力，4 =无运动
5b 右上肢运动	0 =无下落，1 =在 10s 末下落，2 = 10s 内较快下落，3 =快速落下，不能抗重力，4 =无运动
6a 左下肢运动	0 =无下落，1 =在 5s 末下落，2 = 5s 内较快下落，3 =快速落下，不能抗重力，4 =无运动
6b 右下肢运动	0 =无下落，1 =在 5s 末下落，2 = 5s 内较快下落，3 =快速落下，不能抗重力，4 =无运动
7 共济失调	0 =无共济失调，1 =一个肢体有，2 =双侧共济失调
8 感觉	0 =正常，1 =轻至中度，2 =严重到完全感觉缺失
9 语言	0 =正常，1 =轻至中度失语，2 =严重失语，3 =哑或完全失语
10 构音障碍	0 =正常，1 =轻至中度，2 =重度
11 忽视症	0 =正常，1 =轻度，2 =重度

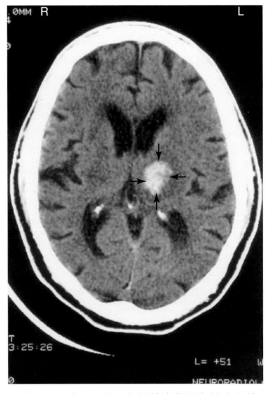

▲ 图 1-4　头 CT 显示左侧基底节区急性出血灶，呈白色（箭）

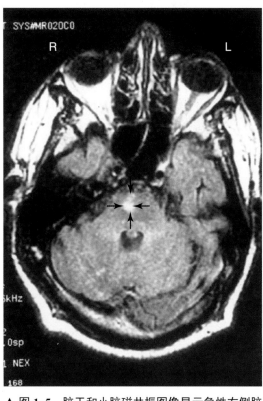

▲ 图 1-5　脑干和小脑磁共振图像显示急性右侧脑桥梗死，梗死灶呈白色（箭）

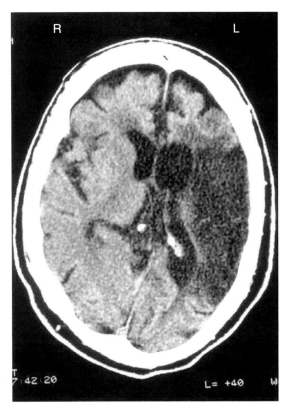

▲ 图 1-6　头 CT 显示左侧大脑中动脉供血区大面积陈旧性梗死灶，脑室扩大伴脑组织萎缩，未见出血或急性梗死的征象

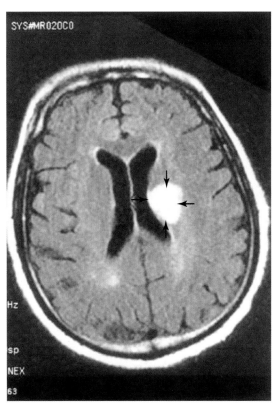

▲ 图 1-8　头 MRI 显示左侧脑室旁出血灶，呈高信号（箭）

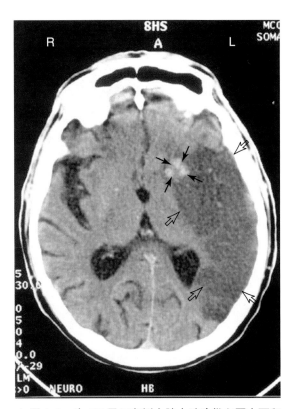

▲ 图 1-7　头 CT 显示左侧大脑中动脉供血区大面积亚急性梗死（空心箭）；与图 1-6 相比，无脑组织萎缩，左侧基底节区急性出血灶（实心箭）

（2）CTA：CTA 是指在经周围静脉注射造影剂后，通过对脑内血流进行的三维重建，有助于识别充盈缺损和所有闭塞的大血管。评估大血管闭塞的时间尤为重要。随着介入治疗在急性脑卒中越来越广泛的应用，当血栓堵塞大血管时，患者可以选择让神经介入医生机械取栓治疗。如果考虑有大血管闭塞，可在首次非增强 CT 后立即进行 CTA 检查。

（3）磁共振成像：由于成本和可用性的改善，目前 MRI 在急性患者中较 CT 更常用。MRI 的优点是能够更早、更敏感地发现小梗死灶。影像序列如弥散加权成像有助于识别早期梗死 [51, 157]。磁共振图像是通过外加一个强磁场后质子发生弛豫而产生的。影像有两种方式：T_1 加权像和 T_2 加权像。在 T_2 加权像上，水和富含水的组织呈高信号。和 CT 一样，可以看到消失的脑沟，但在 T_1 加权像上，高信号也是病变的证据。35% 的急性脑卒中患者磁共振图像上可见硬脑膜强化 [37]。MRI 也可以像 CT 一样检测出血。MRI 可用于估计缺血半暗带的范围，即使超出了通常的溶栓时间窗，MRI 也可用于协助确定患者是否适合机械取栓。尽管

MRI 比 CT 有诸多优势，但 CT 成像的快速和简便性使其在大多数疑似急性脑卒中或脑出血的病例中作为首先检查项目。

MRI 能够检测到血红蛋白的降解产物（含铁血黄素沉积物），并且在 CT 不能再显示出血后还可以较好地显示既往出血的部位。陈旧性梗死的 MRI 改变与 CT 相似。

五、短暂性脑缺血发作脑卒中的病因检查

诊断脑卒中或 TIA 的检查旨在回答三个主要问题。

- 脑卒中是血栓形成性的还是栓塞性的？
- 潜在的病因需要特殊治疗吗？
- 是否所有的危险因素都需要治疗？

1. 经颅和颈动脉多普勒超声　经颅和颈动脉多普勒检查是无创的可视化脑血管检查，其优点是提供了关于脑血管和脑血流状态的有用的治疗信息。约 1/3 的心脏源性脑卒中患者有严重的脑血管疾病[104]。有后循环症状的患者最好完善经颅多普勒检查，包括椎 – 基底动脉系统。与 MRA 或脑血管造影等其他检查相比，经颅多普勒检查成本较低，在明确颈动脉病变后还可以进一步帮助制订治疗方案，如颈动脉内膜剥脱术。

2. 磁共振血管成像　对于脑卒中患者，MRA 用于评估引起脑卒中症状的责任血管，或发现可能由栓塞或血栓事件导致的脑血流的改变。MRA 是通常在 MRI 检查时同时进行的非侵入性检查技术，可以评估大脑损伤的程度，可和经典的血管造影一样对血管进行成像[173]。新型的 MRA 技术对严重狭窄的检测敏感度为 86%～90%[122]。MRA 早期的问题是特异性相对较低（64%）[9, 86]（由于技术上的过度检测），现在应用对比增强 MRA 后达到了 89%～96%[78]。尽管具有这些优点，但 MRA 在空间分辨率方面仍然比传统的血管造影更低，这在计划进行外科手术治疗的患者中仍是个问题。不过，随着技术的不断改进，场强的增强和平行成像的出现，高分辨率 MRA 可能很快就能达到 CTA 的分辨率[69]。

3. 心电图　心电图（electrocardiography，ECG）用来评估有脑卒中症状的患者，检查有无心律失常（可能的栓子的来源）、心肌梗死或其他与急性脑卒中有关的急性心脏意外事件。考虑到心电图只是某一个时间点的检查，而心律失常往往是发作性的，因此可采用长期监测心律不齐的新技术。动态心电图是一种无创设备，佩戴 24～48h，通过皮肤外电极记录心电图活动。对于需要更长时间监测心律的患者，可以使用植入式循环记录仪。该设备相当于 USB 驱动器的大小，可插入到左胸壁的皮肤下面。它可以提供连续的心律监测，并且可以放置长达 3 年的时间。与心脏起搏器或植入式除颤器不同，循环记录仪实际上并不与心脏接触，仅记录其电活动。

4. 超声心动图　对于既往有或可疑有心脏病和脑卒中的患者，通常需要进行超声心动图检查。引起栓塞的心脏疾病可通过超声心动图检查，其中包括充血性心力衰竭（congestive heart failure，CHF）、瓣膜性心脏病、心律不齐和近期的心肌梗死。在某些个体成年后卵圆孔仍未闭合，成为静脉循环系统反常栓子的来源，栓子从右心房经过未闭的卵圆孔进入左心房。经食管超声心动图与"发泡试验"相结合，有助于评估从右到左的分流。当标准的经胸超声心动图不能确定诊断时，经食管超声心动图可以用于下列两种情况以更好的显示病灶：寻找左心耳等部位的栓子，或者评估感染性心内膜炎瓣膜上的赘生物。

5. 血液学检查　急性脑卒中患者的标准评估应该有一系列血液分析筛查，其中包括血液学检查、血清电解质水平、肾功能（如血清肌酐）和肝功能检查等。典型的血液学评估包括全血细胞计数、血小板计数、凝血酶原时间和部分凝血活酶时间。这些血液检查有助于排除脑卒中样症状的其他原因，明确并发症，并在开始抗凝治疗之前进行基线分析。血生化、肾功能和肝功能分析可以排除代谢异常。后续的脑卒中评估涉及许多特殊的检查，可根据临床症状和评价过程中诊断的差异选择相应的检查（图 1–9）。表 1–7 提供了这些检查和相关疾病的例子。

六、脑卒中医疗管理

1. 主要目标　急性患者的治疗最好在专门的卒中单元进行，该单元专门处理与这些患者相关的问题[112, 1]。研究表明，在脑卒中患者的治疗中，

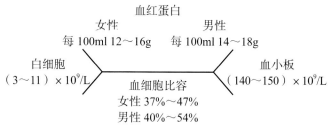

▲ 图 1-9　全血计数

表 1-7　脑卒中评价中用于明确鉴别诊断的检查

评价脑卒中的特殊检查	相关疾病
蛋白 S 和蛋白 C	高凝状态
抗心磷脂抗体（狼疮抗凝物）	红斑狼疮、高凝状态
红细胞沉降率	胶原血管病
类风湿因子	红斑狼疮、胶原血管病
抗核抗体	红斑狼疮、胶原血管病
血红蛋白	红细胞增多症
镰刀样细胞检查	镰刀细胞病
血红蛋白电泳	镰刀细胞病
血液和组织培养	感染性栓塞

卒中单元是有益的[98]。在亚急性期和恢复期内科康复单元对于治疗效果的提高也是有益处的。

2. 急性脑卒中管理　在急性脑卒中患者的管理中，强调基本医疗处理，要点包括气道的建立，维持足够的血液循环，以及任何急性并发症的处理（如心肌梗死和心律失常）。急性脑卒中的神经科处理主要集中在脑卒中病因的确定，确定患者是否符合再灌注治疗，预防病变的进展，以及急性神经功能缺损 – 并发症的治疗。

3. 一般原则　急性脑卒中处理的一般原则包括尽可能阻止病变的进展，以限制缺血区域的范围和促进缺血区域的早期再灌注，减轻脑水肿，降低脑积水的风险，治疗癫痫，预防可能导致严重疾病的并发症，如深静脉血栓或误吸。确定脑卒中类型后，可进行针对性治疗。在可能的情况下，通过溶栓或机械取栓进行再灌注治疗仍然是缺血性脑卒中治疗的基本目标，并可以降低脑卒中后的死亡率和致残率。其他在特定情况下被证明是有益的急性处理技术包括某些类型脑出血的手术治疗（如小脑出血导致第四脑室受压）和对

即将发生脑疝的患者进行去骨瓣减压术。

急性脑卒中治疗的基本原则包括尝试通过血流重建提高脑灌注，通过改变病理生理过程减少缺血区域的神经损害，减轻损伤组织的脑水肿（这通常会导致非缺血区域的继发性损害）。许多药物的和外科的治疗至少要达到其中之一为目的。根据脑卒中的机制，可以选择应用药物和手术。

4. 缺血性脑卒中　在缺血性脑卒中患者中，恢复血流和减少缺血区域的神经元损伤是最重要的。在大面积脑卒中，水肿导致的占位效应可能导致脑疝和死亡。药物治疗概括地分为抗栓、溶栓和减轻水肿治疗。介入治疗包括动脉内膜剥脱术、支架置入术和取栓术（机械取栓）。

(1) 药物治疗

① 抗栓治疗（抗血小板和抗凝）：肝素或其他急性抗凝血药（acute anticoagulation）不再常用作急性脑卒中的治疗。阿司匹林仍然是治疗急性缺血性脑卒中的一种常见药物，但通常只有在 CT 或 MRI 确定没有与脑卒中相关的出血后才给予，并且仅在不适合再灌注治疗的患者中给予。尽管其他抗血小板药物，如阿司匹林、波立维、阿司匹林双嘧达莫用于近期脑卒中患者的二级预防，但它们在急性脑卒中的作用并没有得到很好的支持。

② 溶栓治疗：作为急性脑卒中的治疗方法，溶栓治疗是令人满意的，因为它可以溶开闭塞的脑血管，使缺血区域的脑血流恢复。在美国，近十年来的首选溶栓剂是组织型纤溶酶原激活物（tissue plasminogen activator，tPA）。其作用机制是促使已经形成的血凝块中的纤维蛋白崩解，从而使引起阻塞血管的血栓溶解。在过去的 10 年中，溶栓治疗的应用急剧扩大，不过已经证明其具有高度的时间依赖性。在这一点上，对于发病时间在 4.5h 内的符合条件的患者，建议静脉注射 tPA。这一时间截点被认为是可以平衡出血风险的同时最大限度地发挥治疗效果。尽管已经不断努力的教育患者，知晓对可能的脑卒中症状进行急性治疗的必要性，但多数患者送医时仍在时间窗外。神经疾病及脑卒中国家研究所的研究是关于急性缺血性脑卒中溶栓治疗的基础性研究[2, 113, 58]。这是一项双盲、安慰剂对照研究，研究显示溶栓治疗可提高早期 24h 内的治疗效果，3 个月时无症状生存率从 38%（安慰剂组）提高到 50%（治疗组）。

溶栓治疗后的患者经过 1 年随访，效果仍然良好[95]。随后的研究，特别是欧洲急性脑卒中合作研究（European Cooperative Acute Stroke Study，ECASS）Ⅲ期实验支持了 4.5h 时间窗的安全性和有效性[66]。主要终点事件是治疗后 3 个月时的残疾情况。尽管静脉注射 tPA 在 3 个月时改善了残疾，但在降低死亡率方面并未显示出优势。遗憾的是，短暂的时间窗限制了能够接受 tPA 治疗的人数，并且 tPA 治疗后颅内出血的风险仍然是一个非常严重和令人担忧的并发症[22, 67]。在某些具有适应证的超过 4.5h 的脑卒中患者中，进行直接介入治疗如取栓术已获得认可[113]。

(2) 取栓：尽管静脉注射 tPA 已被广泛采用，但具有继发脑出血的显著风险，并且在大血管闭塞时重建血流的成功率有限。这些事实加上 tPA 治疗时间窗窄，促进了血管内取栓装置的发展。2004 年，美国食品药物管理局（Food and Drug Administration，FDA）批准了第一个取栓装置，即脑缺血机械取栓装置（Mechanical Embolus Removal in Cerebral Ischemia，MERCI）。从此，在技术上有了重大的进步，大量的临床文献对这类设备进行了研究，并优化了它们的适应证。自 2014 年以来，已有 9 项实证研究表明，在大血管闭塞的患者中，机械取栓可以降低死亡率和再发病率[38]。重要的是，无论患者是否接受静脉注射 tPA，都可以考虑进行机械取栓。最新的美国心脏协会（American Heart Association，AHA）脑卒中早期管理指南建议，对于前循环大血管闭塞、脑卒中前轻度残疾、NIHSS > 6 分的患者，在其发病 6h 内进行机械血栓术[129]。根据最近的一些研究，指南将取栓的时间窗扩大到 24h，这些研究证明了基于特定患者标准取栓的安全性[134, 64]。这些延迟介入的病例，CT 灌注或 MRI 弥散研究被推荐来评估梗死周围的缺血半暗带。在这种方法中，重点在于确定缺血半暗带，而不是自症状出现以来的任意时间截点。这一指标被称为缺血核心与存活半暗带的比值，并被用作指导治疗决策的数据依据。将时间窗扩大到 24h 为允许患者转移到附近有专业能力进行取栓的机构提供了可能性。

(3) 认证脑卒中中心和移动脑卒中单元：考虑到静脉注射 tPA 和取栓等干预措施的时间敏感性，人们迫切需要缩短干预时间。这项工作的一部分包括：是否要绕过附近的医院，把患者转移到有干预能力的但是更远的医院变得进退两难。拥有急性脑卒中团队、脑卒中治疗方案、脑卒中单元和 tPA 溶栓能力的医院可被联合委员会认证为初级脑卒中中心。那些具有介入能力和神经介入医师的机构可以获得综合脑卒中中心认证。具有这些认证的医院的患者预后更好；然而，这可能是因为已经优先考虑脑卒中治疗的医院更有可能寻求认证。在这一点上，虽然急救医疗系统没有广泛的要求将患者送往认证的脑卒中中心，但这些协议正在不断发展，并且在某些司法管辖区，如纽约州，有规定提出[183]要求将脑卒中患者运送到认证的脑卒中中心。另外，缩短干预时间的选择是让医院团队到现场治疗患者。移动脑卒中单元是专门配备的救护车，其中包括移动 CT 仪、专业人员、实验室功能及在远程神经科医生的远程医疗监督下实施现场 tPA 溶栓的能力。移动脑卒中单元正在作为大型医院系统脑卒中治疗的一个组成部分进行试验，但尚未成为标准的治疗。

(4) 改变脑灌注的其他治疗：过去已经使用了许多旨在降低血液黏度或增加脑灌注的不同治疗方法，其中包括应用低分子右旋糖酐、白蛋白和羟乙基淀粉等药物进行血液稀释。由 Asplund 发表的 12 项研究均未显示任何明显的益处[5]。同样，前列环素和几种不同类型的脑血管扩张药的研究也显示，没有足够的证据表明它们能提高生存率或提高治疗效果[97]。尽管关于这些方面的研究仍在积极进行，但到目前为止，这些用于增加脑灌注的替代疗法都没有取得满意的效果。

(5) 脑水肿的治疗：减轻脑水肿的药物包括肾上腺皮质激素、甘露醇、甘油、长春碱和吡拉西坦。对急性脑卒中后接受激素治疗[132]的患者进行的所有研究均未显示明显的效果，并且激素的使用会增加发生高血糖和深静脉血栓的风险[55]。其他药物的应用，对于急性脑卒中的治疗也没有明显的效果，所以也没有被常规使用。脑水肿的干预措施通常仅限于抬高床头，监测血清电解质，如果脑水肿严重到需要直接降低颅内压，则采取神经外科干预。

(6) 低温治疗：急性脑卒中的另一个治疗方案是在出现症状时开始低温治疗，并通过药物诱导昏迷，以将脑卒中后脑损伤的程度降至最低。在大多数脑卒中患者中，体温有自然升高的趋势，这与脑卒中进展和预后较差有关[12, 29]。对于心脏骤停后恢复自主循环而意识并未快速恢复的患者，亚低温治疗已显示出一定的前景，目前已被纳入最新的高级心脏生命支持（Advanced Cardiac Life Support，ACLS）指南。尽管在心脏骤停后的患者中取得了成功，但现有的对急性脑卒中患者应用机械或药物降温的研究尚未提供令人信服的证据，能够表明死亡或长期残疾显著减少。然而，我们知道，温度管理、治疗体温升高和维持体温正常均会降低脑耗氧，这是标准脑卒中单元治疗的一部分。

（7）外科治疗

①动脉内膜剥脱术：颈动脉内膜剥脱术（carotid endarterectomy，CEA）是将颈动脉进行手术切开，以去除斑块、恢复血流。这项治疗已被证明有助于预防 TIA 患者脑卒中的复发或复发性脑卒中，但尚未用于治疗急性脑卒中。从理论上讲，颈动脉剥脱手术可能使缺血区域及其血管遭受到血流恢复后的过多压力，从而导致出血[118]。对急性脑卒中患者使用大剂量麻醉的担忧使得该手术治疗急性脑卒中的风险太大。然而 CEA 通常用于脑卒中的预防。北美症状性动脉内膜剥脱术研究（North American Symptomatic Endarterectomy Trial，NASCET）显示，症状性闭塞＞ 70% 的患者 2 年内的脑卒中风险在内科治疗组为 26%，CEA 组为 9%[69]。目前颈动脉内膜剥脱术的适应证包括颈动脉 70% 或更严重的狭窄伴随先前的同侧脑卒中或 TIA。如果闭塞达到 100%，则不是 CEA 的适应证。原因是该区域已经有侧支血流灌注，手术在技术上风险太大，因为在移除斑块的过程中，没有办法通过病变上游的过滤器捕捉栓塞。

②球囊扩张术和血管内支架：鉴于球囊血管成形术在开放心脏病患者阻塞的冠状动脉和成功治疗急性心肌梗死方面的疗效，人们也探讨了球囊血管成形术在脑卒中中的应用。虽然血管成形术和血管内支架不常用于急性脑卒中，但已经成为预防脑卒中的可行选择。血管内支架最常用来打开狭窄的颈内动脉。然而，它们也可以用于包括基底动脉在内的其他血管。2012 年的颈动脉血管重建内膜剥脱术与支架置入术研究（Carotid Revascularization Endarterectomy versus Stenting Trial，CREST）比较了颈动脉内膜剥脱术与支架置入术，发现两者在疗效和并发症方面具有可比性[17]。考虑到支架置入术的非劣效性，这种创伤性较低的手术作为一种治疗方法正在获得广泛的关注。

5. 出血性脑卒中　对于出血性脑卒中的患者，脑卒中病灶的大小和部位决定整个预后；幕上的病灶超过 5cm 则预后不好，脑干的 3cm 病灶通常是致命的[41]。在这些病例中，控制脑水肿是很重要的，前面提到的一些技术方法也可以应用。蛛网膜下腔出血的患者，治疗方案通常更为积极，主要集中在以下几点，其中包括控制颅内压、防止再出血、维持脑灌注和控制脑血管痉挛。

（1）防止再出血：在 1980 年以前，治疗蛛网膜下腔出血患者防止其再出血的常规方法是卧床休息 6 周。1981 年一项研究表明，卧床休息不如外科治疗、降低血压和颈动脉结扎效果好[171]。由于其手术风险和直接修复动脉瘤的技术的出现（包括夹闭和血管内填塞），颈动脉结扎术在很大程度上被放弃。只有动脉瘤本身的治疗才能有效地防止再出血。在动脉瘤夹闭中，将腔外夹置于动脉瘤的基部引起闭塞。血管内填塞是将铂线圈置入动脉瘤腔内。这些弹簧圈成为阻塞动脉瘤区域的血栓形成的病灶。采用夹闭治疗的动脉瘤复发率及需要再次干预的概率较低[81, 120]。动脉瘤破裂后手术干预的时机是有争议的，仍然是一个活跃的研究领域。研究证实抗纤溶剂，对于手术必须推迟的低风险的患者疗效很好，但是它们似乎有增加缺血性事件的风险[112]。尽管癫痫的发生率是很低的，但是因为 SAH 后癫痫发作导致再出血的风险很高，因此建议预防性应用抗癫痫药。

（2）控制脑血管痉挛：脑血管痉挛的治疗对于预防 SAH 出现缺血性脑卒中很重要。目前的治疗包括口服应用尼莫地平，这是一种钙离子通道阻滞药，可改善存在脑血管痉挛的 SAH 患者的预后。尼莫地平在 SAH 的 4 天内给药并持续 21 天。一些研究最初建议使用升高血压、增加血容量和血液稀释的治疗。高血容量会升高血压，并刺激排列在血管上的平滑肌压力感受器。这些感受器通过保护性反应限制肌肉活动，血管扩张以适应血容量的增加。高血压、高血容量和血液稀释的组合被认为可以在手术夹闭动脉瘤后预防脑血管痉挛。然而，目前的指南倾向于维持收缩压在140～160mmHg。由于如此高剂量的尼莫地平可以显著降低血压，患者有时需要额外的药物来升高血压。这种治疗具有显著的心脏和血流动力学风险，因此需要在 ICU 监测[112]。

七、脑卒中复发的预防

1. 缺血性脑卒中 一般来说，预防缺血性脑卒中复发的策略包括针对和改变与一级预防相同的危险因素，在某些情况下包括治疗潜在的疾病（心律失常、高脂血症、动脉粥样硬化等）。

(1) 高血压：舒张期和收缩期高血压各自独立并且明显与脑卒中相关。在各个年龄段的人群中，高血压都会增加脑卒中的风险[180]。事实上，目前不存在一种血压阈值，低于此值可以使脑卒中风险曲线趋缓[107]。舒张压每增加 7.5mmHg，脑卒中发病率增加 46%，冠心病（coronary heart disease，CHD）增加 29%。研究表明，降低高血压患者的血压可以显著降低脑卒中风险，血压平均降低 5.8mmHg 可使脑卒中发病率降低 42%，但冠状动脉性心脏病发病率仅降低 14%[26]。因为这些研究只持续了 2～5 年，脑卒中发病率的降低是血压下降的直接结果，而不是动脉粥样硬化（动脉斑块的产生）的改变，后者需要更长的时间才能形成[180]。收缩压也是一个因素；单纯收缩期高血压（> 160mmHg）的治疗在 4.5 年内可使脑卒中和冠心病的发病率分别降低 36% 和 27%[60]。因此，治疗老年人群中所有形式的高血压是必要的，因为他们的脑卒中风险增加，而且大多数脑卒中发生在这个年龄组。高血压筛查和积极治疗收缩期和舒张期高血压应该是任何脑卒中一级预防治疗的基础。

脑卒中后立即控制高血压和慢性期高血压的控制也很重要。脑卒中后血压的一过性升高，通常未经干预即可平稳下来[19]。事实上，急性期血压升高是可以接受的，甚至是有利的。由于收缩压很高导致脑卒中的患者，可能需要更高的压力来维持（缺血半暗带）的灌注。目前的建议支持在最初的 24h 内允许血压高达 220/105mmHg，然后在前 2 周内收缩压最高达 180mmHg[129]。2 周后，

应将血压逐步控制在 140/80mmHg 以下。一项多中心的国际研究将过去 5 年内有脑卒中病史的患者随机分为抗高血压药组和安慰剂组。5 年后脑卒中复发的相对风险降低了 28%，对于有脑出血病史的患者来说甚至更高[59]。这项研究强调了长期血压控制对二级预防的重要性。

(2) 高脂血症：脑卒中是动脉粥样硬化性疾病的一个公认的并发症，颈动脉和其他血管系统动脉粥样硬化性疾病的发展与血脂水平有关[144]。他汀类药物治疗高脂血症已成功应用于存在脑血管病危险因素的患者的脑卒中一级预防[142, 62]。低密度脂蛋白（low density lipoprotein，LDL）胆固醇已被确定与具有临床意义的动脉粥样硬化疾病的发展相关。建议以降低低密度脂蛋白为中心，目标水平取决于心血管风险。最近的证据表明，他汀类药物治疗在脑卒中的二级预防方面也是有益的。SPARCL 研究（Stroke Reduction by Aggressive Reduction of Cholesterol Levels，SPARCL）研究显示，与安慰剂相比，服用高剂量他汀（阿托伐他汀 80mg/d）的患者在 5 年内致命或非致命脑卒中减少 16%[79]。他汀类药物甚至可以降低胆固醇水平正常或低于平均水平的高危患者的脑卒中风险，这表明他汀类药物可以治疗更大范围的具有显著脑卒中危险因素的患者[151]。

(3) 糖尿病：糖尿病患者冠状动脉、股动脉和脑血管的动脉粥样硬化发生率增加。与非糖尿病患者相比，糖尿病患者的脑卒中发病率增加了 2.5～4 倍[94]。在 Framingham 的研究中，糖耐量异常（血糖 > 150mg/ml）仅是老年女性脑卒中的一个重要的、独立的因素，在任何年龄，女性脑卒中的发生率都高于男性[87]。由于与脑卒中相关的风险，需谨慎处理糖尿病和所有其他危险因素。

(4) 口服避孕药：在年龄超过 35 岁且有其他脑卒中危险因素的女性中，口服避孕药的使用与脑卒中发病率的增加有关[18]。如果口服避孕药使用者已经属于高危人群，其相对风险大约是高危人群的 5 倍。近年来，随着雌激素水平较低的口服避孕药的使用，这种风险显著降低[159]。值得注意的是，服用口服避孕药并伴有吸烟的女性致命性 SAH 的发病率增加；在 35 岁以上的人群中，发病率高出 4 倍[162]。因此，建议 35 岁以上的女性避免使用口服避孕药，年轻的吸烟女性应被告知同时

使用口服避孕药会增加脑卒中风险。尽管病理生理学还不清楚，有先兆偏头痛的女性脑卒中风险增加。当这些女性同时服用口服避孕药时，这种风险甚至更高。然而，尽管风险增加，绝对风险仍然相当低，偏头痛并不是使用口服避孕药的绝对禁忌证[152]。

(5) 生活方式的改变（运动、饮酒和吸烟）：一般生活方式的改变，其中包括锻炼、限制饮酒、限烟或戒烟，对降低脑卒中风险有明显的好处。虽然减肥和运动与心脏病发病率和死亡率的降低有明显的联系，但与脑卒中的联系还没有得到很好的证实。即使只有有限的证据表明这些行为改变与脑卒中有关，鼓励更健康的饮食和解决肥胖问题也会影响其他心血管危险因素（包括高血压和高脂血症），是脑卒中后建议的重要组成部分。AHA 和美国脑卒中协会（American Stroke Association，ASA）都建议超重或肥胖的患者减肥作为获得健康的一般策略。

大量饮酒与脑卒中和脑卒中死亡的增加有关，尽管轻度到中度饮酒与冠心病发病率的降低有关[33, 93]。酒精与出血性脑卒中事件明显相关，但与血栓栓塞事件的相关性尚不明确。无论如何，有脑卒中风险的患者应该避免大量饮酒。

Framingham 研究和护士健康研究的结果表明，戒烟将导致脑卒中死亡率迅速降低[23, 182]。冠心病的风险在 1 年内降低 50%，并在 5 年内达到非吸烟者的风险水平。吸烟使男性脑卒中风险增加 40%，女性增加 60%（未考虑其他危险因素），戒烟是脑卒中二级预防的重要组成部分。

(6) 抗血小板药物：在 TIA 或脑卒中患者中，长期服用阿司匹林可降低死亡、心肌梗死的发病率，并且将复发性脑卒中事件的发生率降低 23%[24]。在许多研究中，阿司匹林的剂量为 30~600mg；所有剂量均可减少复发性脑血管事件 14%~18%，但胃肠道并发症随剂量增加而增加[61, 39, 63]。一般来说，标准剂量的阿司匹林（81mg/d）是治疗复发性缺血性脑卒中的常用方法。近年来出现了多种其他抗血小板药物作为阿司匹林的替代品或补充物。最常用的是氯吡格雷（波立维）和双嘧达莫。许多研究已经检验了阿司匹林与氯吡格雷或双嘧达莫联合应用双联抗血小板治疗（dual antiplatelet therapy，DAPT）的给药益

处和持续时间。抗血小板作用和减少脑卒中复发必须与增加出血风险相平衡。在急性缺血性脑卒中后的短期内，这些药物的联合使用可以降低脑卒中复发的风险。持续 DAPT 治疗的确切时间仍在研究中。两项大型前瞻性研究表明，两种药物联合应用 30 天可降低主要缺血事件的风险，临床显著出血的风险仅轻微增加[82, 176]。临床研究正在研究双联治疗的最佳持续时间，但目前，推荐急性脑卒中后 30 天内双联抗血小板治疗，然后使用单一抗血小板药物。

(7) 抗凝：心房颤动患者发生脑卒中的风险大约是没有心房颤动患者的 5 倍。根据其他危险因素，已经发生脑卒中且仍未治疗的心房颤动患者每年脑卒中复发的风险为 2.2%~10% 以上[43]。在瑞典大型心房颤动队列研究中，增加风险的因素包括性别（女性）、高血压、糖尿病、慢性心功能不全和年龄。对于伴有心源性栓塞的心房颤动患者，应选择充分抗凝治疗；一级预防和二级预防都是如此。尽管华法林仍然是一种合适的治疗选择，但它正逐渐被新型口服抗凝血药（novel oral anticoagulant，NOAC），也被称为直接口服抗凝血药（direct oral anticoagulant，DOAC）所取代。这些药物不需要连续的血液检测，也不需要像华法林那样调整饮食。尽管最初在降低非瓣膜性心房颤动导致脑卒中的风险方面其获益被认为不低于华法林，但 AHA、美国心脏病学会（American College of Cardiology，ACC）和心脏节律学会（Heart Rhythm Society，HRS）的最新指南表明 NOAC 具有更高的风险效益比[155]。这一建议的转变原因部分是由于出现了不可控出血，针对特定 NOAC 的逆转剂的研发和供应之后出现的。脑卒中的风险必须与出血的风险相平衡，这在许多老年患者中是非常重要的。存在多种临床决策工具来量化这些风险。除非患者有大面积的缺血性脑卒中，易于出血转化，否则如果心房颤动被认为是病因，抗凝通常在脑卒中后 48h 内开始。对于非瓣膜性心房颤动，华法林的目标国际标准化比值（international normalized ratio，INR）通常为 2~3。

(8) 颈动脉内膜切除术：颈动脉狭窄常在脑卒中病因评估中被发现。然而，不建议对颈动脉疾病进行常规筛查。最近的研究显示，颈动脉狭窄

的手术治疗对严重（＞ 70%）颈动脉狭窄的患者的脑卒中复发是有益的[25, 57]。对于重度狭窄的患者，颈动脉内膜切除术将脑卒中风险从 22%～26% 的范围降低到 8%～12%。完全闭塞的患者不适合手术或支架置入闭塞的颈动脉。如前所述，颈动脉支架置入术也是一种选择，并已被证明与颈动脉内膜切除一样有效。如果患者在其他医疗过程中发现无症状性颈动脉狭窄，则治疗过程是不确定的。对于无症状患者，介入治疗的围术期风险往往高于药物治疗[158]。随着大量无症状颈动脉狭窄患者登记制度的发展，有创干预指南也在不断发展。

2. 出血性脑卒中 预防 ICH 最主要的方法是控制收缩压和舒张压。如果高血压可以得到充分的控制，治疗药物之间在效果上没有很大的差异。继发于血管炎或使用抗凝血药后 ICH 患者，防止其复发的措施包括治疗血管炎或停用抗凝血药[138]。

脑卒中和动静脉畸形或动脉瘤所致的蛛网膜下腔出血复发的二级预防包括病灶的外科处理（供选择的治疗）。只要有可能，只要患者可以安全地承受手术，就可以对病灶进行夹闭或显微外科切除[112, 165]。外科不能切除的病灶，可以选择进行硬化治疗、包裹、截流和近端动脉闭塞[112]。

八、并发症和远期后遗症的预防

1. 一般原则 对于脑卒中后防止并发症和远期后遗症的出现，最大限度地提高功能，降低发病率，以及防止因并发症的再次入院治疗都是很重要的。预防这些并发症的出现要从患者急性脑卒中发病入院的那天就开始。许多并发症一般和卧床休息相关，但也有些是脑卒中特有的。

2. 肌肉骨骼系统并发症

(1) 挛缩：挛缩是由于关节周围组织，包括肌肉、肌腱和韧带失去弹性导致的关节周围的运动功能减退。挛缩可发生在任何运动受限的关节，特别是脑卒中后偏瘫的肢体。实际上，只有 10% 的脑卒中患者肌力和活动度可以迅速恢复以避免发生挛缩[65]。70%～80% 的脑卒中后偏瘫的患者会出现肩部疼痛、挛缩和肌肉疼痛[9]。第 20 章讲解了偏瘫肩关节的相关问题和处理。挛缩也发生于其他的一些部位，可于脑卒中多天后运动不能

的症状和痉挛状态开始出现时发生。通常挛缩发生于屈曲、内收、内旋的部位，跨越两个关节的肌肉更容易发生挛缩[70]。要防止肌肉和关节中结缔组织的缩短，主动关节活动度（range of motion, ROM）的训练是必需的。由于部分肌肉跨越两个关节，所以关节的位置必须允许其相关肌肉伸展为全生理长度。当出现挛缩时，治疗的主要方法是渐进性地拉长肌肉长度。最短的治疗也要保持肌肉拉长 30min 以上[92]。其他的治疗包括夹板固定、深部热疗[135]，也可用手术治疗长期的、严重的挛缩[107]（见第 23 章）。

(2) 骨质疏松：骨骼是代谢活跃的器官，通常机体保持骨的沉积与再吸收的平衡。骨质形成与吸收的比率受骨的应力影响，这种关系被称为 Wolff 定律[135]。脑卒中患者偏瘫侧长骨的正常压力与承重的减少可引起骨质吸收的增加。运动不能后最早 30h 就可以发生这种骨质的缺失[170]，而且随着患者卧床在第 30～36 周时可高达 25%～45%[34]。已发生脑卒中的患者骨质疏松常很严重，并且偏瘫侧髋关节骨折的发生率极高。

骨质疏松目前不能完全预防，但可以通过积极的负重运动和肌肉收缩等措施来缓解。应对有骨质疏松风险的患者进行药物治疗。治疗包括补充成骨剂、钙剂和维生素 D、激素替代治疗和其他必要的措施。框 1-1 列举了一些可用于治疗骨质疏松的方法。

框 1-1 骨质疏松的治疗

- 成骨剂（羟基二磷酸与其他制剂）
- 雌激素替代疗法
- 降钙素
- 补充钙剂
- 补充维生素 D
- 补充氟化物
- 负重练习

---

(3) 跌倒：对于脑卒中后幸存的患者来说，跌倒尤其值得关注。由于骨质疏松，这些患者髋部骨折的风险增加，并且平衡、视知觉和空间感知能力的敏感性降低。许多研究都提到了跌倒风险的增加，右侧半球脑卒中的患者更显著[130, 117, 128]。防止跌倒的重点是平衡和认知功能的训练，移走周围的危险因素和应用辅助装置（见第 6 章、第

17 章、第 18 章、第 19 章、第 26 章和第 30 章)。

3. 神经系统并发症

(1) 癫痫发作：早在 19 世纪，脑卒中后的癫痫发作就有记录。脑卒中患者迟发癫痫发作的发生率为 6%～18%[52, 71, 175]，而早期癫痫的发生率为 3%～38%，平均为 10%[10, 179]。脑卒中后发生癫痫的风险很高：57% 的癫痫发生在第 1 周，在所有脑卒中后癫痫中，88% 发生在第 1 年[10]。任何类型的出血性脑卒中继发癫痫更为常见，85% 的这类癫痫为早期癫痫[164]。脑卒中后癫痫发作的时间与损伤的机制有关。血栓形成性或栓塞性脑卒中后癫痫发作的时间似乎相同。SAH 患者发病后癫痫的发生更早，而 ICH 患者与缺血性脑卒中患者更为类似，可能更多的是迟发癫痫[179]。

与脑卒中有关的癫痫发作的治疗和处理通常是明确的，并且单一治疗就可以控制。不建议常规使用药物预防脑卒中后癫痫发作。如果患者在脑卒中发病后仅仅有癫痫的急性发作，通常并不需要长期服用抗癫痫药。单一的癫痫小发作或局灶性癫痫发作也常常需要保守治疗。如果癫痫确实需要治疗，单一药物通常有效且有益，因为药物相互作用较少，单药治疗的依从性更好。左乙拉西坦（开浦兰）是治疗脑卒中后癫痫发作的首选初始药物。与较老的抗惊厥药相比，左乙拉西坦具有很多优点，通常不需要监测血药浓度。所有抗癫痫药都可能有不良反应（框 1-2）。表 1-8 列举了常见的抗癫痫药及其不良反应。

```
┌─────────────────────────────────────┐
│      框 1-2   抗癫痫药过量的表现      │
├─────────────────────────────────────┤
│ • 嗜睡                                │
│ • 昏睡                                │
│ • 抑郁                                │
│ • 眼球震颤                            │
│ • 共济失调                            │
│ • 易激惹                              │
│ • 注意力分散                          │
│ • 认知下降                            │
│ • 记忆力下降                          │
└─────────────────────────────────────┘
```

(2) 脑积水：脑积水可急性发生，尤其是前面讨论过的 SAH 和 ICH 的患者起病隐袭或症状出现较晚。三联征的逐渐出现可以预示脑积水的发生，其中包括嗜睡伴增加的精神障碍、共济失调和尿失禁。一旦怀疑有脑积水，应立即行 CT 检查，可

表 1-8　癫痫的药物治疗

药　物	不良反应	主要用于
苯妥英钠	• 共济失调 • 协调不能 • 精神错乱 • 皮疹 • 牙龈增生 • 多毛 • 骨软化	• 强直 - 阵挛性发作（癫痫大发作） • 部分性发作
卡马西平	• 共济失调 • 头晕 • 复视 • 眩晕 • 骨髓抑制 • 肝毒性	• 强直 - 阵挛性发作（癫痫大发作） • 部分性发作
苯巴比妥	• 镇静 • 共济失调 • 精神错乱 • 头晕 • 抑郁 • 性欲低下 • 皮疹	• 强直 - 阵挛性发作（癫痫大发作） • 部分性发作
扑痫酮	与苯巴比妥相同	• 强直 - 阵挛性发作（癫痫大发作） • 部分性发作
丙戊酸	• 共济失调 • 镇静 • 震颤 • 骨髓抑制 • 肝毒性 • 体重增加 • 一过性脱发	• 失神小发作（癫痫小发作） • 不典型失神小发作 • 肌阵挛发作 • 强直 - 阵挛性发作（癫痫大发作）
氯硝西泮	• 共济失调 • 镇静 • 嗜睡 • 厌食	• 失神小发作（癫痫小发作） • 不典型失神小发作 • 肌阵挛发作
乙琥胺	• 共济失调 • 嗜睡 • 皮疹 • 骨髓抑制	失神小发作（癫痫小发作）

显示脑室增大。治疗应外科手术行脑室分流。患者可以很好地耐受这种治疗，如果手术及时，可以解决脑积水的所有症状。若分流管堵塞，患者的症状与脑积水最初的症状相似。

(3) 痉挛状态：痉挛被定义为一种运动障碍，其特征是速度依赖的紧张性牵张反射增强，伴有腱反射过度活跃。痉挛状态是由于牵张反射过度兴奋所致（这是上运动神经元综合征的一部分）[84]。在偏瘫脑卒中后的典型恢复过程中，最初阶段的

肌肉和关节的被动运动的阻力很小。约脑卒中后 48h，腱反射和被动运动肌肉的阻力开始恢复[70]。下肢通常会出现伸肌痉挛，这有助于功能恢复，而上肢痉挛通常为屈肌模式[125]。

痉挛状态的处理包括鼓励主动运动、ROM 练习和功能康复手段（见第 20 章）[70]。口服药物包括巴氯芬、丹曲林和安定。遗憾的是，由于镇静和对认知的不良反应，许多脑卒中患者无法耐受这些药物的有效剂量。肉毒杆菌毒素注射疗法广泛用于局部痉挛，疗效和患者耐受性均良好[32, 88, 48]。其他治疗严重痉挛的方法包括苯酚或乙醇神经松解术和植入巴氯芬泵。巴氯芬泵鞘内注射表现出良好的疗效，但这是一种侵入性治疗，通常用于严重异常的痉挛[28]。

(4) 脑卒中后疼痛：脑卒中后的疼痛可能继发于前面讨论过的肌肉骨骼及机械性并发症，也可能是中枢神经系统（central nervous system，CNS）损伤的结果。脑卒中引起的中枢性疼痛通常出现在脑卒中后 1~2 个月，伴有灼烧感、刺痛和放射痛。这种类型的疼痛大约影响 10% 的脑卒中患者，最常见于中枢神经系统传导感觉通路区域脑卒中的患者。脑卒中后中枢性疼痛综合征（post stroke central pain syndrome，PSCPS）是丘脑脑卒中的典型表现，起源于中枢神经系统感觉传导束的损伤。PSCPS 的病理生理机制尚未完全阐明。大多数治疗针对神经元的过度兴奋性。三环类抗抑郁药和抗惊厥药的成功表明钠通道和钙通道都在调节这种疼痛中发挥作用。可能需要对多种不同药物进行尝试，在这种情况下治疗往往不能令人满意。

脑卒中后第二个公认的神经性疼痛综合征是复杂性区域疼痛综合征（complex regional pain syndrome，CRPS）。目前报道的 CRPS 发病率有很大的差异。在所有脑卒中患者中，报道的发病率为 2%~50%[114, 91]，但较低的数据似乎与美国当代的临床经验更为一致。其中一些差异可能是由于不同的诊断标准及这种类型的疼痛与其他脑卒中后疼痛综合征较难区分造成的。这种综合征通常会影响上肢功能，并且涉及严重疼痛的演变，伴随着血管舒缩功能改变（出汗，血流量增加），最终在数月和数年内出现肢体萎缩及关节活动度丧失。虽然 CRPS 的确切机制尚不清楚，但考虑到多种下游自主神经效应（出汗、发红和血流量增加），疼痛被认为是由交感神经系统介导的。早期活动似乎有助于预防这种并发症。目前尚无单一药物被批准治疗 CRPS，但抗抑郁药、治疗炎症的类固醇、局部麻醉剂和全身镇痛药的组合被用于治疗 CRPS。在一些严重的病例中，介入性疼痛专家可以借助交感神经阻滞进行诊断和治疗。

4. 其他并发症

(1) 矢用状态：脑卒中后患者的生理状态低下可能由急性疾病和由此带来的卧床休息及可能导致的不能活动所致。表 1-9 列举了矢用状态的一些影响。所有这些因素都会改变患者的康复能力。因此，尽可能早地让脑卒中患者离开病床，逐渐增加活动是很重要的。应避免在脑卒中后（脑卒中第 1 天内）进行非常积极的早期活动，因为这可能会导致更糟糕的结果[8]。

表 1-9　脑卒中后矢用状态的影响

肌肉与骨骼方面	• 萎缩 • 肌腱、韧带、骨骼和肌肉力量下降 • 抑郁 • 焦虑 • 睡眠障碍
心血管方面	• 每搏输出量减小 • 心率加快 • 最大摄氧量下降 • 呼吸频率增快 • 体重下降 • 身体肥胖 • 直立性低血压
神经精神方面	• 感觉缺失 • 平衡下降 • 协调障碍 • 疲劳
泌尿生殖方面	• 多尿 • 排尿困难
内分泌方面	• 糖耐量降低 • 激素调节改变
身体的合成和代谢方面	• 负氮状态 • 缺钙 • 缺钾 • 缺磷 • 缺硫

(2) 心理并发症：脑卒中是人生中的重大事件，与个人健康和独立性的重大改变有关。消极情绪在脑卒中后的患者中很常见[168]，并且对患者

的预后有显著影响。据 Worden 描述，脑卒中后患者因为功能丧失，心理会经历四个时期[85]。这些阶段包括接受现状，经历能力丧失的痛苦，因能力丧失适应新环境，参与新的活动。脑卒中后抑郁非常常见，发病率估计为 20%～50%。近期一项 Meta 分析估计接近 1/3 脑卒中患者在发病后 5 年内会有重度抑郁发作[68]。这一结果似乎不仅与功能丧失和残疾的适应有关，而且与大脑的潜在变化有关。脑卒中患者的抑郁发病率高于截肢等非神经系统创伤性事件的类似群体。脑卒中后抑郁会产生许多不良后果：住院时间更长[141]，认知障碍更重[136]，动机缺乏[153]。脑卒中后抑郁通常对抗抑郁治疗反应良好[168]。对于不能耐受抗抑郁药、对治疗没有反应或有自杀想法的患者，可以考虑进行电休克治疗[121]（关于脑卒中对心理影响的更多信息请见第 15 章）。

脑卒中后另一个常见并发症是情绪不稳，它可以迅速地从一种极端情绪转移到另一种。大约 20% 的患者在脑卒中后 6 个月有情绪不稳，高达 10% 的患者在 1 年时仍存在。情绪不稳在假性延髓麻痹和右侧大脑半球脑卒中的患者中更为常见，尤其是当患者患有抑郁时[77]。FDA 已经批准了一种专门治疗假性延髓麻痹的药物，即 Nuedexta，它是右美沙芬和奎尼丁的合剂。选择性 5- 羟色胺再摄取抑制药（selective serotonin reuptake inhibitor，SSRI）也经常用于治疗情绪不稳并比较成功。治疗还包括患者和家属宣教，让他们确信这是疾病过程中已知和常见的一部分。

脑卒中后焦虑也很常见，在左侧大脑半球脑卒中[115]和皮质损伤[160]的患者中更为常见。焦虑有许多原因，其中包括财务问题、家庭问题和对死亡或脑卒中复发的恐惧。康复期间的肯定和积极的反馈会有帮助，在更严重的情况下，可能需要心理治疗和（或）抗焦虑药物治疗。

(3) 下尿路功能障碍：尿失禁在脑卒中后很常见，影响 51%～60% 的患者[14]，可能导致康复困难，影响最终的出院趋向，并给照料者造成压力[36]。脑卒中后 1 个月和 6 个月，分别有 29% 和 14% 的患者仍有尿失禁[31]。尿失禁的病理生理通常是逼尿肌过度活跃，这在皮质病变患者中很常见。脑卒中会损害调节排尿活动的抑制通路。抑制性输入的缺乏会导致逼尿肌痉挛，产生尿急迫

感，并导致尿失禁。初始治疗可以先保守治疗，如增加排尿次数和限制活动前的液体摄入。如果需要药物干预，抗胆碱药是有效的。然而，抗胆碱药有很多不良反应（口干、精神错乱、便秘和镇静），许多患者因此停药。如果口服药物不能控制症状，肉毒杆菌毒素注射是抑制逼尿肌痉挛的一种选择。在更复杂的病例中，转诊泌尿科和尿流动力学检查可能会有帮助。

(4) 皮肤破损和压疮：在虚弱和卧床的患者中，压疮的形成是一个严重的健康问题。脑卒中后，因为有许多导致皮肤破损的因素，患者出现压疮的风险特别高。感觉异常、挛缩、营养不良、活动不能、肌肉和软组织萎缩都是其危险因素，并可能因高龄而复杂化。预防压疮是护理的重点。预防措施包括规律的体位变换、保持皮肤清洁和干燥、保持足够的营养摄入，在高危患者中，使用减压床垫[143]。压疮形成后，除了严格遵守上述预防措施和局部减压措施外，治疗还包括压疮换药及可能的手术重建。

(5) 吞咽障碍：脑卒中后吞咽障碍很常见。在老年人中更加常见，发病率为 25%～45%[52, 54]。误吸可导致肺炎，经口摄入量减少可导致脱水和营养不良。根据美国心脏协会脑卒中康复指南，吞咽障碍筛查应该在急性脑卒中入院后 24h 内，经口进食、服药开始前完成。筛查有吞咽困难证据的患者中，需要进行更全面的吞咽评估，通常包括视频荧光吞咽录像检查或内镜吞咽评估。第 29 章详细介绍了误吸的病理学及其治疗方法。

(6) 误吸：误吸会引起化学性肺炎，从而导致继发性细菌感染。由于大量厌氧微生物在口腔内繁殖，吸入性肺炎可发展为厌氧菌肺脓肿[116]。这种脓肿在无牙齿的患者中发生的频率较低，因为他们的口腔菌群减少了；脓肿可发生在多达 1/3 的住院患者中[103]。可选的治疗方法是减少误吸的风险和应用抗生素。胸部 X 线检查发现脓肿腔和确定病原体微生物种类可以帮助临床医师进行针对性治疗。痰培养通常需要 3～4 天，所以最初的治疗通常是经验性的，应该使用对医院获得性病原微生物和厌氧菌有效的广谱抗生素[116]。医院获得性的病原微生物通常对某些抗生素具有耐药性。抗生素使用通常疗程是 7～10 天，但是空

洞性肺炎可能需要更长时间的治疗来彻底清除病原体[100]。

(7) 深静脉血栓：深静脉血栓形成是脑卒中后一个常见并发症，根据脑卒中的严重程度，其发生率为 23%～75%。深静脉血栓形成导致的病变和死亡大多与静脉血栓栓塞相关。脑卒中后的肺栓塞（pulmonary embolism，PE）的发生率为 10%～29%，死亡率为 10%[13]。Virchow 假设提出，深静脉血栓的形成是由三个危险因素引起的：血流改变、血管壁损伤和凝血异常。框 1-3 列举了深静脉血栓形成的常见危险因素。在深静脉血栓形成的危险因素中，制动是最重要的危险因素之一。脑卒中后，偏瘫侧下肢发生深静脉血栓的概率是非偏瘫侧下肢的 10 倍[177]。深静脉血栓通常开始于小腿，虽然这些血栓通常不会引起栓塞，但这些血栓在约 20% 的病例中出现近端延展，以及约 50% 病例出现近端深静脉血栓栓塞。约 20% 的症状性肺栓塞是致命的[145]。脑卒中后，在亚急性期下床活动并不能预防肺栓塞，有 57% 的肺栓塞发生在康复期下床活动的患者[163]。下肢和盆腔深静脉血栓形成是最常见的，尽管近端上肢深静脉血栓形成罕见，但也可能发生。以下讨论的关于深静脉血栓形成的所有诊断和管理问题也适用于此情况。

框 1-3　深静脉血栓形成的危险因素

- 制动
- 术后状态
- 年龄 > 40 岁
- 心脏疾病
- 肢体创伤
- 凝血功能障碍
- 肥胖
- 晚期肿瘤
- 妊娠

根据临床表现诊断深静脉血栓是不可靠的[13]，许多危及生命的栓塞和血栓形成的患者无下肢深静脉血栓的局部临床症状。其他有肿胀和压痛的患者可能根本没有深静脉血栓形成。下肢疼痛和肿胀的鉴别诊断包括创伤、骨折、痛风、蜂窝织炎和浅表静脉炎。深静脉血栓的常见临床表现包括疼痛和压痛、肿胀、霍曼征（Homans sign）（膝关节屈曲时背伸踝关节导致小腿疼痛）、浅表静脉扩张、可触及的条索状物和发热。其中一些临床表现，如霍曼征，不是可靠的指标。霍曼征存在于不到 1/3 的深静脉血栓患者中和 1/2 的无深静脉血栓患者中[76]。多普勒超声是一种使用手持探头检测下肢深静脉血流的无创测试，是检测深静脉血栓的最常用的检查手段。

肺栓塞的临床诊断也不可靠，只有 30% 的肺栓塞患者有深静脉血栓的临床表现，即使进行静脉血管造影也只有 70% 的患者有深静脉血栓的证据[13]。小面积肺栓塞的症状和许多其他肺部疾病的症状重叠，其中包括呼吸急促、心动过速、啰音、咯血、胸膜炎性胸痛、胸腔积液、全身不适、支气管痉挛和发热。大面积肺栓塞的患者，肺循环阻塞 > 60%，病情严重，可诱发心力衰竭和循环衰竭，而导致猝死[163]。高度怀疑肺栓塞的患者通常通过 CT 血管造影来诊断，CT 血管造影是一种及时且有针对性地评估肺动脉的方法。

预防静脉血栓栓塞症的最佳方法是防止深静脉血栓形成。根据美国心脏协会和美国脑卒中协会 2018 年指南，建议所有脑卒中后活动能力降低的患者可使用间断加压血液循环驱动装置[129]。虽然血液循环驱动装置常用于重症监护室和急诊监护室，但由于康复治疗中需要经常移动患者，因此不太实用。根据患者的并发症，低分子肝素（low molecular weight heparin，LMWH）是预防深静脉血栓的常用药物，普通肝素也仍然用于临床。具有步行能力的患者必须能够步行至少 15m 才能降低深静脉血栓的风险[15]，但如前所述，可步行的脑卒中患者肺栓塞风险仍然很高[163]。预防深静脉血栓应该持续多长时间仍然不确定，但有证据表明持续预防进入亚急性期是必要的[13]。

多数情况下，深静脉血栓无论是否合并静脉栓塞性疾病，均需抗凝治疗，通常是注射低分子肝素和口服抗凝血药重叠治疗，直到口服抗凝血药达到抗凝效果[80]。根据临床具体情况，口服抗凝血药通常会持续约 6 个月。有抗凝禁忌证的患者通常需要下腔静脉滤器治疗。值得注意的是，抗凝治疗并不能清除血栓。华法林或低分子肝素可以阻止血凝块的进展，并防止新的血凝块的形成。随着时间的推移，最初的血凝块会被自身吸收。不需要影像监测静脉血栓。启动抗凝治疗后，深静脉血栓形成或肺栓塞的诊断不应该影响康复治疗的介入。

九、脑卒中医疗管理的未来趋势

1. 强化的脑卒中一级预防　脑卒中一级预防仍然是降低脑卒中发病率和死亡率的最重要策略。对于有脑卒中风险的群体和个体，充分了解脑卒中的危险因素，可以减少、降低甚至消除风险。表 1-1 列出了可预防和不可预防的脑卒中危险因素。许多危险因素与其他心血管疾病相同，因此改变脑卒中危险因素也会降低与心脏相关疾病的发病率和死亡率的风险。在过去的 20 年里，由于人们对脑卒中的认识加深，以及主要通过控制血压策略等改变危险因素，脑卒中死亡率下降了50% 以上[180]。然而，这种下降趋势似乎已经进入了平台期，在某些地区甚至有反弹趋势，如在某些民族（西班牙裔）和美国部分地区，特别是美国南部的 "脑卒中带"[165]，这一令人不安的趋势部分是由于美国肥胖症的流行。

2. 脑卒中患者的心脏康复　心脏和血管疾病与缺血性脑卒中有许多共同的危险因素。为了减少脑卒中复发，形成了一种借鉴传统心脏康复计划的锻炼和健康教育相结合的新的心脏康复计划。改良脑卒中心脏康复计划的一个驱动因素是人们认识到脑卒中幸存者最常见的死亡原因实际上是心脏病[106]。在欧洲和北美，不同试验正在研究改良脑卒中心脏康复计划的潜在益处[74, 146]。这些计划的目标是增加活动和运动的耐力，以及对心血管事件的二级预防，其中包括关于心脏疾病危险因素的教育。初步研究表明，试点项目参与者依从性良好，可以提高运动耐力[131]。

如果在初步研究中的益处可以在更大的临床研究中得到证实，脑卒中后的医疗干预可能会在常规康复基础上纳入更多的心脏康复干预，以改善运动功能和预防心脏事件和脑卒中复发。

3. 公共教育　一级和二级预防计划的主要目标应该是对个人进行危险因素宣教，然后指导他们降低风险。在常规就诊期间，医生应该能够结合病史和查体来识别高危患者。所有评估中均应纳入常规高血压筛查，高血压患者应接受治疗。

脑卒中风险报告已从 Framingham 研究数据中收集，可供医生[181] 使用（如帮助医生决定哪些临界高血压患者需要治疗）。宣教可以从医生的诊室开始，并且由患者接触到的所有其他卫生专业人员继续进行。如果整个社区都接受了关于脑卒中危险因素的教育，那么风险最高的人可以得到所需的关注。该模式已通过卫生保健政策机构和戒烟临床实践研究指南得到实施和支持[133]。

十、急性脑卒中康复的介绍

神经重症监护室（neuro-intensive care unit，NICU）是作业治疗（occupational therapy，OT）评估和治疗的起点。许多患者在脑卒中后 48h 内由作业治疗师进行评估。ICU 环境通常是快节奏，重点是监测患者的医疗状况。任何神经 ICU 的主要目标都是使患者生命体征稳定，促进神经功能恢复，并支持患者和家人度过这次危机[161]。

由于临床化验、检查和治疗优先于任何 OT 治疗，所以规律安排 OT 治疗可能很困难，治疗可能会因病情变化而中断，训练安排的灵活性是必要的。

十一、早期干预的重要性

ICU 长期住院期间有许多常见的并发症，其中包括消瘦、肌肉无力、挛缩、皮肤损伤、抑郁、焦虑和生活质量下降及其他[53]。早期作业治疗，包括日常生活活动能力训练和体位变换、转移训练，可以提高患者的意识水平，提高整体心理健康，促进功能独立性[139, 161]。作业治疗师在 ICU 中提供各种治疗包括评估、支具使用、体位摆放、认知训练、自我照护、功能移动性训练和其他。

十二、团队合作

神经重症监护病房急症护理小组有许多成员组成，该团队的成员组成随着环境不同而有所不同。其基础团队是由一名神经重症主治医生领导的。根据患者不同情况，神经外科医生也可能参与患者的诊疗。在教学医院里，住院医师也可以对患者治疗做出决定。除了作业治疗师，辅助团队由护士（包括初级护士和从业护士）、社会工作者、营养师、言语治疗师和物理治疗师组成（表1-10）。在 ICU 环境下作业治疗师必须组织这些专业人员以确保患者康复治疗的安全性。

主治医师、护士和作业治疗师之间的关系尤其重要。在住院期间，由于 ICU 阶段的病情随时可能变化。作业治疗师在开始评估或治疗之前，与内科医师、住院医师和初级护士进行日常沟通非常必要[148, 3]。内科医师、护士或作业治疗师将根据他们自己的临床判断，决定如果患者的神经系统状况恶化，是否应该推迟治疗。在对患者进行 OT 评估后，应完成对患者病历的查阅。治疗师可以收集有关任何可能影响 OT 治疗的预防措施和并发症的信息（框 1-4）。

框 1-4　启动治疗

- 每次治疗前，进行检查以确保作业治疗医嘱有效
- 治疗师每次治疗前查看患者的医疗记录，看是否存在让患者暂停康复治疗的原因。这些原因可能是精神状态的改变，深静脉血栓形成或肺栓塞的发展，以及脑卒中的扩大。对于何时开始进行治疗，每个医疗机构都有不同的标准
- 与医疗团队一起检查患者的当前状态。根据临床的经验与推测，决定患者是否适合 OT 训练。治疗师应与患者的护士确认所有的治疗，以确定从医疗记录中查阅的所有医疗信息是否是最新的
- 开始治疗前要对患者的精神状态、体力和生命体征进行整体评估。与病历报告不符的，应向护士报告，暂停治疗。根据需要进行治疗

十三、重症监护室和脑卒中患者的监测

任何在 ICU 治疗患者的治疗师不仅应该知道 ICU 的医疗和护理重点，而且应该知道在 OT 治疗期间的监测重点。治疗师需要能够判读 ICU 监护仪，处理与 ICU 相关的引流管和管路，以便在治疗过程中遵循适当的参数和注意事项。常见的监视器、引流管、线路和临床意义将在后面列出。

1. **基础 ICU 监护**　大多数 ICU 患者都连接有一个监护仪，可以持续显示所有生命体征（图1-10）。这些指标包括血压、遥测读数（包括心率和心律）、呼吸频率和氧饱和度。对运动反应的正常与异常生命体征见表 1-11。血压可以无创监测（自动压力袖带）或有创监测，如动脉线读数（也称为 a 线）。a 线常见的插入位置是桡动脉或股动脉（图 1-11）。桡动脉放置时，应避免影响腕部被动 ROM；置股动脉，不允许髋部 ROM 的活动，应该卧床休息。

2. **遥测技术**　遥测技术可以检测心率和心律，并将读数显示在监视器上。床边遥测与心电图类似。心电图是通过放置 12 个电极来读取心率和心律，床边遥测使用 3 或 5 个电极。主管护士在监护仪上设置需要监测的心率和心律参数的正常范围。如果心率和心律出现异常，监护仪的报警会响起，并相应监测生命活动。

表 1-10　重症监护病房重症监护小组成员

成　员	作　用
内科主治医师	领导医疗团队进行医疗决策，带领查房，通常每天至少查房 1 次
住院医师	在教学医院，住院医师负责监督患者的日常、每小时的护理执行情况。随时处理有关患者的临床问题
护理	多种职责包括执行医师用药医嘱、协助日常生活活动、宣教、体位摆放和监测神经系统状态及其他
从业护士	在一些医疗操作中，从业护士代替住院医师，出具医嘱，并在需要时提供医疗决策
营养学家	通常，营养学家必要时评估患者。ICU 病房的大多数患者在接受管饲时都会接受营养咨询，营养学家和医生将决定患者应该接受哪种类型的管路喂养，以及喂食的速度
社会工作者	在 ICU 中，社会工作者通常也是一种可选择的服务，为家庭成员提供支持，并开始讨论出院计划
言语治疗师	言语治疗师可以在 ICU 提供两种服务，其中包括语言能力、沟通能力的评估和治疗，他们还可以与作业治疗师一起提供床边吞咽评估（见第 29 章）
物理治疗师	物理治疗师提供床边物理治疗服务，其中包括治疗性运动、移动性和步态训练，与作业治疗师一起参与制订出院计划（见第 8 章）

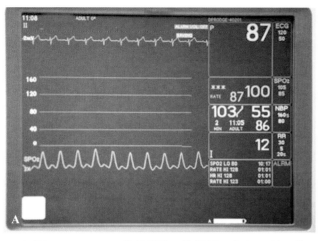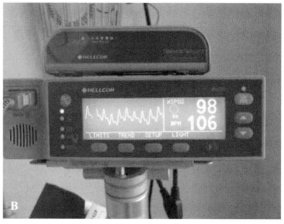

▲ 图 1-10　A. ICU 监护系统，监护示：心率 87 次 / 分，血压 103/55mmHg（平均动脉压 71mmHg），氧饱和度 100%，呼吸频率 12 次 / 分；B. ICU 监护系统，心率 106 次 / 分，氧饱和度 98%

表 1–11　生命体征反应

	主要生命体征	正常反应及处理	不正常的反应和处理	异常结果
心率	正常心率在 60～100 次 / 分。很多患者康复时心率会在正常范围之外。康复之前评估患者的心率是不是大于 220– 年龄[103]，确定患者是否可以继续康复	康复后患者心率会逐渐上升 20 次 / 分以内	心率增加 20 次 / 分以上，或者出现心率下降或者节律异常	有时候患者不能忍受心率（较基础心率）的增快。有的时候如果遇到年轻的患者，治疗团队会让治疗师继续康复，尽管心率增加 20 次 / 分以上。一些监测可以导致心率的假性波动
血压	正常血压：收缩压＜120mmHg，舒张压＜80mmHg。有些患者康复时血压会稍高或者稍低。检查患者的病历，看患者血压是不是高了既往血压。根据这决定患者是否可以继续康复	活动后收缩压缓慢、小幅度增加，舒张压没有或者轻度增加	收缩压增加 20%，或者降低 10%[77]	很多情况下，很多患者为保证脑灌注血压维持在较高水平（如 200/100mmHg）。治疗前应该同治疗团队一起检查。如果患者的收缩压＞200mmHg，舒张压＞100mmHg，治疗前应该同团队一起检查，检查工作应作为常规
血氧饱和度	在普通房间的患者无论吸空气还是吸氧，血氧饱和度应该维持在 92%～100%	活动后氧饱和度轻微的下降和升高	血氧饱和度下降至 92% 以下（除非基线值就比较低）	有些病例，治疗团队会允许治疗师增加鼻导管吸氧流量来满足患者的氧需求。着重记住一点，那就是氧也是一种治疗方法，医生应该做好氧消耗的预测并下医嘱

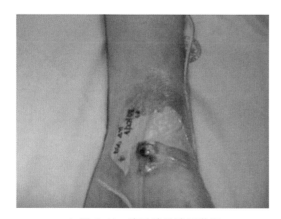

▲ 图 1-11　桡动脉动脉压监测

图片由 Millie Hepburn Smith 提供

3. 常用的管路和排泄管路

(1) 导尿管：留置 Foley 导尿管，用于膀胱排出尿液。治疗师应避免夹闭导尿管，这样做可能会导致膀胱内的尿液潴留。收集尿液的袋子需要置于较低水平（低于患者膀胱的水平），这样才能保证尿液不反流。

(2) 脑室外引流：脑室外引流（external ventr-ICUlar drain，EVD）是通过手术插入脑室的小导管，引流脑脊液（图 1-12）。管子连接着一个测量液体量的装置。当颅内压升高时，可采用此方法。护士即可短时间夹闭引流管。由于特定的校准、

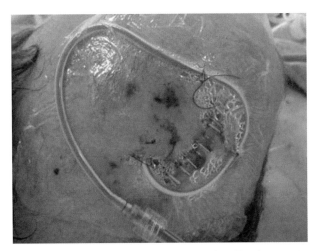

▲ 图 1-12　脑室外引流的出口在颅骨顶部

图片由 Millie Hepburn Smith 提供

引流功能和测量精度，床头必须固定到特定的水平。除非夹闭引流管，否则床头位置不能随便调，患者不能随便改变体位。

(3) 颅内压监测：将颅内压监测导管通过一个孔置入脑室。适用于可能导致脑肿胀和颅内压升高的损伤，如出血、动脉瘤或头部外伤等。这个监视器可测量 ICP 的任何变化。床头应被抬高到一个固定值（通常是 30°～45°），因为当床头被降低时，ICP 会升高。被动治疗，如夹板或定位，可实施但是需要医生批准。一般来说，日常生活活动能力（activity of daily living，ADL）治疗和活动此时也可以进行。

(4) 脊髓引流管：脊髓引流管是放置在腰椎以引流脑脊液的导管。可用于脑脊液漏的治疗，也可用于排出过多的脑脊液。腰椎引流管应设置在漏液水平以下。当引流管打开并引流脑脊液时，将脊髓引流管设置在跟床头的位置相对固定的水平。当引流管打开时，患者取仰卧位以便引流。只有当引流管被护士夹闭后，患者才可以起床和下床，进行日常生活活动治疗。当引流管打开以引流脑脊液时，患者必须卧床休息。

(5) 静脉输液管路：静脉导管插入周围静脉，通常用于给药和输液。因为这些通路位置表浅的，所以要注意不要用定位材料或夹板直接对该区域施加压力，以避免阻塞或脱落。

(6) 喂养管：如果脑卒中患者不能有效吞咽或有很高的误吸风险，则可采用（管路）喂养之替代方法进行营养摄入。

① 鼻胃管：一根鼻胃管（nasogastric tube，NGT）通过鼻孔进入食管及胃，使得营养液入内。它通常被用作营养摄入的短期替代通路。

② 经皮内镜胃造瘘：经皮内镜胃造口术是用内镜通过口插入胃，并通过胃壁和真皮层出来的导管置于胃外部（图 1-13）。

使用这两类喂养管时，为防止误吸，管饲时将床头抬高到 30° 或更高。根据医院的指导方针，治疗师可以在治疗前关闭喂食，但为了患者的安全，建议在这样做之前咨询患者的主管护士（见第 30 章）。

(7) 呼吸机：脑卒中有时会导致呼吸衰竭。在这种情况下，患者通常需要呼吸机辅助呼吸（图 1-14 和图 1-15）。当使用呼吸机时，患者也需要人工气道。在急性脑卒中后的前几天，呼吸

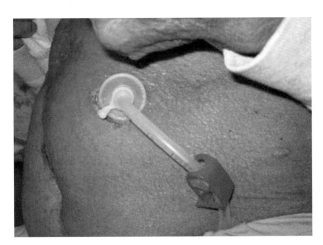

▲ 图 1-13　经皮内镜下腹部胃造瘘术

图片由 Millie Hepburn Smith 提供

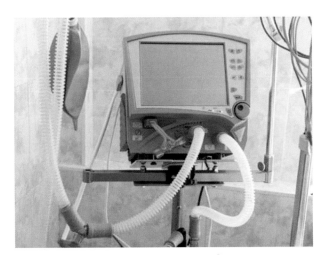

▲ 图 1-14　这是重症监护病房中常用的呼吸机，在对患者操作时，作业治疗师需要明白呼吸机的设置和报警

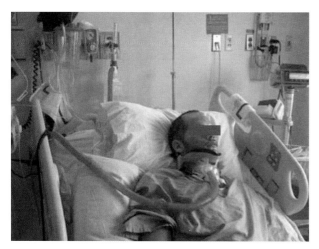

▲ 图 1-15　患者借助颈托进行正确体位摆放，目前正在进行脱机训练

机可以通过气管内导管与患者连接。将一根气管插管插入患者的口中，并向下插入患者的肺主气道。如果患者不能脱离呼吸机，将进行气管切开术。在这个过程中，在患者的气管中切开一个开口，在这个开口中放置一个小的气切导管，然后通过长管子连接到呼吸机。鼓励患者使用呼吸机时进行早期运动[123]。一项随机对照试验[150]强调，对于机械通气和危重患者，早期 OT 和物理治疗（physical therapy，PT）既有益又安全，可以获得更好的治疗结果，减少谵妄，减少上机天数。

当治疗师有信心在 ICU 处理管路、导联和监护时，应仔细监测患者对 OT 干预的耐受性。在整个治疗过程中应观察生命体征，并在治疗开始、中段和结束时记录生命体征。除了生命体征，治疗师还必须在治疗期间观察患者神经系统状态的变化，其中包括去皮质或去大脑状态、音调、瞳孔或言语的变化[149]。必须考虑患者的主观感受。如果患者的状态发生任何变化，应终止治疗，并应立即通知医疗团队。

十四、急性脑卒中康复评估

在医院内，作业治疗师可以进行多种标准化评估[89]。在急诊或 ICU，作业治疗师必须评估患者的运动技能、认知功能和日常生活活动能力。有时，因为患者的病情或镇静可能无法参与日常生活活动。表 1-12 概述了一些在急性期康复期间

使用的标准化评估。

十五、急性脑卒中康复干预措施

以下章节介绍了患者在 ICU 或者脑卒中急性期阶段可能的康复干预措施。

1. **夹板固定**　这个阶段夹板固定的主要目的如下。

• 纠正任何生物力学的错位，保护关节的完整性。

• 防止软组织缩短和挛缩的发展。

• 保持皮肤的完整性。

应该制订一个适当的佩戴时间表，以防止习得性废用的行为模式的发生。夜间佩戴夹板可能比白天更合适，特别是当患者开始运动或试图将手或上肢纳入功能性活动时。佩戴时间表应该是切实可行的，以使患者有较好的依从性（框 1-5）（见第 23 章）。

2. **体位摆放**　由于重症监护室的急性脑卒中患者的病情复杂性，许多患者大部分时间或全部时间都是卧床状态。因此，体位摆放已经成为 OT 治疗计划中不可分割的一部分。作业治疗师将为每个人的体位摆放制订一个时间表。作业治疗师必须依靠跨学科团队的其他成员，包括护理人员和物理治疗师，以及患者的家庭成员（如果可能的话）来执行这部分治疗计划（图 1-16 和图 1-17）。

跨学科团队中不同成员对体位摆放存在不同的考量。体位摆放的首要目标是预防皮肤破损。作业治疗师应教导团队成员正确的体位摆放方法，其不仅可以预防皮肤破损，而且降低挛缩风险、促进关节对位，并使患者感到舒适。作业治疗师应为每位患者制订翻身时刻表。患者在偏瘫侧卧位、非偏瘫侧卧位和仰卧位间交替变换体位。附有特定体位的钟表图片可提醒护理团队（见第 20 章）。

进行体位摆放，应仔细观察患者的管路和导联，因为它们为每位患者提供重要药物和监测。需要对鼻饲管或 ICP/EVD 的床头限制进行仔细调整。当患者处于股动脉置管状态时，体位摆放应注意避免髋关节屈曲；当存在桡动脉置管时，患者的手腕应保持在中立位。Foley 管和直肠管应移到体位摆放后患者被固定的同一侧。

表 1–12　脑卒中急性期康复的标准化评估

评　估		定　义	等级 / 分值	局限性
NIH 脑卒中量表[16]	• 标准化预后量表 • 总评估时间 10min	NIH 脑卒中量表评分是一项针对脑卒中患者的 15 项神经系统检查，供医生、护士和治疗师使用，应用广泛，它评估意识、语言、忽略、视野、眼球运动、肢体肌力、共济失调、构音障碍、感觉	• 0= 没有 • 1～4= 小的脑卒中 • 5～15= 中度脑卒中 • 15～20= 中重度脑卒中 • 21～42= 重度脑卒中	没有功能性任务评估
Mini FIM[174]	• 标准功能结果测量 • 总评估时间＞ 30min	功能性任务的评估，包括自理活动、转移、步行和认知	每一项任务为 0～7 分，7 分代表完全独立，1 分代表完全辅助，0 分代表该任务没有进行，Mini FIM 包括完整版本 18 项，FIM 评分中的 7 项	由于 ICU 患者医疗的复杂性，ADL 的很多内容如移动部分可能不能完成
格拉斯哥昏迷量表[169]	• 标准化的预后评估量表 • 总评估时间大约 10min	许多医院的医生和治疗师们使用这个量表。它评估最佳睁眼反应、最佳言语表达和最佳运动功能	每个类别都用 1 个数字表示功能状态，1 分为无反应。< 3 分为植物状态，3～8 分为重度意识障碍，9～12 分为中度意识障碍，13～15 分为轻度意识障碍	没有功能性任务的评估
Orpington 预后量表[96]	• 标准化的预后评估量表 • 总评估时间 5～10min	评估上肢运动功能，本体感觉，平衡和认知功能	每一部分的得分加在一起即为最终得分，分数越低，损害越小	没有评估功能性任务。认知评估需要较好的语言功能，因此需排除失语症患者
Barthel 指数[109]	• 标准化结局评估 • 总评估时间需要 30min 以上	评估功能性任务包括进食、修饰、洗澡、大小便管理、如厕、穿衣、步行、转移、上下楼梯	总分为 0～100 分，0 分表示完全依赖，100 分表示完全独立	由于 ICU 患者医疗的复杂性，ADL 的很多内容如移动部分可能不能完成，例如进食、如厕和上下楼梯
JKF 昏迷恢复量表[49, 50]	• 标准化的评估 • 总评估时间是 15min	该量表由 6 个分量表 23 个项目组成，用来评估听觉、视觉、运动、口腔运动、交流和觉醒	反射性活动得分最低，高水平认知行为为得分最高	没有功能性任务的评估

ADL. 日常生活活动；ICU. 重症监护室；Mini FIM. 简易功能独立性量表；NIH. 美国国立卫生研究院

框 1–5　急性脑卒中康复常用支具	
手休息位夹板	可以个性化定制也可以为成品
锥形夹板	当配合腕关节伸展装置使用时，可防止指长屈肌腱挛缩，并保持皮肤完整性（防止皮肤浸湿）
可调节充气式手夹板	• 在手掌表面包含一个气囊，它可以调节以达到手指屈肌上的拉伸水平 • 对于不止一次脑卒中尤其是肌张力增高的患者来说，这可能是一个合适的选择 • 这种夹板是成品
毛毯或者毛巾卷	• 肘伸直或者垂臂热塑性夹板的替代选 • 它环绕在患者的手臂上，以帮助防止肘关节屈曲挛缩（图 1–16）（见第 24 章）

在 ICU 期间，许多患者需要呼吸机辅助呼吸。这些患者可以采取侧卧位和仰卧位。应小心移动呼吸机管路。呼吸机连接节点，为患者提供额外活动空间。如果这些连接节点不能提供足够的长度使患者处于正确的体位，可与呼吸治疗师商讨，考虑将呼吸机每隔一天变换位置。

3. 急性期的功能活动建议
(1) 床上活动
① 向偏瘫侧翻身：向偏瘫侧翻身促进早期主动躯干控制，并增加对偏瘫侧的感知。
② 向非偏瘫侧翻身：通过引导患者手臂跨过躯干，向非偏瘫侧翻身增强患者对瘫痪上肢的感

知和初期管理（图 1-18）。

③ 维持侧卧位：将滚枕放置在胸椎中部到腰椎区域，可以帮助患者保持侧卧位。将毛巾卷放在患者腰部，可拉伸缩短的躯干。维持侧卧位的主要目标是确保脊柱的正确对位，以避免下肢（膝关节和脚踝）骨性突起处的压迫，如果患者偏瘫侧卧位，则将肩胛骨放置在牵伸位。

④ 桥式运动：桥式运动可以强化背部和臀部伸肌。从功能角度来看，这个动作有助于铺放和更换便盆、仰卧时穿裤和坐位下向床的一侧移动下半身。

⑤ 偏瘫侧卧位到坐位：偏瘫侧卧位到坐位可促进瘫痪侧上肢的早期负重。治疗师需要确保肩部对位良好，患者在活动起始时通常需要协助。

⑥ 非偏瘫侧卧位到坐位：治疗师需要注意的

是，在非偏瘫侧卧位到坐位的过程中，肩前伸。

4. 负重功能　如前所述，在床上活动或者进行平衡训练项目期间，上肢负重活动可在患者侧卧时进行。其也可在用餐或梳洗时利用床边桌完成（见第 20 章）。椅子的扶手或靠背可纳入治疗计划，用于体位摆放和负重训练（图 1-19 和图1-20）。在由坐到站的过程中，治疗师应该指导患者上肢支撑动作。负重作为姿势支撑，可逆转或防止肘、腕和手指屈肌的挛缩，也可强化肩胛肌和三头肌。进行负重训练时，患者可在梳洗时手臂伸展支撑在盆前，或者支撑在床边桌并同时伸手够取物品（图 1-21）。

对于下肢，床上活动包括桥式运动、双脚着地坐于床边及在患者病情稳定时进行早期转移训练。

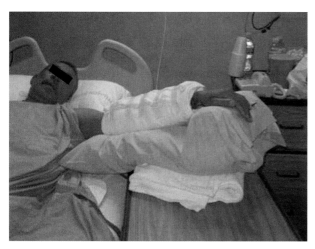

▲ 图 1-16　用毛巾卷固定患者手臂以增加肘部伸展

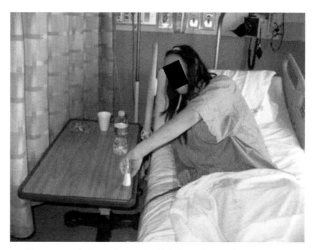

▲ 图 1-18　床上活动：早期进行勾取任务时，患者向非偏瘫侧转身，偏瘫上肢、瘫痪侧躯干和下肢协同运动

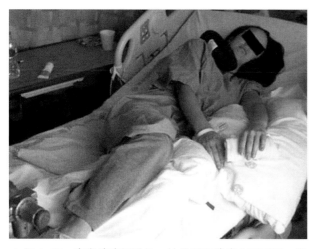

▲ 图 1-17　患者偏瘫侧卧位，枕头置于偏瘫上肢下面，保持肱骨头对位良好

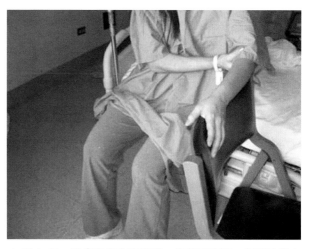

▲ 图 1-19　当患者坐在床缘时，患者可使用一把床边椅来促进上肢负重活动

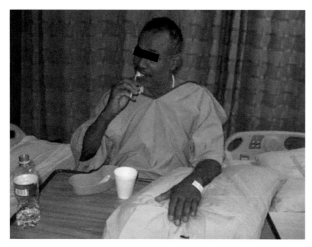

▲ 图 1-20　患者前臂置于床边桌的同时有助于保持床边坐位

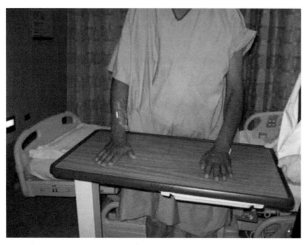

▲ 图 1-21　床边桌支撑站立，便于上肢参与活动，启动早期直立活动，激发下肢重心转移

坐、站分级活动

① 床上的支撑式坐位：对于床上的支撑式坐位，床头应以 30°～40° 的增量逐渐抬高，以避免出现直立性低血压。因为患者可忍受的抬高程度在不断变化，所以治疗师应持续监测生命体征。如果患者的血压未发生变化，治疗师应继续将床头抬高至 80°。稍倾斜的坐姿对患者的能量消耗较少，并且只需要较少的颈部、躯干和背部肌肉来维持直立姿势。此时，患者可进行功能性活动，如喂食、梳洗、擦拭上身和穿衣及休闲活动。

② 椅子上的支撑式坐位：如果患者支撑良好、能耐受坐在床边的椅子上，则可以增加"坐姿耐受性"或"下床耐受性"训练。在这个早期阶段，枕头有助于支撑腰椎和偏瘫的上肢。当治疗师在

上肢下方放一个枕头时，患者肩部应处于中立位。适当的姿势支撑可以减轻疼痛和疲劳。治疗的重点包括但不限于患者自我照料、视觉扫描活动及通过上肢和下肢进行负重活动。

③ 无支撑坐位：在床上，无支撑坐位以类似"裁缝"（盘腿）的姿势进行，这取决于患者下肢的关节活动度。床头可以抬高，但不得接触患者的背部。如果患者向后失去平衡，其可作为安全装置。枕头可以靠在床栏杆上，使患者倒向瘫痪侧时保护患者。当患者处于无支撑坐位时，患者可以扶正自己或保持中立位，并且患者应在可耐受的情况下进行功能活动。

④ 双脚无支撑地悬垂坐在床边：在这个位置，患者在对位、躯干控制及向前和侧方重心转移方面要求更高。治疗师应该将床边坐位加入到由坐到站的训练中。当患者的脚接触地板时，姿势控制可能会得到显著改善。治疗师应确保双下肢承受同等重量（见第 7 章）。

⑤ 从坐到站（预转移阶段）：从坐到站的准备过程中，治疗师应确保所有管路导联和静脉通道都有足够的长度以避免牵拉。增加患者起身表面高度有助于减少起身准备工作。这一体位变换需要多人的协助来获得患者的信心和保证安全。治疗师应先确保患者双下肢对齐、双脚平放在地板上，然后让患者开始进行坐立试验。评估瘫痪侧下肢的负重反应时，治疗师应该提供恰当的支撑以防止躯干塌陷，并在患者处于直立位时，治疗师应检查患者的生命体征。

⑥ 在抬高的床前，支撑式站立：在开始支撑式站立前，治疗师应将患者放置在面向床侧的椅子上。在适当的帮助下，治疗师应帮助患者让患者站起、以偏瘫侧坐下，以支撑髋关节和膝关节伸肌。患者可通过前臂／臂伸展，支撑上肢重量，并在站立位下，练习下肢重心转移（图 1-22）。

十六、水肿管理

如果存在水肿，康复医师就应该评估可能的原因。医师应与护理人员讨论水肿是否与血栓或血液净化操作有关。触摸患者的肢体是冷的还是热的，观察皮肤颜色，并评估肿胀的硬度（软硬度、液性或凹陷性）。

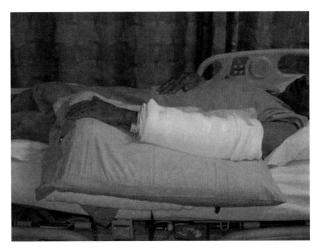

▲ 图 1-22 将患者偏瘫侧上肢用毛巾卷起，并放在枕头上，以预防和减轻水肿

在 ICU 中，治疗水肿的首选方法是抬高患肢，因为护理需要各种静脉通路和管道，压力泵或绷带并不合适。肢体放置应高于心脏。治疗师应鼓励患者进行主动或主动辅助关节活动度训练，然后进行徒手按摩（图 1-22）（见第 22 章）。

十七、肩部管理

许多患者在脑卒中后可能会出现上肢水肿、疼痛、肩关节半脱位或撞击（见第 20 章）。ICU 或急性期提供的许多上肢干预措施出于预防目的。

为了保护肩部免于发生疼痛和半脱位，团队应该进行正确的翻身和床上活动培训以避免拉扯四肢。团队应该指导成员将手放在躯干上而不是牵拉四肢来翻动患者。在患者床上悬挂标牌，标明患者存在肩关节半脱位，并通知团队成员不要拉扯患者的手臂（框 1-6）。

框 1-6 右肩半脱位患者
请不要拉患者的手臂；如有疑问或担忧，请致电 555-8724 与作业治疗师联系

由于 ICU 或急性期患者的医疗状况复杂，大多数患者不能长时间下床或直立。仰卧、下床坐在椅子上或坐在床边，治疗师可以通过适当的体位为偏瘫侧肩关节提供支撑。

1. 仰卧 应使用枕头、毛巾或两者同时支撑瘫痪侧的上肢。作业治疗师必须通过临床判断来确定每位患者的正确体位。然而，作为一般规则，瘫痪侧的肩胛骨应该被牵伸，手臂向前，手腕处于中立状态，手指伸直[20]。

2. 床边 瘫痪侧的上肢支撑在床边桌或多个枕头上。

3. 下床，坐在椅子上 瘫痪侧的上肢可支撑在床边桌、枕头或椅子的扶手上。大多数重症监护室或急性期患者不需要辅助的肩部支撑，如吊带、锁骨带或肌效贴。当患者站立进行日常生活活动能力训练，并且需要更多时间下床活动时，可以考虑使用这些辅助具（见第 20 章）。

除了体位摆放之外，作业治疗师将为重症监护室患者提供被动和主动活动度训练，并使偏瘫侧上肢参与功能任务。治疗师在提供这些服务时，应该注意管路。当桡动脉存在动脉置管（A-line）时，应避免手腕屈伸。

十八、改造环境，提高空间位置觉

虽然重症监护室的环境比康复治疗室的环境更具限制性，但是仍有一些微小而重要的干预措施可以实施，以提高空间位置觉。有策略地将常用物品（如电视遥控器）放在忽视侧，并给予提示以帮助患者找到它们。在喂食过程中，有策略地将食物放在餐盘上，以鼓励患者进行扫视并定位到想要吃的食物上。随着患者空间位置觉的增强，语言暗示应该减少。如果可能的话，倒转床的位置，以便刺激患者辨识忽视侧的空间（如面对走廊而不是面对空白墙壁）。将床边桌和电话放在患者忽略侧或偏瘫侧。在瘫痪侧床栏上绑上颜色鲜艳的带子作为注意该侧的提示。将家人和朋友的照片挂在偏瘫侧，并提供线索可以帮助患者定位。

十九、早期认知管理

患者可能会在 ICU 中度过数天到数周的时间。一种称为 ICU 精神病（ICU psychosis）的现象，可能会在进入 ICU 后的几天内发生[146, 108]。ICU 精神病被定义为一种意识的波动状态，其特征是疲劳、分心、混乱、迷失方向、烦躁、意识模糊、语无伦次、恐惧、焦虑、兴奋、幻觉和妄想[35]。

与 ICU 环境相关的许多因素都可能导致 ICU 精神病的发生。其中一些包括社会心理压力、睡眠不足、受刺激过度或者不足及无法移动[35]。在大多数 ICU 中，由于房间照明，许多患者无法区分白天和黑夜[35]。

作业治疗师可以通过多种方式协助护理团队，以减轻 ICU 精神病的影响。如护理可能实施的一些措施包括提供触觉和语言刺激，让患者参与到自己的护理中去，并为患者提供有效的休息时间[108]。作业治疗师可以最大限度地减少环境的单调性，并动员和鼓励患者参与自我照料。在为患者提供作业训练时，通过轻柔的触摸和温柔的声音与患者交流，可以帮助患者平静下来。在作业治疗中加入音乐和按摩也有助于减少焦虑、恐惧和抑郁[108]。治疗思路见框 1-7。

框 1-7 管理重症监护病房精神病的治疗方法

- 动员并鼓励患者自我照料
- 让患者参与时间性任务（如果是上午 8 点钟，在打开窗帘和开灯的情况下完成口腔护理）
- 在与患者互动时使用温和的声音和温柔的触摸
- 根据患者的需要，在作业治疗期间减少或增加感官刺激
- 教育患者家属，不仅要让患者了解日期和地点，还要了解一天中的时间
- 随时看到时钟和日历

二十、保护皮肤和预防破损

皮肤破损并发展为压疮是 ICU 患者或急性期患者的常见并发症。脑卒中后，由于长期卧床和制动，患者有发生压疮的风险。其他危险因素包括血液循环不良、营养不良、水肿、觉醒程度低、意识模糊和失禁[4]。压力管理和皮肤保护应成为每次治疗的一部分。关于压疮分期的复习见表 1-13。

预防皮肤破损是团队的责任。作业治疗师拥有一套独特的技能来协助团队保护患者的皮肤。作业治疗师通常是第一个动员患者的团队成员，可以观察整个身体是否有皮肤破损的迹象。需要关注 ICU 患者的部位包括骶骨、枕骨、足跟、大转子和肘部。治疗师可建议使用肘垫和足跟垫来保护这些区域免受压力和摩擦。足跟也可以通过体位摆放或足托悬于床上（图 1-23）。治疗师可以利用体位摆放设备来帮助护士抬高枕骨和骶骨受压位置（图 1-24）。作业治疗师还可以推荐专业按摩师来满足患者的需求。

二十一、交流

对于不能进行语言交流的患者，无论是因为机械通气还是失语，都需要其他交流方法。其中

表 1-13 压疮分期

阶 段	描 述	进一步描述
I	皮肤完整，通常在骨性突出的局部区域出现无法消退发红，深色皮肤可能没有明显的颜色变化；但其颜色可能与周围区域不同	与邻近组织相比，该区域出现疼痛、变硬、表面变软、发热或者冰凉，在肤色较深的个体中，I 期压疮可能很难察觉，但提示个体处于压疮的"风险"中（风险前兆）
II	真皮部分缺失，表现为浅层开放性溃疡，粉红色伤口，无痂；也可能表现为完整、开放或破裂的充血性水疱	表现为发亮或干燥的浅溃疡，无痂、无组织脱落，这个阶段不应用于描述皮肤撕裂、胶带损伤、会阴皮炎、浸渍或表皮脱落，如出现瘀伤需怀疑深部组织损伤
III	全层组织缺失，可见皮下脂肪，但未暴露骨骼、肌腱和肌肉，腐肉可能存在，但不会掩盖组织损失的深度，可能包括潜在瘘管和窦道	III 期压疮的深度因解剖位置而异。鼻梁、耳郭、枕骨和踝部没有皮下组织，因此该处的 III 期溃疡可能较浅；相比之下，脂肪过多的区域，III 期压疮可能极深，未见或不能触及骨骼和肌腱
IV	全层组织缺失，暴露的骨骼、肌腱或肌肉，伤口某些部分可能存在腐肉或焦痂，通常包括潜在瘘管和窦道	IV 期压疮的深度因解剖位置而异，鼻梁、耳郭、枕骨和踝部没有皮下组织，这些溃疡可能很浅，IV 期溃疡可延伸至肌肉或支撑结构（如筋膜、肌腱或关节囊），可能发展为骨髓炎，可见或触及骨骼和肌腱
不明确分期	全层组织缺失，其中溃疡底部被创面上的坏死组织（黄色、棕褐色、灰色、绿色或棕色）或焦痂（棕褐色、棕色或黑色）覆盖	在去除足够的坏死组织或焦痂以暴露创口基底面之前，无法确定真正的深度，因此无法确定分期，足跟上的稳定焦痂（干燥、黏附、完整无红斑或波动）是"身体的天然（生物性）覆盖物"，不应去除

表格由 National Pressure Ulcer Advisory Panel 提供

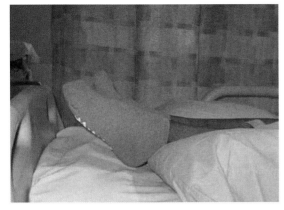

▲ 图 1-23　"使患者足跟悬于床上"的技术，采用该技术，可使患者仰卧位时保持皮肤完整性并防止破损

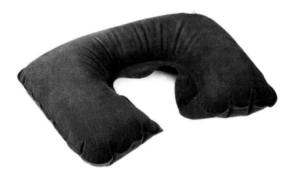

▲ 图 1-24　用颈托保持枕骨离床，降低可能导致皮肤破损的压力，头部和颈部可向不同方向旋转

一个选项为使用交流板。可以将代表感受或需求的单词选项或图片放置在一个小板上。患者可以指这些内容，如护士、医生、疼痛、口渴等。通常不使用字母板，因为它们需要患者花费精力和时间来"拼写"单词。失语症患者可能会无法拼写单词。其他替代方案包括表示是或否的信号，如点头、大拇指向上或向下，以及眨眼。与语言病理学家合作，作业治疗师可以促进其他团队成员和家庭成员采用一致的沟通方式（框 1-8）（见第 28 章）。

框 1-8　沟通要点

- 使用正常的语气和音量，避免对患者大喊大叫或以幼稚的方式与患者交谈
- 给患者足够的时间来回答问题
- 尽量保持在同一话题上
- 尽可能用手势并提供适当的触觉提示
- 慢慢地、直接地面对患者交流
- 将问题简化为是或否
- 尽量减少背景噪声以消除干扰；关上门，关掉收音机或电视
- 一次只能有一个人与患者交流
- 通过观察面部表情来察觉沮丧的迹象

二十二、吞咽障碍筛查

急性吞咽困难或障碍通常与脑卒中有关[172]。误吸的风险很高，通常会导致肺炎。与吞咽障碍相关的其他并发症包括营养不良和脱水。

在初次入院期间，患者可能采取"非经口进食"（nothing by mouth，NPO）的预防措施。在这种情况下，鼻饲管通常通过鼻子插入，并沿食管向下到达胃部。如果患者有意识，作业治疗师会在床边开始吞咽筛查。

在开始评估之前，治疗师应该了解患者的意识水平、疲劳程度和听从指令的能力，因为这些因素可能会显著影响患者安全参与活动的能力。口腔运动检查应在服用食物和液体之前进行。评估开始前，患者坐位，床头抬高。如果床边有口腔吸引器，则应将其打开（框 1-9 和图 1-25）。

框 1-9　口腔运动筛查

- 观察是否存在面部不对称，口角下垂或无力通常与瘫痪肢体关联，食物可能会聚集在瘫痪侧的脸颊里
- 观察口和唇的闭合情况，患者可以抿唇吗？让患者鼓腮吹气，观察空气是否从嘴的一侧逸出
- 要求患者伸出舌头，是否震颤或者偏向一侧？患者可以让舌头左右舔唇吗
- 使用长拭子评估患者口腔内外的感觉
- 使用压舌板评估患者的咽反射，存在、不存在还是延迟
- 检查软腭，用手电筒让患者张口发出"啊"音，观察软腭抬高情况
- 评估患者的声音质量过水声还是湿啰音的？患者能清嗓吗？分泌物会残留在声带周围，是否存在声音嘶哑？如果是，可能是因为声带闭合不全
- 患者自主咳嗽吗？评估咳嗽的强度，是否足以清除气道
- 患者是否处理分泌物？患者是否因自己的分泌物而窒息或咳嗽？观察吞咽是否存在或延迟
- 建议进行标准化的床边吞咽评估（图 1-25）

根据床边评估的结果，可能需要进行仪器测试以进一步评估在床边口腔运动检查中无法看到的吞咽阶段。如果患者有足够的口腔运动和吞咽功能并且已获得医生许可，则可以开始使用不同质地、厚度的食物和液体进行实验性喂食（框 1-10）（见第 29 章）。

二十三、自我照料训练

日常生活能力训练是作业疗法的组成部分。患者病情稳定后，让患者参与自我照料，非常重要。

GUSS（吞咽障碍评估）		
	姓名： _____	
	日期： _____	
	时间： _____	

1. 初步检查 / 间接吞咽测试

	是	否
警觉（患者是否有能力保持 15min 注意力）	1 □	0 □
主动咳嗽 / 清嗓子（患者应该咳嗽或清嗓子两次）	1 □	0 □
吞咽口水：成功吞咽	1 □	0 □
流口水	0 □	1 □
声音改变（嘶哑，过水声，含糊，微弱）	0 □	1 □
总计：		5 分
		1～4 分 = 进一步检查[1] 5 分 = 进入第二步[2]

2. 直接吞咽测试（材料：水，茶匙，食物添加剂，面包）

按下面的顺序：	1 →	2 →	3 →
	糊状食物 *	液体食物 **	固体食物 ***
吞咽： • 吞咽不能 • 吞咽延迟（> 2s）（固体 > 10s） • 吞咽成功	0 □ 1 □ 2 □	0 □ 1 □ 2 □	0 □ 1 □ 2 □
咳嗽（不自主）（在吞咽前，吞咽时，吞咽后——3min 后）： • 是 • 否	0 □ 1 □	0 □ 1 □	0 □ 1 □
流口水： • 是 • 否	0 □ 1 □	0 □ 1 □	0 □ 1 □
声音改变（听患者吞咽之前和之后的声音，他应该说 "O"）： • 是 • 否	0 □ 1 □	0 □ 1 □	0 □ 1 □
总计：	5 分 1～4 分 = 进一步检查[1] 5 分 = 继续用液体	5 分 1～4 分 = 进一步检查[1] 5 分 = 继续用液体	5 分 1～4 分 = 进一步检查[1] 5 分 = 正常

▲ 图 1-25 Gugging 吞咽功能评估表

引自 Trapl M，Enderle P，Nowotny M，et al: Dysphagia bedside screening for acute-stroke patients: the Gugging Swallowing Screen. *Stroke* 38(11): 2948–2952.2007.

总计（直接和间接吞咽测试）：	（20分）
*	首先给予患者 1/3～1/2 勺半固体（类似布丁的食物）。如果给予 2～5 勺没有任何症状，则进行下面的评估
**	3ml、5ml、10ml、20ml 水，如果没有症状继续给 50ml 水（Daniels 等，2000；Gottlieb 等，1996）。当观察到其中一个标准时，评估并停止调查
***	临床；干面包；FEES；干面包，蘸有颜色的液体
1	电视透视吞咽功能检查（video fluoroscopic swallowing study，VFSS） 纤维内镜吞咽功能检查（fibrioptic endoscopic evaluation of swallowing，FEES）

GUSS 评价

结果		严重后果	建议
20分	成功吞咽糊状、液体和固体食物	轻微的或没有吞咽困难，吸入性肺炎的可能最小	• 正常饮食 • 定时给予液态食物（第一次在言语治疗师或有经验的神经科护士的监督下进食）
15～19分	成功吞咽糊状和液态食物，但不能成功吞咽固态食物	轻微吞咽困难，有很小的吸入性肺炎的风险	• 吞咽障碍饮食（浓而软的食物） • 比较慢的摄入液态食物，一次一口 • 使 VFES、FEES 做进一步吞咽检查 • 听语言治疗师的指导
10～14分	吞咽糊状食物成功，但不能吞咽液态食物	有些吞咽困难，有吸入性肺炎的可能	吞咽困难的饮食顺序： • 糊状的如同婴儿的食物，额外的静脉营养 • 所有的液态食物必须浓 • 药丸必须研碎混入浆液 • 禁用液态药物 • 进一步吞咽功能评估（透视、内镜） • 语言治疗师的指导 • 补充包括可以经鼻胃管或静脉营养
0～9分	初步调查不成功或不能吞咽糊状食物	严重吞咽困难，有较高吸入性肺炎的风险	• NPO（非经口进食） • 进一步吞咽功能评估（透视、内镜） • 言语治疗师的指导 • 补充包括可以经鼻胃管或静脉营养

▲ 图 1-25（续） Gugging 吞咽功能评估表

引自 Trapl M, Enderle P, Nowotny M, et al: Dysphagia bedside screening for acute-stroke patients: the Gugging Swallowing Screen. *Stroke* 38(11): 2948–2952.2007.

对整体水平较低的患者来说，能量消耗是个问题，因此对自我照料任务进行分级与选择合适的活动一样重要。急性期患者受到静脉输液、管路和人工通气的限制。如果患者难以处理分泌物，治疗师需教导患者使用口腔吸引装置。使用调整过的呼叫灯来寻求护理人员帮助也是一个合适的目标。

框 1-10 潜在吞咽障碍的症状

• 面部无力
• 舌运动无力
• 唇闭合不良
• 流涎
• 咳嗽伴分泌物
• 声音质量差或伴湿啰音
• 口中堆积残余食物

对于运动恢复有限的患者，上肢至少应作为稳定器发挥作用。治疗师可以启动 ADL 补偿策略。如果患者出现主动运动，则应将上肢纳入自我照料任务中（见第 6 章）。

活动开始前应抬高床头。该位置为头部和躯干提供支撑。治疗师应在整个活动过程中监测生命体征。随着患者情况好转，患者可以坐在床边。由于患者在执行任务时必须保持平衡，因此要求更高。当患者能够保持床边坐位时，患者可坐在椅子上完成任务。如果患者能够短时间站立，则应在站立时进行适当的自我照料活动，如在水槽处刷牙或梳理头发。将任务串联在一起完成需要更大的耐受性。自我照料任务可以从简单到复杂进行分级（框 1–11）。

框 1–11　急性脑卒中康复期间日常生活活动分级

简单	复杂
• 坐（背部有支撑）	• 坐（背部无支撑）
• 用手进食	• 用餐具进食
• 用杯子喝水	• 倒水和用吸管喝水
• 用刷牙器刷牙	• 刷牙和清洁假牙
• 用布洗脸	• 洗脸和洗上身
• 穿上套头衫	• 穿一件有纽扣的衬衫
• 在床上穿短裤和桥式运动	• 站着穿上裤子

二十四、家属培训

在 ICU 或急诊室进行家属培训的主要目的是让患者在神经疾病发生后立即接受尽可能多的治疗活动。家属应该参与进来，帮助他们的亲人实现治疗目标。作业治疗师需要花费与治疗患者一样多的时间来教育家属。在培训家属时，治疗师应演示任务，然后为家属提供机会来完成任务。治疗师应提供积极的反馈，并根据需要进行调整。对于要求家属一起执行的任务，治疗师应向家属提供书面说明。在一次作业治疗期间，家属的任务不得超过 3 项。这将确保所提供的任务可得到更大的获益。以下是对安排在 ICU 或急诊室的家属培训的建议（见第 14 章）。

作业治疗师在提供家属培训时必须使用临床推理技能。许多 ICU 患者的医疗状况过于复杂，家属无法提供额外的协助。此类患者可能需要在身体活动期间进行持续监测；其他患者可能有需

要护士或治疗师处理管路问题。

对患者进行评估后，家属应接受以下指导。

• 安全移动非复合线路和管路，如血压袖带、氧气监测仪等非侵入性线路、静脉输液管，有时为动脉置管。

• 偏瘫肢体体位摆放。

• 夹板佩戴时刻表，包括穿上和脱下夹板，并进行皮肤检查。

• 肘、腕和手的关节活动。

• 患者仰卧时，辅助患者在 ADL 任务期间设置环境，并在偏瘫侧与患者互动（忽略或感觉丧失）。

随着治疗的进展，家属可以进一步参与治疗并在以下方面进行培训。

• 肩部管理：必须教育家庭成员当患者在床上移动、转移、ADL 活动期间和直立时如何定位相关上肢。如果需要，可以指导家庭成员给患者戴上和脱下肩部支撑。

• ADL 训练：可以训练家庭成员使用床头柜来布置环境，提供简单的口头提示，并提供物理提示以参与受影响的上肢。如果患者要从急症护理中心直接回家，则应启动 ADL 培训的补偿和补救技术的家庭培训。

• 肩部活动度：在家庭成员接受关于如何安全处理肩关节半脱位的教育后，还可以教育他们被动地将偏瘫侧肩关节向前弯曲 90°。在某些情况下，作业治疗师可以使用他们的临床判断并教家人进行头顶活动度，前提是他们可以保持肱骨头的正确对齐。

• 体位：家属接受上肢体位教育后，应参与患者的体位安排。身体健康的家庭成员应该当患者在床上固定期间接受适当的身体力学培训。如果家庭成员无法亲自完成体位摆放，则应对其进行转换时间表和正确摆位的教育。除了仰卧位外，当患者下床坐在椅子上时，还应教育家属偏瘫侧上肢的正确位置。该位置应根据每位患者的具体需求个性化确定。

• 转运培训：如果患者要从急症护理机构出院到家庭转运，培训可能是合适的。

二十五、急性期护理目标的设定

在 ICU 和急症护理环境中，制订适当的短期

目标具有挑战性。作为作业治疗计划的一部分，治疗师不应忽略移动目标，因为这些移动技能不仅是进行自我照料的一部分，也是患者参与生活的一部分。框 1-12 中列出了短期目标的示例。

框 1-12	急性期目标设定
觉醒程度低或昏迷患者的短期目标示例	• 3 次中有 1 次患者会躲避有害刺激 • 3 次中有 1 次患者被叫到名字时会睁眼 • 转头躲避触觉刺激 • 耐受 2h 的静息手夹板计划 • 耐受偏瘫侧卧位
早期脑卒中康复短期目标示例	• 可耐受床 60° 角直立 30min，以便进行自我照料准备 • 在大量辅助下翻身 • 可佩戴夹板 2~4h（如果适用） • 能够独立地从脸上取下一块毛巾 • 少量辅助下洗脸 • 少量辅助下使用口腔吸引器清理口腔分泌物 • 独立使用呼叫灯提醒护士护理 • 在密切监督下，可耐受床边坐起 15min，以便进行自我照料准备 • 独立进食 25%~50% 的食物 • 在辅助器具辅助下刷牙 • 在中度辅助下穿上医院病号服 • 耐受坐在椅子上 60min

二十六、出院计划

作为多学科团队的一部分，作业治疗师应协助制订出院计划并提供意见[167]。治疗师应考虑患者的家庭、支持系统及回家和进入社区的情况。目标是让患者安全地、尽可能独立地完成。ICU 和急症护理机构有多种选项可供选择（框 1-13）。

框 1-13	出院计划
住院康复	患者必须耐受至少每天 3h，每周 6 天的治疗，这种疗法更具积极，住院时间通常较短，患者的住院时间取决于进步速度和既定目标的达成情况
亚急性康复	通常发生在护理机构，患者接受 90min，每周 5 次的治疗，根据耐受性和治疗进展，住院时间可能更长，医疗保险覆盖范围可能决定患者在亚急性中心住院时长
居家康复	在某些情况下，患者可能恢复了足够的功能，可以回家接受治疗，在这种情况下，可能建议转介护理和治疗
门诊治疗	如果患者恢复良好，能轻松进出家门，那么门诊治疗是出院后的合适选择

治疗师在咨询医生和社工时，应仔细考虑患者情况。如果患者有需要，并可从住院康复中获益，初级保健医生可以要求进行理疗会诊。在这一点上，作业治疗师可以与医生交流患者进入急症护理中心后的临床观察情况。

二十七、结论

总之，急性脑卒中康复涉及多个方面。治疗的重点是预防继发性并发症，如习得性废用、挛缩和误吸，以及早期修复损伤的尝试。两个总体目标分别为最大限度地参与日常活动、团队协作制订合适的出院计划。

二十八、个案研究

1. 缺血性脑卒中：急性期管理和并发症处理的工作流程　G.H. 是一名 76 岁女性，有高血压和糖尿病病史，2 年前曾患过心肌梗死。患者在突发左侧上下肢无力 4h 后到达当地急诊室。患者试图起床后摔倒在家里，邻居们听到她的呼救声后，呼叫紧急服务救援队帮助患者。入急诊室时，患者血压升高至 200/100mmHg，有意识、定向力正常。患者最初的体格检查显示，左侧肢体无力和感觉丧失，上肢情况比下肢严重。急诊小组的印象为急性进展性脑卒中，因此进行紧急 CT 检查。最初的血液检查和心电图无异常。当患者在 CT 检查时，放射技师注意到患者在机器中无法移动。患者此时为左侧偏瘫。由于担忧脑卒中进展，患者住进了 ICU。

CT 显示右侧脑沟轻度消失，无其他异常。神经科会诊医师建议给予 G.H. 保守和支持性治疗，并建议 G.H. 每天服用肠溶阿司匹林。到第 2 天早上，患者症状没有进一步恶化，但患者易疲劳，出现左侧偏瘫和半身忽略。在接下来的几天里，她的状况保持稳定，但经口摄入不足，必须放置 NGT 进行肠内营养。理疗会诊后，患者在 ICU 接受床旁物理和作业治疗。

在住院第 3 天进行第二次 CT 检查，结果显示右侧颞顶区有明显的急性梗死，伴有水肿，没有占位效应或出血，因此神经科医生建议增加检查项目。颈动脉多普勒图像正常，心电图显示稳定，但超声心动图显示射血分数下降为 25%，在之前的心肌梗死区域可见心尖处血栓。神经科医生和心脏病专家同意先用肝素抗凝，然后转用华法林。

在住院第 6 天，G.H. 开始使用华法林，偏瘫有所改善，能克服重力移动腿。然而，她仍然无法安全吞咽，依赖 NGT。G.H. 接受住院康复治疗，并在住院第 8 天转入康复服务机构。

G.H. 的康复课程需要被重点关注，因为她的左腿肿胀伴疼痛，多普勒扫描发现这是 DVT 引起的。因为患者在接受足够的抗凝血药物治疗后出现血栓，所以在下腔静脉中放置了伞状过滤器，以防止发生肺栓塞。G.H. 出现严重抑郁，精神科医师会诊后，患者开始服用抗抑郁药物，效果显著。G.H. 治疗取得进步，但左肩因肩手综合征而疼痛，其对积极的治疗干预反应良好。患者肌肉活动也逐渐增加，特别是左手，可通过积极的关节活动训练来控制。出院时，患者可以使用步行器短距离移动，并且需要辅助来完成下身穿衣和基本日常活动。

在患者 1 年后的随访中，需要关注的是左臂顽固性疼痛痉挛，因此患者开始使用肉毒杆菌毒素治疗，疼痛得到充分缓解。患者情况稳定，直到脑卒中后 5 年发生跌倒和髋部骨折。骨密度评估显示左臀部骨质疏松症加速。患者需要进行左侧髋关节置换术，但尽管采取了积极的治疗措施，仍无法恢复以前的功能水平，最终出院后不得不住进疗养院。

2. 出血性脑卒中：急性期管理工作流程 C.C. 是一名 25 岁男性，在当地一家零售店担任销售经理。在解雇一名从商店保险箱偷东西、被他抓住的店员时，他突然抱怨头痛得厉害，一头栽倒在办公室的椅子上，往右边倾倒。几分钟后，他失去意识，工作人员叫了救护车。C.C. 在 20min 内进入急诊室，旁边是被解雇的职员，她大声宣布她没有对他做过任何事。在急诊室中，C.C. 处于深度昏迷状态，深呼吸，瞳孔扩大，反射消失。医师立即给他插管以保护气道，并进行紧急 CT 检查。该扫描未完成，因为 C.C. 在 CT 扫描仪中出现癫痫发作，但部分扫描的影像显示脑室中有大量血液。C.C. 被诊断为疑似 SAH，并开始治疗。患者开始接受甘露醇治疗。接入 ICP 监视器后，医师给予 C.C. 苯妥英和尼莫地平。C.C. 在 ICU 得到严密监护，3 天后从昏迷中苏醒。患者仍然插管并进行了 MRI/MRA 检查，结果显示前交通动脉上可能有小动脉瘤。

行脑血管造影检查后，结果显示有一个 2cm 的动脉瘤。C.C. 疗效显著，在住院第 6 天拔除气管插管。他的神经系统检查显示四肢瘫，右侧比左侧严重，轻度定向障碍，以及构音障碍。

神经内外科团队、患者和家属进行了讨论，并决定手术夹闭动脉瘤是治疗病变的最佳方法。C.C. 计划第 2 天进行手术干预。然而，到了半夜，他突然意识丧失，停止呼吸。患者心脏骤停，但成功复苏。紧急 CT 显示大量复发性出血，并延伸至大脑皮质和脑干。医师积极治疗，尽管采取了所有措施，但脑疝仍在进展，C.C. 陷入不可逆转的昏迷状态。1 周后，C.C. 被宣布脑死亡，根据家人的意愿，他的器官被捐献用于移植。

复习题

1. 哪些脑卒中危险因素被认为是可干预的？
2. 脑卒中诊断需要哪些步骤？
3. 哪些临床体征表明患者正在服用过量的癫痫药物？
4. DVT 的风险因素和推荐治疗方法是什么？
5. 除了神经系统并发症，脑卒中后常见的并发症还有哪些？

第2章　通过作业提高参与程度、生活质量水平
Improving Participation and Quality of Life through Occupation

Meghan E. Doherty　Timothy J. Wolf　著

刘艳君　译

关键词
- 以患者为中心的诊疗
- 作业
- 参与
- 生活质量

学习目标

通过学习本章内容，读者将能够完成以下内容。
- 描述脑卒中患者"参与""作业""生活质量"等重要概念。
- 了解作业治疗师在实践中用于解决参与、作业、生活质量的关键措施。
- 解决患者从急性期到社区生活的持续诊疗过程中的参与问题。
- 描述影响脑卒中患者参与、生活质量的因素。
- 确定治疗师在作业治疗中促进患者参与的关键作用。

一、促进患者参与的核心概念

在作业治疗实践框架（Occupational Therapy Practice Framework，OTPF）第3版中，"参与"的定义采用了世界卫生组织（World Health Organization，WHO）在国际功能、残疾和健康分类（International Classification of Functioning，ICF）中的定义，即"参与生活情境"[2, 74]。"参与"一词包括个人独立，以及个人与社会、社区融合的概念[74]。参与还必须涉及整个生命周期中。儿童和小朋友一起玩耍、参加体育活动、上学、成为家庭中的一员；成年人在家庭、工作、休闲、社区活动中担当角色；老年人希望继续工作、旅行、参加志愿者工作、与家庭成员共度时光。这些活动反映了个体想充分参与到社会生活的愿望，以及从事对他们重要且有意义的作业的想法。

"参与"受到患者生理、心理、认知、感觉、运动能力的影响，也受到环境因素的影响。重要的环境因素包括与社会支持相关的物理及社会因素，同时也包括政府和组织机构的政策，尤其是就业问题相关政策。

我们通常想当然地认为"参与"很简单。做能做的事情、到想去的地方、可以自由选择想做的事情是个体独立的核心。当患者脑卒中后，参与能力也受到影响。当看到因不能保持平衡而需要坐轮椅的患者，在面对楼梯、斜坡、狭窄廊道时存在困难，此时就很容易发现他们的参与能力下降了。有一些参与能力下降的问题不容易被观察到，如视力障碍、抑郁、认知功能下降。

近年来，由于"参与"的概念在OTPF[3]和ICF中是核心概念，因此越来越受到重视。在OTPF中，健康支持及作业参与被定义为作业治疗干预的首要目标[3]。ICF将"健康"定义为：参与活动的身体功能，与受环境因素、个人选择影响的"参与"之间的相互作用[74]（图2-1）。这两个概念所界定的"健康"与"参与"之间的联系，应促使所有健康领域的专业人员组织他们的服务

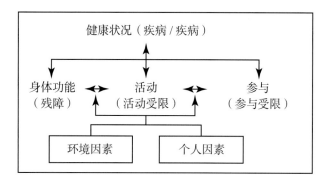

▲ 图 2-1 ICF 国际功能、残疾和健康分类

引自 WHO.ICD-11.In: International Classification of Diseases 11th Revision. World Health Organization; 2018.

项目来促进参与。我们必须理解以参与作为实践中心及结局的一些重要概念。这些概念包括"作业""以患者为中心的诊疗""生活质量"。

二、"作业"的概念

为充分参与到有意义、独立、可以自由选择的生活中，个体需要"作业"来实现。"作业"的定义是"一个人每天做的平常且熟悉的事情"[22]。"作业"是有目的的，而且对于从事的人来说或许是最重要的。在"作业"中，个体从事的活动具有如下特点：受目标引导或具有目的，在对他们有影响的情形或环境中进行，可以被完成者和其他人观察到，具有意义[20]。"作业"应该被认为是中立的，也就是说，它们既不积极也不消极；对某些个人来说，吸烟，其他危险或导致疾病的活动可能都是有价值的作业[62]。

"作业"通常分成几大类，最常见的分类是工作（或生产力）、游戏或休闲、自我维护（也称作自我照料和工具性任务）。这些类别构成典型的一天活动周期[3, 5]。

1. "工作"的概念　工作对患者脑卒中后的生活满意度、幸福感、自我价值感、社会认同感具有显著影响[9, 16, 18, 42, 51, 64, 70]。工作很难分类，对于一个人来说是工作，对于另一个人来说可能算是游戏和休闲。Primeau 指出，一些人可以在家庭琐事中获得放松和愉悦，而另一些人却不愿意接触家庭琐事[61]。她让读者思考一下那些在网球、高尔夫球、棒球、曲棍球等其他运动中表现出高超技能的高薪职业运动员。这些运动对于业余参与

者来说只是自由选择的娱乐休闲项目[62]。加拿大作业治疗师协会采用"生产力"这个术语作为"工作"的代替词。其定义是"那些通过生产产品或服务，给自己、家庭、社会提供支持的活动和作业"[48]。这强调了在传统就业环境中，并非所有工作都是有报酬的工作。

2. "游戏／休闲"的概念　游戏和休闲可以用来描述成年人的非工作活动，不包括儿童选择的活动。Takata 让读者思考，游戏并非是通过特定的行为或活动来定义，而是通过态度和行为方式来定义[66]。由于这些特征，玩乐（或游戏时刻）可以在其他工作中体验到。许多人通过职业角色及父母、祖父母、朋友等个人角色与孩子共同玩耍[15]。脑卒中患者应该以游戏和休闲为活动核心。

休闲被认为是在自由支配的时间内进行的一种活动[3, 5]。休闲活动的决定性特征似乎不是享受，而是在没有特定目标情况下的自由选择参与[36]。游戏和参与休闲活动可以提高脑卒中患者的生活质量[77]。一个人参与游戏和休闲应该借助工具、技巧、环境（见第 13 章）。

3. "自我照料"的概念　那些在环境中维持自我所必需的活动构成了作业的另一个主要分类。这类活动通常包括个人护理（饮食、仪容整洁、卫生）、出行（行动）、沟通[3, 5]。一个人要想在任何团体中自力更生，都需要具备一定的能力，使他能够完成除了基本自我照顾之外的任务。因此，OTPF 中的工具性日常生活活动量表（instrumental activities of daily living，IADL）的另一个类别包括沟通管理，沟通管理包括电话及电脑的使用、儿童及宠物的照料、膳食准备、家庭的建设及维护、洗衣、购物、财务管理、驾驶及社区活动、健康及药物管理、精神活动（见第 5 章和第 6 章）。

通常，当人们住院时，关注点是个体在独立生活中实现独立的自我照料，实现生活自理。饮食和卫生任务对生存和健康至关重要，此外，穿着打扮对社交活动和参与也很重要。有些人希望他人能照顾自己。有时，治疗师过分期望患者能够实现自我照料。有些人喜欢把时间花在其他作业上，而在基本生活活动方面接受他人照料。脑卒中患者可以从私人照护者中受益，这样他们可以选择如何将时间花费在那些对他们来说更重要、更有意义的作业上面。

4."自我效能"的概念　谈到作业时，就必须讨论自我效能及自我决定。Albert Bandura 采用"自我效能"这个术语描述当前成败对未来成败预期的影响程度[7]。作业治疗中成功的经验对患者的自我评价具有积极意义，评价为"有效"或"能够胜任"。相反，对自我效能的负面评价会导致无助感。Gage 和 Polatajko 观察到，自我效能的感知影响其毅力和幸福感，并且自我效能可以通过成功经验不断改变[32]。Jones 和 Riazi[37] 系统地回顾了自我效能和自我管理，并提到自我效能与脑卒中良好预后之间的联系，以及自我管理干预对改善脑卒中患者自我效能的积极作用[37]。

脑卒中后，许多人不能像过去那样从事自己的职业。治疗师必须创造一种学习环境，让患者可以正视自我，体会到成功，并不断地强化和维持这种成功。治疗的同时也应该创造成功的机会，这样这些人才能有动力面对日常挑战。在回顾有关脑卒中后自我效能的文献时，Korpershoek[43] 等发现，自我效能较高的人在日常活动中表现较好[43]。更高的自我效能，与更好的功能活动、平衡功能、日常生活活动能力（activity of daily living，ADL）、更高的生活质量、更低的抑郁发生率相关[43]。

我们必须在计划及描述个体活动的背景下理解"作业"的概念。作业提供了一个重要的过程。为了使患者康复，"作业"可以应用于康复治疗过程中，也应该用于康复治疗过程中。框 2-1 概括了"作业"的重要性，治疗师在计划以患者为中心的康复治疗中，这些内容可以直接作为患者的结局评价。

框 2-1　"作业"的重要性

- "作业"是获得、保持、重新发展技能的载体，这些技能可以帮助完成职业角色、提供满足感[28]
- 缺乏作业治疗将造成习惯性中断、生理退化，最终丧失日常生活能力[40]
- 参与个人激励性和持续性作业，有利于生存、安全、增强体质[75]
- 有意义的作业为患者提供锻炼，维持身体稳态，保持身体各部分功能、神经生理及心理能力在最高效率下运作，维持及发展满意、良好的社会关系[75]

三、"以患者为中心的照料"的相关概念

为了重返脑卒中前的生活，脑卒中患者需要帮助和支持。他们需要相关的服务来帮助他们增强耐力、增加运动能力及肌力、增加感知、获得轮椅等辅助设备和自我治疗工具、合适的住房环境、获得无障碍的工作和无障碍的社区环境[12]。这需要专业康复人员不仅关注患者近期的功能障碍，还要关注他们长期的健康需求，帮助形成健康的行为习惯，以促进健康、提高幸福感，减少因残疾造成的长期花费[12]。美国作业治疗协会2025 年愿景中描述了未来 10 年作业治疗的目标，"作业疗法通过促进参与日常生活的有效解决方案，最大限度地提高所有人、人群和社区的健康、福址和生活质量"[45]，Pizzi 和 Richards[60] 呼吁作业治疗师转变模式，通过提高患者参与能力从而成为提高患者生活质量的引领者[60]。

传统意义上，康复是在特定机构中进行，旨在在有限的时间内，帮助脑卒中患者的生活能力达到最佳水平。这种方法让接受康复服务的患者认为治疗师可以解决他面临的问题，同时治疗师也期望患者和家属可以遵从他们的指令。这种方式并不是以患者为中心的。在 OTPF 中，要想做到以患者为中心的照料，作业治疗师在治疗患者的功能缺损之前，首先要了解当前什么事情对患者来说是重要及有意义的[3]。为了从传统的模式转变为以患者为中心的模式，治疗师必须把关注点从残损转移到了解问题发生的原因，患者认为什么是问题，以及如何解决这些问题。

以患者为中心的模式需要不同的视角，这个视角有助于治疗师解决患者的问题，实现患者的目标[12, 55]。在以患者为中心的模式中，治疗师要和患者密切交流信息。让患者了解为什么治疗师参与他们的康复，以及通过治疗他们可以期望实现什么。同时，治疗师了解患者的问题和需求也同样重要。为了使患者和治疗师之间这种关系加深，治疗师必须明确患者对自身情况的了解程度，以及面对问题的感受。

在医患互动的早期阶段，治疗师应该向患者了解其对自身问题的认识、需求、目标。以患者为中心的模式的实施，需要采用"由上到下"的方法[19, 64]，患者首先应该明确哪些重要因素导致他们难以在工作、自我照料、休闲、休息中进行正常活动，治疗师会核查他们的表现。相比之下，"由下到上"的方法则考察不同的组成部分或个

人因素，如力量或记忆力，并关注身体的结构和功能[19]。

以患者为中心的模式要求治疗师从患者生活的每个方面考虑，不仅帮助患者获得相关能力，去处理影响其健康的棘手问题，还要使患者学习可以长期促进、保护、改善其健康的策略和途径。该模式从特定治疗机构延伸到社区，要求治疗师通过帮助患者消除心理、经济、躯体障碍，在倡导健康社区方面发挥积极作用[12]。

四、"生活质量"的概念

在医疗照料中，患者对生活质量的感知逐渐成为决定因素。生活质量不是靠肌力、活动度、协调、平衡来实现的，而是通过有意义的人际关系、有一份工作、做一个好父母、从事业余爱好来实现的，所有这些都依赖于认知能力、肌力、耐力、活动能力，也可能需要新的技能、新的做事方式。世界卫生组织生活质量评价小组将"生活质量"定义为：在生活的文化和价值体系背景下，在与目标、期望、标准、关注事项的关系中，其个人对生活地位的感知[73]。在脑卒中患者中，生活质量被描述为一种动态体验，随着作业的参与变化而变化，导致视角、信念、行为的转变[17]。

"生活满意度"的概念是主观的，一个人满意的某件事，不一定让另一个人也如此满意。"满足"这个概念提示，在以患者为中心的模式中，最重要的一个问题就是帮助患者做想做和需要做的事情。"生活满足"概念的核心是愉快，对未来有计划，从事有兴趣的事情，经历有意义的体验[57]。当一个人的生活因脑卒中而突然改变时，这些概念就会受到威胁。在一群 65 岁以上或脑卒中 1~3 年的老年人中，参与更多社会角色（如家庭成员、朋友、志愿者）的脑卒中患者有更高的生活满意度[53]。

"幸福感"是描述患者对生活质量感知的一个概念，OTPF 指出，"通过作业参与实现健康、幸福感、参与生活"是作业治疗的领域[3, 5]。除了快乐之外，幸福还包括一个人对自信和自尊的感知。Wilcock 鼓励治疗师把人际关系（包括社会朋友、家庭成员、合作伙伴、邻居和陌生人）及其接触的周围环境（包括家庭、学校、礼拜场所、广场、

天气和地形）作为个人对幸福感感知的核心[75]。个人自由的核心是能够去想去的地方，做想做的事。因为参与描述了一个人在社会环境中参与生活状态的程度，所以参与应该是医疗、康复护理、社会服务的最终目标[74]。干预措施必须是帮助患者参与日常生活，使他们能够培养他们的技能，或建立能使他们胜任职业角色所必需的可适应性策略。

五、参与的评估方法

随着世界卫生组织 ICF 的修订，活动和参与已成为诊疗的核心问题，必须纳入治疗规划[74]。有效的康复治疗始于良好的评估。康复过程中患者的兴趣爱好有助于激励自身恢复。因此除了明确由脑卒中引起的身体、认知、心理问题外，还必须确定患者先前的活动，以确立患者的身份，使团队的所有成员都清楚了解患者的兴趣爱好。

有多种方法评价患者以前的活动水平[47]。通常，治疗师采用活动清单及开放式访谈的形式获得患者脑卒中前的参与信息。不幸的是，这些访谈受到患者记忆力的影响。目前，其他评估参与的方法已经形成，可以为治疗师提供系统和一致性的评估。

活动卡片分类第 2 版使用分类方法来评估患者在 89 种工具性、社会性和较高或较低需求的身体休闲活动中的参与性[11]。患者把卡片分拣到不同的分类堆中，以明确其在脑卒中前的活动、不常进行的活动、脑卒中后放弃的活动。活动卡片分拣方法是使用人们在日常生活中所做任务的图片来进行测评。这些活动被记录在使用工具、休闲、社会活动的类别中。不同版本的卡片分类可用于不同的康复环境。机构版（用于医院和疗养院）将 89 张卡片分为病前活动和病后活动两类。康复版识别出那些在生病或受伤之前没有做过的活动、由于疾病放弃的活动、重新开始的活动、患者目前正在做的活动。所有版本都要求确定当前活动级别。完成这个检查需要 30min，结果用现在进行的活动占总活动的百分比表示。在一些研究中，它被用作核对表，而不是物理分类[52, 78]。研究证实，活动卡片分类是一个可靠、有效的评估手段，并且在几种特定文化形式中均可应用[38]。

加拿大作业表现测评（Canadian Occupational Performance Measure，COPM）通过访谈方式评价患者对康复及目标的看法[49]。COPM 是基于以患者为中心的治疗模式设计的方法。COPM 在任何疾病、年龄中均可使用。其主要观察三个方面内容：自我照料、工作和休闲。通过访谈形式发现问题所在。问题的满意度和重要性以 1～10 的等级进行评分。COPM 约需要 45min，但访谈情况可影响时间长短。因此该检查难以在认知障碍患者中进行。尽管其需要时间较长，在认知障碍患者难以应用，但其可靠性好，同时是以患者为中心的评价方式，有助于制订治疗计划和治疗目标[24]。

社区参与问卷（Community Participation Indicators，CPI）是衡量残疾人参与程度的指标[33]。该问卷关注三个角色领域：生产角色、社会角色和社区角色。CPI 采用多维度法进行评估，内容包括参与活动的频率、重要性和自我评估的频率（足够、不够、太多）。CPI 的测评时间为 10～15min。

生活习惯评估（Assessment of Life Habits，LIFE-H）是一项自评量表评估，建立在残障创造过程模型（Handicap Creation Process model）的基础上，用于衡量残障人士的社会参与质量和日常活动中断情况[31]。对每项活动的测评结果是两个量表的结合：经历困难的程度及所需援助的类型。LIFE-H 分为日常生活的 12 个类别，每个评分都是单独的，但总和为总加权评分，得分越高，说明每个生活习惯类别的实现程度越高[58]。LIFE-H 4.0 版本有成人版的简版（77 项）和长版（242 项），还有儿童版 2 版[30]。

六、对生活质量的评估

医学的进步可能延长脑卒中后生存时间，但了解患者脑卒中后如何看待生活很重要[71]。患者的神经科检查正常并不意味着生活质量很好。因此有必要设计更好的生活质量评价方法。

重返正常生活指数（Reintegration to Normal Living Index，RNLI）量表[80, 81]是用来评估发生突发疾病或突发事件后重新进入日常生活角色的量表[80, 81]。该量表是一种功能状态测评量表，定量评估患者在疾病或创伤后回归正常生活的程度，

可用于评价躯体和认知功能障碍。该量表评价的是整体功能，以及个体对自理能力、居家出行、休闲活动、旅行、创造性追求的满意度。量表包括 11 个选项。例如"我能参加娱乐活动"，"我在家庭中担当的角色使我和家庭成员均感到满意"，"我对自己能够照料自己感到满意"。这个测试可通过铅笔、纸张的形式，或者采用访谈形式进行，并且在脑卒中患者中已经证实具有良好的效度和信度[23]。

健康调查简表（Medical Outcomes Study 36-item Short-Form Health Survey，SF-36）是最常用的评估生活满意度的量表[4, 72]。SF-36 已经应用于包括脑卒中在内的很多疾病中，具有更加快速简捷的特点。SF-36 是有 8 个亚类的自评量表测评方法，这八个亚类包括躯体功能、躯体角色限制、躯体疼痛、对健康的总体感知、精力 / 活力、社会功能、情感角色限制和精神健康。

还有一个生活质量量表是脑卒中影响量表（Stroke Impact Scale，SIS）。SIS 把功能和生活质量结合为一个指标，专门用于评价脑卒中的影响[26]。最新版本 SIS 3.0 是一个有 59 个项目的自评量表包括八个亚类：力量、手部功能、日常生活的基本活动和使用器具的活动、活动能力、交流能力、情绪、记忆和思维和参与[69]。

疾病影响调查表脑卒中专用量表（Stroke Adapted Sickness Impact Profile，SA-SIP）是更常见的疾病影响概况的简化版本[14, 68]。SA-SIP 由 30 个正确 / 错误选项构成，涉及患者的功能及脑卒中症状。这些项目分成七类：躯体照料和运动、社会交往、活动能力、情绪行为、居家处理能力、警戒行为和行走能力。SA-SIP 具有较好的效度和信度（表 2-1）。

脑卒中后失语症患者的评估见指南[65]。

七、妨碍参与及生活质量的因素

一旦治疗师发现患者参与、生活质量方面存在问题，就必须寻找妨碍因素。这些因素可分成几类，其中包括日常生活的基本活动和使用器具的复杂活动、认知障碍、运动功能和平衡障碍、活动能力受限、尿失禁、言语或语言功能下降、抑郁、资源应用能力下降、环境受限、社会及社

表 2-1　参与、生活质量的评估量表

分　类	测试名称	测试时间
参与的评估	活动卡片分类[10, 11]	30min
	加拿大作业表现测评[50]	30+min
	社区参与问卷[33]	10~15min
	生活习惯评估[31]	简版：30~60min 长版：40~120min
生活质量的评估	疾病影响调查表脑卒中专用量表[68]	15min
	脑卒中影响量表[25, 69]	30min
	重返正常生活指数[81]	10min
	健康调查简表[72]	15min
	世界卫生组织生活质量量表[73]	10min

区的支持不够。下面详细介绍每种因素如何影响脑卒中患者的参与。

脑卒中患者的功能障碍限制了他们参与户外活动的能力；购物和去教堂前患者需要穿好衣服；与朋友共进晚餐需要自己能吃饭，交谈需要认知能力；选择合适的饭菜需要判断力。工具性日常生活活动能力及更加复杂的日常生活能力受限时，患者重返工作、驾驶、理财和外出乘车的能力就受到影响。

即使没有运动功能障碍，认知功能障碍亦可严重影响患者的工作能力，以至于不能胜任脑卒中前所做的工作[79]。认知障碍影响注意力、定向力、感知力、运用能力、视觉组织能力、记忆力、执行功能、解决问题的能力、计划、推理和判断力[1]。读报纸、看电影、在购物清单中找到具体内容、在迷路时知道如何做，对于脑卒中患者都是难点。

平衡障碍是影响患者社区独立性的关键因素，因其增加跌倒的风险。对于一些有平衡障碍的患者，到厨房饮水都是很困难的事情。倒垃圾或继续打保龄球可能会引发足够的恐惧，从而停止这些活动。在医院环境中对患者的平衡障碍进行治疗，可能无法改善社区环境下的平衡功能。因此有必要检查患者在没有康复机构保护情况下的平衡能力。运动功能和协调功能的减退限制患者参与到以前的活动中去，如写字、切食物和打网球

（见第 18 章）。

对于行动不便的个人来说，家庭和社区的通行是有问题的。对于脑卒中患者来说，爬楼梯困难或不能耐受长时间走动限制了他们的活动范围。建议患者在住院康复或专业护理机构出院前，尝试回家一次，以便发现回家后需要马上解决的一些问题。通常患者可能遇到一些不适于在家中使用的器具，其中包括楼梯、家具、电线、照明、噪声等障碍，都限制了患者在家中和户外的活动。对于还在工作的患者，为使其能成功胜任工作，应该对工作场所进行评估。对于全职母亲，有必要详细评价她的家庭情况及其在家中担当的角色（见第 7 章和第 30 章）。

约 40% 的脑卒中患者有言语、语言、沟通障碍[29, 63]。言语及语言障碍使患者不得不回避基本的语言交流。久而久之，可影响生活质量，从失业发展为感到孤独和抑郁。因此，治疗言语障碍，教患者和家属用其他替代的方法交流，可减少患者因语言和言语障碍造成的痛苦。除了言语治疗师提供的干预措施外，作业治疗师应同时解决参与问题（见第 28 章）。

抑郁是影响脑卒中患者参与的一个重要因素。其病因可能是脑内病灶部位的直接生物学影响，也可能来自对生活中突发不良事件的反应，或者是参与有意义的活动减少的结果。抑郁可影响参与，造成长期预后不良[35]。抑郁可由长期住院、

日常生活能力下降、与社会隔离所致[44]。情绪因素，如恐惧和抑郁，妨碍患者重新担当以前的角色，降低生活质量。当像脑卒中这种改变生活的事件发生后，患者通常担心再患其他疾病、受伤和再次脑卒中。基于这个原因，患者不愿离开家，不愿担当原来的角色。我们应该教会患者及家属正视脑卒中后康复策略和医疗管理的危险因素。应就脑卒中后康复策略和医疗管理的危险因素对患者及家属进行教育，还应该教会患者如何减轻对再次脑卒中的焦虑。一些患者可能需要寻求心理医生的帮助（见第 15 章）。

尿失禁是康复小组经常忽视的影响参与的因素。其通常可影响患者的生活质量和良好感觉。28%～79% 的脑卒中患者有尿失禁[54]。尿失禁是衡量是否需要家庭护理、衡量脑卒中预后的预测指标[67]。尿失禁常导致抑郁、焦虑，并导致社交活动及人际关系减少，改变人际关系及身体活动，并需要在做以前很容易做到的事情前，有很长时间的深思熟虑及准备[6, 33, 34, 39, 56]。

尽管躯体障碍和认知障碍降低了脑卒中患者在社区生活中的幸福感，但社会资源可帮助减轻后遗症所致的不良影响。有足够社会支持的患者在功能依赖方面受到的影响更小[58]。"社会参与"的定义是社会资源共享，是生活质量的重要组成[20]。因此社会资源使用不足可能预示着脑卒中后生活质量的下降。没有家庭和亲密朋友的患者很难在脑卒中后担当原来的角色。许多家庭成员和朋友必须要在患者脑卒中后一定时间内回到他们原来的角色中，这样对患者帮助和社会支持逐渐减少，并且这种支持减少可能随着患者退出某些服务而出现。这时候，关键是要寻求社区组织、交通管理部门、门诊患者服务机构的支持帮助。

解决脑卒中后参与受限问题的首要障碍，是康复服务过于关注运动和自我护理障碍。因此，较年轻、神经功能受损程度较小的脑卒中患者的需求通常被忽视[76]。年龄较小、轻型脑卒中患者，由于他们没有表现出典型的运动功能障碍或自我护理障碍，所以出院时没能接受门诊服务[76]。研究发现，这些患者在回归脑卒中前的活动、社区角色、脑卒中后工作能力等方面存在问题[41]。既然我们知道前面讨论的所有限制都可能是由脑卒中引起的，那么在以患者为中心的脑卒中康复模式中，为了更好地帮助患者康复，在持续的护理中识别这些限制就至关重要了。

八、如何在持续的照料中增强患者的参与

没有一种特定的方法能够解决康复治疗中发现的、可以影响参与的所有问题。脑卒中小组在面对这个问题时需要认真积极的探讨。采用的特定模式并非主要为了增强参与（达到希望的生活质量）。通过选定的活动和执行这些活动的场景来提高能力。只有通过以患者为中心的计划，在康复过程中充分利用有意义的活动，才能使患者在康复项目中提高参与。每个水平的康复均需要逐渐在变化的环境中增加复杂程度（图 2-2）。

1. **急性期护理**　急性期的照料，分级处理很重要。急性期发现所有可能改善预后的因素，有助于制订较好的出院计划。详细的评估有助于治疗师发现不同程度的功能障碍。通常情况下，急性期评估过于简单，增加了出院安置中错误的可能性。虽然在急性期护理中，很难评估是否存在更微妙的复杂损伤，如认知功能障碍，但它可以而且应该被优先评估[1, 27]。如果无法做一个完整的评估，团队成员有必要建议患者在出院前进行一次后续评估。在可能存在这些细微损害的情况下，患者带着"健康证明"回家，可能对个人的精神健康和身体健康产生毁灭性影响[76]。这一治疗阶段的评估，必须包括运动障碍、认知和语言功能障碍的评估，还必须包括平衡功能、视觉感知、执行功能等高级功能的评估。这些因素是患者重返社区、参与脑卒中前的角色和活动、保持生活质量的关键。患者和家属不太容易理解记忆力、判断力、语言能力和平衡能力减退造成的影响。用具体生活中的事例解释这些障碍，有助于增强患者和家属的理解，并有助于与其他诊疗的衔接。

一些情况下，患者不可能较快脱离急性期治疗。如果康复时间充足，那么患者完成基本日常生活是关键。急性期是开始训练如洗澡、转移、吃饭、上厕所等对患者最有意义的日常生活基本能力的理想时间。同时，也要重视患者认为重要的事情，如打电话或与家庭成员拜访朋友。患者

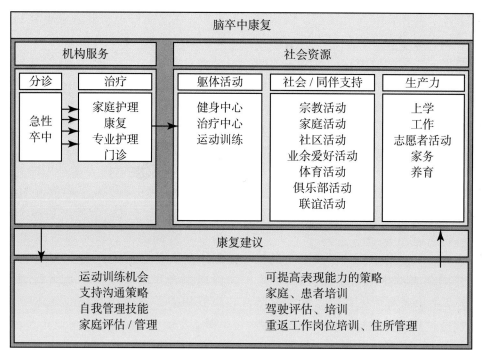

▲ 图 2-2　脑卒中康复的持续护理

对这种活动有较强的情绪依赖。独立性丧失或减退对患者造成的情绪影响可加重残障。

2. 住院康复　康复是帮助有残障的患者达到最大程度的活动。住院患者康复治疗模式与急性期治疗或门诊治疗无差别，但作业任务越来越难。一旦患者在治疗环境中掌握了一项作业，就需要转换到更加接近实际生活的作业。患者决定了康复治疗的进展。

住院患者康复的一个重点是独立的自我护理活动。然而，由于个人、文化差异或其他原因，一些患者可能会选择由护理人员帮助他们处理基本的日常生活。在这种情况下，目标可以围绕其他以患者为中心的任务设定。治疗师必须认识到，要为患者回家做准备，就不能局限于将基本日常生活能力作为出院标准。因为日常生活能力的提高，只是让患者在家中更好地完成活动，但并没有让患者很好地完成外出购物、上班、照看孩子等活动。设定目标关键在于，目标应该包括患者所要回归的所有作业和角色。而且，必须明确和记录患者以前的功能水平。既往的作业情况，有助于把患者以前的活动整合到康复计划中来。如果脑卒中影响了以前的功能，这种损伤是可以在康复训练中得到治疗和代偿的。如果以前的功能水平仅记录了基本自我照料，患者就不能享受到

帮助他们回归社区的康复服务。其实患者达到可以独立自我照料的水平，治疗师就有足够时间完成这些目标。

如果把患者置身于对其重要的事情的环境中，疗效更好。例如，患者需要靠写作谋生，治疗师就要把患者每天进行书写训练作为家庭作业。但患者如果不能完成。这时患者通常被认为是动力不足或配合不佳。其实关键是需要询问患者喜欢何种类型的书写方法。患者是否订阅了杂志？患者喜欢字谜游戏吗？提供与之前活动密切相关的康复训练项目是至关重要的。

患者进入住院康复阶段后，有必要动态评估患者的能力及目标。一旦发现患者可以完成高水平的作业任务，就可以采用比住院康复难度更高的作业任务给患者训练。例如，一个患者走过医院的走廊，走廊里的其他治疗师、护士、保洁员会有什么反应？如果患者在出院 1 周后，正在和购物中心人员讨论价格怎么办？商场里的人会有和医院员工一样的反应吗？为患者提供社区内康复，而不是单纯的医院内康复，是为患者出院后的生活做最佳的准备。

3. 居家康复治疗　居家康复疗的好处是在其设定的环境中可以将学习到的技能应用于实践。居家康复治疗的目标中，比较明确的是发现患者

在家庭环境中限制其活动的躯体障碍。但是，更关键的是要发现在家庭环境中限制患者活动的认知障碍及感知障碍。而且，患者可能在熟悉的环境中做得更好。治疗活动的目标均需要围绕"以患者为中心"，其中包括庭院劳作、洗衣服和烹饪。在居家康复治疗中，治疗师有双重职责。除了帮助患者改善脑卒中造成的功能障碍，治疗师也要调整环境因素，使患者的参与最大化。环境措施也包括教导家庭成员了解患者的功能，知道如何帮助患者积极地持续康复，帮助患者重新掌握自我照料的技能。在家庭环境中为患者做准备，是为其重新进入社区做准备的第一步。居家康复治疗失败的原因，是患者缺乏其他脑卒中病友的支持，缺乏康复小组的互动。一旦患者无须局限于家庭环境后，就建议其转诊到门诊康复或社区支持组织进行康复。

4. 门诊治疗　良好的门诊康复治疗是由多学科小组对患者生活中各个重要方面进行康复，使患者可以实现最大的独立性。门诊治疗迫使患者坚持治疗计划，及时为预约做好准备，安排往返交通，并坚持与治疗师共同制订家庭健康计划。这可能需要看护人的帮助。为了进行治疗，患者必须有足够耐力参与到准备、交通往返、康复治疗等活动中。认知过程包括启动、计划、注意、组织和排序。

完整的评价内容包括患者每天喜欢做的活动，以及需要承担的责任和扮演的角色。患者可以发现对他们来说重要的活动。由于存在多种可能性，因此门诊治疗比较困难。建议列出一个清单，把最重要的 5 件事情明确。以此作为基础，还可以形成其他目标。在这种情况下，可以解决作业问题。与患者的雇佣人员交流，可发现工作场所的障碍。与陪护人员会面并进行指导，有助于识别家中不易发现的障碍。与家庭成员和朋友讨论社会支持问题也很重要。一个重要策略是找到患者和照料者喜欢的活动，这样他们就可以一起参加他们喜欢的活动了。

5. 社区融合　持续护理中一个经常被忽视但很重要的组成部分，就是将康复服务纳入社区（图 2-2）。随着脑卒中年龄的降低，脑卒中患者参与社区角色（包括就业）的人数不断增加[76]。这些角色都需要处理更复杂的活动，如驾驶、家务

管理、症状自我管理和躯体活动。要实现以患者为中心的护理，就必须实现社区融合。

九、个案研究：通过作业提高参与程度

1. 急性期照料　Rosemary 在周六早晨起床后发现言语含糊、行走困难。睡了几个小时后，当起床时发现左侧肢体无力，左侧面部下垂，言语障碍加重，并且不能行走。她未婚独居，无子女。她很快拨打了急救电话。急救车到达时，她左侧完全瘫痪，有严重的构音障碍。在急诊室，Rosemary 被诊断为右侧大脑中动脉区域的脑梗死，但已经超过溶栓时间窗。她被立即收入院，脑卒中团队开始诊断和治疗。

Rosemary 的功能障碍如下。

- 左侧上下肢不能活动。
- 可以借助床栏向左侧翻身，但需要他人最大帮助下才能向右侧翻身。
- 转移、基本日常生活能力均需要依赖别人。
- 存在左侧视觉忽视、左侧偏身感觉减退。
- 嗜睡，每次配合治疗师治疗 < 30min。

住院一段时间后，她的情况开始好转。她可以自己在床旁坐位，并开始在日常生活中表现出主动性。Rosemary 能够在护士或治疗师 75% 的帮助下从床上转移到椅子上，可以在床上或轮椅上坐大半天。

治疗小组会诊讨论 Rosemary 的康复计划。发现 Rosemary 独居在一栋 2 层楼的房子，需要通过 6 个台阶才能进去。她在当地没有家人。她家距医生诊所和一家大杂货店很近，走路就能到。

Rosemary 是本地四重奏乐团的小提琴手，并且在那里教小提琴。她除了在工作那里有一些朋友外，几乎没什么朋友。而且在脑卒中前，她都是自己完成驾车（和乘坐公共汽车）、下厨、购物、理财。由于上述理由，并且在医院外缺乏支持，因此治疗小组认定她适合住院康复治疗。

2. 住院康复　收入住院康复治疗部时，Rosemary 接受了护理人员、物理治疗师、作业治疗师、言语治疗师的评估。

- 在基本日常生活能力、转移方面需要中度到最大限度地帮助。
- 在使用行走辅助装置、踝部 / 足部支具方面

需要 100% 的帮助。

- 能够在 75% 的帮助下完成从床上与轮椅间的转移。

- 对时间、地点、日期、环境的定向力正常。

- 记忆力正常，但注意力下降，容易分散。

- 言语含混不清，但吞咽正常。

- 持续表现出左侧视觉忽略。

- 整个左侧上肢无力，徒手肌力检查发现肩部和肘部的肌力 3 级。

- 腕部和手的肌力 2 级。

另外，她被诊断患有抑郁症，同时接受药物治疗。表格上反映出她唯一的兴趣是拉小提琴、教小提琴、玩桥牌。

在最初的评价后，治疗小组在一起讨论她的康复目标及出院计划。尽管她每天都在进步，但因为她的平衡能力不佳、注意力及肌力差，独居可能存在困难。Rosemary 和她的治疗团队为她设定了目标，让她基本日常生活活动能够独立，可以独自在床、浴室、汽车前进行转移。治疗团队先训练她在杂货店购物、用微波炉热简单饭菜的能力。治疗组与 Rosemary 讨论了这些目标，她同意治疗团队的康复计划。在住院康复的第 2 周，Rosemary 能够做到以下内容。

- 采用代偿策略独立穿衣服。

- 在踝部 / 足部支具及行走辅助装置的帮助下行走。

- 准备麦片、三明治，用微波炉热晚餐。

这时带她到杂货店，以评估她是否有能力遵循清单来购买物品及付钱。这次外出使她受到了过度刺激，她的抑郁加重了。这时她怀念她的音乐，非常想回家一次，想取她的小提琴。但治疗小组认为这可能加重她的抑郁，因为她的运动功能障碍使她不能拉小提琴。尽管治疗小组不支持这样做，但有一个治疗师还是给她带来一把小提琴。这是训练上肢的极好契机。她开始一天练习好几次。

在住院康复的第 3 周，小组发现 Rosemary 的进步放缓了，而且由于她医疗保险的原因，开始考虑让她出院。Rosemary 不想给为数不多的朋友添麻烦，所以决定在她的情况好转之前住到一个便利的社区。当康复出院时，Rosemary 做到了以下几点。

- 借助一些代偿性策略可以独立完成日常生活活动。

- 可借助器具独自进行转移。

- 借助踝部 / 足部支具，在手杖的很少帮助下行走。

- 整个上肢肌力 4 级，肢体远端协调不良。

- 独立理财，用微波炉独立准备简单晚餐，会拉小提琴，但不能驾驶。

- 高级功能仍然有困难，其中包括复杂排序、组织和执行多重任务。

3. **专业护理** Rosemary 在回家前到便利社区住了 2 个月。她仍然不能驾驶，但可以较好使用公共交通工具。在基础日常生活活动及工具性活动方面均能独立。一个朋友每周带她到杂货店购物 1 次。住院康复治疗结束后，她的运动功能一直没有改善，近端肌力仍然是 4 级，手腕和手指协调性改善。语言功能恢复正常，无须语言治疗师帮助。高级执行功能接近正常。平衡障碍仍然存在，但可以在踝部 / 足部支具及手杖的帮助下行走。

4. **门诊治疗** 对她的活动及生活质量的综合评估如下 .

- 活动卡片分类检查中发现，她仅保留脑卒中前活动的 35%，喜欢的活动按照重要性排序，前五名是：弹乐器（拉小提琴）、驾驶、购物、拜访朋友和旅行。

- 疾病影响调查表脑卒中专用量表得分为 15/30，属于中等，提示生活质量下降。存在问题的方面有：身体照料、移动、活动能力和行走。

- 在重返正常生活指数检查中，她得了 28 分，得分低提示满意度低。她的得分属于中等，提示存在一定困难。得分较低的包括旅行、从事重的工作、在社区中漫步，以及与别人在一起时感到舒适自在。

治疗小组与 Rosemary 会面，用她的评估分数来设定她的门诊治疗目标。Rosemary 意识到，影响其满意度的主要问题在于拉小提琴及驾驶能力的下降。由于她不能驾驶，她外出购物、拜访朋友、旅行难以做到。这种自主能力的下降及无法继续工作使她更加抑郁。治疗小组和 Rosemary 一起制订了目标，来提高她的运动能力，以提高她的小提琴演奏能力，并且让她能够在背着小提琴箱的情况下独立行走。驾驶评估表明她可以恢复驾驶。去了一趟杂货店和购物中心之后，治疗师们确定了她的最佳购物方式，以及购物后把包搬到车上的最佳方法。Rosemary 治疗第 2 周后可以带着小提琴来治疗。治疗第 3 周后，Rosemary 可以实现拉小提琴、驾驶、购物、拜访朋友。从门诊康复治疗结束时，她又能拉小提琴了，并且希望能重返音乐会表演。她的疾病影响调查表脑卒中专用量表得分改善为 3/30。重返正常生活指数检查中，她得分增至 42 分。采用活动卡片分类方法评估发现她已恢复到脑卒中前的 80%。

致谢

作者感谢 M.Carolyn Baum 和 Michelle Hahn 对本章早期版本的贡献。

复习题

1. 请描述"参与"的概念，参与的影响因素。
2. 作业的分类有哪些？
3. 自我效能如何影响患者恢复？
4. "生活质量"的定义？生活质量、活动、参与之间的相互关系？
5. 描述关于参与及生活质量的常见评估方法。
6. 限制参与及生活质量的常见因素有哪些？
7. 治疗师如何让患者从急性期住院康复至社区康复的整个过程中提高参与程度？
8. 有什么不同护理方法来促进 Rosemary 康复？治疗师是如何给予 Rosemary 良好康复治疗的？

第3章 脑卒中康复的任务导向性训练
Task-Oriented Approach to Stroke Rehabilitation

Virgil Mathiowetz　Dawn M. Nilsen　Glen Gillen　**著**

王　平　苏　源　**译**

关键词

- 经验依赖的神经可塑性
- 运动行为模式
- 运动控制
- 运动发育
- 运动学习
- 以任务为导向的评价体系
- 以任务为导向的治疗策略

学习目标

通过学习本章内容，读者将能够完成以下内容。

- 描述运动行为（即运动控制、运动学习和运动发育）的理论和模型并能帮助脑卒中患者进行以任务为导向的作业治疗。
- 描述以任务为导向的作业治疗的评价体系，并确定与该模式匹配的特定评估方法。
- 描述以任务导向性作业治疗的一般治疗原则及在脑卒中患者中的应用。
- 以脑卒中患者为例，描述任务导向性作业治疗的评估方法和治疗策略。

本章为脑卒中患者提供了以作业治疗（occupational therapy，OT）任务为导向（task-oriented approach，TOA）的疗法或基于功能的训练方法的理论基础。1994 年 Mathioweb 和 Bass-Haugen[60] 基于当时的运动行为 / 运动控制、运动发育和运动学习的理论和研究提出了这一方法。

从那时起，运动行为、作业治疗理论和研究都在不断发展，因此任务导向性作业疗法也在不断发展[2, 4, 7, 57]。本章介绍了关于这一方法的最新理念。

神经生理学方法的理论假说包括 Rood 感觉运动疗法[75]、Knot 和 Voss 技术（本体感受神经肌肉促进技术）[51]、Brunnstrom 运动疗法[14] 和 Bobath 神经发育疗法[10, 11]，以上理论假说均基于他们当时的经验和研究。然而，自 20 世纪 80 年代以来，随着运动行为理论的改变，这些神经生理学的方法假说受到了挑战[36, 83]，与此同时提出了其替代方法[16, 17, 42, 57-59]。近年来，然而，尽管理论假说发生了改变，但许多神经发育治疗技术的改变却很少。这可能反映了一个事实：神经发育治疗技术首先是根据经验开发的，然后才有理论假说来解释其为什么有效。而相比之下，任务导向性作业疗法的评价和干预策略主要来源于其理论假说。

一、OT-TOA 的理论假说与模型

1. 运动控制的系统模型　在过去的 30~50 年里，新的运动控制模型来源于知觉与动作的生态学方法[31, 87]，以及数学与科学领域的复杂动态系统理论[35]。新模型更强调人与环境之间的相互作用[65]，更具交互性或异构性，更强调环境的作用[57]。

在系统模型中，神经系统不同于早期的反射层级模型。神经系统不再是以前认为的控制运动的主要系统，而被认为是影响运动行为的诸多系统中的一个。"神经系统是异构分层组织的，高级中枢与低级中枢相互作用，但高级中枢并不控制

它们。闭环和开环系统协同工作，并通过反馈和前馈机制来实现任务目标[57]。"当试图完成一个功能性目标时，中枢神经系统会与多个个体和环境系统相互作用。

2. 知觉和动作的生态学方法　生态学方法强调研究人与环境在日常、功能性任务中的相互作用，以及知觉和行为之间的密切联系（即有目的的运动）[57]。Gibson 描述了在知觉和行为的相互关系中功能性目标和环境的作用。他指出，直接感知就是具有独特个性的个体主动探索物体的可供性[32]或物体的功能性使用[91]。因此，Gibson 从对可供性概念中认识到感知觉和动作之间的密切关系，即环境中可获得的信息对特定的人意味着什么[32]。

Bernstein[9]也认识到在运动行为中环境和个人因素的重要性，而非中枢神经系统。他解释道，特定肌肉在运动中所起的作用受到情景与环境因素的影响，并介绍了影响肌肉功能变化的三个潜在因素。第一个因素是解剖因素。例如，从运动学角度，我们知道在站立时，肩部屈肌向心收缩使肱骨达到 90° 的位置。然而，在俯卧位时，手臂放在一侧，肩部伸肌会离心收缩直到达到 90° 的位置。因此，哪块肌肉被激活取决于躯体的初始体位。还有一个例子是站立时将肩关节伸展到 90° 位置。如果想快速伸展或对抗阻力，肩部伸肌就会收缩。相反，如果一个人在没有阻力的情况下缓慢伸展肩部，肩部屈肌会离心收缩，而肩部伸肌根本不需要收缩。在这两种情况下，肌肉的作用是由它的使用环境决定的。第二个因素是机械因素。许多非肌肉力量，如重力和惯性，决定了肌肉需要收缩的程度。例如，如果肌肉在消除重力的平面收缩，而不是抗重力位，那么它所施加的力要小得多。同样，由于惯性的作用，肩关节伸展或屈曲会导致肘部伸肌的收缩不同。此外，肌肉收缩的效果与环境也有关。第三个因素是生理因素。"当高级中枢发出一个肌肉收缩的指令时，中级和低级中枢有机会调整指令。中低级中枢可以接受来自周围的感觉反馈。所以指令对肌肉的影响将会因环境和对中低级中枢影响程度的不同而变化。因此，高级中枢或执行指令与肌肉动作之间的关系并不是一对一的[57]。"

Mathioweb 和 Wade[60]还展示了情景（环境中可获得的支持信息）对运动的影响。他们报道指出，自然的支持信息条件（如用勺子吃苹果酱）比缺乏信息支持的条件（如假装用勺子吃苹果酱，实际没有任何物体）能够引起更流畅、更直接的运动模式。许多学者已经开始用动态系统的观点来解释日常生活中人与环境的复杂关系。

3. 动态系统理论　动态系统的研究起源于数学、物理、生物、化学、心理学和运动学等学科，并已应用于作业治疗、物理治疗、护理、适应体育教育和一些医学领域[15, 57]。这些研究也影响了运动控制系统模型的发展。动态系统理论认为，运动行为源于许多系统和子系统的相互作用。由于运动行为不是特定的，而是具有偶然性的，故被认为是自我组织的[48]。尽管人们完成任务有高度自由度或多种方式，但他们更倾向于使用相对稳定的运动行为模式[87]。例如，当一个人走路或刷牙时，他对如何完成这些任务有许多选择，但他更倾向于使用惯常模式。这些相对稳定的运动行为模式对每个人来说都是独特的，这就是自我组织的证据[57]。

在人的一生中，行为可以在稳定和不稳定状态中不停转换。例如，由于脑卒中或衰老，行为可能会从稳定变得不太稳定。事实上，"在表现高度变异性的不稳定时期，新的运动行为类型可能会逐渐或突然出现。这些行为的转变，称为相变（phase shifts），是惯常的协调的行为模式向另一种模式的转变[57]"。婴儿在几个月的时间里从拉着父母的手走路到不借助父母的帮助走路，这是一个渐进的相变。当一个人从捡起一个小物体（如花生）变成捡起一个大物体（如一个大的咖啡杯）时，抓握模式会发生突然的相变。如何解释这些相变或行为变化？

按照动态系统理念，控制参数是将行为从一种形式转移到另一种形式的变量。它们不控制变化，而是作为将一种行为重新组织成一种新的形式的关键因子[40]。控制参数在某种程度上是可分级的。以婴儿举例，父母的辅助程度影响了其从辅助步行到独立步行的变化或相变。随着父母辅助的减少，婴儿需要更多地依靠自己的能力来保持平衡，以及加强力量来支撑自己的体重以保持直立姿势。在其他例子中，物体大小会引起抓握模式从指尖抓取到柱状抓握模式的变化。因此，物体大小也是一种控制参数。

对运动控制系统模型中运动行为变化的解释不同于之前的反射层级模型。Thelen[85] 指出，系统观点的一个重要特征是，从一种惯常的运动模式到另一种运动模式的转变是离散的、不连续的。这些在个体或环境系统中发生的一个或多个改变（即控制参数）将有助于运动行为转变[20]。总之，就其对运动行为的影响而言，不存在系统的固有顺序，并且系统本身也会随着时间的推移而变化。

二、运动发育的系统观点

运动发育的系统观点认为，随着时间的推移，运动变化是由多种因素或系统引起的，如神经系统的成熟、生物力学的限制和优势及躯体因素和社会环境的影响[40, 54, 57]。Thelen 和 Fisher[86] 报道指出，如在婴儿 4—5 月龄时，踏步反射消失是由于其内外多种因素造成的。内在因素包括腿部肌肉的力量、腿部重量和婴儿的觉醒水平。外部因素包括不同环境下重力的不同影响。因此，仅靠神经系统的成熟并不能解释这种发育行为的变化。系统的观点也表明，正常的发育过程并非按照动作发展指标所说的那样遵循一个严格的顺序。事实上，儿童由于其独特的个人特征和环境而遵循不同的发育顺序。如果传统的发育顺序不足以指导儿童康复，那么它们肯定不适合作为指导成人脑卒中后的康复指南[91]。

此外，系统观点认为，中枢神经系统损伤后观察到的行为是由于患者试图利用残存功能实现功能目标的表现。例如，脑卒中后常见的屈肌痉挛模式，除痉挛本身外，还涉及许多其他因素，如无力、无法募集适当的肌肉收缩、生物力学相关的杠杆原理或软组织紧张。因此，当脑卒中后出现低效或无效的运动模式时，治疗师需要考虑多种因素可作为潜在的影响变量（见第 20 章）。

三、运动学习的现代观点

Schmidt[81] 将运动学习定义为"一系列与练习和经验相关的过程，其会导致反应能力发生相对永久的变化"。基于此，现代的运动学习理论认为，在练习中观察到的运动行为变化可能只是暂时的。因此，现代运动学习研究不仅评估在习得阶段（即时效应）后的学习，而且评估保持阶段后（短期或长期效应）或迁移能力（能够泛化到新任务的能力），并由此形成了新的运动学习思维方式。运动学习研究支持随机练习（即在一个练习课时内按不同顺序重复练习多个任务）比封闭练习（即在一个练习课时内重复练习同一任务）更好的观点[82]。同样，在不同的环境中练习相同任务要比在相同的环境中练习相同任务更好。此外，练习整体任务而不是任务的一部分通常会更好，如果每部分是相互依赖的或耗时相对短的更应如此[89]。

McNevin 等[62] 总结了一些其他的原则。当人们学习一项新任务时（如打高尔夫），他们应该关注运动效果（外部关注点是高尔夫球的杆头），而不是自己的上肢运动（内部关注）。自我控制练习（即受训者决定何时、如何被给予反馈及是否使用辅助设备）比指导者控制练习效果更好。最后，双人训练，即两人能够交替观察和练习任务，更有利于学习新任务。

对于学习中反馈作用的研究表明，身体和言语指导虽然提高了即时表现，但干扰了长期学习[79]。Winstein 和 Schmidt[94] 的报道指出 50% 的反馈（即在试验进行一半后的反馈）优于 100% 的反馈。淡化或减少反馈优于增加反馈。多次试验后的总结性反馈比每次试验后的即时反馈更好[80]。在所有情况下，反馈少比反馈多效果更好。

大多数关于运动学习的研究都是在实验室条件下对无功能障碍者采取短期的、人为设计的任务来完成的。因此，治疗师在将这些原则应用于有功能障碍的患者进行日常自然环境中的功能性任务时应该更加谨慎。

但是，有些研究在探索运动学习原则是否可以应用于脑卒中患者。Hanlon[39] 提供了一些证据表明随机练习比封闭练习更好。Merians 等[63] 报道指出，对于脑卒中和非脑卒中患者，逐渐减少反馈对其保持表现的持续性有益，但对准确性无益。Dean 和 Shepherd[21] 报道指出，在坐位够取训练中，采用不同练习和不同环境的任务相关性训练提高了平衡能力。最后，Fasoli 等[23] 报道指出，对于脑卒中患者和非脑卒中患者来说，外部的（与任务相关）指令比内部（与运动相关）指令能使运动更快速、更有力。有关运动学习原则的术语见表 3-1。

四、运动行为的系统模型

图 3-1 所示模型更新后包含了作业疗法实践框架中的术语[3]。该图描述了以作业任务为导向的治疗（occupational therapy task-oriented approach, OT-TOA）的理论基础。该模型说明了个体（患者因素、表现技能和表现模式）与其所处环境（情景和活动要求）之间的相互作用。作业表现任务（如日常生活活动、工具性日常生活活动、工作、教育、游戏或休闲、休息和睡眠）和角色表现（社会参与）来源于个体系统（认知、社会心理和感觉运动）和环境系统（物理、社会经济和文化）之间的相互作用。这些系统或子系统中的任何改变都会影响作业任务表现或角色表现。在某些情况下，可能只有一个主要因素决定角色表现。但在大多数情况下，作业表现任务来源于多个系统的相互作用。模型中的各成分之间实时的相互关系反映了其异构层级性[58]。

而且，任何作业表现任务都会影响其发生的环境和执行任务的人。例如，如果一位偏瘫患者通过辅助技术和适应性策略可以独立驾驶，那么他的家人就无须为他的约会和社交活动提供交通便利。患者恢复驾驶员的角色且完成驾驶任务，对于患者的生活很有意义。因此，驾驶的作业表现会影响环境中的人和物（如汽车的辅助技术）。该任务还会影响到患者和其相关组成部分。减少对家庭的依赖可能会对患者的自尊产生积极的影响（即社会心理子系统）。驾驶的过程为患者提供了解决问题和找到完成任务最佳策略的机会。这会影响患者的认知和感觉运动子系统及执行其他功能性任务的能力[58]。

系统中影响作业表现的特定成分（子系统），可以用于作业治疗的术语中[3, 4]。认知（心理）系统的组成部分包括定向力、注意力、记忆、解决问题能力、计算力、学习能力和总结能力。心理社会系统的组成部分包括个人兴趣、应对技巧、自我评估、人际交往技巧、自我表达、时间管理、情绪调节和自我控制技巧，这些都可能影响作业

表现任务。力量、耐力、关节活动范围、感觉功能和疼痛、知觉功能和姿势控制是与感觉运动系统相关的成分。环境包括任务本身的物理环境、社会经济和文化特征及更广义的环境。物理环境系统的组成部分包括物体、工具、设备、家具、植物、动物、自然环境和建筑环境，这些均有可能限制或提高任务表现。来自家庭、朋友、照料者、社会团体、社区和财政资源的社会支持是社会经济系统的组成部分，可以影响患者对活动的选择。最后，文化系统的组成部分包括习俗、信仰、活动模式、行为规范和社会期望，这些也会影响作业表现任务。

系统模型中包括角色表现，体现了作业治疗而非运动行为的观点。作业治疗师认为，人们想要和需要扮演的角色将决定了他们需要完成的作业任务和作业活动。相反，人们能够完成的任务和活动决定了他们能够胜任的角色[58]。框 3-1 总结了以任务导向性作业治疗的假说。

五、任务导向性作业治疗的评价框架

治疗师可按照 Latham 的建议采用自上而下的方法进行评价[52]。框 3-2 给出了评价框架。评价工作最初侧重于角色表现和作业表现，因为它们是运动行为的目标。彻底了解患者想要、需要或渴望的角色及完成这些角色所需的任务，可以使治疗师能够规划出有意义和激励性的治疗方案。在患者确定了最重要的角色及作业表现的限制后，治疗师采用任务分析法来确定个人或环境中的哪些子系统限制了功能表现。该过程可能会提示需要对个人或环境中的特定子系统进行评估[26]。作业任务导向性治疗强调角色和作业表现，这与作业治疗评价中使用世界卫生组织[96]术语来评估参与和活动水平而非功能障碍水平的观点相符。治疗师需要在评估过程中使用定性和定量的方法[92]。因此，治疗师可以采用访谈、有技巧的观察和标准化评价方法来评估他们的患者。尽管患者本人是信息的主要来源，但也有其他来源，其中包括病历、护理人员、家庭成员，以及患者的周围环境，也有助于提供信息[58]。下面将详细介绍评价框架。

评估过程的第一步是评估角色表现。"治疗师

表 3–1　运动学习原则 / 注意事项总结

原则 / 注意事项		举 例
学习任务的分类：学习取决于学习任务的类型	独立任务：具有可识别的开始和结束标志的任务	踢球、按下按钮
	连续任务：没有可识别的开始和结束标志，持续执行任务，直到它们被停止	慢跑、开车、游泳
	系列任务：由一系列的动作连在一起组成一个整体	演奏乐器、穿衣、点燃壁炉
	封闭式任务：在可预测和稳定的环境中执行，可以提前计划行动	口腔护理、签支票、打保龄球
	开放式任务：在不可预测的不断变化的环境中执行	开车、捉虫、踢足球
	可变性静态任务：涉及与稳定和可预测的环境交互作用，但环境的具体特征可能会在不同的表现测试中发生变化	一般家庭环境之外的 ADL 的表现
	持续性运动任务：在运动过程中，个体必须处理运动中的环境状况，测试之间的动作是一致的，而且是可以预测的	走上自动扶梯、在流水线上工作，在机场行李传送带上取回行李
练习条件：练习规律是指表现随练习时间的长短呈线性变化	大量练习：休息时间比练习时间少得多	强制运动疗法
	分散练习：练习时间等于或少于休息时间	浴缸转移的练习时间分散到休息时间中
	封闭练习：同一任务的重复练习，不受其他任务练习的干扰	连续多次练习从坐到站的动作；练习任务 "A" "B" "C" 的顺序：AAAAABBBBBBBCCCCC
	随机或可变练习：练习任务是随机排序的，在掌握任何一个任务之前，尝试多个任务或改变一项任务	在作业治疗课程中练习转移到多种平面(沙发、马桶、长凳、椅子、凳子、汽车) 练习任务 "A"、"B" 和 "C" 的顺序：ACBACABCCBACABCACABBACCACB
	整体练习：任务是整体练习，而不是分解成几个部分	穿衣练习
	部分练习：任务被分解成不同的部分练习	穿 / 脱衬衣
反馈：练习的关键特征是学习者接收到关于他们尝试学习一项技能的信息	自身反馈（内在）：通常在执行任务时收到的反馈	当你把水罐内的水倒入杯子时，意识到自己产生了错误
	强化反馈：为自身反馈补充关于任务表现的信息	治疗师提供与任务表现相关的反馈，你得锁上轮椅刹车
	同期反馈：在任务执行期间给出	在练习够取时，治疗师说 "不要耸肩"
	终末反馈：在完成任务后给出	在够取练习后，治疗师说："你的手没有充分张开"
	即时反馈：在任务表现后立即给予	尝试浴缸转移之后，治疗师说："你做的太棒了"
	延迟反馈：反馈延迟一定时间	OT 治疗师说："你今天早上做得更好了，但是要注意你的刹车"
	结果知晓：任务完成后对任务表现结果的反馈	OT 治疗师说："你的衬衫穿反了或者你杯子掉了"
	表现知晓：任务完成后对其表现特点的反馈	OT 治疗师说："下次，先穿右侧袖子或者你肘关节弯曲了"

ADL. 日常生活活动；OT. 作业治疗师（经 Gillen G, Nilsen DM. Motor function and occupational performance. In: Schell B, Gillen G, eds. *Willard and Spackman's Occupational Therapy*, 13th ed. Philadelphia: Lippincott Williams & Wilkins; 2019: 870–900 许可转载，引自 Schmidt RA, Lee TD. Control and Learning: A Behavioral Emphasis, 5th ed. Champaign, IL: Human Kinetics; 2011; Sabari J. Activity-based interventions in stroke rehabilitation. In: Gillen G, ed. Stroke Rehabilitation: A Function-Based Approach, 4th ed. St. Louis, MO: Elsevier; 2016: 79–95; Zwicker JG, Harris SR. A reflection on motor learning theory in pediatric occupational therapy practice. *Can J Occup Ther*. 2009; 76: 29–37.）

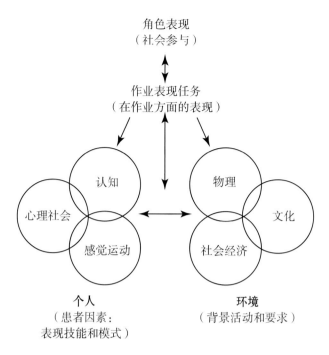

▲ 图 3-1　运动行为系统模型支持作业治疗任务导向疗法，强调作业表现和角色表现是人与环境相互作用的结果。此外，任何作业表现都会影响个人和环境。在角色表现与作业之间存在着持续的相互作用。这些相互作用是不断向前发展变化的

引自 Almhdawi K, Mathiowetz V, Bass JD. Assessing abilities and capacities: motor planning and performance. In: Radomski MV, Latham CAT, eds. *Occupational Therapy for Physical Dysfunction*. 7th ed.Philadelphia: Lippincott Williams & Wilkins; 2014

必须确定患者在功能障碍出现之前的角色，以及他们在此时能担当和不能担当的角色[58]。" 与患者讨论他将来想要或必须扮演的角色，有助于帮他确定哪些角色对他来说是最重要的。此外，治疗师需要明确角色的变化如何影响或者将要影响患者及其家庭，特别是主要照顾者。Jongbloed 等[47]建议治疗师们可以提出如下问题，如 "自从你出现功能障碍以来，角色发生了怎样的变化？""家人对这些变化有何反应？""有需要时，是否有人可以担当这些角色？""家庭成员担当角

框 3-1　基于运动行为系统模型的任务导向性作业疗法假说
• 个人和环境系统，其中包括中枢神经系统，均为异构层级构架 • 功能性任务有助于组织行为 • 作业表现源于人与环境的相互作用 • 通过各种策略的尝试，可以找到解决运动问题的最佳方案 • 恢复是可变的，因为患者的个体因素和环境背景是独特的 • 行为变化反映了代偿和完成任务表现的尝试

引自 Mathiowetz V, Bass-Haugen J. Assessing abilities and capacities: motor behavior. In: Radomski MV, Latham CAT, eds *Occupational Therapy for Physical Dysfunction*, 6th ed. Baltimore: Lippincott Williams &Wilkins; 2008.

框 3-2　基于运动行为系统模型的任务导向性作业疗法的评价框架	
角色表现（社会参与）	• 角色：工人、学生、志愿者、住宅维护人员、业余爱好者、组织参与者、朋友、家庭成员、照料者、宗教参与者或其他 • 确定过去的角色，以及它们是否可以保持或需要改变 • 确定如何平衡未来的角色
作业表现任务（作业领域）	• 日常生活活动能力：洗澡、进食、直肠和膀胱管理、穿衣、功能性活动、个人卫生和修饰 • 工具性日常生活活动能力：做家务、膳食准备和清理、照顾他人和宠物、社区内行动、购物、财务管理和安全处理 • 工作和教育：求职、工作表现、探索和参与志愿者、退休活动及正式和非正式的教育参与 • 游戏与休闲：探索与参与 • 休息与睡眠：准备与参与
任务选择与分析	哪些患者个人因素、表现技能及模式，或环境和活动需求可能会限制或提高作业表现
个人（患者因素；技能表现和模式）	• 认知：定向、注意广度、记忆、问题解决、排序、计算、学习和概括能力 • 心理社会：兴趣、应对技能、自我评估、人际交往技能、自我表达、时间管理、情绪调节和自我控制 • 感觉运动：力量、耐力、关节活动度、感觉功能和疼痛、知觉功能和姿势控制
环境（背景和活动需求）	• 物理：物体、工具、设施、家具、植物、动物、建筑和自然环境 • 社会经济：社会支持，其中包括家庭、朋友、照顾者、社会团体、社区和财政资源 • 文化：风俗、信仰、活动方式、行为规范和社会期望

引自 Mathiowetz V, Bass-Haugen J. Assessing abilities and capacities: motor behavior. In: Radomski MV, Latham CAT, eds *Occupational Therapy for Physical Dysfunction*, 6th ed. Baltimore: Lippincott Williams &Wilkins; 2008.

色的能力如何？"治疗师可能需要根据患者的理解水平来调整这些问题。患者和其他重要成员应尽可能参与到对角色表现的评估中来。

治疗师亦可使用非标准的半结构化访谈来评估角色表现。但是，更建议其使用标准化的评估工具，如角色清单[6, 69]。角色清单是一个为青少年、成人或老年人设计的自我报告式书面清单。在第一部分中，患者要核查他们过去的 10 个角色（图 3-2），现在扮演的角色，以及将来计划扮演的角色。在第二部分中，患者对每个角色的价值进行评价，从"无价值"或"有部分价值"到"非

常有价值"。角色清单需要 10～15min 完成，并已证实其可靠性和有效性（图 3-2）。

治疗师亦可使用其他评估工具来收集有关角色表现的信息。例如，作业表现历史回顾Ⅱ（Occupational Performance History Interview-Ⅱ，OPHI-Ⅱ）是对作业表现史（包括工作、休闲和日常生活活动）的广泛、半结构化的评估。其中一部分研究患者在生活中扮演的角色，其他部分研究患者的兴趣、价值观、日常生活组织能力、目标、感知力及环境的影响。完整的 OPHI-Ⅱ 大约需要 50min，不仅包括患者扮演的角色信息，也

角色清单

姓　　名 _____　　年　　龄 _____　　　　出生日期 _____

性　　别：□男　　　　□女
退　　休：□是　　　　□否
婚姻状况：□单身　　　□已婚　　　□分居　　　□离异　　　□丧偶

该清单的目的是为确定你生活中的主要角色。清单分为两部分，分别介绍了 10 个角色，并对每个角色进行了定义。

第一部分

在每个角色旁边，通过选中相应的一栏，指出您是否在过去执行该角色、当前是否执行该角色及将来是否计划执行该角色。您可以为每个角色选择多栏。例如，你过去做过志愿者，现在没有做志愿者，但计划将来要做志愿者，你会勾选过去和将来的栏目。

角　色	过去	现在	将来
学生：兼职或全日制上学			
工作人员：兼职或全日制带薪工作			
志愿者：每周至少向医院、学校、社区、政治活动等捐赠一次服务			
照料者：职责，照顾某人，如孩子、配偶、亲戚或朋友，至少每周一次			
住宅维护人员：每周至少一次，负责家庭维护，如打扫房间或庭院工作			
朋友：至少每周一次，和朋友在一起共度时光或做某事			
家庭成员：至少每周一次，与家庭成员，如孩子、配偶或其他亲属共度时光或做某事			
宗教参与者：每周至少参加一次与宗教有关的团体或活动（不包括礼拜）			
业余爱好者：每周至少参加一次爱好或业余活动，如缝纫、演奏乐器、木工、体育、戏剧或参加俱乐部或团队			
参与组织：每周至少参加一次公民组织、政治组织等组织			
其他 _____ 您已执行、正在执行和（或）计划执行的未列出的角色。将角色写在上面的行上，并选中相应的栏目			

▲ 图 3-2　角色清单（图片由 Frances Oakley, MS, OTR, FAOTA 提供）

第二部分

下面列出了相同的角色。在每个角色旁边，勾选最能说明该角色对您有多大价值或重要性的一栏。回答每个角色的问题，即使您从未执行或不打算执行该角色。

角 色	无价值	部分价值	非常有价值
学生：兼职或全日制上学			
工作人员：兼职或全日制带薪工作			
志愿者：每周至少向医院、学校、社区、政治活动等捐赠一次服务			
照料者：职责，照顾某人，如孩子、配偶、亲戚或朋友，至少每周一次			
住宅维护人员：每周至少一次，负责家庭维护，如打扫房间或庭院工作			
朋友：至少每周一次，和朋友在一起共度时光或做某事			
家庭成员：至少每周一次，与家庭成员，如孩子、配偶或其他亲属共度时光或做某事			
宗教参与者：每周至少参加一次与宗教有关的团体或活动（不包括礼拜）			
业余爱好者：每周至少参加一次爱好或业余活动，如缝纫、演奏乐器、木工、体育、戏剧或参加俱乐部或团队			
参与组织：每周至少参加一次公民组织、政治组织等组织			
其他＿＿＿＿＿＿＿＿＿＿＿＿＿＿＿＿＿ 您已执行、正在执行和（或）计划执行的未列出的角色。将角色写在上面的行上，并选中相应的栏目			

▲ 图 3-2（续） 角色清单（图片由 Frances Oakley, MS, OTR, FAOTA 提供）

包括作业表现任务，是评估过程的下一步。总之，在患者确定生活中想要或需要扮演的角色后，他们可以更容易地明确每个角色所需的任务和活动。

评估过程的第二步是对作业表现任务的评估。ADL、IADL、工作、教育和娱乐休闲（框 3-2）。因为每个人的角色、任务、活动和情景都是独一无二的，所以建议使用以患者为中心的评估工具，如加拿大作业治疗评估（Canadian Occupational Performance Measure，COPM）[53, 58]。COPM 使用半结构化访谈，以患者自评方式评估作业表现任务。首先，患者需要明确自我护理、工作能力和休闲方面的问题。其次，评估每类问题重要性的占比，这有助于治疗师制订治疗的优先顺序（图 3-3）。最后，患者在 5 个最重要的问题领域对自己的表现和满意度进行评分。治疗师可以再次使用这些表现和满意度评分作为结果衡量标准，

以测量出前后的变化。如果治疗师担心患者认知障碍或者年龄限制不能准确地评价作业表现任务，治疗师可以通过直接观察或照护者访谈的方式进行验证。通过 COPM 获取个性化个体和环境信息，是作业治疗任务导向治疗（OT-TOA）的重要组成部分（图 3-3）。

一项推荐的针对 ADL 和 IADL 作业表现评估是运动和过程技能评估（Assessment of Motor and Process Skills，AMPS）[25]（http://www.innovativeotsolutions.com/content/amps/）。该评估以患者为中心，让患者选择性执行 2～3 个 ADL或 IADL 任务，并确保任务是熟悉的且与日常生活相关的。AMPS 的目的是确定一个人是否拥有必要的运动和运用技能的能力，以轻松、高效、安全的方式独立完成社区生活所需的 ADL 任务 [25]。目前在国际上已经进行了标准化处理，所以 AMPS 适合不同背景、需求和兴趣的个体。

步骤 1A：自我照料		重要性
个人照料（如穿衣、洗澡、进食和卫生清洁）	修饰和梳理头发	8
	及时穿衣	6
功能性活动（如室内室外的转移）	从浴缸中安全的起来	8
社区管理（如交通、购物和理财）		

步骤 1B：工作能力		
无偿/无偿工作（如找工作或保持工作状态、志愿者）		
家务管理（如清洁、洗衣服和做饭）	换床单	9
	为家人做饭	10
	叠毛巾	2
玩/学习（如练习技能、做作业）		

步骤 1C：闲暇时间		
安静状态下娱乐（如兴趣爱好、做工艺和阅读）	缝衣服	8
	穿针	5
	制作圣诞花环	5
活动状态下娱乐（如运动、远足和旅游）	和孩子在地板上玩	9
	打保龄球	4
社会性活动（如旅游、打电话、参加聚会和通信）		

▲ 图 3-3　通过加拿大作业活动测量表（Canadian Occupational Performance Measure）来确定问题和重要性评级

改编自 Law M, Baptiste S, Carswell A, et al. *Canadian Occupational Performance Measure*, Toronto: CAOT Publications ACE; 1994.

"AMPS 的一个独特功能是，通过 Rasch 分析，它可以调整执行任务的难度及为患者表现评分的评估者的严格程度进行调整。此外，使用此量表治疗师可以把患者初始评估时执行一组任务的表现与重新评估时执行另一组任务时的表现进行比较[58]。" AMPS 的局限性是需要 5 天培训班来学习如何可靠、有效的管理评估（学习班将提供 AMPS 评估相关的计算机软件）。因为需要观察患者作业表现任务的执行情况，所以 AMPS 有助于下一步的评估（见第 6 章）。

在评估作业表现任务时，治疗师必须同时观察结果和过程（如惯用的运动模式，稳定性或不稳定性、运用其他模式的灵活性、模式的效率及学习新策略的能力）[58] 更好的理解用于代偿的运动行为和功能目标。确定运动行为的稳定性对于确定治疗中能否实现运动行为的改变是非常重要的。稳定的运动行为是需要大量时间和努力来改变的。不稳定的行为说明患者处于过渡阶段，是诱发行为改变的最佳时机[58]。因此，当运动行为稳定时，代偿方法可能最合适；当运动行为不稳定时，恢复性方法可能会成功。需要定量和定性的措施来评估任务执行的过程。

评估过程的第三步涉及任务选择和分析。选择观察的任务应该是那些患者认为重要但难以完成的任务。任务分析要求治疗师观察患者执行一个或多个作业表现。在大多数情况下，对作业表现的观察是前面所述第二步中的一部分。治疗师使用任务或活动分析来评估活动需求、情境、个人因素、表现技能和表现模式，以确定是否存在匹配，使患者能够在相关环境中执行作业任务。如果患者不能有效的执行任务，治疗师应尝试确定哪些个体或环境子系统在干扰作业表现。在动态系统理论中，这些是关键的控制参数或变量，有可能将任务表现提高到一个新的水平[58]。每个人脑卒中后都有其独特的优势、局限和环境。因此，作业表现任务的关键控制参数也是独特的。对脑卒中患者来说，一种有效的干预策略可能对其他患者无效。动态系统理论的一个概念是：关键控制参数随着人和环境的变化而变化。因此，在患者康复早期有效的干预可能在康复后期不起作用，反之亦然。

关键控制参数的确认是评价过程中最具挑战的部分。文献证据表明，个体或环境的某些变量或子系统是脑卒中患者潜能的关键控制参数。Gresham 等[38] 报道，社会心理和环境因素是脑卒中后长期功能缺陷的重要决定因素。在一篇综述中，Gresham 等[37] 报道，11%～68% 的人在脑卒中后出现抑郁，其中 10%～27% 达到重度抑郁的标准。在认知领域，Galski 等[30] 报道，脑卒中患者认知缺陷，特别是高级认知能力的缺陷（如抽象思维、判断、短期语言记忆、理解和定向）对确定住院时长，预测出院时的功能状态非常重要。在感觉运动方面，弱化[71]、疲劳[46]、运动功能受损[8]、视觉空间缺陷[88] 与较差的功能预后相关。例如，Bernspang 等[8] 报道用 Fugl-Meyer 评估[28] 的运动功能与自我照料能力中度相关（R=0.64）。

上述研究大多是相关性研究，表明了变量与功能表现之间的关系，但不能证明两者之间存在因果关系，且大多数是中等相关或低相关。所以治疗师必须谨慎参考上述文献结果。然而，Reding 和 Potes[76] 提供的证据表明，随着神经损伤程度的加重，患者的功能会变差。因此对大多数中枢神经系统功能损伤的患者来说："多个变量会影响其功能，难点在于确定哪个变量对患者来说是最关键的[58]。"

Bobath[11] 认为痉挛是脑卒中后患者运动障碍的主要原因，弱化和 ROM 受限是由于痉挛所致。然而，越来越多的证据表明痉挛并不是关键的控制参数[13]。Sahrmann 和 Norton[78] 的肌电图结果研究表明，运动障碍与拮抗肌牵张反射（痉挛）无关，与主动肌收缩启动和停止延迟有关。Fellows 等[24] 也发现运动障碍和肌张力增高之间没有关系。O'Dwyer 等[70] 未发现痉挛和弱化及灵活性的相关性。该研究证据与痉挛导致弱化和 ROM 受限这一假设形成鲜明对比[58]。最近，神经发育治疗协会同意 O'Dwyer 的观点："认为痉挛和运动障碍或功能表现障碍之间没有直接关系[44]。"

在确定影响作业表现的关键控制参数后，治疗师必须评估这些系统间的相互作用。以 2 名完全丧失利手自主控制能力的患者为例，工人角色的作业表现任务可能会有影响。如果是 1 名汽车修理工，患者个人受限因素和工作环境对患者的要求产生冲突，可能会使维修工作变得困难，甚至无法完成。然而，如果是自由职业作家，他可以用非利手学习使用单手键盘，并且可以继续写作，因为技能表现和活动需求的相互作用不会干扰角色和任务的表现。这部分评估要求治疗师使用定性和定量的评估，并通过临床推理的方法来确定个体与环境的子系统之间是如何影响作业表现的。

评估过程的第四步是对患者因素、表现技能和表现模式（关键的控制参数）进行具体的评估，这些被认为是关键控制参数。关键控制变量是唯一需要评估的。任务导向性作业疗法的评估是对选定变量的评估，而自下而上方法是对所有变量进行评估。前者选择性的评估方法去除了对功能影响小的变量，节省了治疗师的时间，对成本控制来说是至关重要[58]。

作业治疗师使用各种方法来评估患者的表现技能和表现模式。这些评估方法是为了在作业表现的背景下检查一种或多种障碍。Arnadottir OT-ADL 神经行为评估（A-ONE）[5] 有助于在 ADL 的背景下评估感知系统和认知系统（见第 25 章）。从任务导向的角度来看，这是首选评估工具，因为它将损伤与作业表现紧密联系起来。相比之下，大多数损伤评估是独立于作业表现之外的。

评估过程的第五步是对环境的评估（包括情境和活动需求）。美国职业治疗协会[4]将物理、社会和文化环境纳入统一术语和当前的应用框架[1]，认可它们对作业[3]表现的重要性。许多 OT 理论[18, 54, 84]都强调了环境背景评估作为整体评估过程一部分的重要性（见第 30 章，Radomski[75] 和 Cooper 等[9] 对环境背景的具体评估）。

六、OT-TOA 的治疗原则

1. 经验依赖性神经可塑性 我们对个体和环境的适应和改变能力取决于大脑的适应能力，又称神经可塑性[50, 67]。Kleim 和 Jones 认为[50]，行为训练的各种因素可以改变神经元的结构和功能，这是我们学习新行为和重新学习行为能力的基础。神经可塑性是由行为、感觉和认知三方面来驱动的，经验依赖性神经重塑有助于大脑受损后的重组[50]。通过大量文献的回顾，最终确定了"经验依赖性神经可塑性"的 10 个关键原则，可用于指

导康复治疗，最优化功能表现。原则如下[50]。

- 使用它，否则会废用：不能驱动特定的大脑功能会导致功能退化。
- 使用它并增强它：驱动特定大脑功能的训练可以增强该功能的。
- 特异性：训练经验性质决定了神经可塑性的性质。
- 重复因素：诱导神经可塑性需要重复。
- 强度因素：可塑性的诱导需要足够的训练强度。
- 时间因素：在训练过程中，不同形式的可塑性在不同时间发生。
- 显著性：训练体验必须足够显著，以诱导可塑性。
- 年龄因素：训练诱导的可塑性更容易在年轻的大脑中发生。
- 转移：一种训练经验的可塑性可以增强对类似行为的习得。
- 干扰：对一种经验做出反应的可塑性会干扰对其他行为的习得。

虽然没有明确说明，但 OT-TOA 的许多治疗原则都有经验依赖性神经可塑性研究的支持。例如，干预原则包括解决患者适应角色和任务表现的限制，利用日常生活中的常用的挑战性任务创造环境，练习功能性活动或仿真模拟，而不是让患者死记硬背，是为患者提供训练之外的实践机会。在训练或再训练中运用当代运动学习原则，其中都包含了前面提到的关键原则（如使用它，使用它并改善它，特异性，重复因素，强度因素，显著性）。接下来的部分将重点介绍 OT-TOA 的干预方法。

2. 帮助患者适应角色和任务表现的限制 许多患者无法继续他们脑卒中前的一些角色和任务。对于许多脑卒中的人来说，这十分令人沮丧。治疗师可以帮助患者探索其他替代的方法使他们胜任相应的角色、执行相应的任务。治疗师还可以探索潜在的新角色和新任务。例如，在本章末尾的案例研究中，G.W. 可以继续他的重要角色，在农场帮助他的儿子。治疗师帮助患者明确病前哪些任务通过帮助可以再次完成，而哪些任务将来是不可能或者说是难以完成的。对于 G.W. 来说，双手协作或繁重的工作（如搬运一捆捆干草和修

理重型设备）就属于难以完成的工作。深思熟虑后，选择他可以独自完成的替代性任务，或者相对轻松的任务（如记录保存），他就可以继续担任儿子的助手。G.W. 的儿子参与治疗讨论是很重要的部分，因为他提出了患者本人还没考虑到的建议。使用代偿策略（即适应设备或技术）是解决限制角色和任务表现的有效途径。

3. 创造可以挑战日常生活的环境　治疗师需要创造性的在治疗环境中提供患者需要的日常生活环境。有些医疗机构建立了患者真实生活环境，如休闲街；还有一些对诊所进行了改造，以模拟患者的生活环境。与普通病房不同，一些甚至建立了小型公寓提供一个更为现实的环境，患者可以在出院前进行日常生活能力的训练。居家照料环境让患者通过自己熟悉的环境和自己的物品进行治疗，这是遵循这一治疗原则的理想情况。

脑卒中单元为改善功能预后提供了更有效的环境 [45]。物理环境的设置使患者能够更独立地工作。鼓励患者穿自己的衣服，而不是医院的病号服。因此患者面对的是日常生活中的普通服装。另外，员工们均接受过鼓励患者独立进行活动的培训。在 G.W. 案例中，之前病房的护理人员曾协助他穿衣和洗澡。而在康复病房中，护理人员会鼓励他尽可能多地进行自我护理。此外，大多数康复中心让患者在用餐区一起用餐，而不是在自己的房间里吃饭。这是一种更常见的饮食方式，而且它有助于社交互动，也能帮助那些有相同问题的人。此外，与他人共同用餐有助于彼此学习和解决问题。

4. 练习功能性活动或者近距离模拟，寻找高效的策略以提高作业活动表现　在所有情况下，治疗师必须使用那些对患者有意义的功能性任务和活动。这就向患者表明，治疗师听取了他们的意见，尊重了他们的选择和喜好。结果使患者更容易理解治疗与其生活的相关性。

在治疗中使用功能性、自然的任务而不是机械练习是很重要的。许多研究表明，当一个人执行真正的任务时，运动动力学是不同的 [61, 97]。一项 Meta 分析 [56] 表明，参与有目的的活动比专注于活动本身能产生更好的运动效果。

Nelson 等 [65] 证明了在脑卒中后通过作业治疗进行旋后练习，主动 ROM 明显大于机械练习的患者。这些研究表明功能性任务有更好的治疗效果。

Higgins [41] 建议患者每天练习功能性任务，找到最有效的治疗方法。因为每个人都是独一无二的个体，所以他们的表现形式和技能水平各不相同。治疗师不应该期望一种执行任务的方式对所有患者有效。因此治疗师应该鼓励患者多进行尝试，以找到执行功能任务最有效的方法。强有力的证据表明，患者受益于功能性任务直接强化训练的锻炼计划 [90]（图 3-4）。

5. 提供治疗之外的实践机会　治疗师需要认识到，他们与患者相处的时间相对于一天的总时间来说是很短的。因此，督促患者回去后根据自己的情况继续练习是非常重要的。治疗师可以布置家庭作业，让患者独立完成（图 3-5）。如果已经布置了家庭作业，那么随访是很重要的，治疗师应该询问患者家庭作业进行的如何。什么对患者是有效的，而什么是无效的，与其他康复人员和家庭成员的有效沟通也是至关重要的，这样他们可以给患者提供治疗时间之外的实践机会。对于治疗师来说，最重要的是帮助患者找到使用偏瘫肢体的新方法，即使它只是为了维持身体稳定。好的家庭作业是挑战患者每天都找到新的方法练习偏瘫侧上肢 [27]。最终的目标是患者下意识状态下能使用他们偏瘫侧上肢。

6. 运用当代运动学习原则进行技巧训练　治疗师应该考虑以下三个运动学习原则。

- 在治疗中要利用随机的可变的自然场景。
- 减少身体指导和口头反馈。
- 培养患者任务分析和解决问题的技能，使他们能够在家庭和社区环境中找到作业表现问题的解决方案。

虽然不建议对同一任务进行固定重复的练习，但当患者第一次学习新任务时，这种练习可能是有帮助和必要的 [80]。然而，治疗师应尽快转向随机和可变的练习以加强运动学习。随机练习包括在一个时间段内练习多个任务（如避免重复做同一件任务）。可变的练习包括用不同的工具、调整工具使用位置，或者在不同的环境中完成任务。此外，患者应尽可能在自然环境中练习任务。因此，ADL 任务练习通常是在患者的房间里进行，

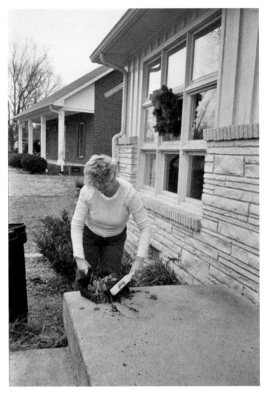

▲ 图 3-4　功能性任务训练对患者治疗是重要且有意义的

图片由 Dr. Yvette Hachtel 提供

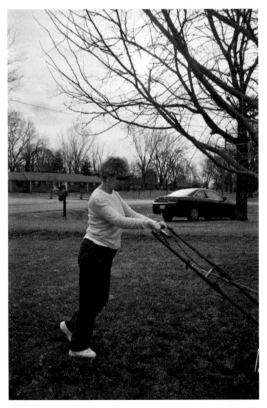

▲ 图 3-5　使用功能性任务和活动作为家庭作业对患者是有意义的

图片由 Dr. Yvette Hachtel 提供

而不是在 OT 治疗室。如果患者能在自己家里练习 ADL，那就更好了。

当治疗师开始教患者新任务和新方法时，他们可能需要提供一些身体指导和口头反馈[79]。然而，引导和反馈应该迅速减少，这样患者就不会依赖这些。对于治疗师来说，当患者努力完成某项任务时，不提供指导和反馈是很困难的。然而，提供指导阻止了患者学习如何运用潜力来完成任务，频繁和即时的反馈阻止了患者学习如何使用自己的反馈机制来评估和体会他们自己的表现。如果患者没有意识到障碍（如在任务中忽视使用偏瘫肢体），使用录像可以弥补反馈机制[29]。在患者即将出院时，治疗师应该使用最低程度地指导和反馈。治疗师应该记住，康复的目标是患者可以在没有治疗师的情况下独立完成某些任务。

在相关问题中，患者需要学习如何分析任务和解决问题。如果治疗师总是为患者分析任务并解决他们所有的问题，患者将学不会如何自己做这些事情。在有限的治疗时间内，让患者为他们出院后可能面临的所有任务、活动和环境做好准备是不可能的。治疗师的任务是训练患者在康复过程中如何进行任务分析和解决问题，这样当他们出院时，就能自己做这些事情。从康复早期开始，治疗师就应该让患者参与任务分析，并指导他们完成整个过程。在解决作业治疗问题时，治疗师应该让患者参与到寻找问题的解决方案中来。治疗师应该鼓励尝试找到个性化最佳解决方案。治疗师应该记住，同样的解决方案并非对所有患者都有效。

7. 减少无效和低效的运动模式　如前所述，在观察患者执行一项作业表现任务时，治疗师试图确定哪些个体因素或环境因素是干扰有效运动模式的关键因素。以下是治疗师减少低效运动的干预措施。

(1) 如果个体因素（损害）是关键控制参数，那么纠正它：当治疗师确定认知、社会心理或感觉运动系统中的个体因素可能是关键控制参数时，那么应该纠正这一参数。例如，Flinn[27] 将肌力下降确定为影响患者脑卒中后作业表现任务的关键控制参数，那么她试图通过锻炼和增加偏瘫侧肢体功能性使用来纠正这一因素。对个人来说，锻炼是有意义的，因为她看到了锻炼计划和每天使用受累手臂和手的能力之间的明确联系。治疗师还鼓励她在作业治疗中尽可能地使用偏瘫侧肢体，同时布置了各式各样的家庭作业。

在 G.W. 的案例中，可能的控制参数为肌力下降、感觉障碍和左上肢的忽略。因此有必要尝试纠正这些因素。然而由于疾病的严重程度或治疗时间的限制，不可能对潜在的控制参数进行纠正。在这种情况下，需要采用代偿性治疗方法更合适。

(2) 适应环境、修改任务、使用辅助技术或减少重力的影响：对于患者来说，提高作业表现最快最有效的方法是适应任务或环境。例如，Gillen[33] 描述了 1 名患有多发性硬化症共济失调后出现自理活动严重受限的患者。震颤、姿势控制受损、瘫痪和耐力下降限制了他的作业表现。患者的首要任务是到达社区并获得社区康复资源。他没有充分的运动控制能力来操作手动轮椅或电动轮椅。因此，专门设计的电动轮椅可以提供最佳的头部和躯干稳定性，并且允许独立倾斜，包括一个带有防震电子元件的操纵杆，并有一个前臂槽，为控制操纵杆的手臂提供最大的稳定性。掌侧手腕夹板为手腕提供了额外的稳定性。通过在不同环境的训练，患者的移动能力从完全依赖改善为最低限度的监护。因此，使用辅助技术、任务改良及在不同环境中训练是提高该名患者活动独立性的最有效手段。

对于 G.W. 来说，标准的浴缸椅可实现独立且安全的浴缸转移。在系鞋方面，G.W. 更喜欢使用 Kno-Bows（一种改良的系鞋装置），而不是学习单手系鞋。为了切肉，鼓励他左手使用加粗手柄的餐刀来完成。然而，这在当时是不可行的，所以改用摇臂刀。因此，各种适应装置增加了 G.W. 的 ADL 独立性。

对于不能抗重力举起手臂的患者（如肩屈曲和外展肌群 2 级），通过最小化重力对手臂影响的技术可以帮助患者加强弱化的肌群，改善功能性表现。减重支持系统跑台训练可以增加脑卒中后的下肢力量和移动能力[90]。但是这一概念在上肢的应用有限。具有高度调整的移动臂支持设备等（图 3-6，如 Jaeco Multilink 辅助抬高或 SaeboMAS 动态移动手臂支持系统）或三角肌辅助平衡吊具

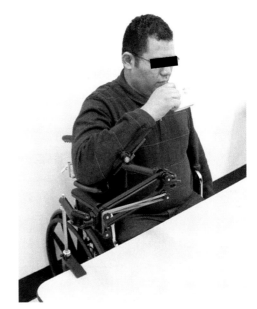

▲ 图 3-6　使用可升降的移动手臂支撑，以减少重力对手臂的影响，使患者能喝咖啡

图片由 Dr.Khader Almhdawi 提供

（如瑞典辅助臂或移动臂）可最大限度地减少重力对患者手臂的影响，并且可以随着患者力量增加逐渐减少帮助。当这些患者有一定手功能时，这些设备可以有效地用于特定的任务训练。当这些患者的手功能受限时，Armeo 或 T-WREX（http://www.hocoma.com）可能是有效的设备。它们可以让上肢无力、手指屈伸受限的患者用虚拟现实模拟功能性活动，如购物和清洁灶台。这些特定任务的活动可以根据每位患者的能力进行调整，鼓励患者使用手臂的残存功能[43]。这些设备将重力对手臂的影响降到最低，很可能增加上肢力量并改善其功能表现。然而，需要更多的研究来评估它们的有效性（见第 22 章）。

(3) 对于运动控制较差的人，可以限制自由度：最初在学习新任务时，通过自我冻结身体各节段来限制自由度[41]。所以他们的表现显得僵硬和不协调。随着练习，关节自由度受限减少，运动表现会变得更加流畅和协调。然而一些中枢神经系统损伤的患者不能控制其关节的自由度。例如，Gillen[34] 认为姿势稳定性差和震颤会干扰多发性硬化症和共济失调患者的功能表现。他推测"通过增加姿势稳定性和减少参与任务的关节数量（关节自由度降低），患者的功能表现将得到改善[34]"。因此使用矫形器、辅助技术及躯干和上肢的自适

应定位来帮助患者限制自由度和增加稳定性，从而改善 ADL 的表现。因此通过减少关节的自由度可以提高震颤患者的作业表现。

(4) 对于偏瘫侧肢体功能已部分恢复而不使用的患者，可用强制运动疗法：越来越多的文献支持强制运动疗法（constraint induced movement therapy，CIMT）对脑卒中患者主动伸腕和伸指有良好作用[12, 64, 95]。最初的 CIMT 包括强化治疗（每天 6h，连续 10 天，为期 2 周），而非偏瘫侧手臂被手套或吊带束缚，所以参与者被迫使用他们偏瘫侧肢体完成功能任务，因此 CIMT 抵消了脑卒中后失用的问题。CIMT 与 OT-TOA 的两个假设是一致的：功能性任务有助于组织行为，用各种方法进行试验是解决运动问题的最佳方案[58]（见第 16 章和第 20 章）。

在大多数临床情况下，最初认为 CIMT 不适合住院患者康复流程以及代偿练习。然而，有越来越多的证据表明，低强度的（减少每日次数）和长时程的（时期超过 2 周）CIMT 也有效[22, 72, 73, 98]。改良版强制运动疗法（modified constraint-induced therapy，mCIT）可以在康复计划中使用。但是许多脑卒中患者在最初的康复期间并没有达到使用该疗法的适应证，所以大多数 mCIT 或 CIMT 是对于门诊患者，针对脑卒中后 6 个月或更长时间的患者；患者可以从 CIMT 中获益，获得功能的恢复。无证据表明 CIMT 对无主动伸腕和伸指的患者是有效的。在 G.W. 的案例中，由于 G.W. 对偏瘫侧肢体的忽略而没有足够的手腕活动和手指伸展，故不适合接受 CIMT 治疗。等过一段时间，当手腕和手指功能恢复一些时，将推荐 mCIT 和 CIMT 治疗。第 16 章和第 20 章包含了 CIMT 的更详细的讨论。有关 OT-TOA 治疗的更详细讨论，见 Bass-Haugen[7] 和 Almhdawi 等[1]。

七、支持 OT-TOA 的证据

如前所述，目前有很多证据支持 OT-TOA 的理论基础和处理原则或假说[83]。最近一篇关于改善脑卒中后作业表现的干预措施的文献综述指出："有效的干预措施包括使用目标导向的个性化任务，通过频繁重复练习，可以促进相关任务的动作[68]"。这些特征与 OT-TOA 一致。然而，本章所述的关于该方法的临床有效性的证据有限。四个临床案例研究支持该方法。Flinn[27] 描述了在 1 名没有认知缺陷的脑卒中患者身上成功应用该方法的实例。Preissner 有效地将这种方法应用于 1 名有明显认知损害的脑卒中患者[74]。Gillen[33, 34] 报道了将该方法应用于 2 名不同的多发性硬化症和共济失调患者的有效性。这些病例研究是 OT-TOA 对特定患者实际应用的好例子。

支持 OT-TOA 的最有力证据是 Almhdawi 等[1] 进行的随机对照试验。本研究旨在评估这种方法对功能和损伤的影响并完善治疗方案。20 名病程 3 个月及以上的脑卒中受试者，上肢主动运动至少可完成最少 10° 的肩部伸展和外展，以及肘关节屈伸。受试者随机分为两个组。即刻组每周进行 3h 的 OT 任务导向治疗，共 6 周，然后接受 6 周的无治疗对照；延迟干预组则相反。受试者在第一阶段前、交叉阶段和第二阶段后由经过培训的盲评者进行评估。两组的治疗变化得分与对照组进行比较。COPM、动作活动记录量表和 Wolf 运动功能测试的结果具有显著的改变，其结果支持了 OT-TOA 的有效性。但这一结果无法支持 OT-TOA 对损伤具有优势的假设。Almhdawi 等获得与肢体强直治疗评估（Extremity Constraint Induced Therapy Evaluation，EXCITE）试验[95] 相似的效果，尽管此研究参与者脑卒中病程更长，功能障碍更严重。他们也接受了较低强度的治疗（即 CIMT 参与者 18h vs. 40～60h）。Almhdawi 等认为，OT-TOA 是一种有效地提高脑卒中后上肢功能的康复方法。与其他方法相比，需要更多研究来提供更多证据，并阐明其对不同严重程度和不同病程脑卒中的治疗有效性。

八、结论

本章以当代运动控制、运动学习和运动发育文献为基础，描述了脑卒中患者的 OT-TOA，并描述了该方法的理论基础和假设。本章还提供了一个自上而下的评估框架，强调了首先评估患者角色和作业表现任务，然后对个体和环境因素进行选择性评估。此外，本章还描述了治疗原则在各种问题中的应用，最后是一个案例研究，描述了 OT-TOA 在特定脑卒中患者中的应用。

九、个案研究：对脑卒中后遗症患者进行 OT-TOA

G.W. 是一位 69 岁的退休农民，5 天前发生了右侧脑血管意外并导致左侧偏瘫。他经医院急诊治疗后转至康复中心。

从图表上可以看出，他现在身体状况稳定。正在服用血管紧张素转换酶抑制药治疗高血压和华法林预防再次脑卒中。3 年前从农场搬来，他和妻子一直住在小镇上。他的儿子、儿媳和 3 个孩子在当地社区务农。

1. 初步评估 采用角色清单评估 G.W. 的角色表现。虽然已退休，但他继续在农场帮助儿子工作。家里的大部分维护工作都是他做的（包括院子和小花园）。他是男子俱乐部的一员，定期参加教会活动，而且自愿参加一年一度的教堂晚宴。除了种地的儿子，他还有一个已婚的儿子和一个女儿，离他 2h 车程的距离。他有 8 个孙子。他和妻子喜欢和教会另一对退休夫妇一起旅行。

COPM 用于评估作业表现任务。以下 5 项任务对他来说是最重要的：穿衣、洗澡、开车、园艺和在农场帮助儿子。他对这些任务的表现和满意度评分很低。

然而，自从脑卒中后他就没有机会尝试后 3 项任务，护理人员帮助他穿衣和洗澡。他说可以独立完成洗刷、吃饭（切肉除外）和如厕（不包括提裤子和系裤子）。他可以在 4 脚拐杖的协助下行走约 3m（10 英尺）。他的妻子负责买东西和做饭。G.W. 帮助妻子洗衣服。他不确定是否还能在男子俱乐部里玩牌。

穿衣和洗澡为接下来的观察任务。G.W. 不能自己独立穿衣主要是因为对左上肢的失用和忽视。当提示他使用左上肢时，他左肩和左肘表现出一些随意控制，而腕指活动有限。他抱怨左手发麻。在沐浴评估期间，他需要帮助才能进出浴缸。但是他可以使用一个标准的转移板凳来进出浴盆。在浴盆里，他可以用一只手控制水并给自己洗澡。他在这些活动中展示了良好的坐位平衡；当他可以用右手抓住某物时，他可以独自站立。他抱怨自己需要花费大量的时间和精力来完成自我护理。除了对左臂和左侧视空间的忽视，他没有任何认知缺陷。基于这些观察，感觉运动因素（力量、耐力、ROM、感觉和忽视）似乎是作业表现任务限制的潜在原因，因此我们选择这些因素进行进一步的评估。相比之下，认知和社会心理因素似乎是增强独立性的潜在支持因素。此外，环境的改变（例如，使用适应性设备，其中包括浴缸椅、Kno-Bows 鞋扣和摇臂刀）可以增强作业表现任务。但是，需要更多关于家庭和社区环境的资料，为出院回家做准备。

表 3-2 和表 3-3 仅显示了左上肢徒手肌力测试、被动 ROM 和手部力量评估的结果感觉测试显示左手（Semmes-Weinstein 单丝）保护性感觉丧失和轻触觉减退，左前臂、手腕和手的本体感觉受损，等分线测试显示左侧有中度的视觉忽视。

2. 家庭环境 G.W. 和妻子住在一个 2 层的小房子里。其卧室、浴室、厨房、起居室和餐厅都在一楼。楼上有 2 间卧室、1 间浴室和 1 间储藏室。洗衣机和烘干机位于地下室。房子前后有 5 个台阶，只有一边有扶手。房子附近有可容纳一辆车的独立车库。里面有开了 10 年的手动挡汽车。后院有约 1.5m×3m（10 英尺 ×20 英尺）的菜园和花园。

房子的费用已经付清了，他们从社会保障金中得到少量支票，还有从儿子那里得到的一些农场租金收入。如果他们保持健康，有足够的收入做他们想做的事情。然而，他们担心如果一个或两个人残疾且需要家庭护理，那么他们的收入将不够支付费用。

3. 社区环境 他们家距离教堂只有一个街区，离市中心有四个街区，那里有杂货店、药店、理发店、邮局、卖酒的商店和小咖啡馆。他们的小镇没有服装店和五金店。他们必须驱车约 32km（20 英里）到一个更大的城镇去获取这些物资和医疗服务。儿子的农场距离他们家约 8km（5 英里）。教堂的入口是错层式的，有 10 级台阶通往教堂楼层，10 级台阶通往男子俱乐部聚会的地下室。幸运的是，教堂安装了一个轮椅滑道，帮助行动不便的人进入教堂。然而，地下室没有轮椅滑道。这时他才知道不能上下 10 级台阶是一件值得关注的事。

评估结果讨论后，患者和治疗师就以下目标达成一致。

表 3-2　徒手肌力测试和被动关节活动范围评估 *

左上肢	MMT	PROM	左上肢	MMT	PROM
肩部屈曲	2+	0～155	前臂旋前	2−	0～75
肩部外展	2+	0～155	前臂旋后	3−	0～80
肩部外旋	2−	0～45	腕掌屈	2+	0～80
肩部内旋	2+	0～70	腕背伸	1+	0～45
肘部屈曲	3−	0～150	指屈曲	3+	正常
肘部伸展	2−	0～150	指伸展	1+	正常

MMT. 徒手肌力测试；PROM. 被动关节活动范围

*. 单位为度

表 3-3　手部力量评估

手部力量	右 手	解 释	左 手	解 释
抓握	102#	WNL	3#	BNL
侧捏	19#	WNL	2#	BNL
手指捏	17#	WNL	1#	BNL

BNL. 低于正常范围；WNL. 正常范围

4. 第 1 周治疗计划

(1) 在 ADL 和休闲活动中增加左上肢的主动活动。（避免忽视和不使用左臂和手）。

(2) 增加日常活动和休闲活动的独立性。

(3) 开始计划出院回家，并为他在儿子的农场中可能扮演的角色做准备。

通过评估，患者意识到自己对左臂和手的忽视，并决心提升他们的功能。治疗师鼓励他尝试通过左臂和手的辅助完成功能性任务。学习单手穿衣技术时，治疗师提醒他尽可能多地使用左臂和手。例如，鼓励 G.W. 在穿衬衫时举起左臂，在系扣子时用左手固定衬衫和裤子。探索了各种系鞋带的方法。与其他替代品相比 Kno-Bows 使用起来更容易，所以他选择使用 Kno-Bows。选用摇臂刀独立切肉。治疗师与患者妻子和护理人员沟通了患者能够做的 ADL 任务，以及他为了独立而需要的设备（如浴椅）。G.W. 坐在沐浴椅的时候可以自己洗澡，但是他担心回家后会滑倒，故计划订购扶手、浴椅和防滑浴垫。

此外，也探讨了各种休闲活动（如打牌）。可以用左手把牌拉向自己但不能拿起和握住牌。有了持卡人以便他可以马上玩牌。虽然对下跳棋只

有轻微的兴趣，但他可以用左手滑动更大的跳棋，并愿意通过这项活动改善左臂和手的功能。

有一次，儿子和妻子来讨论 G.W. 在家和农场上的角色。两位都表示对于他不能做的事情他们都愿意提供帮助。尽管 G.W. 同意有些任务他不能再做或者不愿意做了，但他仍然想做些园艺工作且在农场里帮帮忙。他不想只是坐着看电视。在集思广益哪些角色和任务仍然是可能的之后，讨论转向了使这些任务成为可能所需的适合的策略和设备。

在第 1 周结束时，他能够在很少的监督下完成所有的 ADL 任务（例如，提醒他使用左手和搜索他的左侧空间）。他现在可以在拐杖辅助下走约 9m（30 英尺），并在物理治疗中练习上下台阶。

5. 第 2 周治疗计划

(1) 探索开车和继续园艺工作的可能性。

(2) 为出院回家制订计划，其中包括订购和安装适应设备。

(3) 完成家庭计划和随访工作。

对患者使用改装汽车驾驶的某些方面进行了评估。他能够在适当的监护下进出那辆车。因为他不能用左脚踩离合器患者很沮丧。他更喜欢开

手动挡的车，但也体会到自动挡的车对他来说更容易。他同意和妻子儿子商量换一辆车。探索了其他可能使驾驶更容易、更安全的适应措施。利用驾驶模拟器对其左侧视野忽略问题进行了讨论和评估。由于忽视他确实有一些问题（如模拟碰撞）。在他能够再次驾驶之前，他需要额外的模拟器练习和其他活动来提高他的视觉扫描能力。

G.W. 继续使用各种休闲和 ADL 活动，以增加左臂和手的活动。在他进行这些活动时，这些活动的设置需要加入更多的视觉扫描。

尽管 G.W. 的步行和爬楼梯的能力不断提高，但他还是决定在家里的入口、地下室和楼上的楼梯上安装扶手。他儿子同意安排人来做这件事。此外，他同意在浴室及浴室和卧室之间的走廊安装扶手和快速通道，便于 G.W. 晚上上厕所。

尽管他在驾驶模拟器上的表现有所提高，但被告知驾驶还不安全。G.W. 来到一个区域驾驶中心（评估和培训残疾人安全驾驶）。他的妻子或儿子会开车送他直到他可以再次开车。

他制订了一份家庭计划，其中包含需要使用左臂和左手的各种任务和活动。他现在正在接近成为 CIMT 适用者的水平。但是，由于距离和资金的原因，G.W. 无法完成该计划。治疗师解释了 CIMT 的概念，并开发了 G.W. 可以自己完成的改进程序。修改后的计划改编自 Page 等 [73] 所描述的 mCIT。安排了 3 次门诊随访计划和家庭项目升级。

复习题

1. OT-TOA 的 4 假设是什么？

2. 使用 OT-TOA 评估脑卒中后患者的主要关注点是什么？

3. 从 OT-TOA 的角度来看，什么时候评估一个执行表现是合适的？

4. 描述至少 4 个 OT-TOA 的干预原则，以及它们如何应用于脑卒中后患者。

5. 描述至少 2 种可以应用于脑卒中后患者的当代运动学习原则方式。

第 4 章　以患者为中心：从患者的角度出发
Client Centeredness: A Survivor's Perspective

Salvatore DiMauro　著

高　磊　译

关键词
- 以患者为中心的护理
- 患者角度

学习目标

通过学习本章内容，读者将能够完成以下内容。
- 将"以患者为中心"的护理理念融入个性化治疗计划中。
- 进一步深入了解患者对康复过程的看法。

一、以患者为中心是基本原则

秉持尊重患者并与之相互合作的理念。以患者为中心的原则是指，重新认识患者的自主性、职业选择的独立性、参与治疗的积极性、患者与治疗师互动 / 互助的优势、康复治疗的可行性、患者生活环境的适应性。

Law[2] 和 Pollock[5] 等建议，治疗师实施评价时需遵循如下原则。
- 必须认识到，只有患者本人才可能真正了解自身的功能状态。
- 鼓励患者更加积极地参与康复目标制订，规划自己的康复预期。
- 建立患者和治疗师之间的良好互动 / 互助关系，更好地改善功能障碍。
- 构建治疗师与患者之间的合作模式，促进他们一起努力，实现共同目标。
- 康复评价和干预治疗过程中，要关注患者个性化特征，其中包括个人生活环境、个人角色和自身兴趣以及他们的文化背景。
- 允许患者"提出问题"，这样他们才能更好地"解决问题"。
- 允许患者评估自身的功能状况，设定个性化的康复目标。

实施上述原则，可以使评价更加目的清晰、过程明确，患者也能积极主动参与康复治疗过程、充分理解康复目标，快速建立个性化康复（治疗）计划。加拿大作业表现评估量表（Canadian Occupational Performance Measure，COPM）就是一个充分体现"以患者为中心"原则的标准化评定工具[1]。

van den Broek[7] 着重提出，积极开展"以患者为中心"的方法，是作为提高神经康复效果的一种策略。他指出，临床医生往往过分自信，容易先入为主地选择自己认可的治疗方案，而不关注于患者自身的实际需要，最后，如果治疗失败，对临床医生来讲，反而显得无关紧要。van den Broek[7] 强调，制订"以患者为中心"的康复目标是康复治疗成功与否的关键。他表示，康复目标的制订是关键核心问题，如果没有目标，康复治疗就没有方向，也不能判断康复干预是否有效。而且，康复目标正确与否及制订康复目标的过程，为临床医生、治疗团队与患者之间的关系互动奠定了一定的基础。由临床医生提出、建议或制订的康复目标，往往是医生根据患者需要而制订的。然而，患者期望的康复目标即使不是最重要的，但也应该受到同等重视，这才是康复治疗的根本。对患者而言，只会努力去实现他们自己的目标或满足他们自己的需求，而不会、也不愿意或者拒绝去实现其他的目标。因此，制订康复目标的过程涉及需要和想要两种不同目的，如果两者之间不能达成完全一致，那么就形成一个所谓相互妥协的目标，也是可以的。如果不能用"以患者为中心"的原则制订康复目标，或者制订的康复目标只是（医生认为的）需要而不是（患者期望的）想要，那么（康复治疗）将会存在治疗结果无效的风险。

遵循"以患者为中心"的原则，来指导康复治疗的另一个依据是：脑卒中后患者功能障碍的干预措施，往往难以深入到家庭和社会中的环境和场合。例如，通过桌面活动进行的视觉扫描训练，通常不会应用到使用扫描策略寻找到冰箱中的物品这一情景中去，除非此训练目的就是为某些具体环境特别设计的。此外，为完成特定任务而制订的策略（如使用闹钟手表为失忆症患者制订一个药物治疗时间表），不一定能适合患者完成其他任务，如记住治疗预约时间。再者，患者大脑损伤严重程度不同，也会影响患者总结所学习任务的逻辑性[3]。临床医生始终要考虑：在围绕康复治疗效果、制订康复目标过程中所发现的个体化问题。虽然对于存在认知和感知障碍的患者来说，"以患者为中心"原则还是缺乏普遍性，但是该原则对保证康复治疗的效果、目标的制订和任务的实施是有意义的，对每位患者和他们的护理人员也是有意义的。患者积极参与康复目标制订，对其脑卒中后的康复效果非常重要。此外，"以患者为中心"的作业治疗计划制订后，脑卒中和脑外伤患者在自我感知能力的表现、日常任务完成的满意度方面，无论是统计学结果，还是临床表现都发生了显著性变化[4]。

二、患者自述：脑卒中经过

12 月，一个阳光明媚的早晨，早餐时分，毫无征兆、毫无痛苦，我就这样得了脑卒中。幸亏当时我穿着一件厚厚的毛巾长袍，跌倒在地板上的时候起到了缓冲作用，让我感觉（至少在我的视觉记忆中）像是慢动作一样，一点都不疼。

终于我的左半身摔在了木地板上，又尴尬又恼火，我不让岳父帮忙，自己用右手抓住椅子，可还是站不起来。我还清楚地记得那个画面，岳母用哀怨的眼神让岳父拿走我嘴里咀嚼着的面包片，这其实让我非常恼火、无地自容。而她目光敏锐，就像艺术家一样有着细致的观察力，她已经注意到了我左侧嘴角的咀嚼动作停止下来，食物存在左侧腮部。

由于我正处在心脏手术（2 周前进行的二尖瓣修补手术）的恢复过程中，因此几乎不用诊断，尤其是对于我这位神经科医生来说，很容易判断出来是脑卒中。躺在餐厅的地板上，等待救护车到来的时候，我反复思考着，用"脑卒中"这个词来描述发生在我身上的事情是不准确的，整个过程更像是温柔地熄灭一支蜡烛，而不是字面上猛烈撞击的感觉。尽管如此，"脑卒中"这个术语（来自拉丁语 ictus，这个词在医学术语中仍然被广泛使用）已经被普遍接受，并且在大多数西方语言中都有相同的词汇。我归纳为两种可能：要么"脑卒中"指的是事件的突然性，而不是它症状的表现；要么是我的这次脑卒中发作有些不同寻常。我知道这两种事都有可能。

事实上，我在脑卒中后的最初几分钟内，一直在思考脑卒中这个词语的含义。我可以思考这个事，正好说明了在这次不幸事件中，我的心理状态和语言能力没有受到影响，这是最"幸运"的。

朋友和亲戚们怀疑我有失语症问题，但说话、阅读和工作确实也是我恢复过程的重要内容。我还是得感谢任何自然或超自然的力量，将血凝块推入右侧颈内动脉而不是左侧。我发现自己完全丧失运动能力的感觉，并不像预想的那样痛苦，或者是因为我在重症监护；或者是我自己不知道，当时处于一种轻微的昏迷状态，幸运地抵消了脑卒中发作的情绪反应。

虽然我自以为还记得脑卒中后最初几天的每一个细节，但后来我才发现，还是有一些片段的记忆缺失。例如，我根本没有印象接受过多普勒超声检查。几个月后，当我再次检查，看到第一次检查的结果时，我才承认，我确实不记得了。我曾经在同一个实验室，接受了同样的检查，而第二次检查对我来说似乎是全新的，同样也不认识热情欢迎我的医务人员。

尤其是其他神经科医生经常问的问题是："偏瘫的感觉是怎样的？"当我看到那些不同程度运动功能障碍的患者时，我也问过自己一样的问题。然而答案却是简单到令人失望；真的！什么感觉也没有，就像我从来没有不能使用我的左侧肢体，也没有出现因心里想动而不能动的那种令人恼火的感觉。我也不认为这是因为左半身的感觉丧失或减弱（感觉统合缺失症）造成的，因为我根本没有任何感觉。

奇怪的是，随着我的功能逐渐恢复，左侧肢体尤其是左手的迟钝和笨拙，反倒让我越来越感到尴尬和愤怒。我有多少次都因为自己肢体活动表现差、撞倒东西、自己挡住自己去路，或者只是在伸手拿东西时莫名其妙的颤抖，只能不停地诅咒甚至拳打脚踢。

然而，在神经内科住院的时候，我的挫败感是从睡觉到身体活动，需要完全依赖他人。作为一个极度（可能是有点神经质）注重隐私的人，由于重大疾病而失去隐私最初对我来说是一个大问题。事实上，我唯一能接受的只有身体功能障碍。

作为神经病学专家如何与神经系统疾病共处？我很难恰当、准确地回答这个问题，其实我是作为一个患者而不是作为一个神经学专家经历脑卒中发作的。我很少问神经学方面的问题，也从来不想看自己的磁共振成像。正如我在心脏手术时所做的那样，我首先得完全信任我的医生和同事们，然后又完全信任我的物理和作业治疗师，并且在整个治疗过程中采取了一种主动的，也是一种合作的态度。我认为这种有意识的无知和信赖的心态，可能比一种批判性的、审视的态度对我自己来说更好。

当然，看到自己的左脚趾上翘起来呈现典型的巴宾斯基征，目睹自己过度的膝跳反射，感到左侧身体诡异的异常感觉及左手"如针刺"的感觉，都是奇怪而有趣的经历。还有一些奇怪的现象可能会被非专业人员忽视，如我注意到在某个时间开始（可能是脑卒中后的 2 个月），每当我开始排尿时，就会出现自发的巴宾斯基征。这种情形每次都会发生，表现为左脚 2~3 脚趾抽搐背伸，随着尿流变得稳定，这些背伸就立即消退。这种"泌尿巴宾斯基征"持续整整 1 年，之后还有零星

发生。脑卒中单元的同事们从来没听说过类似的现象，但医生和治疗师可能会发现，对脑卒中康复患者，系统地调查这个问题是一项有价值的工作。就像 H. Houston Merritt 观察到的在给患者脱拖鞋时出现类似的症状，也许"泌尿巴宾斯基征"（DiMauro sign）应该归纳到自发性巴宾斯基征。

和每个患者一样，我也会担心我的康复预后，从一开始就可以弯曲我的腿，这让我感到鼓舞。我还会自豪地向访客和同事们展示这一点，期待着乐观的预后说法。我担心我的左臂完全不能活动，但后来我从一位好朋友、儿科神经学家那里得知，他对我未来的康复预后很乐观，因为从第 1 天起，我就可以弯曲手指。然而，直到很久以后，当我的胳膊确实恢复了很多功能时，他才开始谈论他当初所判断的积极预后。

还有一个奇怪表现（事实证明，这是一个积极的方面）是完全没有痉挛，极大地促进了康复过程。痉挛的唯一表现仅仅出现在一些不自主反应中，如伸展和打哈欠，这时左腿会自发地、无法控制地进入极度屈曲状态。

三、患者自述：脑卒中康复治疗

当这本书的编辑，也是我曾经的作业治疗师，要求我写一下作为一个脑卒中康复患者的经历和体验，还建议书名为幸存者笔记。我问他，你是指脑卒中的幸存者，还是指在你们物理和作业治疗师手中训练后的幸存者？为了免得我后面的内容听起来过于夸张，或者是被误解为是编辑的自吹自擂，那我就从负面开始说吧。

物理（运动）治疗和作业治疗都非常枯燥无味，因为它们必须进行高强度的重复性练习和活动，治疗师们会自动偷偷地给你计数，哪怕只是几个数的差异也很难骗得了他们。

此外，治疗师都有一点"虐待狂"，可能他们就是天生如此吧，他们对自己工作的痴迷和专业训练的严苛程度让人无可挑剔。一旦你适应了任何特定练习所需的重复次数，重复次数就会再增加 5 次。我认为，这个方法是为了让你不断接受新的挑战，而你确实需要如此。此外，说到疼痛，你知道治疗师怎么区分"好的"和"坏的"疼痛吗？好的疼痛，是来自于 5 个周期的 10 次重复训练引

起的肌肉酸痛，对于治疗师来说这是基础，说明你正在锻炼，而且肌肉使用得当。严重的疼痛可以用不同的方式来分类，我的那个男性作业治疗师，使用了一个疼痛严重程度的评价方法，从"被纸割伤的疼痛"到"分娩的疼痛"。这个时候，作业治疗部的一位女秘书，她总是跟我们说，这些男人根本不知道我们在说什么。

还有一个好消息和一个坏消息，那就是只要你坚持锻炼就有效，当你停下来的时候，你就开始退步，所以你必须终身锻炼。对于像我这样的"地中海人"来说，这是一件非常痛苦的事情。我要在这种折磨中存活下来，就得把锻炼作为一种非常常规的生活，这几乎是我每天自动执行的事情，就像刷牙。这样一来，当我一旦忽略了常规训练时，我会感到有点内疚；相反，在做运动的过程中，我就会享受到那种类似慢跑时出现的令人兴奋的美好感觉。

负面评价到此为止，积极影响才是主要的。作为一名神经肌肉疾病专业，以及神经病学专家的学生，我必须惭愧地承认，以前完全忽略了整个物理治疗和作业治疗的专业领域，这是一个很少有人涉及的领域，医生们完成了他们自己的精准诊断之后，就不再关心患者的问题了。而且，我还稀里糊涂地以为物理治疗师和作业治疗师的工作就是类似机器人的重复性工作而已。几个疗程的作业治疗和物理治疗已经彻底地改变我的观念。给我留下深刻印象的第一件事，是他们扎实的肌肉解剖学和生理学知识，本来我还自以为很了解肌肉！在整个康复过程中，我惊讶于他们对运动的理解深度，以及肌肉的协调和代偿机制等。

因此，我一直有一个令人欣慰的想法，即所有的练习和活动都是根据患者的具体缺陷和需要合理设计的，而不是"固定"计划的一部分。另一个令人鼓舞的现象是，治疗师[7]对每一点进步都表现出发自内心的满足感，这些人并不是自动化地执行，他们非常热爱自己的职业，并且希望工作有进展。事实上，我已经开始非常钦佩治疗师的奉献精神和专业精神，以至于我产生了一种信念，同时我也向我们的神经病学系主任表达了这种想法，所有的神经病学住院医生都应该至少花几周时间观察一下工作中的物理和作业治疗师。我们神经科医生常常满足于我们对脑卒中患者的

诊断、检查和急性期干预，却忽视了患者的功能进展。我患上了左肩疼痛综合征，不仅让我夜不能寐（部分原因是疼痛，部分原因是我害怕侧卧会导致手臂脱臼），还导致了让我非常痛苦的肩膀冻结，严重干扰了我的作业治疗进程。治疗师使用的多种方法给我留下了深刻的印象，这些方法不仅可以减轻疼痛，还可以解决冻结的问题，其中包括用吊带、用肩带支撑我的手臂，以及在被动活动和按摩的同时用胶带包扎我的肩膀。那一次，我发现自己的另一面表现：主动要求成为作业治疗实习生教学的示教病例。虽然在我们的临床查房中，自己对医学界有了一些实质性帮助中，我也获得了一定的满足感（有点类似于但实际上还没有把你的身体捐献给解剖学系），但我也更加清楚地意识到，在被当作研究对象的过程，也确实给患者带来许多的不舒服。

四、患者自述：回归家庭

回归家庭对我来说最大的恐惧是跌倒。我曾经在病房里跌倒过 1 次，回家几天后又跌倒了 1 次。所幸这 2 次摔倒我都离墙很近，我想起来在医院进行康复训练时，治疗师曾经精心训练过的方法，最后都是自己站起来的。但当家人离开的时候，我就会做同样的噩梦，梦见自己摔倒在房间中间，站不起来，够不到电话或对讲机。后来我买了一部手机，每天晚上一到家就把它放在口袋里，虽然我还没有使用过它，可它对我来说就像一根"救命稻草"。

早上洗澡和穿衣服也做了一些调整，我很快就发现，在医院里看起来有些滑稽的步骤（先穿左袖、裤腿，把袜子钩在大蹬趾上，再把其他脚趾套进去）实际上是一个高度程式化且合理、可以快速完成任务的宝贵方法。我花了几个月的时间重新熟练打领结的方法。当我穿着衬衫、打着领带，而不是高领衫出现在门诊时，我的作业治疗师脸上的那种骄傲表情，至今仍让我感到非常欣慰。

恢复正常生活的过程可不是看起来的那么顺利，下面让我花些时间来谈谈开头说到的挫折感。即使是轻微偏瘫，都会给人在日常生活的方方面面带来无尽的挫折感。总掉东西就特别让人恼火，

我现在理解了儿子在青少年时期频繁爆发的情绪，甚至产生了新的共鸣——"我恨重力！"；穿带纽扣的衬衫，尤其是袖口处的纽扣，对我来说都非常具有挑战性，有好几件衬衫的纽扣都让我扭掉了，这就足以证明这一点。这种挫折感有时会发展为愤怒，我还会用敏捷的右手猛抽迟钝的左手；更糟糕的是，我还双手猛捶桌子，可唯一不变的结果是左手依然迟钝，而右手却疼痛不已。另一种处理和排解这种挫折感、破坏性较小些的方法是咒骂，我发明了一种特殊的英意混合诅咒（两种语言都不能写出来），我把它当作咒语，每天都会使用很多次。当然，挫折感的程度和愤怒的阈值每天都大不相同，明显受到自身情绪的影响；当心情不好的日子，我会发现自己故意找茬，为自己寻找发泄的借口，把脑卒中当成了我坏心情的替罪羊。

虽然我从来都不是一个运动健将（叫我"书虫"可能更合适），随着我康复的不断进展，我曾无数次重复一个生动、鲜活的梦；我能跑，仅仅是为跑而跑，那种令人雀跃的感觉就像脑卒中前一样轻松。我的确试图在公寓走廊里扶着购物车跑，但不知怎么的，结果并不像在梦中一样令人兴奋，我还没有梦想成真。

五、患者自述

虽然我不能跑，但我可以不用拐杖独立行走，可以说日常生活自理，我回到了自己的工作中（幸好我的工作坐着就可以完成），我还去周游世界。当然，这不是脑卒中的常见结局。每个脑卒中患者都不一样，我非常幸运，没有出现语言障碍，也没有痉挛现象。这使我的康复过程简单且有意思。

然而，左侧肢体偏瘫持续了近两年半（到我 54 岁），现在我基本可以正常生活了。我的进步很大程度上要归功于物理治疗师和作业治疗师，他们持久的耐心、持之以恒的精神、高超的技术和富有同情心的工作态度。"幸存者的体验记录"不仅记录了脑卒中发病的过程，也表明了大脑确实存在的可塑性，好的物理治疗和作业治疗确确实实能够大幅度提高每个脑卒中患者的功能水平。而且在很长一段时间内，这些改善还会持续下去

（如果你坚持锻炼的话！），尽管改善速度会较前减慢。所以，也许在我 60 岁之前，我还能再跑起来呢。

六、患者自述：脑卒中 10 年后（P. S.）

就像 Alexandre Dumas père 感到有责任在写完《三个火枪手》后要写它的续集"二十年后"一样，在发生脑卒中的 10 年之后，我觉得也应该写后记。好消息是，我仍然可以独立行走，全职工作，到处旅行。坏消息是，我再也没有跑步，尽管跑步仍是我的梦想。而且我左侧肢体仍然存在感觉异常，尤其是手。由于这两种情况同时存在，一种是完全出乎我的意料，另一种我不得不完全接受。第一种与衰老有关（引用 Woody Allen 的话，俨然比另一种更好）。全身性关节炎迫使我进行髋关节置换，加上脑卒中的影响加重了我的跛行。第二种则由于我的懒惰，不适应地中海式饮食（与阿特金斯式饮食的口味相反），缺乏锻炼，体重超标而影响了我的功能。这些都不是我的物理治疗师所推荐的。我每天都能听到我的治疗师关于减轻体重的建议。我和他已经建立了很好的个人关系。可以说这种关系的建立对我脑卒中的康复有积极作用，而对他来说则是一种工作上的煎熬。但这对我们双方来说，结果是好的，谁不喜欢好的结局呢？

七、结语

在结语中，我可以乐观地说，我非常幸运，因为第一次右侧半球脑卒中让我没有言语障碍和肢体痉挛。4 个月前，就是复活节前的那个周六，非常不幸，由于频繁发作的心房颤动，我再次遭受严重的脑卒中，影响了我的左半球。

与我 20 年前发生脑卒中的情况不同，我完全没有意识到身体的变化，只是模糊地记得向右侧摔倒。

幸运的是，我的妻子是一名物理治疗师，更是我真正的守护天使，帮我叫了救护车，很快被送到了医院，值班的神经科医生马上又让我到了哥伦比亚大学医学中心，高水平的神经放射学家和介入医师在我股动脉里插了一个导管，一直插

到我的大脑左中动脉并从中取出了那个足以致命的栓子。大约 2h 后，我恢复了意识，医生问我感觉如何，能不能移动右臂；我在病床周围又看到了那些熟悉的、可爱的脸庞。

尽管病情很严重，但也算是"不幸中的万幸"，虽然我的左脑半球明显缺血，好在血管网络很快就恢复供血。然而，大脑优势半球受累让我得了失语症，有一些名字我根本想不起来。好在让我感到欣慰的是，我还记得自己的研究方向主要是线粒体疾病。

一个令人不安的问题出现了，那就是我对电视里的对话或新闻短讯中的英文听力很差、理解力也很差。这种感觉性失语的问题，在我的母语意大利语和后来学的西班牙语中也存在这种现象。还有一个问题是，我的英文词汇量明显减少，不能再玩纽约时报上的填字游戏。另外一个问题也与感觉性失语症有关，我很难完全理解纽约时报上幽默专栏文章的意思，因为需要好的抽象思维能力。

运动方面有什么问题呢？与我原来的偏瘫步行模式不同，面对电梯门时，我的右脚会出现"冻结"或犹豫，还感到不稳。我至少摔倒过 4 次，好在都没有骨折。右脚出现了上述"帕金森样症状"，逐渐又合并右手的微小颤动和小写症，小剂量增加卡比多巴 / 左旋多巴剂量（息宁）控制了病情的进展，而视力时好时坏比步行症状更明显。

第二次脑卒中后的 4 个月，我在办公室里，写邮件、读文章、准备论文、审查章节。我的守护天使——我亲爱的妻子，给我安排了位于撒丁岛的为期 1 个月长假。那里就像天堂一样，宁静的环境、美味的食物、海边的日光浴，但现在我还不能去。我还是感到非常庆幸，自己得到放射神经科医生和介入医生的救命之恩，还有专业的物理治疗和作业治疗，虽然思维能力恢复有限，我还是能够继续自己的职业生涯。很多熟悉或不熟悉的同事都反反复复地跟我说，坚持 1 年的治疗，我会变得更好。我甚至希望能比第一次脑卒中提高得更快。这是一个尾声，也是一个充满困扰的短期事件，但它仍然满载了我的至亲和所有合作者的深切关爱。

因此，更准确地说，这也是一个"序幕"，会记录接下来的几年，我作为一个真正的祖父，也是许多年轻临床医生导师的角色，继续我的生活和工作。

祝福大家！

第二篇
最大限度地参与日常生活

Maximizing Participation in Everyday Activities

第 5 章 提高日常生活活动能力
Enhancing Performance of Activities of Daily Living Tasks

Josefine Lampinen   Birgitta Bernspång   Dawn M. Nilsen 著
刘 翠　刘永红　王瑞丹　刘艳君　王 平　苏 源 译

关键词
- ADL 分类法
- 运动与过程技能评估
- 作业治疗干预过程模型
- 以作业活动为基础
- 以作业活动为重点

学习目标

通过学习本章内容，读者将能够完成以下内容。

- 掌握实施作业治疗的过程，以如下原则进行：以患者为中心，基于自上而下的推理，以作业活动为基础和（或）以作业活动为重点的评估和干预方法。

- 了解 ADL 分类，它是一种结构化的自评量表告，描述个人在基础和工具性 ADL 方面的优势和不足。

- 掌握如何评估脑卒中患者在工具性 ADL 中的作业活动质量表现。

- 掌握如何书写以作业活动为中心的康复治疗记录，其中包括制订以患者为中心的短期目标。

- 掌握不同的康复训练模式，这些模式有利于以作业活动为基础和（或）以作业活动为重点的康复计划的实施，以提高个人工具性 ADL 能力。

脑卒中经常导致日常生活活动能力丧失，而 ADL 依赖过渡到 ADL 独立需要至少 5 年时间[35]。

此外，ADL 的独立性提高与健康相关的生活质量密切相关[28]。因此，改善脑卒中后 ADL 能力是作业治疗的重点。最近对随机对照研究的系统回顾发现，以改善 ADL 能力为目标的 OT，提高了 ADL 评分（如功能独立性测量、Barthel 指数），并减少了不良后果的风险（如死亡、恶化或 ADL 依赖）。该研究还发现，接受 OT 的脑卒中患者在"扩展 ADL"（如工具性 ADL）方面更独立[27]。

当进行 ADL 障碍评估时，有不同的模型指导临床医师对 ADL 影响因素的推理过程。其模型包括人类作业治疗模型（Model of Human Occupation）[22]、作业活动适应实践模型（Occupational Adaptation Practice Model）[37] 和作业治疗干预过程模型（Occupational Therapy Intervention Process Model，OTIPM）[12]。

在本章中，我们通过一个脑卒中患者 Astrid 为例，介绍作业治疗过程。作业治疗师 Maria 使用作业治疗干预过程模型（Occupational Therapy Intervention Process Model，OTIPM）[12] 来评估患者，判断 ADL 影响因素，然后制订康复计划和实施康复治疗以提高 Astrid 的 ADL 能力。Maria 选择使用 OTIPM，因为它强调作业治疗师以推理的方式确保：①所提供的康复治疗以患者为中心；②以真正"自上而下"的方式对患者进行评估；③所使用的评估和干预方法是以作业活动为基础和（或）以作业活动为重点；④康复治疗记录以作业活动为重点[12, 13]。OTIPM 如图 5-1 所示，本章中使用的术语"以作业活动为中心""以作业活动为基础"和"以作业活动为重点"的定义，如表 5-1 所示。

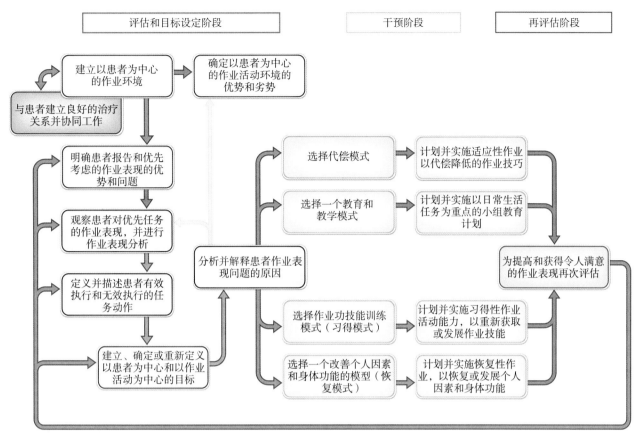

▲ 图 5-1　作业治疗干预过程模型

改编自 Fisher AG. *Occupational Therapy Intervention Process Model*: *A Model for Planning and Implementing Top-Down, Client-Centered, and Occupation-Based Interventions*. Ft. Collins, CO: Three Star Press; 2009. Retrieved from http://www.innovativeotsolutions.com/content/wp-content/uploads/2014/01/English-OTIPM-handout.pdf.

表 5-1　"以作业活动为中心""以作业活动为重点"和"以作业活动为基础"的定义

以作业活动为中心	保持以作业治疗为中心的专业视角，我们所做的工作与作业治疗的核心范式相联系
以作业活动为重点	使用关注或最大程度关注作业活动问题的评估方法和直接达到或接近预期结果的干预方法
以作业活动为基础	采用以患者主动参与表现作业为基础的评估和干预方法

改编自 Fisher AG. Occupation-centered, occupation-based, occupation-focused: same, same or different? *Scand J Occup Ther.* 2013; 20: 162–173.

OTIPM 已经在 Astrid 接受 OT 治疗的医院使用超过 18 年，它是 OT 的基础，用于所有接受 OT 治疗的患者。更具体地说，在瑞典，制订 OT 训练计划是很常见的，主要体现了作业治疗师在特定的环境下为特定的患者提供怎样的治疗。在国外，作业治疗师在不同环境中工作（如脑卒中急性期、康复期、家庭保健、社区活动、大学教育），服务于不同年龄段（即从幼儿到老年）和不同疾病（如发育性疾病、神经疾病、骨科疾病、精神病）的人群，以及担当各类角色（如直接服务、咨询服务）。他们可以制订总体 OT 方案，总的方案中可以包含更具体的 OT 方案。这些治疗方案是以 Fisher 的 OTIPM 为基础，瑞典发展起来的总体 OT 方案也被包括在其中[12]。

具体的 OT 方案规定了康复干预过程的每一步要做什么，以及每一步如何实施。与总体 OT 方案一致，具体的 OT 方案同样包括评估和干预方法的选择，但最终决定使用哪种评估和干预方法是基于每个患者的需求和优势，以及每个作业治疗师的专业推理的。换句话说，具体的 OT 方案描述了从最初转诊入院到出院的每一个步骤中"做什么"及"如何做"。

尽管有证据表明脑卒中患者可以从团队治疗中获益[9, 24]，但作业治疗师在团队治疗中发挥其专业作用仍然至关重要。用 OTIPM 来指导作业治疗师的推理，结合基于 OTPIM 的具体 OT 方案，确保作业治疗师保持以作业活动为中心[13]。例如，近期关于脑卒中患者[19, 32, 43]康复干预综述表明：真正的作业活动（即以作业活动为基础的康复策略，适当难度的任务导向性活动，以及最大程度参与作业活动的策略）对于脑卒中后由于认知和运动障碍而出现作业活动表现下降的人来说，使用增加 ADL 参与策略是最有效的干预方式。最后，为了评估 OT 干预的有效性，必须使用敏感的以作业活动为基础和（或）以作业活动为重点的、灵敏的结果评估方法[12, 13, 18, 19, 32, 43]。

例如，在 Astrid 所在的康复科，整个多学科团队坚持以患者为中心的方式工作，患者是团队的一员❶。在最初的康复计划讨论中，所有团队成员与患者一起共同制订以患者为中心的康复目标。作业治疗师的作用是确定明确的以作业活动为中心的康复目标，确定患者执行对其有意义的 ADL 任务的能力，并且希望患者能够在日常生活环境中更好地参与 ADL。

在本章中，我们将讲述当 Maria 对 Astrid 进行 OT 治疗时，她是如何按照 OTIPM 进行每个步骤的。更具体地说，我们将讲述 Maria 是如何实现以患者为中心、以作业活动为基础和以作业活动为重点的评估和康复治疗的，其中包括①以作业活动为重点的访谈指南，ADL 分类（ADL Taxonomy），可以用来收集患者的一般信息及患者对自身作业活动的优势和问题的看法[38, 40, 41]；②以作业活动为基础、以作业活动为重点的运动与过程技能评估（Assessment of Motor and Process Skills，AMPS）[16, 17]，可通过观察法收集患者 ADL 任务表现质量的信息。我们将重点介绍这些工具，因为本章的重点是 ADL 任务的表现。请参见表 5-2 和第 6 章，以了解其他可以评估 ADL 表现的工具。我们还将演示作业治疗师通过以作业活动为基础

和（或）以作业活动为中心的评估结果，与患者一起制订订以患者为中心以作业为重点的康复目标，计划以作业为基础和重点的 OT 干预措施，以及撰写以康复为重点的记录。为了更好地理解我们将要讨论的案例，我们将首先概述 OTIPM 的步骤，然后更详细地讲述 AMPS 和 ADL 分类法。

一、作业治疗干预过程模型❷

如图 5-1 所示，根据 OTIPM 的定义，干预过程的第一阶段是作业活动评估和目标设定。在这一阶段，作业治疗师必须使用真正的"自上而下"的推理，在这种推理中，作业治疗师首先从患者那里收集信息，了解患者对其 ADL 的看法、ADL 的环境、ADL 中感兴趣和有意义的领域，以及患者认为当前情况下最重要的 ADL（建立以患者为中心的表现场景，明确该场景的环境优势和限制）。在这个过程中，作业治疗师与患者相互合作，这种协作关系在下面作业治疗过程中得到进一步发展（图 5-1 中的虚线所示）。

作业治疗师继续使患者确认自身的作业表现的优势和问题，让患者优先考虑日常生活中最关心的任务，然后观察患者的作业表现质量（确认患者自评和优先考虑的作业表现的问题和优势，观察患者优先任务的作业表现，分析作业活动表现，并定义和描述患者有效执行和无效执行的任务活动）。结构化访谈指南，如加拿大作业活动表现测量（Canadian Occupational Performance Measure，COPM）[25]、作业表现历史访谈 - Ⅱ（Occupational Performance History Interview-Ⅱ，OPHI-Ⅱ）[23] 或 ADL 分类（ADL Taxonomy）[38, 40, 41]，通常用于帮助患者识别自身关注的作业表现，以及那些被认为最重要的，需要优先评估的作业表现。然后，使用标准化和非标准化的作业表现分析来观察和评估患者的最优先的日常生活任务的作业表现质量[15]。最后，作业治疗师使用作业表现分析的结果，采用以作业活动为中心的方式记录患者作业

---

❶ 在 OTIPM 中，评估对象可能是个人、一个患者群体（如一个患者及其周围人，其作业表现相互影响），也可能是一个患者小组（如一群没有相互联系的社会成员）[12]。但在 Astrid 就诊的康复科，评估对象通常被视为个人，在这个病例中，患者被介绍到作业疗法科进行治疗。

❷ 与 Astrid 就诊的老年康复病房一样，当患者是一个人时，我们将进行 OTIPM；并且我们认为 OTIPM 也适用于患者群体和小组。

表 5-2　脑卒中患者日常生活活动评估的案例 *

量　表	简　介
日常生活能力计算机化自适应测试系统（ADL CAT）[20, 26]	使用计算机自适应测试来测量 ADL 功能，34 个项目由 11 项个人（如洗脸和刷牙）和 23 项工具性日常生活活动（如社交郊游和志愿工作）组成，对患者及其主要照护者进行访谈，以评估患者在日常生活中的独立水平
Frenchay 活动指数[36]	采用访谈患者方式评估日常生活能力表现，由 15 个项目组成，其中大多数涉及工具 ADL（如洗衣服、家务、准备主餐和社交郊游）
Nottingham 日常生活扩展活动量表（NEADL/EADL）[11, 34]	使用自评问卷来评估日常生活中的"扩展"（即工具性）日常生活活动，由 22 个项目组成，可分为 4 个分量表：移动（如乘坐公共交通工具和上下车），厨房（煮热饮和做小吃），家务（做家务和购物），休闲（管理自己的花园和外出社交）
Rivermead 日常生活活动量表[29]	治疗师观察并评估日常生活中各种活动的表现，分为两大类：自我护理（如饮酒、梳头发和穿衣）和家居（如理财、准备小吃、购物和清洁）

ADL. 日常生活活动能力
*. 其他例子见第 6 章

表现质量的基线水平[12, 13]。

在作业治疗师和患者确定了日常生活任务表现的哪些方面是有效的和无效的（即患者的作业表现基线水平）以后，作业治疗师携手患者一起建立、最终确定或重新确定以患者为中心和以作业活动为中心的康复目标。在 OTIPM 中，所有这些步骤完成之后，作业治疗师思考患者作业表现障碍的原因（阐明或解释患者作业表现障碍的原因）。当思考患者作业表现障碍的原因时，作业治疗师可以选择使用各种正式和非正式的评估方法，其中包括身体功能（如知觉、肌力、协调和记忆）或环境评估，但以作业活动为基础的方法是优先考虑的[18]，如作业治疗 - 日常生活活动神经行为评估（ADL-Focused Occupation-based Neurobehavioral Evaluation，A-ONE）（以前的 Árnadóttir OT-ADL 神经行为评估）[3-5]，执行功能测试（Executive Function Performance Test，EFPT）[7, 8]，或者任务分析感知、回忆、计划和执行系统[6, 33]（Perceive，Recall，Plan and Perform System of Task Analysis，PRPP System of Task Analysis）。

"自上而下"的推理是 OTIPM 的一个特征，这种推理与作业治疗师最初侧重于评估患者的身体功能和环境因素的"自下而上"推理是不同的。"自下而上"推理首先确定身体功能障碍和环境的限制，然后以此来解释患者在 ADL 受限的原因。真正的 OTIPM "自上而下"的推理过程也不同于常见的"自上而下再上"的推理过程也在这个常见的推理过程中，作业治疗师最初关注的是患者的作业表现，然后直接跳到引起患者作业表现问

题身体功能和环境因素，忽略了观察患者作业表现的质量，然后分析作业表现这一重要步骤[12, 15]。

OTIPM 的第二阶段是康复干预阶段。在这个阶段，作业治疗师选择使用哪种类型的实践模式来解决患者的作业表现问题。如图 5-1 所示，作业治疗师可以从 4 种方案中进行选择，这些方案都涉及以作业活动为基础和（或）以作业活动为重点的康复干预措施[13]。在 OTIPM 的最后阶段，即重新评价阶段，作业治疗师使用以作业活动为基础和以作业活动为重点的评价方法对患者作业活动表现进行重新评价。最常见的是：①基于观察的工具（如 AMPS）来确定患者的作业表现质量是否提高；②访谈指南（如 COPM 和 ADL 分类法）来确定患者的作业表现满意度水平是否提高。

二、运动和过程技能评估

随着干预过程的进展，在过程的每个步骤中，使用不同类型的评估方法来收集患者有关的信息。正如我们已经注意到的，以作业为重点的访谈指南，如 COPM[25]、OPHI-Ⅱ[23] 或 ADL 分类法[28, 40, 41]，可用于患者的自评，并对作业活动表现（包括 ADL 任务表现）的优先关注问题和障碍程度进行优先级排序。当作业治疗师进行作业活动表现分析并确定和描述患者有效执行和无效执行的任务动作时，可以使用标准化或非标准化量表对作业活动表现进行评估[15]。如果患者报告 ADL 任务表现或社会参与方面存在问题，可以使用现有的标准化观察工具，如 AMPS[16, 17] 或社会交往评定（Evaluation of Social Interaction)[14]。标准化工具的优点是不仅为作业治疗师提供了关于作业表现技能（任务动作）的信息，还能定量评估，可以用作患者当前作业表现水平或干预后作业表现水平变化的客观指标。非标准化的作业表现分析只能帮助作业治疗师识别作业表现技巧是否有效[12, 17]。

AMPS 是患者被观察到的基础和工具性 ADL 表现（统称 ADL 作业表现）质量的标准化评价。AMPS 可以用于从 2—100 岁的任何年龄，任何诊断的患者，只要患者对 ADL 任务有兴趣并且有完成需求。要成为一名经过培训和合格的 AMPS 评估师，作业治疗师必须参加培训课程，并在课程结束后完成对 10 人的评估。当参加培训者证明有能力以有效和可靠的方式进行 AMPS 评分时，就成为一名合格的 AMPS 评估师，并可以访问由作业治疗评估软件包（Occupational Therapy Assessment Package，OTAP）生成的报告[39]。本章将讲述如何在实践中使用这些报告。

当进行 AMPS 评估时，观察被评估者执行两个或两个以上的相关和选择的 ADL 任务。AMPS 中总共包含了 125 项标准化的基础和工具性 ADL 任务。这些任务代表了许多不同的文化背景和 ADL 任务难度。标准 AMPS 任务的示例列在框 5-1 中。对于每个被观察的 ADL 任务，作业治疗师对受试者的 36 项作业表现技能（AMPS 项目）完成质量进行评估，其中包括 16 项 ADL 运动技能和 20 项 ADL 过程技能（表 5-3）。作业表现技能是 ADL 任务表现的可观察的单位（例如，在给自己倒一杯果汁的情况下举起杯子并将它放置到厨房柜台），而不是潜在的可能增强或限制一个人作业表现能力的身体功能（如握力、肩关节活动范围、记忆力和实践），其可能增强或限制一个人的作业活动表现能力[2]。

为了实施 AMPS 观察，作业治疗师对患者和患者团队中的其他人进行访谈，以找出哪些 ADL 任务与患者的生活相关，并被患者认为是作业表现障碍或潜在障碍。理想情况下，访谈这部分内容应该与之前描述的评估一起纳入到 OT 面谈过程中。当作业治疗师确定 ADL 任务障碍后，如果被患者认定急需解决，作业治疗师将启动标准化 AMPS 作业表现分析。在每次 AMPS 任务观察后，作业治疗师对观察到的 AMPS 任务的作业表现技

框 5-1　在运动和过程技能评估中校准的标准化基础性和工具性 ADL 任务示例，按总体任务难度列出 *

基础性日常生活活动
- 非常容易
  - 梳头
  - 用餐具吃零食
- 比一般情况容易得多
  - 穿上袜子和鞋子（系紧或系上）
  - 刷牙
- 比一般情况较容易
  - 脱上下衣（整理衣服）
  - 洗漱和洗澡
- 一般难易度
  - 淋浴
  - 化妆和全身打扮

工具性日常生活活动
- 比一般情况容易得多
  - （一人）从冰箱中取饮料
  - 用普通床单和毯子或羽绒被铺床
- 比一般情况较容易
  - 喂猫（猫干粮和水）
  - 准备一人或两人咖啡
- 一般难易度
  - 用微波炉加热食物或甜点（一人）
  - 割草或修剪叶子
- 比一般情况较难
  - 准备两人份新鲜水果沙拉
  - 用吸尘器清扫不同楼层的两个房间
- 比一般情况困难很多
  - 炒蛋或煎蛋，烤面包，煮咖啡或茶（一人）
  - 准备意大利面配酱汁、蔬菜沙拉和饮料（两人）

*. 运动与过程技能评估（Assessment of Motor and Process Skill，AMPS）中日常生活活动任务难度的确定是根据 AMPS 整个标准化样本（$n=196337$）的数据多方面 Rasch 分析获得，ADL 任务难度与 ADL 过程量表不同层级的平均 AMPS 任务难度有关[16]

能（即 ADL 运动项目和 ADL 过程项目）的表现质量进行评分，并将受试者的 AMPS 项目原始得分输入 OTAP 软件。

合格的 AMPS 评估员还可以输入总体的和具体的基线数据、患者的康复目标和干预建议，这些将被包括在 AMPS 结果报告中。AMPS 结果报告将帮助作业治疗师制订适当的干预措施，重点是提高个人的 ADL 任务表现质量。如果在干预前后对患者进行了 AMPS 评估，也可以生成 AMPS 进度报告。AMPS 进度报告用于评估和记录已实施干预措施的有效性[15, 16]。具体地说，AMPS 结果报告和 AMPS 进度报告包括两项 ADL 能力测评（ADL 运动和 ADL 过程），充分利用这两项测量结果，可以向作业治疗师和患者提供其 ADL 作业表现质量信息，将评估结果与参考标准对比，后者代表身体努力（笨拙）、时空效率、安全性和独立性的不

表 5-3　使用运动和过程技能评估对作业表现
技能进行观察和评分

ADL 运动技能	ADL 过程技能
• 体位 －稳定 －对线 －位置 • 拿取和持物 －够取 －弯腰 －抓握 －操作 －协调 • 移动自身和物体 －移动 －抬举 －步行 －转运 －调整 －流畅 • 维持作业表现 －耐力 －速度 *	• 维持作业表现 －速度 * －注意 －观察 • 运用知识 －选择 －使用 －处理 －询问 • 时间管理 －启动 －继续 －序列 －结束 • 事务管理 －寻找 / 定位 －收集 －组织 －复原 －校准 • 适应性表现 －注意 / 反应 －调整 －适应 －获益

*. 速度（Paces）即视作是 ADL 运动的一种活动，也是一种 ADL 过程技能

同程度，或基于常模参考值的解释也是可以的[16]。

作业治疗师偶尔在评估患者时发现 125 个标准化的 AMPS 任务没有一条与患者具有相关性，在这种情况下，作业治疗师可以使用非标准化的作业表现分析，观察受试者最先应该解决的和相关的 ADL 作业活动。

在这种情况下，作业治疗师将无法使用 OTAP 软件来生成标准化的 AMPS 结果（即 ADL 任务表现质量的线性测量），但作用治疗师仍然可以收集关于个人 ADL 任务表现质量的详细信息，以及哪些技能是有效执行的和哪些是无效执行的。非标准化评估的结果也可用于记录患者的 ADL 任务表现质量的基线水平，并促进康复计划的实施。Fisher 和 Griswold 更详细地描述了如何实行标准化和非标准化 ADL 任务表现分析[15]。

三、ADL 分类法

ADL 分类法[38, 40] 与 COPM[25] 类似，是一种

以作业活动为中心的访谈指南，可以询问患者需要进行哪些 ADL 作业活动，并且哪些作业活动表现良好，哪些存在困难，可被应用于作业干预过程的早期。ADL 分类法与 COPM 的不同之处在于 ADL 分类法侧重于 ADL 作业活动中的较小的分解的活动，并且其设计最大限度地降低了患者识别作业活动问题时不以作业活动为中心的问题的风险（如改善右手的功能）。

ADL 分类法的设计允许采用多种形式来记录患者 ADL 任务的优势和困难，但是最常用的方式是将圆划分为不同部分，每一个部分代表一个 ADL 任务，每个 ADL 任务包含其自身的活动（图 5-2）。并根据其所包含的活动难度等级进一步划分。表 5-4 中列出了 ADL 任务项目和每个项目中包含的 ADL 活动项目。位于圆顶部的是较大的空白部分，作业治疗师可以在其中添加对患者重要的、未包括在所列区域中的作业活动项目（如休闲活动）。

当作业治疗师记录患者每个 ADL 任务的优势和困难时，可以选择如何对 ADL 分类法进行评分[40]。例如，作业治疗师可以选择仅记录患者是否能够完成某个 ADL 任务活动。另一种选择是记录患者可以在协助下或使用自适应设备独立完成 ADL 任务动作、无法完成任务动作或未执行任务动作。第三种可能的评分法如图 5-2 所示。

最近，Wæhrens 和 Fisher[42] 研发了 ADL 分类法的一个版本，该标准使用三分类等级评分量表进行评分，该量表采用观察法，反映执行每个 ADL 任务动作的难易程度、效率、安全性和独立性。此后，Wæhrens 和同事研发了两种自我测评版本，一种基于访谈，另一种基于填写调查表[41]。两种自我测评版本均使用四分类等级评定量表，但其他方面均与其原始版本相似。新版本允许生成自我测评的 ADL 作业活动表现质量的线性度量，然后可以与该人通过观察所获得的作业表现质量进行比较[1, 31, 41]。COPM 无法生成自我测评的 ADL 作业表现的线性度量。

Wæhrens 等[41] 强调了基于自我测评和观察获得 ADL 作业表现信息的重要性。也就是说，他们认为这两者均是 ADL 作业表现的重要方面（自我感知观点 vs. 外在观察观点），而且由于它们之间的关联较低[31, 38, 41]，观察到的任务表现不能基

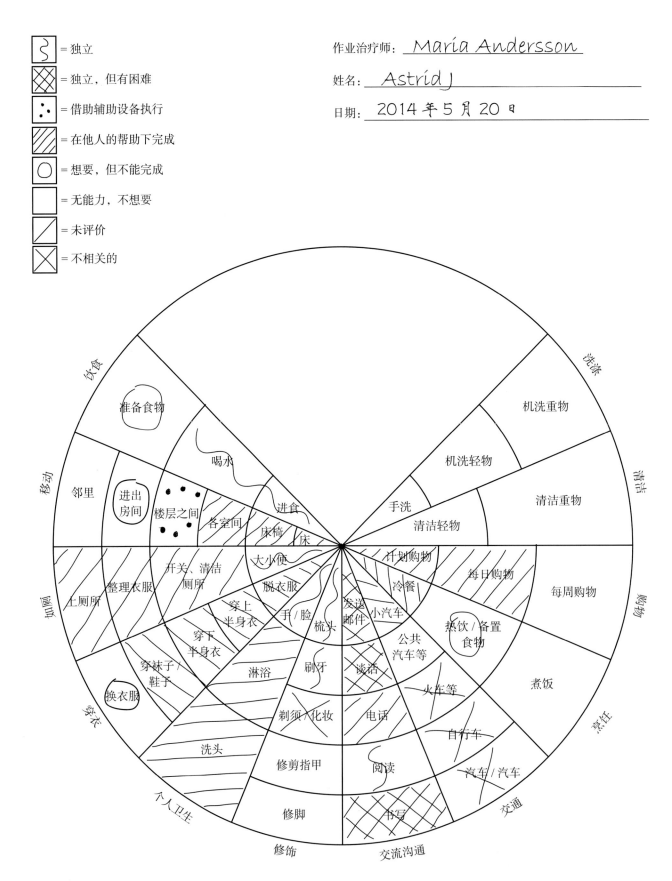

▲ 图 5-2　ADL 分类圈由访谈 Astrid 的作业治疗师填写

改编自 Törnquist K, Sonn U. *ADL-Taxonomi: bedömning av aktivitetsförmåga.*(*The ADL Taxonomy: Evaluation of ADL Ability.*)
Nacka, Sweden: Förbundet Sveriges Arbetsterapeuter (The Swedish Association of Occupational Therapists); 2001.

表 5–4　ADL 分类中包含的活动和动作的定义

ADL 项目定义	ADL 项目动作
进食的定义是从餐桌上拿取食物并进行饮食	• 吃饭是指将食物由容器送到口中及进行咀嚼和吞咽 • 喝水是指将水由容器送到口中及进行吞咽 • 拿取食物和饮料、切菜和准备食物
转移的定义是指有目的地从一个地方移动到另一个地方	• 床上转移：改变姿势、翻身及坐起 • 床 – 椅或椅子 – 椅子之间转移 • 同一楼层的不同房间之间行走或移动 • 不同楼层间行走或移动 • 住所内外行走或移动 • 邻里之间行走或移动
如厕的定义是指进入卫生间并进行排便	• 随意控制排便、排尿 • 上、下马桶、排便后清洁身体 • 整理衣物和卫生用品，如使用卫生巾、洗手 • 进出卫生间
穿衣的定义是指拿取需要的衣服和鞋子，并穿脱衣服	• 脱衣服 • 穿上衣 • 穿下衣 • 穿长袜、连裤袜或鞋子 • 从衣柜和抽屉里拿取所需衣服
个人卫生的定义是指进出卫生室、洗头、沐浴、擦干	• 洗手和洗脸 • 洗身体，盆浴 / 淋浴 • 洗头发 • 进出卫生间
修饰的定义是指与身体某一特定部位有关的其他卫生活动	• 梳头 • 刷牙 • 剃须 / 化妆 • 修手指甲 • 修脚指甲
交流的定义是指使用或不使用设备以发送和接收信息，以达到传递信息的目的	• 主动要求，沟通交流 • 交谈 • 使用电话 • 阅读 • 写作
交通的定义是指进出公共或私人交通工具	• 乘汽车 • 乘公共汽车 / 有轨电车 • 坐火车 / 船 / 飞机 • 骑自行车 / 助力车 • 驾驶汽车、摩托车
做饭的定义是计划和拿取厨具，准备，烹饪，摆桌子和洗碗	• 准备凉菜 • 加热汤或已备好的食物 • 煮饭
购物的定义是到达商店，购买货物，付钱，然后带回家	• 制订购物计划 • 在附近商店日常或少量购物 • 每周或大量购物
清洁的定义是日常清洁，包括铺床、整理、擦拭和除尘，以及大扫除，包括清洁或洗地板、洗马桶和清洁浴室	• 每日日常清洁 • 每周大扫除
洗衣的定义是将衣物运送到洗衣房或从洗衣房运出，并进行分拣、洗衣服、挂衣服、叠衣服及熨烫的衣服	• 手洗轻物 • 机洗轻物 • 机洗重物（如床单）

改编自 Törnquist K, Sonn U. ADL-Taxonomi: bedömning av aktivitetsförmåga. (The ADL Taxonomy: Evaluation of ADL Ability.) Nacka, Sweden: Förbundet Sveriges Arbetsterapeuter (The Swedish Association of Occupational Therapists); 2001.

于一个人的自我测评来预测，反之亦然。因此，Nielsen 和 Wæhrens[31] 得出结论，由于基于自我测评和观察的评估会产生不同的 ADL 信息，作业治疗师必须在实践中同时使用两者。

四、个案研究

1. 老年日间康复病房：舒适生活的患者（辅助） 康复多学科团队合作在瑞典及北美和世界其他地区很常见[10, 30, 38]。提示在整个康复过程中涉及多个专业，治疗人员利用专业的评估和康复干预方法，为团队贡献他们的专业知识。采用多学科的合作方式，将患者视为康复团队的一员，以能够全面了解患者的需求，并提供适当的康复干预措施。这种方法要求小组成员密切合作，相互协助解决康复过程中出现的问题。患者的康复目标同等重要，它决定哪些小组成员参与康复过程。随着患者康复目标的改变，康复小组的成员也随之而改变[21]。以 Astrid 为例，我们将展示如何在康复过程中实施这种多学科的团队合作。我们重点将放在作业治疗师的治疗上。

2. 进入老年康复病房前的背景 Astrid 是一位72 岁的女性，脑卒中后 7 个月。头 CT 示基底节区脑出血，出血破入左侧脑室。病初患者因脑水肿觉醒水平很低，同时有右侧偏瘫、失语症及严重的抑郁。脑卒中后，她立即在医院脑卒中单元接受了 2 周的康复治疗，在这期间，她存在以下情况。

• 需要最大量的帮助才能转移到可躺式轮椅上，工作人员要用吊索把她从床上转移到椅子上。

• 需要两个人的帮助在床边完成洗澡、上厕所和穿衣。若 Astrid 能够参与时，她会尝试参与。

• 她对提问只能回答"是"和"否"及对简单的鼓励信息做出回应。

• 易疲劳。

脑卒中后 2 周，她住进了医院的老年康复病房，并在入院第 1 天安排了作业治疗师。由于Astrid 说话相当困难且容易疲劳，作业治疗师通过Astrid 的病历及通过电话联系了 Astrid 的女儿后收集了有关 Astrid 的信息。

Astrid 在亚急性期的目标包括以下内容。

• 在最少的帮助下从轮椅转移到床或厕所。

• 准确说出周几、一天的时间和日期。

• 独立调节水龙头出水温度。

• 在平地上独立推动轮椅。

• 独立完成上身的梳妆及穿衣。

• 独立做早餐（如煮燕麦片）。

3 个月后从老年康复病房出院时，Astrid 实现了她的前三个目标。当推动轮椅时，她需要帮助才能推动轮椅超过几米。她仍需要最小量的帮助来完成上半身修饰（即洗脸、梳头和刷牙）和适量的帮助来穿衣及准备早餐，持续的认知损害限制了 Astrid 学习新的代偿策略的能力。

从此前住院的老年康复病房出院后，Astrid被转到老年日间康复病房继续康复。与此同时，Astrid 搬进了一个适合 55 岁以上老年人居住的舒适生活区。舒适生活区是指人们在住宅区中拥有自己的公寓，居民可以进入包括餐厅在内的共享公共区域。舒适生活区类似于美国的辅助生活区。

3. 确定以患者为中心的作业表现场景 由于等候排队，Astrid 直到出院 4 周后（脑卒中后四个半月）才开始来到老年日间康复病房。在她第一次就诊时，她的新作业治疗师 Maria 通过阅读Astrid 的病历，开始了建立以患者为中心的作业表现场景过程，其中包括她在脑卒中病房和老年康复病房住院期间的环境信息。Maria 随后会见了Astrid，并进行了初步的 OT 会谈。Astrid 与她的前夫 Emil 一同来参加会谈。

在会谈中，Maria 问了许多开放式的问题，目的是从 Astrid 处收集关于 OTIPM 中定义的以患者为中心的作业活动表现的 10 个维度中的每一个维度的信息[12]。Maria 的目标是从 Astrid 的角度了解她，以及了解 Astrid 对她当前（和过去）作业表现水平的看法。其中一个问题是 Maria 要求 Astrid描述自己一天是如何安排的。最后，作为会谈的一部分，她使用 ADL 分类法帮助 Astrid 将哪些日常生活任务她表现得很好，哪些事情是她关心的，进行可视化表现（图 5-2）。根据 OTIPM 中定义的10 个维度，不是基于 OT 会谈的进展，Maria 收集了以下有关 Astrid 作业活动表现的信息，总结如下。

(1) 环境维度：Astrid 1 个月前搬到了一个舒适生活区。她的公寓有卧室、客厅、厨房和一个大浴室。卧室里有一张带扶手的床、一个书架，以及一个带电话、数字闹钟和日历的床头柜。客厅里有一个沙发，两把扶手椅，一台电视，还有一张靠近厨房的餐桌和两把椅子。厨房里有一台冰箱，以及一台置于厨房柜台上方的微波炉，这个厨房柜台的高度相当于橱柜高度。浴室有淋浴，其中包括一个淋浴凳，一个可以调节座椅高度并带有扶手的马桶。浴室里还有洗衣机和烘干机。除了她的公寓外，Astrid 居住的舒适生活区还有几个公共区域（即餐厅、图书馆、电视室和水疗室）。最后，Astrid 有一个轮椅和一个滚轮助行器。

Astrid 的社交环境包括舒适生活区内 24h 工作的工作人员、经常来访的亲密朋友、她的前夫 Emil、2 个成年的女儿（一个住在瑞典南部，另一个住在国外）和她的孙辈。脑卒中前，她独自住在自己的公寓里；脑卒中后，她继续独自住在舒适生活区的公寓里。

（2）角色维度：Astrid 同时扮演着母亲、祖母、被照护者、自我照护者和朋友的角色。她以前是一名家庭维护者、园丁，并参加戏剧、音乐会和电影等城市文化活动。Astrid 也是一位"户外人士"，她经常在森林里散步，采摘野生浆果和蘑菇。她爱读书籍和杂志，现在她仍坚持读报纸。

（3）动机维度：Astrid 喜欢与朋友聚会，她特别喜欢邀请朋友到她的公寓，并希望能够独立完成这件事情。她还希望能够使用传统的器具吃饭，因为如果在吃饭时，被其他人看到她只使用叉子（在瑞典，习惯在吃饭时使用刀子和叉子，在整个进食过程中右手握住刀，左手握住叉子），她会感到很困扰。正因为如此，她不想在餐厅吃饭，而是选择让工作人员在她独自吃饭的公寓里为她准备膳食。

Astrid 价值观是独立的，尽可能自己做更多的事情。她的目标包括能够再次管理自己的日常生活任务（例如，邀请她的朋友喝咖啡，做早餐，做三明治，去厕所，在舒适生活区的共享区域参加活动）。

Astrid 过去的兴趣包括到森林里散步，采摘浆果和蘑菇，打扫家里卫生，装饰家居，去剧院看剧、音乐会听音乐和电影院看电影，还有园艺活动。她还喜欢阅读有关园艺和家居装饰的文章和杂志。虽然她现在仍喜欢看日报，但她说自己已经没有兴趣参加文化活动或打扫她的公寓了，因

为"我……太难了……现在"。

（4）任务维度：Astrid 提到与她过去和现在的情况有关的任务包括个人日常生活活动（穿衣、如厕、洗澡、梳洗和吃饭）、社会活动（如与家人社交、与朋友社交并喝咖啡）、工具性日常生活活动［冲咖啡、准备简单的食物（如燕麦片或三明治）和购物］、休闲（看报、看电视和休息）。在森林里散步，采摘浆果和蘑菇；看戏剧，听音乐会，看电影；园艺；打扫屋子；管理财务（银行业务，支付账单），这些 ADL 任务在她脑卒中前与她的生活相关，但现在因为缺乏兴趣或对她来说太难而变得无关紧要。

Asrid 是一个典型的瑞典女性，她的文化信仰、价值观、风俗习惯及她日常生活活动的地点和方式都与生活在瑞典北部的其他同龄人相似。

（5）社交维度：在会谈中，Maria 注意到 Astrid 与她的前夫 Emil 的关系似乎很好，并从他那里得到了很多支持，但 Maria 没有询问他们的关系。Maria 也没有问 Astrid 与她的朋友、女儿和孙辈之间的关系如何。虽然她认为 Astrid 与他们所有人的关系都很好，但 Maria 知道她可能需要在随后 OT 治疗过程中与 Astrid 确认这一点。Maria 了解到 Astrid 过去经常去看望她的女儿，并花了很多时间和她的孙辈在一起，但现在换作他们去瑞典北部看望 Astrid。Astrid 也没有评论她与舒适生活区的工作人员的关系，Maria 再次推断，自己可能想了解更多关于这方面的信息，特别是如果他们参与了 Astrid 的康复，如作为 OT 治疗团队的一部分参与协助 Astrid 时。

（6）社会维度：Astrid 有一些可用的资源。舒适生活区的工作人员每天 24h 都能帮助她；她的前夫，在法律上负责她的财务；家政服务人员，每周来打扫 1 次她的公寓；还有老年日间康复中心的跨学科团队。她还可以充分享受瑞典卫生保健系统提供的卫生保健服务。瑞典医疗保健系统将支付她每周两次乘出租车（移动服务）到老年日间康复中心的费用，并支付她在该中心的康复服务费用（包括规定内的辅助设备和辅助技术的费用），直到她达到康复目标。

（7）身体功能维度：Maria 通过 Astrid 的病历和在会谈中通过非正式观察的方式收集了以下信息。Maria 没有试图以其他方式评估 Astrid 的身体

功能；她认为，在随后的 OT 干预过程中，她将根据需要，采用 OTIPM 阐明 Astrid 作业表现问题的原因（图 5-1）。她还意识到物理治疗师的作用是评估 Astrid 的潜在身体能力（如肌力、活动范围）和功能性移动。

Astrid 在脑卒中后立即出现右侧偏瘫、失语和继发于脑水肿的低觉醒状态。她还表现出疲劳和抑郁（接受了药物治疗）。目前，Astrid 最大的缺陷是她的记忆力下降和右上肢功能下降。在会谈中，Maria 确实注意到 Astrid 现在可以移动右上肢并用右手抓住物体，但她的上肢运动似乎仍然"僵硬"，可能由于运动范围受限。Astrid 还提到，她右肩疼痛，难以伸手拿东西，特别是那些放在头顶上方的物体。Astrid 的肌力和姿势控制能力不够，这使她无法独立或安全地行走。她仍很容易疲劳。

最后，Astrid 仍然有运动性失语。她说话时停顿了很多次，但使用了"内容丰富"的词语和手势，Maria 认为这些词语和手势能够准确地传达 Astrid 想要传达的信息（例如，"我……太难了……现在"）。Astrid 似乎也完全理解 Maria 或她的前夫 Emil 传达的信息。

(8) 时间维度：在平常的日子里，Astrid 的日常生活从早上 7 点半被舒适生活区的工作人员叫醒开始。她在工作人员帮助下转移到轮椅上，进入浴室，然后转移到马桶上。然后转移到淋浴凳上，在帮助下洗澡和穿衣。工作人员做好早餐后，她就边吃早餐边看报纸。然后躺下来休息直到午餐时间。之后，一名工作人员帮她上厕所，为她做午餐。午餐后，Astrid 通常会与工作人员一起练习如何用滚轮助行器走路。下午，经常有客人来访。在没有客人来访的日子里，工作人员会为 Astrid 准备一份开放式三明治和一杯咖啡。Astrid 在晚饭前再次休息，直到一位工作人员来到她的房间，帮助她上厕所，为她准备晚餐。晚上，她看电视和读报纸。她在晚上 9 点钟左右上床睡觉，这时一名工作人员会来帮助她脱衣服并转移到床上。Astrid 每周有两个下午（下午 1—3 点钟）打车去老年日间康复中心。

(9) 适应维度：虽然 Astrid 尽可能地努力，但她在行为或生活环境调整以克服作业活动问题方面主动性有限。她愿意做更多的事情，并愿意使用经过改造的用具，但她似乎不愿意参与她过去喜欢的家务或休闲活动。

4. 建立与患者合作的治疗关系　当 Maria 见到 Astrid 和 Emil 时，他们开始建立治疗关系，并确定康复治疗小组人员包括患者本人。虽然 Emil 是 Astrid 作业治疗小组一员，但 Astrid 的作业活动表现与他并不相关，因此"患者"仅为 Astrid。Emil 的角色是确保 Astrid 想表达意思的准确性，并给她精神上的支持。事实上，Astrid 在很大程度上是靠自己来完成这次会谈的，只是偶尔向 Emil 寻求帮助。为了帮助建立融洽的和强有力的合作关系，Maria 仔细地倾听了 Astrid（和 Emil）所说的话，她对 Astrid 所描述的情况表示同情。Maria 知道在会谈的早期培养他们的关系有助于他们持续合作。

5. 确认以患者为中心的作业表现场景的有利和不利条件　Maria 从 Astrid 那里收集了关于她当前作业表现的 10 个维度的信息（前面已经总结），了解了 Astrid 的作业表现环境中存在的有利条件和限制（图 5-1）。Maria 认识到，她收集的有关 Astrid 作业表现场景的信息是她要记录的重要信息，尤其是反映她以作业活动为中心的观点的信息[13]。当她总结了有关 Astrid 作业表现场景的信息时，Maria 写了以下内容。

初次 OT 评定记录（第 1 部分）

① 背景信息：Astrid 是一位 72 岁的女性，住在提供全天候支持服务的老年舒适生活区的公寓里。她的公寓根据她的功能障碍被改造成适合她居住的住所（如床上的扶手、带扶手和升高座椅的厕所、淋浴间凳子）。她有前夫的支持，帮助管理她的财务。她有良好的日常生活活动安排，并积极主动地尽可能独立完成日常生活活动任务（如做饭、自我照顾）。她也乐于使用适应性设备。

② 推荐理由：Astrid 在老年日间康复中心由跨学科团队进行康复治疗，其中包括由作业治疗师进行与日常生活任务相关的评估和干预。

6. 确认患者自评（指出的）和优先考虑的作业表现的问题　Maria 在与 Astrid 和 Emil 的第一次会面中进行的 OT 会谈的第二个结果是，Maria 了解到 Astrid 认为的自己在作业活动表现方面的优势和问题是什么，以及 Astrid 希望优先改善哪些作业活动表现，以便进行进一步的评估和干预。Maria 选择使用 ADL 分类法来指导 OT 会谈的这一部分，因为她认为这样做可以为 Astrid 提供一个系统结构，帮助她识别和优先处理她认为与日常作业活动表现有关的最重要的问题。因为 Astrid 存在失语和一些记忆丧失，Maria 认为使用 COPM 太困难了。

在 OT 会谈期间进行 ADL 分类后，Maria 了解到虽然 Astrid 能够使用叉子吃东西，但她需要舒适生活区的工作人员帮助切割食物，并且她无法同时使用刀叉吃东西。Astrid 在穿衣、如厕、淋浴和做饭方面需要帮助。当进行床和轮椅、床和厕所转移时，她也需要口头帮助和监护才能完成。她现在能够独立完成修饰（如刷牙和梳头）。当她的朋友来访时，他们必须自己准备咖啡，并把咖啡和饼干一起端上来，部分原因是 Astrid 无法伸手去拿厨房柜台上方的橱柜里或冰箱上层架子上的东西。Astrid 无法管理自己的财务，也无法打扫公寓或购物。最后，Astrid 无法进入共享的餐厅、图书馆、电视室和水疗室，因为她无法将轮椅推动所需要的距离，也无法使用滚轮助行器独立行走。

当 Maria 问 Astrid 想优先完成哪些日常生活活动任务时，Astrid 说她希望能够煮咖啡，为朋友们提供饼干和咖啡，自己做早餐（如燕麦片），做一份开放式三明治，并用刀叉吃。Astrid 还说，她希望能够用滚轮助行器行走并用右手书写。然而，Maria 知道这些本身并不是日常生活活动任务表现。相反，Maria 认识到自己需要保持以作业活动为中心的观点，使 Astrid 能够专注于她想完成的任务，这些任务需要她使用助行器行走或书写。当 Maria 这样做的时候，Astrid 能够阐明她认为自己不能煮咖啡或早餐的一个原因是因为她不能走路和搬运任务中所需的物品；因此，Maria 认识到，使用滚轮助行器行走，实际上是厨房任务的一部分。Astrid 还明确表示，她希望能够给自己写简短的便条。Maria 通过以作业活动为中心的观点认识到，用适应性策略（非用右手书写）写便条是可能的。但"写便条"就是作业活动；用右手书写与潜在的身体功能有关，非作业活动。

当 Maria 记录了 Astrid 自我报告的作业活动表现优势和问题及 Astrid 选择优先解决的任务表现时，她确保自己的记录以作业活动为重点[13]。她写了以下内容。

初次 OT 评定记录（第 2 部分）

① 自我报告作业表现水平：具体如下。

• 优势：能够独立使用叉子进食，刷牙和梳头。

• 问题：不能用刀子切割食物或用刀叉进食；在穿衣，如厕，淋浴和简单的膳食准备（准备咖啡、燕麦片和三明治）方面需要帮助。需要他人帮助打扫房间、理财和购物；由于行动不便，无法进入舒适生活区的共享区域（如餐厅）。

② 优先 OT 干预：具体如下。

• 为朋友提供咖啡（煮咖啡，将咖啡和饼干端到餐桌上）。

• 准备早餐（如热的燕麦片）。

• 同时使用刀叉在盘子上切割食物并进食。

• 做一份开放式三明治（如上面有蔬菜片、奶酪或火腿）。

• 写简短的便条（如"提醒列表"）。

7. 观察患者优先任务的作业表现并进行作业表现分析　既然 Maria 已经了解了 Astrid 所报告的日常生活中的问题，以及想要优先解决哪些问题，Maria 在 OT 干预过程中的下一步就是观察 Astrid 如何执行这些任务。因此，Maria 告诉 Astrid 她想要在下一个疗程中观察 Astrid 最关心的两项任务的活动表现。她还阐明，这样做可以让 Astrid 更清楚地了解 Astrid 在作业表现方面的问题，这样她们就可以一起确定最合适的干预措施。Astrid 表示同意。

因为 AMPS 手册中包含了许多与文化相关的任务选项，并且与 Astrid 优先考虑解决的任务选项相匹配，Maria 进一步说明，"当我观察你的作业活动表现时，我想使用标准化的评估工具，即 AMPS。如果你同意，可以选择 AMPS 包含的任务中你最想要执行的两个。例如，使用刀叉吃饭，或者做三明治或准备一碗燕麦粥。我知道当你和朋友们一起喝咖啡和吃饼干的时候，他们会帮助你，所以如果我观察你煮一壶咖啡可能也会很有帮助。当我观察到你如何执行这些任务后，我们可以一起努力使你能够以你希望的方式完成这些任务。我们可以决定下次见面时你要执行哪些任务"。随后她们安排了下次见面的时间。

两次会面之间，Maria 安排在厨房观察 Astrid。她的第一步是回顾符合 Astrid 优先考虑解决的与文化相关的 AMPS 任务的标准。她考虑了以下

AMPS 任务（按其总体 AMPS 任务难度从最简单到最困难的顺序列出）（框 5–1）。

- 吃饭（AMPS 任务 P-1）。
- 带软酱（如肝酱和软芝士酱）和蔬菜的开放式三明治（AMPS 任务 F-8）。
- 带切片蔬菜（如黄瓜和西红柿）的开放式肉或奶酪三明治（AMPS 任务 F-7）。
- 一壶煮好的咖啡（AMPS 任务 A-3）。
- 一壶煮咖啡配饼干（AMPS 任务 G-1 和 G-2）。
- 开放式奶酪或肝酱三明治配煮咖啡（AMPS 任务 F-5 和 F-6）。
- 燕麦片配饮料（AMPS 任务 C-2）。
- 燕麦片配开放式三明治和饮料（AMPS 任务 C-4）。

Maria 希望确保 Astrid 能够完成她报告中的优先任务，但不会因为难度太大而导致 Astrid 没有最大限度的支持就无法完成这些任务。然而，Maria 意识到，即使 Astrid 需要偶尔或频繁的帮助，她仍然可以使用 AMPS 评估 Astrid 的日常生活活动任务表现质量。最后，Maria 解释说，因为 Astrid 在准备一壶咖啡配上饼干的任务中需要帮助，所以更困难的任务（AMPS 任务 C-4）包括准备燕麦片、三明治和饮料，不能完成。

Maria 还意识到与吃饭有关的 AMPS 任务 P-1 比 AMPS 任务难度层次的平均水平要容易得多。虽然要求应该使用刀叉切割食物或在面包或吐司上涂酱（如黄油和果酱），但并不要求必须像"瑞典"或"欧洲"一样的方式进食。因此，Maria 担心这项任务对 Astrid 来说可能太容易了。所以，Maria 准备观察 Astrid 任务列表中剩下的八项任务中的任何一项，这些任务的难度要么是平均水平，要么比平均水平稍难一些[16, 17]。坚持以患者为中心的观点，她想让 Astrid 决定执行哪两项 ADL 任务。

Maria 的下一步是确保厨房里有完成这些任务所需的所有工具和材料。例如，她想确保厨房里既有燕麦也有黑麦，这样就至少有一种其他的谷类食品可供选择。Maria 还想确保冰箱里有几种饮料，其中包括山莓汁、橙汁和苹果汁；牛奶；各种甜味剂（糖和人工甜味剂）。对于制作三明治的任务，她想要确保既有软面包（白面包和全麦面包），也有硬面包（黑麦脆面包），还有各种涂抹

的酱（黄油和肝酱）、奶酪、肉类等。对于煮咖啡任务，她需要确保咖啡机可用，并有咖啡粉、咖啡过滤器和饼干。最后，她检查了橱柜、抽屉和冰箱，配备有常用的工具和材料，其中包括碗、盘子、玻璃杯、咖啡杯、餐具及不相关的食品（如橱柜中的干麦片和意大利面盒及冰箱中的腌菜、芥末和果酱）。完成后，Maria 列了一张缺少东西的清单，这样她就可以安排从医院订购或从医院外面带进来。

当 Maria 和 Astrid 下次见面时，Maria 要求 Astrid 选择作业任务，其中包括准备燕麦片和饮料、做一份开放式三明治或准备煮一壶咖啡。Astrid 选择做燕麦片和开放式三明治。Maria 随后解释说，Astrid 可以做任何一种三明治（包括用肝酱、肉片或奶酪）。Astrid 表示更喜欢做有奶酪的开放式三明治。

然后，Maria 开始对她的这两个任务进行 AMPS 评估，从环境设置开始，为 Astrid 总结她同意做的事情，然后观察 Astrid 执行 AMPS 任务，同时做笔记。这两个 AMPS 任务观察结果将在下一节中进行总结。

(1) 优先观察任务 1：AMPS 任务 C-2——为一个人煮一杯麦片和热饮料。在 Astrid 进行一个 AMPS 任务之前，Astrid 和 Maria 设置了环境，Maria 要确保 Astrid 完全熟悉诊所的厨房，其中包括工具和材料怎么用，放在厨房的什么位置，以及她可能使用的设备（如自来水龙头、电器）如何操作。作为这个过程的一部分，Maria 帮 Astrid 重新布置了厨房，使物品摆放的位置尽可能类似于她家厨房里摆放的位置。同时确保摆放在橱柜高处的物品放在 Astrid 能够拿到的较低的架子上。Maria 还确保 Astrid 可以打开和关闭所有她能够到的橱柜的门，放着餐具和其他工具的抽屉，放着牛奶和果汁的冰箱。

当 Astrid 熟悉了厨房环境并重新布置了诊所的厨房后，Maria 问 Astrid 她会准备什么样的燕麦片和什么样的饮料。Astrid 选择准备一碗热燕麦片，在燕麦片上加些牛奶和白糖，还要倒一杯越橘汁。Astrid 还说她打算在煮燕麦粥的水里放些盐。

就在开始观察任务之前，Maria 向 Astrid 总结了 Astrid 所说的要做的事情。她还确保 Astrid 明白，如果需要帮助，可以寻求帮助。然后 Maria

退后一步，开始做笔记，记录她观察到的情况。Maria 保持以作业活动为中心的观点，只写下了她观察到的任务行为（如努力去拿勺子），而不是解释为什么（如她的右上肢痉挛）。以下是 Maria 观察到的情况的叙述性总结。观察到的 ADL 运动、ADL 过程技能相关条目（AMPS 项目）标注在括号中。

当 Astrid 试图移动她的轮椅到柜台前时，她表现出了中至重度的体力消耗（移动）。她经常将自己的左侧身体斜朝向柜台，当她试图用右手去够任务对象时，她要付出更大的努力绕过自己的身体获取它们（位置）。虽然她坐在轮椅上姿势稳定（稳定），但她还是一直后背靠在轮椅上（对线），导致她弯腰用左手去拿储藏在橱柜里的燕麦袋和玻璃杯时，表现出了更多的体力消耗（弯腰、够取）。由于坐在轮椅上重心太靠后（对线），导致弯腰和伸手去拿储存在冰箱里的牛奶和果汁时也出现类似问题。她通常寻找并定位任务对象（寻找 / 定位），然后用左手毫无问题地抓住并举起它们（抓握、抬举）。然而，她选择了橙汁，而不是她说要用的越橘汁（选择），她把燕麦袋、碗、平底锅沿着台面滑动，而不是举起（抬举）。此外，当她试图将牛奶、果汁、碗、糖运送到她的工作区时，她一次只能运送一个物体（转运）。

当她收集她需要的东西时，她把大部分东西都放在离她工作区很近的厨房柜台上（组织），以至于当她越过其他任务对象伸手去拿果汁罐时，她的左肘撞到了牛奶盒上（校准）；牛奶盒差点掉到地板上。她还把罐子里的果汁放到自己的主工作区，把杯子放到水槽对面的另一个工作区（收集、组织），结果当她准备倒一杯果汁时，她不得不去拿杯子，把杯子靠近果汁罐（调整）。当她试图打开果汁罐时，她的左手拿着罐子，并试图用她的右手转动盖子，盖子在她的手中反复滑动（抓握、协调）。Maria 认为她需要帮助，并帮助 Astrid 打开罐子。

当 Astrid 试图用右手的量杯从袋子里舀出燕麦时，她的效率也不高；她没有完全打开袋子（结束），也没有支撑袋子，袋子歪向一边（处理），一些燕麦掉到了地板上（注意 / 反应）；当她试图将量杯插入袋子时，量杯反复撞到袋子的一侧（校准）。在开始下一步行动之前，她偶尔也会犹豫

（启动）。例如，她在打开燕麦袋之前犹豫了一下，然后在她用右手拿起量杯之前又犹豫了一下。当她确实开始抓住量杯时，她用手指摸索（操纵），需要再试一次，以更牢固地抓住它（抓握）。当她继续尝试用量杯从袋子里舀燕麦时，量杯在她的手中不断滑动（抓握），而且她的手臂和手的动作有点急促（流畅），右手试了几次后，她停了下来，犹豫了一下，然后把燕麦袋移到右手，把量杯移到左手（继续），从袋子里舀出适量的燕麦（结束）。

Astrid 接着问盐在哪里，Maria 给了她一个大致的提示，"为什么你不看看你能不能找到它？"因为 Maria 知道 Astrid 把盐放在水槽旁边的柜子里（询问、寻找 / 定位）。Maria 还推断，如果 Astrid 仍然找不到盐，她可以随时介入并帮助她，但现在这么做会过早地导致 Astrid 在询问和搜索 / 定位方面的分数进一步降低。Astrid 继续寻找食盐，直到打开另外两个柜门才找到（寻找 / 定位）。Astrid 用左手打开、关闭柜门，没有明显的问题（移动）。

当 Astrid 开始把煮好的燕麦片盛到碗里时，她起初试图用右手舀燕麦片，但是勺子从她的手中滑落了（抓握）；然后她停了下来，把勺子换到左手上（继续）。因为她在舀燕麦片时没有用右手稳住锅，所以当她舀出燕麦片时，锅在柜台上滑动（协调、处理）。Maria 给了她一个提示，因为担心锅会掉到她的膝盖上。

当 Astrid 把橙汁倒进玻璃杯时，她左手拿着瓶子，用力把瓶子倾斜，一些橙汁溅到了柜台上（协调）。然后她把橙汁倒满了杯子，以致果汁几乎溢出杯沿（结束）。最后，当 Astrid 把燕麦和果汁端上餐桌后，她开始把所有的东西都放回原来存放的位置，但她没有擦掉所有溢出的燕麦片（复原）。当她完成的时候，Astrid 完成了一项与她说过她要做的有些不同的任务；她端上燕麦粥，准备了一杯橙汁而不是越橘汁（注意）。她的任务表现整体速度较慢（速度），Astrid 花了 45min 准备好燕麦片和一杯果汁。她没有表现出任何疲劳的迹象（耐力）。

(2) 优先观察任务 2：AMPS 任务 F-7——一人份的带切片蔬菜的开放式肉或奶酪三明治。因为 Astrid 花了很长时间准备燕麦片，Maria 和 Astrid 决定在 Astrid 下次拜访时进行第二次 AMPS 观察。当 Maria 开始观察 Astrid 的第二个 AMPS 任

务时，Maria 为她设置了环境，并向 Astrid 确认做奶酪三明治时计划使用什么配料。例如，当她们设置环境时，Maria 确保 Astrid 已经尝试打开所有的橱柜和抽屉（包括冰箱门），并且 Astrid 知道自己需要的所有东西的位置。当 Astrid 坐在轮椅上时，Maria 还要确保这项任务所需的所有工具和材料都能从上面的橱柜移到伸手可及的地方。这意味着 Maria 从上面的橱柜里拿这些东西，把它们交给 Astrid，让她把它们放在她想要放的地方，尽可能类似她自己厨房的摆放位置。

当 Astrid 收起奶酪、面包、蔬菜时，Maria 问 Astrid 她想用哪种奶酪（高达干酪、切达干酪或贾尔斯堡干酪）、面包（白面包和全麦面包）、蔬菜（黄瓜和西红柿）。Astrid 选择了高达奶酪、全麦面包、黄瓜。Maria 还要确保 Astrid 明白她要用黄油（在瑞典的典型的做法），并把三明治放在盘子里。

在 Astrid 设置了任务环境，Maria 确定了 Astrid 要用什么原料做三明治之后，Maria 再次为 Astrid 总结了她说过的她要做的事情："你说你要用全麦面包做一个黄瓜奶酪三明治，在面包上放黄油，然后把三明治放在盘子里。做完后，把所有的东西都收起来，把溅出来的东西擦干净，做完后告诉我。如果你需要什么帮助，尽管提出来。"Maria 退后一步，记录下她观察到的 Astrid 在做什么。下面总结 Maria 的观察结果；括号中再次注明了相关 AMPS 项目。

当 Astrid 试图在厨房里移动轮椅时，她再次表现出中度到明显的体力消耗（移动）。每次她去冰箱拿三明治的配料时，她都把自己放在离冰箱太远的位置（位置）。她坐在轮椅上，身体靠着轮椅后背（对线），当她弯腰向前，用左手从冰箱里拿奶酪和黄油时，她表现出中度的体力消耗（够取、弯腰）。Astrid 在冰箱里寻找黄油时，也有一点轻微的延迟（寻找/定位）。拿到奶酪和黄油后，她问 Maria："蔬菜…哪一种？"（询问）。为符合 AMPS 管理的标准，Maria 含糊其辞地回答说："用你说你会使用的那一个。"此外，Maria 解释说，如果她提示 Astrid，告诉她使用黄瓜，这将会进一步降低 Astrid 的分数。然后，Astrid 走到冰箱前，选择了一个西红柿，而不是她说过要用的黄瓜（选择）。

Astrid 分几次走到冰箱前，用左手毫不费力地抓起奶酪、黄油和西红柿，然后把它们放在膝盖上（抓握、抬举）。当 Astrid 把奶酪、黄油或西红柿放在膝盖上，并试图把它们运到自己的工作区时，她再次表现出中等到明显的体力消耗，以及移动轮椅的中等低效（移动）；她一次只能运一个任务对象（转运）。

当她处于工作区时，她坐的位置再次斜对柜台，左侧比右侧更靠近柜台（位置）。她经常尝试用右手将任务物体放在柜台上，当她这样做时，她需要更大的体力去伸展（够取），她的手臂和手的动作有些急促和抖动（流畅），任务对象经常从她的手掌中滑落（抓握）。她将相关的任务对象放置到同一个工作区（如黄油和黄油刀、奶酪和奶酪切片机），但她将任务对象放得非常近，使她的工作区拥挤不堪（组织）。她的手偶尔会碰到任务对象（校准），她把黄油放得离柜台太近，差点掉到地板上（注意/反应）。当她试图在三明治上摊开黄油时，右手拿着刀，左手拿着面包，刀子从她的手中滑落了（抓握、协调）。她继续涂抹黄油，手臂和手的动作有些僵硬（流畅），她对面包施加了太大的压力，以至于面包开始撕裂（调整）。此外，她并不总是把面包放在柜台上，结果面包几乎掉到她的膝盖上（处理）。然后，她暂停了她的任务，把刀子换到左手，继续给面包涂黄油（继续）。

当她试图用左手稳定西红柿和切奶酪，右手切时，她同样表现出任务物体（刀、奶酪切片机）从手上滑落和手臂运动僵硬问题（抓握、协调、流畅）。她经常在开始下一个任务动作（如开始切西红柿、开始伸手去拿奶酪）前停顿（启动）。她停下来将奶酪切片机切换到左手（继续），因为将奶酪稳定在切割板上需要一段时间，导致当她想切奶酪时，奶酪滑过了切割板（处理）。当她试图将西红柿放在手里时，她还摸索着用刀切西红柿（操纵）。尽管有叉子，Astrid 还是用刀子夹起一片奶酪，然后把番茄片放在黄油面包上（使用）。

当 Astrid 做好三明治后，她试图用右手拿起三明治（抓握）；三明治从她手中滑落，差点从柜台掉到地板上（处理）。然后她用左手拿起三明治放在盘子里。当她做完后，她把所有的东西都放回原位，但是她没有擦干净留在柜台上可见的面包屑（复原）。她完成的任务也与她说的要完成的任务略有不同，她用西红柿代替黄瓜做三明治（注意）。总的来说，Astrid 的任务完成速度很慢（速度），她花了 20min 准备三明治。同样，她没有表现出任何明显的身体疲劳的迹象（耐力）。

（3）记录患者的总体作业表现质量基线：在进入 OTIPM 的步骤之前，她对每个 AMPS 项目进行评分，从而定义和描述 Astrid 哪个任务有效的执行了，哪个没有有效的执行（图 5-1）。Maria 希望记录 Astrid 在每个 ADL 任务中作业表现的全部基线质量。她评估了可以观察到的 Astrid 在身体努力程度或笨拙、高效、安全、独立方面的整体水平。在完成 AMPS 评分后，Maria 会写下具体的基线水平陈述，这些陈述会更详细的描述哪些任务执行是有效的，哪些是无效的[12]。Maria 在与 Astrid 讨论了她对 Astrid ADL 任务表现质量的总体印象后，写了以下内容，将其插入 OTAP 软件，生成 AMPS 结果报告。

（4）初始 OT 评定记录（第 3 部分）。总体基线：日常生活任务执行的总体质量。

① 在准备热燕麦片和果汁时，Astrid 表现出中度到重度的体力消耗和笨拙，中度的低效（时间空间紊乱），轻微的安全风险，偶尔需要口头和身体帮助。

② 当准备一个黄瓜芝士三明治时，Astrid 再次表现出了中等到明显的体力消耗，笨拙和中等的低效（时间空间紊乱），但没有安全风险，在不需要帮助的情况下完成了任务。

8. 定义和描述患者有效执行和无效执行的任务动作　Maria 认为，定义和描述 Astrid 有哪些有效的动作，哪些无效的动作，需要四个步骤。第一步，她为 Astrid 完成的 AMPS 条目的每项任务打分；第二步，Maria 会选出 AMPS 条目中最能反映 Astrid 作业表现中优势和问题的条目；第三步，Maria 会将这些 AMPS 条目分组，并撰写总结陈述，用以记录 Astrid 具体的作业表现的基线水平；第四步，Maria 将 Astrid 的数据输入到 OTAP 软件中，生成 AMPS 结果报告，并从标准参考和常模参考两个角度解读 Astrid 的 AMPS 观测结果。Maria 打算在 Astrid 下次来的时候和她分享 Astrid 的 AMPS 结果报告。

（1）步骤 1：为日常生活任务表现的每个观察活动的 AMPS 条目评分。当 Maria 为 Astrid 的 ADL 任务表现评分时，她根据 AMPS 手册中的评分标准，将每个 AMPS 项目评分为 4 分、3 分、2 分或 1 分[16, 17]。更具体地说，Astrid 有效执行的 ADL 运动和 ADL 过程技能得分为 4 分（合格）或 3 分（有问题，但没有明显的中断）。Astrid 表现出低效的 ADL 运动和 ADL 过程技能得分为 2 分（低效，ADL 任务表现明显中断）或 1 分（严重，明显的体力消耗或疲劳，明显的效率低下，明显的不安全，需要口头或身体帮助）。

（2）步骤 2：选出 AMPS 条目中观察到的最能反映出患者日常生活活动任务表现质量的条目。Maria 回顾了她给 Astrid 的每项任务的评分，并选择了最能反映 Astrid 优势的三个 AMPS 条目：稳定（她坐在轮椅上时是稳定的，从未表现出任何短暂的失衡）、耐力（她从未表现出任何明显的身体疲劳迹象）和顺序（她执行两个任务的逻辑顺序正确）。

Maria 意识到她应该将 AMPS 项目的数量限制在最能反映 Astrid 作业表现问题的项目上，她选择了 12 项，比推荐的 10 项多了两项：对线（持续靠在轮椅上）、位置（自己离冰箱太远，并斜对着柜台）、够取和弯腰（在伸手拿任务物体时要更费力的使身体向前弯曲）、抓握（任务物体从她手中滑出，"抓握滑落"）、操纵（笨拙操作刀子和量杯）、协调（"抓握滑落" 和用双手操作任务物体笨拙，不能使用身体两个部位来稳定任务对象）、处理（稳定任务对象之前的延迟及不总是使用身体两个部位来稳定任务对象）、移动（移动轮椅费力）、转运（一次运输一个任务对象）、注意（完成与她所说的不同的任务）和选择（选择与她说的不同的配料）。

（3）步骤 3：将相关的 AMPS 项目分组，并撰写总结报告。当 Maria 继续将相关 AMPS 条目分组，并撰写总结报告。记录 Astrid 具体的作业表现基线水平时，她意识到她应该进一步明确她之前撰写的总体基线。Maria 还认为，当她与 Astrid 分享 AMPS 结果，与其讨论她在作业表现方面的优势和问题，并一起合作来制订和记录她提高作业活动表现的康复目标时，这些总结报告将变得更为重要。Maria 创建了以下集群，并编写了以下具体的基线报告，她计划将这些报告输入到 OTAP

软件中，以便将它们纳入 Astrid 的 AMPS 结果报告中。

(4) 初始 OT 评定记录（第 4 部分）

① 具体基线：最能反映日常生活任务表现技能的具体任务相关动作。

• 稳定：Astrid 坐在轮椅上时是稳定的，即使伸手去拿任务物体，也没有失去平衡。

• 耐力：Astrid 在没有明显身体疲劳的情况下完成了这两项任务。

• 顺序：Astrid 执行这两项任务的步骤具有逻辑顺序。

② 最能反映日常生活任务表现活动质量下降的特定任务相关动作。

• 移动、转运：Astrid 在移动轮椅时表现出中度到明显的体力消耗，导致将任务对象转移到她的工作区时效率较低（即她一次只能移动一个物体）。

• 对线、位置、够取、弯腰：Astrid 一直倚靠在轮椅上，常常把自己的左侧斜向厨房柜台，当她用右臂伸向任务物体或弯腰向前并用左臂伸进冰箱或橱柜时，身体要付出比中等程度更多的努力。

• 抓握、操纵、协调：在稳定左手中的任务对象（如燕麦袋、西红柿和罐子）时，Astrid 偶尔会比较笨拙，无法牢牢抓住右手中的任务对象（如放燕麦的杯子、切西红柿的刀和罐子盖），导致任务对象从她的右手滑落，并且需要帮助才能打开一罐果汁。

• 协调、处理：Astrid 并不总能稳定任务对象，导致几个任务物体差点落入她的大腿或地板上，包括一个盛有燕麦片的热锅。

• 注意、选择：在准备燕麦片和果汁时，Astrid 选择了橙汁，而不是她预先指定的她会选择的越橘汁；做三明治时，她没有用她说要用的黄瓜而是用西红柿来做三明治。

(5) 步骤 4：将患者数据输入到 OTAP 软件，生成 AMPS 结果报告，并解释结果。在 Maria 为 Astrid 进行 AMPS 评分并写下具体的基线汇总表后，Astrid 的数据被继续输入到 OTAP 软件中。更具体地说，除了人口统计学数据（如年龄和诊断），Maria 还输入了每个日常生活任务的 AMPS 项目评分，以及所写的总体和具体的基线总结报告。完成后，她生成了 Astrid 的 AMPS 结果报告

（图 5-3）。正如我们将在本章后面讨论的，Maria 还将 Astrid 的目标和干预计划也输入了 OTAP 软件。因此它们也显示在图 5-3 中。

在 Maria 完成 Astrid 的 AMPS 结果报告后，她准备从标准参考和常模参考的角度来解释结果。她决定从 OTAP 软件中包含的运动技能和过程技能的概述和解释指南（Overview of and Interpretation Guidelines for the Assessment of Motor and Process Skills）开始（也可以在 http://www.innovativeotsolutions.com/content/wp-content/uploads/2014/01/AMPSReportSupplement.pdf 获得）。本文档描述了 AMPS 如何评分，以及如何将原始 AMPS 条目分数转换为 ADL 运动技能和 ADL 过程技能的线性度量。其他部分讨论了 AMPS 结果是如何用标准参考和常模参考解释的，如果对此人再一次 AMPS 评估有所改善时应如何考虑，以及 AMPS 结果如何更好地预测此人在社区中生活是否需要帮助。Maria 把注意力集中在描述如何用标准参考和常模参考进行解释说明，以及如何预测 Astrid 的社区生活是否需要帮助。

标准参考解释：当 Maria 回顾 Astrid 的 AMPS 结果报告时，她首先查看了 Astrid 的线性化 ADL 运动技能和 ADL 过程技能测量值在各自 AMPS 量表上的位置（图 5-3）。Maria 很清楚，Astrid 的 ADL 运动技能和 ADL 过程技能测量值远远低于标准参考值，这表明她至少表现出某种程度的笨拙或较多的体力消耗（即低于 ADL 运动技能 2logit 界限值），或者某种程度的低效率（时间空间紊乱）（即低于 ADL 过程技能 1logit 界限值）。

但 Maria 更感兴趣的是，了解通过 AMPS 量表评估出的与 Astrid 的 ADL 运动和过程技能测量结果在同一位置的人群的 ADL 任务表现质量的标准参考范围。例如，Maria 注意到 Astrid 的 ADL 运动技能测量值在 ADL 运动量表某范围内，处在此范围的患者都被观察到存在中度到重度的笨拙、增加的体力消耗或疲劳。这与 Maria 观察到的 Astrid 的 ADL 任务表现的整体质量相匹配；她虽然没有表现出任何疲劳，但确实有中度到重度的体力消耗，特别是当她试图使用右手拿任务物体及移动轮椅时。Astrid 的 ADL 过程技能测量位于 ADL 过程量表的某范围内，处在此范围的大多数人在执行 ADL 任务时被观察到有中度的低效或

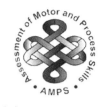

运动和过程技能评估的观察评估结果和解释说明

患者：AstridJ　　　　　　　　　　　　　　　　　　　　日期：2014 年 5 月 27 日

AMPS 是对一个人执行个人和家庭日常生活任务能力的标准化评估。更具体地说，当使用 AMPS 对一个人进行评估时，作业治疗师要观察患者完成至少两项相关及选定的日常生活活动任务。AMPS 是根据执行日常生活活动任务时熟练程度或体力消耗、时间和空间低效、安全风险、是否需要别人帮助这些方面，按照参考标准进行评分的。患者的 AMPS 评估值在表格中报告，并用白箭表示，用来解释说明所观察到的日常生活活动任务表现的质量。

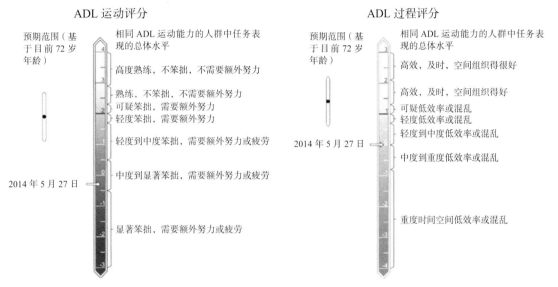

主要结果的概括

ADL 任务观察如下。
- C-2：煮麦片和食物——一个人。
- F-7：配蔬菜片的开放式肉或奶酪三明治——一个人。

标准参考结果： 当与 ADL 运动量表上标准参考 2.0logit 的界限值及当与 ADL 过程技能量表上的标准参考 1.0logit 的界限值相比较。
- 患者的 ADL 运动技能测量值低于界限值，处于最常观察到 ADL 任务表现的中度至重度的笨拙和（或）体力消耗或疲劳度增加的水平。
- 患者的 ADL 过程技能测量值低于界限值，处于最常观察到的 ADL 任务表现中度低效 / 时间空间紊乱水平。

常模参考结果： AMPS 观察结果汇总如下表所示。ADL 运动技能和 ADL 过程技能测量值（用 logit 表示）已转换为标准化 z 分数（平均值 =0.0,SD=1.0）、标准化标准分数（平均值 =100,SD=15）、百分位等级（AMPS 测量值较低的人的百分比）。

	ADL 能力测量值 （用 logit 表示）	标准化 z 分数	标准化标准分数	百分位等级
ADL 运功技能	−0.3	< −3.0	< 55	< 1
ADL 过程技能	0.0	< −3.0	< 55	< 1

▲ 图 5-3　**Astrid** 对运动和过程技能观察报告（**AMPS** 结果报告）

上表中的数字表明了基于常模解释的以下内容。

- ADL 运动技能测量值比标准平均值低 3.0 个标准差以上，表明＞ 99% 的同龄健康人可能具有更高的 ADL 运动技能测量值。
- ADL 过程技能测量值比标准平均值低 3.0 个标准差以上，表明＞ 99% 的同龄健康人可能具有更高的 ADL 过程技能测量值。

具体发现

日常生活活动任务表现的总体质量如下。

- 在准备热燕麦片和果汁时，Astrid 表现出中度到重度的体力消耗和笨拙，中度低效（时空紊乱），轻度安全风险，偶尔需要口头和身体帮助。
- 在准备开放式黄瓜奶酪三明治时，再次表现出中度到重度的体力消耗和笨拙，以及中度低效（时空紊乱），但她的表现是安全的，她在不需要帮助的情况下完成了任务。

最能反映 ADL 任务表现能力的特定任务相关活动如下。

- 稳定：Astrid 坐在轮椅上时是稳定的，即使伸手去拿任务物体，也没有失去平衡。
- 耐力：Astrid 在没有明显身体疲劳的情况下完成了这两项任务。
- 顺序：Astrid 执行两个任务的逻辑顺序正确。

最能反映日常生活活动任务表现质量下降的特定任务相关动作如下。

- 移动、转运：Astrid 在移动轮椅时表现出中至重度的体力消耗，导致将任务对象运送到工作区的效率中等（即她一次只能运送一个对象）。
- 对线、位置、够取、弯腰：Astrid 一直背靠在轮椅上，经常斜对柜台（身体左侧朝向厨房柜台，当她用右臂去拿任务物体或弯腰向前用左臂去拿冰箱或橱柜里任务物体时，身体的消耗会适度增加）。
- 抓握、操纵、协调：Astrid 在固定左手中的任务对象（如燕麦袋和番茄罐）时，偶尔会动作笨拙，无法牢牢抓住在右手中的任务对象（如舀燕麦的杯子、切番茄的刀和罐盖），导致物体从她的右手滑落，需要帮助才能打开一罐果汁。
- 协调、处理：Astrid 并不总是能固定任务对象，导致几个任务对象差点掉到她的腿上或地板上，包括一锅热燕麦粥。
- 注意、选择：在准备燕麦片和果汁时，Astrid 选择了橙汁，而不是她预先指定的越橘汁；在做三明治的时候，她把她说要用的黄瓜换成了番茄。

以提高 ADL 任务表现质量、以患者为中心的康复目标

Astrid 会安全独立地准备简单的饭菜（如燕麦粥、酸奶和三明治），表现出体力轻微增加、笨拙和轻微时间空间低效。

- 当执行厨房任务时，Astrid 会移动她的轮椅和转运任务对象，只增加很少的体力和轻微的低效。
- Astrid 会在没有体力增加的情况下伸手够物。
- 在准备简单的饭菜（如早餐和三明治）时，Astrid 能够安全、独立地抓住并固定物体。

建议

- 提供作业治疗干预措施，重点是制订代偿策略及进行环境改造（如新轮椅），使 Astrid 能够实现她的目标。
- 提供作业技能培训机会，培养更有效的作业技能。
- 如有需要，向 Astrid 住所的工作人员提供教育和（或）咨询服务。

Maria Andersson, RegOT

▲ 图 5-3（续） **Astrid 对运动和过程技能观察报告（AMPS 结果报告）**

无序。这一结果也与 Maria 对 Astrid 的观察结果相符。

(6) 常模参考解释：Maria 接着从常模参照的角度解释 Astrid 的 AMPS 结果。显然，Astrid 的 ADL 任务表现质量低于年龄预期。也就是说，她的 ADL 运动技能和 ADL 过程技能评估结果位于垂直条带（AMPS 量表左侧）下方，该条带描绘了 Astrid 所处年龄段的非残疾人的预期范围（均值 ± 2 个标准差）（图 5-3）。

图 5-3 第 1 页的表格表明，她的 ADL 运动技能和 ADL 过程技能测评结果（分别为 -0.3logit 和 0.0logit），均低于标准平均值 3SD 以上。该表还表明，在 Astrid 相同年龄段的健康人群中，预计 99% 以上的个体的 AMPS 能力评估结果都高于她。有关 AMPS 量表和标准参考界限值评估和范围的更多信息，请参阅 AMPS 手册 [16]。

(7) 预测社区生活的帮助需求：Maria 认为 Astrid 的 AMPS 结果报告显示的信息是，这个最终结果是否可用来证明 Astrid 可能需要瑞典卫生保健系统的持续帮助（例如房屋清洁的家庭卫生服务，来自舒适生活区工作人员的帮助）。Maria 及整个团队的专业判断是，Astrid 需要当前已获得的帮助，而且认为她可能在出院后继续需要一些帮助。

Maria 也知道，虽然 AMPS 是对 ADL 能力的测试，但不是评估对社区生活帮助的需求程度的测试，AMPS 观察的结果只能用于提供其他可能有用的信息（参阅 AMPS 手册 [16]，另请参阅 http://www.innovativeotsolutions.com/content/wp-content/uploads/2014/AMPSReport Supplement.pdf. 网页上运动评估和过程技能的概述和解释指南）。如果一个人的 ADL 运动技能测量值 < 1.0logit（Astrid 的为 -0.3logit），ADL 过程技能测量值 < 0.7logit（Astrid 的为 0.0logit），则患者很有可能需要社区生活帮助。Maria 计划在康复小组下次与 Astrid 见面时与他们分享这些信息，因为当他们制订 Astrid 共同的康复目标时，可能会借助她的 AMPS 观察结果。

9. 建立、确定或重新确定以患者为中心和以作业活动为中心的目标　既然 Maria 已经解释了 Astrid 的 AMPS 观察结果，她计划在下次会面时与 Astrid 分享结果。她建议 Emil 或她的一个女儿加入他们的谈话，这也许会对 Astrid 有帮助，但这取决于 Astrid 的意愿。Maria 意识到 Astrid 在言语和记忆力方面仍然存在问题，因此她推断，或许她身边的人来听听 Maria 和 Astrid 讨论的内容也是很有必要的。

Astrid 带着女儿一起来参加下一次会面。当 Maria 与 Astrid 和她的女儿分享她的观察结果时，她首先分享了一些关键的观察结果，这些是她在总体和具体基线报告中总结的。她还问 Astrid 对自己作业表现的看法，看她们是否总体上一致。结果显示是一致的。然后 Maria 利用这些信息与 Astrid 共同制订康复目标。在这个过程中，Maria 支持 Astrid 用自己的语言来表达自己的目标，然后 Maria 以此为基础，提出了可替代的方法来满足 Astrid 的康复目标，这些目标是实际的、可理解的、可观察的、可衡量的、以作业活动为中心的。

例如，Astrid 强烈表示希望能够自己继续准备三明治和早餐。因此，Maria 帮助 Astrid 制订了独立完成这些任务的康复目标。Maria 还提到，她观察到 Astrid 在执行这些任务的过程中存在一些安全风险（如平底锅差点掉到 Astrid 的膝盖上），并提出安全也是 Astrid 目标的重要组成部分。在女儿的鼓励下，Astrid 同意安全是一个重要的目标。当他们制订了 Astrid 准备简单膳食的目标之后，他们还继续讨论与准备简单膳食相关的重要子目标。Maria 和 Astrid 讨论了 Maria 编写的具体基线总结，他们共同制订了基于这些总结的子目标。

Astrid 还强烈表示希望继续为她的朋友们准备食物和饼干。根据 Maria 观察到的情况，准备食物和饼干比她观察到的其他日常生活能力任务更难。她和 Astrid 一起设定了一个更实际的目标，至少就目前而言，这个目标是在监督或最少帮助下可以完成任务，而不是独立完成任务。最后，Astrid 表达可以同时拿着的刀和叉独立进食的愿望，所以她们也把这个目标包括在内。然而，Maria 意识到，如果不首先进行作业表现分析并确定 Astrid 的基线表现水平，将这些确定为最终目标是不合适的。Maria 把它们作为初步目标记录下来。

当这些完成后，Maria 首先记录了 Astrid 的总体目标和与准备简单饭菜有关的具体子目标，因为它们与 Astrid 的 AMPS 观察直接相关。Maria 还将总体目标和具体子目标输入到 OTAP 软件中，以便将它们包含在 Astrid 最终的 AMPS 结果报告中（图 5-3）。然后，Maria 记录了 Astrid 的其他目标，指出它们是初步目标，需要进一步的基线评估。以下是 Maria 对 Astrid 目标的记录。

(1) 初始 OT 评定记录（第 5 部分）

① 总体目标：具体如下。

• Astrid 将安全、独立地准备简单的饭菜（如燕麦片、谷类食品、酸奶和三明治），仅表现出轻微的体力消耗和笨拙、轻微的时空低效。

② 具体的子目标：具体如下。

• 在进行厨房任务时，Astrid 会移动轮椅并运送任务物品，而且仅需要最小的体力、仅轻微的低效。

• Astrid 会伸手去拿任务物品，没有证据表明体力消耗增加。

• Astrid 在准备简单的饭菜（如早餐和三明治）时，将实现安全、独立地抓握、固定任务对象。

③ 将需要基线评估的其他初步目标：具体如下。

• Astrid 将在监督下为她的朋友们准备咖啡、端咖啡、做饼干。

• Astrid 将独立高效的同时使用刀和叉吃饭。

在接下来的 2 个月里，这些目标成为 Astrid 作业治疗的重点，治疗每周 2 次，在老年康复门诊进行。这些目标也包含在康复团队的共同目标中。

(2) 阐明或解释患者作业表现问题的原因：Maria 已经评估并记录了 Astrid 的 ADL 任务表现质量，她准备阐明或解释 Astrid 作业表现问题的原因（图 5-1）。Maria 利用 AMPS 的概念模型（图 5-4），许多因素可能会影响一个人的作业表现质量，其中包括所执行任务、环境、潜在的个人因素、身体功能、社会和文化影响。但是最终，Maria 需要用自己的专业推理来推测 Astrid 在完成她观察到的两项 ADL 任务时出现问题的最可能原因[12, 13]。

当 Maria 翻阅了她在 Astrid 的病历中记录的以患者为中心的 10 个维度任务表现总结的笔记时，以及她从团队其他成员那里收集到的信息，Maria 认为 Astrid 最大的问题很可能是由于她在 5 个月前脑卒中后导致的潜在身体功能下降和记忆障碍（身体功能维度）。例如，Maria 认为右上肢

偏瘫限制了 Astrid 在抓握或以其他方式与任务物体互动时有效使用该上肢的能力，并且姿势控制不佳或躯干肌肉无力是 Astrid 持续靠在轮椅上的原因。

当 Maria 考虑为什么 Astrid 问盐在哪里，然后在几个橱柜里寻找，为什么 Astrid 选择橙汁而不是越橘汁，选择番茄而不是黄瓜的原因时，Maria 的第一个猜测是，出现这些问题是由于 Astrid 的记忆障碍，因为 ADL 的任务表现出现问题在记忆障碍的人中很常见，其中包括阿尔茨海默病[10, 16]；脑卒中后认知障碍的患者也会表现出类似的问题[16]。但 Maria 仍然不能确定，也许 Astrid "只是改变了主意"，也许是因为当她伸手去拿的时候，橙汁和西红柿离她有点近，所以她拿了橙汁和西红柿。

Maria 还推断环境因素可能会影响 Astrid 的日常生活活动能力，特别是她有效移动轮椅的能力。也就是说，虽然右手和右脚的功能障碍可能会产生一些影响，但 Maria 意识到，大多数偏瘫患者比 Astrid 能更有效地移动轮椅。以 Astrid 为例，她的轮椅相当高，她的脚很难够到地板。最后，Maria 意识到 Astrid 已经在门诊诊所厨房接受了评估，去 Astrid 的家并对她的家庭环境进行评估以了解可能存在的限制是很必要的。Maria 在 Astrid 的病历中记录了以下内容。

(3) 初始 OT 评定记录（第 6 部分）：日常生活活动任务表现活动质量下降的原因分析。潜在的身体功能障碍（如残存的偏侧肢体运动功能障碍）和记忆障碍可能会限制 Astrid 的日常生活活动能力。环境限制包括轮椅的设计，进一步限制了她执行日常生活活动任务的能力；需要进行家庭环境评估，以确定家庭是否存在环境障碍。

10. 选择康复干预模式，计划并实施以作业活动为基础和（或）以作业活动为中心的康复干预　现在 Maria 已经完成了她最初的 OT 评估，并与 Astrid 共同制订了她的目标，她们两人都与其他团队成员进行了会面。每个人都与 Astrid 一起讨论了她的总体优先关注作业活动，以及在康复期间首先要完成的目标。整个团队一致认为，准备简单的饭菜是 OT 的一个重要目标。因此，Maria 启动了 OTIPM 中定义的 OT 流程的第二阶段：康复干预阶段（图 5-1）。

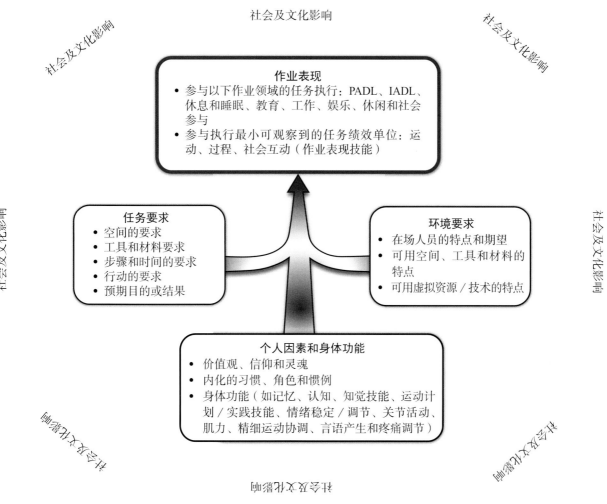

▲ 图 5-4　运动和过程技能评估的概念模型（AMPS）

引自 Fisher AG, Jones KB. *Assessment of Motor and Process Skills, Vol. 1: Development, Standardization, and Administration Manual*. 8th ed. Ft.Collins, CO: Three Star Press; 2009.

Maria 了解到 OTIPM 中描述了四种以作业活动为基础和（或）以作业活动为重点的不同实践模式（图 5-1）[12, 13]。四种实践模式如下。

• 代偿模式：适应性作业的规划和实施，其中包括使用适应性设备、辅助技术、代偿策略、对物理环境的改变或对社会环境的改变（如提供口头或身体帮助），使用咨询性 OT 服务，旨在告知患者：①自适应设备或设备的可用性；②无论推荐采用哪种适应方式，都要独立练习（如通过家庭项目）或在他人监督下练习（如支持人员）（图 5-5）。适应性作业是以作业活动为基础的，因为患者在日常生活的自然环境中练习和学习新的完成任务方法[13]。

• 教育模式：为患者群体（如一组患者、一组舒适之家工作人员、一组社区领导）规划和实施

教育课程（即讲座、研讨会和在职培训），重点学习日常生活任务执行方面的知识（图 5-6）。这类教育项目是以作业活动为中心的，但不是以作业活动为基础的，因为参与者不在所讨论的日常生活任务的背景下进行实践和学习[13]。

• 习得模式：以作业技能培训的形式规划和实施以获得作业技能，重点是患者在执行有针对性的日常生活任务时重新获得、发展或保持作业技能（例如，在制作三明治的过程中练习和学习传送任务对象，在准备燕麦片的过程中练习和学习有效地准备燕麦片）（图 5-7）。习得模式是以作业活动为基础的，因为患者从事的是与日常生活相关的任务；习得模式是以作业活动为中心的，因为最近的或直接的预期结果是作业表现的提高[13]。

• 恢复模式：计划和实施恢复性作业技能的重

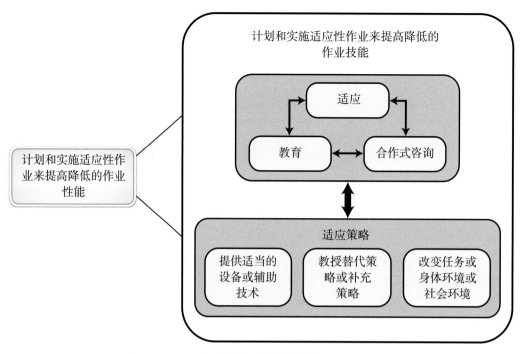

▲ 图 5-5 适应性作业

改编自 Fisher AG. *Occupational Therapy Intervention Process Model: A Model for Planning and Implementing Top-Down, Client-Centered, and Occupation-Based Interventions*. Ft. Collins, CO: Three Star Press; 2009.

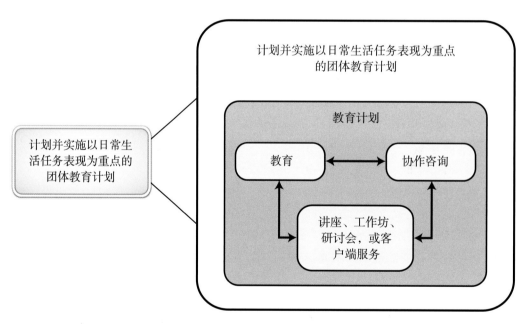

▲ 图 5-6 以作业为基础的教育计划

改编自 Fisher AG. *Occupational Therapy Intervention Process Model: A Model for Planning and Implementing Top-Down, Client-Centered, and Occupation-Based Interventions*. Ft. Collins, CO: Three Star Press; 2009.

点是患者在执行相关日常生活任务时恢复、发展或维持个人因素或潜在的身体功能（例如，在执行简单的用餐准备任务时，需要使用患手来抓握任务对象来提高握力，通过纸牌游戏来保持记忆）（图 5-7）。恢复性作业是以作业活动为重点的，因为患者从事的是有意义的作业，但它从来不是以作业活动为中心的，因为最近或直接的预期结果是改善个人因素或身体功能（如握力和记忆力）[13]。

当 Maria 考虑要选择哪种练习模式时，她回忆了她对 Astrid 的了解，以及 AMPS 手册中可能

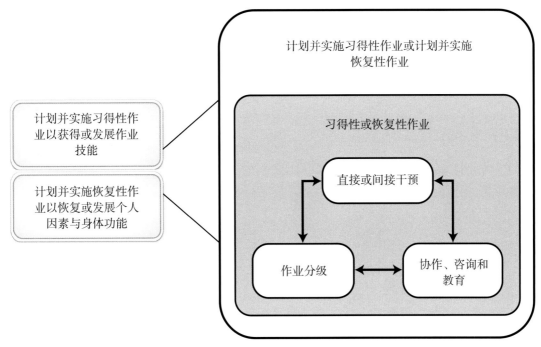

▲ 图 5-7 习得性和恢复性作业

引自 Fisher AG. *Occupational Therapy Intervention Process Model: A Model for Planning and Implementing Top-Down*, *Client-Centered, and Occupation-Based Interventions.* Ft. Collins, CO: Three Star Press; 2009.

对具有不同程度的 ADL 运动和 ADL 处理能力的患者最有效的建议。例如，Maria 知道 Astrid 之前的作业治疗师曾报告说，Astrid 的认知局限性限制了她学习新的代偿策略的能力，但是 Maria 不知道 Astrid 之前的作业治疗师具体指的是学习代偿策略还是其他类型的适应性策略。她还意识到，根据 AMPS 手册中的建议[16]，当患者的 ADL 处理能力测试在 0.0logit 以下时，与强调学习新代偿策略的适应性作业相比，患者可能更容易从基于提供结构化支持或他人帮助的适应性策略中获益；Astrid 的 ADL 处理能力测量值为 0.0logit。此外，Astrid 的 ADL 运动和处理能力测量的低水平可能表明 Astrid 通过基于习得模式的作业技能培训来重新学习作业技能的潜力有限。最后，Maria 意识到 AMPS 手册中的这些指南是基于"对文献和临床经验的回顾。因此，每位作业治疗师必须根据现有证据做出自己的决定，使服务的患者可以获得性价比高的作业表现改善"[16]。

根据这一信息，Maria 决定尝试使用习得性作业技能培训并引入代偿和其他适应策略（如适应性设备），但她认为，她会谨慎地这样做并仔细监控 Astrid 的进展，以确保她从中之一或从两者中受益。Maria 认为使用恢复性作业是不合适的，有

一部分原因是因为她知道 Astrid 和她的物理治疗师正在关注 Astrid 的肩部活动、姿势控制，还有部分原因是因为她推断 Astrid 不太可能在右上肢或右手上获得更多的功能恢复。最后，Maria 推断，如果需要为舒适生活区的工作人员提供咨询帮助，她可能会与他们安排一次会面，让他们了解更有效的策略，以帮助像 Astrid 这样的居民。

Maria 下一步考虑的是 Astrid 的准备简单饭菜的目标，然后是她的每个子目标。她为 Astrid 制订了以下初步康复干预计划，并计划与 Astrid 讨论，以收集 Astrid 可能有的任何想法，以及如何进行作业治疗的意见。

(1) 康复干预计划的初步构想（不是 Maria 病历的一部分）

① 适应性作业：具体如下。

• 引进新的适应性设备，并评估设备是否能提高作业活动表现：带轮子的工作椅、防滑装置、新的或改进的轮椅；让 Astrid 参与适应性作业，让她练习和学习如何使用新的适应性策略。

• 适应任务：如果需要，可考虑引入减少任务难度的方法。

• 适应物理环境：进行家访，评估厨房，并根据需要重新摆放工具和材料，以便于使用。

② 习得性作业：具体如下。

• ADL 任务培训：让 Astrid 参与简单的膳食准备任务（三明治、热的 / 冷的谷类食品和饮料），让她练习和学习有效地执行任务。

③ 教育计划：具体如下。

• 关于向居民提供援助的舒适生活区员工的在职教育计划。

Maria 与 Astrid 分享了她对康复干预计划的初步想法，Astrid 表示同意 Maria 的建议。她特别喜欢尝试不同轮椅的想法。Astrid 说："这（指着她的轮椅）……太高了。"Maria 支持 Astrid 去体验，她说，她观察到 Astrid 在两项任务中最大的困难之一就是不能有效地移动。此外，如果 Astrid 不能有效地在厨房里移动，她就很难达到其他目标。因此，Maria（在 Astrid 的同意下）选择从使用代偿模式开始，并引入适应性作业，并考虑随后进行作业技能培训，或许还可以咨询舒适生活区的工作人员。由于不知道到底什么样的适应策略会起作用，或者 Astrid 最终会选择哪一种，Maria 在 Astrid 的病历中记录了他们一致同意的干预计划，"最终解决方案"目前没有定论；Maria 还将他们的计划输入了 OTAP 软件（图 5-3 中的建议）。

(2) 初始 OT 评定记录（第 7 部分）

康复干预计划：具体如下。

• 提供 OT 干预措施，重点是制订代偿策略和环境改造（如新轮椅），使 Astrid 能够实现她的目标。

• 提供作业技能培训机会，培养更有效的作业技能。

• 如有需要，提供教育和（或）咨询服务，以支持 Astrid 住所的工作人员。

(3) 子目标 1：当执行厨房任务时，Astrid 可以不太费力地移动轮椅和转送任务对象。Maria 和 Astrid 就干预计划达成一致后，Maria 最初把 Astrid 轮椅上的坐垫换成了不太厚的。当 Astrid 试着用它的时候，她立刻可以用脚快速有效地推动自己前进，但她不喜欢这样，想换回更高的坐垫。然后 Maria 建议，Astrid 尝试了一个低座位的轮椅，但也没有成功。Astrid 不喜欢坐得那么低，并且她前进起来依然很难。

在康复过程中，Astrid 在物理治疗师的帮助下取得了进步，现在她可以用推动助行器在最少的身体帮助下走更长的距离。Maria 考虑到这一点，她回顾了 Astrid 的现状，以及她在实施初始 OT 评估（通过 OTIPM 评估的所有步骤和目标设定阶段）时学到的东西，得出的结论是 Astrid 可能能够使用配有刹车和可调高度座椅的滚动工作椅（图 5-8）。Maria 的想法是，如果 Astrid 尝试并喜欢滚动工作椅，她就可以在公寓里使用它（包括在厨房里干活时）。Maria 推断，滚动工作椅可能会让 Astrid 更容易把手伸进冰箱和上面的橱柜。此外，Maria 认为，至少在不久的将来，Astrid 很难学会独立安全行走。如果 Astrid 要达到她的总体目标，她需要能够在一个坐姿上安全独立地完成准备简单的饭菜这类任务。当 Maria 和 Astrid 分享她的想法时，Astrid 认为一把滚动工作椅听起来是个好主意。

因此，Maria 安排 Astrid 向辅助技术部借了一把滚动工作椅，并且 Astrid 及时收到了滚动工作椅以便她下次去老年日间康复中心。这把椅子需要进行调整以适应 Astrid，她需要学习如何操纵和安全使用它［即在坐到座椅上之前，在站起来之前，以及在将座椅提高到最高水平（最大座椅高度，75cm）时，锁住刹车］。因此，Maria 继续在代偿模式中使用教育原则，使 Astrid 了解滚动工作椅的特点，并为她提供了练习和学习使用滚动工作椅的机会（如围绕着厨房移动，在适当的时

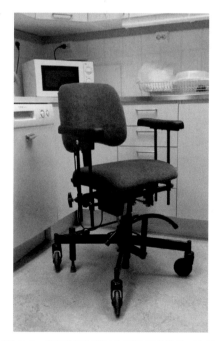

▲ 图 5-8　带刹车和高度可调座椅的滚动工作椅

候锁定和解锁刹车）。Maria 的目标是确保 Astrid 能够安全独立地使用工作椅，即使她仍然必须每次运送一个任务对象。在这个最初的练习阶段之后，Astrid 准备开始练习和学习在以作业活动为基础的适应性作业的背景下使用滚动工作椅（即准备燕麦片和做三明治）。

在这一点上，Maria 已经开始意识到，舒适生活区的工作人员往往给 Astrid "太多的帮助"，而不让她做她力所能及的事情。同时，Maria 认为她需要向工作人员提供有关如何支持 Astrid 使用滚动工作椅、如何操作椅子的培训和后续监督，以及如何以安全的方式使用它，同时仍然允许 Astrid 在没有他们帮助的情况下独立地执行任务操作。因此，Maria 给辅助工作人员中的关键成员安排了一个短期服务培训。在这节课上，Maria 演示了滚动工作椅的功能，以及如何确保 Astrid 坐下或站起来时锁住刹车。她还与在场工作人员讨论了不向 Astrid 提供超出实际需要的帮助的重要性。在本次教育课程（教育模式）结束时，Maria 安排了一次对工作人员的后续访问，这样她就可以为他们提供额外的咨询支持，其中包括使用滚动工作椅和仅在需要时提供帮助（代偿模式）。

为了节省时间和降低成本，Maria 在评估 Astrid 家庭环境的当天还安排了与舒适生活区工作人员的随访。通过这种方式，Maria 可以监督帮助 Astrid 使用工作椅的工作人员，同时也能了解到 Astrid 是如何规划自己的家的。更具体地说，Maria 进行家访受到瑞典医疗保健系统的限制。这意味着 Astrid 的康复必须在老年康复病房进行，而不是在舒适生活区 Astrid 的厨房进行。但是，她被允许进行一次或两次家访，在此期间，她可以与 Astrid 一起评估她的家庭环境，并进行她们认为必要的后续修改（如重新布置工具和材料的存放地点）。然后，当她确切地知道 Astrid 的厨房是如何布置后，她和 Astrid 还可以进一步重新安排诊所的厨房，使其尽可能与 Astrid 的厨房相似（如将所需的物品移到类似 Astrid 家中的位置）。家访后，Maria 将继续为与 Astrid 一起工作的工作人员提供咨询，并询问他们在帮助 Astrid 使用她的新工作椅时，对 Astrid 作业活动进展的看法。

(4) 子目标 2：Astrid 将在没有增加体力的情况下去够取任务对象。在家访和评估了 Astrid 的家庭环境后，Maria 意识到她和 Astrid 不仅需要重新整理诊所厨房的橱柜，还需要重新整理 Astrid 家厨房的橱柜。如果 Astrid 想要从她的滚动工作椅上很容易地够到她想用的东西，就需要做一些改变。然而，在诊所和 Astrid 的家中，要想做出理想的修改是不现实的。例如，某些电器的位置受电源插座位置的限制，每个厨房的水槽和冰箱的位置也会有所不同。尽管如此，Astrid 和 Maria 还是一起合作把两个环境都安排得对 Astrid 来说更方便，并且最终使它们非常相似。当这些任务完成后，Astrid 能够取到她准备燕麦片或三明治所需的所有工具和材料。

在她们共同努力解决 Astrid 的第 2 个子目标的过程中，Astrid 参与重新布置厨房也给了她继续朝着第 1 个子目标努力的机会。尽管她能坐在滚动的工作椅上在厨房里移动，但仍然偶尔需要帮助，以便在工作场地适当地调整自己的位置。Maria 很清楚，Astrid 会从以作业活动为基础的适应性作业中获益。完成准备燕麦片和做三明治的目标，要求 Astrid 可以在工作场地移动滚动工作椅并且适当地调整自己的位置。但首先，他们需要通力协作来实现 Astrid 的第 3 个子目标。

(5) 子目标 3：当准备简单的食物时，Astrid 能够安全独立地抓住并固定任务对象。在 Maria 和 Astrid 的会谈结束时，她们开始解决 Astrid 的第 3 个子目标。在 2 次 AMPS 任务观察中，Maria 观察到许多与保持和固定任务对象相关的作业表现问题。Astrid 需要帮助才能打开那罐橙汁；当她试图用右手握住它们时，许多任务对象（如刀、汤匙和奶酪切片机）从她手中滑落；而且她并不能持续的稳定住任务对象，结果三明治和热燕麦片几乎都掉到地板上或膝盖上。因此，Maria 认为可能需要引入多种适应性策略。

Maria 建议 Astrid 试着用一个防滑垫，在抹黄油的时候把它放在柜台上的面包下面。当 Astrid 把一片面包放在垫子上，然后用左手握着的黄油刀抹上黄油时，面包没有动，她就能够给面包抹黄油了。Maria 还让 Astrid 试着把奶酪放在垫子上，试着把它切成片。当她把奶酪切片机放在奶酪的表面来切片时，奶酪不停地滑动，差点掉到地板上。Astrid 指出，虽然她对防滑垫非常满意，但切奶酪太难了。她说："不，不能……我必须有人帮忙。"

Astrid 仍然倾向于先尝试用右手抓住黄油刀或奶酪切片机。Maria 意识到防滑垫不能解决 Astrid 用右手时用具从她手中滑落的问题。因此，她决定向 Astrid 建议，使用更大的、防滑把手的餐具，以防止物品滑脱。Astrid 再次对这个想法持开放态度，所以 Maria 让她试着用她在诊所厨房里用过的一把大号防滑柄黄油刀。当 Astrid 试着用时，她能更安全地抓住刀柄，但刀柄仍有从手中滑落的趋势。在她们看来，这一策略似乎行不通。

因此，Maria 开始考虑尝试将习得性作业和代偿性作业相结合。她的想法是让 Astrid 练习做不同种类的三明治、倒饮料和做热燕麦片。代偿部分包括使用防滑垫和滚动工作椅，习得部分将练习用左手作为"利手"，用右手作为"辅助手"。而切奶酪和切菜需要另一种解决方案。

Maria 还有一件担心的事，Astrid 甚至都没有试图去稳住热燕麦锅和三明治，热锅差点掉到她的膝盖上，这是一个严重的安全隐患。因此，Maria 认为，如果 Astrid 没有通过练习学会用右手稳定任务对象，她可能需要与 Astrid 讨论重新确定 Astrid 的目标。也就是说，对于 Astrid 来说，在舒适生活区工作人员的最小协助或监督下准备简单的饭菜的康复目标可能会更加实际。例如，当 Astrid 想要做三明治的时候，他们可能需要给她预切奶酪和蔬菜，并在需要时为她提供监督和帮助，以防止受伤。

当 Maria 和 Astrid 进一步讨论这个问题时，Astrid 说想买一个防滑垫，并且她同意 Maria 的建议，使用预切片奶酪。她们还讨论了让舒适生活区的工作人员在下午来的时候帮她切奶酪和蔬菜的想法（如西红柿和黄瓜），然后让 Astrid 在没有他们帮助的情况下自己制作三明治。

(6) 联合策略：习得性和代偿性作业。在接下来的 2 周（4 个疗程）中，Astrid 练习做夹有黄瓜或西红柿的奶酪三明治，给自己倒一杯果汁，做燕麦粥，准备酸奶什锦（她经常吃的另一种早餐）。2 周内，Astrid 就能用 Maria 为她准备的切好的奶酪和蔬菜为自己做三明治了；在老年康复中心，她把三明治当下午点心。当她练习热燕麦片粥的时候，她强调了手拿物品不稳的问题，所以 Maria

更加强调作业技能训练，重点是练习和学习有效地使用右手使其稳定。虽然 Astrid 有时可以安全地处理热燕麦片的锅，Maria 相信她可能总是需要看护以避免其风险（如热锅从柜台上掉下来）。

在所有的任务执行过程中，另一个持续存在的问题是她不能有效地将自己的滚动工作椅停靠在工作空间中，如果那样的话，她就能够在不增加体力的情况下伸手去拿物体。Maria 又向她介绍了"习得性作业"，并鼓励 Astrid 朝柜台面向前移动，不要侧着身子。经过一段时间的练习，Maria 逐渐减少了她给出的口头暗示，Astrid 确实开始更有效地靠近柜台或冰箱。如 Maria 所料，她一次只能移动一个物体。

(7) 重新评估改善的和令人满意的作业活动表现：既然 Astrid 有机会练习做三明治和准备燕麦片，Maria 觉得有必要重新评估 Astrid 的作业表现质量，并记录她的进步。使用 AMPS 进行重新评估也使 Maria 能够清楚地定义哪些任务表现现在是有效的，哪些仍然无效，需要进一步确定目标。

当 Maria 重新评估 Astrid 的 ADL 任务表现时，她观察了她第一次评估 Astrid 时观察的两个任务。Astrid 已经熟悉厨房了，所以 Maria 不需要花时间让她熟悉，但她向 Astrid 确认了她在每个任务中会使用什么原料（如西红柿或黄瓜、橘子或越橘汁）。她还切了一个黄瓜和一个西红柿，并确保其他所需的工具和材料都到位；她让 Astrid 把黄瓜片和西红柿片放进冰箱，以确保 Astrid 知道它们确切的位置。当 Maria 观察 Astrid 时，她发现了许多她在早期 AMPS 观察中看到的相同类型的问题，但有一些明显的不同：Astrid 以前经常出现的问题（如不能抓牢、滑落）现在只是偶尔出现。以前中等到明显困难的问题现在已经变得微不足道（如移动她的工作椅）。然而，Astrid 确实继续表现出中度的低效率，主要是因为她仍然一次只转运一个任务对象；她的工作空间非常拥挤；她偶尔会使用无效的搜索策略，导致需要的工具和材料的定位延迟。然而，她能够在 35min 内完成这两项任务。另一个重要的结果是当 Maria 问 Astrid 感觉如何时，Astrid 表示她对自己现在能很好地完成这些任务非常满意，她说："我很高兴我好多了……新椅子，我现在就可以自己做。"

在给 Astrid 的每个 AMPS 任务的表现质量打

分后，Maria 将 Astrid 的原始 AMPS 项目得分输入到 OTAP 软件中，生成一份 AMPS 进度报告，这样她就可以获得 Astrid 的 ADL 任务表现质量提高了多少的客观衡量标准。如图 5-9 所示，Astrid 的 ADL 运动技能和 ADL 过程技能均增加了 0.3logit，这些进步可以在临床上观察到，但没有统计学意义。

当 Maria 记录 Astrid 的进步时，她想确保这样做的方式能够传达 Astrid 在 ADL 任务表现质量上的显著差异。她还想传达这样的想法：Astrid 已经在她的目标上取得了重要的进展，但还没有达到目标。因此，Maria 选择如下记录 Astrid 的治疗进展。

(8) 进度报告：准备简单餐食（如热麦片和三明治）

① 初始基线（2014 年 5 月 27 日）：中度到显著增加的体力下降和笨拙，中度效率低下（时空混乱），偶尔有轻度的安全风险，偶尔需要言语和身体帮助。

② 目标：能够安全独立地完成任务，仅仅表现出轻微的体力下降和轻微的笨拙，以及轻微的时间空间效率低下。

③ 现在状态（2014 年 6 月 30 日）：轻度体力下降和轻微笨拙，中等时空效率下降，无安全隐患；在开始前得到帮助，将奶酪和蔬菜切成薄片。

④ 结果：朝着目标前进，但目标尚未实现；AMPS 观察结果显示有明显的进步，Astrid 对她目前的表现水平表示满意。

11. 持续的 OT 干预 当 Astrid 和 Maria 再次见面时，已经是第 7 周结束了，Astrid 来到了老年康复中心。在与 Astrid 会面并讨论了第二次 AMPS 结果和康复目标后，Maria 计划与整个康复团队分享她的发现。Maria 认为是时候让团队重新审视 Astrid 的共同康复目标并制订一个持续的康复干预计划了。

在最后 3 周，Astrid 来到门诊老年康复中心，她继续参与目标相关的持续的 OT 干预。也就是说，她继续在家里练习简单的饭菜准备工作，偶尔会有来自舒适居住区的工作人员的口头帮助和安全支持。当 Astrid 与 Maria 会面时，她们主要把注意力集中在 Astrid 的目标上，即用刀叉吃饭、煮咖啡、把咖啡和饼干一起端给她的朋友。

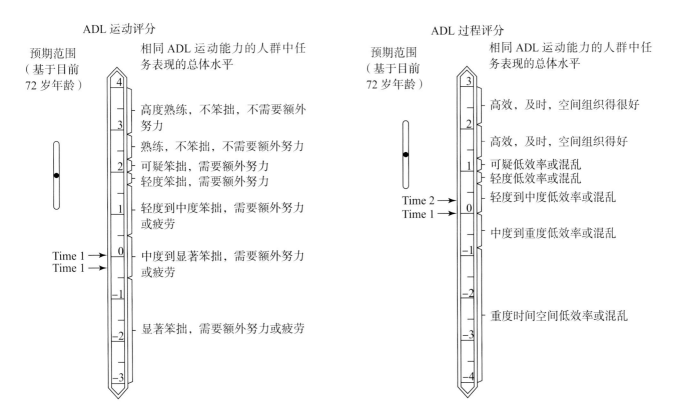

▲ 图 5-9 **Astrid** 的运动和过程技能评估进展报告

更具体地说，Maria 开始实施另一次 AMPS 观察。但这一次，她观察了 Astrid 准备了一壶咖啡和饼干，准备了一个奶酪三明治和一壶咖啡。Astrid 选择了这两个任务，因为两个任务中都需要煮一壶咖啡。在两次观察中，Astrid 都根据需要使用滑动工作椅和防滑垫。Maria 还进行了一项非标准化的作业表现分析，她观察 Astrid 吃一顿饭，这项任务需要她自己切肉，一只手拿刀，另一只手拿叉。

然后 Maria 继续进行 OTIPM 的步骤（图 5-1），定义了 Astrid 有效执行和无效执行的作业活动，与 Astrid 一起确定目标，考虑 Astrid 作业表现障碍的原因，然后规划和实施适当的康复干预措施。因为她在咖啡任务上的表现都是中等效率的，Maria 运用了习得模型，让 Astrid 练习保持她工作空间的条理性，这样她就不会撞到物体。她们还探索了适应性策略，以帮助 Astrid 更容易找到正确的工具和材料，而不是不合逻辑的搜索。例如，她们试着在碗柜门上贴上标签，并列出需要原料清单，所以她选了正确的物品。虽然 Astrid 作业活动表现有改善，但 Maria 最关心的还是安全问题。

在饮食方面，Maria 采用了习得模式，计划并实施了作业技能培训。她给任务表现打分，首先是模拟用刀叉吃饭的任务，其中用一片面包代替牛肉薄片。然后 Astrid 练习把面包切成一口大小的小块。当 Astrid 能完成这个模拟任务后，Maria 安排了下一次家访，在 Astrid 吃饭时观察她。Maria 很高兴地看到，舒适生活区的工作人员让 Astrid 自己切食物，这样她就可以在一个自然的环境中练习和学习使用刀叉吃饭。

Maria 还利用这次家访的机会观察 Astrid 在她自己的厨房里准备咖啡。这使 Maria 能够确保 Astrid 在诊所厨房学习和使用的适应性策略能够在 Astrid 的家庭厨房中发挥作用。Astrid 在偶尔的口头帮助和安全支持下能够完成任务。Maria 将这些发现与支持人员分享，以便他们能够继续为 Astrid 提供她所需要的持续支持。就在出院前，Maria 完成了最后一次 AMPS 观察。

Astrid 选择煮咖啡，配上饼干和燕麦片。她安全地完成了这两项任务，但偶尔需要口头帮助。她仍然有轻度体力下降和笨拙，她的表现是稍微有点低效的。她的 ADL 运动测量增加到 0.3logit，比她在老年康复中心第一次 AMPS 观察时的增加

0.6logit，这表明有可以观察到的显著改善。她的 ADL 过程测量值为 0.3，自她最后一次报告 AMPS 观察以来没有变化；自入院以来，她的改善是明显的，但没有统计学意义。

出院时，Maria 和 Astrid 回顾了 Astrid 的所有目标。这时，Astrid 重新修订了一些最初的目标；她意识到，简单的准备饭菜的工作，包括准备咖啡，都需要在舒适生活区的工作人员的支持下完成。Maria 和在 Astrid 的医疗记录中记录了以下内容。

最终进度报告

① 目标 1：在偶尔的口头帮助下，Astrid 能安全地完成简单的准备饭菜的任务（燕麦片、三明治、咖啡和饼干），只表现出轻微体力下降和笨拙、轻微的时间空间效率低下。

② 现在的状态（2014 年 7 月 24 日）：能持续安全地完成简单的准备饭菜的任务，偶尔得到口头帮助，在体力上轻微下降或轻微动作笨拙，以及轻微的时间空间效率低下；AMPS 观察显示 ADL 运动及过程技能均有明显改善。

③ 结果：目标 1 达成。

④ 目标 2：会独立切食物，用右手拿刀、左手拿叉吃饭；她对自身表现满意度提高。

⑤ 现在的状态（2014 年 7 月 24 日）：能独立切割食物，使用刀叉进食；对她的表现很满意，"我可以……我想和其他人一起吃饭"。

⑥ 结果：目标 2 达成。

按照计划完成了所有的目标，出院时 Astrid 知道，在舒适生活区工作人员的支持下，她可以完成自己想要完成的任务。

复习题

1. OTIPM 的步骤是什么？

2. 列举 AMPS 中 4 个 ADL 运动和 ADL 过程技能的例子？为什么它们不能代表潜在的身体功能？

3. 有哪些干预的例子可以被认为是适应性作业？

4. 有哪些例子可以被认为是习得性作业？

5. 有哪些干预的例子可以被认为是恢复性作业？

6. 有哪些干预的例子可以被认为是以作业活动为重点的教育项目？

第 6 章 偏瘫患者日常活动的管理
Adaptations for Managing Daily Activities with Hemiparesis

Carly Goldberg　Lauren Winterbottom　Patricia A. Ryan　Jennie W. Sullivan　Glen Gillen　**著**

聂忆秋　藏　君　**译**

关键词

- 适应性服装
- 辅助设备
- 日常生活活动能力
- 节能
- 环境改造
- 工具性日常生活活动能力
- 简化操作程序

学习目标

通过学习本章内容，读者将能够完成以下内容。

- 确定辅助设备和技术在日常生活活动中的应用。
- 如何通过节能和简化技术提高 ADL 的参与能力。
- 为提高 ADL 的安全性和便携性进行环境改造。

一、概述

脑卒中作业治疗的干预侧重于增加患者的功能独立性和参与性，并且在不同的患者之间存在较大差异。有限的偏瘫肢体的功能恢复使得患者日常生活活动的参与变得具有挑战性，治疗师须根据每个人的独特需求进行干预。一项研究显示，脑卒中 4 年后，后遗症期患者仍然有较严重的活动受限和参与受限[6]。偏瘫侧肢体的功能丧失和废用较常见，上肢损伤对日常活动和参与会产生消极影响[3]。研究表明，作业治疗可以显著改善患者的日常生活能力和参与能力（框 6-1）。此外，最近的脑卒中指南建议，应根据每个人的独特需求和目标，对所有脑卒中患者进行个性化的日常生活活动能力训练[22]。虽然偏瘫侧上肢的功能恢复是治疗重点，但严重偏瘫患者还需依靠利手交换才能达到生活自理[13]。作业治疗师需与每位患者沟通，设定有意义和切实可行的康复目标，这通常需要治疗师具备一定的创造性思维来解决这些问题。

框 6-1　证据简述：脑卒中后患者日常生活活动再学习

- 在一项随机对照试验中，Sahebalzamani 等[14] 发现，出院后接受日常生活能力指导的脑卒中患者的表现，明显好于没有受过此指导的患者
- Legg 等[11] 完成了一项系统回顾和 Meta 分析，用以确定针对患者 ADL 的作业治疗是否能改善脑卒中后患者的康复疗效。分析包括 9 项随机对照试验，共纳入 1258 名参与者。作者发现，这项干预显著改善了 ADL 评分，降低了脑卒中后不良结果的风险
- Steultjens 等[16] 进行了一项系统回顾，用以确定作业治疗在改善脑卒中患者预后方面的有效性。作者回顾了 32 项研究，共 18 项随机对照试验。他们发现，综合的作业治疗对基本 ADL、扩展性 ADL 和社会参与能力有显著影响
- Trombly 和 Ma[17] 回顾了 15 项研究，共 895 名参与者；其中的 11 项研究，包含 7 项随机对照试验，发现作业治疗能显著改善患者的角色参与和日常生活活动能力。作者得出结论，"作业治疗有效地提高了脑卒中患者的活动和参与能力，在特定的、患者明确的活动中，治疗师可以使用结构化指导语、对活动进行适当的调整、在熟悉的环境中练习，以及通过及时的反馈来提高患者的表现"

ADL. 日常生活活动能力

二、评估

世界卫生组织 2001 年颁布的国际功能、残疾和健康分类[23]从个体活动和社会参与层面，为评估患者的健康和残疾水平提供了一个框架。此外，为了保持"从独特视角通过作业治疗促进个人、组织和群体的健康和参与的作用"（第 S2 页），在正式和非正式、标准化和非标准化的评估中，应参考作业治疗实践框架[1]。

在临床实践研究中，许多量表已被用于评估脑卒中后遗症患者的预后表现（表 6-1），可在功能、活动和社会参与层面上进行评估。在评估作业表现时，治疗师须同时考虑患者的劣势和优势。身体因素，如语言、姿势控制、平衡、感觉、视觉等，都能影响作业表现。认知和感知能力，如洞察力、安全意识、解决问题的能力和神经行为能力，也可根据患者作业治疗的参与程度进行评估。此外，心理社会因素，如适应性、动机和文化背景也是作业治疗评估中应该考虑的内容。

为了提高作业活动的参与能力，还应对所处环境进行评估，其中包括患者的住宅、工作场所、教室或他 / 她定期参与的其他有意义的活动地点。在住院康复时，治疗师需与家人交流，获得有关家庭环境的相关信息。根据家庭成员提供的照片和测量数据，治疗师可进行模拟的环境改造练习，并给出可以应用哪些辅助设备的建议。参见第 30 章了解更多关于家庭环境改造的信息，以便提高脑卒中后日常活动的参与能力。

此外，护理人员和其他社会性支持都应纳入作业评估中，以便治疗师对脑卒中后的日常活动进行适当的管理。每位患者需要被帮助的程度和方式可能有所不同。一些患者需要接触性的帮助，而有些患者只需监督其安全完成日常活动即可。此外，在环境改造及雇佣私护方面，应考虑实际

表 6 1　脑卒中后遗症患者功能性 ADL 评估的示例 *

工　具	简　介
美国心脏协会脑卒中预后分类[9]	该工具的目的是作为一个标准化和全面的分类系统，以记录脑卒中后导致的残损和残疾，包括神经损伤的范围、损伤的严重程度及功能水平
急性后期医疗服务活动量表（AM-PAC）[2]	量表涉及三个功能领域：基本转移能力、日常生活活动能力和应用认知
A-ONE（Arnadottir，此卷）（见第 25 章）	记录基本日常生活活动能力和转移能力的功能独立性水平及潜在的神经行为损伤（见第 25 章）
运动和过程技能评定（AMPS）[5]	评估在日常生活中个人或工具性 ADL 的表现质量（见第 5 章）
Barthel 指数评定量表[12]	对每项评估得分进行叠加，每项得分为 0 分（完全依赖）、15 分（完全独立）不等，最终得分在 0～100 分，活动包括进食、洗澡、修饰、转移、穿衣、大便、小便、如厕、步行、转移和爬楼梯等
加拿大作业活动测量表[10]	评估患者自理、生产活动和休闲活动的表现和满意度，在确定了作业活动方面的问题后，患者对自己活动的表现和满意度进行打分，分数为 1～10 分，使用相同的量表再次评估
功能独立性量表（FIM）[8]	由康复团队成员通过直接观察进行评估。使用详细的评分系统，需经专业培训的治疗师以标准化的方式进行 FIM 评估，每项评分为 1～7 分，评估内容包括自理能力、括约肌控制、转移、行走、交流、社交认知
住院康复机构的住院康复患者评估工具（IRF-PAI）[18]	IRF-PAI 是美国联邦政府医疗保险和医疗补助中心用于收集住院康复机构的患者数据，并用作医疗保险报销的评估工具
改良 Barthel 指数（MBI）[15]	MBI 是一种 ADL 的测量方法，它显示患者在活动中的独立程度，量表包括十个项目（活动）：大小便控制、修饰、如厕、进食、床椅转移、行走、穿衣、上下楼梯和洗澡，每个项目的评分分为 5 级，从 0 分（完全依赖）到 5 分、10 分或 15 分（完全独立）
改良 Rankin 量表[20]	用于评估残疾和需要辅助程度的 5 分制评定量表

ADL. 日常生活活动能力
*. 见第 5 章了解其他例子

经济情况。例如，如果患者在家中生活并且没有家人照料时，患者需能够独立完成日常生活活动的能力。如果有护理人员可提供帮助时，患者可利用护理人员的辅助，从而改变进行日常生活活动时的方式。脑卒中后的 ADL 训练是需要优先进行的事项，应纳入到患者和护理人员的康复目标中。例如，患者正在进行生活自理的训练，治疗师应将患者在无人帮助下可如厕，作为一个目标纳入到治疗中去。

三、生活自理的环境改造

在日常生活活动能力开始训练之前，治疗师应充分考虑位置的设置和环境改造，可帮助患者成功完成日常生活活动并可提高其安全性。如果康复是在患者家以外地方进行，如住院或门诊康复，治疗师应确定患者家中环境的细节，以确保训练成果能够应用到患者的日常生活中去。能够在房间中进行安全的定位和转移的设置是 ADL 训练需要优先考虑的内容。患者应能舒适地坐在床上，双脚平放于地板上，以提供良好的支撑面。如果床太高，需要降低、调整或更换床架。如果床太低，可以使用升降床来获得最佳高度。坐在床边时，一个稳固的床垫可以提高患者的平衡能力和姿势稳定性。位于患者非偏瘫侧的床边转移扶手，可以提高上下床转移的便利性和安全性（图 6-1）。

卧室中家具的布置应使患者从床到门和浴室这条道路清晰且宽敞。如有可能，应清除地板表面的障碍物和杂物、地毯和脚垫，减少跌倒风险。室内照明和温度是其他需要考虑的重要因素。充足的照明对 ADL 参与和在环境中安全移动至关重要。温度也会影响患者的参与，低温可能会增加痉挛，使自理时的活动变得更加困难。参见第 30 章，了解房屋改造的详细内容。

四、节能和工作简化技术

治疗师可以使用节能和工作简化技术来指导患者如何优先安排、组织和规范工作内容，以节省时间和精力。应考虑以下技术。

(1) 合理规划房间。多余空间使者行走距离

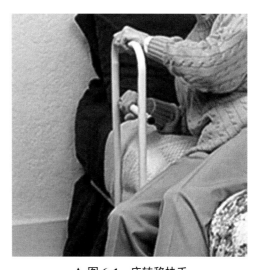

▲ 图 6-1　床转移扶手

图片由 North Coast Medical, San Jose, CA, https://www.ncmedical.com/item_72.html#!prettyPhoto[pp_gal]/0/ 提供

过长，体能消耗过多。例如，卫生间位于较长走廊或房屋的一侧，则可以在卧室中设置床旁坐便器和带有镜子的桌子，以便患者更轻松的如厕和洗漱。

(2) 够取物品时，尽量减少躯干的过度屈伸。柜台比抽屉更方便拿取物品。中间是球形把手的抽屉比带手柄的抽屉更容易打开。可降低壁橱挂杆，减少躯干过多伸展。较重的物品置于柜台上，尽量减少躯干过多活动。

(3) 将电器与控制系统放在易于够到的地方。灯、闹钟和电话放于方便使用的位置。可以考虑使用环境控制系统，如亚马逊的 Echo 和 Alexa 设备，以及帮助管理环境控制系统的应用程序（https://www.amazon.com/Amazon-Echo-And-Alexa-Devices/b?ie=UTF8&node=9818047011）。

(4) 清除杂乱的东西。彻底的清除和整理杂乱的东西，方便找到常用物品。

五、总论

通常，治疗师会有多种方法来增加患者的功能性参与。一些患者通过弥补功能缺陷来提高日常生活的参与能力。另一些患者则通过代偿策略来实现日常生活活动能力的自理。除脑卒中后的偏瘫外，其余任何可能存在的神经功能缺陷（见第 25 章）都会影响治疗的选择和干预的方式。与

有理解力差和意识障碍的患者相比，具有主观判断能力的患者在洗澡时遇到的问题可能会有不同的选择。音调和运动能力也是影响康复技术应用的因素。例如，弛缓性偏瘫与高张力性偏瘫在治疗中有很大区别（见第 20 章），上肢穿衣技术需根据脑卒中后偏瘫的表现进行制订。最后，日常活动中的心理社会方面（见第 15 章）也会影响治疗方法的选择。在确定最佳治疗方法时，应充分考虑社会和情感支持、身体承受能力、经济能力及个人喜好等方面的影响。

六、基础性日常生活活动的表现

存在单侧肢体活动受限的患者进行 ADL 再训练时，对患者和治疗师而言是巨大的挑战。治疗师必须考虑以下问题从而为患者提供适当的干预方法。

- 姿势稳定性和平衡能力受损。
- 灵活性和速度下降。
- 稳定性和活动能力受损。
- 身体的耐力下降，能量消耗增加。
- 感官能力受损，如视力减退。
- 感知觉功能受损。

1. 饮食 患者应将双脚平稳放置于地板上，以提供必要的支撑，并在进食时保持舒适的身体直立姿势。为确保用餐安全，需时刻做好防误吸的准备（见第 29 章）。将偏瘫侧上肢调整好力线放于桌子上，促进良好姿势的同时可增加对手臂的注意。可以考虑使用以下自助具来提高进食期间的舒适度和效率。

(1) 防滑垫可防止盘子和碗在使用过程中滑动。

(2) 当用一只手舀起食物或在面包上涂黄油时，带有护板和边缘高低不等的盘子有助于防止食物从盘子中溢出。也可使用带有防滑底座的餐具防止食物滑动（图 6-2）。

(3) 如果患者具有良好的安全意识，可使用餐刀或比萨轮切割食物。

(4) 用偏瘫侧上肢进食时，带手柄的餐具较实用。橡胶管可套在常规餐具上，以增加握持的接触面积。

(5) 带盖的防撒杯，如 Kennedy 杯（图 6-3）（http://www.kcup.com/kcup.htm）或者带嘴的杯子

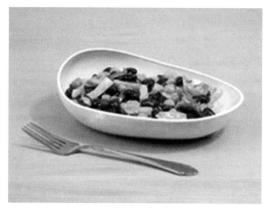

▲ 图 6-2 防撒盘

图片由 North Coast Medical, San Jose, CA, https://www.ncmedical.com/item_2475.html#!prettyPhoto [pp_gal]/0/ 提供

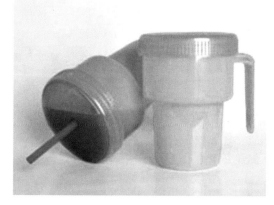

▲ 图 6-3 Kennedy 杯

引自 http://www.kcup.com/kcup.htm

可以让患者使用偏瘫侧上肢进食，并可减少液体溢出。根据患者的能力不同，可考虑使用双手来稳定杯子。流量杯可控制液体流出的速度以防止误吸。

2. 淋浴和洗澡 洗澡时的安全是需要考虑的重要因素，应评估如转移技术、坐位设置、所需辅助量及对水温的控制等因素。应在浴缸或浴室内外放置防滑垫。浴缸转移椅和扶手可以提高洗澡过程中转移的安全性和稳定性（见第 7 章）。患者应坐在背部有靠背，双脚可稳定放置的椅子上。洗澡时应留出充足时间，防止因匆忙而发生意外。许多患者在转移和洗澡时需要监督或帮助，治疗师应协助患者和护理人员确定完成安全洗澡时所需的辅助量。

- 水流控制的手持式淋浴头（https://www.ncmedical.com/item_386.html#!prettyPhoto）可以防止烫伤，也更容易冲洗肥皂和洗发水。

- 将洗漱用品放在容易拿到的地方，以便可以安全取用。可以安装挂钩，以便可以轻松取下淋浴喷头和其他物品。

- 为便于单手使用，洗手液和洗发水可装在按压瓶中。

- 长柄刷可以增加清洗的便利性和安全性。带有曲度或把手可弯曲的洗澡海绵（图 6-4A）（https://www.alimed.com/etac-back-washer.html）可以向任何方向弯曲，以便清洗难以触及的区域，如背部、强壮的手臂、腋窝和肩膀。

- 可将肥皂放在海绵内，这样清洗时就无须握住一块光滑的肥皂。可以使用打孔器在肥皂上打一个孔，然后将绳子穿过该孔，制成一个"系在绳子上的肥皂"。还可以将肥皂放于连裤袜中，然后绑在位于膝盖高度的淋浴座椅上[7]。带口袋的手套可装肥皂以帮助患者在洗澡时使用偏瘫侧的手臂（图 6-4B）。

- 可以使用轻便毛巾或浴袍擦干身体以达到节省身体耗能的目的。在擦强壮的后背和手臂时，患者可以将毛巾放在肩膀上，然后伸手从后背抓住毛巾一端，将毛巾拉过背部擦干身体。

在水池边或床上洗澡

- 如果患者由于行动不便或其他安全问题而无法使用浴缸或淋浴，可以坐在水池边进行洗澡。为便于清洗，偏瘫侧上肢可以放在洗手盆中，用非偏瘫侧上肢对其进行清洗。而非偏瘫侧上肢则可以在水池边缘放置带有肥皂的毛巾，通过主动来回摩擦清洗非偏瘫侧上肢。如上所述，可以使用不同洗澡巾来清洗身体的其余部分。

- 可以使用脚刷（图 6-5A）（https://www.alimed.com/alimed-deluxe-foot-brushes.html）或脚垫系统（图 6-5B）清洁脚和脚趾。

- 如果患者由于姿势控制或耐力差而无法在水池边洗澡，也可以在床上进行。全身酸碱平衡清洁剂可用于沐浴和失禁护理。免冲洗的洗发帽可帮助洗头发。

3. 修饰

(1) 口腔护理

- 进行口腔护理时，应做好防误吸准备（见第 29 章），如果患者在刷牙时无法安全处理口腔中的水，则需使用改良设备，如与抽吸牙刷一起使用的抽吸装置，可以防止误吸。

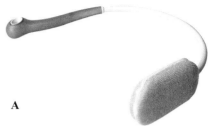

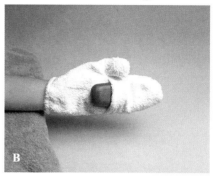

▲ 图 6-4　A. 柔软的海绵；B. 洗手手套

A. 引自 AliMed®，www.alimed.com/etac-back-washer.html；B. 引自 https://www.alimed.com/etac-back-washer.html

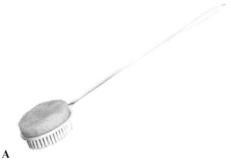

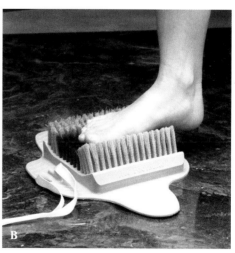

▲ 图 6-5　A. 脚刷；B. 脚垫系统

A. 引自 AliMed®，www.alimed.com/alimed-deluxe-foot-brushes.html；B. 由 North Coast Medical，San Jose，CA. 提供，引自 https://www.maxiaids.com/footmate-complete-foot-caresystem）

• 挤牙膏时，用偏瘫侧上肢稳定牙刷，或者可以用牙齿咬住牙刷。添加的牙刷柄（如橡胶管）可以使偏瘫侧的手更容易握住牙刷。翻盖式牙膏或牙膏分装器可以使牙膏的使用更方便。

• 电动牙刷可以提高刷牙的舒适度和效率，而牙线棒让单手剔牙更容易；也可以考虑使用Waterpik 冲牙器。

• 根据患者的牙医建议，夜晚时可将假牙浸泡在温和的假牙清洁液中。有吸力的假牙刷有助于单手刷牙。可以在柜台上或水池里放一条毛巾，这样假牙掉落时不会摔坏。

(2) 除臭剂

• 使用除臭剂时，为了保护偏瘫侧肩膀，臀部向前抬起，让手臂被动地远离躯干。

• 如果患者难以在非偏瘫侧腋窝涂抹管状或滚动式除臭剂，则可改用喷雾式除臭剂。

(3) 头发护理

• 发型是患者个性化选择。有些偏瘫患者可能会发现，短发或打理相对简单的发型更易于管理。

• 长柄毛刷或梳子有助于患者在梳理头发时使用偏瘫侧上肢。轻质夹板或橡胶管可增加把手的尺寸和常用美容工具手柄的接触面积。

• 市场上有售免提吹风机支架或壁挂式支架，可用非偏瘫侧上肢修饰头发的造型。可调节吹风机由轻型吹风机、带弹簧平衡杆的台灯、可调节的接头处张力控制旋钮和安装支架组成[4]。吹风机配件也可用于帮助患者进行头发的造型。

(4) 剃须

• 电动剃须刀可提高剃须的安全性，对于服用抗凝血药物、运动控制不良或安全意识差的患者，应考虑使用电动剃须刀。

• 高品质的剃须刀和剃须膏也有助于防止刮伤和割伤。

(5) 化妆

• 明亮的灯光和化妆镜可让化妆更容易。

• 按压式瓶装粉底液可以直接涂在脸上，然后用刷子涂抹均匀，使化妆更简单。

• 化妆品支架或小容器可提高化妆时的稳定性。止滑垫、防滑橡胶垫或吸盘可防止物品滑落，帮助稳定物品。

(6) 指甲保养

• 应当定期进行指甲护理，以确保卫生和保持皮肤完整性，此过程须谨慎操作。剪指甲过程应充分考虑个人的感觉、运动、视觉、认知 / 感知能力及指甲状态，确保在安全的前提下进行并防止受伤。所有指甲护理都应在充足的光线和良好姿势支撑下进行。

• 偏瘫侧的指甲护理可以将手支撑在桌子上进行。如果偏瘫侧手有明显的痉挛导致手指屈曲，则需要一个分指板或其他固定装置使手指呈张开状态。

• 可以使用带吸盘的指甲刷清洁非偏瘫侧的手指甲。

• 按压式单手指甲刀可帮助个人修剪非偏瘫侧的手指甲。使用此设备，指甲插入到指甲刀中，当按下操纵杆时，指甲刀的钳口会闭合（图6-6A）。

• ClipDifferent 指甲刀是一种自动指甲刀，通过单手按键式操作轻柔修剪指甲（图 6-6B）。

• 患者可使用偏瘫侧手将带有吸盘的指甲板固定在桌子上，用其修剪非偏瘫侧的手指甲（图 6-6C）。

• 指甲锉帮助锉平非偏瘫侧的手指甲。普通的金刚砂板或砂纸也可以粘在一块木头上，或者用胶带粘在桌子上，使其稳固。

• 指甲油可以通过在一块木头上安装一个衣夹，用一个 C 形夹固定指甲刷，当指甲相对于刷子移动时，即可在偏瘫侧的手涂指甲油。

• 出于各种安全考虑，一些患者需要护理人员或修脚师来修剪脚趾甲。当脚交叉放在膝盖上或双脚立于床上时，最容易修剪脚趾甲。如果视力和安全意识完好，并且脚没有感觉缺陷，对于抬腿或屈膝有困难的患者来说，手柄式指甲刀可能会有所帮助。摩砂板可贴在夹板上，制成一个可锉脚趾甲的长手柄。

4. 如厕

(1) 卫生纸自动抽取装置应安装在容易够取且肢体未受影响的一侧，方便单手操作，减少身体扭转。湿纸巾代替厕纸，对于失禁的患者可能更方便。

(2) 一种如厕选择是坐浴盆。坐浴盆的附件可固定在如厕座上，帮助清洁和擦干会阴。这些物品市场有售，也可通过医疗供应公司找到。

(3) 适配的如厕设备是女性的另一种选择。它的设计可以让女性能够在一个倾斜、坐位或站立位小便。当轻轻地按压阀门时，达到防漏密封的效果（图 6-7）。

（4）对于脑卒中后需要导尿的女性患者，自主导尿镜在保持双腿分时并提供更好的观察角度。

七、穿衣

偏瘫患者有很多不同的穿衣技术和方法，应考虑每位患者的个人需求及护理人员的辅助情况。作业治疗期间的定期穿衣训练已被证明能显著提高穿衣效率[21]。作业治疗工具包等资源[7] 提供单手穿衣技术的讲解，可以帮助患者和护理人员将在治疗中学到的技术沿用到生活中去。

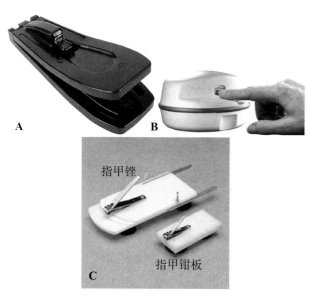

指甲锉

指甲钳板

▲ 图 6-6　A. 按压式单手指甲刀；B. ClipDifferent 自动单手指甲刀；**C.** 带吸盘的指甲刀

A. 引自 http://www.maddak.com/presson%C3%82%E2%84%A2-onehanded-nail-clipper-p-27960.html；B. 引自 ©ClipDifferent, GBC. www.clipDifferent.com；C. 引自 https://www.ncmedical.com/item_432.html

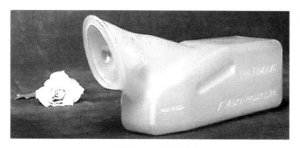

▲ 图 6-7　女性用

图片由 A⁺ Products 提供

1. **基本原则**

（1）留出足够的穿衣时间和中途休息时间。

（2）设置不需付出过多的努力，就可以成功完成的任务。

（3）在初次训练期间，请穿着宽松的衣服，不应有过多纽扣，例如穿有松紧带的裤子或短裤。

（4）个人穿衣风格也很重要。获得技巧和成功经验以后，可以帮助人们了解需要哪些方面的练习才能穿出他们喜欢的风格。

（5）偏瘫患者的服装管理是一项具有挑战性和艰巨的任务。从一开始就将任务设置在正确的位置，以确保安全。

（6）关注实践的好处，鼓励患者建立新的习惯。

2. **位置**

（1）在开始训练偏瘫患者穿衣技术之前，应考虑最佳的位置。患者应坐在稳定的椅子上，两脚平放于地板上，以形成坚实的支撑面，提高姿势稳定性。

（2）在医院环境中，可在床头抬高或病床处于椅子高度的情况下练习床上穿衣。

（3）如果患者躯干控制不佳或平衡能力下降，应将躯干牢牢靠在椅背上，以确保身体稳定性。

3. **拉拉链**

（1）尝试使用更大的纽扣或挂钩。可以在拉链上添加一个环，以便更容易拉动拉链。

（2）最喜欢的有纽扣的衬衫可以通过去掉纽扣，将魔术贴缝在里面纽扣孔的位置上，这样衬衫就可以很容易地穿上。

（3）普通拉链很难用一只手固定。要穿这种衣服，可以将拉链底部固定，如果衣服足够大，可以将其穿过头顶。可以在拉链的底部放置一个较大的安全别针，防止拉链脱落。

（4）适应性服装中使用的磁扣可以使穿衣变得更加容易。植入了如起搏器之类医疗设备的患者在使用这些衣服之前，应先咨询医生，因为磁铁会干扰此类设备的运行。

（5）在线零售商的 Adaptive garments 适应性服装使用隐藏的磁扣和魔术贴，外部有装饰带，以保持外观正常。带有磁性拉链的衣服可单手固定，可以从 Tommy Hilfiger's Tommy 适应性服装系列等品牌购买（https://usa.tommy.com/en/tommy-adaptive）。

4. 穿上衣

(1) 套头衫

• 使用衬衫标签识别衬衫的正反面。将衬衫正面朝下放在膝盖上，衬衫领朝膝盖。

• 用非偏瘫侧的上肢打开偏瘫侧的衬衫袖，然后将偏瘫侧的上肢穿进袖口。将袖子拉到手臂上方，拉过肘部。

• 然后，可以将非偏瘫侧的上肢穿过另一个袖子，并将衬衫套到头上。

• 非偏瘫侧的上肢可以把衬衫拉到偏瘫侧的肩膀上，然后把衬衫从后背拉下来。

(2) 带有前扣的服装（图 6-8）

• 将偏瘫侧的上肢放在两腿之间，用非偏瘫侧的上肢将袖子拉到手臂上并越过肩膀。

• 尽可能地把衬衫拉到背后或向背后摆动。抓住衬衫另一边的领子，将衬衫向前拉至非偏瘫侧的上肢。然后将该侧上肢穿进另一只袖子里。

• 如前所述，辅助拉链可以更容易地将衬衫前面的拉链拉紧。衬衫的袖子可以通过缝一根松紧带来伸缩，这样就不需要管理袖子了[19]。衬衫领子部分可以用魔术贴代替，也可以从零售商处购买。

(3) 胸罩

• 应首先将偏瘫侧的上肢穿过胸罩。弹性套头

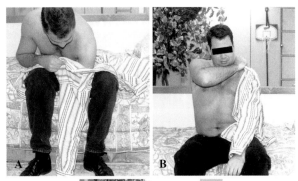

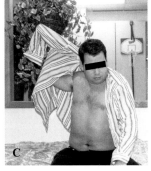

▲ 图 6-8　左偏瘫患者的上肢穿衣顺序

文胸（如运动文胸）或正面系扣文胸比在背面固定的文胸操作更方便。

• 根据胸罩的弹性，可先扣紧从背部固定的胸罩，然后再将其拉到头顶上方。可以购买胸罩延长器，通过增加周径使穿戴更容易。胸罩扣可以使用更大的挂钩或 D 形魔术贴扣代替。

• 用衣夹将胸罩的背带夹在内衣的前面，就可以穿上背部固定的胸罩。胸罩绕着躯干移动，将其固定在前面。胸罩再绕着腰部转到正确的位置。先将偏瘫侧的上肢放在带子上，然后再将非偏瘫侧的上肢放在带子上[19]。

• 白金汉宫的 Bra-Angel（图 6-9）可能对一些患者有帮助，并且使用了类似于前面描述的技术。

(4) 领带

• 对于很难用单手将传统领带系好的患者，免打结领带或夹式领带可作为替代品。患者可根据自身情况购买合适的样式，如拉链领带（https://www.buckandbuck.com/mens-zip-tie.html）。

5. 裤子的穿脱

(1) 在床上穿裤子

• 用非偏瘫侧肢体将偏瘫侧下肢拉至屈髋屈膝位，使脚位于可触及的范围内。将短裤或裤子拉到偏瘫侧腿上面，再让腿伸直穿进裤子里。

• 把非偏瘫侧下肢放进裤子里，把裤子尽可能往上拉。如果功能允许的话，将一只脚或两只脚放在床上以桥式运动抬起骨盆。用非偏瘫侧手将裤子拽到功能相对较好的臀部上方。然后，再

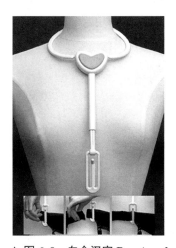

▲ 图 6-9　白金汉宫 Bra-Angel

图片由 ©BUCKINGHAM HEALTHCARE 提供，引自 http://www.buckinghamhealthcare.co.uk/

次抬起臀部的同时，伸手将裤子拉过偏瘫侧臀部。需多次重复才能将裤子顺利向上拽至腰部。如果该患者不能做桥式运动，可以通过左右翻身把裤子拉过臀部。

• 有弹性的裤子或带有磁扣的裤子可使穿脱裤子更简单一些。

(2) 坐位下穿裤子（图 6-10）

• 双脚放在地面上，坐在一个稳固的座位上，把偏瘫侧下肢交叉放在非偏瘫侧下肢上。如果需要保持此姿势，可以在两腿之间放置防滑垫[7]。

• 将裤腿放在偏瘫侧脚上，并沿着腿继续向上拉，直到露出脚踝为止。然后将非偏瘫侧下肢伸进裤子里，把两条裤腿尽可能向上拉。

• 如果可以维持安全的站姿，患者可以站起并用非偏瘫侧手将裤子拉到臀部以上。站立时为防止裤子掉落，可以使用裤夹。裤夹可以由两个有

孔的小夹子制成。夹子可以用绳子系在一起，一个夹在上衣，另一个夹在裤子上（图 6-11，引自 https://www.performancehealth.com/pant-clip）。这可以预防患者站起时裤子掉下来。

• 如果无法保持安全的站姿，患者可以保持坐位，通过左右移动，将裤子从臀部向上拉。宽松的和弹性面料的裤子，如运动服，更适合这种操作。

(3) 裙子

裙子的穿戴技巧和上述裤子的穿戴方法类似。有弹性腰带的弹力裙或开口较大的裙子，可以从头上穿，前提是该裙子可以通过躯干。

(4) 袜子（图 6-12）

• 坐在椅子上穿袜子时，用手握紧偏瘫侧腿，将其交叉在非偏瘫侧腿上以抬起偏瘫侧下肢。用非偏瘫侧手的手指撑开袜子，并将其穿到脚上。为了更容易穿戴，可以把袜子卷到足跟。

• 根据身体柔韧性和姿势控制的不同，我们发现将双腿支撑在床上时穿袜子会更容易；如果在病床上，可以使双腿交叉或抬高床头来穿袜子。

(5) 鞋子

• 穿鞋子时，为了更容易够到脚，偏瘫侧腿可交叉在非偏瘫侧腿上，或者用脚凳来抬高脚。把鞋口开大，使脚滑进去。鞋拔子可辅助足后跟顺利滑入鞋中。或者，可以制作一小块夹板，贴合住鞋后跟，这样当足后跟滑入鞋后部时，鞋后部不会发生弯曲。

• 有许多不同类型的辅助鞋扣。带有魔术贴、拉链或弹性鞋带的鞋子更易于单手穿脱。锁扣式鞋带属于弹性系带，系好后，鞋带不会松动（图 6-13）。

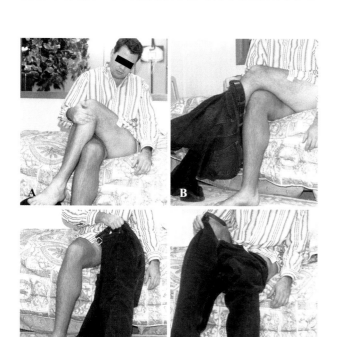

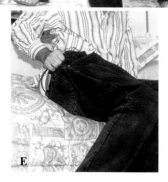

▲ 图 6-10 左侧偏瘫患者穿裤子步骤

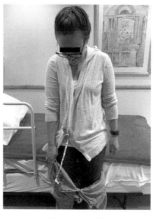

▲ 图 6-11 裤夹

• 也可以使用单手操作辅助具来帮忙系鞋带，这类辅助具可以在如作业治疗工具包之类的资源中找到[7]。

(6) 下肢矫形器

• 下肢矫形器很难单手穿戴，需要给予一定帮助。为了方便穿戴，可以把矫形器提前放在鞋子里。

• 裤脚较宽或脚踝处有开口的裤子穿脱矫形器更容易一些。可从 Tommy Adaptive 等零售商，在线购买外侧裤线处可开口，并用魔术贴、拉链或磁扣闭合的裤子。

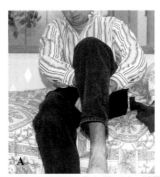
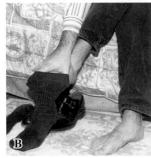
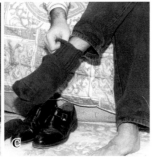

▲ 图 6-12　左侧偏瘫患者穿袜子的步骤

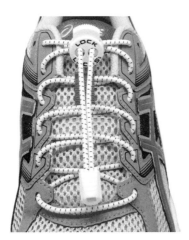

▲ 图 6-13　锁扣式鞋带

图片由 ©Lock Laces 提供，引自 https://www.locklaces.com/collections/store/products/white-no-tie-shoelaces

• 最初的 AFO 辅助具对一些难以穿上踝足矫形器的患者有一定帮助（图 6-14，引自 https://afoassist.com/）。

(7) 长手柄辅具

• 长手柄设备对躯干控制差、坐位平衡下降或弯腰困难的患者有一定帮助。当需从地板上捡起物品或提裤子时，如果患者不能保证弯腰时的自身安全，则可以使用助臂夹来辅助完成该项工作。穿衣杖可以用来帮助穿裤子或短裤，也可以用来脱下裤子、鞋子和袜子。对于弯腰困难的患者，可以使用鞋拔子来帮助穿鞋。

八、工具性日常生活活动能力表现

节能和工作简化技术也可以应用于工具性日常生活活动。为了节省时间和精力，患者可以优先安排、组织和限定某些工作。通常，患者应该留出更多的时间来完成任务，并能进行多次短暂的休息。工作台面的高度应能最大限度地提高效率，以避免身体过度屈伸。为了便于拿取物品，经常使用的物品应放在方便取用的橱柜和抽屉里，或者工作台后面的架子上。在条件允许的情况下，患者应尽可能坐着工作，以节省体力。

1. **备餐**　根据患者个人需求，以及其房屋空间的布局，可以实施环境改造，以便偏瘫患者可以安全地参与到厨房工作中。目前许多公司正在大规模量产厨房环境改造配件，部分的改造成品可通过医疗用品公司订购。以下是适用于每个患

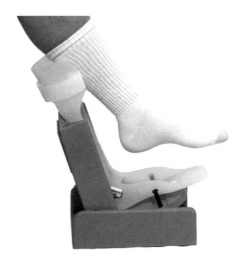

▲ 图 6-14　AFO 辅助器

引自 https://afoassist.com/

者的选购指南。

(1) 一般提示

• 使用省力的设备。许多带操作面板的厨房电器都有便于操作的按钮或开关。

• 食物的准备可以分阶段完成，例如在烹饪前切蔬菜或腌肉。另外尽可能使用提前准备好的食物。

• 烤箱架护板可用于防止在将物品放入或取出烤箱时被烫伤。

• 将面包机或微波炉放置在易于接近的台面上，这样可以更轻松地准备简单的热餐。

• 使用轻便的锅碗瓢盆，避免拿过重的餐具。

(2) 食品购买

• 尽可能通过线上服务完成食物的购买，这样偏瘫患者就不用到实体店采购食品或提沉重的购物袋。

• 此外，患者尽可能在大型商店购买物品，并安排商家帮忙将这些物品配送到家，这样可以避免亲自搬运重物和包裹。

(3) 厨房储物

• 可以在墙上安装挂钩架，用来挂小锅、过滤器、菜夹和刀具。

• 为了方便弯腰困难或够不着物品的人拿取物品，可以将物品放在容易够到的柜子里或柜台的后方。

(4) 运输

• 在厨房的布置中，人们可以沿着台面滑动物品，这样可以避免提起和搬运物品。

• 如果患者使用助行器行走时，可以使用托盘或助行器上的篮筐来帮助转运物品。

(5) 稳定性

• 在准备食物时可以用 Dycem 来稳固物品，并在打开难以打开的容器时提供额外的稳定性。

• 自动开罐器可用于打开各种尺寸的罐子。

• 在打开硬纸盒时，先将纸盒稳定在抽屉中，然后用非偏瘫侧上肢拿剪刀或刀小心地将纸盒顶部切开。

• 锅架可以将厨具、平底锅稳固在炉灶上，在进行搅拌或炒菜时，可以防止热的食物溢出（图6-15）。

• 吸盘或吸碗可以固定在光滑的表面上，便于单手准备食物及进食。

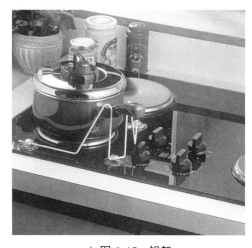

▲ 图 6-15　锅架

图片由 Patterson Medical 提供

• 备餐过程中吸底刷可以清洗水果和蔬菜。

• 大的水壶会增加倒液体的便携性（https://mobiliexpert.com/en/jug-kettle-tipper.html）。

(6) 切割

• 购买预先切好的蔬菜。

• 用比萨刀切割较软的食物。

• 食品料理机或底部带有橡胶的搅拌机可用于切割或磨碎食物。

• 可以将钳式削皮器固定在工作台上，以便于单手削水果或蔬菜。

• 装袋时，可使用宽松的架子固定打开的拉链袋。

• 专为单手使用而设计的配有橡胶吸盘的切菜板，可以确保菜板固定不动。不锈钢钉可将食物固定在适当的位置，以便切割。当人们涂抹黄油或其他原料时，可使用食品防护装置来防止食物滑落（图 6-16）。

(7) 储存食物

• 带有卡扣式盖子的塑料盒对单手操作其打开和密封会比较容易。

• 当储存需倒出来的食物时，带翻盖的容器更容易被打开。

• 铝箔可以用单手轻易地塑成模具，因此可用它来覆盖容器或包装需冷藏的食品。

(8) 清洁

• 硅胶烹饪厨具和烤盘易于清洁，使清洁过程更快。

• 从烤箱到餐桌的炊具减少了盘子的数量。

● 餐具、平底锅可以放在水槽角落的湿抹布上固定擦洗。

● 如需清洗茶杯和水杯，患者可以借助吸在水槽内侧的刷子来完成，如吸管刷（图6-17）。

2. 家庭维护 在做家务时应采用简化工作的方法。家务活需要大量的移动性，因此必须有一定的活动空间。把杂物从家中搬走，家务活会变得相对容易些。没有多余的杂物后，清洁时间会减半。为了节省个人精力，并确保工作轻松，可借助于辅具（如轻便长柄刷和电子工具等）。

(1) 地板养护

● 长柄、立式簸箕，自动吸尘器或拖把，扫地机器人，以及带有辅助装置的轻型、立式、真空

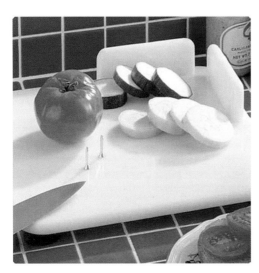

▲ 图 6-16 多功能砧板

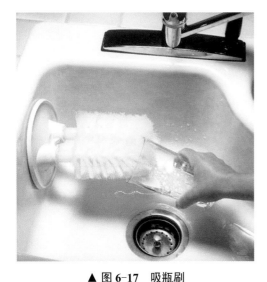

▲ 图 6-17 吸瓶刷
图片由 North Coast Medical，San Jose，CA. 提供

吸尘器都可以使地板护理更容易。

● Swiffer WetJet 是一款按钮式电动喷水拖把，对地板养护有一定帮助。

(2) 浴室清洁

● 长柄海绵可以用来清洁浴室。

● 患者在清洁时应考虑坐在稳定的座椅上，因为浴室地面通常很滑，会增加跌倒的风险。

● 在具有多层的房屋中，为了避免搬运沉重物品上下楼，在房子的每一层都要有额外的清洁物品。如必要，可以通过大口袋围裙或大手提袋搬运物品。

(3) 铺床

● 如果可能的话，床应置于两侧都可以进出的位置，这样可以方便每天铺床。

● 为了节省精力，患者可先完成一侧从床单到床罩的每一个角落的铺床，然后再移动到另一侧重复操作。

(4) 洗衣

● 可完全机洗和烘干的衣物可以减少手洗，简化洗衣过程。

● 将衣物在肥皂或洗衣液中浸泡一夜可以减少单手清洗的工作量。

● 搓衣板可以用来洗去污垢和顽固的污渍。

● 可以把小物品卷在毛巾内，挤压以除去多余的水分。可以用一只手拧干衣服。

● 在从水槽中取出拧干的衣服之前，应该把它们挂在衣架上。

● 轻型蒸汽熨斗可以有效地去除衣物的皱褶。

● 大多数烫衣板的高度都可以调节，所以使用时患者可以坐着或站着。可以把用毛巾或床单叠好的衣物放在厨房的桌子或台面上进行熨烫。

3. 金融管理

(1) 除了自动取款机网点，大多数银行都提供现场、手机银行或电话银行来进行金融管理。患者可以使用他们觉得最舒适的方式，达到独立操作的目的。

(2) 如果患者的签名字迹因肢体功能障碍而发生改变，则必须通知银行更改。建议患者咨询银行，以确定更改银行文件上签名的流程。

4. 交流

(1) 书写

● 利手瘫痪的患者要确定书写对自己的意义。

即使在没有偏瘫的情况下，人们也经常会使用替代手写的方法。选择权在个人。

• 通用袖口和各种笔夹可能对保留有一定握力的偏瘫患者有帮助。在没有手控或声控的情况下，还可以通过其他装置替代书写工具。

• 对于那些喜欢继续手写的人来说，对非偏瘫侧手臂进行再训练是一种选择。为了满足功能性签名的需要，与书写相关的训练侧重于练习清晰地签名。

• 纸张可以垫在 Dycem 或防滑垫上使其稳定。当非偏瘫侧上肢书写时，也可使用偏瘫侧上肢来稳定书写材料。

(2) 阅读

• 为了更容易拿起书，可以借助于书架或带支架的电子书。

• 为了便于阅读，应有充足的照明，并将躯干和偏瘫侧手臂支撑起来。

(3) 打字

• 短信通话或语音识别程序可以取消手工打字的需要。现在大多数计算机和电话都将此作为标准选项。

• 可以使用单手，甚至一根手指来输入文字。

• 配备适合单手打字的替代键盘（如 Dvorak 配置）可能会有所帮助。

(4) 使用电话

• 大多数智能手机都有触摸屏，非偏瘫侧手更方便操作。潜在的视觉或认知障碍会使手机的使用难度增加，应予以重视。

• 大多数手机都可以调整设置，使手机更易于使用。请参见手机使用手册或与销售员交谈，以提供设置帮助。各种应用程序也有此帮助。

• 如果将手机稳定在桌面上，患者可以用偏瘫侧手握住手机。对于在操作时难以握住手机的患者，可以使用 PopSocket 等附件来帮助稳定手机（https://www.popsockets.com）。如果患者无法用偏瘫侧上肢稳定手机，则可借助于手机支架。

• 大多数手机都带有语音输入选项，方便在手机上发短信和打字。

(5) 科技

• 通用遥控器可以适用于多台设备。其中一些设备带有大按钮，更易于操作。

• 计算机和电话都会带有帮助用户访问的选项。

• 智能语音控制技术可用于操作许多家用设备。

九、个案研究

T.S. 是一位 78 岁的右利手女性，最近出现右侧大脑中动脉闭塞型脑卒中，导致左侧偏瘫和轻度左侧空间忽略。既往有 2 型糖尿病和高血压病史。她从事了 40 年的律师工作，退休近十年。她的丈夫也退休了，是她的主要照护者。T.S. 的女儿和外孙们住在附近，经常会来看望他们。在她脑卒中之前，T.S. 热爱阅读，喜欢烹饪和旅行，喜欢和外孙们在一起玩乐。

T.S. 在接受了急性期住院康复治疗后，被转到家庭护理服务中心继续康复。经过初期评估，患者思维清晰，定向力可，有轻度的左侧空间忽略，表现为她很难找到放在她左侧的东西。她的左上肢无力，左肩半脱位，左侧肢体感觉障碍。她可进流食，能够坐在有靠背的椅子上并维持平衡，但动态坐位平衡需他人辅助。丈夫能够帮助她从床上安全地转移到轮椅上。

T.S. 的日常生活活动需要小到中等程度的帮助，例如穿衣、梳洗和洗澡。她可以用右手吃饭，但会担心盘子在桌子上滑动，经常会把食物弄到盘子外面。由于只有一侧上肢活动自如，所以她不能把食物切得很好。由于左侧空间忽视，她也很难找到放在盘子左边的东西。T.S. 为自己拿不住书而无法阅读感到沮丧。她的丈夫和女儿帮助她完成日常生活活动任务，如购物、烹饪、药物管理和清洁。家庭作业治疗师使用了加拿大作业活动测量表[10]，帮助 T.S. 制订有意义的康复目标。T.S. 为自己选择了以下康复目标，她的丈夫也认为这些目标很重要。

• 我想能穿衣服。

• 我想自己吃饭而不弄得哪里都是食物。

• 我想能读书。

• 我想能做饭。

作业治疗师随后制订了以下康复目标。

1. 长期目标

(1) T.S. 将在护理人员帮助下穿衣服。

(2) T.S. 将在护理人员帮助下吃饭。

(3) T.S. 将在护理人员帮助下读书。

(4) T.S. 将在护理人员帮助下执行简单的膳食

准备任务。

2. 短期目标

(1) T.S. 将使用适应性技术和服装，在护理人员的监督和口头提示下穿好衣服。

(2) T.S. 将使用适应性设备、改良的姿势和代偿策略，在护理人员的监督和口头提示下进餐。

(3) T.S. 将使用适应性技术和设备，在护理人员的监督和口头提示下读书。

(4) T.S. 将使用自适应性设备和定位技术，在护理人员的监督和口头提示下进行简单的膳食准备活动。

3. 环境改造和适应　在开始 ADL 训练之前，治疗师对家庭环境和进行 ADL 训练的区域做了评估，以确保患者参与训练的安全性和便利性。

(1) 将地面的障碍物和杂物移除，以提高安全性和便利性。将道路清理干净，以便于轮椅可以进入屋内。在 T.S. 常规行 ADL 训练的所有区域都增加了无眩光照明。

(2) 对浴室的安全性和设备进行评估。浴缸内外都加了防滑垫，浴缸里还加了一个浴缸转移台。安装了扶手和手持式淋浴头。降低热水器的温度，防止洗澡时烫伤。

(3) 床转移轨道安装在没有扶手一侧。为了使 T.S. 可以舒服地双脚着地坐着，撤下柔软的床垫，来降低床的高度，增加床的硬度。

(4) T.S. 最喜欢的带扶手椅子高度太低，所以增加了一个坚固的坐垫来增加椅子高度和支撑力。此外，还增加了一个高度可调的稳定托盘桌。

4. 穿衣

(1) 治疗师与 T.S. 和她的丈夫合作，找到 T.S. 觉得穿着合适的衣服。她选择了有磁扣和魔术贴扣，可单手穿脱的衬衫和裤子，以及带魔术贴的鞋子。

(2) T.S. 发现，坐在床旁边的扶手椅上，脚放在地板上，后背靠在椅背上支撑躯干，比坐在床边更容易穿衣服。

(3) 治疗师对 T.S. 和她的丈夫进行了单手穿衣技巧的训练，并提供了简单的步骤，以便他们可以在训练时间之外练习这些技术。T.S. 的丈夫接受过专业培训，可以熟练地支配她的左臂，并提供适当的指导帮助 T.S. 完成穿衣动作。通过日常练习，T.S. 能够在少量提示下完成这些动作。

5. 进食

(1) 重新评估了 T.S. 餐桌前的座位，为了让她可以坐着用左臂舒服地支撑在桌子上用餐，把她的椅子调整了位置和高度。

(2) 用一个防滑垫和一个带有吸盘底座的盘子来稳定桌子上的物品，这样 T.S. 可以顺利进餐，而不将食物洒出。T.S. 可以用一把餐刀来切食物。

(3) T.S. 的丈夫接受过专业培训，可以给 T.S. 提供简单的提示，以便她能看见桌子左侧的物品。

6. 阅读

(1) T.S. 可以坐在扶手椅上，以左臂支撑的姿势来阅读书籍。

(2) T.S. 的丈夫在其托盘桌上放了一个电子书，这样可以方便她阅读。她可以在丈夫的提示下用右手来操作电子书。他们最初一起练习阅读，直到她能够独自阅读。

7. 膳食准备工作

(1) T.S. 的女儿经常带着孩子们来看望她，帮助她做饭和清洁。治疗师鼓励 T.S. 和她的女儿一起策划和准备饭菜。

(2) T.S. 能够参与简单的饭菜准备任务，而她的女儿完成难度更高的烹饪任务。T.S. 坐在桌旁，用防滑垫固定物品。T.S 可以准备烹饪配料，并能够使用吸力碗将配料混合在一起。在女儿的监督下可以顺利完成烹饪，而 T.S. 也可以与她的外孙们分享她的家庭食谱。

十、结论

本章描述了作业治疗师可以结合辅助设备，提出实用性和创造性的解决方案，帮助患者在进行 ADL 和 IADL 时增加独立性。对于上肢功能恢复有限的患者，代偿性策略在康复过程中是至关重要的，可以最大限度地发挥患者的潜力，达到有意义的目标。为了让患者的康复训练产生最大的影响，治疗师应该关注患者认为最有意义的活动。对于因脑卒中导致严重瘫痪的患者，可能需要家庭成员或雇佣的护理人员来协助完成 ADL 训练。

复习题

1. 为什么要将代偿性技术和策略纳入脑卒中后严重偏瘫患者的干预措施?

2. 描述可用于记录 ADL 功能的 3 个评估工具。有哪些个人因素会影响患者在这些评估中的表现?

3. 在 ADL 训练前,应评估哪些社会和环境因素?

4. 描述可帮助改善患者 ADL 功能的 3 种环境改造。

5. 为什么节能和简化工作技术对 ADL 功能很重要?

6. 应考虑哪些自适应技术和设备来确保洗澡期间的安全性和实用性?

7. 偏瘫患者在训练穿衣技巧时,为什么体位很重要?

8. 有哪些代偿性策略和自适应设备使偏瘫患者准备饭菜更简便?

9. 对于仅单手可用的患者来说,哪些技巧可提高患者沟通和日常生活的效率?

第7章　功能性移动
Functional Mobility

Leslie A. Kane　Karen A. Buckley　**著**

房进平　赵　曼　王会奇　吴佼佼　万桂玲　张颖彬　陈立霞　关利利　王亭亭　王　健　**译**

关键词

- 床上移动
- 环境状况
- 移动
- 臀部移动
- 特定任务训练
- 转移
- 过渡性运动
- 躯干控制
- 直立功能

学习目标

通过学习本章内容，读者将能够完成以下内容。

- 认识残损对移动性任务的影响。
- 能够分析在移动性任务中出现的特定运动模式和常见的代偿方法。
- 基于功能进行移动模式的再训练。
- 了解环境变化对移动性任务的影响。
- 了解如何改善环境来促进移动性任务的学习。
- 了解如何使用特定的策略来促进移动性任务的学习。
- 了解跌倒风险。

一、相关术语

作业治疗中，常采用很多术语来描述个体在特定环境中变换体位和身体移动的能力。移动在广义上是指能引起身体姿势和位置变化的运动。术语"床上移动"可以和康复治疗中的"整体移动"一词互换使用，传统上包括以下活动：向身体两侧翻身、翻身侧卧、从坐到仰卧和从仰卧到坐、从坐到站。转移是指从一个支撑面移动到另外一个支撑面，如从床到轮椅、从轮椅到厕所，或者从轮椅到汽车，可采用各种方式来完成。

二、文献回顾

大量文献研究了与成年人步态、转移能力有关的移动功能。可惜，几乎没有研究对功能性移动进行观察。运动中正常的坐－站动作顺序分析已经引起人们的注意，此方面的内容将在本章后面予以介绍 [18, 19, 29, 79, 80]。研究发现从床上坐起来的方式随年龄不同而不同，与最常选择的运动策略有关 [35]。此研究表明，虽然在人一生中都表现为与年龄相关的趋势，但选择特定的运动策略却各不相同。此研究的局限性在于最大年龄组为 50—59 岁的患者；因此，最易于发生脑卒中的更大年龄的人群未包括在内。一项有关正常成人翻身模式的研究也表明，成人在运动模式的选择上表现出较大的差异。另外，该项研究的作者提到，运动模式尽管存在一定的发育顺序，但不是所有人都会出现。显然，有关功能性移动的许多问题仍需进一步的研究 [88]。

三、功能性移动：活动与参与的关系

对功能性移动的认识，作业治疗师认为体位

变化涉及的个体因素是完成更广泛作业活动的前提。常常将日常生活活动、工具性日常生活活动、教育、工作、比赛、娱乐及社会参与功能的改善作为 OT 的最终目标。美国作业治疗协会在"实践框架：范围和程序"（Practice Framework：Domain and Process）中将功能性移动描述为：从一个地方转移到一个地方（在日常生活中），如床上移动，轮椅上移动，转移（轮椅、床、车、浴盆、厕所、淋浴、座椅和地板），进行功能性步行与转运物体[4]。

在实践框架内，功能性移动是作为基本日常生活活动的一个独立互动项目提出的，是为了自我照料而出现的活动。另外，在国际功能、残疾与健康的分类中，世界卫生组织将移动划分到活动与参与这一更广泛类别下的一项独立内容。移动是指"通过改变身体姿势，或占有、移动、操纵物体，或者步行、跑步、攀爬，以及通过使用各种交通工具实现从一个地方转移到另一个地方[94]"。

更为全面的观点认为，移动不只是个人自理活动的一项功能，而是个人能够参与全面生活的必要条件，也是个人能够参与生活的中心环节。

在制订全面的治疗计划时，作业治疗师应该注意，功能性移动不只是与自理活动相关，而且也是从事教育、工作、社区生活、消遣、休闲、宗教活动及家庭生活所必需的。实际上，由于受到治疗场所固定开放时间的限制，对这些问题的重视程度被削弱了。在急症病房工作的临床医生常强调基本的床上移动活动，以及患者独立地完成修饰、洗澡、穿衣等活动做准备（见第 1 章）。在康复机构中，作业治疗师能有机会更深刻地了解功能性移动与复杂运动活动的关系，例如社区内移动，与具体工作和家务活动需要相关的活动。要完成更复杂的移动活动，需要作业治疗师与患者一起确定治疗目标，对近期与远期治疗计划中可能发生的情况有清醒地认识。

为改善功能性运动而采用"以作业为导向"的作业治疗方法进行干预，与目前运动学习研究的观点相一致，均强调在解决运动问题时，环境在运动的组织过程中发挥着重要作用（见第 3 章）[9, 38]。

躯体功能、结构及活动操作能力的损伤程度是偏瘫患者功能评定的基础。每个患者的力量、功能和病损程度的不同，都会影响其功能性移动。有些患者虽然具备较强的神经肌肉骨骼及运动相关的功能，但程序性复杂运动的调控功能有可能受到严重损害（如失用症）。另外，患者可能存在多种问题共同影响神经肌肉骨骼系统，其中包括身体生物力学对线不良和姿势稳定性下降，均会影响患者向非偏瘫侧有效翻身。尽管如此，这样的患者可以通过学习一系列新的运动方法完成活动。

四、情境因素对功能性移动的影响

情境因素指可能会影响患者熟练完成移动活动能力的多种相互关联的状况与情景。个体或环境因素可能会促进也可能阻碍偏瘫患者的表现。

个体因素相对于个人生活及生存环境来说是特有的，并影响移动训练措施的选择。作业治疗师要考虑患者年龄、性别、种族及社会背景等因素。

评估功能性移动恢复潜力时，治疗师必须考虑到脑卒中患者的年龄。除年龄外，还有许多因素也会造成老年患者功能性移动能力有所差别。鼓励读者去查阅文献以探讨年龄对姿势控制与一生中各时期移动活动的影响。

当然，在全面考虑患者活动需求时，根据患者所处的年龄阶段，可以更明确地指导功能评估与治疗措施。要上大学的年轻偏瘫患者，则对移动功能有特殊的要求。坐 - 站转移必须能在各种不同的环境和条件下完成。例如，乘坐公共交通工具（有可能是运动着的或是静止的），在足球运动场内从较矮的座位上站起来，在拥挤黑暗的电影院坐下来或在进入货车时，都会遇到各种挑战。然而，这些移动活动并不只对年轻人而言。喜欢经常旅行和拜访亲戚的退休人员，也有特殊的功能性移动需求。

社会、文化差异对能否成功获得功能性移动能力也有影响。治疗师必须考虑到不同文化背景之间的相互作用[55]，因为治疗师指导患者进行移动训练的工作中要经常与患者近距离接触[42]。患者接受治疗的物理空间环境也会影响患者是否愿意主动参与训练。一些患者喜欢在自己的病房中接受治疗，但有些患者则会觉得在开放式的治疗室中与治疗师"近距离的面对面"更舒适。由于文化状况不同，患者、家庭成员、重要人物及治疗师都有自己的理念与信仰。信仰的异同可以从以下三个方面影响功能性移动训练的成功与否：患者对健康和疾病情况的认识，对治疗干预的认识，以及对功能性移动与回归原来工作之间关系的认识[58]。

治疗师如果能够听取患者的要求并尊重患者的价值观，则有助于保证治疗取得成功。患者可以接受的独立程度必须由自己决定。治疗师必须注意的是，文化差异会影响家庭训练计划的依从性[4, 58, 63]。

环境因素是个体的外部因素，其中包括两个水平即个体和社会。个体的环境因素包括个人直接面对的环境（一般是指医院或临床治疗场所）和自然环境。环境决定患者的功能。在医院内，偏瘫患者可以向任何一侧翻身，并能在垫子或底座上维持坐姿，穿、脱上衣。但是在家庭环境中，患者可能不能在床上有效地翻身，或在无帮助的情况下进行坐站转移。由于支撑面高度及稳定性的变化，修饰或穿衣动作可能是无法完成的。当前有关运动学习的文献已经对这些情况的发生及活动无法完成的原因进行了阐述。翻身和坐起进行自理活动所必需的姿势调整，只能通过在进行作业活动的过程中[1, 20]，以及在预期的环境[38, 39]中学习而获得。

偏瘫患者的治疗通常是从急性期护理到重新融入社区连续进行的。许多由治疗环境所强加的约束限制了治疗师对患者的治疗干预。例如，在重症监护病房中，治疗师必须处理多条线路、监测器和警报（见第 1 章）。理想情况下，运动技能和任务的重新学习应该在执行任务的实际环境中进行[21, 67]。

社会环境因素直接影响患者恢复参与 IADL 的能力，其中包括社区或社会内的环境，这些环境可以帮助患者在当前生活环境之外恢复积极的生活方式。

五、多系统相互作用的功能性移动

功能性移动需要人体多系统的相互作用才能实现。熟练的翻身、坐、站活动不仅仅依靠神经肌肉骨骼系统的完整性就能完成。作业治疗师必须清楚，在完成这些活动的过程中各种感觉、知觉、认知功能是相互依赖的，并且建立与之相关的评价方法，如 Árnadóttir 作业疗法神经行为评估（见第 25 章）。这种认识确保了比单独观察运动行为评估更全面的评估。作业治疗师所具有的作业活动分析知识与专业能力，使他们更专于进行评估和制订治疗计划，以改善患者的功能性移动技能，同时将所有患者的需求记在头脑中。

个体运动方式的不同和差异可能与以下因素有关，患者的体型（高、矮、胖、瘦）、脑卒中前的活动史（即患者是受过训练的运动员、舞蹈家，还是很少运动、偶然运动，或者是体力劳动者）。此外，每个患者都有影响运动的个人习惯、习俗及角色[28]。患者的心理状态会真实地反映在运动活动中（如运动抑制或运动减少及对现状的反应性抑制）。已有疾病引起的疼痛或脑卒中继发性损伤引起的疼痛可能会影响患者的运动模式。文献中探讨了这些个体差异及其对功能性移动的影响[88]。作业治疗师在评估和治疗计划中必须考虑到这些因素及其他的影响因素。

六、身体功能、结构和能力障碍

脑卒中相关的许多后遗症都可能会给功能性移动带来困难。作业治疗师以身体功能、结构和能力障碍的基本知识为手段，组织进行个体功能性移动能力的评定。表 7-1 总结了脑卒中所致的障碍，以及这些障碍对功能性移动能力的影响。

七、功能性移动

在变化的环境中，功能性移动任务发生于不同情况下日常活动中的各个方面。每项活动都要求患者在空间中保持身体的稳定，或者具有动态姿势控制的能力。Das 和 McCollum[26] 认为，对于所有功能性移动作业，具有三个要素。

- 向指定的方向前进或移动。
- 抗重力情况下保持身体的稳定。
- 在不同的环境中，根据具体的任务进行运动变化的能力。

表 7–1 对影响功能性移动障碍的管理

治疗中观察到的障碍	建议的策略或说明
视野缺损	功能性移动作业活动中，通过加强转头来代偿（见第 24 章）
知觉处理障碍	患者可能会看错自己与支撑面之间的距离，治疗师应该帮助患者在移动前重新评估距离（见第 26 章）
觉醒度下降	觉醒程度在每天不同时刻会有所不同。监测最佳觉醒状态，来确定最佳治疗时机，治疗过程中观察患者觉醒度下降的趋势（见第 26 章）
注意力障碍	在无干扰的环境中进行治疗。在治疗室进行康复训练之前，先在患者熟悉的房间进行治疗，逐渐锻炼患者对环境刺激的耐受能力（见第 26 章）
对损伤的认知能力下降	提高对损伤的认识；在尝试活动之前，让患者尽量理解他们应该如何执行任务；活动结束后，询问患者对其表现情况的反馈；建议使用视频反馈形式（见第 26 章）
单侧忽略	增加患者对偏瘫侧的注意，尽可能使用双侧肢体（见第 26 章）
学习能力下降	在进行功能性移动训练时，多给予"演示"而不是"讲解"
执行功能障碍	这可能在一些新的场景下更加明显；为制订解决不同运动挑战的策略，可以提供不同的训练条件（如在垫子上或在有床单和毛毯的床上进行翻身）
语言和交流障碍	避免高声说话；给患者充足的反应时间，观察患者是否有疲劳或焦虑的表现，必要时，鼓励其通过手势来自我表达；如果患者存在理解障碍，问一些简短的问题，减少口头交流，通过打手势、形体动作来使患者做出正确反应，建议多使用手势（见第 28 章）
实用语减少	减少干扰，多使用演示，不要依赖患者的自我陈述，对与情况无关的陈述提供反馈意见
失用症	使用触觉 – 运动觉的方法；保持环境与作业活动相适应（见第 26 章）

这种分析、解释正常运动的方法体系，与功能性移动的观点很符合，强调个体、任务与环境之间相互作用[81]。

八、仰卧位活动

仰卧位下的康复活动多在急性期进行。桥式运动、翻身和卧坐转移是基本的功能性移动作业活动，对护理患者和帮助其完成床 – 椅转移非常重要。而且，这些移动作业活动的顺序，对患者能否参加更多的生活活动也是很重要的。例如，患者会选择躺在沙滩上享受阳光或者冲浪，在柔软的沙滩上，如果翻身能力弱，则需要采取桥式姿势来变换体位。仰卧位的活动要求患者具备控制躯干屈肌、伸肌的能力，这些是获得更高级的躯干姿势控制能力的先决条件。

1. 桥式运动

(1) 运动分析：在桥式活动中，背部和髋周的伸肌抗重力支撑身体，当上背部和双足接触到支撑面时，身体会形成一个弓形，这个弓形靠其下方的肌肉收缩来维持。使用上肢和下肢，就会增加对躯干肌控制的要求，当上肢或下肢抬起来时（如在尝试穿衣时），"弓上"的肌肉（腹斜肌群）必须收缩以支撑肢体[27]。

(2) 常见的问题：对于偏瘫患者而言，由于腹肌及背伸肌群的弱化导致较难完成桥式运动，再加上伸肌兴奋性的优先恢复，共同导致出现无意义、低效率的运动模式。

仰卧位时的特征表现提示腹肌弱化，这些特征表现包括以下几个方面。

• 肋弓外翻（也就是说，即由于腹肌弱化，不能向下牵拉肋骨，使得偏瘫侧肋弓抬得更高）。

• 肩胛带的不对称上提导致颈部短缩。

• 腹肌肌肉张力低下。

• 脐向非偏瘫侧偏移。

• 近端的稳定性降低影响到下肢。

• 由于近端稳定性降低，难以移动或维持下肢的位置。

(3) 治疗策略：由于桥式运动是一项非常重要的姿势，因此在治疗早期需要对患者进行指导。

同时，对于使用便盆、减轻臀部压力及床上活动者（床上的快速移动），桥式运动是一项必备的移动能力[52]。

　　由于各种潜在原因，偏瘫患者可能难以在卧位采取弯曲的姿势并形成"桥"。共同运动的出现使偏瘫侧肢体很难出现选择性运动，从而阻碍髋关节屈曲的同时内收[12]。患者试图自己抬起偏瘫侧下肢，但常常会出现髋屈曲、外旋和足内翻的共同运动模式。当患者做这个动作时骨盆不稳定，导致腰椎过度伸展，伴随非偏瘫侧过度向支撑面蹬伸；腰椎过度伸展的其他可能的原因是屈髋肌群短缩[83]，但这在脑卒中早期是不可能出现的，除非患者在脑卒中前就表现出屈髋肌群短缩。

　　治疗师可以协助患者在仰卧位下维持弯曲姿势，鼓励患者用非偏瘫侧下肢主动屈曲加以辅助，并要求维持住这一体位。偏瘫侧下肢主动屈曲有助于骨盆前倾，促进偏瘫侧下肢主动的维持在屈曲位[52]，治疗师会在屈曲的偏瘫侧膝关节处施加向下的压力，以确保足位置的正确摆放[12]。

　　主动的桥式运动可以改善髋关节的选择性伸展并促进腹肌收缩。当患者抬臀时，治疗师要确保患者没有利用过度的伸肌活动，过度的伸肌活动有以下特征：通过髋关节伸展，腰椎过度伸展，头过度推向支撑面。为了改善运动功能，治疗师要鼓励患者主动地后倾骨盆来启动这一动作。为了完成桥式运动，可能首先要让患者做好这个准备动作（图 7-1）。骨盆后倾后，患者在维持骨盆水平位的同时，将臀部抬离支撑面，治疗师可通过将一手放于偏瘫侧的臀部下方，一手放于腹部来辅助患者完成这个动作。如果患者足的位置比较靠近身体，治疗师可以引导股骨远端向足的方向运动同时施加向下的压力（图 7-2）。

　　在患者能够保持这个姿势后，下一步就是在保持骨盆水平位的同时，将非偏瘫侧足抬离支撑面，治疗师要密切观察患者骨盆有无出现任何的不对称运动或旋转运动，不能以偏瘫侧下沉来达到稳定的目的。这个运动对于偏瘫患者是有难度的，因为这需要腹斜肌群[21, 28, 83]和其他弱化的躯干核心肌群的参与。桥式运动可以根据患者对动的控制能力进行分级，足的位置离臀部越远，对维持髋关节伸展和膝关节屈曲选择性运动的要

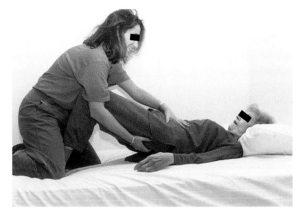

▲ 图 7-1　在桥式运动中，应避免伸肌过度兴奋，否则会导致背部成弓形。为诱发骨盆的选择性运动，治疗师会提示患者进行臀部和下腹部运动。可先从非偏瘫侧进行，然后偏瘫侧

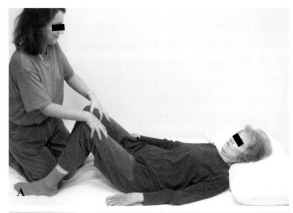

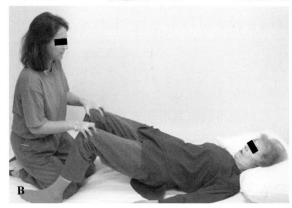

▲ 图 7-2　A. 当患者能够控制骨盆时，治疗师可以在膝关节处施加向下的压力，并诱导股骨远端向足的方向运动；B. 治疗师要求患者臀部抬离床面，当患者具有控制能力时，可以减少身体上的辅助

求越高[28]。保持骨盆水平位的前提下，将双足交替地抬离支撑面，则要求患者具有更高的肌肉活动与协调能力[83]（图 7-3 和图 7-4）。

　　仰卧位时，桥式运动可以用于床上移动和穿裤子，治疗师应指导护理人员将这些训练方法应

用到患者的日常护理中。作业治疗师在训练患者自理活动时，也应该将这些运动策略融入进去。

2. 翻身

(1) 运动分析：翻身是床上运动的重要组成部分，也是许多其他活动的必不可少的动作。研究证实，健康成人可以使用多种方法从仰卧位翻身为侧卧位[70]。

年轻人翻身最常采用的一个方法是"举起和前伸上肢"的模式，肩胛带带动头和躯干活动，同时抬起一条腿，整个过程中肩胛带与骨盆并没有分离产生脊柱旋转（图 7-5）[70]，这种旋转曾被认为是获得正常翻身模式的先决条件[12]。

该研究[70]最重要的发现是，健康成人不像脑卒中患者那样，局限于刻板的动作模式，他们有一套适合自己的运动模式[25]。这项研究的环境条件是在运动垫上翻身，试验者被要求"尽可能快地"翻身。所以，运动模式可能与当时的需要和隐含的活动目标有关，快速翻身和为达成某个目标而翻身采用的方法是有显著差别的。治疗师必须考虑到患者进行翻身时的支撑面（环境）、改变体位的目的及之后的目的，如达到由仰卧位到坐位的转移能力。因此，治疗师要在确保安全的前提下，制订出最合适的运动顺序来完成翻身，以便于后续的功能活动。翻身时脊柱的旋转这一运动策略可能有助于为偏瘫患者提供更多的运动可能性[21, 27, 28]。

(2) 向偏瘫侧翻身：常见的问题和治疗策略。因为躯干屈肌控制的弱化、伸肌模式的早期出现，偏瘫患者经常在翻身时利用伸肌模式来触发一系列运动。患者用非偏瘫侧下肢支撑，将身体推向翻身方向时，会在脊柱的纵轴方向上发生弓形变化。

Davies[27]认为翻身可以促进躯干的主动屈曲，从而实现躯干肌的主动控制，需要协调躯干肌的向心性和离心性收缩，以适应患者体位改变时的重力变化。

练习向偏瘫侧翻身时，应保护好偏瘫侧上肢。治疗师可以通过预先摆放好上肢，帮助患者将肩和手臂向前移动，并站在患者的偏瘫侧给予偏瘫上肢一定程度的支撑来提供这种保护。

鼓励患者举起非偏瘫侧上肢，并且腿抬起向前跨过身体，这个动作与 Richter 等所提出的运动

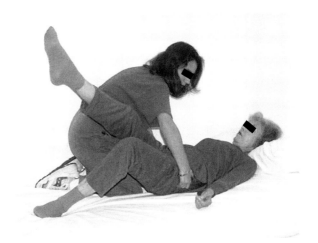

▲ 图 7-3　将下肢抬离支撑面，提高了对腹肌的要求，因为骨盆必须维持抬高并抬离床面的姿势。治疗师要求患者非偏瘫侧足抬离床面，那么，患者的重量都落在了偏瘫侧，患者又必须要维持骨盆水平位。图中的患者难以维持骨盆处于理想的位置（左侧偏瘫）

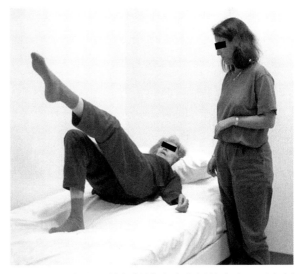

▲ 图 7-4　患者比较轻松地将偏瘫侧抬离床面（左侧偏瘫）

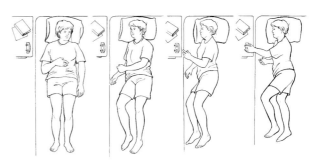

▲ 图 7-5　研究表明，成年人常见的翻身模式开始于肩以上水平的抬起；肩带启动运动，接着一侧下肢抬起。许多患者也使用下肢启动运动的模式。由于个体体型和力量差异及支撑面的不同，翻身模式多种多样

模式是一致的[70]。这个动作不需要患者用非受累侧足在支撑面上支撑就能完成（图 7-6）。患者可通过重新回到仰卧位来重复练习此动作，当患者回到仰卧位时，部分或整条腿应保持外展位，并缓慢落到支撑面。

当患者感觉可以控制这一运动后，下一步是将头从床面抬起，以协助开始翻身。当患者翻身时，头朝运动方向旋转。整个过程中，随着患者运动控制能力的改变，应逐渐减少对患者的身体辅助。

（3）向非偏瘫侧翻身：常见的问题和治疗策略。

对于偏瘫患者来说，向非偏瘫侧翻身可能更困难。这个动作通常是由包括头、颈和背部伸展肌群收缩的模式启动。患者依靠背部的伸展使偏瘫侧的下肢越过躯干纵轴，这种伸展方式被视为一种无效的代偿方式，因为患者翻身时，可能会忽略偏瘫侧的上肢（图 7-7）[28]。

治疗师引导患者向非瘫痪侧翻身时，应减少导致无效运动的代偿动作，增强更有效的运动模式。治疗师应尝试用言语或肢体语言提示骨盆和下肢的运动，指导患者使用非偏瘫侧手臂（图 7-8）帮助偏瘫侧的手臂向前向上方移动。治疗师帮助支撑偏瘫侧下肢，同时协助患者让其骨盆向前移动（图 7-9）。

重复这个动作可能有助于运动学习。治疗师鼓励患者将偏瘫侧下肢抬离支撑面，并在回到仰卧位后缓慢回落。此策略用于帮助患者保持髋关节和膝关节轻微屈曲，从而减少对伸肌代偿模式的依赖。一种方法是双腿弯曲以完成翻身动作[12, 28]。

3. 仰卧位到坐位

（1）运动分析：从仰卧到坐位的转移可以通过多种运动策略来实现。成年人倾向于使用动量策略来实现目标（图 7-10）。当从床上、沙发上或椅子上"跳跃"起来时，他们的动作平稳而高效。动量策略要求通过将躯干的力量转移到下肢，以启动翻身。躯干肌肉的向心性收缩用来启动和推进运动，离心性收缩提供运动控制。肌肉收缩的程度保证了运动的稳定（图 7-11）。

许多老年人倾向使用力量控制策略（图 7-11）。随着位置的逐渐变化，患者将重心从身体的一个部位转移到另一个部位。先翻身侧卧后用上肢支撑起身体，随后将下肢放在床的一侧，就是用的

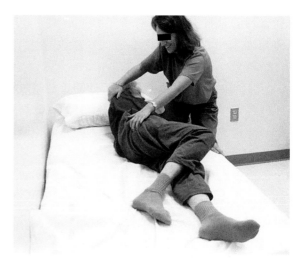

▲ 图 7-6 向偏瘫侧翻身（左侧偏瘫）是通过抬起非偏瘫侧下肢，并越过偏瘫侧下肢来完成的，不需要蹬离床面。治疗师辅助患者肩和骨盆带的运动

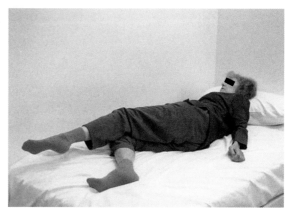

▲ 图 7-7 向非偏瘫侧翻身，患者应避免使用背部伸肌使下肢向前，而忽略偏瘫的上肢（左侧偏瘫）

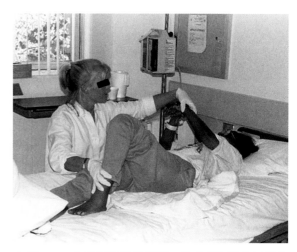

▲ 图 7-8 在康复训练的早期，治疗师指导左侧偏瘫患者使用非偏瘫侧的手来帮助偏瘫侧肩膀向前移动；治疗师将偏瘫的下肢摆放成屈髋屈膝位，以避免出现伸肌模式

力量策略。这种方法提供了更高的稳定性，因为需要更强的向心收缩力及离心收缩力。如果缺乏动量，就必须增加力量[19, 21, 28, 70, 78]。

有证据表明老年人借助上肢从仰卧位变换到

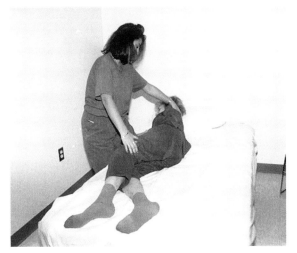

▲ 图 7-9　当患者具有一定的运动控制后，可以减少辅助。治疗师辅助膝关节屈曲和肩关节伸展（左侧偏瘫）

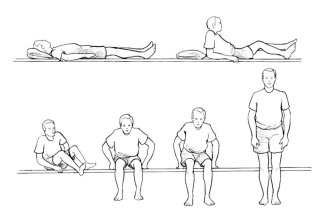

▲ 图 7-10　成年人下床时最常用的动作策略是动量策略，策略差别很大

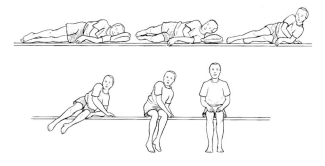

▲ 图 7-11　下床时的力量控制策略分为两部分任务：患者从仰卧变换到侧卧，然后到坐位。这种策略对稳定性降低的患者很有帮助

坐位时，可协助躯干肌肉的运动[3]。因此，治疗师在重新训练仰卧位 – 坐位运动时，需要考虑运动策略，以及上肢的位置。从仰卧到坐位转移仍然存在其他身体部位的运动模式。所述序列通常在治疗师指导后由脑卒中患者自发使用[20]。这一运动顺序在本章其余部分称为侧卧 – 坐转移。

(2) 常见的问题：由于肌肉活动受限及不恰当的代偿策略，患者缺乏适当的姿势对线和稳定性，使脑卒中患者很难完成侧卧 – 坐位转移[21, 27]。躯干屈肌控制的缺失和伸肌活动的早期恢复，妨碍了患者根据重力的变化对肌肉的向心性收缩和离心性收缩进行有效的调整[27]。如果患者对躯干肌的控制明显不足，那么必须依赖代偿策略，包括过度使用非偏瘫侧手臂或腿部，或过度使用头部运动。患者应用这些策略代替颈部和躯干的有效侧向运动。侧卧时，患者将头部前倾，而不是侧倾，并使用非偏瘫侧上肢将身体从支撑面推起。头部的前倾运动可能是一种代偿策略，从而使重心前移。由于缺乏选择性肌肉活动，患者可能无法同时进行头部侧屈和躯干伸展活动。将非偏瘫侧腿钩在偏瘫侧腿下面，将偏瘫侧腿从床边抬起或放下，这是许多患者进行的另一种代偿模式。这种策略会阻碍骨盆的选择性运动[21, 27]。无论是从偏瘫侧还是非偏瘫侧开始运动，偏瘫患者都会因为出现的问题面临很多困难。

此外，在改变体位时，患者可能不会进行正确的头部翻正动作；这就要求患者在控制对侧肌肉进行离心性活动的同时进行颈部侧屈。此外，患者也可能无法合理的移动或摆放偏瘫侧肢体以准备过渡到下一个运动环节，或者可能完全忽略偏瘫侧肢体。

(3) 治疗策略：建议采用多种方法对患者进行从仰卧位到坐位的训练。一种方法建议偏瘫患者在开始时应学会向偏瘫侧翻身，以减少所需的力量，并减少不恰当的策略，如拉和推以完成坐位姿势[20]。也有人建议偏瘫患者应在治疗早期分别从两侧都进行训练，以防止相关误用或废用[11, 27, 28]。另一种选择是让患者从坐直开始运动，并先学会躺下。这种方法可以减少重力对躯干肌群的影响，因为患者首先学会通过使用肌肉离心性延长来控制重力产生的运动[27]。环境和患者对运动顺序选择的偏好也可能影响所选方法。患者可以通过学习多种方法在不同环境中进行有效的转移。

(4) 从偏瘫侧坐起：治疗师协助患者将偏瘫侧下肢抬到床边，头、颈和上胸部向前，要求颈部侧屈。同时，非偏瘫侧上肢必须跃过身体中线并放在床上。当患者用非偏瘫侧手向下推时，非偏瘫侧的下肢也必须从床边抬起。当患者用手推时，非偏瘫侧下肢为该运动增加了动量；下肢重量有助于患者获得坐姿。治疗师可能需要帮助患者将非偏瘫侧肩部向前推过身体的支撑面。

治疗师可以将手放在患者的肩部和骨盆，以提供辅助，并辅助非偏瘫侧下肢移动（图 7-12）。当患者可以控制这种运动时，治疗师可仅为非偏瘫侧肩和骨盆提供辅助（图 7-13）。此外，治疗师可以用言语或向下压肩部来暗示躯干的侧屈和适当的头部回到正中位。如果躺回到侧卧时，需要辅助患者将偏瘫侧下肢抬到床上。当患者转向床并将身体降至床面时，治疗师应保持偏瘫侧肩部处于前屈并向前伸展的位置[27]。

当从偏瘫侧坐起时，患者激活躯干，尤其在上肢负重时，治疗师应该注意这点。而且治疗师可能需要提示患者两侧躯干的运动，以促进侧屈和伸展反应的正确顺序（图 7-14）。

(5) 从非偏瘫侧坐起：非偏瘫侧坐起的动作序列与上相同；然而，治疗师辅助移动的肢体发生了变化。治疗师应指导患者抬起偏瘫侧的上肢，并将非偏瘫侧的下肢移动到床边。治疗师协助患者将偏瘫侧的下肢向前移动并越过床边，同时患者将头、颈和上胸部抬起（图 7-15）。治疗师需要确保当患者开始用非偏瘫侧上肢向下推动时，偏瘫侧肩保持向前的姿势。以力量控制策略的序列可以随着头、颈和躯干的运动控制的增加而变为动量策略。

颈部不能侧屈的患者需要提前干预。患者取非偏瘫侧卧位，头置于床面上。根据需要，患者在治疗师帮助下抬起头。然后，在根据要求降低头部，靠向床面；这个动作要求侧屈肌离心性收缩（图 7-16A）。紧接着主动地抬起头部，这要求偏瘫侧肌肉向心性收缩（图 7-16B）。在做这个动作的时候，治疗师应提示患者避免进行颈部旋转及前屈，视觉提示如闹钟、电视或者家庭照片等相关的目标物，有助于完成这些作业活动[20]。促

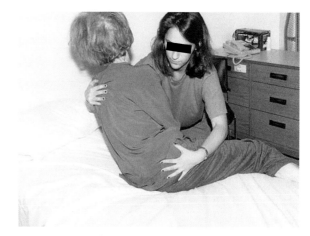

▲ 图 7-12 治疗师用一只手搂住患者的肩部，另一只手向骨盆施加向下的压力，以帮助患者转移到坐位（左侧偏瘫）

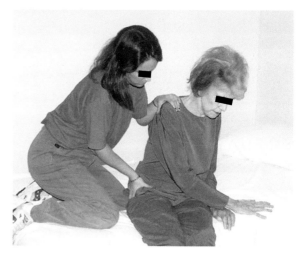

▲ 图 7-13 当患者能够主动控制躯干肌时，治疗师就可以减少对患者的辅助程度。治疗师可以通过向下按压非偏瘫侧的肩和骨盆来提示患者头和躯干的侧屈

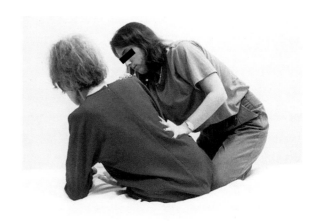

▲ 图 7-14 当患者准备坐起时，需给予偏瘫侧上肢一定的辅助。治疗师在观察患者头和偏瘫侧躯干是否维持合理对线的同时，帮助患者非偏瘫侧侧屈以达到合理对线

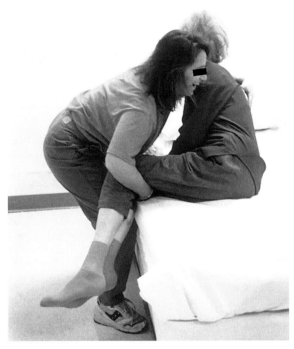

▲ 图 7-15　从偏瘫侧坐起。对于需要较大程度帮助的患者，治疗师将一只手放在其肩胛骨上，同时辅助下肢运动

进躯干在侧方的屈伸的治疗措施是对完成侧卧位 – 坐位转换非常必要的，将在有关坐位活动部分中进行描述。

九、坐位活动

维持坐位姿势，安全有效地进行日常生活活动是许多作业治疗师和患者追求的目标（见第 17 章）。在脑血管意外的急性期，治疗师应尽早开始训练患者坐站的控制能力，以促进立位姿势的控制能力、增加功能位下的整体视觉输入[20]。

1. 运动分析　对于坐位中的运动控制，必须具备前、后、侧方及旋转模式下重心转移的能力。根据不同任务的需要，患者必须具备躯干肌的向心性、离心性收缩能力和选择性兴奋这些肌群的能力。例如，以骨盆为中心进行重心前移，需要下背部伸肌的向心性收缩联合躯干屈肌（腹肌）的离心性收缩。以骨盆为中心进行重心后移，则需要躯干屈肌向心性收缩联合伸肌离心性收缩。以骨盆为中心进行侧方重心转移时，非负重侧躯干的伸肌与屈肌共同向心性收缩（缩短），负重侧离心性延长（延长）[12]。在躯干旋转时，涉及的肌

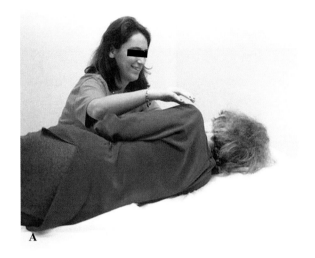

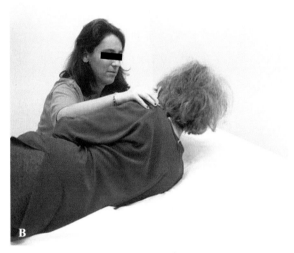

▲ 图 7-16　A. 为鼓励颈部侧方肌肉的主动控制，在头逐渐降低至床面的同时，使患者首先学会控制离心性延长；B. 在抬起头的同时，颈部肌肉主动的侧屈

肉主要是腹斜肌。

2. 常见的问题　躯干在姿势控制中至关重要。许多脑卒中患者在坐位时难以自主控制躯干。Messier 等[61] 观察了脑卒中患者躯干屈曲情况，发现足部压力中心位移变小，下肢负重减少。他们认为这可能表明骨盆的前倾减弱和躯干的大部分运动是从上部躯干开始的[61]。

肌电图（electromyography，EMG）的研究数据表明，脑卒中后躯干肌肉的收缩出现改变。与正常受试者相比，脑卒中后躯干的屈伸速度较低[32]。随着上下肢随意运动的增加，出现偏瘫侧躯干肌的收缩延迟和肌肉激活减少[32]。与 Dickstein 等的研究结果相反，Winzeler-Mercay 和 Mudie 发现[93]，脑卒中后偏瘫侧的腹直肌和竖脊肌的肌肉收缩在向前和向后随意摆动和伸展时与

正常受试者的肌肉的收缩相同，但在穿鞋时，腹直肌活性降低。在所有姿势活动中，脑卒中组的竖脊肌激活率都要高得多[93]。

治疗师必须仔细检查患者坐位下的运动控制能力（见第 17 章）。偏瘫患者及其使用的运动模式与正常人作为对比时，全面正确评估脊柱的正常活动范围是很有帮助的。治疗师必须知道随年龄的增加这些关节活动范围会缩小，了解发病前关节活动的基线很重要。Mohr[62] 强调了治疗前明确患者脊柱伸展、屈曲、侧屈及旋转活动范围的重要性。以促进患者在这些运动模式下的功能运动为目标，这些评估帮助治疗师判断是否需要增加这些部位关节活动度的训练。Davies[27] 也推荐使用这种方法。例如，对于侧卧 – 坐转换这样需要重心侧向移动的活动，腰椎首先被动侧屈活动可以增加活动中躯干的控制能力。在鼓励患者增加这一平面内运动的同时，治疗师可以将一只手放在患者腋窝下，辅助躯干同侧伸展延长，同时另一只手放在患者躯干对侧以指导该侧缩短，这样能够促进所需的肌肉进行适宜的收缩以达到预期姿势。相反，许多掌握运动学习的临床医生建议治疗师可以设计一个外部环境来增加对躯干肌肉功能的需求。

在进行评估之前，有必要对运动的启动位置和发起方式进行更深入的观察。Mohr[62] 通过将躯干运动分为从上部躯干开始的和从下部躯干开始的运动来提供指导。他们进一步分析了躯干向前、侧和后方移动时的重心变化情况，然后为每一种运动模式提供功能性范例。

3. 坐位下的功能性运动 以作业为导向的功能训练必须在所有"预备性"躯干活动之后，如关节松动。在手法治疗后，患者希望看到被动活动有所改善或"发现"并激活肌肉收缩的能力。然而，患者自己必须利用这些已获取的进步，特别是在功能性活动的过程中感受到这些进步；否则，再继续训练下去其方法就会遭到质疑（图 7-17 和图 7-18）。

Gentile[36] 提出调节技能学习的两种不同过程：一种是外显的过程，一种是内隐的过程。在外显的过程中，患者有意识的修正动作以达到特定的目标。在内隐的过程中，主要的问题是肌肉协调收缩产生的动力学，这是不受患者意识控制的。内

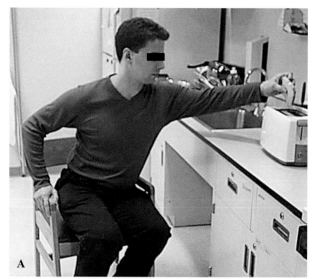

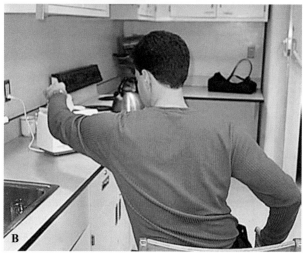

▲ 图 7-17　A. 联合使用一侧躯干侧屈和另一侧躯干伸展模式伸手够取物体；B. 用右侧偏瘫侧上肢在扶手上承重，使肩胛骨下降，有助于缩短右侧躯干肌肉

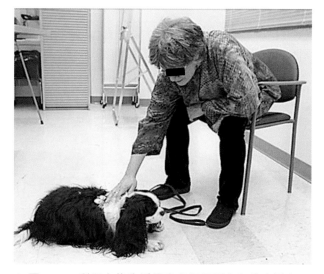

▲ 图 7-18　利用宠物狗诱导患者躯干屈曲和偏瘫侧上下肢负重

隐的过程需要依赖肌肉收缩的相互作用，这种肌肉收缩是用来对抗重力及关节力矩所产生的被动作用。为了诱发外显过程，治疗师可以有意识地运用患者可以获得的信息，并提供指导，如如何组织运动和环境中的特征。为了诱发内隐式学习，治疗师必须创造性的设置一个可以使患者做出反应的康复环境，通过参与功能性活动，产生肌肉协调收缩和力量反应这一附带作用。显然，治疗师必须为患者创造实践的机会，使其获得最大的益处。

Dean 和 Shepherd[29] 专门设计了一项研究来观察与任务相关训练的效果，证明这是治疗中应用外显和内隐两种学习过程的一个优秀范例。他们的意图是增加脑卒中患者坐位下向前触及的距离，以及偏瘫侧下肢在支撑及平衡过程中的作用。这个研究有 20 例发病至少 1 年的脑卒中受试者，随机分为两组：实验组，接受治疗组，训练患者触及前方超过上肢长度距离（逐渐增加长度）的真实物体；对照组，进行安慰治疗，训练患者向前触及上肢长度范围内的虚拟物体。训练前和训练后采用肌电、录像、两块足底压力板（用来评估在活动中或坐站转移中下肢产生力量的大小）进行客观的测量。训练后，患者能更快地够取更远距离的物体，并显示偏瘫侧下肢在支撑中发挥更大的作用。此外，研究人员还注意到，受试者在坐位姿势时偏瘫侧下肢负重得到改善。患者参加的外显的学习过程，通过解决问题及向前够取物品来实现。在此过程中，内隐的学习激活了下肢[29, 36]。

4. 臀部移动

(1) 运动分析：臀部移动或称"臀部行走"，涉及重心从一侧臀部转移到另一侧臀部，在坐位状态下产生身体移动[11]。主要表现为负重侧躯干适当伸长，非负重侧躯干适当缩短。这种运动模式对许多功能性活动都很有用，如在坐位时穿脱裤子等。从移动性的角度来看，它允许患者从接近支撑面的边缘开始进行转移活动。

(2) 常见的问题：如前所述，躯干被动活动受限、无法选择性激活躯干肌是臀部移动的主要问题，可能会妨碍转移动作安全完成所需的适当平衡反应。患者臀部皮肤必须完整，才能进行臀部移动训练。

(3) 治疗策略：根据患者的参与程度，可以通过多种方式，如口头或身体上的提示帮助患者进行臀部移动。治疗师可以通过一系列的接触来引出所需的运动模式，在这些接触中，治疗师首先提示侧方的重心转移，接着将手放在患者的骨盆上，引导非负重侧臀部向前移动[11]。然后治疗师变换手的位置诱导对侧臀部向前移动（图 7-19）。身体功能明显障碍的患者，可能需要治疗师给予更多帮助，特别是在臀部前移的时候（图 7-20）。

5. 转移

(1) 运动分析：对接受作业治疗的许多患者而言，其主要治疗目标是能从一个支撑面安全有效地转移到另一个邻近支撑面。这个动作需要患者躯干充分前屈超过足部，以允许足部作为支点转动身体，坐到附近的支撑面上。

(2) 常见的问题：伴有单侧忽略的患者试图转移时，通常只能将一半的身体转移到支撑面上。此外，在转移前，患者可能会忽略左脚，忘记左脚正确的放置位置。

许多患者需要大量的帮助使足部平踩在地板上。这可能由单侧忽略、偏瘫侧感觉功能减退、

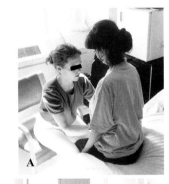
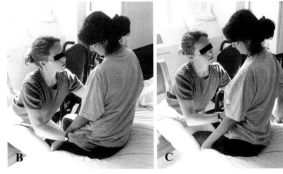

▲ 图 7-19　臀部移动是移动到床或座位边缘的一项重要技能，在日常生活活动中是一种常用的运动模式，如坐位下穿裤子

A. 患者躯体两侧对称地坐好；B. 治疗师通过先提示患者重心向一侧转移；C. 然后抬起非负重臀部向前移动来促进患者移动

躯干肌肉缩短导致不对称坐姿和偏瘫侧小腿肌肉缩短所造成。

（3）治疗策略：Bobath[11] 和 Davies[28] 描述到，可以通过接触患者骨盆或肩胛骨来促进重心前移。Carr 和 Shepherd[21] 认同这一重心前移方法，并鼓励患者在积极参与转移过程中向前移动肩膀（图 7-21）。四位治疗师都描述到治疗师所用的手法：手扶住膝关节，使膝关节前移，鼓励偏瘫侧负重。

患者对此活动有不同程度的运动控制。治疗师需要提供安全的训练环境，能够给患者足够的保护，保证训练安全，并有足够的"空间"让患

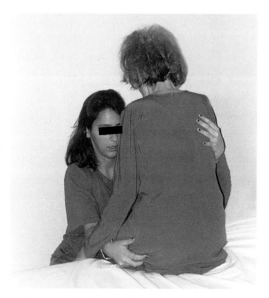

▲ 图 7-20 需要更直接的接触来进行臀部转移的患者可以先在治疗师的指导下前移臀部

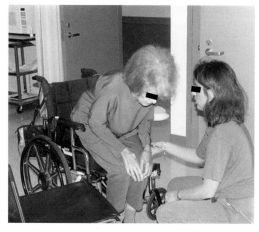

▲ 图 7-21 指导患者进行蹲 - 轴式旋转的方式转移，治疗师应通过指导患者向前移动肩关节来促使重心适当前移

者在尽可能少的帮助下完成转移。这并不容易，一些患者不可避免地需要大量的帮助进行转移。然而，在学习期间，鼓励患者做得越多，学到的东西也就越多。不断地评估患者所需的辅助程度（如最小、中等或最大），对于评价患者的进步和在与其他同事交流患者在作业活动中需要辅助量的大小是很重要的。

在转移训练的初始阶段，患者可能需要最大限度地帮助，治疗师可能需要双手紧抱骨盆，将患者从一个支撑面转移到另一个支撑面。随着患者肌力和平衡控制能力提高，治疗师逐渐减少辅助程度，可以轻扶骨盆，然后改扶肩胛骨。

治疗师倾向于教给患者立位 - 轴式旋转（立位 - 轴）或改良立位 - 轴式旋转（蹲 - 轴）的方法进行转移。许多治疗师训练立位 - 轴转移时，认为患者的直立位将全部重心放在偏瘫侧下肢对患者是有利的。然而，这些转移方法与正常受试者从一个支撑面移动到另一个支撑面的方法并不完全相同（如充分站立或转身并坐到相邻支撑面）。如 Shumway-Cook 和 Woollacot[81] 指出，立位 - 轴转移可能更困难，因为这种方式使患者无法使用动量策略；站立而不旋转减弱了惯性带来的优势。训练轴式转移时，脚的位置很重要。一只脚略微在另一只脚的前面，靠近患者将要移动的表面（图 7-22）。对于环境受限或病情更严重的患者，可采用站立 - 跨步转移。

在转移和坐 - 站活动中，促进重心转移到偏瘫侧下肢是很重要的。治疗师的双膝环绕接触患者偏瘫侧膝关节，以帮助重心前移到下肢，并防止患者膝关节屈曲。对于需要较少提示和保护的患者，在患者将重心转移至偏瘫侧下肢时，治疗师可以将一只手放在患者的股骨远端，轻轻向前拉，然后朝地面方向诱导。

这一训练过程中，上肢的作用仍有争议。Bobath[11] 和 Davies[28] 鼓励双手在身体前方交叉相握，以促进重心前移，并赞成将上肢放在厕所扶手、椅子或其他支撑面的做法。然而，Carr 和 Gentile[18] 对上肢在坐 - 站转换中的作用进行研究后，认为"固定"手臂（研究中受试者通过抓住横杆来固定手臂）导致伸展力的增加（身体伸展到直立位时下肢所需的力）并减弱坐 - 站转移中躯干的惯性，这种方法可能会对转移产生影响。

因此作者提倡增强下肢肌力的训练（特别是伸肌），以增强坐 - 站转移功能。他们认为，尽管患者倾向于用手按压椅子扶手站立，或者摆动手臂向水平或垂直方向上带动身体，但环境变化时这些策略则不能使用[18]（图 7-23 至图 7-27）。

Gillen 和 Wasserman[39] 的一项研究分析了转移活动的环境改变如何影响住院康复患者的移动能力。他们比较了在传统诊所和普通公寓的转移

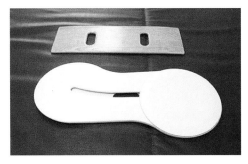

▲ 图 7-24　典型的短滑板和简易木板，这些设备可用于需要较大程度辅助的患者

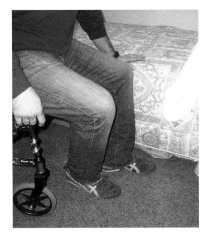

▲ 图 7-22　足部放置的位置

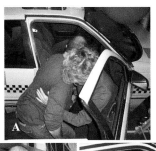

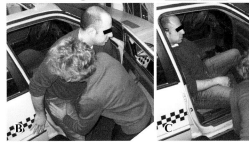

▲ 图 7-25　A. 在诊所内可以使用模拟汽车来进行汽车转移的早期练习，并在条件允许的情况下逐步过渡到实际的汽车；B. 受重力影响的下降动作需要腹部肌肉（屈肌）和背部伸肌的协同运动，以避免在有限的空间中受伤；C. 在转移过程中如何处理患肢

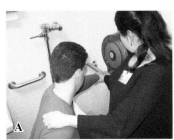

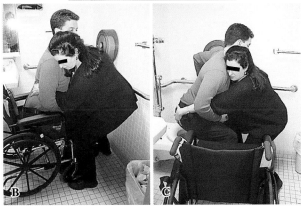

▲ 图 7-23　A. 转移活动中如果需要较大程度的体力辅助，抓握扶手可以促进重心前移；B. 受到空间限制时，难以进行体位摆放和正确的操作，需要治疗师、患者和护理者帮助解决；C. 患者在转移活动中需要中等程度的体力辅助，应当鼓励在转移过程中主动利用他所能做的动作，如图中躯干的伸展

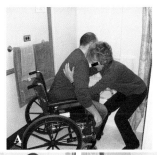

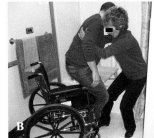

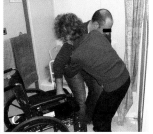

▲ 图 7-26　转移到浴缸长椅的顺序

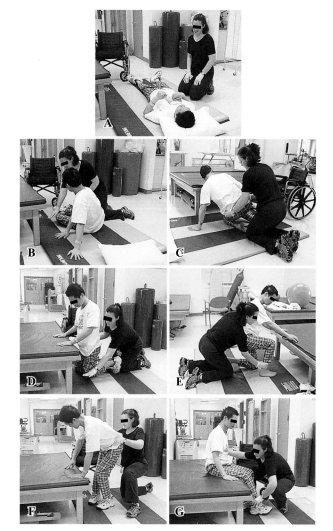

▲ 图 7-27　A. 在出院到回归社区之前，应教会患者和护理人员如何安全地从地板上站起来；B. 治疗师指导这名右侧偏瘫患者使用左上肢和臀部进行侧坐；C. 治疗师或护理人员辅助患者骨盆以减轻膝盖的负重，并在患者正前方放置一个平面来支撑手臂；D. 现在患者的手和膝盖完全得到支撑，治疗师让其将重心移到左侧，为下一阶段做好准备；E. 当患者将重心转移到左侧时，能够将偏瘫侧的右腿移动到半跪姿势；F. 从半跪姿势开始，患者采取站立姿势并开始将重心移动到相邻的目标支撑面上；G. 患者安全就座

表现。25 名参与者在每个环境中执行四项转移任务：两项床 – 便桶转移和两项床 – 椅转移。FIM 量表用来表示转移所需的辅助程度。

研究结果表明，环境因素在转移表现中起着重要作用。44% 的患者在传统诊所中表现较好。20% 的人在模拟公寓里表现更好。根据 FIM 评分，64% 的患者在两种环境中的同一转移任务完成情况不一致，36% 的患者完成一致的。治疗师在住院康复早期的 FIM 评分，诊所中的表现不等同于在其他环境中的表现。

6. 从坐到站

（1）运动分析：根据研究人员的描述，可以将坐到站分为不同的阶段（图 7-28）。Shepherd 和 Gentile[79] 描述了从坐到站的过程，"伸展前期" 是指从运动开始到大腿离开物体表面，"伸展期" 是指从大腿离开物体表面到运动结束（完全站立）的伸展阶段。Shenkman 等[78] 描述了从坐到站的四个阶段（图 7-29）。第 1 阶段（图 7-30A）称为屈曲动量阶段，用于产生上升的初始动力。在这个阶段，重心在支撑面的范围内，需要竖脊肌的离心收缩来控制躯干的向前运动。第 2 阶段（图 7-30B）从离开椅子座位开始，在踝背伸达到最大时结束。上身向前的动量转化为全身向前向上的动量。重心从椅子的支撑面转移到双足。根据描述，该阶段是不稳定的，需要同时激活髋关节和膝关节的伸肌。第 3 阶段（图 7-30C）是伸展阶段，在此期间身体通过髋关节和膝关节的伸展上升到完全站立。该阶段对稳定性要求不像第 2 阶段那样高，因为重心在双足的支撑面范围内。第 4 阶段（图 7-30D）是一个稳定阶段，在这个阶段，髋关节和膝关节完全伸展。不管研究者如何分解任务，了解该运动模式的生物力学对于训练和分析偏瘫患者的运动模式至关重要。

Carr 和 Shepherd[19] 概述了影响正常人从坐到站的关键因素，Carr 和 Shepherd 提出治疗师必须

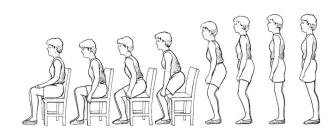

▲ 图 7-28　从侧面观察坐站顺序

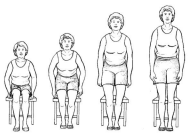

▲ 图 7-29　从正面观察坐站顺序

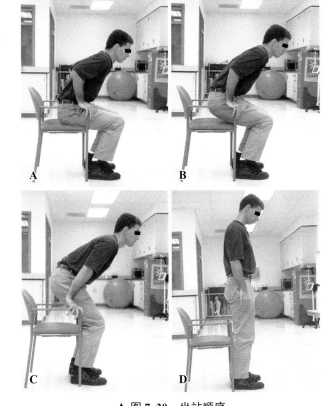

▲ 图 7-30　坐站顺序
A. 阶段 1；B. 阶段 2；C. 阶段 3；D. 阶段 4

考虑足部和躯干的起始位置、运动速度及上肢在平衡和推进中的作用。

• 当足部的初始位置在膝关节的后方（踝关节背伸约 15°）时，坐到站是最容易完成的。

• 从坐位姿势开始主动屈曲躯干，并鼓励患者以合理的速度进行躯干前倾，以便下肢产生最大的伸展力来抗重力伸展身体。

• 躯干前倾速度的增加促进了下肢伸肌的力量。

• 限制上肢（如在从坐到站的同时保持偏瘫手臂向前）时间延长，产生足够的下肢伸肌力量来站立。

Janssen 等[50] 通过查阅文献回顾了影响坐 - 站转移的关键因素，椅子高度、扶手的使用和脚的位置对从坐到站的能力有显著影响。使用更高的椅子减少了膝盖和臀部所需的运动，使用扶手减少髋周所需的运动。将脚从前向后重新定位减少了髋关节的最大平均伸展运动。

(2) 常见的问题：如前文所述，由于存在感觉障碍、单侧忽略或躯干和小腿肌肉短缩等问题，

患者可能很难将双足保持平放在地板上。

在转移训练过程中，无论治疗师是在训练患者进行支点转移还是坐到站，都会注意到空间关系和失用的问题。当治疗师想要指导患者转移时，某些患者会向后倾斜而不是向前倾斜。这些患者的运动是不可预测的，而且往往与治疗师指导后的预期行为背道而驰。

正如 Árnadóttir[6] 指出的，转移还揭示了其他组织和时序的问题，如意念性失用症。当患者试图从床上起床，在准备转移时忽略了用适当的步骤来处理被褥，这些问题就会变得很突出（见第 25 章）。

运动保持障碍，这是一个由 Fisher[34] 首次引入的术语，描述在如闭眼、屏气、凝视和伸舌等各种任务中无法坚持完成的情况，这可能解释了一些患者为何无法坚持完成如转移、坐站和步行等任务。这些患者往往在任务进行到一半时崩溃，有时毫无征兆，肌力下降似乎并不是根本原因。在大多数研究中，发现其与右半球病变的关系较左半球更密切[34, 53]。

从坐到站的执行方式可以揭示跌倒风险。Cheng 等[22] 发现，将有跌倒史和没有跌倒史的脑卒中患者比较，在重量分布等可测量参数上存在明显差异。有跌倒史的脑卒中患者在执行坐 - 站转移时往往下肢负重不对称，通常他们的非偏瘫侧承担了更多的重量[22]。这表明，从安全的角度来看，脑卒中患者进行坐 - 站转移时需要尽可能更好地控制偏瘫侧下肢。

(3) 治疗策略：Bobath[11] 提出开始训练坐 - 站转移时需要从一个高的座位练起（图 7-31A），然后逐渐过渡到较低的座位或底座（图 7-31B）。同样，环境可用于改变从坐到站的难易程度（图 7-32）。其他研究证实了这一点，其中包括高座椅可以显著减少髋关节和膝关节所需的关节活动度，以及抗重力伸展躯体所需的力量[17, 82]。

根据转移训练的建议，可能需要口头提示或身体提示来促进适当的下肢负重。在图 7-33 中，治疗师的辅助为患者提供了很大的稳定性。在图 7-34 中，治疗师只需要通过股骨远端来提示患者并获得所需的反应。

在进行坐 - 站转移时，双脚放在膝关节稍后方的位置是非常重要的，所以有必要让患者将臀

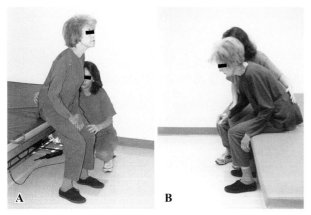

▲ 图 7-31　A. 在学习训练初期，患者会发现从高的座位上站起来比较容易，除此之外，这为患者提供了一种成就感；B. 患者熟练后可以尝试从比较矮的座位站起。不断变换患者在不同平面站起，对提高患者学习和处理现实生活中出现的各种情况的能力非常重要

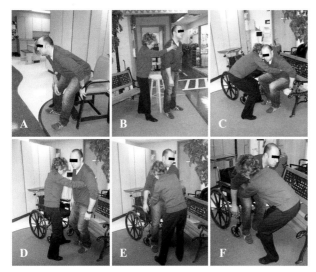

▲ 图 7-32　训练患者坐 - 站转移训练的步骤和从不同功能性座位平面的转移

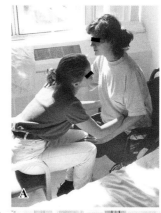

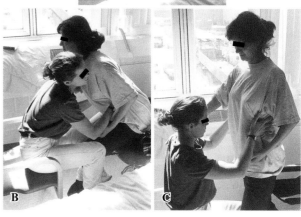

▲ 图 7-33　A. 治疗师通过将膝关节置于患者偏瘫侧膝关节周围，带动患者向前；B. 促进患者偏瘫侧下肢坐 - 站转移中负重；C. 患者站起后，阻止患者继续"前移"

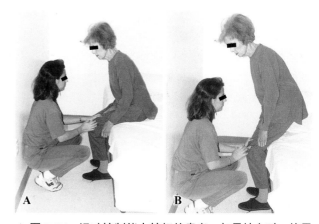

▲ 图 7-34　运动控制能力较好的患者，如果站立时，使用非偏瘫侧下肢多于偏瘫侧，则仍需要给予一些提示，以完成双下肢的均衡负重
A. 治疗师将手放在偏瘫侧下肢股骨的远端，向前诱导膝关节；
B. 然后在患者开始站立时向下按压

部移动到支撑表面的边缘以利于达到最佳的足部放置位置，从而使患者躯干前倾并使重心在现有的支撑范围上方移动。如果双脚位置放置不恰当，患者将会在坐 - 站转移时遇到困难（图 7-35）。

　　正常受试者在移动时经常使用动量策略，从而以更少的能量获得更高的移动效率。在卧 - 坐转移的过程中使用动量策略，可以使整个运动过程连续进行。对于脑卒中维持期的患者，可以采用改良的动量策略，因为他们可以使用前屈产生的力从而完成坐 - 站转移。但当大腿抬离支撑面时，需要足够的稳定性以防止前倾。惯性可为患者提供移动的动力，但需要具备更高的稳定性控

制的能力。躯干控制不佳或显著认知障碍的患者不适合使用这种策略。当在治疗中引入动量策略时，治疗师必须充分保护患者以防止跌倒。

　　坐位时练习够取可以提高偏瘫侧足负重的能力，并在坐 - 站转移的活动中提高负重[30]。这些

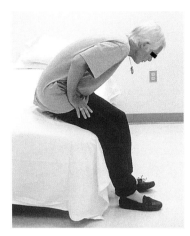

▲ 图 7-35　坐 – 站转移训练中足的位置非常重要。注意此人试图站立时脚的位置

是 Dean 和 Shepherd[29] 对脑卒中后至少 1 年的患者进行研究得出的结论。Dean 等[30] 研究了坐位训练在脑卒中急性期的效果。在这项研究中，研究人员制订了一个 2 周的训练计划，通过够取的距离来衡量坐位能力，并通过够取的表现来衡量坐位质量。他们还研究了 2 周的坐位训练计划是否有利于患者站立和行走的能力，并进一步检查训练 6 个月后效果是否能够继续保持。本研究随机空白对照临床试验（controlled clinical trial，CCT），包含 6 名实验组受试者和 6 名对照组受试者，均为脑卒中后早期 3 个月以内的患者。实验组的参与者接受 Dean 和 Shepherd[30] 设计的训练计划。对照组参与者完成涉及认知操作任务的假坐位训练方案。

与对照组相比，坐位能力（主要观察指标）在向前和侧向伸展时的平均最大伸展距离显著提高。此外，实验组的伸展质量也有所改善，表现在完成向前和交叉方向"取玻璃杯喝水"任务。研究结果显示可以明显提高立位水平，但对步行的影响不明显，同时有证据表明干预的有效性可达 6 个月以上[29]。

提高坐 – 站转移能力的训练似乎是可行的。Briton 等[15] 的一项随机对照试验（randomized controlled trial，RCT）研究了在脑卒中康复中心物理治疗师 2 周内每天 30min 的训练量及对坐 – 站转移的潜在影响。18 名需在监护下完成坐 – 站转移的患者平均分为实验组和对照组。实验组在工作日进行站立和下肢强化练习 30min，持续 2 周

（除外常规康复训练），而对照组患者接受上肢康复治疗。

结果表明，提供 30min 的坐 – 站转移训练的患者，平均比常规康复计划者每天可以多站 50 次。研究人员注意到，在项目进行 1 周后，偏瘫侧足部负重平均提高了体重的 10%。此外，对照组显示偏瘫侧足负重减轻，实验组显示偏瘫侧足部负重增加[15]。本研究表明，康复治疗师需要提供尽可能多的机会来练习新获得的技能。这需要创造性的解决方案并重新评估当前的治疗模式。

十、站立位活动

1. 运动分析　站立是许多偏瘫患者都想达到的目标，因为每一位患者都有很强的站立起来的欲望。应该为患者提供练习站立的机会并训练各个方向上的重心转移，达到可伸手够取环境中各种物体的水平坐位控制所需要的躯干反应（如根据作业活动的需要选择性的伸展或屈曲），在站立控制中同样需要。但是，这些反应需要在一个相当狭小的支撑面上完成。

2. 常见问题　对于只有一侧身体能活动的严重偏瘫的患者来说，站立可能是具有挑战性的，移动也是非常吃力的。站立和试图在这一体位下运动所进行的艰难缓慢的努力，会导致异常姿势和骨骼肌活动的增加。运动往往缺乏自发性。在这些患者身上，坐位时表现出的姿势异常在站立时变得更加夸张。例如，在坐位时为保持伸展而表现为上肢"固定"的患者，在站立时因为要努力用双足维持站立，患者上肢姿势的固定会表现得更加明显。

研究表明，偏瘫侧下肢的作用通常反映了它在补偿策略中的贡献，而不是在支撑功能和平衡反应的功能恢复中[31, 71]。这说明了在本章前面所述的够取和坐 – 站训练中，需要训练偏瘫侧下肢负重能力。脑卒中患者的姿势控制的表现会受到注意力的影响[8, 71]。这意味着患者需要全神贯注以保持平衡，当注意力受到其他事物影响，就可能会有失去姿势控制的风险。

3. 治疗策略　如前所述，如果病情允许，尽早让患者站立是最理想的选择。站立有助于激发和提高患者的觉醒水平。Bobath[11]、Davies[28]、

Carr 和 Shepherd[21] 强调帮助患者在立位时恢复身体各节段良好的生物力学对线，并通过偏瘫侧下肢负重的必要性。对一些患者而言，完成这个活动需要他们全神贯注和全力以赴。因此，治疗师要注意（至少在最初阶段），训练患者站立和偏瘫侧下肢负重需要在安静的、最低程度干扰的环境中进行。这对于表现为注意力分散、冲动、易激惹的注意力障碍的患者尤为重要。如前所述，治疗师需考虑将对抗外力因素逐渐纳入到治疗中；否则，治疗师不能判断患者是否达到了功能性平衡的状态。

在站立位完成重心转移需要治疗师进行大量的提示，因为患者通常会因为肌力降低、姿势控制能力下降和感觉障碍而害怕将重心转移到偏瘫侧下肢上。视觉障碍也会令患者对站立活动感到恐惧。

在治疗早期，利用墙壁（图 7-36）可以为患者提供充分的支撑作用；但是，这不能用于训练患者站立位时的功能性够取，因为当患者上肢运动时，下肢姿势性的肌肉收缩是减少的（在墙壁的帮助下）。手法诱导方式对帮助患者学习最高效的运动模式是有帮助的。治疗师通过直接接触患者的骨盆（双手放于两侧），提供最佳的控制作用来引导患者进行重心转移，当患者运动开始增多时，治疗师可以逐渐减少引导量。

应该尽早开始尝试进行独立平衡（见第 18 章）。站立的同时环视周围环境或与治疗师交谈，对患者来说既是一种挑战性，又具有重要意义（图 7-37）。

站立与伸手够取是为患者能够在站立位下安全、有效地完成自我护理及工具性日常生活活动做准备。患者需要在功能性环境中练习向各个方向伸手及物（图 7-38）。正如 Carr 和 Shepherd[21] 所述，应该包括头上、侧方、后方及下方等多个方向进行够取训练，并发展到单侧或双侧手接触到地板。特定任务的训练为患者提供解决站立时遇到的问题的机会。

普遍观点认为，通过平衡训练，加强偏瘫侧下肢负重，偏瘫的不对称步态能够得到改善。然而，由 Winstein 等[90] 研究发现，通过特殊设计的反馈装置进行特定的平衡训练后，站立位的平衡能力可能会得到改善，但步态的模式并没有变得

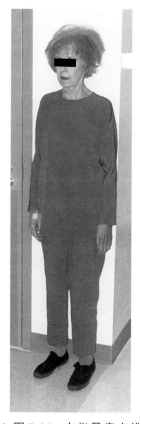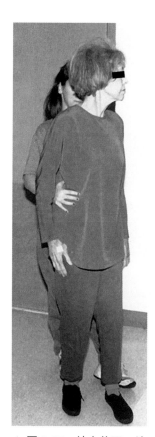

▲ 图 7-36　在指导患者维持立位姿势时，墙壁是一个很有帮助的地方。即使处于令人恐惧的位置时，它依然可以帮助患者恢复正常的生物力学对线，但是墙壁并不能满足开放空间中站立和功能活动的需求

▲ 图 7-37　站立位下，治疗师在鼓励患者环视周围环境的同时，提示患者重心转移；站立并环视房间对开始进行立位训练的患者是一种挑战

更为对称。这表明能力获得都与特定任务有关，治疗师不能把某一项技能方面取得的进步延伸到或转移到其他方面。这一发现对普遍认为利用发育促进技术提高站立运动下运动功能的观念产生了质疑。

由坐到站及由站到坐的转换在某些基本方式上是一样的。然而，两者的主要差别表现在治疗方面。首先，由站到坐转换的过程比由坐到站需要的时间更长[54, 80]。在由站到坐的转换中，为完成屈曲动作，下肢伸肌是通过离心性收缩来完成这一作业活动，而由坐到站的转换则是下肢伸肌向心性收缩来完成。对于肌力减弱的肌肉而言，控制躯体重心下降是一项非常困难的任务，在脑卒中早期尤为困难，因为许多偏瘫患者肌肉完全处于迟缓状态，几乎瘫倒在座位上，而不是平稳地控制身体下降到座位。指导患者进行由站到坐

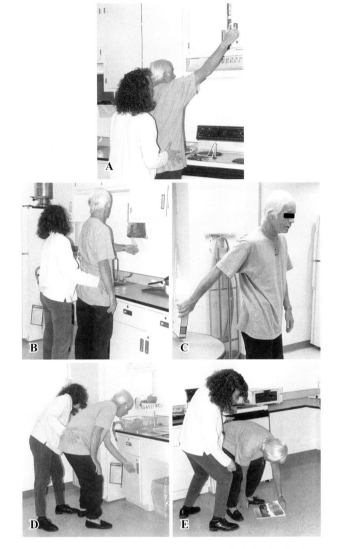

▲ 图 7-38 重心转移和站立位够取训练应该在功能性移动中进行，因为具体活动训练对患者最有效。向上（**A**）、向前（**B**）、向后（**C**）、向下（**D**）和拾起地板（**E**）上的物品，这些特定任务包含了许多运动模式，患者应该在功能性移动中进行练习。作业治疗师应该具备动作分析的能力，用于训练患者完成基本的和工具性的日常生活活动

的转换练习与由坐到站一样重要，练习的频率应该一样多。而从坐到站转换训练中提高的控制能力并不能直接运用到站坐转换活动中。

4. 跌倒预防 已确定老年人的跌倒与潜在的诱因相关，如内在因素（与生理变化、病理状况和不良药物作用相关）和情境因素（住院时间、跌倒时间和看护人的实用性）[69]。这些因素同样适用于脑卒中人群。

跌倒可能是脑卒中康复过程中的主要并发症。Nyberg 和 Gustafson[65] 研究了发生率、特征、住院康复治疗中跌倒的后果。他们对连续住

院接受脑卒中康复治疗的 161 例患者进行了抽样。结果发现 62 例患者（39%）持续跌倒，39 例患者（24%）发生一次以上跌倒。这些跌倒大多发生在转移过程中，或者坐在轮椅或其他类型的家具上。

Nyberg 和 Gustafson[65] 进一步指出，外部因素（如滑倒、绊倒和移动家具）导致 17 例跌倒（11%），49 例跌倒（32%）涉及内在因素。内在因素与平衡受损、运动障碍（如腿部无力）和认知障碍（如知觉问题、注意力分散或注意力不集中）显著相关。6 例跌倒（4%）涉及骨折或其他严重损伤。作者得出结论，跌倒是脑卒中康复治疗中一个严重问题，必须制订预防跌倒的策略，并将其纳入康复治疗计划中[65]。

Andersson 等一项研究所示[5]，脑卒中患者对跌倒的恐惧与早期跌倒史和这些患者功能特征有关。该研究纳入了在 12 个月期间在脑卒中病房接受治疗的 140 例患者。用瑞典版跌倒疗效量表（Falls Efficacy Scale，Swedish version，FES-S）运动能力、功能性运动和平衡测试评价导致跌倒恐惧的因素。在单因素分析中，年龄增加、女性、既往跌倒史、视觉和认知障碍、情绪低落和身体功能受损与跌倒有显著相关性。在多因素分析中，仅既往跌倒史和身体功能受损仍显著相关。跌倒的恐惧与身体功能下降和既往跌倒史显著相关。无论他们是否发生跌倒，这项研究的结果为脑卒中患者提供预防跌倒策略具有重要意义[5]。

本研究提出了过度残疾的重要课题。过度残疾定义为 ADL 受限的程度超出患者身体和认知能力的范围。在过去几十年中，该概念在公共卫生文献中越来越受到关注。

即使在一般老龄人口中，也有证据表明，对跌倒的恐惧造成了过度残疾。Yardley 和 Smith[95] 与200 多名 75 岁以上的社区居民一起探讨了跌倒的可怕后果。研究表明，许多患者由于害怕跌倒而丧失了功能独立性并出现身体损害。恐惧与逃避活动相关（在调整年龄、性别和近期跌倒史后），并预测几个月后会出现更多的避险行为[95]。

Lach[56] 报道发生两次或两次以上跌倒、感觉不稳定、健康状况一般或较差是发生跌倒恐惧的独立风险因素。Bruce 等[16] 发现，对于跌倒的恐惧在健康、功能正常的老年女性中很常见，并且

与参与娱乐性体力活动水平降低显著相关。

很明显，从住院康复环境开始，对脑卒中患者进行跌倒预防训练，对于帮助这些患者制订处理身体和认知功能变化的策略非常重要。无论患者是否存在真实跌倒事件，这些训练都可能帮助患者解决对跌倒所产生的恐惧。

迄今为止，尚无针对脑卒中后遗症患者跌倒预防策略有效性的公开 RCT 研究。脑卒中后遗症患者回家后预防跌倒（FLASSH）研究[7] 是一项旨在评价经过康复治疗出院目前居家的脑卒中患者的 RCT 研究。这类患者存在跌倒的高风险，应该采取多种预防措施。未来，这项研究的结果对预防跌倒项目中的循证实践具有重要意义。

截至本章撰写时，已有许多基于网络的跌倒预防资源可用（框 7-1）。

框 7-1　防跌倒网站

- Creative Practices in Home Safety Assessment and Modification Study: https://www.ncoa.org/resources/creative-practices-in-home-safety-assessment-and-modification-study/
- National Center for Injury Prevention and Control, Centers for Disease Control and Prevention: Older Adult Falls
- Adults: www.cdc.gov/ncipc/preventingfalls/
- National Council on Aging, Center for Healthy Aging: National Action Plan: https://www.ncoa.org/search-results/? q=falls%20prevention

---

十一、与价值观有关的移动和姿势

价值观是个体所特有的，是丰富多彩的。在训练计划和提供干预措施时，价值观是一个重要的激励因素。这里，我们展示了一些例子，是关于与宗教仪式相关的运动姿势和序列。这些姿势的设置在之前提出的运动顺序的基础上，其中包括转移重心、减轻负重和转换姿势的能力。

在进行某项训练之前，患者和治疗师的合作必须考虑治疗情境和所需要注意的预防措施。例如，因为预设的治疗情境存在不一致，所以不是所有的患者都采取"头向下的姿势"，即头部低于心脏的位置。此外，治疗师必须注意综合预防措施，因为可能会违背某些姿势的设定（图 7-39）。

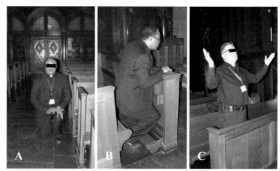
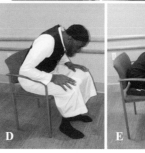
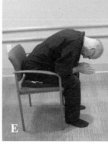
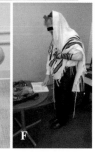

▲ 图 7-39　在制订与功能性运动相关的干预计划时，考虑与患者的文化和精神信仰相关的运动模式很重要

十二、增强技能学习的辅助技术

1. 反馈　患者依靠反馈完成所有运动任务。例如，开始转移之前，患者即开始使用关于肢体恰当位置的视觉信息。当患者开始从座位站起时，躯体感觉系统提供关于实施的力和肢体位置持续变化的信息。完成此任务时，该过程的结果提供额外反馈。患者使用给出的反馈来获得一种上升到站立姿势的感觉。是否有效？是否困难？这种在运动过程期间或之后获得的信息被称为运动产生的反馈[75]。

如第 3 章所讨论，反馈分为两大类：内在和外在（增强）。内在是来自感觉系统的信息，外在（增强）是补充感觉系统的信息，如治疗师提供的语言指令[75]。例如，治疗师告诉患者，当患者站起来在洗手池前进行修饰时，髋关节伸展，站直。

反馈对康复训练很重要，治疗师应仔细选择提供的反馈类型、数量和时间安排。反馈应该与鼓励相区分，要鼓励患者持续参与作业活动。例如，在参与活动时鼓励患者"尝试更多"和"继续努力"！正确的反馈形式包括："如果好好努力，你就能够独自站立在洗漱池边［对结果的认识（knowledge of results，KR）］或下一次你需要在起身前要更向前倾斜［对活动执行的认识（knowledge of performance，KP）]。"

Gentile[37, 38] 描述了在两个例子中说明的两种增强反馈。

• 对结果的认识：定义为关于执行者与环境互动相关信息的认识。

• 对活动执行的认识：定义为关于运动的信息认识。

Gentile 建议，作业活动的需求最能决定反馈的最有效形式。根据任务分类法，可以将活动描述为封闭和一致的运动任务，需要治疗师将有关运动的信息讲给学习者。例如，当指导患者在床上翻身或在轮椅上从坐到站时，对患者远端肢体放置和身体姿势维持的信息预先反馈是有用的。利用 Gentile 的分类法，分为开放的和可变的静止性的任务，他们容易受到环境变化的影响。这些任务要求初学者的反馈应集中在可能影响运动策略和模式选择的环境因素上。例如，在公交车上站起来需要预测公交车的运动、周围运动的其他人，以及不断变化的空间限制（见第 3 章）。

几乎所有调查反馈有效性的研究都强调对 KR 的认识，重点是反馈的相对频率和时机。Winstein 和 Schmidt[92] 比较了两组的表现与反馈频率和时间的关系。在本研究中，一组收到逐渐减少的反馈（试验的 50%），而另一组则收到了 100% 的反馈。研究发现，在数据采集阶段，接收频率为 100% 的组稍有优势；然而，研究还发现，接收频率为 50% 的组在远期恢复中表现更好。研究人员提出，减少 KR 反馈可以激励受试人群形成可替代的策略，但是获得 100% 反馈的小组可能过于依赖对 KR 的认识。

在另一项研究中，Lavery 和 Suddon[57] 比较了汇总反馈和即时反馈，以及对技巧迁移的影响。研究探索了三组受试者的反馈时间和表现的结果。一组收到即时反馈，另一组收到汇总反馈（在 20 项试验的末尾），第 3 组收到两种类型的反馈。试验数据采集结束时，在得到及时反馈的组（第 1 组和第 3 组）比第 2 组更好。在随后的技巧迁移测试中，没有提供反馈，并对各组进行比较，第 2 组（汇总反馈）的表现明显优于第 1 组或第 3 组的表现。初步看，汇总反馈比即时反馈更有效。Schmidt 和 Lee[75] 认为，根据第 3 组的表现，接受汇总反馈和即时反馈的第 3 组的表现不及第 2 组，

结果表明即时反馈不利于学习。他们认为，过多信息及过度依赖 KR 不利于学习。总结性反馈可以鼓励患者制订灵活且可以迁移的运动策略。这两项研究的发现让我们有理由反思治疗师在移动性训练中应该提供反馈的程度、频率和时机。Winstein[89] 认为，较少的信息反馈会激发和提高康复者解决问题的能力。有关移动任务的运动和执行情况的反馈信息应准确，并应明确对效率和安全性至关重要的运动。在任何时候，治疗师都应避免"随意"使用不准确或不真实的反馈。举一个例子，作为一个治疗师，当患者进行转移时，即使患者脚位置不对或髋部未充分伸展，他也自发地说："做得好。"此反馈可能会对功能和学习产生负面影响。由于治疗师的反馈对患者未来恢复具有重要的影响力，因此患者可能会丧失自我评估和发现错误的能力。

许多治疗师对患者进行录像，以提供有关作业治疗过程的信息，并评估功能的改善情况。此方法是有效的，特别是针对独立作业活动能力表现缺乏了解的患者（见第 26 章）。录像带作为增强反馈的形式在康复过程中并不陌生，并且目前可进行录音录像的电子产品购买非常方便。录像带记录了患者的动作，根据录制内容及时调整异常姿势。录像带有助于帮助患者制订适合的运动策略，帮助解决日常活动时遇到的难题。

研究显示仅靠录像带改善功能是不够的，临床医生必须要给患者足够的反馈。录像带可帮助患者了解肢体功能情况，并帮助患者改善康复过程中出现的肢体障碍。治疗师根据患者功能障碍，在看录像带时同时给予口头反馈，让患者尽量注意细节[84]。Hodges 等[45] 发现，录像带可用于提高对复杂运动技能的学习，并可能有助于保留这些技能。

2. 运动想象疗法　大量的研究表明，运动想象疗法可以提高健康人对新的运动技能的学习，因此通过康复文献可以看出，该训练越来越受重视[49]。在过去的几年中，关于脑卒中人群的运动想象疗法有效性的研究有所增加。Braun 等[13] 对截至 2005 年 8 月发表的研究进行了系统的文献检索。这些研究包括 4 项 RCT，1 项 CCT，2 例研究和 3 例病例报道。研究发现四种不同的运动想象疗法的应用情况，其中大多数任务涉及的是上

肢的运动想象疗法。他们指出，研究的规模有限，除了需进一步的研究来明确并定义运动想象疗法的内容和对结果进行标准化测量外，无法得出明确的结论[13]。

Braun 等[14]通过研究现有证据和理论，将运动想象疗法作为一个治疗领域。他们利用检索文献和他们自己的经验，描述了提高患者运动想象疗法能力的五个部分：①评估运用运动想象的心理能力；②建立运动想象的本质；③运动想象教学技术；④植入与监测运动想象技术；⑤形成内源性的治疗[14]（见第 20 章）。

3. 手法治疗 手法诱导是康复过程中经常使用的一种技术，通常通过被动手法训练来帮助患者"感觉"正确的运动方式或将患者置于所需姿势。提供手法诱导的程度及何时提供仍然是有争议的。文献中已经确定了两种类型的手法诱导：被动运动和时空约束（身体约束）；在康复训练中可能同时使用两种运动训练[47, 48, 60]。例如，在向偏瘫侧翻身的训练中，通常被动性地移动偏瘫侧肢体并将其放置在合适的位置，以准备患者将他的身体移到预定位置上。当患者试图向非偏瘫的一侧翻身时，会使用另一种方法。在患者试图移动躯干之前，治疗师会被动地将偏瘫侧上肢向前上移动并跨过身体。上肢的被动运动被视为患者的"参照"，让患者了解有效翻身所需的动作（如肩胛骨前伸或肱骨屈曲）。同样，在训练许多转移性任务（例如从坐到站或转移训练）时会使用时空约束。当患者试图控制肢体的某一部分时，治疗师可以稳定肢体的这一部分（限制自由度）。举个例子，从坐到站的被动训练过程中，治疗师对患者施加外力使其足部稳定在地板上时，患者能够充分地利用股四头肌肌力，结合髋关节、膝关节和踝关节的伸展的肌力使身体达到站立位置。

在训练过程中使用手法诱导时，需要结合患者肢体功能情况[75, 76]。当任务的条件和要求对学习者来说是新的，手法引导对于获得该运动技能可能最有效的。文献还建议治疗师要将主动训练与被动训练相结合[91]。

十三、评估工具

许多治疗师根据临床观察对功能性活动进行评估。但是，必须使用公认的评估量表来评估，这样有利于记录治疗进度并评估治疗效果。表 7-2 列出了用于评估移动功能的相关量表。目前，关于运动技能的唯一标准化评估是 Carr 和 Shepherd 的脑卒中患者运动评估量表[21]。

该测试评估以下八个方面。
- 仰卧至侧卧。
- 仰卧至床旁坐起。
- 坐位平衡。
- 由坐到站。
- 步行。
- 上肢功能。
- 手的运动。
- 手的精细活动。

运动评估量表的优点如下。
- 可测试患者脑卒中后功能恢复的具体情况。
- 评定花的时间更少，而且占用治疗时间很少。
- 评估简单，对患者的评分标准有客观清晰地描述。
- 它对患者运动恢复状态的变化敏感，因此有助于描述患者随时间推移的恢复过程。

功能独立性评定（Functional Independence Measure，FIM）是由纽约州立大学布法罗分校的统一数据系统开发的，它是专业人员评估患者改善情况的标准方法，这些改善涉及患者个人自我护理、功能活动、沟通、认知和社交所需的辅助水平。FIM 每个区域的等级为 1~7 分，1 分表示完全依赖，7 分表示完全独立。这些测试包括床、椅、厕所及浴室转移、步行、上下楼梯。该测试已在美国各地的康复中心使用，并被认为具有良好的信度[40, 41]。

运动和活动能力评估是作业治疗师制订的标准化测试，以预测对执行 IADL 能力的影响。这种评估工具如果是用于功能性移动技能评估，对作业治疗师来说将是非常宝贵的（见第 5 章）。

十四、环境改变的预测

功能性移动训练的最终目标是让患者恢复脑卒中前的生活方式和相关的角色活动。该目标希望患者重新获得的移动技巧迁移到个人生活方式

表 7-2　用于评估移动性功能的量表

评估结果或作者	人群与目的	来源或联系方式
活动专用平衡信心量表（ABC）[68]	有功能障碍的成年人：评估日常活动中的平衡信心；问卷形式的 16 项量表	Anita Myers, Department of Health Studies and Gerontology, University of Waterloo, Waterloo, ON, Canada N2L 3G1
跌倒能力量表（FES）（1990）[86]	社区中的老年人：与日常活动有关的自信心的调查	
Frenchay 活动指数[46]	成人：评估脑卒中后成人状态的功能：ADL 和 IADL	
功能独立性量表（FIM）[40]	有各种障碍的成年人：测量功能状态；反映残疾人对个人及社区中人力和经济资源的影响；18 项活动，13 项与自我保健有关的运动重点，5 项与沟通有关的认知重点	Uniform Data System for Medical Rehabilitation, 270 Northpointe Parkway, Suite 300, Amherst, NY 14228, (716)817–7800
• 居家跌倒风险筛查量表（HOME-FAST）[59] • 环境检查表	有跌倒风险的成年人：识别家里的环境和功能安全	
Melville-Nelson 自理评估（SCA）[64]	亚急性康复和疗养院中的成年人：评估自我护理技能，包括转移到床、修饰、洗澡、转移、上楼梯	http://hsc.utoledo.edu/allh/ot/melville.html
Morse 跌倒量表（MFS）	有平衡缺陷的成年人：一种评估患者跌倒可能性的快速简便的方法，急诊患者和长期住院患者	Janice M. Morse, Pennsylvania State University, School of Nursing, 201 Health and Human Development East, University Park, PA 16802–6508
脑卒中影响量表（SIS）（SIS-16）[33]	成人：从八个方面测量脑卒中的恢复：力量、手部功能、活动能力、ADL、情绪、记忆力、沟通能力和社交参与度	Langdon Center on Aging, University of Kansas Medical Center, Mail Stop 1005, 3901 Rainbow Boulevard, Kansas City, KS 66160, (913)588–1203, http://www2.kumc.edu/coa/SIS/Stroke-Impact-Scale.htm
计时起立行走试验 Timed Get Up and Go（TGUG）[66]	有平衡缺陷的成年人	
Tinnetti 平衡测试（以技能为导向的移动性问题评估）（Tinnetti）[85]	有平衡缺陷的成年人	
躯干控制实验[24]	脑卒中成人：评估脑卒中患者的运动障碍，运动、平衡坐、从卧到坐	
Westmead 居家安全评估[23]	老年人有跌倒的风险：识别家庭中的跌倒危险	

ADL. 日常生活活动；IADL. 日常生活中的工具性活动

和参与模式的独特环境中。治疗场所提供一个可预测的环境，在这个环境中从一个治疗阶段到另一个治疗阶段，而不需要改变治疗设备和家具等的布局。患者的家庭环境也视为可预测的，因为患者对这个环境非常熟悉。即使进行了家庭改造，物理空间布局和家具也会只有少量的调整。然而，当患者试图从治疗环境过渡到家庭环境时，治疗师经常会观察到问题。在封闭的家庭环境下，会出现意想不到的问题，而社区活动对患者应对遇到的新问题的能力是一种考验。作业治疗师通过分析作业活动，并仔细考虑执行每项任务的环境，来解决这些难题[72]。脑卒中康复的患者需要归纳并使用康复治疗中学到的转移能力应对出院后遇到的不断变化的环境需求。这些归纳和应对是通过多个系统之间的相互作用而产生的，其中包括知觉、认知、感觉及运动。本章前面介绍了具体的治疗方法，以改善影响功能性活动的运动障碍。这些方法应与整个治疗过程相结合，并鼓励患者出院后应用到生活或工具性日常生活活动中。

1. 策略形式　对正常运动顺序的研究发现，每种作业活动表现为多种不同的运动模式。如在翻身时经常表现出的一个简单的运动模式可能被频繁使用。同样，训练患者翻身的方法也有很多种。没有唯一正确的方法来完成这个活动任务。学习改进方法不只是学习一种正常的运动模式，而且要求对患者在不同环境中相关活动的运动可行性进行探索[81]。因此，作业治疗师可以使用几种指导方法，同时帮助患者学习运动模式和确定未来的运动潜能[72, 81]。两项初期的功能性移动训练方式包括力量控制策略及动量策略[25]。在干预过程的早期，指导患者使用力量控制方式防止因制动引起继发性损伤和形成不正确的代偿策略，使患者受益匪浅[11, 19, 21, 27, 28]。对于躯干肌肉稳定性差的患者，优先选择力量控制指导，因为它有助于提高患者活动的独立能力[20]。如果躯干稳定性好，可以采用动量策略或联合使用两种方式。动量策略更有效，需要较少的肌肉活动，并且更接近正常活动。

并非所有患者都具有使用动量策略的能力，但是许多患者在家庭环境中倾向于独立地做这种运动，特别是在脑卒中前就喜欢这种运动方式的患者。治疗师需要预测患者做这种运动的可能性，并给出出院前的治疗方案。从力量控制策略到动量策略的转变要求给予简单明了指导，以达到快速、不中断的运动。治疗师可以将手放在患者肩胛带给与提示，并确保安全。治疗师的示范演示也是有帮助的。动量策略的练习还可以使患者做好运动控制的准备，以应对生活中意想不到的情况发生和满足快速转变动作的需要。

2. 训练环境　为了使患者恢复以前的生活方式，作业治疗师必须仔细考虑对患者进行练习的环境设置。治疗的目标是最大限度地保持并将获得的技能应用于患者每天要面对的生活环境[43]。治疗师必须提高患者训练环境的要求，为患者应对意想不到的事情做准备。第 3 章描述了治疗师在制订脑卒中康复的训练条件时应考虑的因素。以下方式是针对功能性移动的再训练。

(1) 整体和分解的训练：功能性移动再训练中整体的练习是按运动功能顺序机械的进行训练。例如，开始先训练向非偏瘫侧翻身，再向偏瘫侧翻身，然后再坐起。在患者进入下一个康复训练之前，必须在上一个练习上达到一定熟练程度。这种组织实践的方法最初可以帮助患者在练习过程中提高熟练度，但不能为患者自理任务做准备，自理任务要求患者身体姿势根据活动需要随机变化。例如，患者向左翻身以够取桌子上的刷子，但是并不能够到。患者翻身回到仰卧位，在床上摆出桥式姿势，向上移动。再次翻身就能够抓握刷子了。随机的运动活动练习可以提高患者学习能力、记忆力、解决生活中遇到的运动活动问题的能力[77]。Schmidt[73] 建议分解训练实践应当贯穿整个治疗过程中。移动任务应与其他任务（如 ADL 训练）相结合，患者必须在自然环境中进行过度运动。刚开始在自然环境下反复进行功能活动的尝试和探索对患者来说是非常困难的。进展可能很缓慢，治疗师可以试着指导患者使用简单的运动策略以加快进展。训练环境的变化增加对患者活动的情境干预，有利于患者训练过程的多样化，并促进多方面运动策略的发展[51, 87]。

Schmidt 提出了从部分到整体的训练可能是一种有效的特殊方法。在干预过程的早期，当患者学习基础技能时，将各个动作分解成多个组成部分进行是必要的。例如，患者首先要学会控制颈部及躯干的侧屈，再将这些动作融合到从侧卧到坐起的序列运动之中。Schmidt 建议，一旦患者能够完成这些分解动作，就应立即将这些动作整合到随机训练为主的运动程序中[73]。这种实践方法只能用于那些容易分为自然组成部分的功能性运动中[74, 89]。

(2) 根据具体任务变化训练环境：Gentile 的运动活动[37, 38] 分类法有助于为每一训练活动确定最合适的训练环境。患者的训练目标及每项作业活动的空间时间特点都会影响运动策略的选择。Sabari[72] 认为作业治疗过程本身需考虑到环境调整对活动完成情况影响的重要性。作业治疗师经常适应和调节环境以促进提高患者运动功能，例如调节床的高度为患者移动做准备（图 7-40 和图 7-41）。同样，调整语言提示和身体帮助的次数，以培养患者独立活动能力及提高技能。Sabari 也集中关注了作业治疗师在整个运动再训练过程

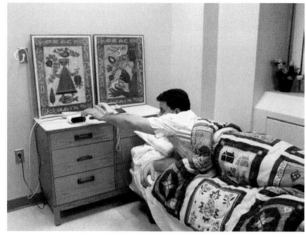

▲ 图 7-40 在身上盖笨重的棉被时，要求患者听到闹铃声作出翻身反应，是治疗师调节空间和时间环境特性的范例

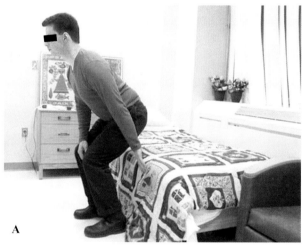

A

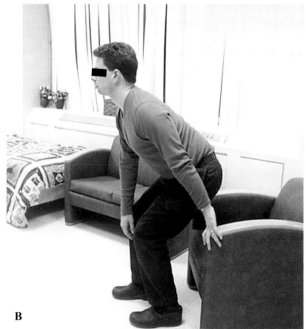

B

▲ 图 7-41 由坐到站和由站到坐训练时，变换坐位的支撑面有助于患者学习躯干屈曲方法受到限制的策略

中扮演的调整者角色的重要性。

3. 封闭环境内的任务 在治疗过程的早期，大多数功能性活动可能采取封闭环境内的训练方法，很容易对环境特征进行调整以提高运动能力。在医院的床上翻身到坐位，是在一个稳定的支撑面上进行，治疗师可以通过床上枕头与被单的摆放、升高护栏、调整床的高度、限定患者床边走动的次数，将身体摆放在相当稳定的位置等方法进一步调整环境，以在需要的时候给予帮助。封闭环境内的作业活动的另外一个重要特征是运动节奏的自主性，没有时间上的限制。

治疗师的作用如同调节器，提供帮助或调节辅助程度。开始时治疗师可以给予较多的力量辅助，并使用各种辅助技术促进知觉、认知及感觉处理功能。当患者能够按所期望的时序恢复运动控制能力，体力辅助及提示次数将逐渐减少或去除[72]。

4. 可变静止任务 如果治疗师不现场调节环境的某些特征，床上活动就会变成一项可变的静止任务。患者准备从床上独立坐起时，会发现枕头和床垫摆列不整齐，增加了转移活动的难度，床的护栏太低，床头有点高，床的高度可能太高。同时可口头鼓励患者"快点"。如果没有治疗师辅助调整环境的布局，患者会非常困难，并使用与运动障碍恢复不相符的代偿性方法。患者会将非偏瘫侧下肢置于偏瘫侧下肢下面，用手向上拉而坐起。

这一对比说明对环境进行过度调整的方式并不能提高脑卒中康复患者灵活的运动能力提供条件。要为患者提供处理环境信息和获得解决将来可能出现的问题的能力[2, 73]。Abreu[1] 研究了环境调节对姿势控制的影响，发现不可预知的环境能改善运动控制。这些结果与治疗师所坚持的观点相矛盾，他们认为运动训练应坚持从简单到复杂，环境变化从预知到不可预知。Abreu[1] 认为，该研究的结果提示在康复干预过程中，两种类型的环境可以同时结合进行。治疗师可以调整环境，但不是所有训练中都需要调整。也许，在一次训练中可以调整床的高度，提高床的护栏，然而，在下一次训练时，要求患者口头指导治疗师对其周围直接接触的环境进行布置，为转移活动做好准备。

5. 一致性的运动任务　在速度一致的运动性作业活动中，会移动的外部环境的速度保持不变。这些活动与传送带等机械装置有关，如传输带。绝大多数功能性转移活动不符合这一标准。

6. 开放性的任务　许多高难度的转移活动能力符合开放性环境的任务的标准，其中运动的空间和时间参数由环境中发生的事件确定。开放性环境的任务需要更精确选择运动的时机，并且患者要面对预测到意外事件并对其做出反应。在移动的火车，飞机或公共汽车上的从坐到站立动作是开放性环境的任务的一个示例。这些活动的实践需要尽可能地在实际环境中进行[44, 72]。身体功能能够满足这些高难度能力的患者，应尽可能在康复训练中参与这类训练。

住院期间没有足够基础能力的患者可以进行康复干预，以提高他们将来获得高难度运动能力的潜力。患者的治疗需要介入到不可预测的环境中，他们将有机会探索运动策略并提高解决问题的能力。在干预的早期，患者参与功能性转移活动时，治疗师可以通过不同程度的触觉、本体感觉和运动觉输入进行调整。例如，当患者学会转移时，治疗师可以变化感觉提示和辅助程度[10]。对感觉输入变化的反应可能有助于预期姿势的调整能力[81]。

十五、结论

功能性转移作业活动不能孤立的进行。在日常活动中，转移性活动能力训练能够为患者解决不可预知的问题提供机会，如在处理不同物品和遇到不同支撑面和时间要求时。以下是为调节实际环境特征提供的一些建议。

1. 翻身
- 在狭窄的支撑面进行翻身训练，如沙发。
- 鼓励突然改变方向，在活动的中间过程进行转变方向。
- 在较重的被子下进行翻身训练。
- 尝试手拿着物品进行翻身训练，如手拿报纸。
- 尝试侧卧位支撑以调整枕头。
- 在黑暗的房间里进行翻身训练。
- 要求患者快速翻身。

2. 从侧卧到坐
- 尝试侧卧到坐过程伸手够取物品。
- 在狭窄的支撑面上练习由侧卧到坐训练。
- 尝试改变从躺椅上起来的顺序。
- 在柔软的支撑面上训练由侧卧到坐，如沙发。
- 要求患者尽可能快地坐下。

3. 从坐到站
- 使用不同的座椅表面。
  - 带扶手的椅子。
  - 无扶手的椅子。
  - 座椅深度大的躺椅。
  - 铝制的露台椅。
  - 沙发侧面。
  - 沙发中间。
  - 带轮子的椅子，如书桌椅子。
  - 坐便器。
  - 转椅。
  - 牙医椅。
  - 剧院或体育场内的椅子。
  - 公共交通工具（如公共汽车和地铁）上的座位。
- 不同的站立支撑面相结合。
  - 不同质地的地面。
  - 亚麻油地板。
  - 地砖。
  - 草地。
  - 水泥地。
- 不同的移动速度。
  - 应对环境中不同的物体和宠物。
  - 结合不同的灯光。
  - 试着持有不同物体。
  - 大衣。
  - 公文包。
  - 购物袋。
  - 重新学习左右旋转。

复习题
1. 患者在一生中的不同年龄段对制订与功能性移动再训练相关治疗的影响？

2. 与脑损伤相关的障碍有哪些？它们如何影响功能性移动训练？

3. 什么是力量控制策略？

4. 可适用于所有功能移动性活动的三个主要任务是什么？

5. 哪三种干预措施可最大限度地提高患者躯干侧屈的能力？

6. Carr、Shepherd 和 Gentile 在从坐到站的顺序进行的研究中对治疗提供哪些提示？

7. 关于康复中实践应用的研究表明了什么？

8. 结合护理场所，治疗师如何构建功能性移动活动的训练？

9. 哪些因素导致脑卒中患者的跌倒风险？

第8章 步态分析
Gait Awareness

Clare C. Bassile   Sheila M. Hayes   **著**

刘　畅　任　铭　**译**

关键词

- 辅助装置
- 小脑卒中
- Pusher 综合征
- 步态分析
- 步态模式
- 偏瘫步态
- 矫形器
- 知觉障碍
- 本体感觉障碍
- 视觉障碍

学习目标

通过学习本章内容，读者将能够完成以下内容。

- 理解正常步态的构成。
- 理解步行训练的基础，其中包括用于证明步态改善的常见结果指标。
- 阐述骨密度与脑卒中后步行功能的关系。
- 检验 Pusher 综合征治疗建议的病理学和损伤证据。
- 掌握常用的矫形器和辅具。

在脑卒中患者的康复治疗过程中，步态分析和步态训练传统上是由物理治疗师负责的。由于脑卒中患者的康复治疗需要多学科之间的协作，团队之间可以共享有关患者功能和运动状态的信息。作业治疗师和物理治疗师在康复治疗过程中需要经常沟通协作，以提高解决影响日常生活独立的具体障碍的能力。

正如物理治疗师通过熟悉作业治疗师使用的术语和治疗方法（如在知觉运动障碍方面）可以获得很多好处一样，作业治疗师也发现，了解正常步态、脑卒中后常见的异常步态及步态训练对其实施康复治疗非常有帮助。脑卒中患者要采用综合的治疗措施，必须要求治疗师掌握大量的专业术语，评估技术和其他专科治疗的基本原理。

在进行步态分析和训练之前，物理治疗师应该进行全面的体格检查。这些检查包括关节活动度、姿势和骨骼对线、肌力、运动控制、协调、感觉和平衡等因素。治疗师要注意这些方面的任何功能障碍，为之后的观察和分析步态做准备，并分析步态异常是由哪方面障碍引起的，针对具体的功能障碍进行适宜的治疗措施和方法。

步态分析是对步态客观的记录[98]，从观察评估到应用步态分析系统进行定量分析。这些分析系统包括录像、三维运动分析、动态肌电图和测力板等工具。各种定量分析系统的价格和性能的差别较大[17, 88]。

运动学分析评估运动模式包括步态周期中身体移动时的躯体运动、躯体各节段间的特定角度（关节角度）。步态观察分析是一种定性的运动学分析方法。应用工具进行的运动力学分析被认为是定量分析[88]，目测步态分析是用目测观察步行[119]。虽然不如定量步态分析可靠，但目测步态分析是治疗者最常使用的方法。尽管录像的应用现在已经非常普遍，但绝大多数物理治疗师不使用高端评定设备。Perry 提出了一项系统的目测步态分析方法，使该评定方法趋于标准化[104]。

目测步态分析需要大量的实践和重复才能掌握其技巧。物理治疗师必须学会如何从身体的三个解剖平面观察身体的 9 个不同的点（头、肩、臂、躯干、骨盆、臀部、膝、踝和足），同时与正常步态特点进行比较。初学步态分析者，需要观察尽可能多的正常步态。如果是首次在门诊进行目测步态分析，建议选择能够坚持步行几分钟的患者，以能允许治疗师有时间根据 Perry 的方法观察步态周期中躯干和肢体活动。

目测步态分析应从矢状面和冠状面进行观察。从正面或侧面观察身体前后的关键点。某些运动，如下肢的旋转和足的外展和内收，出现于冠状面或水平面上，但治疗师通常找不到合适的位置观察该平面内的运动。正常步态中，大多数运动出现在矢状面，然而，在异常步态中，许多代偿性的异常方式可在冠状面和横断面（水平面）观察到[98]（图 8-1）。

一、相关术语

在对脑卒中患者进行步态分析之前，物理治疗师必须首先熟悉正常步态周期的构成和步态的描述性术语。一个步行周期开始于一侧足跟着地，到同一侧下肢和身体在时间和空间内向前移动至同侧足跟的再次着地。

一个周期包括下肢接触地面的时期及随后的下肢前移时期。因此，一侧下肢的步行周期可以分为两个时相：支撑相（下肢触地）和摆动相（下肢离开地面）。支撑相占步行周期的 60%，摆动相占 40%（图 8-2）。正常步态中，另一侧下肢也同时进行一个步行周期（即支撑相和摆动相）。当对侧下肢也接触地面时，下肢在支撑相的开始和结束时有两个双侧下肢均触地的时期，称为双支撑相。分别占支撑初期和末期的 10%。

摆动相和支撑相可进一步分为亚期。采用传统的术语或洛杉矶的 Rancho Los Amigos 医疗中心提出的术语进行描述（表 8-1）。由于词语相似，治疗师经常会将这些新旧词语混淆，提倡使用一种命名法。大多数治疗师都对 Rancho Los Amigos 版的命名比较熟悉，因为该机构的病理运动学和物理治疗学科进行了大量的研究、论文撰写和制

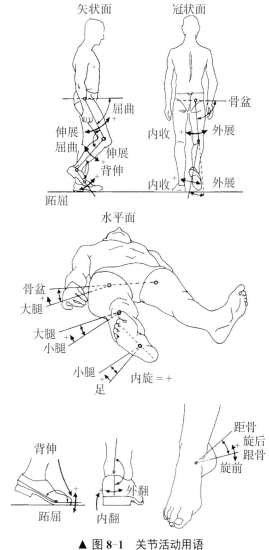

▲ 图 8-1　关节活动用语

引自 Inman VT, Ralston HJ. *Human Walking.* Philadelphia: Williams & Wilkins; 1981.

订步态评定表[100]。

Rancho-Los-Amigos 版将摆动相划分为摆动相初期、摆动相中期和摆动相末期。支撑相分为首次着地，承重反应，支撑相中期、支撑相末期和摆动前期（图 8-3）。物理治疗师要观察这些亚期中躯干、骨盆、髋、膝、踝和足趾的关节运动情况。图 8-4 显示了身体运动时在矢状面上步态周期的各时相。

描述步态周期的其他术语包括步长（stride）、步幅（step）、步频（cadence）和步速（speed）。步长等于一个步行周期（即从一侧足跟触地到同一侧足跟再次触地）。步长能够表示一侧下肢在步态周期中的跨步距离或时间。步幅指一侧足跟触地到另一侧足跟触地的距离和时间（图 8-5）。

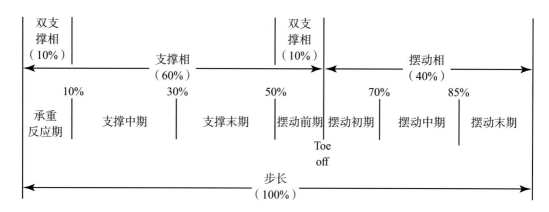

▲ 图 8-2　步态周期各时相及所占比例

引自 Ounpuu S. *Evaluation and Management of Gait Disorders*. New York: Marcel Dekker; 1995.

表 8-1　步态术语

	传　统	Rancho Los Amigos 版
支撑相	足跟着地：支撑相的开始，足跟接触地面时；即首次触地	首次着地：支撑相的开始，足跟或足的另一部位着地时
	足平放：为足底触地，在足跟着地后立刻发生；出现于承重反应过程中	承重反应：支撑相的第一个双支撑相部分，从开始着地到对侧下肢离开地面
	支撑中期：身体正好越过支撑侧下肢的阶段	支撑中期：单腿支撑相中的一个阶段，开始于对侧下肢离地，结束于身体越过支撑侧下肢
	足跟离地：支撑相中期后，支撑侧下肢足跟离开地面的那一时间点；出现在支撑末期前	支撑末期：单腿支撑相的最后阶段，开始于足跟抬起，持续到对侧下肢接触地面
	足趾离地：出现在足跟离地后，当仅有支撑侧足趾接触地面的时候	摆动前期：支撑相的一部分，开始于第二个双支撑相，从对侧下肢开始触地到同侧下肢抬离地面
摆动相	加速期：摆动相开始的阶段，从支撑侧下肢足趾离开地面到该侧下肢正好摆动至身体下方的时间点	摆动初期：摆动相中从一侧下肢抬离地面到同侧膝关节最大屈曲的时相
	摆动中期：是下肢正好越过身体的摆动相之中的一个时相；从加速期结束到减速期开始	摆动中期：从膝关节最大屈曲到同侧胫骨与地面垂直姿势的时相
	减速期：摆动相的摆动阶段，是下肢减速为足跟着地做准备	摆动相末期：从胫骨垂直姿势到首次着地前

引自 O'Sullivan SB, Schmitz TJ, eds. *Physical Rehabilitation Assessment and Treatment*. Philadelphia: FA Davis; 1994.

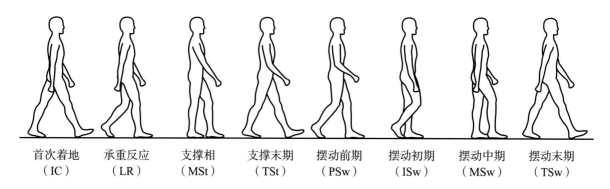

| 首次着地（IC） | 承重反应（LR） | 支撑相（MSt） | 支撑末期（TSt） | 摆动前期（PSw） | 摆动初期（ISw） | 摆动中期（MSw） | 摆动末期（TSw） |

▲ 图 8-3　步态周期各时相及所占比例

引自 Ounpuu S. *Evaluation and Management of Gait Disorders*. New York: Marcel Dekker, 1995.

	承重		单肢支撑		摆动腿向前摆			
参照肢体	IC	LR	MSt	TSt	PSw	ISw	MSw	TSw
对侧肢体	PSw	PSw	ISw/MSw	TSw	IC/LR	MSt	MSt	TSt
躯干	垂直 ⟶							
骨盆	5° 向前旋转	5° 向前旋转	0°	5° 向后旋转	5° 向后旋转	5° 向后旋转	0°	5° 向前旋转
髋关节	25° 屈曲	25° 屈曲	0°	20° 最大伸展	0°	15° 屈曲	25° 屈曲	25° 屈曲
膝关节	0°	15° 屈曲	0°	0°	40° 屈曲	60° 屈曲	25° 屈曲	0°
踝关节	0°	10° 跖屈	5° 背伸	10° 背伸	20° 跖屈	10° 跖屈	0°	0°
足趾	0°	0°	0°	30° 跖趾关节伸展	60° 跖趾关节伸展	0°	0°	0°

▲ 图 8-4 关节活动度一览表

图片由 Rancho Los Amigos Medical Center Physical Therapy Department and Pathokinesiology Laboratory, Downey, CA. 提供

二、常规步态参数

步频是单位时间内的行走步数。行走速度表示为单位时间内的步行距离。因为时间 – 距离变量是步态的组成部分，能够最准确地进行测量，所以治疗师可以利用这些参数评估脑卒中患者步态改善情况[56, 113, 114]。例如，脑卒中导致典型偏瘫步态，较正常步速减慢[79, 94]。常规记录这些患者的步频、步速是观察步态随时间变化的客观方法。对于不能进行前述工具性步态分析的物理治疗师来说，这种测量方法能有效地表示步态改善情况。

对于治疗师来说，掌握健康人群的步频（每分钟 100~120 步）和速度（1.2~1.5m/s）的参考值是很重要的，通过快速与患者的数值进行比较，从而达到康复目标[31]。此外，步频和步速提高也提示功能改善和肢体功能恢复。比较一个人在两个时间点的步频和速度可能有助于客观地记录患者的进步。

步频和速度的改善也可以作为功能改善、肢体恢复和平衡信心的体现。Harro 和 Giuliani[60] 对偏瘫患者的一项研究显示，Fugl-Meyer 运动评定量表中运动部分的高分（高于 90 分）与步行速度增加的能力呈正相关。Richards 等[113] 将 18 例偏

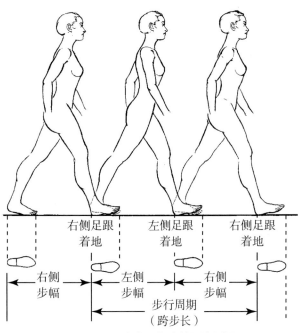

▲ 图 8-5　步态周期中的距离测量

引自 Inman VT, Ralston HJ. *Human Walking.* Philadelphia: Williams & Wilkins, 1981.

瘫患者分为三组：慢速组、中速组和快速组。他们发现，快速组的运动功能和肌肉兴奋情况，与中速组和慢速组相比，更接近于健康人群。不应忽略平衡障碍对步行功能的重要性，因为这些障碍与步行活动能力下降有关[87]。此外，直立平衡的改善可以降低跌倒风险、提高步行速度，以助于回归社会（Vande Port 等，2006 年）[16, 83, 129]。

另外，步行速度的降低会导致移动能力受限。步行速度已被确定为第六生命体征（图 8-6）[50]，同时考虑作为健康状态的功能性预测指标，以及预测未来的不良健康结果[1, 53, 122]。步行速度是 Fried 衰弱综合征分类系统的一个组成部分[49]，该系统具有筛选和预测能力[10, 54, 78]。因此，应进行步行速度的常规监测。

近年来，6min 步行测试已被用于脑卒中人群。虽然它首次使用是面对心肺功能评估人群[8]，但它在脑卒中人群中的实用性已得到证实。Dean

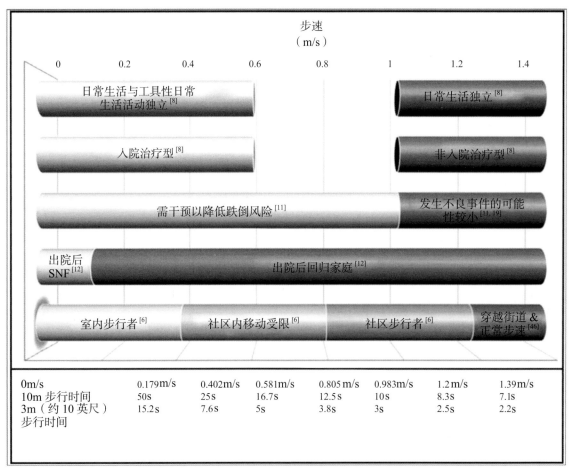

▲ 图 8-6　步速与生活自理能力、住院治疗、康复需求、出院目标及步行类别的相关性统计

引自 Fritz S, Lusardi M. White paper: "Walking Speed: the Sixth Vital Sign." *J Geriatr Phys Ther*. 2009; 32(2): 2–5. ISSN: 1539-8412 Accession: 00139143-200932020-00002.

等的持续研究显示，这些人群的步行耐力极为受限[37, 84]。他们在 6min 步行测试中，不能全程保持初始的步行速度，最终步行距离既低于其 10min 步行速度预测值，也低于用于识别需要做心脏移植患者的值[37]，因此需要强调测量和训练这些人群的步行速度和耐力。

Shaughnessy 等证明，使用便携式微处理器（Step Activity Monitor；Cyma Corporation）全天监测步行是改善步行耐力的另一种手段[118]。在 3 个月的门诊康复期内，步行活动改善了 80%。临床医生可以通过在患者身上放置计步器来监测一天中的步态活动。但是，对于慢速行走的人，必须考虑商用计步器和加速计的准确性和放置位置[47, 51]。

Perry 证实，在家庭和社区中，步行速度会影响步行功能。她进一步根据在居家和户外活动时的步行速度和独立性，对社区（受限最重和最轻，完全不受限）和家庭（受限，不受限）的步行水平进行了分类（框 8-1）[105]。受限最轻的社区步行速度（0.58m/s）明显高于受限最重的社区步行速度（0.4m/s）。社区步行受限最重者应能完成所有居家活动，其中包括可以独立进出家中，跨越路边石，并完成一项低难度社区活动（如拜访朋友或预约医生）。除了已确认的受限最重的社区移动能力外，受限最轻的移动能力包括可以管理中等难度的社区活动，如进出商店和无拥挤的购物区等。最后，完全不受限的社区移动能力包括可以适应复杂繁忙的环境，同时能以高于最低社区步速（0.8m/s）行走。

社区步行的共同点是增加步行距离/耐力、应变不规则地形的能力、避障和负荷步行。以上要点对于成功回归社区步行至关重要。对于需要在市区步行的群体，还须达到另外一项要求：更快的速度通过短距离（13～27m 用时 1.33m/s）才能安全地穿过街道[81]。因此，在脑卒中患者的步态康复中，治疗师必须在各种步行任务中定期对步态速度和耐力进行量化评定，以评估恢复家庭和社区步行的可行性。

三、偏瘫步态

脑卒中患者的步态类型取决于脑受损部位和

> **框 8-1　改良功能性步行分类 ***
>
> **治疗性步行**
> - 物理治疗期间，只能在家里或双杠内进行步行训练
> - 使用轮椅进行浴室和卧室间移动
>
> **室内步行受限**
> - 在一定程度上依靠步行进行家庭活动
> - 部分步行活动需要帮助，通常使用轮椅，否则无法进行其他活动
> - 卧室或浴室移动需要轮椅，其他活动只需监护下进行
>
> **室内步行不受限**
> - 能够在不依赖轮椅的情况下进行所有家庭活动
> - 可以在没有帮助的情况下进行浴室移动（可能需要监护）
> - 如果卧室和浴室的移动可在监护下完成，则可以不使用轮椅进出家中
> - 在上下楼梯和地形不平时遇到困难
> - 仅在进出房屋和跨越路边石时需要监护
>
> **社区步行最大受限**
> - 独立（无监护）进出房屋或跨越路边石
> - 可在无须协助的情况下进出房屋和处理路缘石
> - 在当地商店和不拥挤的购物中心行走时需要部分辅助
>
> **社区步行最小受限**
> - 可以在不使用轮椅的情况下进行所有适当的社区活动
> - 仅在拥挤的购物中心需要部分辅助
> - 可以在无辅助的情况下（但可能需要监护）在当地商店或不拥挤的购物中心完成步行
>
> **社区步行**
> - 可独立完成所有家庭和适度的社区活动
> - 可适应不平坦地形
> - 仅在拥挤的购物中心需要监护

*. 每一个更高级别的患者都能完成上一级别所有活动，并挑战下一更高级别

经许可转载，引自 Perry J, Garret M, Gronley JK, et al. Classification of walking handicap in the stroke population. *Stroke* 1995; 26 (6): 982-989.

所累及的系统，如运动、感觉、平衡、协调、感知觉和视觉系统。如果皮质运动区或运动传导通路受累，则对侧肢体表现为偏瘫或轻偏瘫。这些区域内梗死的部位决定了是上肢或下肢受损更重。并非所有脑卒中患者都表现为偏瘫或轻偏瘫，也不是所有偏瘫患者都出现相同程度的运动障碍。尽管障碍的类型和程度各异[56]，但人们却经常用偏瘫步态这一术语来描述所有偏瘫患者。大脑前动脉支配区缺血的患者通常下肢障碍更严重。大脑中动脉支配区的脑组织缺血损伤，上肢功能受损较重，下肢通常也出现不同程度的无力。大脑中动脉支配区梗死是最常见的脑卒中类型[24]。这些部位损伤导致的步态异常通常用术语偏瘫步态进行描述。以下部分介绍了其他一些较常用的术语。

在偏瘫侧下肢支撑相的过程中，触地初期患

者表现为"平足"或"足尖"触地，而不是踝充分背伸，足跟着地。患者首次着地也可以表现为踝跖屈（足尖先触地）或旋后（冠状面观），然后足外侧缘不稳定地负重[25, 56, 88, 97]。

在承重反应过程中，当患者仍处于双支撑相时，体重就已经落在该下肢或该下肢负重。在正常情况下，膝关节需要屈曲 10°～15° 以缓冲着地的冲击力和体重。缺乏膝关节屈曲的患者，在支撑相中期，随着身体前移，膝关节仍保持伸展甚至过伸位（膝反张）。在此时相，胫骨前移没有越过足，因为踝关节没有背伸（图 8-7）。

支撑相中期开始于单腿支撑。除膝关节过伸外，治疗师还可以观察到，当患者试图向前移动身体重心越过僵直的膝关节时，躯干和髋关节发生屈曲。骨盆后撤可能使这一问题变得更加复杂。其他一些患者在支撑相中期，偏瘫侧下肢活动顺序恰恰相反，在矢状面上，膝关节过度屈曲，同时伴随过度的踝背伸和髋关节屈曲[4, 25, 88, 97]。

在冠状面上，支撑相中期躯干的侧向倾斜有可能超出同侧下肢或表现为臀中肌步态阳性。这两种情况都表明支撑侧下肢的髋关节外展肌无力。当骨盆过度侧向位移超出支撑侧下肢时，臀中肌步态阳性，并伴随对侧下肢摆动相时骨盆下坠[91, 98]。

支撑相末期，仍为单腿支撑期，随着将体重转移到足前部为蹬离地面做准备，正常的髋关节伸展将会消失。踝关节可能仍保持充分背伸或减少。在矢状面上，可以见到足跟不能抬高，同时踝关节过度背伸，对侧下肢首次触地的时间提前[4, 56, 88, 98]。

摆动前期是支撑相末期和第二个双支撑相时期。摆动前期的最后阶段偏瘫侧下肢经常发生膝关节屈曲不能（正常屈曲为 30°～40°），伴随着摆动相前期踝关节跖屈不能[4, 25, 97, 100]。

支撑相偏瘫侧肢体出现的各种异常可导致对侧下肢步长缩短。由于偏瘫肢体的骨盆、髋、膝或踝关节的运动缺乏或不充分，身体往往不能正常地向前移动。对侧下肢会出现"摆至"而不是"摆过"偏瘫侧下肢。偏瘫侧下肢步长也会缩短。

治疗师有时会观察到摆动相偏瘫侧下肢的过度屈曲运动而不是顺滑连贯的屈曲[56, 79]。摆动相较为常见的特征是僵直的下肢摆动，髋屈曲程度降低，膝交互屈伸的速度和程度降低。整个偏瘫侧下肢的步速常降低[56, 93]。髋关节屈曲的减少，同时伴有膝关节屈曲和踝关节背伸不能，常导致划圈步态，以代偿向前迈出偏瘫侧下肢[4, 56, 91, 97, 100]。当患者做半圆周样摆动下肢时会出现划圈动作，在冠状面观察最为明显（图 8-8）。

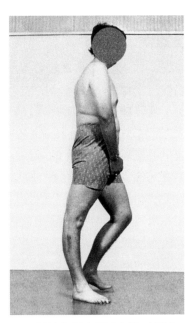

▲ 图 8-7　踝关节僵直跖屈挛缩（超过 15°）导致膝关节反张。胫骨前移受阻，迫使膝关节向后反张，阻碍向前移动，使缓冲作用减弱

引自 Adams J, Perry J. *Human Walking*. Philadelphia: Williams & Wilkins; 1994.

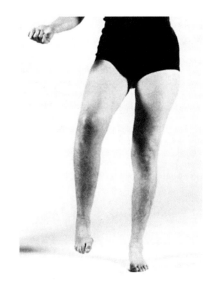

▲ 图 8-8　摆动相时的足旋后是由不可抑制的胫前肌兴奋造成的，在摆动相也存在髋的划圈动作

引自 Davies P. *Steps to Follow: The Comprehensive Treatment of Patients With Hemiplegia*. New York: Springer-Verlag; 2000.

患者会联合外旋和外展髋关节以抬高下肢，然后再内收，并常内旋下肢以恢复原位[91]。正常步态模式中，从冠状面上看，摆动相不出现下肢的外展、内收或外旋与内旋[100]。

摆动前期的膝关节屈曲受限持续到摆动初期，通常贯穿于整个摆动相。摆动初期一开始出现的足趾拖地，其持续存在可能不仅是由于膝关节摆动度降低造成的，还有髋伸展和踝背伸减少导致。在该时相，患者可通过代偿性提髋来辅助下肢前移时的足趾廓清[4, 56, 88, 93, 97]，其他克服足趾拖地的代偿方式是增加髋、膝关节屈曲程度或对侧下肢的跳跃性支撑。跳跃性支撑发生于人体支撑侧足趾蹬离起来时，以更好地使摆动侧下肢廓清[4]。

在摆动中期，骨盆仍持续后撤，而不能前旋到中立位。提髋和下肢划圈可以持续存在，尤其是在膝关节屈曲和踝关节背伸受限时。该期也可能出现踝背伸减弱或消失，伴踝跖屈位（足下垂）姿势。由于踝背伸肌肌肉功能的失衡，在摆动中期可能会出现足旋后[25, 34, 88, 100]（图 8-8）。正常情况下，胫前肌和趾长伸肌对称性地使足背伸。有些脑卒中患者胫前肌过度兴奋，而趾长伸肌无力，导致止于足内侧的胫前肌腱牵拉足旋后[34]。

随着下肢向摆动相末期过渡，许多患者不能在屈髋和踝关节的同时伸膝。相反，膝关节伸展减少，并且足触地初期膝关节屈曲[88, 93]。骨盆仍旧后撤或不能旋前超过中立位。除了造成膝关节伸展程度降低外，还会导致偏瘫侧下肢的步长缩短。其他患者表现为摆动末期膝关节伸展和踝关节跖屈，而不是正常情况下见到的踝背伸，从而不能为随后的足跟着地做准备[56, 100]。还有一部分患者膝关节伸展的同时髋内收非常明显，造成摆动侧下肢交叉越过前方支撑的足，患者最终会绊倒自己。

四、步态异常的原因

必须强调的是每个患者出现前述步态异常的原因各不相同。例如，触地初期常见的步态异常是全脚掌落地或足尖先触地，而不是足跟触地。这一异常可能由踝背伸肌无力[39, 40, 79, 86, 100]，跖屈肌过度兴奋[4, 80, 79, 100]，快速交互运动能力降低[56, 73, 79]，中枢对肌肉兴奋调控程序的紊乱[65]，

跖屈肌非收缩性软组织紧张[4, 28, 39, 100]，或踝关节病理状况引起。即便排除了软组织紧张和关节挛缩这一原因后，关于触地初期全脚掌落地原因还会有多种不同的假设，并且常常与诱因相矛盾。分辨是由随意性还是反射性骨骼肌兴奋引起时，更是如此。最近有些论文和出版物对这一问题进行了简要综述[28, 39, 45, 56, 60, 74, 77, 79]。

五、骨质疏松症

脑卒中后遗症患者在整个住院期间（急性期和恢复期）的跌倒风险增加，这一风险在出院后回归社区时还会持续增加[133, 124]。虽然跌倒率（13%～36%）和风险因素因环境而异（Perrson，2016 年）[5, 32, 108, 109, 138, 106]，但这些人群的骨折风险是呈上升倾向的。其中 1.2%～6% 的跌倒会导致桡骨远端、肱骨头和髋关节骨折[23, 111,135]。骨折主要发生在偏瘫侧，尤其是髋部骨折加速了恶性循环，增加致残率和死亡率[110, 111]。骨折的危险因素包括活动能力降低、偏瘫侧下肢力量减弱和骨密度降低（bone mineral density，BMD）[112]。第 7 章探讨了脑卒中人群的跌倒情况；然而，有必要对脑卒中后第 1 年的骨质疏松时间线进行分析，以便制订干预措施，尽可能减少这种损失，降低骨折风险[13, 85]。

在脊髓损伤（spinal cord injury，SCI）人群中，骨质疏松发生在受伤后的前 3 个月内及受伤后的 16 个月内。疏松的原因是长期卧床状态，活动量减少，肌肉收缩和负重低于脊髓损伤前水平[52, 136]。在脑卒中人群中，对脑卒中后单侧肢体和双侧肢体间（偏瘫侧与非偏瘫侧）的骨密度流失进行了为期 12 个月的纵向研究[66, 67, 112]。接下来将探讨第 1 年的骨质疏松率及可能影响骨密度流失的因素。

早在脑卒中后 1 个月，与非偏瘫侧上肢相比，偏瘫侧上肢（upper limb，UL）的肱骨（4%）和全臂（4%）的骨密度流失显著[112]。在 4 个月时，偏瘫侧肢体的桡骨远端骨密度降低程度与对侧相比显著降低（3%）。然而，偏瘫侧上肢这三个部位的骨密度在过去 1 年中持续下降（上肢整体 3%，肱骨 14%，桡骨远端 3%），这导致偏瘫侧上肢在跌倒时有骨折的风险。非偏瘫侧患者桡骨远端骨

密度在第 1 年增加了 2%，尽管推断尚未得到验证。但很可能是由于患者在行走过程中非偏瘫侧上肢增加了负荷活动。

Ramnemark 等[112]证明，脑卒中后 4 个月，偏瘫侧肢体的股骨近端骨密度已经显著下降（6%），并且在第 1 年剩余时间中持续下降（12%）。非偏瘫侧肢体的骨密度也呈下降趋势，但速度比另一侧慢（12 个月时为 4%）。研究表明，当对第 1 年的骨密度流失率进行分析时，脑卒中后遗症患者的偏瘫（10%）和非偏瘫（2%）侧下肢的骨密度流失率在前 7 个月内最大[66, 67, 112]。

Jorgensen 等[66, 67]已证明步行状态和脑卒中后偏瘫侧肢体的负重会影响骨密度的流失率。使用功能性步行量表的六级量表（表 8-2）来评定步行状态，证明了步行辅助量与骨密度流失呈线性相关。因此，如果患者在脑卒中后的前 2 周内实现独立步行或辅助下步行（FAC 2～6 级），与 2 个月内实现步行的患者（7%）及 2 个月内仍不能步行的患者（10%）相比，在第 1 年内丢失的 BMD 更少（2%）[67]。此外，在静态站立 30s 期间，偏瘫肢体的负重与脑卒中后开始步行的时期呈线性相关。脑卒中后 2 周内步行的患者，其偏瘫侧肢体负重的百分比（51%）高于 7 个月开始步行的患者（43%）和 7 个月时不能步行的患者（35%）[66]。

在对脑卒中后体力活动和骨质疏松的相关文献回顾中，Borschmann 等[19]发现，脑卒中维持期患者的体力活动和骨密度受到的影响较小。最近，Borschmann 等[18]在一项正在进行的纵向研究中证实，对于脑卒中后早期不能步行的患者，通过每天站立和独立行走的体力活动（按次数量化），在脑卒中后 6 个月骨密度流失得更少。

此外，脑卒中维持期患者的股骨近端骨密度情况与步态参数相关（Worthen 等，2005 年）。骨密度指数（bone density index，BDI）为一种测量标准，其中包括体重、每天行走的步数和行走时地反力（ground reaction force，GRF）的大小。由于 GRF 随着步行速度或下肢负重的负荷增加而增加，因此体重较轻的人需要每天走更多的步数，并提高他们的步行速度，来达到理想的 BDI 以维持骨密度。

因此，已经证实偏瘫侧上肢和下肢的骨密度在脑卒中后的第 1 年均出现流失。上肢骨质疏松发生的时间比下肢（lower extremity，LE）要早，但两部分肢体都表现出明显的流失，这可能导致跌倒时骨折的风险。脑卒中后的早期步行已被证实可在第 1 年内调节偏瘫侧下肢的骨质疏松状态。在了解独立步行恢复越早，骨密度流失越少的理论基础上，治疗师应在患者脑卒中后尽早采用促进独立行走的干预措施。此外，应鼓励患者增加每天的步数及下肢负重（站立次数、肢体负重或步行速度）以保持 BMD。

六、治疗干预

在进行评定时，物理治疗师首先要识别出引起步态异常的各种障碍，如关节活动度降低和肌力减弱。干预措施包括基本的治疗措施和治疗性训练，以及各种致力于改善运动和随意控制缺乏

表 8-2　功能性步行量表

类　别	定　义
0：非功能性步行	患者不能步行，只能借助双杠步行，或者需要一人以上的监护或辅助，以确保在双杠外安全行走
1：辅助下步行，Ⅱ级	在水平地面行走时，患者须在一人连续扶持下步行，以支持体重及维持平衡或协调，防止跌倒
2：辅助下步行，Ⅰ级	在水平地面行走时，患者需在一人连续或间断性轻辅助下步行，以维持平衡或协调，防止跌倒
3：监护下步行	患者在水平地面上可不依赖扶持行走，但出于安全考虑需要监护，在判断力差、心血管状态不稳或完成某项任务时需要语言提示
4：独立步行；仅限水平地面	患者在水平地面可独立行走，但在通过楼梯、斜坡或不平地面的任一种路况时需要监护
5：独立步行	患者可以在不平和水平地面、楼梯和斜坡上独立行走

经许可转载，引自 Holden MK, Gill KM, Magliozzi MR. Clinical gait assessment in the neurologically impaired: reliability and meaningfulness. *Phys Ther.* 1984; 64(1): 35–40.

的措施。许多治疗干预措施是以提倡由治疗师促进患者正常运动易化和感觉刺激的理论为基础，在这一治疗过程中，患者是被动接受治疗师实施的治疗。然而，在过去的 20 年里，治疗师在传统的治疗技术中逐渐更新增加了运动控制的观点。运动控制方法也是以理论模式为基础，但不主观提倡治疗师对患者实施具体的治疗技术。在运动控制模式的观点中，认为治疗师的主要任务不是去易化正常运动，而是设置环境，让患者以这样的方式主动再学习功能性地使用受累侧肢体。运动控制再学习理论以各种领域的研究为基础，其中包括神经生理学、肌肉生理学、生物力学和心理学[29, 59]，认为患者通过主动学习可解决各种问题。因此，此观点认为治疗师应制订作业活动任务以提高患者运动功能，达到在各种环境中能解决具体运动控制问题（见第 3 章）。这不仅适合于偏瘫步态的患者，也适用于以下部分所提及的运动控制障碍的患者。

在过去的 10 年中，旨在改善脑卒中患者步态的研究为运动技能学习的基本原则提供了理论支持。为了提高步态功能，患者必须进行步行训练。在改善步态方面，立位下双足间的重心转移练习并不优于基于神经发育学的物理治疗技术[137]，因此，双足负重的立位练习可能并不一定带来步态的改善。

问题是，如果步行的改善需要步行练习，那么患者需要多大的训练量呢？文献表明，至少 20min 的步行练习是每次治疗所需的最少时间。表 8-3 显示，近期在康复中心观察的任一干预组的训练量均较对照组大幅增加。这种任务时间的增加使得平地步行速度和耐力显著提高。

最近步行训练的前沿进展包括减重跑台训练（ body weight support treadmill training，BWSTT ）、重复性任务训练、任务相关训练 + 电刺激（ electric stimulation，ES ）、减重（ body weight support，BWS ）+ ES、平地步行练习、障碍训练、居家康复计划（ home-based exercise program，HEP ）及变速步行训练（表 8-3）。Visitin 等[130]首次证明，对于近期脑卒中后遗症患者，BWSTT 比非 BWS 步行更有效。在为期 6 周的住院康复治疗结束时，接受 BWSTT 治疗的患者的平地步行速度（ 0.34m/s ）高于接受非 BWS 治疗的患者（ 0.25m/s ）（对照组）。

在 3 个月的维持期内，尽管两组都继续改善，但 BWSTT 组明显优于对照组（ 0.52m/s ）（图 8-9）。

Sullivan 团队[123]证明，速度在步行训练中可能是促进步行恢复的关键因素。研究中所有组均进行 BWSTT 训练，但每组的训练速度不同（快、慢、可变）。尽管所有组均有提高，但快速组（ 2.0m/h ）在平地步行速度方面的提高幅度最大。这证明速度训练的特殊性，并建议训练时速度应以治疗师推荐的最佳步速进行。

减重跑台设备的另一项创新是在步态训练中联合电刺激治疗。然而，与平地步行训练相比，两组脑卒中维持期患者在步行速度和耐力方面取得了相似的进步[102]。Ada 团队[3]在关于脑卒中后回归社区人群的跑台与平地步行训练的比较研究中得出了类似的结果，Nilsson 的研究小组[90]在脑卒中急性期的患者群中也证实了这些结果，这表明，对于已具备一定活动能力的人来说，步行练习是共同的关键因素。

Dean[36]的实验性研究，以及 Salbach[116]在大样本研究中发现，通过循环训练患者进行直立的动态活动比不治疗或常规治疗更有益。此系统包括以舒适和快速的速度平地步行、跨越障碍物步行、从不同高度的椅子上进行坐到站的过渡、动态直立平衡活动和立位下的下肢强化练习。Bassile 等[12]证明不同高度和宽度的障碍物跨越练习方案是可行的，并可改善脑卒中维持期患者的步态和生活质量。Duncan 关于亚急性期脑卒中患者的特定 HEP 发现，包含动态平衡和直立位下肢强化练习，以及步行和有氧在内的训练优于常规看护[41]。这些研究的共同点是强调将直立姿势、动态平衡活动与步行结合起来。

一项关于脑卒中后步行练习的研究（Locomotor Experience Applied Post Stroke，LEAPS）的结果强调了这一重要性[43]。研究将亚急性期脑卒中患者的移动训练计划（locomotor training program，LTP）方案［早期步行训练（2 个月）和后期步行训练（6 个月）］与 Duncan 的 HEP 方案（2 个月）进行了对比。LTP 方案包括 BWSTT 和平地步行练习。尽管这三个组在干预后的步行结果都有显著改善，但跌倒率并不相似。正如所料，在研究初期，步行功能障碍严重的患者（速度 ≤ 0.4m/s）下降更多。但是，受损严重的早期 LTP 组比晚期

表 8-3 脑卒中后循证步态干预

设 计	研究对象	干预组	治疗时长	评估次数	结果测量	结 论
RCT[72] 两组	• 脑卒中后维持期患者 • 门诊患者 • n=197	• 刺激足下垂（NESSL300） • AFO	• 30 周试验 • 前 6 周进行与之相匹配的 8 次 PT 训练	基线测量，6 周，12 周，30 周	• 10MWT（最适自选速） • Berg 平衡量表 • SAM • TUG • 6MWT • 脑卒中影响量表其他次要测量	两组所有结果均显著改善
RCT[43] 三组	• 亚急性脑卒中患者（2~6 个月） • n=408	• 早期运动训练（2 个月）：BWSTT+平面步行 • 晚期运动训练（6 个月）：BWSTT+平面步行居家康复计划（2 个月）	• 每次 90min • 3 次/周（12~16 周）	• 2 个月 • 6 个月 • 12 个月	• 10MWT • 6MWT • 每日步行步数 • 脑卒中影响量表其他次要测量	1 年后，三组结果与基线相比均显著改善：步速、6MWT 距离、社区内步行步数，脑卒中影响量表
RCT[102] 三组	• 脑卒中维持期患者 • 住院患者 • n=45	• BWSTT+ES BWSTT • 平面步行	• 每天 20min（3 周） • 每天 55min（传统 PT）	基线测量完成后，6 个月时	• 10MWT • 6MWT • 动态平衡时间 • MMAS	随着时间推进，三组结果都显著改善，组间无显著差异
RCT[116] 两组	• 脑卒中后维持期患者 • 门诊患者 • n=91	• 下肢任务 • 上肢任务	• 3 次/周（6 周）	基线测量完成后	• 6MWT • 5MWT • TUG • Berg 平衡量表	上肢任务组在完成后所有结果均显著提高
RCT[43] 两组	• 亚急性期脑卒中患者 • 居家照料 • n=92	• Therex 组 • 常规照料	• 每次 90min • 3 次/周（12 周）	基线测量完成后	• 等长收缩峰力矩（踝、膝、握力） • Fugl-Meyer（下肢运动评分） • Berg 平衡量表 • 功能性前伸测试 • Wolf 运动功能试验 • 10MWT • 6MWT • 峰值摄氧量	随着时间推进，两组结果都显著改善，Therex 组的 Berg 平衡量表、峰值摄氧量、10MWT 和 6MWT 改善显著高于常规照料组
RCT[12] 两组	• 脑卒中后维持期患者 • n=29	• 步行（跑台、平面） • 家庭锻炼安慰剂组	• 3 次/周（4 周） • 每次步行 30min	基线测量完成后	• 10MWT • 6MWT • 疾病影响程度量表 • 黏性影响程度	与安慰剂组相比 10MWT 和 6MWT 显著提高

（续表）

设　计	研究对象	干预组	治疗时长	评估次数	结果测量	结　论
实验组[12]	• 脑卒中后维持期患者 • n=56	• 越障步行+平面步行	• 2次/周（4周）	• 基线测量完成后，1个月时	• 6MWT • 10MWT、MMAS（步行部分） • SF-36-PFt • SF-36-RPt	所有测量结果均显著改善，除了完成后的SF-36-RPt和1个月时的10MWT
RCT 三组[123]	• 脑卒中后维持期患者 • 门诊患者 • n=24	• 慢速BWSTT • 快速BWSTT • 变速BWSTT	• 每次20min • 3次/周（4周）	• 基线测量周期中间完成后，1个月时	• 10MWT	三组完成后结果与基线数据相比均显著提高，并且1个月后仍持续改善，快速组改善最显著
RCT 两组 初步研究[36]	• 脑卒中后维持期患者 • 门诊患者 • n=12	• 下肢循环训练 • 上肢训练	• 每次1h • 3次/周（4周）	• 基线测量完成后，2个月时	• 10MWT • 6MWT • 台阶测试 • TUG • 在测力台上坐站转换	下肢循环训练组在完成后和后续测量的10MWT、6MWT和台阶测试结果均比其他组改善明显，下肢循环训练组改善了偏瘫侧的垂直地反力
RCT 两组[130]	• 亚急性期脑卒中患者 • 住院患者 • n=100	• BWSTT • 无BWSTT	• 4次/周（6周） • ≤3回/次或≤20min	• 基线测量完成后，3个月时	• Berg平衡量表 • STREAM • 10MWT • 步行耐力（≤320m）	BWSTT组完成后所有结果均显著改善，两组在3个月后的结果在完成时的结果有所改善，BWSTT组比无BWSTT改善更明显
RCT[63]	• 亚急性期脑卒中患者 • 门诊患者 • n=32	• 高强度（70%~80%HRR/≥14RPE） • 不同环境的传统PT台阶练习（30%~40%HRR；Therex和任务训练）治疗时间相同	• 每次40min（10min一组） • 4~5次/周（8周）	• 基线测量训练后，2个月后随访	• 自适和快速步行速度 • 单支撑相（%） • 步态对称性（%） • 6MWT • 每日步数 • SF-36 • Berg平衡量表 • ABC量表 • 5XSTS	高强度组与对照组相比，其自适和快速步行速度，以及两种速度下的单支撑时间都显著改善；另外，6MWT距离、SF-36的身体功能部分优于实验组，每日步数、Berg平衡量表、5XSTS、ABC量表及步态对称性没有显著性意义

ABC. 平衡信心量表；AFO. 踝/足矫形器；ES. 电刺激；5XSTS. 5次起坐试验；HRR. 心率储备；LE. 下肢；MMAS. 改良运动评定量表；RCT. 随机对照试验；RPE. 主观疲劳程度量表；SAM. 便携式计步器；SF-36-PFt. SF-36生活质量评分量表；TUG. 站起－走试验；10MWT. 10m步行试验；6MWT. 6min步行试验；PT. 物理疗法；

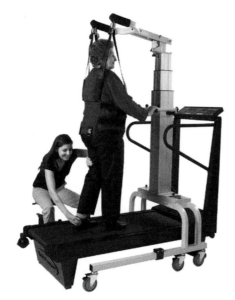

▲ 图 8-9 减重步行系统

引自 Mobility Research, LiteGait, PO Box, 3141, Tempe, AZ 85280; 800-332-WALK; http://www. litegait.com.

LTP 组跌倒更多。这两个组的跌倒都多于 HEP 组，因此表明这一人群的跌倒即使在步态改善的情况下也会出现，而且似乎与其他功能障碍，特别是平衡障碍有关。Blennerhasset 等通过两个垂直动态平衡测试，四格移步试验（≥ 15s）与迈步试验（≤ 10 步）的指标证实了平衡与步行功能的关系[15]。未达到临界值的患者由于自身原因受限或在生活环境中避免特定任务。

最近，开始将步行变量与高强度有氧训练参数结合使用。Hornby 等[63] 将脑卒中亚急性期患者分为 4 个步行组，然后将他们随机分为实验组或对照组，接受 40 次干预治疗。实验组增加 10min 不同环境下的步行训练（总共 40min），其中包括速度依赖性任务训练（task training，TT）、技能依赖性 TT（躲避干扰或多方向步行、穿过斜坡或障碍物，加重的背心或腿部沙袋负重）、平地步行和上下楼梯。患者以 70%～80% 的心率储备或主观疲劳量表值≥ 14 左右的强度进行锻炼。对照组进行运动任务、牵伸和主动运动、平衡、转移、步态及上下楼梯训练。研究结果显示，与对照组相比，实验组在自主速度和快速步行、6min 步行距离和单腿站立时间方面有显著改善。在一项侧重于有氧运动数据的分析中，实验组步行功能的提高主要源于亚极量摄氧量（$VO_{2submax}$）的改善，并

伴随步行效率或峰值摄氧量的变化[77]。虽然这些结果具有积极意义，但在确立脑卒中患者的有氧强度时还应谨慎。

总结本章，需要注意一些典型的问题。首先，如果想要改善步行功能，必须进行更长时间的步行训练。这种长时间练习的结果提高了步行耐力（距离）和速度。步行练习应以更快的速度进行，以满足社区步行活动的需要。力量和平衡（见第 18 章）在提高步行能力方面都发挥了作用，同时文献中表明，应在步行练习中联合直立动态姿势下的特定任务训练，而非取代它，以助于提高运动能力。最后，有氧训练原则（频率、强度、类型和时间）应纳入步行训练中，以提高该人群的有氧能力或步行效率。

七、其他异常步态模式

脑卒中后可能出现的异常步态类型太广泛而不能在本章中全部包括。因此，以下主要列举了一些对物理治疗师特别具有挑战性的异常步态范例。每一种功能障碍都是由脑部某一特定区域损伤造成的。

1. **小脑卒中** 椎动脉或小脑动脉阻塞或出血引起的小脑梗死患者表现出与偏瘫患者完全不同的步态异常。小脑由三部分脑叶组成：绒球小结叶、前叶和后叶。绒球小结叶也称为前庭小脑，绝大部分的传入信息来源于脑桥的前庭核。前叶也被称为脊髓小脑，绝大部分传入信息来源于经小脑上脚和小脑下脚的脊髓小脑束。后叶也被称为新小脑（包括小脑半球的绝大部分）。主要接受经小脑中脚来自大脑皮质的信息。

此外，也可以垂直于水平裂纵向地将小脑分为不同的功能区域。最内侧的结构为小脑蚓部。紧邻小脑蚓部两侧的是小脑半球的中间部（中间部分），其侧方为小脑半球的体部。

步态受绒球小结叶和前叶的影响最多。因此，这些部位的梗死使患者难以维持良好的支撑和步行[92]。绒球小结叶（前庭小脑）的损伤会引起头颈的共济失调，常伴有严重的躯干震颤。患者经常双足分开站立以增宽基底面，增加稳定性。任何使双足并拢或沿一条直线一足在另一足前方的步行都会丧失平衡。肢体的共济失调或辨距不良

并不多见。

前叶损伤，尤其是内侧部分，将导致感觉输入中断（经由脊髓小脑束），影响主动肌与拮抗肌协调收缩。下肢共济失调或辨距不良可能存在，但是上肢共济失调通常都会出现。小脑半球损伤除了其他功能障碍还会导致同侧肢体辨距不良或张力降低。虽然损伤没有影响姿势稳定，但是肢体的辨距不良导致步态出现共济失调和蹒跚步态[88]。

小脑主要由三条动脉供血：小脑后下动脉、小脑前下动脉和小脑上动脉。这些动脉是后循环的一部分，即椎 – 基底动脉系统。小脑后下动脉是椎动脉的一个分支，而小脑前下动脉和小脑上动脉为基底动脉分支。小脑上动脉是基底动脉的分支，第 1 章详细描述了由这些动脉及其相关区域供应的部分[6]，一般来说，除了部分脑干外这些动脉的名称与所供应的小脑区域相对应，由于皮质血管自由吻合，小脑内某些血管的分布会重叠（图 8–10）[7]。尽管一条动脉可能主要供应一个特定的叶，但这种重叠的存在可能导致其血液的供应来自另一条动脉远端分支。但通常小脑上动脉供应小脑上脚，小脑前下动脉供应小脑中脚，小脑后下动脉供应小脑下脚[7]。

由小脑后下动脉堵塞引起的小脑卒中在文献中通常被称为延髓背外侧综合征（Wallenberg 综合

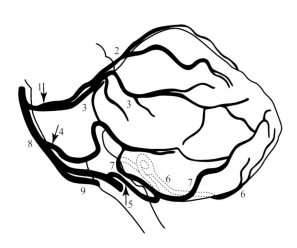

▲ 图 8–10　小脑动脉侧视图

1 为小脑上动脉，2 为小脑上动脉内侧支，3 为小脑上动脉外侧支，4 为小脑前下动脉，5 为小脑后下动脉，6 为小脑后下动脉内侧支，7 为小脑后下动脉外侧支，8 为基底动脉，9 为椎动脉（引自 Bogousslavsky J, Caplan L, eds. *Stroke syndromes*.Cambridge, UK: Cambridge University Press; 1995.）

征）[20, 55, 128]，因为小脑后下动脉供应外侧延髓和部分小脑。而由于有证据表明小脑后下动脉对外侧延髓的血供并没有以前想象的那么多，因此该观点也受到了质疑[6]。如果外侧延髓未受累，小脑后下动脉区域梗死明显则表现为同侧头痛、眩晕、恶心呕吐、眼球震颤、肢体和步态共济失调；如果外侧延髓受累，除出现上述症状和体征外，交感神经纤维的中断可引起 Horner 综合征。第 V、IX 和 X 脑神经也受到影响[6, 127]。

若病变累及第 V、IX 和 X 脑神经，可导致同侧面部痛觉和温度觉缺失（V）、吞咽困难（IX）和构音障碍（X）。由于上升的脊髓丘脑束的中断，身体对侧的疼痛和温度觉可能会减退，这种小脑和延髓症状的组合构成了 Wallenberg 综合征，无论哪种类型的小脑后下动脉梗死，都影响小脑下脚和小脑基底部，结果是同侧肢体共济失调和步态共济失调[6, 127]。此外，患者倾向于向小脑病灶一侧跌倒（同侧病变向同侧跌倒），难以向对侧腿转移重心[6]。

早期文献报道小脑后下动脉梗死是最常见的[20]，但最近的研究表明，小脑上动脉梗死同样容易发生[6, 7]。小脑上动脉梗死有多种不同的临床表现，构音障碍是最常见的一种。肢体辨距不良、步态共济失调和向受累侧倾斜也是常见症状[6]。小脑前下动脉梗死是最不常见的。除了眩晕和共济失调，耳鸣和耳聋也存在，听觉受累及周围性面瘫是小脑前下动脉梗死的典型症状，可与小脑上动脉或小脑后下动脉梗死区分开来[6, 127]。

小脑卒中后的步态训练主要是重新学习纠正平衡功能的方法，首先患者必须了解在空间中，他们的重心在支撑面上的最佳位置。然后，他们必须重新学习如何不断调整他们的重心与支撑的基底面。在步行过程中，当身体向前移动时，使重心前移到支撑面是最困难的[126]。

平衡训练应该鼓励患者主动解决问题（见第 18 章），被治疗师搀扶着行走并不能促进功能独立性。同样，患者步行训练中使用上肢负重的辅助设备（如助行器）可以防止平衡丧失，但不能促进功能改善，因为它们没有促进患者重新学习平衡控制[9, 21]，患者仅通过外力维持稳定，并不需要使用或整合姿势反射。

在患者站立时，鼓励患者进行主动转移重心

及目标导向性的够取活动（见第 18 章）。随着患者熟练程度的提高治疗师可以逐步引入难度更高的练习[9]。一开始，一些患者习惯于让未受影响的一侧靠近高垫子行走。未受影响一侧的手放置在垫子的表面上进行支撑。如果患者受累较轻一侧的（非偏瘫侧）髋关节在站立时与高垫保持接触，则对侧肢体更容易向前移动。之后，患者使用拐杖的目的应该是为了防止失去平衡，或作为将体重转移到受累较轻的一侧的提示，而不是最大限度的给予辅助。

2. 对侧倾斜和 Pusher 综合征　偏瘫患者在临床中有时表现出的一种不寻常的运动行为，患者不论在何种体位下，都会使用非偏瘫侧将重心推向偏瘫侧。Davies[34] 在 1985 年描述了这种综合征并称之为 Pusher 综合征。Pusher 综合征的最初描述仅仅是基于医生的观察，通常被认为与左侧偏瘫有关[34]。在 Pedersen 等对 327 名脑卒中患者的研究中，多达 10% 的人出现了这种行为[101]。然而，这种综合征在左右半球的损伤中都可出现[69, 101]。半侧忽略和失语症也与倾斜的表现高度相关[69]。

最近的研究活动都在尝试确定 Pusher 综合征的神经相关机制。单侧丘脑[70, 71]、额下、颞中和顶叶下区域的血流灌注减少也可导致 Pusher 综合征[125]。

Karnath 等通过他们的研究表明，Pusher 综合征患者大脑受损或低灌注区域的功能似乎是来控制直立的身体姿势[69, 70, 125]。他们证明，患有 Pusher 综合征的个体对视觉垂直度的感知是正确的，但与重力相关的身体姿势存在严重的障碍。实验中，他们让患有 Pusher 综合征的患者坐在可以左右倾斜的椅子上，当患者认为自己处在中立位置时，实际上他们的重心是向偏瘫侧倾斜 18° 的。然而，他们能够通过视觉恰当地进行垂直定位。此外，当他们使用来自实验室环境的视觉提示时，他们能够使身体与重力的垂直方向一致。在黑暗中，他们也能够正确定位视觉垂直方向，这表明视觉和前庭输入都没有受到影响[34]。

Karnath 和 Broeb[68] 已经确定了三种与 Pusher 综合征相关的特征行为（见第 17 章）。第一，当人站立或坐着时，身体纵轴向偏瘫侧倾斜。第二，患者主动用未受影响的肢体蹬伸（手臂和腿

的外展或伸展），导致重心向偏瘫侧倾倒失去平衡。第三，任何试图纠正其姿势的尝试，都会受到抵抗。最近，在这一组中已经验证了额外的量表，以评估更多的活动。改良对侧倾量表还包括坐位和立位转移的活动[76]。伯克侧倾量表对于患有 Pusher 综合征的患者来说可能是更有用的，因为该量表增加了对行走和翻身的活动评分[33]（见第 17 章）。

关于康复治疗干预和结果的文献很少[99, 101, 103]，Karnath 等[71] 发现 Pusher 综合征患者预后良好。脑卒中 6 个月后很少观察到这种行为。然而，存在侧倾表现的患者，其康复时间确实要比其他的脑卒中患者要长 3.6 周，才能达到类似的功能状态。

对存在侧倾的患者进行步态训练和转移训练无疑是非常困难的，在坐到站的过程中，有些人会迅速地向偏瘫的一侧倾倒。如果没有保护的话，让他们就会跌倒。朝向非偏瘫侧的转移是非常困难的，因为他们总是将自己的身体推向偏瘫侧。虽然向偏瘫侧转移比较容易，但由于偏瘫侧缺乏运动控制，所以转移到偏瘫侧也是危险的。站立时需要辅助，以防止向偏瘫侧跌倒。

使用辅助设备走路（如非偏瘫侧的手拿拐杖），最初是没有效果的，因为这些人倾向于使用拐杖将重心推向偏瘫侧，无法主动地将重心转移到非偏瘫侧的腿上。给予的辅助量（防止向偏瘫侧跌倒）越大，患者的抵抗感越强。

步行再训练，与共济失调步态的训练有着相同的原则。患者必须重新学习如何在站立位时，在基底面上调整他们的重心。还必须重新获得与重力相关的正确躯干位置，这样他们的质心就能保持在稳定极限和基底面内。这意味着患者需要意识到自己失去了平衡。鼓励尝试及试错，以促进积极解决问题的心态。对于存在倾斜表现的患者，建议应用以下两种干预措施。Karnath 和 Broeb[68] 提出，因为这些人对视觉垂直的感知是完好的，但他们对自身姿势垂直的感知是不准确的，因此必须使用视觉代偿来帮助调整他们的身体姿势。必须对患者进行宣教，告诉他们来自视觉的信息是准确的，而来自身体的感觉是不准确的。这可以通过他们的身体与外部垂直轴对齐的视觉反馈来实现。例如，可以在镜子里用胶带沿着身

体的垂直正中线粘贴，让患者自行调整躯干位置，也可以使用门框和窗框等当作参照物，促进其调整自己的姿势。同时，治疗师给予外部反馈，使他们能够"自我认识"到，在这种体位下，是能够达到平衡的。使用视觉垂直来调整 Pusher 综合征患者的姿势是可行的。

在从坐位到站立位或者或步行等动态活动过程中，非偏瘫侧的上肢和下肢被调动起来协助活动。非偏瘫侧肢体会产生主动的支撑或蹬伸，并经常导致患者在转移、站立或步行时身体向偏瘫侧的倾斜，如果治疗师不给予保护，则患者会发生跌倒。

临床医生用于改变肢体主动蹬伸行为的第二种干预措施在临床上尚未得到系统的评价，治疗师应该移除患者活动期间接触的所有牢固的支撑物。因此，在进行坐位活动时，起初足部可能不提供支撑。在坐着和站着的时候，不允许患者用非麻痹侧上肢支撑，所以运用辅助具和平行杠会起到反作用。例如，患者从坐到站的过程中可能会被要求端着一杯水。当站立或转移时，患者可能被要求使用非麻痹侧上肢同时进行够取、抓握和放置等活动。这些物品被回收或放置在可移动的表面上（如医院的托盘桌或可以滚动的凳子），这种干预消除了非麻痹侧上肢过度支撑造成患者不稳定的现象，治疗师可以帮助患者更容易地重新调整身体的垂直轴。如果患者在接受视觉反馈或言语反馈的前提下去执行这些活动时，能够优先地将质心移向非麻痹侧，那么患者就能够意识到，什么样的身体姿势才是稳定的（如从身体中线和非麻痹侧的方向放置或取回物品）。

对于存在侧倾表现的患者来说，重新获得在行走时保持平衡的能力是一项艰巨的任务。其困难程度与脑梗死后躯体感觉、力量、运动控制和反馈回路的变化有关。在动态站立活动中，患者必须恢复对躯干的一定控制，才能安全行走。视觉和触觉代偿是有帮助的。让患者绕着一张高的桌子行走，同时在一面用胶带垂直一分为二的镜子中观察自己，这可能会提示他们应该何处进行转移重心以避免摔倒。允许他们的上臂 / 肋骨触碰桌子作为提示。但不鼓励使用平行杠；患者必须学会通过躯干来向非麻痹侧转移重心，以保持平衡，而不是仅仅通过拉拽平行杠来保持中立位置。

在能够确保安全的前提下，治疗师可以在麻痹侧保护并稳定患者的躯干和下肢，并使用姿势镜在开放空间进行步行。使用轮式助行器（wheeled IV pole）可以让患者使用非麻痹侧上肢稳定 / 支持麻痹腿，而不加强侧倾行为；如果推力是朝向侧方的，助行器（IV pole）就会远离患者；如果推力是向下的，则会支撑患者。在掌握了对躯干的控制之后，患者可以进步到使用手杖。不鼓励治疗师使用徒手技术来促进运动，因为患者会很容易把自己推到治疗师的手中。

有时，下肢肌力较差会影响患者重新学习姿势控制和重心转移的能力，Davies[34] 主张在功能性站立训练中，将偏瘫侧的膝关节用夹板固定在伸展位，同时让患者主动转移重心。用夹板固定膝关节可能会增加站立时偏瘫侧下肢的承重。夹板提供的额外的稳定性在某种程度上能够使患者放心，也能给患者更多的时间来准确评估他们是否是平衡的。也许，活动中的自由度受到了限制，但这让这患者能够专注于一项任务，即重心转移，以实现功能目标，而不必担心自己不稳定的膝关节。最近，一份单样本病例报告展现了一种可以在同时进行躯干稳定性和步行训练的同时最大限度地减少腿部无力带来的影响的替代方法。使用 BWSTT 进行横向迈步的训练[115]。在缓慢移动的跑步机上，患者侧身使非麻痹侧下肢外展横向移动，这就要求麻痹侧下肢承担重量，并在非麻痹侧下肢横向运动期间保持伸展。此外，患者脚穿滑轮鞋有利于麻痹侧在摆动相时产生内收动作。在患者前方放置一面镜子，以提供躯干体位垂直的视觉反馈。虽然这只是综合康复计划的其中一部分，但患者出院时，对侧倾斜量表的评分有明显的改善。

目前，对于侧倾倾向减轻的机制及这些机制产生作用的原因，我们只能进行推测。虽然治疗技术被推荐用于存在侧倾患者的步态训练，但仅有一例个案研究验证了其功效，并且大部分都是基于研究者和其他执业医师的临床经验。

3. 本体感觉障碍　脑卒中后感觉的缺失会加重运动障碍。特别是，本体感觉的丧失会极大地阻碍脑卒中后的运动恢复[42]。本体感觉被传递到小脑和大脑皮质。有关关节位置和肌肉活动的信息被发送给两者，但投射到小脑的信息并非有意识的知觉。这些信息用于确保肢体产生协调的运动。相比之下，发送到大脑皮质的信息可以被有意识地感知，并提供肢体位置和运动的意识[55]。

来自肌梭、关节感受器和皮肤触觉感受器的本体感觉输入经由同侧的脊髓小脑束，以及小脑下脚到达小脑。同样的信息通过同侧脊髓后索到达大脑皮质的体感区，脊髓后索在髓质中穿过，在内侧丘系中上行到达丘脑，然后到达大脑皮质。

大脑中动脉脑卒中可损害皮质水平的本体感觉。虽然所有的感觉都能受到影响，但本体感觉和两点辨别通常比疼痛和温度感觉受损更严重[20]。这种障碍表现在对侧手臂和腿部。小脑动脉脑卒中会导致，进行平滑、自动的步态所需的无意识的、快速的本体感觉输入的丧失。协调的步态运动需要主动肌和拮抗肌的持续调节，而有关这些肌肉的本体感觉缺失，则会影响这种持续的调节。

Kusoffsky 等[75] 的一项研究发现，大脑皮质脑卒中后本体感觉丧失的患者下肢的功能恢复要优于上肢。他们给出的一个解释是，步态很大程度上依赖于中枢生成的激活模式，而这些模式不依赖于外周感觉机制。这些中枢模式发生器起源于脊髓，并由脑干的运动中枢控制。这些中枢受小脑、基底神经节和大脑皮质的影响[57]。治疗师可以利用这一现象，尽可能强调功能性步态，就像运用 BWSTT 一样。

与前庭觉输入和视觉输入一起，本体感觉输入对患者保持稳定的直立姿势起重要作用。来自肌梭和关节的输入提供了有价值的信息，这不仅包括肢体在空间中的位置，还包括其所处的环境[65, 126]。患者对不平整的表面或地面质地变化的反应能力取决于这种感觉输入，而这种感觉输入的受累会使患者更容易摔倒，协调的肢体运动可能会减少，患者可能无法判断在环境中移动所需的步长或肢体关节运动。

视觉对本体感觉的缺失可以起到代偿作用[55, 65, 96, 126]。和其他缺陷一样，治疗师应该鼓励找到解决问题的方法。患者必须有意识地学会使用视觉输入，这在以前是没有必要的。有时候使用镜子是有帮助的，但治疗师应该为每一个患者单独进行评估，因为使用镜子既可能帮助患者，也可能妨碍患者恢复，尤其是对那些存在视觉空间障碍的患者。

治疗师的角色是提供各种各样的环境，在这些环境中，患者可以使用视觉线索进行练习。此外，生物反馈可以用来提供听觉线索。其中一种生物反馈装置是肢体负荷监测器，这种监测器会在足部接触地面时发出提示。标准的生物反馈装置会在力量训练中提供肌肉收缩力量的信息。

4. 视觉障碍 脑卒中造成的视觉损伤也会影响步态，偏瘫患者最常见的视觉障碍是同侧偏盲[128]。常见于累及视束、外侧膝状体或枕叶皮质的视辐射的梗死。视束和视辐射的血供大部分来自于颈内动脉的分支，脉络丛前动脉，还有一部分血供来自于大脑中动脉和大脑后动脉的分支[128]。视觉皮质主要由大脑后动脉供血，但也有一些血供来自于大脑中动脉的分支[26]。同侧偏盲也可由大脑后动脉距状沟支的孤立闭塞引起，但在这种情况下，没有同时发生偏瘫或偏身感觉丧失[48]。

同侧偏盲时，来自环境的视觉信息缺失了一半。一只眼睛的颞部视野和另一只眼睛的鼻部视野都缺失。左半视野丧失伴左侧偏瘫，右半视野丧失伴右侧偏瘫。如前所述，平衡是由视觉系统、前庭系统和本体感受系统之间复杂的通信网络维持的。如果视觉受损，这个网络的一个方面就会运行异常。如果患者不学会使用其他系统来反馈环境信息，那么他们维持身体平衡的能力就会减弱[30]。

能够意识到自身存在的视觉障碍，对患者来说至关重要。他们必须在各种情况和环境中适应这种新的意识，以确保出院时的安全，并最大限度地提高功能独立性（见第 24 章）。

5. 知觉障碍 知觉障碍，如左侧忽略和视觉忽略是可以影响步态的神经行为障碍。这些现象及其表现、原因、临床意义详见其他章节（见第 24 章至第 26 章）[14, 48]。Pusher 综合征也许也可以归为一种神经行为缺陷。

单侧忽略和偏盲是两种不同的病症，但它们经常同时存在[11]。同样，忽视和感觉缺失可以共同发生或单独发生。作业治疗师和物理治疗师之间关于患者感知状态的沟通是必要的，这有助于确定使患者功能最大化的最佳治疗方法，并确保治疗干预的一致性。作业治疗师从评估测试中获得的信息可以为物理治疗师制订步态训练计划提供有价值的见解。

6. **矫形器干预措施** orthosis（源自希腊形容词 orthos，意为"直的"）是一种外部装置，用于改善人体某个部位的功能[82]。矫形器更常用的术语是支具。矫形器现在根据它们所包绕的关节来命名。短腿支具被称为踝足矫形器（ankle/foot orthose，AFO）。长腿支具被称为膝踝足矫形器（knee/ankle/foot orthosis，KAFO）或髋膝踝足矫形器。新的术语对其进行了更具体地描述，避免了混淆。

矫形器由医生开具处方，并由矫形师制作。在开具长期矫形器处方前，物理治疗师向医生和矫形师提供信息，说明哪些临时辅助具已经在临床中得到了评估。物理治疗师还负责使用矫形装置对患者进行步态训练。训练包括穿和脱的指导、皮肤检查和患者教育及实际的步态训练。

矫形器分为四类：稳定性（支持）、功能性（辅助）、矫正性和保护性。所有的矫形器都是用来提升功能的。

稳定矫形器和功能矫形器是脑卒中患者最常用的两种矫形器。稳定矫形器用于防止不必要的运动，如踝关节的距曲或膝关节的屈曲。功能性矫形器具有通过协助运动来代偿缺失的肌肉力量的特点。稳定矫形器不作为矫正成人固定畸形的方法，它们只能用来稳定和适应畸形。矫正矫形器用于矫正或重新调整肢体的某些部分。这种矫形器被用于婴幼儿的骨骼畸形矫正。这些矫形器不应该用于矫正成人的固定畸形。保护性矫形器保护肢体的一部分免受负重的影响（如骨折的肢体）[46]。

矫形师在制作矫形器来控制不稳定的关节时，遵循基本的物理原理。提供 3 个压力点的矫形器是最常见的类型[121]。这 3 个力中的一个指向关节本身，另外 2 个末端力指向与主力相反的方向（图 8-11）。这一原则对于作业治疗师来说很重要，因为其与适应性穿鞋装置相关。图 8-11B 描述了 AFO 提供背伸辅助的 3 个压力点。主要的压力点在足背。其余两个反压力位于小腿后方和足底远端表面。弹性鞋带常用于促进患者穿鞋，消除主要点的压力，会导致失去矫正效果。因此，弹性鞋带不应该与背伸辅助支具一起使用。由于足部需要紧贴踝足矫形器和鞋子，因此在应用防止背

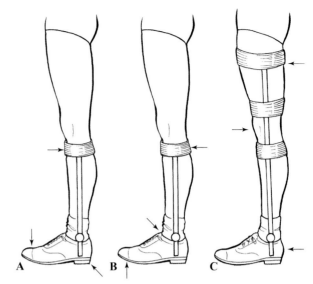

▲ 图 8-11 A. 踝足矫形器控制背伸的 3 个压力点；B. 背伸辅助 AFO 的 3 个压力点；C. 锁定的膝 / 踝 / 足矫形器的 3 个压力点（此图为示意图）

伸的硬踝足矫形器时（图 8-11A），应谨慎使用弹力鞋带。如果患者存在跖屈痉挛时更应注意。

其中一个矫正原理是杠杆臂越长，在 3 个压力点上需要施加的力就越小。治疗师在实施这些原则时需要考虑骨性标志和表浅的神经[121]。矫形器的运动轴应与骨关节一致；否则，就可能会在运动或某些姿势下产生不正常的压力[46, 121]。

矫形器可以用多种材料制成，其中最常见的是金属和塑料。塑料矫形器与四肢完全接触，并在鞋内佩戴。金属矫形器附在鞋上，并用带子固定在肢体上。

AFO 是偏瘫步态患者最常用的矫形器，也是最合适的[88, 104, 132]。AFO 可以影响膝关节和踝关节的运动。通过在支撑时调整踝关节背伸的程度来减少膝关节的屈曲。同样，膝关节过伸（膝反张）也可以通过控制踝关节距屈的程度来避免。因此，当想要控制膝关节的活动时，治疗师可以避免使用更重的膝踝足矫形器。

塑料矫形器通常由高温热塑性材料制成，如聚丙烯。它们需要高温才能成型，因此要在模型上成型，如用患者的腿制作的石膏印模。它们比 UL 矫形器使用的低温热塑性塑料更能抵抗持续的应力。

最简单和最常用的塑料 AFO 是后叶夹板或弹簧（图 8-12A）[46]。当下肢摆动期主要的异常步态为"足下垂"时，使用后叶夹板。由于其存在弹性，

矫形器可以作为背伸辅助装置。小腿部位的塑料在站立时发生移动，然后在摆动相时弹回 90°。在摆动过程中，踝关节保持 90°。避免足下垂和脚趾拖地。然而这种矫正法并不能保证踝关节的内外侧稳定性。如果你担心这一点，那么治疗师可以尝试应用更牢固的矫形器具。

改良的 AFO 有一个宽阔的小腿支撑板，外侧修剪线刚好在踝部的后面（图 8-12B）。通常，足板包裹足的外侧和内侧边界，从而更好地控制跟骨和前足的内翻和外翻。小腿部分宽度的增加为摆动和站立时提供了更多抵抗跖屈的力量。

支撑性最强的是硬 AFO（图 8-12C）。外侧修剪线进一步向前延伸，因为它的构造，硬踝关节 AFO 的设计是为了防止踝关节和足在所有平面的运动。它可以控制背伸、跖屈、内翻和外翻。

现在有多种铰接塑料 AFO 可以允许某些运动，也可以阻止其他运动。踝关节组件太多，这里无法全部提及，但是新的组件正在不断地被设计出来。矫形师可以使用不同的关节组合来允许或限制，或阻止运动。例如，治疗师可能希望通过支撑时踝关节背伸（90°），来使胫骨前移超过足部，同时又要限制踝关节跖屈，以防止摆动时出现足下垂或支撑时出现膝过伸。

随着最近足下垂刺激器的出现，除 AFO 外，临床医生对足下垂有了额外的治疗选择。在一项为期 30 周，研究 AFO 与电刺激的随机对照试验中，Klding 等证明，尽管两组都显著改善了步态、活动和参与水平，但电刺激组的治疗效果和用户满意度显著更高（图 8-13）[72]。

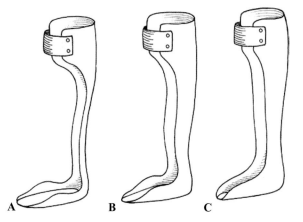

▲ 图 8-12　A. 后叶夹板或后叶矫正器；B. 改良踝足矫形器；C. 硬踝足矫正器

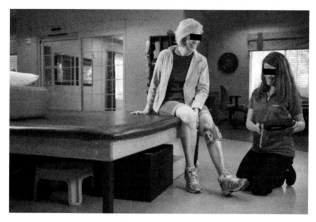

▲ 图 8-13　尼斯 L300 足下垂系统
经 Bioness 许可转载

一种塑料 AFO 被称为张力抑制型 AFO。大多数这种类型的 AFO 最初是为脑瘫儿童设计的[38]。有几种类型是专门为成人偏瘫患者设计的[89]。他们共同的特点是，在足部和踝关节处有一定的灵活性。从理论上讲，这种灵活性会使人在整个站立过程中产生更多典型的负重接触，相比把足部固定在一个位置上，这种形式更能促进足部在支撑时进行活动。Mueller 等[89]记录了使用 2 种不同的张力抑制型 AFO 所获得的足负重情况。他们评估了生物力学和足部稳定性，发现一种矫形器 --动态 AFO 对前足外侧受力有显著影响。作者得出的结论是，这种影响可能支撑足的内侧纵弓，并增加前足在负重时的稳定性。他们推测，这可能会让前足以更快的速度负重。但他们没有研究正确的生物力学排列对肌电图活动的影响。

这种类型的 AFO 的使用原则和系列石膏固定的原则是相同的[27, 38]。一些执业医师认为，这 2 种方法都能减少过多的肌肉活动。然而，迄今为止的科学文献并没有证实，通过系列石膏固定提供的延长拉伸具有中枢抑制作用[2, 22, 27, 35, 131]。关节制动、摆位及牵伸所导致的肌节数量和结缔组织的改变，会影响肌肉收缩的力量[2, 22, 28, 58]。此外，肌肉长度也可影响反射亢进的表现[2, 17, 28]。或许，肌肉的这些力学特征受到了张力抑制性矫形器的影响。通过促进更好的生物力学排列和肌肉长度，这些 AFO 可能会对外周因素而不是中心因素产生影响，随着时间的推移，这些因素可能会加强牵张反射。相关的深入研究是有必要的，特别是长期研究旨在调查更多影响运动控制和肌肉功能的变量。在出现更完善、更能被普遍接受的关于张力的定义，以及到底是什么导致张力的升高和正常之前，张力抑制这一术语的准确性可能仍有待考量。

金属矫形器是 20 世纪 70 年代以前使用的主要矫形器类型[46]。金属 AFO 仍然用于某些不愿意接触塑料材质 AFO 的脑卒中后遗症者。金属矫形器通常由两根竖直的金属条组成，两根金属都连接在踝关节处。金属通常为铝制，但有时需要更重的钢来增强控制能力。踝关节与固定在鞋后跟下面的马镫相连。支架的近端与小腿带相连。

金属踝关节通常为单通道或双通道型（图 8-14）。其他类型的踝关节在别处有详细描述[28, 46, 79]。单通道踝关节可以通过在通道内放置弹簧来辅助背伸。还可以通过在通道内放置锁钉的方式来限制足跖屈，从而避免出现膝反张。双通道踝关节可以通过在双通道内使用锁钉防止背伸和足跖屈。小螺丝将锁钉固定在通道中。背伸或足跖屈的程度（即踝关节角度）可以通过拧紧螺钉将锁钉打入通道的程度来确定。弹簧和锁钉可以组合使用，以达到控制某些运动和协助某些运动的目的。

金属垂直连接到踝关节和镫提供了一定程度的足部和踝关节内外侧控制。然而，如果需要额外的支持（如防止严重的足内翻），可以添加一个带子，用来在外踝处施加向中间的应力，并使其固定在中立位置。由于其防止了踝关节的内翻，这条带子也被称为内翻矫正带。运用相同的原理也可以防止足外翻，只不过带子施加应力的方向是相反的，这个带子被称为外翻矫正带，内翻矫正带更常见。

最简单的金属假肢矫形器是退伍军人管理局假肢中心鞋扣矫正器，它由一个狭窄的金属支架

组成，通过金属扣和小腿皮带固定在鞋子的鞋跟上（图 8-15）。该矫形器仅提供背伸辅助，并不提供侧向的或踝关节跖屈的控制。

对于需要更多膝关节控制的患者，医生可能会开具带有膝关节锁的 KAFO 的处方。然而，额外的重量会妨碍典型的膝关节摆动活动[104, 132]。此外，对偏瘫患者来说，穿脱 KAFO 是困难的（图 8-11C）[132]。

KAFO 结合了 AFO 的特性并将膝关节加入其中，增加了（在金属矫正器的情况下）延伸到大腿近端的金属支架。大腿处的绑带将 KAFO 固定在大腿上。最简单的膝关节是一个铰链，最常见的锁扣是膝关节的吊环锁[46]。塑料材质的 KAFO 大腿组件通常是由与 AFO 组件相同的热塑性材料制成。金属和塑料也可以组合使用[44, 46, 79]。

如前所述，KAFO 很少用于偏瘫患者。偶见某些情况，如先前就存在膝关节畸形或韧带松弛，但是仍在坚持行走，由于当前的力量低下，所以导致情况进一步加重，在这种除了应用 KAFO 以外没有其他选择的情况下，会使用 KAFO 帮助患者保持最低限度的家庭步行。KAFO 或膝关节伸展夹板，在早期有时候被用来增强稳定性。但这些只是作为临时措施使用，而不是作为长期矫正设备[29, 88, 132]。

物理治疗师有责任评估矫形器的需要，并不断地重新评估矫形器，特别是在门诊或家庭治疗环境中。当前住院时间普遍缩短，医生有时在患者还在恢复的早期阶段就会开具矫形器处方。随

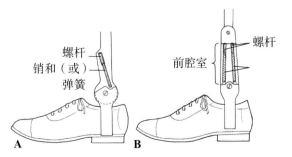

▲ 图 8-14　A. 单通道（腔室）金属踝关节；B. 双通道（腔室）金属踝关节

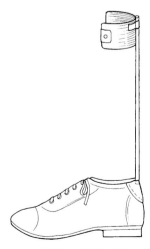

▲ 图 8-15　退伍军人管理局假肢中心用于辅助背伸的矫形器

着运动控制的改善，矫形器可能需要进一步改良或不再使用，以便促进患者进行更积极的运动。最后，临床医生应参考目前处于最后审查阶段的 AFO 临床实践指南，以确定在该类人群中使用矫形器的循证指导建议[64]。

八、辅助设备

脑卒中后患者最常用的辅助设备是手杖、助行器，偶尔也有双拐。平衡感轻微受损的偏瘫患者和在另外一侧上肢有功能力量的患者可以使用手杖。使用双拐或助行器至少需要对上肢进行一些功能性的评估。这两种装置都提供了更多的外部稳定性，与拐杖相比，助行器提供了更强的稳定性。手杖的主要功能是增加支撑面的面积，从而改善平衡[117]。这种支撑面积的增加来自于额外的支撑点。手杖还降低了骨盆稳定对偏瘫侧外展肌群张力的需求[95, 117]。当用手杖帮助偏瘫侧下肢支撑时，有助于防止非偏瘫侧骨盆下降（主动单腿站立试验）。使用对侧的手也有助于模拟典型步态中手臂和腿的运动。

市场上有各种各样的手杖，从简单的木质直手杖到三脚架"助行手杖"（也叫半助行器）。介于这两者之间的助行器，是窄基底面的和宽基底面的四足手杖（图 8-16 至图 8-19），支撑面积的扩大提供了更强的稳定性。由于患者存在偏瘫，平衡功能受损，治疗师在一开始可能会使用宽底手杖进行训练。治疗师应该尽可能快地用最少量的帮助使患者获得安全稳定的步态。当不再需要拐杖支撑时，患者经常会无意中依赖拐杖。这阻碍了患者功能性行走的最优化，原因有二：①典型的重心转移到偏瘫侧下肢受限；②步行节奏比使用更小的助行器或不使用助行器时要慢[117]。关键词是"安全"。在不影响患者安全的情况下，应最大限度地鼓励患者使用偏瘫侧下肢，同时进行选择性的躯干和骨盆运动。

偶见使用双拐、腋拐或（更常见）前臂拐杖（洛式拐）（图 8-20）。小脑卒中后的某些患者或平衡性受损但双手和手臂功能正常的患者可以使用这些设备进行训练。这些患者需要第二根拐杖提供额外的体位支持，但有足够的运动控制能力，能够使用拐杖交互推进。

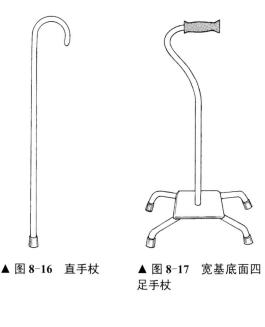

▲ 图 8-16 直手杖   ▲ 图 8-17 宽基底面四足手杖

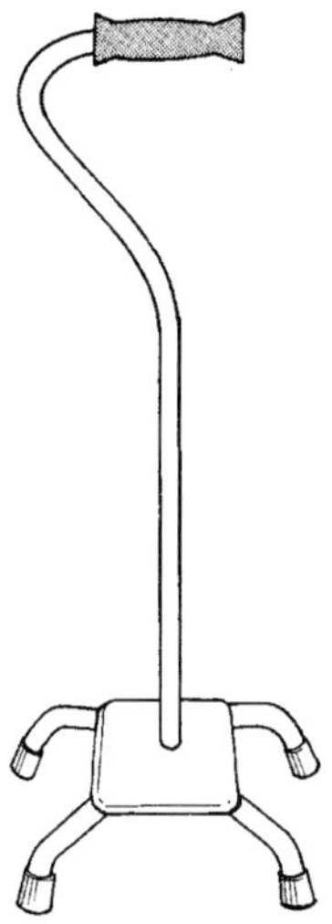

▲ 图 8-18 窄基底面四足手杖 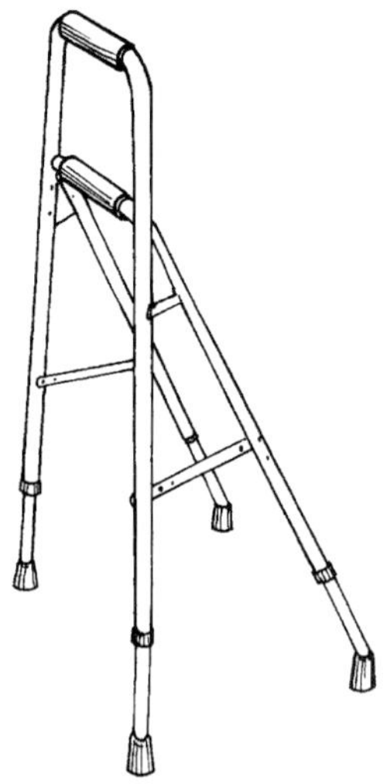   ▲ 图 8-19 半助行器或助行手杖

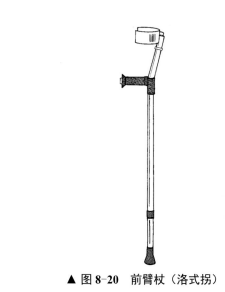

▲ 图 8-20 前臂杖（洛式拐）

对于双上肢和双手能够进行功能性活动，但是应用双拐不足以维持稳定的脑卒中患者来说，治疗师可能会应用助行器来进行训练。在某些情况下，即使使用手杖已经足够保持平衡，也应该通过使用助行器来使轻瘫侧的上肢获得功能性的参与。在这种情况下，患者也应该用手杖进行步态训练，以促进最佳的姿势控制。如果患者对麻痹侧手臂有足够的控制能力，他们也可以在必要的时候使用步行器来搬运屋子里的物品（如在厨房里）。

标准步行器是最稳定的辅助设备，因为它们提供四个与地面的接触点，支撑面积大大增加。可供选择的助行器多种多样。除了四足的标准步行器，还有两轮助行器、四轮助行器和平台式助行器。运用滚动助行器更有利于训练典型的交互步态，但治疗师必须注意防止助行器被患者推离自己的身体。患者的上肢及手的力量可能不足以将助行器举起，但可能有足够的能力抓住助行器，并推动它向前。一些助行器是有压力感应制动功能的，当患者按压助行器时就可以防止向前移动。

正如在小脑卒中部分提到的，当使用助行器时，姿势控制有时会为稳定性做出让步。如果助行器能提供所需的支持，患者就不需要重新学习平衡和控制。如上所述，安全是最重要的。如果没有助行器患者不可能实现功能良好以及安全的行走，那么应用助行器进行安全、独立的行走就是首选。

教会患者哪一种步态模式，取决于许多因素，其中包括平衡、力量和协调[95, 117]。治疗师还应该考虑包括失用症在内的认知和知觉缺陷。

Smidt 和 Momments[120] 提出了描述行走模式的术语。"点"表明了在一个步态周期的前进过程中，足和辅助具地面的接触次数（图 8-21 和图 8-22）。例如，四点步行意味着要使用两只脚和两个辅助具（图 8-22A）。不论何时，只要地面上的接触点越多，这个人在行走时就越稳定。此外，如果辅助具先于肢体进行活动，则可以称这种模式为延迟模式。与辅助具和肢体同时移动的方式相比，延迟模式能够提供更多的稳定性。以下是最常教给脑卒中后患者的步态模式。

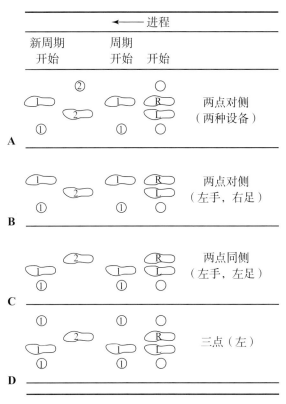

▲ 图 8-21　辅助步态的图解

L. 左；R. 右［引自 Smidt G, Mommens MA. *Gait patterns*. Phys Ther. 1980; 60(5): 553.］

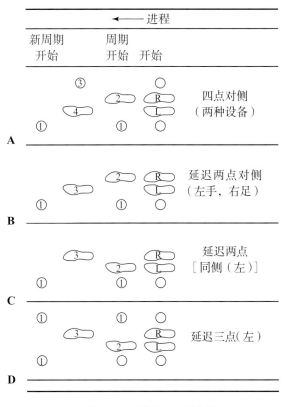

▲ 图 8-22　辅助步态示意图

L. 左；R. 右［引自 Smidt G, Mommens M.A. *Gait patterns*. Phys Ther. 1980; 60(5): 553.］

九、步态模式

1. 使用单个辅助器具的两点对侧步态模式 一侧上肢麻痹的偏瘫患者经常使用应用单个辅助器具的两点对侧步态模式。单个设备，如使用非偏瘫侧手握手杖。手杖和偏瘫侧的腿同时前进（第一点），然后非偏瘫侧的腿单独前进（第二点）（图 8-21B）。也可以先将手杖置于前方，然后再移动偏瘫侧的肢体，再将非偏瘫侧的下肢迈出，这种做法使得该模式变得更加稳定。这种步态模式是延迟对侧两点步态模式(图 8-22B)。图 8-21B 和图 8-22B 中，右腿为偏瘫腿。

2. 使用两个辅助器具的对侧四点步态模式 在四点步态模式中使用设备可能是手杖或拐杖。治疗师为患者选择这种步态时，患者的四肢需要有一定的功能性活动，但平衡功能是受损的。他们需要能够双侧支撑，但是还要能够交替的向前推进两边的辅助具（两个点）和双下肢（两个点）。虽然这是一种稳定的步态模式，但不常用于偏瘫患者。有时，小脑卒中的患者会使用这种模式，以鼓励其上肢和下肢的相互协调运动及姿势控制。

3. 使用两个辅助器具的两点对侧步态模式 如果前文提到的患者重新获得了充分的姿势控制能力，他们可能会采用难度更大的两点对侧模式（图 8-21A）。他们仍然会使用两根手杖或拐杖，但会同时移动一侧辅助具和对侧的腿（第一点），然后移动另一侧辅助具和对侧的腿（第二点）。

4. 使用单个设备的五点步态模式 如果患者能够功能性的控制四肢，但通过单一的手杖不足以满足躯干所需要的控制，治疗师也许可以训练患者用助行器行走。例如，一些患有小脑卒中的患者由于姿势控制能力不足，可能永远都无法恢复到用两只手杖行走。应用助行器可以使患者在步行中有五个接触点：助行器的四条腿和患者的一条腿。患者迈出一条腿的同时将助行器向前推，然后将步行器的四条腿与患者的脚同时牢牢地放在地板上。这种模式称为五点步行模式（图 8-23A）。如果患者先移动助行器，然后再移动腿，则称为五点延迟步行模式（图 8-23B）。其他作者将这种步态模式称为"3-1 点"或"改

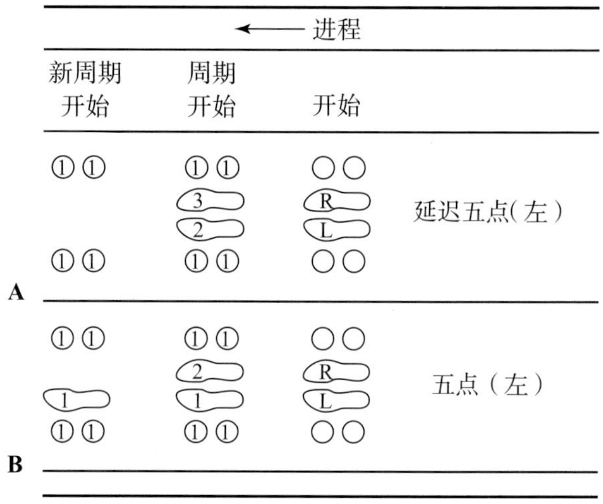

▲ 图 8-23 辅助步态示意图

L. 左；R. 右［引自 Smidt G, Mommens MA. *Gait patterns*. Phys Ther. 1980; 60(5): 554.］

良的 3 点"模式[107]。然而，基本顺序都是相同的。

治疗师可以用滚动步行者器训练前面提到的患者。可能选择这个装置的原因有两个：①助行器在前进过程中与地面持续接触，从而提供最大的支撑；②助行器在持续运动中，患者能够采取相同的步长并加快速度。对于标准步行器，患者被迫使用"迈至"类型的步态模式（步行器先行，然后是脚，然后是另一只脚），这阻止了正常的步幅并限制了速度[120]。如前所述，在决定是否使用滚动助行器时，治疗师还必须考虑患者控制助行器连续向前运动的能力。

5. 使用两个装置的三点步态模式 三点步态模式很少用于脑卒中后的患者，而更多用于需要单腿减重的骨科患者（图 8-21D 和图 8-22D）。

十、保护技术

脑卒中后步态训练的目标是让患者尽可能高效、安全、独立的行走。为了促进最佳的功能性日常活动，重要的是患者体会姿势的不稳定，并重新学习纠正这些不平衡的方法。

考虑到这一点，治疗师必须尽可能接近患者，防止他们跌倒或伤到自己，但又不能抑制他们学习纠正自己的方法。治疗师必须要在不危及患者安全及自身安全的前提下，让患者去承担一些风险。这不是一件容易的事情，尤其是对新治

疗师来说难度会更大。对任何治疗师来说，最可怕的就是看到患者摔倒。显然，在治疗师充分了解患者之前，或者说，在知道患者需要多少外部支持之前，多一些保护总是比少一点要好的。无论如何，安全和最佳的功能总是永远的目标，治疗师需要不断地重新评估患者需要的保护程度，以及训练应该在何种环境、哪种类型的平面上进行。

　　拄着拐杖走路的偏瘫患者通常身体较弱的一侧会有人保护。治疗师站在患者偏瘫侧的后外侧[107, 117]，治疗师给予辅助的最佳位置正是此处。如果患者失去平衡，他们很难避免向偏瘫侧跌倒，因为偏瘫侧下肢的感觉、力量及控制都是减退的。治疗师可以用离患者近的一只手控制患者的髋部或骨盆，如有必要，可以用另一只手控制患者的肩膀和躯干。

　　步态腰带或防护带的使用因治疗师习惯因人而异，但大多数机构提倡在步态训练的初始阶段和上楼梯使用。患者的安全是最重要的。有时，没有保护带的患者会失控。也有些时候，如果治疗师每走一步都不经意地拉着腰带，腰带可能会妨碍患者重新学习姿势控制。治疗师必须对每位患者进行单独评估。患者相对于治疗师的体型大小也需要考虑。治疗师应该根据临床评估和合理判断来决定需要采取哪些预防行动来保护患者免受伤害。

　　当保护一个爬楼梯的患者时，治疗师的位置在较弱的一侧。患者应该在较强壮的一侧使用扶手进行训练。一开始，治疗师可能会教耐心一步一步往上爬，非偏瘫侧的腿先上。当患者下楼梯时，治疗师站在偏瘫侧的前方和外侧，以便在患者膝关节发生弯曲时提供帮助。患者使用扶手，以麻痹侧下肢先下，一步一步地往下走。患者恢复了瘫痪腿的功能力量后，可采用跨步爬楼梯的方法，并由治疗师严密保护。只用一根或两根手杖就能上下楼是很困难的，需要极好的平衡性。一些患者的家庭环境可能需要这样的训练，但它应该在充分的保护下进行，治疗师应该仔细权衡安全风险。

　　在住院患者康复期间，应尽快向家属宣教保护技术。家庭参与步态训练提供了练习和重复新技术的机会。

十一、个案研究

　　脑卒中后的步态训练　本案例研究并不能反映患者的整体治疗方案，因为重点也放在增加躯干、左臂和腿部力量和功能上。此外作业治疗师和物理治疗师经常进行联合治疗，以加强对具体治疗问题（如肩关节半脱位）和功能目标的沟通。

　　H.C. 是一位 54 岁的男性，因突发左侧无力而被一所大学医疗中心的急诊科收治。在那之前的几周，他接受了二尖瓣修复手术和冠状动脉旁路手术，并接受了左隐静脉移植。他经历了一个平安无事的术后恢复过程，出院回家，医生给他开了一种受体阻滞药。

　　入院时神经系统检查结果包括：①头部计算机断层扫描显示右侧皮质下早期透亮影；②无创血流检查（第 2 天）右侧大脑中动脉血流速度加快提示狭窄，大脑前动脉、大脑后动脉和基底动脉血流正常；③经食管超声心动图显示二尖瓣反流，左心室功能正常，无心内或主动脉内占位或血栓。

　　主治神经科医师的结论是 H.C. 在右大脑中动脉的纹状体分支供应区，放射冠和壳核发生栓塞。栓塞的原因可能是二尖瓣修复后产生的心源性栓子。医生给 H.C. 开了抗凝血药物并在临床上稳定症状，12 天后，他被转到同一医疗中心的康复中心。

　　在康复病房入院时，H.C. 出现联合反应综合征的症状，左侧上肢无力重于左下肢无力，左侧下半面部轻微下垂，不伴感觉丧失。尽管由于先前的心脏手术他的身体状况有些欠佳，但是他很积极地配合治疗。

　　身体评估显示，尽管两条腿的腘绳肌都很紧张，并且只能进行不到 60° 的直腿抬高，但到左上肢和左下肢的被动 ROM 都是正常的。左肩出现一指宽半脱位。力量测试显示，左上肢为 2～3 级。他能在坐位时完全伸展左膝（3/5），但屈髋肌群较弱（2/5）。尽管髋关节和膝关节同时弯曲时，他没有表现出单独的踝关节背伸随意运动（2/5）。在近端关节同时伸展时，跖屈肌群力量是 2/5。在治疗师的被动测试中，他当时从未表现出任何肢体痉挛，除了轻微的非持续性的踝关节阵挛。尽管他的腿之前进行过静脉移植为冠状动脉搭桥手术，他没有表现出踝关节水肿。

最初评估他的步态时，他在一个高垫子周围行走，他的右侧挨着垫子，并且右臂支撑垫子来使左侧减重从而迈出左腿。在静态站立时，他需要有接触的保护及口头提示才能主动伸展左髋关节和膝关节。他倾向于把大部分体重都压在更强的右腿上。当他被要求双腿均等负重站立时，他无法保持直立的姿势，因为他的膝关节会出现弯曲。双侧均等负重时，他需要少量的帮助来维持髋关节和膝关节的伸展。

一开始，他能在最小的帮助下绕着垫子走 10 步。步态分析如下：步态长度不均匀，左侧步长比右侧长，但控制较右侧差；右腿步长较短，导致了一种"迈至"的步态，即右腿与左腿行进到相同的位置，而不能超过左腿。

他表现出左腿单腿支撑时间减少。他的步行节奏约为每分钟 40 步。

在左腿支撑时，足跟并没有首次着地的过程，足是平的。承重反应，导致膝关节的弯曲超过正常的 10°～15°。为了防止支撑中期膝关节产生弯曲，膝关节会突然出现过伸（膝反张）他没有通过让胫骨前移越过脚（踝关节背伸）而使身体向前，而是踝关节角度固定，以屈曲髋关节和躯干的方式来进行迈步。在支撑期末时，他没有用足做出蹬离的动作。而是迅速地用右脚迈出了一小步，以尽可能快地把重心转移。

由于右腿的位置是靠近左腿而不是超出左腿，所以左侧下肢无法完成髋关节伸展，膝关节 40° 屈曲的迈步前期姿势（图 8-5）。而他的左侧髋关节和膝关节处于完全伸展的位置，他的左腿也因此被迫从这个位置开始进行摆动。

在左腿摆动阶段，因为弱化的背伸肌，H.C. 表现出髋关节和膝关节屈曲减少及足下垂。这导致他的脚趾与地面发生摩擦。他先是躯干轻微向右侧侧屈，并尝试从之前所提及的非典型姿势开始摆动左腿，然后在整个摆动阶段廓清脚趾。

我们对 H.C. 进行了主动辅助 ROM 和左上肢和左下肢的强化训练。腿部的治疗强调负重位置的功能强化（如通过坐 - 站训练来强化臀周和膝周的力量）。

在步态训练的初始阶段，我们应用了后叶夹板矫形器来辅助左侧摆动阶段的踝关节背伸。选择这个夹板是为了促进其左侧产生更高效的摆动相，并阻止患者在摆动时向右倾斜以甩出左腿。由于它的灵活性，后叶夹板没有在支撑相限制左踝或左膝关节的运动。虽然膝关节不稳定，但 H.C. 仍处于恢复的早期阶段。牺牲灵活性来换取稳定性（如在站立时阻止任何踝关节背伸和膝关节屈曲）是没有益处的。这样做会迫使他进行代偿性运动，因为在支撑中期和末期时，踝关节正常的背伸角度高达 10°。由于过度背伸可能导致膝关节屈曲，所以治疗师要对膝关节接触保护密切监督。H.C. 被宣教要意识到膝关节过度弯曲和反张之间的区别。

当他处于这两种不正确的姿势时，他很快就能正确地辨别出来，即使他不是总能避免它们的发生。

H.C. 很快地从绕着高台子进展到使用一根四点手杖走路，再进展到使用一根直手杖走路。他的优势是偏瘫侧髋关节伸展和外展的力量得到了很好的恢复，这意味着他不需要借助很大程度的外部辅助来帮助这些肌肉进行活动。

功能训练包括单腿负重和双腿负重下的平衡再训练。患者先前喜欢的活动（足球）经过改良和一些新的活动（高尔夫球和棒球）。H.C. 在各种环境中练习行走（包括在平坦或不平坦的地形上行走），为出院做准备。H.C. 甚至练习如何通过快速旋转的门。

6 周住院康复后，H.C. 被评估为永久性 AFO。他的左腿力量有了足够的改善，可以任何体位下做出背伸和跖屈活动，力量大概达到了 2/5 级，踝关节内翻和外翻的力量达到 2/5 级，脚趾屈伸力量达到 1+/5 级。他的髋屈肌力量提升到 2+/5 级，膝关节伸展也提升到 3+/5 级。

在步行过程中，H.C. 在支撑期仍存在膝关节过伸，由于跖屈肌群较弱，在支撑期末时足趾没有蹬离地面的动作。在摆动过程中，他还是表现出足下垂和脚趾拖地。康复医师、治疗师和矫形师进行了联合观察步态分析。由于在摆动和站立阶段，跖屈肌和背伸肌在摆动相和支撑相时无力，并且膝关节伸展力量不足，他们认为 H.C. 需要穿戴 AFO，以获得最小限度的膝关节和踝关节控制能力。此外，内外翻肌群弱化导致的侧向控制减弱，也让穿戴矫形器变得必要。因此，后叶夹板被认为是不足够的。然而，由于 H.C. 的恢复还在进展中，因此硬 AFO 也是不合适的。普遍的共识是应该允许 H.C. 在不危及其安全的情况下尽可能多的活动踝关节，以促进正常步态模式的发展。

因此，该团队决定订购铰链式聚丙烯 AFO，使其踝关节能够自由的背伸并使跖屈不超过 90°。具有自由背伸的铰链式踝关节使他能够在支撑中期和末期时将胫骨前移超过足（背伸）。

跖屈 90° 的控制可以防止摆动时的足下垂和站立时的膝关节过伸。该矫形器改善了他的步态，允许膝关节和踝关节在站立时的正常关节运动，同时防止了支撑和摆动时的非正常运动；促进支撑相正常的踝关节运动，使得他两侧的步长能够相等。

出院回家后，H.C. 可以在室内独立行走，使用直手杖和铰链式 AFO，但他在室外需要监督。他可以用栏杆一步一步地上下楼梯，用直手杖上下路和坡道，所有这些都需要在不需要身体接触的监护下完成。他可以独自进行一些简单的左腿和左臂的家庭锻炼。他回归到工作岗位，即担任一名全职大学教授。出院后，他继续接受每周 3 次，为期 6 个月的门诊物理治疗。他恢复了左侧上肢的全部功能，其中包括手指功能（尽管存在协调性下降）、精细的运动控制和力量。他还通过门诊的形式，继续接受了几个月的作业治疗。

十二、结论

本章的目的是使作业治疗师熟悉物理治疗师在脑卒中患者步态评估和训练的过程。最常见的步态障碍类型是由大脑中动脉梗死引起的。

矫正器的应用并不是一门精密科学。一种特定的非典型步态总是需要使用一种特殊的矫形装置来纠正，这种说法是不准确的。治疗师必须基于每个不同的患者来评价器械的使用。使用特定的设备或模式需要个性化的关注。

那些精通于运动控制研究和有经验的人认为，物理治疗的趋势正在从早期的治疗技术理论模型转向运动控制模型[2, 28, 29, 61]。重点不再是"促进"运动的特定治疗技术，而是患者主动解决问题，以促进熟练的运动和运动再学习。在干预过程中强调具体任务的练习和训练量。治疗方案需要基于特定的运动控制缺陷，这意味着治疗方案在实践过程中，其所包含的任务是要在各种环境中发生，并对患者是有实际意义的。本章中所有的步态干预研究都支持这一模型。

人们不能再假定某些治疗技术是有效的。有效性需要通过研究来验证。正如之前提到的，Weinstein 等[134] 研究了站立时的平衡训练和重心转移活动对偏瘫步态的影响。虽然接受训练的患者显著改善了站立的对称性，但训练并没有改善患者步行期间的重心转移能力。训练效果从一个功能任务的一部分转移到另一个功能任务上，上述试验充分体现了做出这种假设的隐患。例如我们可以很方便的假设，用于改善患者站立平衡的技术，也能够改善存在对侧倾斜表现的患者行走能力。然而，目前还没有证据能够支持这一理论。对于治疗师来说，类似 Weinstein 等[134] 所进行的这种，验证对脑卒中后患者治疗程序合理性的进一步的研究，是很有必要的。如果不这样做，患者就得不到最有益的治疗方法。

该病例研究不寻常因为患者没有表现出痉挛，并且所有肌肉都存在分离运动，只是存在力量减退。然而，一些作者质疑痉挛对各种训练的影响，并指出力量弱化才是更主要的限制因素[2, 28, 29, 61]。众所周知，痉挛会增加肌肉挛缩的发生率，从而改变肌肉的生物力学效率[2, 28, 29, 39, 58, 61]。在这方面只有踝关节有风险且风险很小。出于其他原因，这个患者可以说是模范患者了。他的认知能力没有受损，他能积极地重返工作岗位。他对于规律的训练计划和重复的新学会的运动技能训练有着良好的依从性（尽管有时不太情愿）。

治疗师应该明确，对于详细的身体评估，以及设计基于研究结果的个体化治疗方案，并对促进最佳功能恢复的治疗方案的有效性进行持续的再评估，是非常有必要的。

复习题

1. 步态周期是如何构成的？
2. 步态周期的阶段和子阶段是什么？
3. 什么是步长、步幅和节频？
4. 你会做哪些测试来评估步速和步行耐力？
5. 什么样的脑梗死与典型的"偏瘫步态"有关？

6. 在一个步态周期中，哪些变量可能导致正常的关节运动的偏移？

7. 运动控制模型与作为不同治疗技术基础的传统的理论模型有什么不同？

8. 步行活动的恢复与髋部骨质疏松有何关系？

9. 小脑后下小脑卒中的表现是什么？

10. 是什么让 Pusher 综合征的治疗如此具有挑战性？

11. 什么有助于脑卒中后本体感觉的缺失的代偿？

12. 金属矫正器和塑料矫正器的主要区别是什么？

13. 脑卒中患者最常用的矫正器是什么？

14. 脑卒中患者最常用的辅助具是什么？

15. 如何选择最适合脑卒中患者的步态模式？

第9章 脑卒中后工作

Work after Stroke

Vicki Kaskutas **著**

房进平 齐 琳 **译**

关键词

- 美国残疾人法
- 环境水平评估
- 家庭医疗休假法
- 求职网站
- 工作绩效评估
- 模拟工作
- O*NET（职业信息网络）
- 作业水平评估
- 作业治疗实践框架
- 社会保障局

学习目标

通过学习本章内容，读者将能够完成以下内容。

- 充分认识到脑卒中后处理工作的重要性。
- 注意脑卒中患者重返工作会面临的相关障碍及解决方案。
- 培养患者能够适应职场的工作技能。
- 评估患者的工作能力和局限性。
- 利用如 O*NET 的政府资源，帮助脑卒中患者的康复。
- 针对脑卒中患者重返工作设计康复干预方案。

脑卒中后重返工作正成为日益重要的问题。在 60 岁以下的人群中，脑卒中的患病率正在上升。根据疾病预防控制中心的数据，美国每年超过 795 000 人患脑卒中[7]。Wolf 等发现在他们大型医疗中心接受轻度脑卒中治疗的人中，有近 1/2 患者处于工作年龄[47]。有几个原因可能导致脑卒中增加，如增加中风风险的疾病（高血压、肥胖、糖尿病和代谢综合征）的患病率增加、药物滥用增加，以及对中风症状的认识增加等[12]。

上了年纪的美国人选择的工作年龄远远超过了 65 岁的传统退休年龄，这使得许多人在脑卒中后继续工作。65—74 岁劳动力参与率从 1996 年的 17.5% 增加到 2016 年的 26.8%，预计到 2026 年将增加到 30.2%。75 岁及以上的劳动力参与率相对较低，但预计到 2026 年该群体的参与率也将上升到 10.8%[37]。留在工作岗位通常是由多种因素导致的财务状况所决定，其中包括固定工资的持续需求，延缓领取全额社会保障福利的期限，健康保险的需要，信用卡债务和抵押贷款带来的财务压力，以及雇主提供退休金减少[16, 28, 35, 39]。但很多人是为了实现个人价值选择工作更长时间。工作提升了个人价值，保障了个人生活，树立了自尊心，提高了生活质量，增加了个人能量消耗，促进了人际交往[1, 35]。然而，也有工作相关的风险，如与工作相关的伤害和疾病，截止日期和工作量带来的压力和焦虑，以及无法兼顾工作和其他重要的家庭和社区角色[5]。许多经历过脑卒中的人都希望或需要在脑卒中后的几天、几周或几个月内恢复工作[14, 16]。

本章的重点是脑卒中后的工作表现。简要介绍了此人群中越来越多工作需求背后的原因之后，本章将讨论如何评估工作表现和设计干预措施，帮助脑卒中患者做出明智的工作抉择，无论是重返工作岗位、处理脑卒中后的长期问题，还是因退休或某种形式的残疾而离开工作岗位。本章提供两个案例研究，以帮助读者了解康复专业人员如何协助脑卒中患者改善工作表现。

一、是否有可能重返职场

本书的其他章节描述了脑卒中后常见的损伤、功能障碍、能力及后遗症（见第 1 章、第 17 章、第 18 章、第 20 章、第 24 章、第 25 章和第 28 章）。患者必须在病情稳定后才能考虑重返工作，而治疗小组也不应认为偏瘫、语言表达障碍或活动能力障碍的患者就不可能恢复工作。例如，一项涉及 2500 名脑卒中后在职人群的大型调查研究发现，74% 的患者在脑卒中后 1 年重返工作岗位[11]。而在轻度脑卒中的病例中，绝大多数脑卒中后遗症期患者很容易通过运动、认知和功能筛查，所以我们认为他们可以恢复到脑卒中前的功能水平；可是在急诊科就诊的轻度脑卒中患者中，近 40% 不能重返工作岗位，另有 15% 的患者在脑卒中 6 个月后仍处于失业状态[29]。其他研究人员也报道了脑卒中后重返工作岗位的相似结论[10, 32]。而其他国家脑卒中后的复工率更高一些，其中荷兰 39%、韩国 60%、瑞典 72%、澳大利亚 75%[4, 8, 11, 14]。

人、环境和职业多种因素相互影响是决定脑卒中后患者能否重返工作岗位的关键。Culler 及其同事发现，卒中患者对自己局限性的意识、对他们使用策略的需求和能力的洞察力，以及他们的工作动机，都是促进卒中后重返工作岗位的重要个人因素[9]。能够重返工作的患者一般患病前具有较高的生活质量及较低的抑郁水平，以及可以正常地应对外界环境[4]。而伴有抑郁、疼痛和经济条件差的患者重返工作岗位的可能降低[11]。与之相关的因素还包括相互支持的、乐于助人的工作氛围，在这样的环境中，员工能够感受到来自同事和上司的支持[48]。Larsen 等发现，脑卒中后患者的心理健康状况不佳提示无法重返工作岗位，以及会出现更严重的疲劳[22]。Wang 等发现，对于自己的职业目标能够保持灵活性和现实性，以及在情绪、情感上能够接受脑卒中所带来局限性的患者更有可能重返工作岗位[45]。脑卒中前病假率较高的人在脑卒中后 1 年的复工率较低[46]。来自家

人和朋友强有力的社会支持，以及支持性的工作场所和相应的社会政策支持是促进脑卒中后重返工作的重要因素[4, 16]。

来自较低社会经济背景的个体比来自较高社会经济背景的个体在轻度中风后更难以重返工作岗位[6]。Saeki 等发现，那些更年轻、受教育程度更高、从事白领工作并能积极接受自己病情的脑卒中患者更容易回到工作岗位[32]。一项针对 2539 名首次脑卒中发作患者的大型研究发现，在调整了年龄、性别和功能状态（情绪低落、剧烈疼痛和日常生活依赖程度）后，与低收入者相比，高收入患者的重返工作机会明显提高[11]。

为了解决实际工作问题，临床医生必须对患者的身体状况有全面的了解：包括既往病史、一般健康状况及健康状况相关的限制或治疗相关的限制或治疗（包括药物）。与其他作业治疗评估一样，临床医生首先要建立一个职业健康档案[2]。这个过程与传统职业档案的规划相似，不同之处在于，它特别强调教育和培训、工作经历及患者重返工作的目标。临床医生有必要充分了解患者工作任务内容、工作常规、工作环境和工作场所的基本规则患者在决定重返工作时，必须考虑到有关个人及生活的其他因素，如既往和（或）伴随的健康状况、其他的生活角色及对自己工作的重视程度。

实现最佳工作表现的第一步，是需要个人能力与工作要求相匹配。患者重返工作岗位之前或者由于无法满足工作要求而被退回，都会产生一系列法律和财务的后果，因此建议使用相应的分类法以确保事前能够考虑到各个方面。第 3 版的作业治疗实践框架[2] 也已证实对整合这些概念有益，所以本章会继续使用。OTPF 的使用可确保临床医生充分考虑到患者工作中需要执行的任务要求、任务所需的技能和身体功能、患者工作能力和局限性、工作场所的表现模式（如角色、惯例、习惯和礼仪）及工作场所的环境[2]。

二、了解工作和工作场所

康复专业人员需要了解大多数日常生活任务的要求，并具备为这些领域设计评估和干预措施的能力。物理治疗师懂得如何评估和恢复肩部损

伤的运动员，作业治疗师通常帮助人们恢复其日常生活活动能力和管理家庭能力，语言病理学家帮助其沟通和处理认知障碍。这些康复专家熟知网球挥拍的动作、洗澡和穿衣的能力要求及说话时的口腔运动控制。在美国经济中有超过 867 种不同具体的职业岗位，而对工作的活动能力要求更是千差万别[38]。所有的 OT 学生都分析过 ADL，并了解人们执行日常任务（如刷牙和做饭）的各种方式。临床医生可能对一般的工作岗位有一个基本的了解，但不可能知道所有的工作岗位都涉及了哪些能力，也不可能对工作有足够深入的了解，以帮助患者在卒中后重返工作岗位。除了执行特定工作所需的技能、能力和知识外，临床医生还需要了解所执行的任务和工作中需要使用的工具和设备。临床医生还必须了解工作场所的环境条件和雇主政策。了解在脑卒中之前患者个人、工作和工作场所之间的契合度是很重要的。脑卒中前的工作表现、员工与雇主的关系、员工对工作的感受是影响脑卒中后重返工作的重要因素[9]。对于医生而言，充分考虑广泛的就业政策安排会对脑卒中后患者工作表现产生很重要的影响。当然，医生在帮助脑卒中后患者重返工作岗位时，还必须考虑其他重要的政策，例如患者隐私保护和保险报销问题。

为了了解患者与他或她的工作之间，以及与各自雇主之间的契合程度，临床医生需要和患者进行谈话。谈话之后，临床医生应该很好地了解：①患者对其工作和雇主的满意度；②脑卒中前对继续从事该工作的职业规划；③对继续从事之前工作岗位的兴趣。即使患者没有表示愿意继续受雇，而由于健康状况而缺勤的情况也应告知雇主，以防止患者失业和其与工作有关的福利政策受到影响（包括医疗保险）。雇主不需要保留雇员的工作，除非患者根据家庭和医疗休假法（Family and Medical Leave Act，FMLA）正式请病假。FMLA 为健康状况堪忧的雇员提供每年长达 12 周的无薪、工作保护假期，并要求在休假期间正常维持该群体健康福利。在过去 12 个月内为雇主工作超过 1250h 的雇员就有资格享受 FMLA。所有公共机构、公立和私立学校，以及拥有 50 名及以上员工的公司都必须提供 FMLA[40]。临床医生应确保患者已申请正式的 FMLA，以保护他们的工作岗

位和健康保险政策，即使他们不能再返回到工作岗位。FMLA 也适用于有着严重健康问题的其他家庭成员，如患者的配偶、子女或父母[40]。

在职业康复的过程中，临床医生需要经常与雇主交谈，以期获得一份关于工作的书面描述，安排一次现场访问，并讨论患者重返工作的可能性。根据健康保险便携性责任法案的要求，临床医生不能透露患者的健康信息，其中包括患者过去、现在或未来的身体或心理健康状况，以及其详细的医疗保健信息[36]。如果临床医生预计可能在与雇主的互动沟通过程中会披露任何受保护的健康信息，例如患者所表现出的缺陷，则在披露前必须获得患者的书面许可。与雇主的早期对话可能集中于：①了解雇主对脑卒中前患者、患者的工作和工作场所之间是否合适的看法；②用人单位对患者变更工作任务或者是否愿意为患者提供一些通融；③提供工作说明、工作必要工具或者康复服务；④未来允许进行工作考察和工作试用。

三、评估患者的工作能力和局限性

就业测试必须基于对关键或重要的工作职责、工作行为或工作成果的职业分析和身体能力要求分析[31]。用于工作决策的评估必须具备以下等级顺序的特征：①必须安全管理；②必须具有可量化的信度保障；③必须预测受伤或患病的风险可能性；④必须具有可行性。预测受伤的风险是效度的一种，意味着测试它声称要评估的内容[18]。将工作需求量化为必要的技能，并设计一个评估来衡量这些能力和技能，可以增强内容、结构和其他形式的标准效度。工作评估应该是可靠的，这意味着它在不同场合（重测信度）和在同一场合由不同的评分者管理（评分者间信度）都应该得到一致的分数[17, 31]。安全是必须考虑的第一个标准，决不能为了可靠性或有效性而妥协。例如，在要求患者在工作中将地板上移动的物体上举到头顶之前，医生应该知道患者是否能采取所需的姿势及保持平衡，并能否以抓住物体所需的方式产生抓力。筛选支持任务执行的功能是必要的，这应该包括认知和感觉功能。在整个评估过程中对安全性的监测是极其重要的，如生命体

征、运动感知评分、身体力学和速度的变化，以及观察患者是否感到痛苦或是否达到最大耐受力的迹象。工作评估可视为就业测试；因此，必须遵守由平等就业机会委员会（Equal Employment Opportunity Commission）制订和发布的就业选择程序（Employment Selection Procedures）统一准则。工作评估不得因种族、国籍、宗教、性别、出身、年龄和残疾而有歧视。Payne 和 Harvey 的体力劳动测试和标准框架也很好地概括了这一主题[31]。

职业信息网络（Occupational Information Network, O*NET）是美国劳工部（Department of Labor, DOL）系统用于描述美国经济活动中每个工种中工作、工人和工作环境的特征。O*NET 于 1998 年取代了职业名称词典（*Dictionary of Occupational Titles*）。O*NET 明确了每个工种所需完成的工作任务，并按重要性和相关性对这些任务进行等级排序。确定工作所必要的知识、技能、能力，并

根据重要性和功能级别进行排名。确定与工作相关的其他工作兴趣、工作风格和工作价值，工作环境、工具和技术，以及教育和职业准备。各州的工资、就业趋势和职位空缺都包括在内，还有关于工作和相关工作的视频[30]。O*NET 拥有大量关于工作信息，这是了解工作一般要求的良好工具。了解这些一般信息之后，临床医生可以与患者及其雇主合作，了解患者的实际工作要求。表 9-1 描述了 O*NET 中的类别，并列出了每个类别中的示例。

工作表现衡量标准（Job Performance Measure, JPM）（附录 A）是一种评估工具，通过 O*NET 系统来确认工作任务，并确定患者对其执行所需工作任务的能力的看法[21]。患者对其能力和局限性的看法可能并不总是准确的，尤其在经历了新发脑卒中之后，但是在执行实际的工作任务之前，需要了解患者的想法。

表 9-1　O*NET 工作类别[30]

分　类	定　义	组　别
能力	影响个人表现的持久性属性	• 认知能力：21 种能力（演绎推理、口语理解、想象、记忆、问题敏感性等） • 身体能力：9 种能力（动态灵活性、耐力、静态力量等） • 精神运动能力：10 种能力（手指灵活性、反应时间、肢体运动速度等） • 感官能力：12 种能力（远视力、声音定位、听觉注意等）
知识	一般领域中有组织的原则和事实	33 个学科类别（美术、文书、数学、机械、心理学、销售与市场营销、教育、行政、设计、会计、建筑等）
技能	善于学习或更快获得知识的个人发展能力	• 基本技能：10 项技能（积极倾听、批判性思维、学习策略、写作等） • 复杂问题解决技能：识别复杂问题并审核相关信息，以制订和评估各种选项并实施解决方案 • 资源管理技能 • 社交技能：协调、说服、谈判、指导、服务导向、社会感知 • 系统技能：判断决策、系统分析、系统评估 • 技术技能：11 项技能（安装、编程、维修、故障排除、技术设计等）
工作活动	适用于多种岗位上的一般类型工作行为能力	• 信息输入：5 个活动（获取信息、监控过程、材料和环境等） • 与他人互动 • 心理过程 • 工作输出
工作环境	影响工作性质的物理和社会因素	• 人际关系 • 身体工作条件 • 结构性工作特征
工作价值	工作的全面评价对于个人满意度非常重要	• 成就 • 独立 • 奖赏 • 关系 • 支持 • 工作条件

引自 Occupational Information Network. 2019, http://www.onetonline.org.http://www.onetcenter.org/content.html.

在确定与患者匹配的工作职位之后，临床医生咨询 O*NET，以确定该特定职位的人员通常执行的任务领域[30]。此任务列表可以作为了解该工作所需的特定能力的入门，删除不必要的任务，讨论其他未被 O*NET 明确的任务。也可能因为患者的职位不完全适合 O*NET 上的某个职位，而需要继续搜索其他职位名称。临床医生与患者就这些任务进行沟通，以确定执行这些任务的方式及执行这些任务所需的工具或设备。要了解执行的频率，每个任务都需要按照 DOL 设计的 7 分评定量表进行评定。这个量表的范围从每年一次或更少到每小时一次或更多。在使用 JPM 确定工作任务之后，要求患者确定其当前执行每个工作任务的能力（10 分），范围从不能到非常好。JPM 采用了加拿大作业表现测量的方法和评分量表，并得到了作者同意[23]。JPM 是由我们在圣路易斯华盛顿大学的团队开发，已被圣路易斯康复研究所的数百名患者用于临床，并在华盛顿大学医学院进行的研究中使用。尽管心理测量特性尚未被正式测量，但 JPM 已被证明是轻度至中度脑卒中患者重返工作的最佳预测指标之一[21]。

通过比较 O*NET 中列出的活动（表 9-1）与临床医生普遍熟悉，并在本书其他章节中述及的脑卒中后功能障碍，从而更加理解，在解决脑卒中患者重返工作岗位时，可能需要更全面的评估。临床医生可能已经进行了标准化的评估，评估了患者的各种身体功能（如感觉、力量、记忆和执行功能）及 ADL 和工具性 ADL（IADL）表现；这些在评估工作能力时更加实用（见第 5 章、第 25 章和第 26 章）。然而，临床医生需要小心，不要认为标准化测试的特定分数或徒手肌力测试等级与一定程度的工作能力相关，因为这缺乏文献支持。用许多标准化的评估来衡量患者的工作能力和局限性，以及工作场所暴露情况、社会气候和工作政策，环境评估脑卒中患者都是有用的。表 9-2 包括了这些评估方法。

在解决工作能力时，非标准化的评估也有作用。尤其是工作模拟，然而，临床医生必须保证评估方法安全和可重复性；工作模拟本质上是有效的，但由于所需的设备、空间和时间，它们可能不好实现。在使用工作模拟设计而非标准化评估时，临床医生首先要确定需要评估的内容，设

表 9-2 环境和职业层面的表现评估[21]

环境水平评估	职业水平评估
• 工作环境影响量表 • 工作内容问卷 • 工作要求和物理需求调查 • Moos 工作环境量表 • 工作组织评估问卷 • 工作组织评估工具 • 压力计、卷尺 • Baecke 问卷	• 工作能力指数 • Roland Morris 残疾问卷 • 工作表现测量 • 脊髓／手功能分类 • Vermont 残障问卷 • 工作能力指数 • 工作不稳定性量表 • 工作局限性问卷 • 可行性评估检查表 • WL-26 • 工作信心措施 • 关于工作相关能力的对话 • 功能能力信心量表 • 工作效率和损伤问卷 • 职业评估测试 • 工作表现评估 • 功能能力信心量表 • 职业角色的问卷

引自 Kaskutas V. Measuring work performance. In: Law M, Baum C, Dunn W, eds. *Measuring Occupational Performance: Supporting Best Practice in Occupational Therapy.* 3rd ed. Thorofare, NJ: Slack; 2017: 201–237.

计一个工作任务的模块，获取模拟所需的工具和用品，决定将使用的测量方法（如时间、重复次数、掉落物品的数量和举起的重量），以及环境设置，以保证患者能够适应的工作环境（如物理环境、接触的人和噪声水平）。在执行工作模拟测试之前，筛选患者执行模拟中展现技能的能力非常重要；例如，在要求患者执行模拟攀岩任务之前，应该评估站立、平衡、行走和视力。患者应该参与进来，以使模拟尽可能真实，其测试前应该了解模型，如使用治疗性油灰代替肉供厨师模拟碎肉。在模拟的非标准化评估中，治疗师观察受试者的每个部分，记录其行为、方法和自我表现。工作表现评估（Assessment of Work Performance，AWP）是由 Jan Sandqvist 提出的一项标准化评估，它评估了患者在执行一项工作活动时的 14 项技能，其中包括 5 项运动技能、5 项流程技能和 4 项沟通／互动技能[33]。临床医生用 4 分的顺序评分量表对患者的表现进行评分（1= 表现不合格，2= 表现受限，3= 表现不稳定，4= 表现合格）。通过工作模拟评估对 AWP 进行分层，治疗师可以收集客观数据，用于观察患者的病情变化。

还有一些工作表现评估方案，将标准化和非标准化评估集中到一个标准化的成套管理程序中。

首要的是，使用标准化评估或基础测试时，必须遵守手册或规程中的指示。在对工作能力进行评估时，使用定性和定量的方法非常重要，尤其是应充分考虑到患者对工作的信念和焦虑心态。在实际性能测试之前使用 JPM，临床医生与患者一起执行这些任务之前就清楚理解患者对其所执行工作任务的看法。基于患者表现，首先应对执行工作任务所需组成部分的功能进行筛选，以确保患者安全。例如，在评估患者爬梯子的能力之前，应该评估量患者的听力、视力、判断方向、行走和平衡的能力。

在进行标准化评估后，可以对患者进行相似的工作模拟评估，确保患者始终安全。患者必须成为临床医生的亲密伙伴，并在模拟真实环境时积极向临床医生提供建议。为了了解患者的工作耐受度并利于跟踪进度，工作模拟应该包括客观测量，如跟踪重复次数、时间耐受度、计算错误数量、描述理解模式、观察非语言沟通技巧或应对挫折的能力。由于实施这些评估是为了患者重返工作岗位而进行，并且美国残疾人法（Americans with Disabilities Act，ADA）第 1 条适用于工作场所和治疗诊所。所以在评估期间，应向符合条件的残疾患者提供合理化便利性服务。在康复环境中使用的测试方案、设备、环境和设施方面，不应歧视残疾人[20]。

四、评估之后

如果患者在评估后显示不能返回工作岗位，但个人愿望迫切并尚存在一定可能性，那么就可以启动治疗计划。OT 专业将职业康复定义为：①就业兴趣和个人追求；②寻求和获得就业机会；③工作中的表现；④退休准备和调整；⑤准备成为志愿者；⑥参与志愿者活动[2]。在过去的 25 年里，在作业和物理治疗专业中发生的大部分职业康复内容，都是通过针对强化工作能力、调整工作条件及获聘就业前测试等服务，使罹患与工作相关的肌肉骨骼疾病患者重返工作岗位。从历史上看，脑卒中患者正处于或已经进入退休年龄，因此重返工作岗位并不是治疗的重点。一部分脑卒中患者可能会希望重返之前的工作，其他人将需要确定残余的能力并寻找新的工作，有些人选择从事志愿工作，还有些人决定退休。职业康复训练可以着重于上述一个或多个参与水平。例如，最初的重点可能是回到以前的工作（即工作表现）；如果这看起来不现实，患者可能会选择寻找其他工作机会，从事志愿工作或退休。干预计划应该针对患者在参与康复时所定义的工作。

评估之后如果发现患者现有能力和工作要求存在巨大差距，他很可能无法回到之前的工作。根据患者的不同康复目标，治疗可能并非必要。例如，一位有严重沟通表达障碍的患者本来负责与财富 500 强的大公司进行合同谈判，那么他就可能会在公司里面找一个不需要大量沟通表达的职位；又或者一位不能攀爬或举起物体的 60 岁的建筑工人，可能选择直接退休从而专注于他所热爱的传教工作。而当一位罹患脑卒中的患者不再能够工作时，需要讨论其财务后果。OT 从业者应将患者及时介绍给社会服务机构，并保证其财务和健康保险方面的平稳。在某些情况下，OT 从业者撰写关于患者工作能力受限的相关文件可以帮助其获得长期残疾的资格。

如果能够证实患者有能力在竞争性岗位上安全、有效地完成工作，并且能够耐受工作时长和环境，那么应该建议与雇主进行充分的讨论。完全返回工作岗位之前，患者可能还要进行工作试用。OT 从业者可以参与谈判，甚至可以在上岗的第 1 天与患者一起工作，观察患者在工作环境中的表现。首要的是，要确定患者是否能够在整个工作过程表现出一定的执行水平，并且还可以重复反复执行此类操作。患者可能执行绝大部分的工作职能，并满足生产要求，或刚好少于额定工作时间。在这种时候，治疗师应该与患者和雇主一起，来确定解决患者功能障碍的最佳方案，努力恢复患者正常功能水平，或者采取补偿策略，在工作场所为患者提供便利条件，抑或是这些多种策略组合。一个具有支持性和包容性的工作环境，是支持患者脑卒中后重返工作的重要因素[16]，而反之，相互冲突的制度措施可能导致患者脑卒中后返回工作岗位时遇到阻碍[27]。疲劳常常会妨碍脑卒中后患者返回工作岗位[3, 13, 22]。一些雇主可能会考虑采用渐进式工作时间来解决疲劳问题，但其他雇主会要求患者恢复到正常工作时间再来。与其他领域的实践一样，负责解决脑卒中后重返工作的作业治疗师必须成为一个创造性解决问题的人，能够协商创新性地提出解决方案。

当返回工作岗位时，患者必须遵循一定的程序，首先是正视残疾的问题。雇主特别要求，患者能够在适当的便利条件下履行工作的基本职能。对于临床医生来说，在建议患者返回工作岗位之前，与患者讨论所有上述问题非常重要。工作调节网（Job Accommodation Network，JAN）是一个在线资源，提供工作场所便利条件和残疾就业问题的免费的、专业性的和注重隐私保护的指导，包括确定患者是否存在 ADA 规定范围内的残疾。JAN 的顾问为工作场所提供个性化在线和电话指导，该网站为各种残疾人提供便利。临床医生可以将雇主介绍给 JAN，了解他们在提供合理便利条件方面的办法。一般来说，雇主都希望患者在工作场所进行试用性工作，此阶段需要充分保护患者、雇主和治疗师本人。临床医生必须清楚患者重返工作环境的能力，确保患者不暴露于有害条件、生理性压力、超负荷认知、情绪波动或被解雇的风险中。

帮助患者重返工作岗位是一项具有挑战性的任务，其实如何帮助患者了解自身工作能力和功能受限程度，以便其确定和寻找新的职位更是一项更艰难的挑战。能够回到原来的公司工作的人总是最成功的。患者在回到同一雇主的同一工作岗位时，可以利用原有的知识、技能、关系、工作场所规范、惯例和其他熟悉的环境特征。雇主也熟悉老员工的行为和工作业绩。但是如果患者的技能、执行功能、工作场所容忍度、耐力、互动能力、情感或工作能力发生了变化，那么对于了解患者脑卒中前情况的雇主来说，这些变化也显而易见。在轻度脑卒中后恢复工作的人当中，近一半的人，他们的工作能力只有脑卒中前的 75% 或更低，近 1/3 的人对他们脑卒中后的最初工作表现不满意[29]。通常情况下，脑卒中患者可以在舒适的环境下重返工作岗位，但发病前状态的改变可能会影响他们在工作场所的成功。有报道称，大量脑卒中患者在返回工作岗位 6 个月后存在工作速度下降、组织和注意力及疲劳问题。临床医生需要确保脑卒中患者不仅能够重返工作岗位，而且能够继续保持工作。脑卒中后重返工作岗位的人更有可能在脑卒中后 1 年继续工作，这

表明着眼于工具性日常生活活动的健康维护和管理工作有助于脑卒中患者长期维持就业状态[22]。虽然回到以前的工作是首选，但一些雇主会给过去的优秀员工提供一个新的或调整过的工作职位，这可能比寻找新工作更可取，但如果患者能够履行以前工作的职责，在不同的雇主担任相同的职位也是一个好选择。在新雇主那里换一个不同的职位通常是最困难的事情。人际关系可能是这种现象背后的一个重要内因。

每个患者的工作要求差异明显，然而，部分工作要求对所有工作场所和工作来说都是通用的。其中许多问题本质上是与时间相关的。例如，必须按时上班，坚持按照规定的时间工作，在规定的时间内完成分配的工作任务，按时休息和下班，耐受工作时间。员工必须达到一定的生产水平和及时完成工作任务。工作准确执行，输出质量必须保持稳定。大多数工作环境中，员工要有良好的卫生习惯，衣着整洁，穿着工作服和个人防护设备。员工必须能够接受上级的指示，根据反馈调整行为，以恰当方式与同事互动，并在工作场所保持得体的社交行为。对于作业治疗师来说，很重要也很基本的是，患者除了能执行工作任务所需的特定能力外，还应满足一般性工作要求。

五、脑卒中后重返工作治疗方案

脑卒中可以造成广泛的功能损害，从而限制患者达到一般性工作能力要求。这可能与脑卒中后身体、生理、认知、情感、社会、感觉或动机的下降直接相关，也可能是一系列限制性因素的综合结果。对于习惯于门诊环境中开展治疗的医生来说，设计一般性工作要求的干预方案可能倒是很新鲜。例如，参与 OT 以解决重返工作岗位问题的患者可能需要打卡或签到 / 签出，康复治疗中使用的方法类似于工作场景中实际用到的方法。康复治疗过程可能需要更长时间来模拟正常的工作。在处理这些一般性工作需求时，医生可能需要扮演一个监督的角色，这与治疗师习惯的教授和帮助角色截然不同。干预可能以小组形式进行，而非单独进行，允许患者与他人之间互动和合作。医生设定目标，并指导患者执行所需的重复性操

作，以弥补他们的功能缺陷，而不是由治疗师向患者提供咨询。除了精神病院，临床医生可能很少与患者讨论仪容整洁和卫生问题，然而，在这里就很常见。如果重返工作岗位的康复需求仅仅局限于患者执行特定工作任务的能力（例如，举起沉重的箱子，处理客户服务电话，设计创意作品），而不考虑患者实现一般性工作能力需求，患者实际上不会成功地回归工作。协助患者重返工作岗位的临床医生必须能够为患者设计新的角色，并将新的治疗活动整合到他们的工作技能中，以确保患者在重返工作岗位时取得成功。

在脑卒中康复治疗的其他领域，患者也可能会调整自己对某项活动能力的期望值（例如，弯腰受限的家庭主妇可能会主动选择购买蔬菜而不是在花园里种菜，一个灵活性受限的退休男性可能会要求他的妻子用牙线清洁牙齿）。但是，想要重返工作岗位的患者却必须能够达到工作任务所需的能力（屠夫会切肉，但不会操作绞肉机，或者医学转录员会输入简短的评估，但不会输入详尽的手术报告）。如果患者确实不能完成工作岗位要求，可以通过与雇主密切沟通协作，调整工作期望或提供更多的帮助来支持他们重返工作岗位[44]。患者必须符合 ADA 对残疾人的定义，必须向雇主告知其残疾情况，必须能够履行基本的工作职能，必须要求雇主提供相应的便利。OT 从业者可以参与到上述过程。如果员工确实能够通过一定的便利条件履行基本工作职能，并且雇主也能够提供这种便利条件，那么雇主必须提供便利。对熟悉 ADA 要求的临床医生可能会认为，如果员工能够胜任大部分工作，雇主必须接纳脑卒中的雇员，并有严格的指导办法和案例来帮助雇主实现。最近研发的工作便利量表（Job Accommodation Scale，JAS）是一项由 21 个项目组成的雇主自我评估量表，目的是评估雇主是否愿意提供临时性的工作便利条件[34]。虽然原来是为患有腰背部疾病的员工开发的，但许多项目与脑卒中或有其他疾病的个人有关。通过多因素分析，JAS 确定了五个因素：①改变实际工作量；②改变工作环境；③改变工作进度；④寻找替代岗位职责；⑤安排相应的协助[34]。

临床医生在评估工作表现时使用许多相同的实践模型和参考框架。作者的一个简单的模型，即 Kaskutas 工作表现模型（Kaskutas Model of Work Performance），结合 Lawton 和 Nahemow 的老龄生态模型（如个人能力、环境压力和顺从理论）及 Kurt Lewin 的场地理论（Field Theory），将人类行为视为一种人与环境作用的结果[24, 26]。在 Kaskutas 模型中，工作表现被认为是个人能力和环境条件之间相互作用的结果。干预措施涉及个人能力、环境支持和工作要求，直到这三个因素之间达到匹配。在图 9-1A 所示模型中，这三个因素之间存在不匹配，工作要求远远超出了患者的个人能力，环境支持不足。图 9-1B 展示了如何通过雇主协作、调整工作需求，并提供足够数量的环境保障措施，让患者能满足其工作需求。在图 9-1C 中，工作需求保持不变，个人能力和环境条件都有所提高，使患者能够满足工作需求。

脑卒中后重返工作岗位的治疗计划与其他领域的治疗计划有许多相似的组成部分。临床医生制订干预措施来解决患者职业领域中有缺陷的身体功能或表现技能问题；这些措施可能是恢复性的或代偿性的；在某些情况下，它们将改变或维持患者功能水平。有准备、有目的性的和以职业为基础的干预措施可用于重返工作岗位。本书其他章节中提到的类似的方法也适用，无论是使用生物力学方法设计强化项目，改造环境或提供适应性设备，还是运用认知导向的日常职业表现模型提高认知功能[25]。宣传、教育和自我管理是解决重返工作岗位的有效干预方法。临床医生可以咨询 JAN，以确定可能支持工作场所就业的设备；JAN 的在线可搜索的资源工具尤为有效[19]。脑卒中患者一般不会因为脑卒中而发生疼痛，但他们可能会因为肩部不稳定、步态异常或异常运动模式而感到疼痛。他们也可能因为其他美国老年人常见的健康问题而感到疼痛，如关节炎或周围神经病变。除了身体的耐受性受限，疼痛还会损害一个人的注意力和保持警觉的能力，导致注意力不集中和错误频发。许多脑卒中患者都有一系列其他健康问题需要治疗，如关节炎、抑郁症和糖尿病。这些情况可能会导致生理、情感或身体上的限制，从而影响工作能力。药物会影响个人的执行、参与和处理能力。想要工作的人必须学会解决由于脑卒中和其他健康问题而导致的各种障

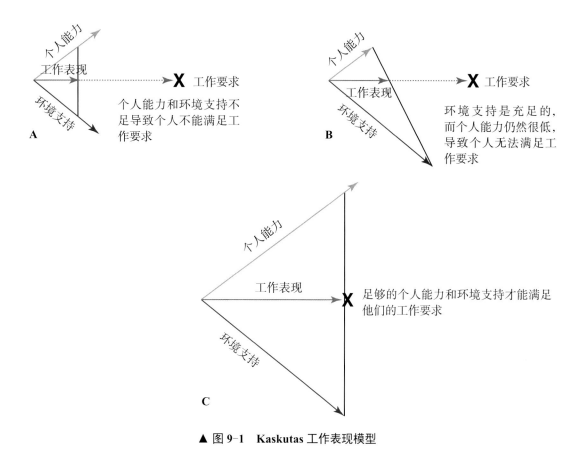

▲ 图 9-1 **Kaskutas** 工作表现模型

碍。OT 可以帮助患者学会自我管理自身症状和健康，改善他们的功能和参与能力[15]。

临床医生评价工作表现需要了解有关就业的公共政策、法律和标准。这些政策可以影响 OT 康复服务的提供方式包括评估、干预和重返工作岗位。每个州都有一个机构负责管理由国家资助的职业康复服务，尽管各州的服务内容有所不同，还是会有资金安排用于再培训、职业指导、适应性设备和其他服务。维持脑卒中患者在其无法工作期间就业状态、健康保险覆盖范围和收入来源都是非常重要的。OT 治疗师应利用 FMLA 探讨休病假的方式，帮助患者获得短期或长期残疾保险；而实际患者常常会忘记这些福利。FLMA 可以使有资格的雇员因特定的家庭和医疗原因享受到无薪但保留工作岗位的假期，并按照与未休假雇员一样继续享有团体健康保险[40]。社会保障局向成年后出现严重残疾的人提供残疾补助〔补充社会保障收入（Supplemental Security Income，SSI）计划〕。如果脑卒中后无法工作，在申请 SSI 计划 2 年后，个人有资格享受医疗保险[42]。工作

券和工作激励改善法案（Ticket to Work and Work Incentives Improvement Act）为接受 SSI 或社会保障残疾保险的个人提供一张工作票，帮助他们接受工作培训和工作安置。它还提供了医疗补助购买和持续残疾评价[43]。关注患者工作表现的临床医生应该了解更多相关福利政策，可参考其他章节[20]。

六、脑卒中后行 OT 以重返工作

当患者身体状况稳定时，即可开始考虑重返工作岗位。根据脑卒中的严重程度，患者可在住院期间、日间治疗期间、门诊康复期间、社区康复期间或雇主的重返工作计划中进行职业训练。作业治疗师在这些环境中的角色可能会有所不同。在急性期，OT 从业者的角色可能是确保患者已通知其雇主缺勤并启动家庭和 FMLA[40]。社区康复中，医生可能需要致力于帮助患者确定其技能，并开始职业探索。脑卒中患者不论在任何时期任何场景下，都需要别人的帮助来实现他们的工作

目标。如果 OT 不将工作表现与我们所看到的个人和人群相结合，那么 OT 这个职业，患者及整个社会的福祉都将面临挑战[20]。

七、个案研究

1. **患者 1**　Joan 是一位有 23 年工作经验的邮递员。她经历了一次脑卒中，作业治疗师在其接受日间治疗时开始和她讨论工作技能。Joan 离异，带有 2 个孩子，最小的还在上高中。她也是自己年迈母亲的照护者，她的母亲独居在小镇另一端。在转诊时，Joan 左侧偏瘫，不能独立进行浴缸转移。脑卒中前，她热爱工作，也受到同事的喜爱。

为了了解工作需求，临床医生从 Joan 的雇主那里得到了一份书面的工作描述，并与她的主管进行了讨论。因为 Joan 在工作中需要驾驶邮车，所以对她进行了一次计算机模拟的驾驶测试，结果显示腿部力量和灵活性受损，所有视觉测试都显示有轻度损伤。对她的治疗包括很多工作模拟任务，如打包邮件，在诊所内外走一条铺好的"路线"，执行一项简单的递送任务等。这些与她从前的工作有些相似，但却需要重新学习来克服脑卒中带来的困难。Joan 需要提示来关注细节，以弥补工作能力和短期记忆的下降。她工作中使用了邮袋发放邮件，可耐受 1h。在一次工作访视中，Joan 在上司的帮助下完成了工作任务，并进行了一些体力劳动。很明显，在一定的帮助下，她可以记起工作的细节。治疗师和 Joan 的老板讨论了她的职业过渡。尽管 Joan 无法开车，但她坚信自己能开邮车。她没有意识到自己的功能受限，仍然保持乐观。治疗师使用了一个计算机化的交互式驾驶程序，要求 Joan 思考自己在做什么，解决问题，并注意视觉和听觉刺激。于是她们采用驾驶前动态视觉训练方案进行驾驶训练，重新进行道路驾驶筛查。尽管第二次筛查失败，Joan 还是违背治疗师的指导，开始和家人一起开车。Joan 处理多个步骤的邮件传递工作的能力逐渐增加，她也意识到自己的能力和局限性。她在日常生活能力方面是独立的，但在视觉、处理速度和工作记忆方面仍有问题。

Joan 在治疗期间又发生了一次脑卒中。第二次脑卒中后，她出现双侧上肢无力，运动能力下降，耐力受限，ADL 依赖性增加，认知和记忆能力下降。当她再次进行 OT 时，她注意到自己的思维很慢，左手有针刺感，并且医生建议她负重不超过 10 磅（约 4.54kg）。她很担心自己无法回归工作岗位进行驾驶，但仍然有动力回归工作。在治疗过程中，为了了解 Joan 对所做的邮件传递任务还记得多少，临床医生让她指导治疗师进行这项任务；约 50% 的情形下她需要提示和提醒来进行回忆。经过几天的执行邮件递送程序，她可以耐受 1h 的工作，并且在期间具有良好的精神和身体耐力，但在留意细节和寻找路线上有一些问题。尽管左手功能受限，但她可以在治疗师的监督下为康复医院的各个科室整理邮件。由于交谈会影响工作，因此她需要提示来减少交谈。她继续在计算机上操作驾驶程序，以此来训练视觉跟踪、视野和反应时间。限制解除后对邮袋的负重能力从 18 磅（约 8.16kg）增加到 28 磅（约 12.70kg）。她在邮件递送方面表现出良好的主动性和合适的互动技巧。她仍然需要电脑驾驶程序的间歇性提示，她视野提高了 50%。

治疗师将 Joan 介绍给州立职业康复中心，该中心为驾驶评估和工作适应训练提供资金。她能够通过驾驶评估并通过了重返工作岗位的认证步骤。治疗小组跟医生合作尝试了让 Joan 以分级的方式重返工作岗位的方法，即随着工作表现的提高，对身体和认知的要求也随之提高。他们将这项工作的基本职能与她目前的功能进行了谨慎的比较，单位的医疗健康办公室也与她进行了密切的联系，以获取重返工作岗位的指导方针。Joan 可以达到每次步行和驾车时间 1h，并使用笔记本作为备忘和提醒，在得到医生的批准后，她获准重返工作岗位。她被分配了一条新的邮件路线，这条路线结合了她以前负责的两条路线。Joan 第一天回归工作岗位是在临床医生的陪同下，临床医生向 Joan 的主管解释了重返工作岗位的限制。她开始整理邮件，学习新的手持扫描仪的程序及新的邮递派送路线。20 天后，治疗师在工作现场拜访了 Joan；发现 Joan 在投递邮件时动作很慢，而且经常感到疲劳。临床医生和 Joan 一起去投递邮件。她能够在各种地形上缓慢地走动，使邮件井然有序，并与顾客进行适当的互动。她的主管担心她的身体和认知能力表现下降，无法满足管理部门更高的要求；在 8h 的工作时长里，她完成了相当于 4～5h 的工作。工会对此进行了干预，生产力的要求最近得到了重新确认。结果发现她实际上可完成 6～7h 的工作。幸运的是，邮局有一个机动的部门，通常用来处理超出员工工作量的工作，所以他们可以去接下 Joan 不能完成的工作。治疗师帮助 Joan 重新安排了她的工作场所和路线，她逐渐提高了工作效率，达到了要求的水平。在过去的 9 个月里，她一直在全职工作，没有出现任何问题。

2. 患者 2　Eric 是一家小型测量和工程公司的土地测量师。他经历了一次小脑卒中，并且能够重返工作岗位；然而只有兼职工作。几个月后，他经历了第二次脑卒中，开始接受 OT 治疗。使用了工作表现量表（附录 A）确定 Eric 所需的工作任务、使用的工具和遇到的常见环境条件。他的工作要求包括能够在平坦不平的地形上长距离行走、攀爬和携带工具，以伸展、蹲下和弯曲的姿势工作，长时间站立，用砍刀清理灌木，掌上电脑的操作，以及在各种天气条件下户外工作的能力。他必须能够在繁忙的道路和高速公路上安全地工作，注意细节，准确地进行数学计算，并遵循详细的程序。在工作表现量表中，Eric 认为他对这些工作任务的完成度可以达到 8～10 级。Eric 治疗师在和他的雇主沟通后，确认了这些工作内容，并且获得允许借用一些备用设备，以在 OT 中进行一些必需的工作模拟。Eric 与一名同事一起作为小组进行工作，因此 Eric 在治疗师的协助下，在诊所附近的场地执行了部分调查任务。他们进行了几次这样的治疗，并注意到了其耐受性的增加。Eric 能够很好地操作设备同时身体能够很好地满足工作需求。在诊所繁忙的停车场进行模拟测量时，他始终表现出安全的工作行为。他能够通晓工作所需的程序，准确地进行数学计算。

在几次 OT 访视之后，治疗师再次与 Eric 的雇主交谈，因为他在诊所的模拟工作做得很好。雇主质疑 Eric 准确记录数字的能力，称他在工作时患有"某种阅读障碍"，会导致他出错。在调查中，同事喊出测量结果后，他会记录下错误的数字，使得调查不准确。雇主担心与测量错误有关

的责任，这可能导致承包商在错误地点修建道路，土地被错误分割，或其他会导致法律和安全方面后果的错误。管理团队希望完全确信 Eric 能够正确执行与数字相关的任务。Eric 没有提到这个问题，在 OT 评估或治疗期间也没有提出。他没有意识到他犯了错误。作业治疗师开始和 Eric 一起进行测量活动，大声朗读他测量的数字，Eric 听治疗师在录音机中朗读的数字并进行记录。他准确地完成这些数字任务的能力得到了提高，而且很明显，他可以通过调整来完成所有的基本功能。Eric 和治疗师列出了这项工作的每一项基本任务，Eric 目前执行这些任务的能力，以及所需的适应措施。Eric 提高了对自己的不足和能力的认识，并进行调整。与雇主和 Eric 的同事讨论后发现，问题发生在他在两人小组中履行劳工职责时，而执行操作员职责时没有问题（这些职责不涉及大声朗读数字）。Eric 最初回到工作岗位时，只负责操作员职责，他始终准确地履行。作业治疗师进行了几次现场访视，与 Eric 一起恢复劳工职责。他们确认他的个人因素和"数字使用"策略的"恰到好处"结合可以帮助他完成目前工作。他开始使用这些策略（如使用录音机、重复、准确性检查），并逐渐恢复劳工职责。Eric 开始在需要时寻求反馈和帮助，他渴望收到反馈和指导。当他有信心开始履行劳工的职责时，他的工作被检查了好几次。当他的准确率达到 100% 时，他被允许与小组中的其他测量员轮流工作。同时他也了解了疲劳的影响，能够识别出疲劳的早期迹象，如果疲劳影响准确性，他会要求与同事交换角色。因为 Eric 会在各种各样的天气里工作，而且需要体力劳动，所以这对他来说是需要必须学习的一课。Eric 继续他的日常工作，他没有任何错误的现象。

八、评估附表 [21]

指导语：我需要了解你在工作中所做的工作任务，以及你认为自己能够多大程度上完成这些任务。

以下是你的职务的工作任务列表。你多久做一次这些任务？

如果你现在必须做这项任务，你认为你能做

得多好？

• 可以利用 O-NET 网站（https://www.onetonline.org/）将工作转换成数条核心任务描述以填写入表格中。

• 和患者一起回顾这些任务描述，修改描述以准确地描述患者的工作职责。

• 如果患者每天需进行额外的工作任务，请将这些任务添加到表单中。

• 由患者对进行每项任务的频率进行 1~7 的评分，具体见下表。

• 由患者对自己目前每项任务的完成能力进行 1~10 的评分，具体见下表。

• 总体表现评分除以被评分的任务数，得出任务表现的平均评分。

频率评分 1~7	O-NET 任务描述	表现评分 1~10

平均任务表现评分 = 总体任务表现评分 / 任务数

表现评分量表
完全不能 1–2–3–4–5–6–7–8–9–10
可非常好地完成

频率评分量表
7= 每小时或更频繁
6= 每日数次
5= 每天
4= 大于每周 1 次
3= 大于每月 1 次
2= 大于每年 1 次
1= 每年 1 次或更少

量表设计者：Vicki Kaskutas, OTD, OTR/L, FAOTA and Mary Seaton, MHS, OTR/L；Washington University School of Medicine Program in Occupational Therapy.

在任何出版物中使用时，请注明出处，并且不要擅自修改。

致谢

感谢 Mary Seaton，MHS，OTR/L，她为我提供了本章末使用的案例研究。同时我还要感谢华盛顿大学作业治疗项目资助的几位研究生助理。

复习题

1. 将 OT 治疗师对工作的评估与对其他作业领域的评估进行比较和对比？

2. 为什么了解患者的工作需求和工作环境很重要？作业治疗师如何了解患者的工作？

3. 描述脑卒中后恢复工作的获益和风险，为什么工作对很多脑卒中患者如此重要？我们如何才能更好地帮助他们实现工作目标？

4. 作业治疗师必须了解哪些与就业相关的政策、法律和标准？每一项各涉及什么内容？

第 10 章　日常生活的工具性活动：驾驶和社区交通

Driving and Community Mobility as an Instrumental Activity of Daily Living

Anne E. Dickerson　**著**

路　芳　莫林宏　吕宣新　**译**

关键词

- 驾驶
- 社区交通
- 替代交通工具
- 驾驶员评估与康复治疗
- 驾驶员康复专家
- 通用框架
- 司机服务范围
- 道路评价
- 筛选及评估工具
- 驾驶综合评估

学习目标

通过学习本章内容，读者将能够完成以下内容。

- 了解工具性日常生活活动，驾驶和社区交通是一种被高度重视但又复杂的工作。
- 识别驾驶和社区交通等工具性日常生活活动的危险因素，并适当实施评价和干预策略。
- 通过干预措施为恢复驾驶做准备，适当地转诊给驾驶员康复专家，或协助制订一个全面的社区交通计划来解决这一问题。

一、概述

对于大多数人来说，获得驾照就意味着世界会变得更广阔。驾驶机动车辆可以让人们走出街区、社区、州、省或国家，去参观、探索并参加家庭和周边环境之外的活动。虽然社区的公共交通可以到达一些相同的目的地，但驾驶机动车能摆脱火车、地铁或公交车站的局限，有更好的自发性和自由性。

在获得驾照后，人们总是期望自己能够开车。尽管可能有其他可行的交通方式，但在美国，驾驶是最被接受的社区交通手段[76]。此外，由于社区交通是参与其他职业的手段，所以也是就业促进因素之一[69]。因此，由于残疾、功能障碍、经济因素等原因，不会开车都会对参与生活造成一定的影响[76]。所以，当脑卒中幸存者被告知不能驾驶时，他们会感到震惊，对前景担忧[55]。许多人不顾医生的建议，考虑继续开车[33, 55]。

在可预见的未来，驾驶是最具价值的工具性日常生活活动之一。最新的职业治疗实践准则：过程和领域[5]的变化之一是驾驶作为确定的IADL，已被升级为"驾驶和社区交通"，而不是简单的社区移动。这与IADL的定义基本相同，与步行、骑自行车和其他交通方式一起，明确地将驾驶定位为社区交通的一种方法。这一变化首先体现在驾驶上，反映了驾驶对客户的重要性，以及认识到大多数成年人使用自己的私家车作为社区交通的一种手段，并且在未来还将继续这样做[19]。

有证据表明，在脑卒中等重大医疗事件后，患者希望恢复这一有价值的职业，这在职业治疗师中是众所周知的，但只是最近才有报道。一项研究从患者及其护理人员的角度，探讨慢性疾病如何影响有价值的 IADL[28]。30 名平均年龄为 68 岁的老年人在门诊康复项目中接受了采访，同时还采访了一名主要护理者。尽管纳入标准中有其他的诊断，但几乎所有的参与者都在脑卒中后有显著的功能障碍，需要在门诊继续康复治疗。除了 3 名已经停止驾驶的参与者外，其余所有参与者都认为驾驶是最重要的 IADL。当进一步询问时，很明显，对于许多人来说，驾驶被视为其他 IADL（如购物、参加社交活动、银行业务和管理药物）取得成功的首要条件[28]。对于本研究中的一些人来说，停止驾驶会导致抑郁和孤立感[46, 55, 59]，对于年轻的脑卒中患者来说尤其如此，他们需要继续开车去工作，为家庭成员提供服务，并继续积极生活。然而，脑卒中主要发生在 60 岁以上的人，因为脑卒中患者是美国住院康复的医疗保险受益人中最大的残障群体[60]，因此作业治疗师应该是提供服务的专家，帮助患者恢复日常职业，特别是日常生活活动和 IADL。此外，随着下一代，即生育高峰期出生的孩子，成为我们的主要患者群体，患者也将发生变化。

1. 对生育高峰期出生的孩子的影响　1945—1964 年出生的这一代人被亲切地称为生育高峰期出生的孩子。新闻媒体、政客、保险公司和广告商都花费了大量的资源和时间来研究这一代人，因为这一年龄段的个体数量远远超过了其他年龄段。目前，随着生育高峰期出生的孩子进入成年的后期阶段，这一代独特的方面将在未来几十年继续改变 OT 训练。例如，大萧条时期的老年人害怕在必需品上花太多钱，生育高峰期出生的人则会在奢侈品上过度消费。生育高峰期出生的人群将需要既有用又有吸引力的适合设备，因为他们不会接受"不"的回答，而是想要解决方案。生育高峰期出生的人群的职业道德和驾驶能力要求治疗师找到更好的方法来适应工作环境（见第 9 章），有效改善家庭环境（见第 30 章），并解决除穿衣、吃饭和洗澡以外的职业问题。随着避孕技术的发展，同龄人群生育的孩子越来越少，有工作的母亲也越来越普遍。因此，不能期望或依赖工作的成年子女（即"三明治"一代）来满足他们年迈父母的交通出行需求。生育高峰期出生的人群想要且需要独立，对这一代的人来说，没有什么比坐在汽车的方向盘后面（behind the wheel, BTW）开车更意味着独立了。为了将问题或损害与选择相匹配，生育高峰期出生的人群要求获得能够让他们继续开车上路的解决方案。

正如现在的年轻一代是通过指尖技术来满足他们的需求，生育高峰期出生的人群是随着机动车的发展而成长起来的。20 世纪 40—50 年代，崭新闪亮的汽车是独立身份的象征，是与他人交往的方式，是从事家庭以外职业的"载体"。尽管一些城市支持或提倡公共交通，但对于美国的大多数城市、城镇和乡村，以及扩张的郊区、社区都是围绕着个人交通工具设计的。对于那些生活在城市或农村地区的人来说，私家车是满足日常需求的必需品而不是奢侈品。

大多数生育高峰期出生的人，在青少年时期就盼着能参加驾照考试，并能在附近地区以外的地方探索。虽然电话是可以使用的，但开车是生育高峰期出生孩子的社交网络（也就是说，汽车相当于最新的平板电脑或智能手机）。青少年们可以开车去当地的聚会场所，不管是高中的体育比赛、音乐会，还是游泳池。男孩们努力工作、攒钱，所以人们可以看到他们驾驶着福特野马或雪佛兰皮卡沿着镇上的主要街道行驶。20 世纪 50 年代和 60 年代，随着州际公路的修建和道路的改善，个人的生活和工作范围远远超出了他们所处的社区。郊区生活成为常态，直到 20 世纪 70 年代，周日开车出行成为直系亲属和大家庭的重要活动。汽车影院让家庭可以聚在一起野餐，坐在自己的旅行车上以合理的价格看电影。为什么要讲这段历史？因为总的来说，对于生育高峰期出生的一代来说，开车不仅仅是为了社区内移动，去他们想要或需要去的地方，更重要的是开车这一事件。无论是否有替代交通工具，当老年人面临失去驾驶能力的风险时，作业治疗师必须了解并考虑到，对于这些患者，这可能不仅仅是失去社区移动的选择，而且失去了他们唯一有价值的社区出行选择，即汽车。此外，人们认识到，驾驶对从事其他职业至关重要。

2. 职业治疗在脑卒中康复中的作用　正如全

文所讨论的，作业治疗师在评估和干预脑卒中幸存者中的作用，因脑卒中的病灶部位和严重程度而异。脑卒中事件后，残障者通常先接受急性期护理（见第 1 章），治疗师负责评估病因和临床表现，以防止病情进一步恶化（如痉挛和挛缩），并促进功能性残障的恢复。病程很快进入亚急性期，有证据表明，包括 OT 在内的康复资源致力于这些康复阶段时，跨学科脑卒中康复治疗可以改善脑卒中幸存者的预后[72]。

就服务而言，作业治疗师的角色是解决 OTPF 所确定的每个职业。治疗师并不总是清楚的是，驾驶和社区移动与所有其他职业直接或间接相关（表 10-1）。因此，治疗师必须在他们的干预和（或）出院计划中考虑驾驶和社区移动，而不是假设其他人（如医生和门诊治疗师）会在稍后治疗过程中解决这个问题。

虽然所有的职业对个人都很重要，但作业治疗师从基本的 ADL 开始，关注个人的尊严感，以

便能够执行他 / 她的日常自我照顾任务。随着个人功能的提高，在 IADL 领域或其他职业领域（如工作和休闲）中可以解决焦虑问题。由于脑卒中患者平均接受 16 天的住院治疗[52, 60]，OT 治疗师的治疗时间有限，因此必须与患者、护理人员和团队合作，通过适当的出院计划来解决基本的未满足需求。在最初的康复服务中，驾驶和社区移动可能是无法直接解决的领域之一，但对脑卒中幸存者来说，继续恢复功能和提高生活质量至关重要。治疗师必须明白，ADL 和 IADL 影响患者是否能在社区进行移动。患者在脑卒中后开始康复和回归家庭时面临许多挑战。因此，重要的是要确保患者和家庭获得有效从事有价值职业所需的信息，并能够制订未来计划，这就需要能够走出家门，参与社区中必要的和有价值的活动。

在康复过程中或计划出院时，当出现驾驶问题时，作业治疗师必须毫不犹豫地承认并回应这

表 10-1　由实践框架确定的职业及与驾驶和社区交通的关系

职　业	在与驾驶和社区移动相关的干预或出院规划中应考虑什么
日常生活活动：沐浴或淋浴、如厕和厕所卫生、穿衣、吞咽或进食、喂养、功能性活动、个人设备护理、个人卫生和打扮、性活动	• 使用交通工具时的大小便管理 • 确保车辆内任何移动设备的安全 • 上下机动车 • 轮椅或踏板车的存放
工具性日常生活活动：照顾他人、抚养孩子、沟通管理、驾驶和社区移动、财务管理、健康管理和维护、家庭建设和管理、膳食准备和清理、宗教和精神活动和表达、安全和紧急维护和购物	• 接送不开车的配偶 • 从家里接送孙子上学、日托 • 去银行、邮局和药房 • 预约医生和临床治疗 • 食品杂货店和餐馆 • 宗教活动 • 可能通过出售和购买房屋或第二套度假房屋进行搬迁 • 酗酒者匿名组织或其他支持组织
休息和睡眠：睡眠准备、睡眠参与和休息	疲劳增加撞车风险
教育：正规教育参与、非正规个人教育需求或兴趣探索、非正规个人教育参与	• 参加社区大学课程学习新技能（如电脑技能、退休规划和遗产规划） • 参加正规教育课程 • 参加社区娱乐活动，如高级运动、绘画、缝缝或纸牌片
工作：就业兴趣与追求、求职和获取、工作表现、退休准备与调整、志愿者探索与参与	• 如果外出工作，必须能够使用某种交通方式 • 社区志愿者（老年人是志愿者的最大年龄组）
游戏或休闲：探索和参与	• 在需要的任何时候，随时可以玩耍或休闲 • 运动、钓鱼、高尔夫、缝补、庭院旧货销售、划船、散步和徒步旅行
社会参与：社区、家庭、同伴或朋友	• 在需要的任何时候，任何一天都可以参加社会活动 • 拜访朋友和家人 • 与同事、家人和朋友共进午餐或喝咖啡 • 社交活动，如毕业典礼、电影、音乐会、生日派对、聚会和其他庆祝活动 • 与家人或朋友一起度假

一关键的 IADL。这并不意味着治疗师要决定是否颁发驾照，但与其他所有复杂的 IADL 一样，他 / 她在功能和性能方面有最好的视角，以确定是否有任何功能缺陷会影响驾驶活动。表 10-2 展示了一些与脑卒中相关的缺陷，这些缺陷可能会影响驾驶活动。

在考虑驾驶时识别患者的潜在风险与识别其他复杂任务的风险没有显著区别。当作业治疗师观察到患者难以独立做好一顿饭或管理家庭预算时，治疗师将风险、风险的影响及可能用于减轻任何不想要的结果的策略告知患者和家人或照顾者。对于驾驶来说，这个过程不是更复杂，而是

更加难懂。这是因为，潜在的风险不仅涉及患者和护理人员，而且如果驾驶结果证明是负面的（碰撞），也可能影响公众。这通常是 OT 治疗师没有信心解决驾驶问题的原因[30]。然而，驾驶和社区移动完全在 OT 实践的范围内，而且识别风险是从业者的道德义务[39]，此外，作业治疗师被确定为驾驶员评估和康复的"首选"职业[12]。除非所有的 OT 治疗师与所有的患者一起解决这个 IADL 问题，否则这个实践领域将被其他资质较差的服务提供商所取代，他们已经在设计旨在对老年人进行有效评估的认证计划[22, 23]。

与正常的老年人不同，脑卒中幸存者有特定

表 10–2　可能影响驾驶性能的脑卒中相关缺陷

缺　陷	确定驾驶安全风险时需要考虑的潜在问题
左侧忽略	• 不注意（和不适当的反应）道路标志、交通信号或标记 • 行驶到车道最右侧或最左侧（不保持车道位置） • 看不到多车道道路上左侧的转弯车道或车辆 • 转弯前不看十字路口的所有方向
视野缺损	• 在现场画线区域很难看到车辆、物体或行人，增加了碰撞风险 • 会对突然从盲区进入视野的意外刺激或事件感到惊讶（措手不及） • 使用侧后视镜时对受影响一侧的周围交通保持警惕的能力降低
偏瘫	• 可能需要自适应装置来补偿一个或两个患肢的运动功能障碍 • 需要任何适应性评估和培训
癫痫发作	大多数州都有规定的无癫痫发作期，无论是否服用药物
复杂区域综合征 I 型（反射性交感神经营养不良）	• 疼痛可能会影响情绪，成为分散注意力的因素 • 疼痛可能影响运动功能，干扰安全驾驶所需的运动 • 止痛药物会影响个体的意识水平、认知和反应时间 • 驾驶时患肢的适当姿势
感觉、知觉	• 由于疏忽、空间关系或身体部位协调性差的问题，车身定位和方向盘后面位置的维护可能很困难 • 感觉减退可能会导致踏板缺失或踩错踏板 • 深感觉差可能导致跟车或停车距离短、速度判断不充分或无法判断接近车辆的距离以进行转弯（间隙接受）
失语症	• 误读标志或其他道路用户提示 • 较慢的书面或口头信息处理会延迟行动，从而增加撞车的风险 • 当试图说话时，可能会变得容易分心或沮丧
冲动性，抑制力差	• 在考虑环境中的所有要素之前，要先做出反应，以便做出适当的决定，判断或行动 • 回应或反应的时候不考虑行动的后果
否认，洞察力差	• 不了解缺陷对驾驶性能的影响或任何缺陷如何干扰安全驾驶 • 无法衡量变化或改进 • 不会预料到安全驾驶的问题或障碍，以便适当地自我调整 • 不会听取他人的驾驶建议，从而需要其他策略来保障公众安全
记忆力	• 可能不记得旅行的目的地 • 很容易走失 • 感到困惑，使自己处于不安全的境地（在十字路口停车决定是否右转） • 当他 / 她找不到街道或房子时变得焦虑

的视觉、感觉、运动和认知问题，最好由医疗专业人员来解决。如果没有这些专业知识，脑卒中幸存者可能无法得到准确的评估，也无法就车辆的适应性提供恰当的建议，或者在最初康复后，被不正确的告知不能再驾驶了。为了保持这一至关重要的 IADL 并提高生活质量，必须尽可能恢复患者青睐的社区移动方式（大多数情况下为驾驶），由最了解职业的人来进行，即从事脑卒中康复的作业治疗师。

3. 与驾驶有关的利益相关者　最近，Dickerson 和 Schold Davis[29] 确定了考虑驾驶时的四类利益相关者和他们的基本职能，即州执照当局、研究人员、治疗师和患者（即司机、护理人员和家庭成员）（图 10-1）。这个模型适用于想要恢复驾驶的脑卒中幸存者。从不同的角度来看，四个利益相关者群体在确定脑卒中幸存者驾驶特权方面发挥了重要作用。

国家许可机构对所有驾驶人的身份作出法律决定。在美国，联邦指导方针可能影响法律和实践，但每个州都制订自己的政策。在理想的情况下，许可当局使用来自治疗师的建议，他们评估具体的患者，并使用来自研究人员的最新和有效的证据来作出适当的许可决定。

研究人员提供了有关是否适合驾驶决策所需

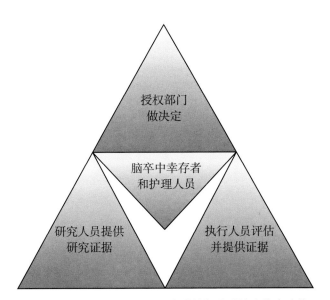

▲ 图 10-1　与驾驶相关的四个利益相关群体和基本功能
改编自 Dickerson AE, Schold Davis E. Driving experts address expanding access through pathways to older driver rehabilitation services: expert meeting results and implications. *Occup Ther Health Care*. 2014; 28(2): 122–126.

的证据，特别是与筛选和评估相关的。研究人员在提供与脑卒中等诊断相关工具有效性和可靠性的证据时，确定了临床医生和许可机构使用这些工具时的适当约束和限制条件。换句话说，研究人员帮助将研究成果转化为实际标准，以客观决定是否适合驾驶。研究人员可以是心理学家、作业治疗师、内科医生或其他具有研究学位的专业人员。

从业人员能够对驾驶人进行专业的筛选和评估，并向发证机关提供建议。在脑卒中的情况下，OT 治疗师唯一有资格使用评估工具和临床推理，来提供最准确的脑卒中幸存者执行复杂 IADL 能力的证据（包括驾驶）。这类模型可能包括全科 OT 从业者或驾驶员康复专家（rehabilitation specialist, DRS），他们可以根据研究人员提供的最佳证据支持的工具，提供专家评估和建议。从业者必须解释有关老年驾驶人的研究证据，如果可能的话，特别是脑卒中人群。在某些情况下，最初的决定由主治医师负责，主治医师根据用户（患者）的情况，向患者或护理者建议停止驾驶，将信息（报告表）传递给发证机构，甚至可能提供专门的驾驶评估。然而，很明显，医生并不总是对这个决策过程感到满意[76]，应该向作业治疗师了解患者的风险水平。

最后，处于问题中心的是驾驶员（脑卒中幸存者）、护理人员或家庭成员。为了努力保持他们的驾驶特权，患者会迅速理解和管理驾驶评估和许可过程的复杂性。患者希望寻求帮助，期望结果或避免不值得投入时间、金钱或精力的服务。

理想情况下，该框架说明了一个流程，该流程以患者为服务的受益者，整合并响应每个利益相关群体。幸运的是，这个过程依赖利益相关群体之间的沟通与合作。沟通是建立在共同的知识和语言的基础上，尽管在这一过程中已经取得了进展[31]，但仍需要继续努力来促进一个共同的目标，以使我们的患者受益。框 10-1 提供了驾驶员康复中重要术语的定义。自从意识到这个问题以来，交通领域的领导人一直在制订一个供从业者、许可当局和研究人员使用的统一分类法的体系[31]。虽然还没有正式建立体系，但该文本框中提供了反映当前驾驶员康复的术语和定义。

框 10-1　驾驶员康复中选择常用术语的定义

- **适合驾驶**：驾驶员特征，定义为任何功能（感官、知觉、认知或精神运动）缺陷或医疗状况的缺失（或程度），这些缺陷或医疗状况显著损害了个人在遵守道路规则的胜任能力，或者显著增加驾驶车辆的碰撞风险
- **驾驶资格**：证明是否符合负责驾驶执照机构认可的驾驶标准
- **驾驶技能**：驾驶员在日常体验中可能面临各种交通和环境条件，从操作和战术层面上演示车辆控制
- **驾驶能力**：在指定范围的交通和环境条件下控制机动车所需的必要的感觉、感知、认知或精神运动技能，以及满足管辖权要求的道路规则知识
- **临床驾驶评估**：医疗保健专业人员通过使用特定工具或仪器对感觉、知觉、认知或精神运动能力的评估，来获取、解释和记录数据，以确定是否适合驾驶
- **道路评估**：一种机动车辆驾驶评估，使用评分或确定牵引水平的方法，检查一个人在作战、战术和战略水平的驾驶能力和技能
- **综合驾驶评估**：卫生保健专业人员对个人驾驶知识、技能和能力的完整评估，其中包括医疗和驾驶史，感觉、感知、认知或精神运动能力的临床评估，酌情进行道路评估，结果总结，以及包括交通方式选择的包容性移动性计划的目标和建议
- **驾驶操控**：使用车辆或模拟车辆进行驾驶操作，以便在公共道路或越野设置上进行指导/培训
- **路上行驶**：在私人道路或街道、公路或高速公路上行驶
- **驾驶测试**：驾驶机动车在公路或街道上进行的驾驶动作和道路规则知识的考试
- **非上路**：道路评估的一个组成部分，在道路或非道路公共管理区域（如私人道路、停车场和封闭球场）进行。需要注意的是，在某些领域或学科中，这是指在道路评估之前进行的临床评估
- **封闭式场地**：一种独立于公共道路的驾驶场地，具有已知和受控的驾驶参数，用于评估驾驶技能或能力或练习驾驶技巧
- **自然驾驶（研究或评估）**：一种监测或评估方法，使用安装在司机自己车上的仪器来评估驾驶行为，为每次出行提供客观的驾驶 ID 和驾驶数据，不需要与司机进行互动
- **标准化道路测试**：通常使用特定组件（如右转、高速公路和十字路口）进行的道路测试，以创建至少具有可比较的区间数据特性的量表分数

4. 驾驶员康复专业　驾驶员康复专业是一个多学科领域，为残障人士规划、开发和实施驾驶员康复服务。驾驶员康复专家也是一个通称，涵盖了不同的提供者群体。由于国家对该领域的认证和教育要求含糊不清，并且不一致，因此使用首字母缩写 DRS 提供者的背景包括工程师、驾驶老师和卫生保健专业人员。了解驾驶员康复领域是在汽车普及后不久发展起来的，这一点很重要[56]。早在 20 世纪 20 年代，人们就对车辆进行创造性的改装，使人们可以在身体损伤的情况下继续驾驶[40]。作业治疗师、驾驶员教育者和工程

师合作，提供基于医疗和职业康复服务模式的驾驶员康复服务[56]。重点是通过车辆改装和适应性设备对有身体损伤的患者（如脊髓损伤、截肢、脊柱裂和侏儒症）进行评估和康复。直到近几年，由于越来越多的伴有慢性疾病的老年人（即出生高峰期出生的人）的寿命延长，他们希望通过驾驶保持独立，这些项目才开始扩大到包括患有身体和认知障碍的老年人。事实上，第一个国家公路交通安全管理局（National Highway Traffic Safety Administration，NHTSA）与美国职业治疗协会（American Occupational Therapy Association，AOTA）的合作协议是在 2003 年开始的，当时认识到需要扩大驾驶员康复服务项目、政策和战略，以满足维持公共道路安全的服务需要。

从历史的角度看，DRS 的多种角色发挥了良好的作用。由具有工程或驾驶员教练背景的 DRS 来确定手控装置的适合性，并教脊髓损伤患者使用这些装置是切实可行的。然而，当这个人是脑卒中幸存者时，健康专业人员的医学背景就变得至关重要。因此，驾驶评估和康复应该是什么，以及谁有资格区分，变得更加复杂。全科作业治疗师需要认识和理解，描述其证书为 DRS 和执业驾驶康复的个人，可以像 OT 的实践领域一样多样化（如学校治疗师、心理健康实践和长期护理治疗师）。然而，与 OT 不同的是，使用 DRS 名称的个人可能包括教育背景不涉及医疗条件的个人，如工程或心理学。

5. 驾驶员康复专家和作业治疗师　同时担任作业治疗师的 DRS 通常会进行综合驾驶评估，以确定个人的驾驶知识、技能和能力。综合驾驶评估被定义为"医疗保健专业人员对个人驾驶知识、技能和能力的全面评估，其中包括①医疗和驾驶史；②身体、认知、视觉和（或）感知能力的临床评估；③道路评估（视情况而定）；④结果总结；⑤包容性出行计划的目标和建议（包括交通选择）"。特别是对于患有脑卒中等疾病的老年人，个性化计划可包括康复技能建议（如通过设计干预提高扫描技能），通过培训进行补偿（如学习环岛驾驶和学会使用手动控制），通过车辆自适应（如使用转向旋钮进行单手转向）、停止驾驶或以上几种方法的结合来代偿。各种选择和创新使通过技术补偿身体残疾成为可能。例如，用于低视力患者的双光望远镜

系统，用于下肢截肢患者的手控装置，用于左侧脑卒中导致右侧偏瘫患者的左脚加速器，用于患有高位脊髓损伤患者的操纵杆转向，对有严重身体损伤的人来说，都是技术的进步。然而，虽然通过训练或适应进行康复或补偿是理想的目标，但个人必须具备新的学习和技能发展的能力。技术进步还不能弥补执行功能技能的不足，这个技能是驾驶员策略、战术和安全的关键决定因素[61]。此外，除了身体损伤外，洞察力下降[6]或认知能力差[11]的人不再有能力自愿限制或调整他们的行为以使其适合开车（见第 25 章和第 26 章）。

6. 驾驶服务水平　如前所述，驾驶员康复专业随着患者、执照许可机构和家庭的需求变化及技术的快速变化而不断发展。使问题复杂化的是，医生经常被问及驾驶问题，但他们可能不知道，驾驶员康复服务或全科作业治疗师可以筛查驾驶风险。可以理解的是，患者对成本感到困惑或抱怨，因为他们不了解完成基于医学的综合驾驶评估所需的服务水平。患者可能不明白，为什么执照颁发机构可能仅仅根据诊断结果直接吊销执照，以及如果发生这种情况，该去哪里寻求帮助。

与驾驶员康复服务关系最密切的两个专业协会，即驾驶员康复服务协会和 AOTA，通过了一份描述驾驶员服务范围的文件[43]。这份开创性文件的开发由 NHTSA 资助，历时 18 个月完成，这是与驾驶相关的不同类型的服务首次被描述和区分[43]。

该文档有两个部分。第一部分说明了从社区移动到驾驶员康复的具体服务范围（表 10-3）。第二部分根据服务的级别和复杂性将驾驶员康复方案分为三大类（表 10-4）。表 10-3 的主要特征包括以下内容。

(1) 社区教育的差异化，基于医学的评估、教育和转诊，以及针对驾驶员康复计划的专门评估和培训。

(2) 在五种不同的项目类型下（驾驶员安全项目、驾驶学校、驾驶员筛选、临床 IADL 评估和驾驶员康复项目），介绍了具有凭证的特定提供者。有助于确定哪些项目使用有医学背景的提供者，使其为脑卒中患者提供适合的服务。

(3) 在每种项目类型下（如前所述），所需的提供者的知识和典型服务将有助于读者将预防性服务（即更新驾驶技能或获得驾照）与基于医学的

评估区分开来。这些部分还阐明了在医生办公室进行的筛查、可能由全科作业治疗师进行的临床（或 IADL）评估和由 DRS 提供的专业服务之间的差异。

(4) 每种程序类型的结果都有明确的说明。因为驾驶员安全项目提供了教育和知识，驾驶学校提高了健康驾驶员的技能，因此这两类项目不应该成为脑卒中患者的干预资源。以医学为基础的评估、教育和转诊计划表明，有风险或需要转诊到专业康复治疗是脑卒中康复的适当计划。

表 10-4 列出了不同级别的驾驶员康复方案。该表的编制也是针对驾驶员康复专业领域内不同级别项目的第一项工作。其意义在于，所有涉及驾驶课程的医疗保健提供者（如医生、神经心理学家、医疗执照委员会和作业治疗师）都应了解，并非所有驾驶课程都是相同的。特别是对于脑卒中患者，这种差异可能是至关重要的。例如，如果患者有任何上肢或下肢瘫痪，他 / 她应该被转介到低技术项目，因为可能需要自适应设备来补偿车辆主要或次要控制的操作。因为经典的评估车辆没有任何修改，基本程序将不合适，所以无法完成最有效和最高效的评估。

二、驾驶 / 社区移动的筛选和评估过程

虽然有许多程序被用来评估职业绩效，但使用标准化的评估工具或基于研究证据的工具，对于获得可靠的信息以证明服务的合理性至关重要[34]。然而，评估动态和复杂活动（如驾驶）的问题之一是，根据目前的研究，没有一种单一的评估工具可以综合评估驾驶适应性或驾驶性能[10, 26]。由于任务的复杂性，再加上脑卒中造成损伤的多样性，任何被认为是确定脑卒中患者驾驶风险的唯一评估工具都应该被怀疑。取而代之的是，对一组工具进行分析，以获取所需的一些技能和能力（如视觉、认知、知觉和运动功能）[8, 17, 49, 75]。研究集中在提高老年人驾驶能力预测有效性的评估上，其他研究则是在特定医疗（或临床）条件下检查工具[18]（包括脑卒中）。本章后面将讨论对脑卒中和驾驶评估有价值的特殊工具。关键是，驾驶活动作为一项复杂的 IADL，需要在基于表现的背景下进行考虑，而不是根据计算机或纸笔测试的分数。

表 10-3 美国职业治疗协会和驾驶员康复专家协会关于驾驶服务范围的文件

项目类型	基于社区教育		基于医疗的评估、教育和转诊		专业评估与培训
	驾驶员安全项目	驾驶学校	驾驶员屏幕	临床 IADL 评估	驾驶员康复计划（包括驾驶员评估）
典型提供者和证书	特项目证书（如 AARP 和 AAA 驾驶员改进计划）	由国家执照机构或教育部认证的有执照的驾驶教练	医疗保健专业人员（如医生、社会工作者、神经心理学家）	职业治疗协会（全科医生或 DRS#）其他卫生专业学位，具有 IADL 专业知识	DRS#, CDRS*, 作业治疗师，拥有驾驶和社区移动专业认证+
供应商所需知识的要求	• 专业知识 • 培训课程内容和授课方式	• 指导新手或重新学习的驾驶员，排除可能干扰驾驶的医疗或老化状况，以进行教育/培训/刷新/更新驾驶技能	• 了解相关的医疗条件，评估、转诊和（或）干预过程 • 了解评估工具（包括模拟）以衡量驾驶适应性	• 了解医疗状况及对社区移动性（包括驾驶）的影响 • 评估可能影响驾驶性能的认知、感知觉、行为和身体限制 • 了解可用性的服务 • 了解评估工具（包括模拟）的局限性和价值，作为衡量驾驶适应性指标	• 将有关医疗条件的知识应用于驾驶过程中 • 评估可能影响驾驶性能的认知、视觉、感知觉、行为和身体限制 • 将临床研究结果与道路性能评估相结合，并帮助决定可用的设备和车辆改装选项 • 协调多学科提供者和资源，其中包括驾驶员教育、卫生保健团队、车辆选择和改装、社区服务、资助/支付者、驾驶执照机构、培训和教育，以及护理人员支持
提供的典型服务	• 以课堂或电脑为基础，为持证驾驶员提供道路规则、驾驶策略、法律等方面的复习 • 增强自我意识，选择和自我限制的能力	• 提高驾驶性能 • 取得驾驶执照 • 为家庭成员提供驾驶员技能发展咨询 • 推荐继续培训和（或）接受执照考试 • 补救计划（如青少年/成人执照恢复课程，执照点课程减少）	• 就与特定情况相关的风险（如药物、骨折、术后）提出建议 • 调查与视觉、认知和感知觉运动功能变化相关的驾驶风险 • 确定有风险的驾驶员的行动 　- 请参阅 IADL 评估，驾驶员康复计划和（或）其他服务 　- 讨论停止驾驶；为替代交通选择提供咨询和教育 • 遵循报告/推荐机构许可的建议	• 评估和解释与急性或慢性疾病引起的视觉、认知和感觉运动功能变化相关的风险 • 协助弥补缺陷，以促进康复服务做好准备 • 考虑患者的诊断、风险、家庭、护理、环境和条件，制订个性化的交通计划 　- 讨论车辆改装的资源（如滑板车提升） 　- 促进客户对于社区交通选择的培训（如移动的管理人员，适合痴呆症患者的交通工具） 　- 讨论停止驾驶，对于自我意识较差的患者，与护理人员合作制订停止策略 　- 参考驾驶员康复计划 　- 记录驾驶员的安全风险和建议的干预计划，以指导进一步的行动 　- 在出现安全风险或需要时将有关当局告知驾驶员	• 项目以评估的复杂性、设备类型、车辆类型和供应商的专业知识来区分 　- 通过驾驶记录和医疗记录，了解驾驶执照的符合性和基本资格 　- 由接受过医疗培训的提供者评估和解释与驾驶相关的中视觉、认知和感觉运动功能变化的临床道路上 　- 进行综合驾驶评估（临床和道路） 　- 向患者和护理人员提供评估结果，并提供资源、咨询、教育和（或）干预计划 　- 干预措施包括对驾驶员和乘客进行补偿性策略、技能和车辆调整资源或改装的培训 　- 倡导患者获得资金资源或改装的文件 　- 按照规定向医生和（或）驾驶执照机构提供关于驾驶是否合格的文件 　- 按照国家法规规定设备，并与移动设备经销商^合作 　- 如果建议停止驾驶或从停止驾驶过渡，提供继续的社区移动的资源和选择 建议包括：①不受限制驾驶；②有限制驾驶；③停止驾驶等待康复或培训；④进行性疾病的计划性再评价；⑤停止驾驶；⑥推荐其他项目
结果	提供教育和意识	增强健康驾驶的技能	指示有医疗风险或需要跟进的驾驶员	指示有医疗风险或需要跟进的工具性日常生活活动	确定是否适合驾驶并提供康复服务

CDRS. 认证驾驶员康复专家；DRS. 驾驶员康复专家；IADL. 工具性日常生活活动

*. 驾驶员康复专家协会认证

+. SCDM–由美国作业治疗协会提供的驾驶和社区移动专业认证

#. 具有驾驶员评估和康复专业培训的健康专业学位

^. 由国家移动设备经销商协会质量认可的供应商

引自 Lane A, Green E, Dickerson AE, et al. Driver rehabilitation programs: defining program models, services, and expertise. *Occup Ther Health Care.* 2014; 28(2):177-187.

表10-4 美国职业治疗协会和驾驶员康复专家协会文件，显示了驾驶员康复计划的范围

计划类型	驾驶员康复计划 确定是否适合驾驶和（或）提供康复服务		
	基 本	低科技	高科技
计划级别和典型的提供者凭证	提供者是具有专业治疗、其他相关健康领域、驾驶员教育专业背景的DRS#，或者具有LDI的CDRSotSCDCM专业团队	• DRS#/CDRS*，具有专业治疗、业证#，或者与LDI结合使用 • 建议提供驾驶员康复证作为全面驾驶评估培训的提供者	• DRS*，CDRS*，作业治疗师，具有驾驶和社区机动性方面的专业证书+ • 建议提供驾驶员康复证书，提供具有先进技能和专业知识的全面驾驶评估和培训，以完成复杂的患者和车辆评估和培训
计划服务	• 提供驾驶员评估，培训和教育 • 可能包括不使用主控或副控操作的自适应驾驶辅助装置（如坐垫或附加辅助装置） • 可能包括交通规划（过渡和选择），停止规划及患者作为乘客的建议	• 提供全面的驾驶评估，培训和教育，无论是否安装自适应驾驶辅助装置，都不会影响主要或辅助控制装置的操作，可能进入/驶出及移动自适应驾驶辅助装置固定，可能包括使用自适应驾驶辅助装置，如坐垫或附加的后视镜 • 在低科技级别，用于主控的自适应设备通常是手机械设备。辅助控件可以包括无线或远程访问 • 可能包括运输计划（过渡和选择），戒烟计划，以及为仅计划乘坐乘客提供的建议	• 提供各种自适应设备和车辆改造，用于全面的驾驶评估，包括低技术和基础计划中的所有服务。在此级别上，培训和教育，包括低技术可以根据患者的需求或能力级别更改次要和主要控件的位置 • 用于初级和次级控制的高科技自适应设备包括满足以下条件的设备 - 能够控制车辆功能或驾驶控制 - 由一个可编程的计算机的轮椅和（或）轮椅中的电子系统接口/集成
获取驾驶员位置	需要独立转移到OEM^ • 车辆的典型的驾驶员座椅中	地址转移，座位和位置到OEM^ • 司机座位。可能会建议进入驾驶员座椅，改善定位，轮椅固定系统和（或）机械轮椅装载设备	进入车辆通常需要坡道或离升降机，并可能需要适应OEM驾驶员座椅，进入轮椅上驾驶，或者患者可能从轮椅上驾驶。供应商评估并建议车辆结构改修度，以适应产品，如坡道，升降机，转移板和清座车升降机，转移座椅底座，适合用作驾驶员座椅的轮椅和（或）轮椅固定系统
典型的车辆改装：主要控制：汽油、刹车、转向	使用OEM^ • 控件	主要驾驶控制示例 • 机械气/刹车手控制 • 左脚油门踏板 • 踏板延伸 • 驻车制动杆或电子车制动器 • 转向装置（旋转旋钮，三针和C型安全带）	主要驾驶控制示例（除了"低技术含量"选项之外） • 动力油/制动系统 • 带有动力气/制动系统的动力驻车制动器 • 变力转向系统 • 直径减小的方向盘，水平转向，方向盘延伸，操纵杆控制 • 省力的制动系统
典型的车辆改装：辅助控制	使用OEM^ • 控件	辅助驾驶控制示例 • 远程喇叭按钮 • 转向信号灯的修改 • 远程制水器控件 • 档位选择器的修改 • 按键/点火适应	用于访问辅助部件和附件控件的电子系统。辅助驾驶控制示例（除了"低技术含量"选项之外） • OEM^电子产品的接线接口 • 与OEM设备接口的远程修改，触摸板或开关阵列 • 动力传动变速器

CDRS. 认证驾驶员康复专家；DRS. 驾驶员康复专家；LDI. 持证驾驶教练；SCDM. 驾驶和社区移动专业认证；OEM. 原始设备制造商；SCDCM. 驾驶员康复移动专业认证

* 驾驶员康复专家协会认证

SCDM-由美国作业治疗协会提供的驾驶和社区移动专业学位

+ 具有驾驶员评估和康复专业培训的健康专业学位

^ 原始设备由制造商安装

引自 Lane A, Green E, Dickerson AE, et al. Driver rehabilitation programs: defining program models, services, and expertise. Occup Ther Health Care. 2014; 28(2):177-187.

Gillen[37] 在 Slagle 的演讲中主张恢复基于绩效的评估工具，并强调需要 "……使用它们来维持我们的职业身份"。由于驾驶是一个复杂的 IADL，需要对其进行评估，因此所有 OT 从业人员都必须加紧努力，并成为针对驾驶和社区移动建议和推荐的专职人员（如医生、护理人员和驾驶许可证颁发机构人员）。

尽管完成驾驶评估的所有 DRS 都使用一系列评估工具，但是在建议合适的驾驶时，主要考虑的是 BTW 或道路评估中收集的数据[24]。然而，并非所有患者都需要 BTW 组件。当临床评估表明此人不具备能够安全操作汽车的最低能力（如严重的视觉缺陷、中度或重度痴呆）时，就没有正当理由转介专家。例如，如果作业治疗师正在给遭受严重脑血管事件的患者行康复训练，由于患者存在视觉 - 感知或认知缺陷，治疗师推荐适度的帮助以准备膳食，将这种联系与驾驶表现联系起来并不是一种信念上的飞跃。通过观察和与患者合作，全科医生、作业治疗师应该认识到，当脑卒中幸存者与其他复杂的 IADL 冲突时，治疗师可以充满自信地提出驾驶建议。这是因为患者执行最复杂的 IADL 所需的能力和技能与驾驶所需的能力和技能相同。建议 "在恢复过程中不要开车" 可以放心地陈述，而无须咨询 DRS。本章后面将进一步探讨此问题。

1. 确定驾驶风险的证据和临床判断　老年人通常是安全驾驶员，总的来说碰撞风险最低。作为一个群体，这在一定程度上减少在高峰时间和高速公路的碰撞风险。在正常衰老的情况下，一个人的信息处理和运动反应减慢，并且与大多数活动一样，老年人可以通过更缓慢、更保守地驾驶来弥补这种减慢。在最近的一项研究中[65]，对 60 岁、70 岁和 80 岁的驾驶员进行了车祸风险调查。从这项工作中可以明显看出，当数据将所有老年人归为一组时，他们夸大了 60 岁以下驾驶员的风险。统计数据显示，年龄在 70 岁以上的驾驶员，尤其是在交叉路口，其死亡率有所增加。图 10-2 说明了该问题[70]。当驾驶员年龄 > 70 岁时，交叉路口的类型会影响发生撞车的风险。对于需要信息处理和即时决策（如让行标志、闪烁信号）的交叉口，70 岁以上的老人风险显著增加。事实上，在他们的分析中，27 起车祸中有 26 起是

70 岁以上的老人在让路和禁止通行标志点的致命事故，这就是为什么这条线从图 10-2 的图表中消失。但是，必须记住，老年人是个体，应根据个人情况做出驾驶决定。也就是说，这一信息并不能 "证明" 所有 70 岁以上的驾驶员都是危险驾驶人。它所做的是让我们作为治疗师考虑到，当我们的患者年龄超过 70 岁，身体虚弱或处理速度较慢时，告知患者及其家人特定类型的十字路口存在相关风险，可能有助于他们避免此类十字路口，并开始考虑驾驶退休计划。

了解年龄和驾驶关系的另一个重要因素是，随着年龄的增长，所患疾病的数量和对驾驶的影响也会增加。脑卒中患者也经常患有糖尿病、高血压、关节炎或其他可能影响其驾驶能力的疾病。因此，不幸的是，一些脑卒中前独立驾驶的人可能无法恢复驾驶，因为他们在认知、运动、视觉或知觉方面比以往有明显的损伤。

图 10-3 是全科作业治疗师用于评估和驾驶风险的框架。在其他多种疾病的基础上患有严重脑卒中的人表示此人处于图 10-3 的 "高风险" 区域。当作业治疗师认识到患者的损伤超过一个或多个领域的阈值时，这意味着驾驶是一项高风险活动；因此，通知患者、家属和康复团队是合适的。从专业评估的成本或负面结果带来的混乱情绪来看，把患者送到 DRS 是没有根据的。这并不是说，治疗师会告知患者，他 / 她将永远不会再开车。与所有其他重要且有价值的职业相似，治疗师可以利用重返驾驶的愿望作为努力改进的动力。关键问

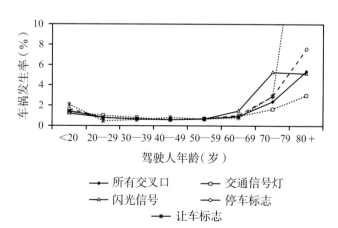

▲ 图 10-2　交互交通控制下两辆车的致命车祸发生率，说明 70 岁以上的老人在需要快速信息处理和决策的交叉口的事故风险增加

引自 National Highway Traffic Safety Administration.

题是，驾驶和社区移动应成为患者和家庭总体目标设定和干预计划的一部分，以便在最终做出驾驶决定之前通过实施支持性交通计划来保持出行。时间安排很重要，因为更多的研究表明，康复可以持续到患者接受 OT 干预的时间之外[7, 72]。

相反，从脑卒中中迅速康复并且没有表现出其他复杂 IADL 损害的患者可能也不需要看 DRS。换言之，当评估结果显示在视觉、认知、知觉或运动能力方面未发现损伤时，驾驶不应被视为一个问题。但是，这并不意味着治疗师会报告"患者是安全的驾驶员"。患者实际上可能有不良习惯，是一个差劲的驾驶员；但是，评估结果不会进一步调查。

当对驾驶能力有任何疑问时，应选择适当的（基于证据的）驾驶筛选工具，以确保不存在表明驾驶员健康风险的危险信号。对于一个全面的 OT 治疗师来说，使用筛查工具也提供了一个机会，通过从移动性保护的角度探讨驾驶的话题，来教育患者及其家人。共享策略可以最大化技能和能力，促进自我意识提升。共享说明有价值的患者资源的网站及讨论制订未来交通计划与退休计划同样重要，为未来规划提供资源是 OT 治疗师需要推广的一种预防措施（参见本章末尾的资源中的示例）。

图 10-3 中的中等风险（即警告）组是通常被称为处于灰色区域的个人设计的。这些人正从脑卒中中恢复过来，并在认知、运动、视觉和知觉

的功能领域表现出了进步，因此他们很可能会恢复以前的角色和许多功能。这些患者是全科医生无法决定是否可以驾驶的患者，因此需要咨询专家。研究表明，对复杂 IADL 的评估结果可以有效预测某人在驾驶评估中的表现[27]。具体来说，使用标准化的评估方法，如运动和过程技能评估（Motor and Process Skill，AMPS）[35]（见第 5 章），以区分通过和未通过驾驶评估的驾驶员。因此，当脑卒中康复者想要恢复驾驶时，普通 OT 治疗师在向专家提供信息方面可以发挥关键作用。

在北美，有专门的 OT 治疗师来评估是否适合驾驶。然而，在患者被视为准备以最佳水平进行操作时，全科作业治疗师可以通过参考正确的服务（例如，如果需要适应性设备，指代具有适应性车辆的 DRS）来协助该过程。普通的 OT 从业人员应指定专家转诊途径，提供有价值的推荐信息，特别是包括评估工具或评估结果，使专家能够具体针对有问题的领域，而不是让患者进行冗长、广泛的评估。

DRS 目前正在使用 100 多种不同的评估工具来确定驾驶者在视觉、感知、认知和运动能力方面的驾驶能力[24]。有趣的是，尽管人们认识到认知是评估驾驶的最重要方面，但 DRS 之间最一致的评估包括视力筛查、四肢和颈部的活动范围及上下肢的力量。此外，当考虑到 DRS 使用的认知工具作为评估驾驶的工具时（如试驾测试、无运动视觉感知测试、简易精神状态检查、短时记忆、

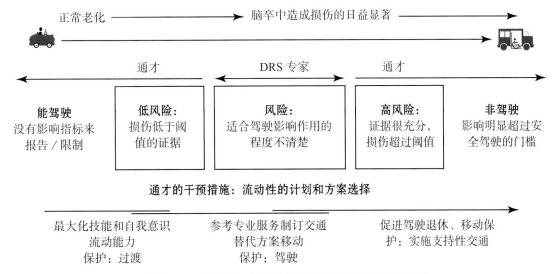

▲ 图 10-3　脑卒中患者职业治疗驾驶风险评估与干预方案

改编自 Dickerson AE. Driving and dementia: evaluation, referral, and resources. Occup Ther Health Care. 2014; 28(1): 67–76.

删除和时钟绘制），通常可能或存在使用许多相同的评估工具（多面手当然可以也可能确定对他们的患者使用许多相同的评估工具）。向专家报告的评估结果包括 ROM、强度（力量）和特定的视力测试和认知测试的结果，使专家能够合并结果，而不必重复相同的测试。因此，对于支付专业评估费用的患者来说，该报告更有效，更具成本效益。更重要的是，专家可以而且应该在 ADL 和 IADL 期间，使用他们敏锐的观察技能来判断某项活动的功能能力，而不是纸笔任务。多面手和专家可以共同确定哪些信息对避免重复服务最有帮助，但可以使专家对表现有足够的了解，从而可以提供针对性的公路驾驶评估。

有人认为，在美国，几乎没有足够多的 DRS 可以为每个想要和需要在医疗服务后，恢复驾驶的患者、每个想要或需要学习驾驶的身体残疾的患者提供全面的驾驶评估[22, 23, 27]。在该国的某些地区尤其如此，但重点需要放在提高 DRS 和 OT 治疗师的能力上，他们可以合作共同满足需求。事实上，由 NHTSA 和 AOTA 共同合作的项目目标是建立和扩展全科治疗师和 DRS 之间的路径或转诊联系[29]。全科医生有技能、知识和能力来观察和描述患者的功能表现，并在适当的时候为他们的患者转诊做好准备。换言之，全科 OT 治疗师应使用评估工具来帮助做出临床判断：①确定是否适合在极端情况下驾驶（如明显不适合或明显适合）；②通过共享评估结果来帮助收集 DRS 的数据，以减少工作量；③确定适当的转诊类型和时间，以便进行全面驾驶评估。相反，专家有责任

与治疗师合作，确保信息以及时和有用的方式传达（例如通过特殊测试措施的电子传递方式）。第一个任务是当 OT 治疗师考虑复杂的驾驶活动时，应该使用什么样的评估工具。

2. 基于证据的驾驶适应性评估工具　DRS 目前使用的评估工具，用于确定跨所有功能领域的驱动能力，每个领域的选择显示出显著的多样性[24, 42]。在过去的 10 年中，研究试图确定哪种工具对驾驶性能具有最佳的预测有效性和可靠性。有些工具已经使用多年了（如试驾 A 和 B、简易智力状态检查量表、有效视野），还有一些是相对新的或新的驾驶应用工具（如 AMPS），但都不是唯一可以用来预测驾驶性能的工具。对于脑卒中，已经有专门的研究设计来预测驾驶性能的特定工具的有用性（表 10-5）。毫不奇怪，没有明确的证据支持使用一种特定的评估工具。由于脑卒中的复杂性（即取决于病变区域、严重程度），许多领域（如周边视觉、处理速度、执行功能和自我意识）显然需要评估，大多数研究得出结论，道路评估是有必要的，以实际地确定谁应该开车[50]。

因此，大多数研究人员现在都意识到寻找一个完美的评估工具不太可能，因为不可能在一个简单的测量或临床工具中捕捉到驾驶的所有复杂性[10, 26]，特别是对于脑卒中而言，其结果如此多样，而不是以认知障碍是主要特征的痴呆症。取而代之的是，专注于驾驶适应性的研究人员正在分析一组工具，以获取安全控制和驾驶车辆所需的技能和能力（如视觉、认知、感知和运动功

表 10-5　脑卒中患者健康驾驶评价的关键研究[54]

相关文献	人数和工具	主要结果和影响
Dowers AR, Mandel AJ, Goldstein RB, Pcli E. Driving with hemianopia, I: detection performance in a driving simulator, invest Ophthalmol Vis ScL 2009; 50(11):5137-5147.	12 名偏盲患者和 12 名对照者；在驾驶模拟器和道路上进行；在模拟器上共 120min	偏盲的患者在模拟机上有不安全驾驶的危险然而，模拟器和道路性能尚未建立，因此需要单独评估，包括盲侧危险检测
George S, Clark M, Crotty M. Validation of the Viuial Recognition Slide Test with stroke: a componenl of the New South Wales occupational therapy off-road driver rehabilitation program. Aust Occup TherJ. 2008; 55(3):172-179.	24 名脑卒中患者视觉识别滑动测验的结构及预测效度研究	在比较重新获得驾驶者和未通过 BTW 者时，VRST 存在显著差异，与其他测试的相关性表明信息处理是一个问题（新南威尔士视觉识别），与道路评估有显著相关性

（续表）

相关文献	人数和工具	主要结果和影响
Marshall SC, Molnar F, Man-Son-Hing M, BIMr R, et al. Predictors of driving ability following stroke: a systematic review. Top Stroke Rehabil. 2007; 14(1):98–114.	脑卒中的系统评价：17 项符合条件的研究；最有用的筛选工具是测试（评估认知技能）	最有用的筛选工具是 Trails A 和 B、Rey ＞ Osterrieth 和 UFOV
Fisk GD, Owsley C, Mcncmdcr M. Vision, attention, and sclf-rcportcd driving behaviors in comm unity-dwelling stroke survivors. Arch Phys Med RehabU. 2002; 83(4):469–477.	50 例脑卒中受试者和 105 例对照受试者；视力、注意力、有用视野和驾驶历史的测量；比较病变区域和驾驶状态的关系	对比敏感度、外周视觉和 UFOV 在脑卒中中受损更大，缺陷的严重程度影响驾驶状态和驾驶行为，脑卒中幸存者恢复驾驶过程中存在自我限制，从而限制了他们的驾驶
Akinwuntan AE, Feys H, DeWeerdt W, et al. Determinants of driving after stroke. Arch Phys Med RchabiL 2002; 83(3):334–341.	回顾性研究 104 例脑卒中患者，临床评估，道路测试和团队决策	病变部位、动态视觉、扫描和道路测试是预测结果的最佳模型，道路评估是结果决策中最重要的决定因素，Rey 图是道路测试的最佳预测指标。进行有效的路试必不可少
Komer-Bitensky NA, Mazer BL, Sofer S, et al. Visual testing for readiness to drive after stroke a multi-center study. Am J Phys Med Rehabil. 2000; 7(3):253–259.	269 例脑卒中患者的回顾性研究；MVPT 与道路评估的比较	• MVPT：所有部位的阳性预测率为 9%，阴性预测率为 64.2% • 年龄较大，MVPT 得分较低，右侧病变可预测未通过的 BTW • MVPT 不能单独使用，因为即使得分较高的患者也未通过测试，但 MVPT 提供了一些信息
Schanke AK, Sundet K. Comprehensive driving assessment: neuropsychological testing and on-road evaluation of brain injured patients. Scand J Psychol. 2000; 41(2):113–121.	脑损伤（以脑卒中为主）55 例；根据神经心理学发现分为三组	重症组年龄稍大，损伤时间较长；无缺陷组、69% 的轻度障碍者、38% 的中度障碍者通过测试；18 人因功能障碍而未进行测试，Tbc 的视觉建构能力、反应时、视觉注意和认知障碍的测量结果区分了这些群体，有针对性的测试很好，但道路评估对于模棱两可的测试至关重要
Lundqvist A, Gerdle B, Ronnberg J. Neuropsychological aspects of driving after a stroke—the simulator and on the road. Appl Cogn Psychol. 2000; 14(2):135–150.	比较 30 例脑卒中患者和 30 名对照者神经心理学测试、模拟机和道路评估	注意加工、执行能力和认知加工三个因素占方差的 73%，对照组除在简单反应时和卡片分类外的所有神经心理学测试中表现较好，在模拟机上表现更好，道路上的评估变量在不同的组之间进行区分：速度、机动、横向位置和交通行为
Mazer BL, Korner-Bitensky NA, Sofer S. Predicting ability to drive after stroke. Arch Phys Med Rehabil. 1998; 79(7):743–750.	92 例脑卒中患者，比较复杂反应计时器、MVPT、单字母和双字母取消测试、货币路线图测试、小道制作、Bells 测试和 Charron 测试与道路评估	MVPT 与 Trails B 一起具有最佳预测值，当患者的 MVPT 和 Trails B 分数较低时，他们未能通过道路评估的可能性要高 22 倍，病变的一侧不能预测结果，但感知测试的能力因病变而异。脑卒中的严重程度和驾驶评估的时机可能与驾驶表现有关。重要的是要确定准备就绪的指标，因此只有在实际测试时才能通过驾驶评估
Owsley C, Ball Sloane ME, et al.Visual/cognitive correlates of vehicle accidents in older drivers. Psychol Aging. 1991; 6(3):403–415.	53 例老年人对眼睛健康、视觉功能、精神状态、驾驶习惯和碰撞结果的驾驶数据进行了测试	碰撞的最佳预测指标是视觉注意力和精神状态的模型，但它仅占方差的 20%，与没有问题的人相比，有问题的人发生车祸的次数多出 3～4 倍，十字路口的事故发生次数多出 15 倍

BTW. 驾驶；MVPT. 运动视觉感知测试；UFOV. 有效视野；VRST. 视觉识别幻灯片测试

能)[8, 17, 49, 74]。一些研究侧重于评估老年人的驾驶能力[78]，研究小组检查了针对特定医疗（或临床）条件的工具[18]。Akinwuntan 及其同事为脑卒中患者的驾驶评估做出了巨大贡献。在一项对 68 名脑卒中患者的前瞻性研究中，使用 15 种单独的评估工具(包括道路评估)进行了评估，研究人员发现，三项测试（视觉忽视、Rey 图形和道路评估）可以正确预测 86% 的参与者[1]。另外一项对 43 名脑卒中幸存者的随访研究证实了这一结果，结果表明，这种短期评估（即两次临床评估和一次道路评估）是脑卒中幸存者驾驶能力的良好预测指标，尤其是那些没有严重障碍的脑卒中幸存者[2]。

专为脑卒中而设计的另一项评估方法是脑卒中驾驶员筛查评估（Stroke Drivers Screening Assessment，SDSA）[51]。它是在英国开发的，已经被美国和斯堪的纳维亚半岛使用。SDSA 由四部分组成：点消除、方阵测试、方阵罗盘和路标识别。点消除类似于其他测试，要求患者在整个视野范围内区分页面上的元素。方阵测试是两种视觉感知和认知测试，要求患者准确感知已识别方向或突出显示 16 个方阵顶部和侧面罗盘部分的方阵，并将正确的图片与方阵中的相应方阵相匹配（图 10-4 和图 10-5）。道路识别不仅包括识别标志，还包括识别交通状况下标志的位置。研究比较了脑卒中幸存者和对照受试者的 SDSA 和道路表现[51, 3]。Akinwuntan 等[3] 使用了美国版本，发现脑卒中和健康参与者的驾驶表现预测准确率分别为 87% 和 88%，结论是它有可能成为轻度残障脑卒中幸存者驾驶表现的良好预测指标。重要的是，尽管有研究表明 SDSA 对脑卒中患者有潜在的诊断价值，但其他研究表明，SDSA 对于脑卒中以外的诊断，尤其是痴呆[48, 63]或创伤性脑损伤，并不是一个很好的工具[58]。作为临床医生，记住这两点至关重要。首先，SDSA 对脑卒中幸存者有效，并且有明确的证据表明它对其他诊断无效，在未来的研究尚未证明不适用之前，不应与其他患有

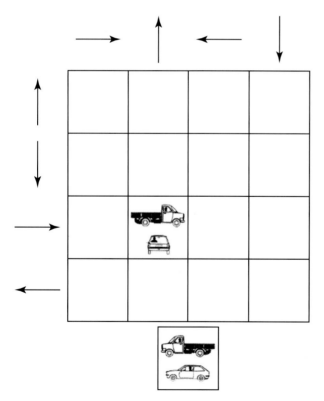

▲ 图 10-4 矩阵框作为脑卒中司机筛选评估的一部分，第一张卡片放置到位
方向是"定位这些卡片，使每辆汽车都在小箭头指示的方向行驶，每辆卡车都在大箭头指示的方向行驶。"

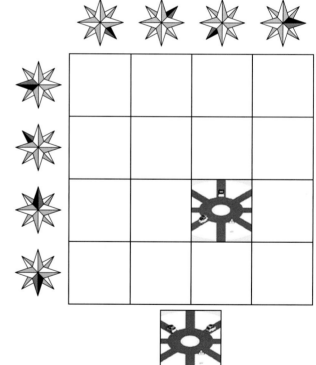

▲ 图 10-5 作为脑卒中驾驶员筛查评估的一部分的平方矩阵罗盘，第一张卡放置到位
方向状态："就像你以前做的那样，将这些卡片放在网格上，这样卡片上的每一辆车都按照指南针卡上指示的方向行驶。环形交叉口标志总是在底部。卡的数量超过了可用空间，因此有些卡不适合。"

神经系统疾病的患者一起使用。其次，尽管这些研究支持 SDSA 的预测有效性，但它是作为一种筛选工具发展起来的；因此，根据结果，脑卒中幸存者不应该基于这个筛查工具而被吊销执照。

如前所述，在一项将 AMPS 与驾驶评估结果进行比较的重要研究中，AMPS[27] 能够区分通过驾驶评估和未通过驾驶评估的驾驶员。首席研究员（principal investigator，PI）仅在研究的前半部分使用 AMPS 作为校准评分者来评估患者。在研究的后半部分，PI 转换角色，完成临床和道路评估，而另外两个独立和校准的评估人员完成 AMPS。作为一名研究人员，PI 明白保持 AMPS 的结果对其他成分不可见是至关重要的，以免影响研究结果。然而，作为一名坐在车里与患者一起开车的临床医生，PI 非常希望了解 AMPS 的结果，而不是其他任何临床测试结果。PI 发现的是，观察患者执行如煮鸡蛋、烤面包和煮咖啡等任务，做沙拉、铺床，或者做一个三明治，比任何纸笔测验或电脑测验更能说明在路上会发生什么。当一个人做了一个不同于约定的三明治，或者难以处理多任务时，他 / 她很可能在交通或十字路口决策方面有困难。该研究证明了这种临床认识。也就是说，研究的结果是，AMPS 能够准确地区分获得合格的和未能通过综合驾驶评估的患者[27]。

最近，在爱尔兰进行的一项为期 22 个月的 46 名脑卒中幸存者的研究支持了多面手可以适当确定驾驶风险的概念[67]。在他的研究中，Stapleton 完成了对脑卒中幸存者的全面驾驶评估，并从后座观察了道路评估部分。由于爱尔兰还没有 DRS，因此上路部分由一名驾驶评估师（没有医学背景）完成，该评估师实际上对患者是否通过驾驶考试做出了最终决定。除 11 名患者因各种原因（例如没有合适的汽车、医疗状况恶化、搬迁、拒绝或取消）未参加公路评估的参与者外，其他所有参与研究的参与者均通过了评估（100% 合格率）。由于这一发现在此类研究中是非常不寻常的，因此 Stapleton 进行了一项定性研究，对结果进行了访谈，该研究采访了作业治疗师、医师和驾驶评估师。因为在研究时，爱尔兰缺乏明确的法律，也没有通用的指南来概述评估脑卒中后驾驶的适应性过程，所以定性研究显示，治疗师和医师针对这种情况，为脑卒中的患者制订了自己的推理

和决策方法。虽然 100% 通过率可能有几个综合原因，但其中一个影响因素是，治疗师知道如果参照驾驶评估，患者可能会通过现行法律制度。因此，OT 治疗师要有意识地、有技巧地运用临床判断，观察患者在日常活动中的表现，来决定是否应将患者转介评估[67, 68]。换言之，治疗师根据他们对治疗表现的观察，运用他们的临床推理技能来确定道路检查的最佳参考时间，相信他们的患者已经准备好通过考试并重新驾驶。这一发现支持了这样一个概念，即 OT 治疗师对患者功能性任务的观察，对于判断是否适合驾驶很有价值。显然，该过程的一个缺点是治疗师可能会过度限制（即不推荐可能需要培训或适应才能成为成功驾驶员的患者）。对于非医学的驾驶员康复，车辆的适应不是一个简单的过程。幸运的是，在北美，通过驾驶员单手或单脚康复来适应车辆是常见的做法。

尽管存在局限性，但随着这项研究和未来基于表现评估出版物的发表，这项工作可能会根据不同水平和类型的脑卒中，提出适当恢复时间的建议，为成功恢复驾驶提供独特的见解。因此，由于正在进行脑卒中康复，因此作业治疗师对服务对象，护理人员和医疗团队的重要贡献之一就是可以了解个性化的时间表，从而为服务对象提供初步的步骤和恢复里程碑，以此为基础确定道路评估等高级服务的时间。其他 IADL 的功能状态可提供有价值的指导，以衡量潜在的积极道路评估结果。

OT 从业者通过临床推理观察、分析和描述患者功能表现。OT 的文档可以通过敏锐的文档记录和对患者日常活动的观察分析，极大地促进了建议地提出（包括驾驶员风险和额外服务的推荐）。最近，Dickerson 和 Bédard[25] 为有医疗问题的患者开发了一种决策工具，特别是多面手专家的框架，用于识别驾驶风险及重返驾驶的潜力。虽然不是脑卒中特异性的，但该工具可用于任何诊断（包括脑卒中）。

该框架基于 Michon 的三个驾驶行为级别：战略、战术和操作[47]。战略或最高层次是规划出行目标、交通方式（如车辆、步行和骑自行车）及规划如何到达目的地的决策过程。就行程而言，它包括决定驾驶员是否有能力在特定路线或特定

时间驾驶车辆。尽管不在 Michon 的原始等级中，但是当驾驶员偶遇施工或发生事故时，还必须进行战略规划，并且必须做出战略决定，决定是取消行程还是找到替代路线[32]。

第二个层次包括战术行为，驾驶操作过程中做出决策有关的行为，如因为天气减速，何时超车，根据车流间隙转弯，使用转向信号和其他操作。最低级别的操作行为包括控制车辆所需的超量学习的人机交互。这些措施包括刹车、转动方向盘和踩油门。有一些技能会自动执行，如每天早晨驾驶通过一条熟悉的路线，由于你正在考虑其他事情，因此不记得实际的驾驶情况。

在确定了安全驾驶所需的人为因素（即身体和感觉、认知、情绪调节和洞察力）之后，Dickerson 和 Bédard 将三种驾驶行为水平下的个人因素联系起来并加以描述（框 10-2）。然后，使用每个行为水平的临床决策问题示例（框 10-3），多面手可以使用这些问题完成设计的检查表（图 10-6）。该准则旨在帮助治疗师"从患者先前完成的任务（即已经完成的评估）的表现推断到确定具有驱动能力的过程[25]"。换句话说，此准则用于识别风险，治疗师需要使用其临床推理技能来确定损伤程度（即无、轻度、中度和重度），以及需要提出建议的检查或危险信号数量。

3. 促进重返驾驶的干预措施 如前所述，驾驶是一项很有价值的 IADL，患者可能不会为了避免回答"否"而询问是否可以重新驾驶。家庭或看护人可能不会意识到这是一个问题，或者也可能避免与配偶、父母或兄弟姐妹交流这个问题对他的影响，因为他们将无限期地需要交通援助。由于患者或家庭可能不愿意，作业治疗师必须向患者和主要护理者提出移动问题。尤其是当患者正在恢复功能，在个人日常生活活动中获得独立性，并自然发展到工具性日常生活活动中时。作为一种职业性活动，社区移动对维持与社区的联系和生活质量至关重要；因此，解决脑卒中康复中的这一问题是作业治疗师道德义务的一部分[66]。

如果患者真的问起重新开车的问题，最明显的问题就是改善驾驶所需技能和方法。因为驾驶是一项复杂的任务，需要将感官、运动、视觉和感知技能与良好的执行功能相结合，所以要按特定的策略进行活动实践，这并不是一项简单的

> **框 10-2 三个层次结构中每个层次结构的人员因素驾驶水平**
>
> **策略**
> - 运动 / 感觉：了解他 / 她的身体限制并能够计划成功的补偿（如坐在轮椅上，可以计划协助转移的时间）
> - 认知：预先计划并做出适当的决定，以成功实现任务目标；通过对决策的洞察力进行自我调节；组织完成任务的步骤
> - 情绪调节：计划时要注意情绪状态（如不要过度焦虑、抑郁或愤怒）
> - 内省力：对技能或能力的准确认识可以满足任务要求（如你要清洁窗户，你是否具备安全使用梯子的技能或能力？请根据驾驶经验或培训情况来制订决策或计划）
>
> **方法**
> - 运动 / 感觉：意识到他 / 她的身体限制，并根据需要进行调整（如地板湿了，走得更慢）
> - 认知：能够评估一个复杂的和互动的环境，并通过适当的行动来调整或适应
> - 情绪调节：调节和管理在具有挑战性的情况下出现的情绪
> - 内省力：对风险和技能或能力的准确评估，以满足需要立即做出决定的任务的要求
>
> **操作**
> - 运动 / 感觉：满足最低要求（如视力）或能够补偿任何限制（如下肢截肢的手控制）
> - 认知：使用适当的动作来获得预期的结果
> - 情绪调节：情绪状态不影响驾驶任务的执行
> - 内省力：不适用

此为 Gaps and Pathways 项目（美国职业治疗协会和美国国家公路交通安全管理局之间的合作协议）开发，经许可使用

问答。

一个相关的例子是最近的一项研究[57]，使用了一个脑卒中幸存者的案例研究设计，他想回到以前的职业（包括驾驶），但他右上肢几乎没有功能。在这种情况下，作业治疗师说明了治疗干预的复杂性，以恢复右上肢的运动。治疗师认为，干预不能仅仅是稳定肩胛骨以获得手臂和手的功能性运动。他们开发了一种程序，该程序的重点是分析患者的姿势及躯干、胸腔和肩胛骨的运动，因为骨盆、躯干和下肢的动态相互作用有助于姿势的稳定性[64]。由于躯干排列、稳定性和活动性都是控制 UE 的关键因素[53, 62, 71, 77]，因此他们认为治疗师需要促进姿势肌肉活动，这将有助于提高 UE 的恢复潜力[64]。可以将相同的概念应用于构建如何最大化认知功能的框架。在纸上进行练习以提高扫描技能，进行街区分类以促进感知技能，通过计算机康复可以提高离散技能，但是使用实际的复杂活动对挑战神经系统的集成并促进重组

框 10-3　在策略、操作和方法层面的日常生活活动和工具性日常生活活动的临床决策问题

战略

- 患者是否具备在关键时刻战略层面做出决策的认知能力
- 我有足够的信息来做出决定吗
- 基于评估或临床观察
- 如果患者要做一顿饭，是否能够正确地计划它（就像在生病之前那样）
- 患者能否识别、安排、重新订购药房的药品，并准确、安全地服药
- 患者能否计划与朋友或家人会面或预约，并在没有其他人安排的情况下适当跟进
- 在发生任何事件或其他人感到惊讶、慌张或烦恼之后，患者是否能够让自己冷静下来并执行任务
- 患者能否计划如何在重要协助下管理在其周围环境中的身体活动能力（即如何计划在家中让轮椅上下车）

战术

- 当有潮湿的地面或人行道时，患者是否能立即减速
- 患者是否能与走廊或人行道上经过的其他人打招呼表示感谢
- 如果出现问题，如电话中断、咖啡溅出、宠物上下跳动、家人不露面、家庭用品破损或食物出现问题、食物在炉子上燃烧，患者是否会立即适当地进行调整或适应
- 患者是否能够执行多任务（一项任务是自动的），例如走路和说话、读书和喝酒、洗碗和打电话、讲故事和锻炼身体，或者在看咖啡的过程中给出指令

操作

- 患者能否快速、有效地执行正常的日常任务而没有思考或暗示（如刷牙、进食和穿衣）
- 患者在操作餐具等工具时是否有困难
- 患者会撞到门口或墙壁吗
- 如果患者失去平衡，恢复是否有效
- 患者对环境变化的反应如何
- 患者识别环境变化的速度有多快
- 当有人进入房间时，患者是否立即看到
- 患者是否识别声音和声音来源

此为 Gaps and Pathways 项目（美国职业治疗协会和美国国家公路交通安全管理局之间的合作协议）开发，经许可使用

过程是必不可少的。

本书的其他章节将详细介绍这些过程和特定的治疗干预措施。这里的要点是，对驾驶操作治疗使用了与其他复杂 IADL 中使用的所有相同的基础流程。因此，帮助患者恢复驾驶技能和能力的治疗干预与其他 ADL 或 IADL 任务没有任何区别。当患者在厨房练习做饭时，其实也在学习相同的驾驶技能。通才可以为这些提供便利，并在适当的时间或驾驶测试之前对患者进行全面的驾驶评估，使用所有其他治疗干预措施；当患者功能恢复时，能够通过道路评估任务。那就是说，交互式驾驶模拟器可能是独特的背景下驾驶，是一个可能例外的治疗活动。

水平		损伤程度			
		无	轻度	中度	重度
策略	运动 / 感觉				
	认知				
	情感				
	内省力				
方法	运动 / 感觉				
	认知				
	情感				
	内省力				
操作	运动 / 感觉				
	认知				
	情感				
	内省力				

▲ 图 10-6　驾驶健康检查表，用以确定可能影响个体驾驶健康的因素

4. 改善适宜驾驶的干预证据　已经有一些系统回顾，是关于改善脑卒中后驾驶的干预措施。在最近的一项有循证基础的回顾性研究中[36]，George 等通过调研文献，明确了"通过提高驾驶技能是否能改善脑卒中后患者的驾驶能力"主要结果是道路上的表现，次要结果是对视觉、认知和驾驶行为的评估。虽然在四项随机对照试验中，没有明显的证据表明训练后的道路成绩有所提高，但有限的一些证据表明，使用驾驶模拟器可以提高视觉认知能力，如与驾驶相关的路标识别能力。

Classen 等[16] 也发表了一篇基于循证医学的综述，同样说明干预可以改善驾驶结果。该文基于 AOTA 的分类标准进行了 6 项研究并得出了类似的结果。有研究支持驾驶模拟比认知训练能更好地提高轻度脑卒中患者的道路驾驶技能。Classen 等[16] 还建议通过交通理论知识测试，用路上干预来提高脑卒中司机的驾驶能力。但是，在动态视觉、有用的视野或一般视觉感知训练的干预等方面，并没有足够的证据。

5. 交互式驾驶模拟器　交互式驾驶模拟器被定义为一个计算机控制的环境，它代表了真实世

界驾驶中具有代表性的驾驶体验的某些方面，此环境允许客观测量患者对驾驶任务和场景的反应。患者的反应会通过油门、刹车和转向部件的参数限制影响随后的仿真程序。有各种各样的模拟器，从只有一个屏幕的台式电脑程序到完全沉浸式的程序。在这种程序中，人坐在机动车上，用宽屏投影出驾驶场景。尽管种类繁多，但对于功能性临床应用，只有少数模型是专门为临床作业治疗师设计和开发的。随着技术成本的降低，公司努力开发现成的系统，以便让治疗师真正投入使用。大多数系统已经开发了一种用临床术语来报告研究结果的方法，而不是过去使用的工程师语言。具体来说，这些系统已经从治疗师或研究人员的需要，开发到适合患者自己的场景（即通过设计事件展开的个性化驾驶运行），并确定如何评估行为和结果的报告程序，记录关键错误和响应时间。

随着驾驶模拟器的开发和使用，开始有证据表明使用驾驶模拟器来评估和干预驾驶员康复的有效性。有两个相关的研究值得在这里介绍。在比利时，研究人员进一步分析了之前 RCT 的数据，调查模拟驾驶对脑卒中幸存者驾驶的影响。第一项研究是，Devos 等[21] 比较了两种类型的干预措施。一组 42 名参与者接受了 15h 的模拟驾驶训练，另一组 41 名参与者接受了 15h 的认知训练。STISIM 驱动系统（version 1.03，System Technology，Inc.，Hawthorne，CA）是使用 12 种定制的交互式驾驶场景来培训特定的驾驶技能（如车道维护、速度维护、危险感知和判断、超速和对路标的反应）。对于认知训练，参与者使用商业游戏的认知训练，这些游戏涉及驾驶所必需的认知技能（如来自二进制艺术公司的 Rush Hour）。通过对发病 6 个月脑卒中患者的测量，结果发现，模拟器组的表现明显优于认知组，支持"脑卒中后驾驶技能康复应侧重于功能技能的直接训练而不是组成部分"[21]。这些结果也得到其他研究的支持，表明驾驶模拟的技能可以推广到现实驾驶中[4, 41, 45]。

第二项研究是对上述研究进行为期 5 年的随访[20]。在 5 年的随访中，通过医学、视觉、神经心理和道路评估，对 61 名参与者进行了重新评估。结果发现，模拟器组 30 名参与者中有 18 名（60%）被认为适合驾驶，而认知训练组 31 名参与者（48%）中有 15 名被认为适合驾驶（P=0.36，两组之间无显著差异）。因此，模拟器训练的优势在 5 年后就逐渐消失了，两组之间没有持久的差异。虽然这两组之间无差别的原因之一可能是由于低功效（即没有足够多的参与者进行比较），但研究人员提出了另一种可能性。由于测量结果是在 6 个月时，一些参与者无法进行评估；具体地说，他们没有从脑卒中中充分恢复至可以驾驶。因为已经达到了可以驾驶的最大数量，该研究并没有增加模拟器组的参与者数量。然而，研究确实增加了认知组中符合条件司机的比例（从 42% 增加到 48%）。换句话说，在 5 年时间里，认知训练组的 17 名参与者中，在 6 个月时有 5 人因为阴性的结果，在 5 年随访期到来之前已获准开车。作者认为，这可能是由于这些脑卒中幸存者进一步康复，并在情境训练（驾驶真实车辆）方面获得了实际生活经验，从而使他们有足够胜任开车事务，这些特例在 5 年期满也重新进行了评估[20]。

这些结论对 OT 实践有两个主要的意义。首先，这两项研究支持这样的 OT 理念，即进行职业活动可以为脑卒中患者提供更大的康复潜力。但这并不是说基于组件的治疗没用，而是说利用功能的整合及应用将比基于组件的运动更改善功能，因此在相应的水平上更具有挑战性。第二个含义是识别出功能恢复远远超过 6 个月的时间框架。作为 OT 从业者，我们必须在整个康复过程中监测脑卒中幸存者的健康状况，并确保他们在接受短期康复服务后，有足够的资源和信息可以进行驾驶评估和康复。

总之，驾驶模拟器非常适用于作业治疗师处置患者，在复杂的环境中能够结合实情实景帮助脑卒中幸存者，其应用有很大的潜力。这尤其适于全科医生。Classen 和 Brooks[14] 最近建议，OT 从业者可以使用驾驶模拟器来检测驾驶者操作中的潜在缺陷，识别驾驶错误（如礼让、超速、保持正确的车道位置），并区分健康和功能受损者的驾驶行为。然而，在这方面也存在着显著的障碍。首先，驾驶模拟器的成本很高。不过，随着越来越多的研究表明了很好的结果，模拟器可以在超复杂的环境下应用，较长的生命周期。费用可以通过报销的方式来解决。

驾驶员模拟器的另一个障碍是模拟器适应综合征或模拟器病。模拟器病类似于晕动症[38]，在"驾驶"模拟车辆时由于视觉、听觉和运动系统不相容的感觉而产生的身体不适。症状包括头晕、烦躁不安、出冷汗、恶心和呕吐。在对文献的回顾中，Classen 及其同事[13]发现，年长（＞70 岁）和女性等个体因素，以及关联的环境，如场景设计（如曲线和转弯）、持续时间、模拟器配置、刹车和加速器的校准，导致了模拟器病的发生。缓解策略也是有效的，其中包括饮食、室温和气流，并保持转向为最低限度[15]。

最后，应用驾驶模拟器的另一个障碍是培训。目前已经开发的驱动模拟器具有假象，似乎容易使用。只要转动钥匙，之后就可运行。这像是一个电影桥段。然而，真正使用驾驶模拟器却是复杂的，作业治疗师想要使用它"需要寻求和获得适当的教育和培训，才能有效、适当地使用这个工具，还需要掌握减少模拟器病的相关知识[14]"。

6.适应性设备和驾驶车辆改装 作为一名全科作业治疗师，适应性设备的演示和上下车的练习应作为所有脑卒中患者回家的优先事项。患者和家人可能没有旅行计划，但患者很有可能乘坐机动车（个人、家人、朋友或出租车）回家，并与医生和治疗师进行后续预约。本书提到的转移技术不一定异于其他类型的转移，但有些改装可以提供平衡支持，如把手类的工具，可以在车辆的两侧提供便携式支持，或者汽车马鞍附着到车辆的框架。一个软质的旋转座椅可以用来进行更多的横向运动。然而，除非绝对必要，否则应该避免这种改变。因为机动车座椅的设计是为了防止在碰撞中受伤，任何设计的改变，如增加一个垫子，会改变车辆保护的动力学。

如前所述，许多脑卒中幸存者都有损伤，需要使用适应性设备以改变机动车的主要或次要功能。如果需要这些设备，则需要专门的培训和经验。例如：①如果设备安装在患者的机动车内，需要先确定患者是否能够如常驾驶；②规定或推荐设备；③确定设备的安装是否满足患者的需求（如检查适应性设备是否对患者有效）；④必要时训练患者使用设备。因此，如图 10-6，全科治疗师应向脑卒中患者推荐至低技术水平的 DRS，来满足这些需求。这里描述了一些可能的适应类型，

以便全科 OT 从业者了解有哪些选择。

• 微调控制器：如果患侧上肢不具备必要的功能，则不能使用它，因为这可能是不安全的，并可导致驾驶员失去对车辆的控制。因此，可以安装一个微调控制器来用于转向。根据患者的具体缺陷，旋钮有不同的类型和位置。

• 二级控制扩展装置：有转向灯扩展装置以及其他扩展装置，如雨刷、定速巡航、档位选择器或前灯。此外，为了方便使用车辆的主控和副控装置，可以根据患者的独特需求进行适配安装。

• 左脚加速器：当下肢受到影响且患者右下肢没有独立的控制能力时，那么就需要使用左脚油门踏板（图 10-7）。这样患者就可以用未受累的左侧肢体同时使用油门和刹车。

• 全景镜：当颈部关节活动范围受限时，可以使用特殊的全景镜，或提高对后方、侧面和盲点的视觉感知。需要注意的是，这些镜子并不能代

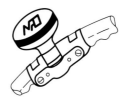

方向盘（微型控制器）

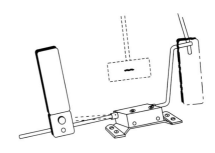

左脚加速器

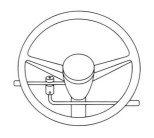

转向灯交叉控制器

▲ 图 10-7 为脑卒中恢复期患者设计的典型驾驶辅助装置

偿视野缺损。和 DRS 一样，有视野缺损的患者应该去看视力康复测定师。某些州对视觉有一定的限制，因此应该精确地测量视力、对比灵敏度和视野缺损。如果经过 DRS 的评估和训练，一些脑卒中幸存者可以学会代偿视野缺损。

• 踏板车或轮椅升降机：疲劳通常是患者、护理者或两者都有的问题。在车辆外部加装升降机，可以比使用手杖或助行器更灵活地移动。可以将这些重要的移动设备带到有通道的目的地。

此外，普通人应该明白改装车辆的可能性，这样身体的限制就不妨碍重返驾驶，不过也要明白，驾驶员与车辆的互动是复杂的，需要相应水平的专业知识。

7. 替代性交通方案　遗憾的是，对于一些患脑卒中的成年人来说，由于感知或认知功能的严重缺陷，他们的功能已经无法恢复到正常驾驶状态。无论缺损的严重程度如何，个人往往都难以接受。失去驾照极大地改变了一个人的生活。由于楼梯或狭窄的走廊等障碍，个人可能再也无法独自生活，只能待在家里。患者可能需要依靠别人来进行交通，并不得不中断重要的社交活动。如果没有家人或朋友帮助患者使用交通工具，患者可能就会被迫使用出租车或公共巴士前往购买日常服务和生活物品目的地。这就成了一个问题，因为许多脑卒中患者在使用公共交通时存在问题[44]，原因和他们不能开车一样。虽然乘坐出租车可能被视为昂贵交通方式，通过与患者一起制订预算，表明出租车的费用可能比拥有一辆车及支付维修、汽油、停车和保险等更少。这些工作表可从如 Hartford 等资源中获得（请参见资源列表）。

正如我们通过轮椅为脊髓损伤者提供功能性移动的方法一样，我们也需要通过交通规划确保患者具有社区移动能力。作业治疗师可以利用自己的心理背景和整体思维，为脑卒中幸存者及其家庭提供停止驾驶后的社区出行提供咨询。治疗师需要通过对患者可选择的交通方式进行讨论，为患者及其家属提供信息和资源，或确保其他专业人员（如社会工作者）在患者康复的这一方面进行工作。将患者的实际交通需求写在纸上，并列出可能提供帮助的家人和朋友，这样可以减少因无法到达他需要去和想去的地方而产生的恐慌和焦虑。与任何需要退出驾驶的患者一样，OT 从

业者需要解决社区移动能力的问题。因为每个社区都是独一无二的，治疗师必须与当地机构（如当地老龄化委员会、老龄化地区机构、公共交通机构）及国家机构（如国家老年交通中心、美国退休人员协会、退伍军人管理局）合作，制订一份专门的清单，来指导患者和护理人员。图 10-8 为作业治疗师制订了针对其地区的交通资源指南，该指南是通过 AOTA 的老年司机倡议为作业治疗师开发的工具包。

三、结论

本章讨论驾驶和社区交通能力，重点是作业治疗师解决脑卒中幸存者交通这一重要和有价值的工具性日常生活活动能力问题。交通对脑卒中幸存者至关重要。2005 年的白宫老龄化大会上，在未来 10 年里要解决的三大问题包括美国老年人法案、长期护理和交通运输[73]。考虑一下这到底意味着什么。首先，美国老年人法案为所有州的老年人服务提供资金，这至关重要。第二个问题是长期护理，随着人口老龄化，越来越多的体弱多病的老年人将需要最大限度的帮助。交通问题被确定是超过了医疗保险的第二大问题，因为交通是许多其他重要的生活活动的基础。

2010 年，有人提出了一种针对驾驶的 IADL 的程序[27]。其目的是规定临床推理过程，以确定可以在社区开展的 OT 服务，以及何时转诊 DRS 的。按照循序渐进的过程（基于 OTPF），OT 可以利用他们对表现技能的观察，特别是对复杂的 IADL 任务，来确定患者是否有可能引发驾驶问题的损伤。该程序是由前面介绍的 AMPS 研究的结果发展起来的，而该研究是用以说明一种标准化的 IADL 评估工具，能够区分通过和未通过道路驾驶评估的老年人。作者认为，对性能的熟练观察是识别风险及适当转诊到 DRS 的关键。然而，作为驾驶专家，DRS 的实践并不是为社区移动培训而设计的。此外，当通知某人停止驾驶的建议时，即使有了更多的信息，但患者和照护者并没有做好准备。因此，不幸的是，在评估后经常发生的是，需要停止驾驶的患者没有得到必要的干预或支持，来帮助他们发展社区移动能力。适当的途径是转回 OT 那里，为 IADL（社区行动能力）提

创建交通资源指导的指南

关于创建社区资源指南的提示，包括要采取的步骤，包含的内容，识别维护的操作者，以及用于收集信息的资料等

	步骤	技巧、线索和指南
1	确定你的目标社区	你的目标是一个特定的城市。某个地理区域内的一个城镇? 一个社区? 或几个城镇
2	找出你所在社区的地区老龄化机构（AAA），以及如何联系他们	请拨打老年护理定位电话 800–677–1116 或访问 www.eldercare.gov
3	回顾老年人的交通选择 – 独立移动的选择手册	转 至 www.eldercare.gov/eWercare.net/public/resources/resources.aspxtfxport 并向下滚动，直到找到老年人的交通选择 – 独立移动的选择。你可以选择下载 PDF 或 Word 格式的电子版手册，或要求打印副本。本手册提供了易于理解的信息，定义了老年人可用的不同类型的交通服务和关键注意事项。熟悉这些信息将有助于你继续执行以下步骤
4	确定目标社区是否已存在交通资源指南	联系你的目标社区的地区老龄化机构（AAA）。如果你的目标是多个城镇，他们可能并不会都由同一地区的机构提供服务。你还需要联系感兴趣的特定城镇的老龄问题委员会（COA） 请了解以下内容： • 你的目标社区是否有交通资源指南 • 由谁来维护 • 更新的时间是多久 • 是否包括所有类型的运输选项? 使用你在步骤 3 中学到的信息来指导解决问题 • 如何得到一份指南的副本 • 如何让老年司机和（或）他们的亲朋得到一份指南
5	如果没有交通资源指南，请创建一个	• 从以下网站下载、查看老年交通选项模板和相关支持材料：www.easters6als.com/iransoortahon，请点击社区老年交通模板 • 打印和维护 / 修订指南时应考虑的事项： – 你需要复印多少份呢? 这些副本将在哪里分发 – 谁去打印该指南，谁来支付印刷费用? 你能与其他机构合作以支付成本吗 – 将如何更新信息? 未来由谁负责收集最新信息? 多久做一次
6A	如果你的目标是一个地理区域中的多个社区，并且每个社区都由自己维护交通资源信息，那么就需要收集所有的信息来编制一个全面的交通资源指南	• 访问每个老龄化委员会（COA）的网站或致电 COA 申请其交通的副本 • 当电询 COA 时： – 介绍自己并解释你打电话的原因 – 询问 COA 是否有描述老年人的交通选择的手册、小册子、活页或讲义等便携材料 – 该手册是否包含有关医疗交通、购物、往返老年中心、雇佣地点或志愿者工作地乃至往返宗教场所的信息 – 该手册是否包含了 COA 没有直接提供的补充性的交通服务信息，如志愿者计划、辅助客运系统、护送服务、出租车服务和担保程序 – 如果 COA 没有编译所有不同类型的交通资讯，你还可以去哪里获取更多的信息呢 – 要求复印一本小册子 – 打电话给 COA 是一个很好的机会，让他们知道你的患者驾驶康复计划，向社区的老年人提供机会谈论安全驾驶的问题

▲ 图 10-8　指导 OT 从业者的交通资源创建指南

经许可转载，工具包引自美国 OT 协会和国家公路交通安全管理局之间的合作协议开发

创建交通资源指导的指南		
	步骤	技巧、线索和指南
6B	为指南创建预备材料	• 信息应包括如何使用指南、老年人交通的一般信息、交通选择的考虑及专属老年人的资源 • 首先下载社区的老年交通选项模板（请参见步骤 5），从要使用的模板中选择信息，并根据需要进行修改 • 真 / 假测验，老年交通是…的交通事实和照护者等内容在该部分可以涉及，但是篇幅不宜很多，如果有需要可以修改 • 参考附件 2B 中的"老年人参考资料"页面，该页面是根据"老年人交通选项模板"中的信息修改的 • 考虑在小册子（网站）上加入"实现目标"的工作表，需要时可以讨论（www.thehartford.com/talkwitholderdrivers/worksheets/gettingthere2.pdf）
6C	收集你的地理区域内的城镇 / 社区的其他信息	例如： • 跨地理区域的交通服务的信息和申请 • 关于老年服务的信息 / 资源，如家庭服务和其他援助
6D	编辑交通资源指南	• 使用 3 环活页夹 • 包括在步骤 6B 中创建的预备材料 • 为你的目标地理区域内的每个城镇 / 社区创建一个标签设置，应该包括在步骤 6A 中获得的手册 / 小册子 / 讲义等 • 包括在步骤 6C 中收集的材料 • 将每一页放在透明的页面保护表中，是很有帮助的
6E	复制并分发资源指南	• 确定要分发资源指南的地点（如当地医院和医生办公室的等候区）及需要多少份副本 • 在操作过程中保留一份副本，以便在建议患者停止驾驶时可以与他们分享这些信息 • 确定你更新指南的频率，以及谁将负责收集更新的信息

▲ 图 10-8（续） 指导 OT 从业者的交通资源创建指南

经许可转载，工具包引自美国 OT 协会和国家公路交通安全管理局之间的合作协议开发

供服务，这对维持独立生活和提高生活质量是必不可少的（证明合理性的声明）。

虽然驾驶是国家赋予的特权，但社区活动是每个人的权利。作为治疗脑卒中康复患者的作业治疗师，我们有义务承担应对驾驶和社区活动能力的挑战。因此，应该是这样做的，由 OT 治疗师与脑卒中患者合作，学习驾驶所需的技能，或协助教育，或者其他替代性交通方式。许多跨学科的国家协会（如美国老年学协会、交通研究委员会、美国老龄化协会）、政府机构（如 NHTSA、国家老年交通中心）和其他有影响力的团体（如哈特福德保险、美国退休人员协会、美国汽车协会）都了解 OT 在驾驶和社区移动方面的作用。因此，OT 有机会成为全国认可的职业，可以满足驾驶和社区移动的需求，这是年轻人和老年人最重视的 IADL 之一。

总之，证据很明显，在美国对于脑卒中患者来说，很少有人不把开车列为象征独立的活动之一 [9]。本章提供了关于脑卒中和驾驶的最新研究，为治疗师提供了工具和资源，他们在一般实践中可以使用，以解决驾驶和社区移动问题，突出了满足患者移动需求的专业意义。AOTA 的老年司机提出倡议，为了将工具和资源带到前沿，他们已经做了很多工作，但现在有赖于教育者确保每一个 OT 学生在毕业时对这种 IADL 有一个完整的理解，而从业者也应该教育自己和他们的同事 [9]。社区活动是所有人的权利，在这方面需要作业治疗师的帮助。然而，社区活动能力，特别是驾驶能力，是一个动态的移动目标，如果我们不能满足患者的这些需求，终将被另一个专业的服

务提供群体所取代。

四、驾驶和社区交通的资源

AOTA 有一个旧的网站，网址是 http://www. aota.org/older-driver，上面有所有与驾驶和社区移动相关信息的链接。这包括过去 10 年与 NHTSA 合作作为专业人员和患者合作开发的资源信息和工具。概况表可供作业治疗师下载后分发给患者。此外，还有一个链接，可以在全国所有地区找到 DRS。为会员提供了关于驾驶的循证文献综述。

驾驶员康复专家协会（Association for Driver Rehabilitation Specialists，ADED）是一个跨学科的协会，旨在支持在驾驶员康复、驾驶员教育和交通设备改造领域工作的专业人员。网站（http://www.aded.net）提供了该协会的信息，驾驶员康复提供者的名字目录，并为治疗师提供了关于车辆驾驶和移动设备的资源。

NHTSA 是交通部的一个机构，其使命是"拯救生命、防止受伤、减少与车辆相关的交通事故"。NHTSA 提供了大量关于驾驶安全的信息，特别是关于老年司机的信息，在 https://www.nhtsa. gov/road-safety/older-drivers 都能查到。信息包括驾驶员的视频，用以展示脑卒中怎样影响驾驶，同时提供的"司机健康医疗指南"和"老年司机评估咨询医生指南"，均可下载。

老年司机评估咨询医生指南（https://www. nhtsa.gov/sites/nhtsa.dot.gov/files/812228-cliniciansguideto olderdrivers.pdf）是由 NHTSA 和美国医学协会（American Medical Association，AMA）开发的，目前是第 2 版。该指南概述了医生的干预措施，可以提高老年司机的安全、法律和道德责任，以及可能损害驾驶的医学情况和药物，包括脑卒中。

驾驶员健康医疗指南（http://www.nhtsa.gov/ DOT/NHTSA/Traffic%20Injury%20 Control/Articles/ Associated%20Files/811210.pdf）是美国老年病学会和 NHTSA 之间的协议，是对"老年司机评估咨询医生指南"的更新，该指南最初是由 AMA 根据之前的协议制订的。其目的是提供指导，协助发证机构就患者的驾驶能力做出决定。该指南是根据一组专家的研究和最佳实践而自愿制订的。在这些指南中，脑卒中被视为一种复杂的情况，需要个体化的评估，而不是"通用的"许可规则。

哈特福德和麻省理工学院老龄实验室一起开发了各种主题鲜明的出版物资源。这些出版物可以在 https://www.thehartford.com/resources/mature-market-excellence/publications-on-aging 下载，指南可以根据你的设置订购，方便患者使用。你们的未来之路：综合驾驶评估指南和我们需要谈谈——与老年司机的家庭对话可能是最有价值的。

美国汽车协会交通安全基金会（http://lpp. seniordrivers.org/）维护了一个资源网站，用于老年司机、家庭、研究人员和提供服务者。可以提供以下信息：①一般安全驾驶信息；②免费在线自我评估，以衡量驾驶技能和需求；③教育和培训资源。此外，美国汽车协会交通安全基金会（http://lpp.seniordrivers.org/lpp/index.cfm? selection= visionreqs）研究和收集了来自所有 50 个州的驾驶许可政策和实践数据。该数据库还描述了一些相关的值得注意的举措，适合有风险的驾驶员。在这里还可以找到有关你所在州的信息。

美国退休人员协会为老年人提供了著名的驾驶安全计划，并在其网站上提供了丰富的资源，其中包括 CarFit 项目，以及 We Need to Talk 栏目（http://www.aarp.org/home-garden/transportation/ driver-safety/）。

国家老龄化和残疾交通中心（National Aging and Disability Transportation Center，NADTC）（https://www.nadtc.org/）的成立是为了给老年人提供更多的交通选择，使他们能够在社区中独立生活。该中心的网站上有丰富的出版物、资源和培训，特别是对作业治疗师来说，可以向患者提供关于交通选择的信息。此外，NADTC 还为卫生专业人员举办了关于交通的免费网络研讨会。

致谢

感谢临床专家 Mary Seaton，MHS，OTR/L，谢谢他们对本章案例研究的贡献。

复习题

1. 与想要重返驾驶岗位的患者讨论一般作业治疗师的作用。

2. 比较对照 OT 评价工具应用于复杂驾驶活动中的用途。

3. 论述使用交互式驾驶模拟器治疗脑卒中患者的潜力和风险。

4. 解释为老年司机提供系列服务的利益相关者的作用，并说明他们如何对脑卒中恢复的患者发挥作用。

5. 讨论脑卒中患者能够成功恢复复杂的驾驶任务的证据。

6. 描述可能帮助脑卒中后恢复驾驶的适应性设备。

7. 针对无法恢复驾驶的脑卒中幸存者，解释 OT 在其社区活动方面的作用。

第 11 章　脑卒中后的育儿训练
Parenting after Stroke

Judith Rogers　Megan Kirshbaum　**著**

赵　曼　王会奇　**译**

学习目标

通过学习本章内容，读者将能够完成以下内容。

- 描述视觉经验。
- 描述过渡任务。
- 基本了解单手照料婴儿的作业任务。
- 适用于婴儿照料的设备。
- 将亲子协作应用到照顾婴儿的作业训练中。
- 确定可能影响婴儿照料的情绪或认知问题。
- 为患有脑卒中的父母提供服务时，重视作业治疗师和心理治疗师团队协作的重要性。

这一章主要讨论脑卒中患者照顾孩子的问题。本章提出了照料人员可能遇到的问题，重点是对婴儿的身体照料，也包括不同年龄阶段儿童的情感和认知问题，并为他们提供了不同的解决方案。本章的目的是为作业治疗师提供实用性建议，帮助照料人员找到合适的方法来完成照料工作。

脑卒中最常见于 65 岁以后发病，亦可发生在其他任何年龄。例如，女性可能在怀孕期间或产后发生脑卒中，备孕或已经有孩子的人群也可能会发生脑卒中。患有脑卒中的祖父母也希望参与到孙辈的生活，或许需要充当主要照料者。

有些人认为这个困难无法克服，但经验表明，对于许多脑卒中后遗症患者来讲，抚养一个孩子是可以实现的目标。而且，他们朝着这个目标努力还可以增加自信，帮助重建家庭，提高患者整体功能，减少抑郁情绪。

本章的干预和研究对象主要是存在身体或认知障碍的父母及其子女，他们来自于一个名为 TLG（Through the Looking Glass）的组织，该组织于 1982 年在加州伯克利成立。TLG 是一个关注残疾父母及其家庭情况的国家中心，它是一个注重残疾文化与独立生活的组织，由美国教育部国家残疾与康复研究所（National Institute on Disability and Rehabilitation Research，NIDRR）资助，TLG 率先为成员中有残疾或医疗问题的家庭开展研究、培训、资源开发和服务。本章中的案例就来自于 TLG，是脑卒中患者及其抚养孩子情况的例子。该研究和干预框架总结如下，重点关注那些对于脑卒中后遗症的父母来说特别突出的问题。

一、亲子协作的研究

这是一些开创性研究（该研究由国家复活节海豹研究基金会资助，1985—1988 年），是关于身体残疾的母亲与其婴儿相互适应过程的研究，记录了 10 位有残障的母亲与其婴儿之间相互适应的过程[6]。从孩子出生到蹒跚学步期间，所有基本的照料（如喂食、洗澡、举起及抱孩子、穿衣服和换尿布）都被录像。这些家庭并没有受到婴儿护理的专业培训，通过对录像的分析，揭示了父母与婴儿在互动过程中逐渐相互适应的过程。结果表明，母亲在发展自身的适应能力、婴儿的早期适应能力、母亲与婴儿相互适应能力中起到促进作用。根据本研究中记录的自然适应过程，我们制订了相关干预措施，提高父母与婴儿在照料过程中的合作能力，如本章适应性技术和策略部分所述。

二、婴儿照料适应性设备的研究

20 世纪 90 年代，TLG 进行了 3 个研究项目（由美国教育部 NIDRR 资助），重点关注和评估了婴儿照料设备的发展对残疾父母的影响[6, 12, 14]。在先前的复活节海豹研究中，这些设备的发展是由母亲们发明的适应性技术推动的。例如，在研究中，有几位母亲用一只手紧紧抓住婴儿的衣服把他们抱起来，在随后的婴儿照料设备开发项目中，TLG 设计并使用了更为安全的提升吊带。3 项设备的研究都是通过分析录像带，它记录了父母在应用该设备前后照料孩子及亲子互动情况。研究发现，这种设备不仅减少婴儿照料时的困难、烦恼和疲劳感，对亲子互动亦有积极的作用。该设备的使用，还能预防照料过程中压力过大引起的继发性残疾并发症，并可避免发生产后抑郁或使残疾加重。通过提高残疾父母对婴儿的照料能力，可减轻夫妻间的压力，使其各自在家庭中的功能更加平衡。

三、视觉经验

由于缺乏身体残障人士育儿的影像，影响了作业治疗师、父母及其家庭成员，因此 TLG 强调在研究和干预中使用录像。作业治疗团队创造了"视觉经验"这个术语，用来指大多数人在完成一项活动时的心理意象[12]。例如，当人们想象抱着一个婴儿时，他们就会想到在某人的怀里有一个婴儿。这种视觉经验可能会限制新的学习方式，因此，作业治疗师和患者首先要意识到他们的视觉经验很有限，并需要发散思维去改变它。例如，通过将儿童安全座椅固定在轮椅上来完成抱婴儿

的动作（图 11–1）。为了拓展关于育儿的视觉经验，TLG 开发了 DVD，展示了婴儿照料时的不同技术，其中包括脑卒中后遗症的父母需要经常用到的单手技巧。

四、婴儿适应性照料的 OT 评估

TLG 开发了一个评估工具，用来指导残疾父母对其婴幼儿照料的作业实践活动。当父母有身体残疾时，该评估可提供一个框架，供 OT 师来了解照顾婴儿的复杂性。这是一款为残疾父母设计的婴儿照料评估工具[15]，还可以指导 OT 师进行治疗并分析潜在的问题，它结合了父母的观点和 OT 师的作业分析技能。该工具根据父母在家庭和社区内对婴儿照料的所有需求，提供了一个广泛性的回顾。该工具可以突出父母的优势，强调妨碍他们完成任务的障碍，并做到以最低要求、最安全有效、最符合人体工程学的方式，来加强亲子关系。这个评估工具还有一个家庭访问环节，这有助于 OT 师发现父母很看重的活动，它融合了残疾人独立生活的理念：有机会做出影响自己生活的决定，并可以选择自己想要从事的活动。需要注意的是，评估强调的是家庭和社区访问。

五、干预模式

TLG 的研究已经对成千上万的残疾父母及其子女进行了干预。自 20 世纪 80 年代以来，人们对干预模式进行了总结和严格评价，展示了其在父母或者子女（或者双方）有残疾的家庭中取得

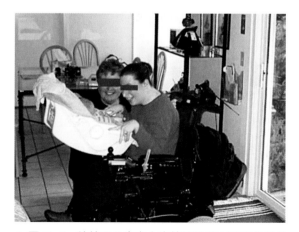

▲ 图 11-1 轮椅和儿童安全座椅的改装支持育儿工作

的积极成果[5, 6]。干预模式包括多学科协作，强调以下内容。

• 亲子和家庭关系，同时整合婴儿心理健康和家庭专业知识。

• 为解决各种残疾问题，父母育儿方式和干预之间相互适应。

• 参考婴幼儿发育专业知识。

• 融合及尊重个人、家庭的残疾文化。

• 通过家庭和社区的评估、干预、监测和转诊，在自然环境中发挥作用。

如果一个家庭中父母曾有脑卒中病史，那么通常由 OT 师在家庭和社区内进行服务，他们评估并提供婴儿适应性照料，指导患者的认知功能如何适应，就环境如何适应提供咨询，并监测婴幼儿的发育问题，以及后续适应的安全性和持续性。家访的心理医生负责处理父母、孩子及其家庭中的情感问题（如悲伤、失落、抑郁、波动或冲动控制），儿童行为管理，夫妻冲突，以及家庭角色和功能的变化，心理医生需要与 OT 师密切合作，两者都可以促进亲子之间的互动，并监测儿童的安全和健康，其中持续训练和监督反馈不可或缺。

1. 与脑卒中后的孕妇一起工作　对于一名 OT 师来讲，与一名正在备孕或怀孕早期的女性一起工作是一项挑战，OT 师只能通过想象怀孕将会如何影响患者的行动能力，以及孕妇的局限性将会如何影响她照顾孩子的能力。女性应该理解，无须因为脑卒中引起的身体障碍而放弃生孩子的权力。怀孕期间，活动能力一般从妊娠中后期开始受到影响，此时身体重心发生了变化，直到分娩[10]。这种重心的变化会影响行走、站立，以及从床上、汽车上转移等（见第 7 章和第 8 章）。此时孕妇可能会得益于一些移动设备（如助行器、轮椅或小轮摩托车），这可以咨询物理治疗师。如果她的腿部轻度受累，可以选择四轮助行器，不仅可以使她稳定，还可以抱着孩子到处走；如果她的腿严重受累、不能走路的话，那么可以选择电动轮椅或小轮摩托车（见第 27 章）。

准妈妈很难接受机动车辆（轮椅或小轮摩托车），对于准妈妈来说，重要的是要让她明白，轮椅或小轮摩托车会让她更舒适，降低跌倒风险，并在孩子出生后能更好地照顾孩子。如果她尝试使用电动设备，那么她会发现购物等活动是很容易的，本章中适应性技术的讨论部分会展示如何照顾孩子，然而，在决定为人父母前，至关重要的是要了解脑卒中是如何影响情绪和认知功能的。

2. 改善婴儿与脑卒中父母之间的关系　妊娠后期或产后发生脑卒中的话，如果没有适当的支持，势必会对一个母亲、家庭和亲子关系造成灾难性的影响。由于住院治疗会造成亲子分离，所以在康复阶段，促进亲子之间相互依赖显得至关重要。OT 师应以此作为治疗计划的一部分，当然，此项活动内容也会根据孩子的成长而有所变化，所有的婴儿照料活动都可以改善亲子关系。然而，如果婴儿小于 9 个月，那么抱孩子、喂养和抚慰就是特别重要的活动。如果照料者在孩子蹒跚学步时患有脑卒中，或者有脑卒中后遗症患者前来寻求帮助，那么重点就要通过在亲子互动，如在玩耍、吃零食、依偎、郊游等活动中增进亲子关系。

3. 提高父母对婴儿身体护理的能力　为人父母的基本要素之一就是能够为婴儿进行身体护理，对于一位脑卒中后遗症的照料者来说，为了能够照顾孩子，他们可能需要婴儿护理设备、适当的医疗设备（durable medical equipment，DME）和适应性技术。过渡任务是指在完成基本的婴儿照料任务之前或之时必须要完成的任务。因此，从这些任务开始干预是非常重要的：①抱住；②携带和移动；③转移；④体位改变[12]。

• 抱住：把孩子抱住是携带移动、转移、喂养、变换体位、拍嗝和抚慰孩子的先决条件。

• 携带和移动：携带孩子是在家中和社区中移动的先决条件。如果照料者不能携带和移动孩子的话，那么他们就只能在房间里活动。

• 转移：转移是能够做一些活动的先决条件，例如给孩子换尿布和把孩子放入婴儿床或高脚椅上。

• 体位改变：体位改变是能够给孩子拍嗝和换尿布的先决条件。体位改变定义为当孩子保持在同一平面时改变孩子的体位。

抱住：无论是直接在父母的怀里还是借助设备，抱孩子都会与孩子有接触。重要的是，父母要确保孩子是安全的，并让孩子体验到这种安全感。对于有坐位平衡障碍的父母来说，可以使用以下的体位和设备。

- 婴儿和父母都要保持侧卧位。
- 父母的床头摇高成 45° 角，半坐位。
- 吊带、护理枕头或楔形垫。

六、个案研究

1. **案例研究 1**　Darla 在怀孕 8 个半月时发生小脑卒中。发生脑卒中后，她的儿子 David 便被剖宫产娩出。他很健康，重 6 磅 10 盎司（约 3kg）。他的肺发育很完全，不需要住院治疗，于是出生后 3 天他就跟随父亲 John 出院回家了。Darla 的父母搬来帮助照顾 David，Darla 在重症监护病房里昏迷了好几天，当她一转到过渡病房，她的家人就把 David 带到了她身边。医务人员把 David 放在吊带婴儿车里。虽然 David 用吊带固定住了，Darla 还是担心他会掉下去，因为她仍需要帮助才能保持坐位，而且她的躯干控制和坐位平衡很差，所以抱孩子使她感到非常焦虑，医务人员并没有意识到她的这些担忧。在这种情况下，作业治疗师可以和 Darla 交流一下，分析她抱孩子时感到不安全的因素，然后指导她一个更合适的体位。其中一种体位是让她偏瘫侧卧位，让 David 躺在她的胳膊上，这样他们就可以互相看着对方，Darla 还可以亲吻和抚摸他。

(1) 携带和移动：为了保证孩子在屋子里的安全，TLG 推荐了一种四轮助行器，也被称为助行车。这款助行器已成功应用于偏瘫（半身瘫痪）和共济失调（协调障碍）患者，因为它能使孩子和父母的身体保持稳定。这件设备包含了一个被安全地固定在助行器上的婴儿座椅，婴儿座椅可以是弹性座椅或加高座椅，不过，弹性座椅更难固定。TLG 更倾向于一种可以多角度调节的餐椅，例如小一点的孩子可以保持半坐位，大一点的孩子可以保持直立坐位。此外，在助行器上安装婴儿座椅，可将婴儿置于一个最佳的转移高度（图 11-2）。

应用助行器的时间取决于父母的稳定性。为帮助患者回家，它已成功得用于住院患者物理治疗中，但是它被改装成可以在家庭内使用，在任何凹凸不平的地面上使用改装的助行器都需要格外小心，因为上面有婴儿、头重脚轻。咨询康复工程师后，可以考虑在助行器底部增加重量，以代偿婴儿增加的重量，但是，患有身体残疾的父母所使用的策略，对于合并认知障碍的父母来说可能不太可行（例如，要把后轮分别越过凸起的地面，可以用手臂将助行器的一侧举过凸起的地面，或者每次用一条腿轻推助行器的一侧）。在家庭访问期间，作业治疗师要对改装后的助行器在使用安全性方面应该进行仔细评估。

如果父母更喜欢使用手动或电动轮椅，有几种类型的设备可以在抱孩子时使用[11]。下面的改造就特别实用，用一块楔形的泡沫，在父母膝部大概有 8 英寸（约 20.32cm）厚，这块泡沫逐渐倾斜变薄，到父母腰部变成 3 英寸（约 7.62cm）厚，给孩子提供一个可以移动、喂养和与孩子玩耍的平面。楔形垫应该用可洗的织物缝制，并用一条带子系在父母的腰上，还有一条带子缝在垫上，可以把婴儿牢牢地固定在垫上（图 11-3）。另一个设计是双颈枕，它由两个颈枕组成，可用于大一点的头部控制良好的孩子。

(2) 体位改变：有关体位改变的例子，在本章的适应性技术和策略部分关于给孩子拍嗝和换尿

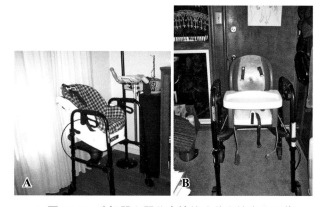

▲ 图 11-2　助行器和婴儿座椅的改装支持育儿工作

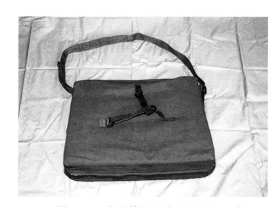

▲ 图 11-3　楔形垫的改造支持育儿工作

布的讨论中进行描述。

(3) 转移：对于上肢功能受限的父母来说，举起一个头控较差的婴儿是一项挑战。最简单的解决办法就是使用婴儿悬吊带（表 11-1）。如果婴儿不接受悬吊带，在父母处于坐位时可以使用以下技巧，以便将婴儿从腿部转移到平面上：①选择使用足够高的平面，以免引起背痛；②将有功能的手臂放在婴儿的头下；③弯腰时，同时把婴儿抱到自己的胸前，这样胸部就像另一只手臂来环抱住婴儿；④挺直身子且移动孩子。父母还可以围一个塞满柔软材料的腰包，用来支撑婴儿的臀部（图 11-4）。这里关键的是，充分评估父母能否以这种方式抱孩子，并且能够以平衡安全的方式完成坐-站转移。

照料者已经可以成功得使用安全带将婴儿完成转移，但是请注意，在婴儿有头控能力之前，不能使用安全带，在此之前，父母仍需使用婴儿悬吊带。制作安全带的一个好样板就是使用市场上的婴儿背心（http://www.babybair.com），

再用一条 1 英寸（约 2.54cm）的织带改为手提带（图 11-5）。用安全带提起一个蹒跚学步的孩子，可能会因为孩子重量的增加而产生应力损伤。因此，应该用亲子协作的技巧来教导一个蹒跚学步的孩子爬到他想要爬到的地方。如果这个平面太高，TLG 找到了带有升降功能的阶梯，使蹒跚学步的孩子更容易向上攀爬。

2. **案例研究 2** Michael 是一位年长的父亲，是他儿子的主要照料者，在他儿子 Sam 出生后不久，他就患上了脑卒中，影响了左侧大脑半球，他的妻子 Karen 还是全职工作。他的右上肢瘫痪比右下肢严重。Sam1 周岁的时候，身高和体重都增加了 70%，Michael 仍然能成功得利用安全带转移 Sam。即使 Michael 有很严重的左肩痛，他仍然想继续使用安全带。TLG 的一名 OT 师向他展示了一种适应性技术，即从 Sam 的背后伸到他的两腿之间，将 Sam 抬到一个更高的平面，这种方法使得 Sam 更容易向上爬，重点是减少了 Michael 肩部肌肉的使用，从而缓解了他的肩痛。有经验

表 11-1 商用婴儿护理设备

活动或任务	商用设备
就寝时间：陪睡工具（附在父母的床上）	触手可及的陪睡工具（可能使照料者难以下床）
在父母的床上睡觉	婴儿床
更换尿布	• 坐着时能换婴儿尿布的电脑桌 • 应使用凹形尿布垫 • 一个带有互动玩具的玩具手机，可以在宝宝长时间换尿布时安抚宝宝
穿衣	• Gerber 设计的带拉链的连体套装和其他带拉链的套装 • 有尼龙拉扣的连体衣、T恤 • 冬天用的无腿的羊毛双层套装
固定设备	• 可以躺着、坐着和站着使用的婴儿背带 • 护理枕（Hugster、Boppy、Kid Kozy、My Baby Nest）可以躺着用也可以坐着用
母乳喂养	• 易穿戴胸罩支撑乳房，并能将吸奶泵固定到位 • 乳盾
奶瓶喂养	瓶托
打嗝	从背心（Babybair）上安装的吊带
为偏瘫、轻瘫或共济失调患者搬运和移动	带座椅的四轮助行器
轮椅使用者（机动）单手使用	吊带（见上文）
转移	吊带式背心
走进社区	• 汽车座椅（试着在商店扣紧） • 行走背带：幼儿背包、儿童安全背带背包 • 婴儿车（外观属性：轻便、易折叠、易打开和易转移）

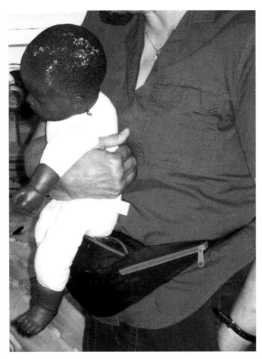

▲ 图 11-4　腰包的改造支持育儿工作

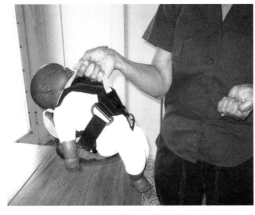

▲ 图 11-5　安全带的改造支持育儿工作

的 OT 师知道何时应该指导 Sam 攀爬，她搬来阶梯，以便 Sam 能爬到更高的椅子上。

七、提供适应性的婴儿照料设备

脑卒中后遗症患者若使用合适的设备，那么他也可以照顾孩子。有些设备与某些技术结合使用是必不可少的，可以使工作更容易，甚至对照料至关重要。

1. **睡前活动问题**　TLG 收到最多的电话就是反映睡前活动问题。对于大多数人来说，将孩子抱到婴儿床上就成了最大的困难。通常情况下，睡前父母都会给孩子穿睡衣、读书、拥抱或唱歌等，但是对于残疾父母来讲，他们大多数无法靠近婴儿床，会让人觉得舒缓的睡前活动不完整，这使父母和孩子都觉得遗憾。

有些商场里可以买到的婴儿床（Co-Sleeper）允许孩子和父母一起睡，但这些床都有缺陷。给残疾父母带来许多麻烦，因为他们很难下床，父母必须滑到床尾才能下床。一个品牌，即 Snuggle Nest 的婴儿床，只适合刚出生几个月的小婴儿。

为了满足残疾父母的需求，可以对商场买到的婴儿床进行改装，但 OT 师在改装婴儿床时，必须谨慎考虑其安全性。TLG 不推荐向外开门式婴儿床，因为当父母逐渐后退打开一侧门时，婴儿就会翻滚出来。TLG 建议使用推拉门的设计，当门被推到一侧时，父母可以用自己的身体挡住出入口，使用推拉门时，需要安装一把安全锁，父母可以打开但孩子打不开。TLG 曾使用过两步锁，但对于合并失用症或排序障碍的父母来说，这会很困难。TLG 不建议使用顶部的门栓来稳定推拉门，因为当婴儿哭闹不安的时候，从婴儿床出来时顶部的门栓可能会撞到他们的头。改装婴儿床可能会引起其结构完整性的问题，因此，为确保安全，需要经常对改装的婴儿床进行安全性检查（图 11-6）。

2. **儿童防护问题**　为解决儿童防护问题，家庭访问至关重要。对于患有认知障碍和身体残疾的父母来说，这些设备可能过于复杂，所以一些儿童防护问题可能也是成人防护问题，必要时可以多尝试几种类型的设备，看看哪一种是成功的，这个过程同样是一个评估的过程，其中包括视野和视空间问题、失用、逻辑排序和运动计划问题（见第 24 章至第 26 章）。值得注意的是，使用安全门时，需要考虑到作为步行和轮椅的通道，门槛是否过高。

3. **换尿布的设备**　发生脑卒中后，有些父母发现坐着换尿布更舒适，不过也有人仍然喜欢站着。对于那些喜欢坐着的人，可以选择使用电脑桌，电脑桌有不同的尺寸、形状和价格；有些家庭没有多余的空间再放一张桌子，餐桌也是不错的选择。如果桌子用于其他活动，就要有一个其他换尿布的地方。无论父母是坐着还是站着，有一个玩具手机都是非常有用的，因为在换尿布时使用互动玩具可以转移婴儿注意力。为防止婴儿从桌子上滚下来，建议使用凹形尿布和安全带，如果把尿布放在桌子上，它可能会来回滑动，如果把尿布放在一块胶合板上，尿布就不会打滑，婴儿还可以同时玩玩具手机。

要制作这样的设备，需要使用比凹形尿布宽1.5 英寸（约 3.81cm）的胶合板，并用防滑钢架材料覆盖木材的主体。在胶合板上安装一个螺丝，再连接一个可移动的聚氯乙烯（polyvinyl chloride，PVC）管。可以在 PVC 管上钻孔并连接电线，安装一些互动玩具，如吱吱响的动物或塑料书（图 11-7）。

八、市场中的设备

在定制或开发新的婴儿照料设备之前，治疗师应该了解市场上可选用的设备有哪些，来帮助

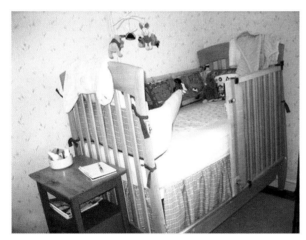

▲ 图 11-6　婴儿床的改装支持育儿工作

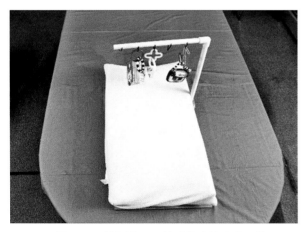

▲ 图 11-7　换尿布平面的改造支持育儿工作

脑卒中后的父母进行婴儿照料（表 11-1）。

1. 耐用的医疗设备　除了婴儿照料设备，照料者可能还需要借助辅助移动技术来保证婴儿安全地转运，如电动轮椅、踏板车或四轮助行器，因此照料者对此类设备的需求量在增加。遗憾的是，如果照料者能在室内行走，那么他（或她）可能不能用医保费用来购买这些设备，或购买设备（如电动轮椅）的保险费用不足，这样他们可能得不到合适的移动设备。

2. 适应性技术和策略　这些技术是为具有一部分上肢功能的照料者设计的[16]。此技术也强调婴儿与父母之间的合作。在住院康复期间，OT 治疗师可以介绍婴儿照料技术。在治疗计划中有很重要一部分是婴儿照料任务，如一些患者的活动可以有两个目的：当患者学习如何给自己穿衣服时，也可以学习如何给婴儿穿衣服。这可以鼓励父母，从而帮助父母减少抑郁情绪的出现。

(1) 喂养：结合适应性婴儿护理设备和技术。喂养是形成和维持亲子关系最重要的方面之一，包括以下方面。

① 母乳喂养：母乳喂养对母子关系很重要，母乳喂养可以带给母亲自信和希望，让她可以继续保持母亲的角色。如果母亲的脑卒中是由高血压引起的，她可能需要降压药或抗凝血药，这些药物可能会影响母乳，因此会影响母亲的母乳喂养。在母乳喂养之前，一定要咨询医生服用的药物是否会对婴儿造成伤害。此外也可以咨询畸形学专家。

如果母亲在住院前已经进行母乳喂养，并希望在住院期间继续母乳喂养，则需要家庭或其他人员的支持，以保证婴儿能够定期母乳喂养。如果母亲想母乳喂养，但是不能经常看到婴儿，这种情况下可以用吸奶器来挤出乳汁，等到和婴儿见面时再继续母乳喂养。母乳喂养可以让母亲觉得自己和宝宝是有联系的，觉得自己是最好的营养来源。一个有用的哺乳文胸应该搭配吸奶器，这样就不用手来辅助了。此外，这种胸罩会暴露乳晕，这样婴儿就更容易吮吸住奶头，不需要用手帮助婴儿。此外，对于乳房扁平或乳头皲裂的情况，可以使用乳盾，同时也可以用来遮住乳晕。

找到一个合适的姿势喂宝宝很重要。用非偏

瘫侧上肢抱着婴儿进行喂养会让母亲情绪不安，因为偏瘫侧手臂无法发挥正常功能。因此，通常是最好把婴儿放在枕头上，而不是非偏瘫侧手臂。最好试一试目前在市场上不同式样的母乳喂养枕头，对比一下哪种效果好，最好是枕头上有一条腰带，这样就可以把枕头固定在妈妈的大腿上。

② 奶瓶喂养：有时，新妈妈可能会决定用奶瓶喂养，这是一个很好的选择，应该被尊重。选择奶瓶喂养时面临另一个问题就是如何促进亲子关系，用奶瓶对于亲子关系的建立比较困难。母亲既抱着婴儿又要拿奶瓶，这时准备一个奶瓶架会方便很多。这种奶瓶架可以在网上找到。与配方有关的重要问题在认知部分会说明。

(2) 拍嗝：无论是母乳喂养还是奶瓶喂养，大部分只使用一只手臂的人都需要一种技术来给婴儿拍嗝。一般来说，传统的拍嗝动作是让婴儿趴在照护者的肩膀上进行拍打。对于许多残疾的父母来说，越过肩膀拍嗝可能是困难的或不可能的，因为它需要使用两只手臂进行协调。然而，还有其他同样有效的技巧，学习这些技巧可以增加照护者的自信心和独立感。TLG 开发的一个成熟技术是座靠设备。通过这种设备，照护者可以将婴儿背对着抱在他或她的腿上。照护者身体前倾，将一只手臂横放在婴儿胸前抱着婴儿。这样可以给宝宝的胃施加了温和的压力，促进了打嗝[16]。

一种方法是让婴儿俯卧（脸朝下）放在照料者的膝盖上，轻拍婴儿的背部[10]。此外，照料者可以让宝宝右侧卧位，轻微地向腹部翻身，按摩背部。

第三种技巧是在让宝宝在坐起来前把宝宝的腿抬起来，然后父母把他或她的手放在宝宝的屁股下面，然后往上拍。

(3) 更换尿布：在给孩子换尿布时，父母和孩子的合作是必不可少的。大多数的婴儿可以被"训练"到熟练得做自下而上的活动。父母可以教他们的宝宝抬起臀部，用非偏瘫侧手臂举起宝宝的臀部，同时说"向上、向上"。随着时间的推移，当听到"向上、向上"或"继续向上"这些词时，很多婴儿都会抬起他们的臀部。对于早产或仍处于屈曲体位的婴儿，照料者可以将婴儿的臀部放在照护者的非偏瘫侧手掌上，然后将婴儿抬到尿布上。

① 固定纸尿布：照料者将尿布放在宝宝的身下，并将尿布从腿上穿过；照料者的手腕前端放在婴儿的盆骨上以固定尿布。拇指和 1~2 个手指抓住粘贴处或角落，然后同一只手的其他手指将粘贴处移过去固定它。在尿布的另一边，部分手指抓住尿布的粘贴处或角落，其余的手指和手掌稳稳地抓住尿布，以固定粘贴处。

② 夜间：许多父母发现在半夜更难协调彼此的关系。一位母亲想出了一个办法来帮助她克服这个问题。她在睡觉的时候给她的孩子换了两个尿布。她在半夜要做的唯一的一件事就是把里面的尿布拉出来，然后再把剩下的重新系上。

③ 姿势：父母在换尿布时的姿势有不同的偏好。一些照料者更喜欢让他们的非偏瘫侧手臂靠近婴儿的脚，另一些人更喜欢让非偏瘫侧手臂靠近婴儿的头，还有一些人更喜欢面对婴儿的脚。因此，对于照料者来说，尝试每一种体位以找到最舒适的体位是很重要的。

(4) 脱衣和穿衣

① 0—3 岁：给宝宝穿衣服是最难的婴儿照料活动之一。很多时候，残疾父母认为他们能像大多数人一样正常给婴儿穿尿布。然而，对于只有一只手可以正常活动的父母来说，让婴儿躺在尿布台上通常都比较困难，因为婴儿距离比较远时他们没有足够的控制能力。以下技巧可以帮助照护者减轻这项任务的难度。在任何情况下，宽松的衣服是很方便的，因为它将更容易穿脱。

② 给小婴儿穿衣服：让婴儿尽可能靠近自己的身体，这一点很重要。使用像 Hugster 或 Boppy 这样的哺乳枕可以让婴儿以一个良好的位置躺在照料者的膝盖上，这样更容易把衣服套在婴儿的头上。容易打开的扣子便于给婴儿穿衣和脱衣服。单手很难解开扣子，尼龙搭扣和拉链是扣子很好的替代品。

③ 给婴儿脱衣服：把婴儿的衣服解开后，即使宝宝穿的是一件连体衣，父母也应先从袖子开始。首先，要轻轻摇晃衣服，把袖子的下摆从宝宝身上拉开，这样会鼓励宝宝弯曲四肢并把胳膊从袖子里抽出来。在把衣袖脱到肘关节时，家长需要确保衣服没有卡在婴儿的肘部。肘部伸出后，胳膊和手的其他部位也应该轻松地伸出来。脱另

一只袖子时也是同样的操作。要脱下一件衬衫时，需要抓住衣服的前面，把领口到下摆卷在一起。然后可以从婴儿的脸部把衣服拉起，从前面举过头顶到后面脱掉。

给婴儿穿连体衣（一种因两腿之间合拢而不能往上卷曲的套衫）或衬衫时，可以在婴儿躺在哺乳枕头上时把衣服放在头顶。这件衣服的前部可以从上到下卷起来，然后拉过婴儿的后脑勺。婴儿的头被抱在父母的前臂和胸部之间。父母握住衣服的前面，从婴儿的脸上拉过，再往下拉。然后把衣服的背面拉下来，把婴儿的手臂拉进袖子里。

如果衣服上有拉链，先放胳膊还是先放腿都没关系，虽然很多父母喜欢先放胳膊再放腿再拉拉链。

④ 给大婴儿穿衣：当婴儿太大而不能放在照护者的膝盖上时，将婴儿放在靠近父母的地方（例如床上），并使用哺乳枕头来支撑。和小婴儿一样，找到容易扣的衣服很重要。要给婴儿穿上一件连体衣，首先要解开扣子，把容易穿的一面靠近父母。接下来，把宝宝放在连体衣的上面，先把腿放进去，然后把胳膊伸到袖子里。通过在肘部轻轻推，鼓励婴儿将他或她的胳膊完全伸到袖子里。另一只袖子和裤腿也按上述操作，鼓励膝盖伸展。

⑤ 给大婴儿脱衣服：脱一件连体衣的方法为，拉开拉链后，将连体衣向肩方向拉。把婴儿肩上的衣服脱下来。然后从袖子的下摆拉下来，鼓励婴儿收回胳膊，并摇晃衣服，以鼓励婴儿把胳膊完全从袖子上拿出来。要把连体衣的裤腿脱掉，父母应该把衣服的脚部或裤腿从婴儿身上拉开。如果鼓励婴儿"向上"，当裤腿被拉下来的时候，婴儿可以帮助照护者抬起他或她的腿，从而脱裤子。

⑥ 袜子：给婴儿穿袜子比给自己穿袜子更容易。照料者抓住袜子开口的一边，用另一边抓住婴儿的大脚趾。当袜子穿在大脚趾上后，照料者就把袜子的其余部分拉到脚趾的其余部分，然后继续把袜子穿在脚上。然后照料者从袜子底部抓起袜子，从鞋跟上方拉起袜子。

⑦ 给一个蹒跚学步的孩子穿衣和脱衣：这个年龄段是要求最高的，因为孩子们试图维护他们的独立性，因此不太合作。当婴儿爬行和行走时，床可能不再是一个合适的工作台。因为床给孩子提供了足够的空间来逃跑，这时候沙发是一个更好的选择。

如果孩子坐在父母的腿上，给他穿上衬衫或连体衣会比较容易。在这一过程中，孩子和父母之间的紧密合作非常重要。就像对待小婴儿和幼儿一样，使用一件颈部开口较大的大号衬衫是有帮助的。

(5) 汽车安全座椅：首先要扣好汽车安全座椅的安全带，但是单手把安全座椅固定好是很困难的，即使是双手也一样困难。有一点很重要，照料者要尝试各种品牌，以找到最方便使用的产品。胸带必须足够窄，以便用一只手更好地抓住和扣上。如果裤裆带短而且稳定，它就不会摇摆，那么就很容易接合带子。

把孩子放在汽车座椅上：不同孩子的处理方式如下。

- 婴儿：具体如下。
  - 将安全座椅放在后座中间。
  - 坐在安全座椅旁，非偏瘫侧上肢靠近座椅。
  - 用非偏瘫侧上肢的肘部托住婴儿。
  - 斜靠在车的一边，把婴儿正确得安置在安全座椅上。倾斜时，上臂将支撑婴儿的头部。
  - 将婴儿滑动到位，轻轻移开手。

当婴儿可以用安全带时，照料应用非偏瘫侧上肢靠近安全座椅，以便更容易得扣上安全带。

- 会爬行的婴儿：照料者坐在后座，非偏瘫侧肢体靠近安全座椅，婴儿坐在膝盖上。通过练习，婴儿可以学会爬进安全座椅。治疗师或其他成年人可以在学习过程中提供帮助。

- 学步幼儿：把蹒跚学步的孩子抱进汽车和安全座椅太难了。相反，照料者应该让蹒跚学步的孩子自己爬进安全座椅。如果座位太高，幼儿爬不上去，可以在地板上放一个脚凳。为了保护照料者的背部，照料者应该坐在后座上，同时握紧背带。

3. 认知问题　认知障碍存在于大多数脑卒中患者中，因此识别认知障碍并评估其对作为父母的影响至关重要[3]。照料者可能会丧失认知功能的许多方面，如语言、阅读或执行（完全或部分）能力，并可能发生其他损伤（见第 25 章、第 26 章和第 28 章）。认知评估可以精确评估认知障碍，以便制订干预措施来弥补养育困难。作业治疗师必须明确哪些特定的育儿任务可能有问题，哪些认知障碍会导致这些困难。TLG 目前有一个项目，开发针对有认知障碍的父母相关的适应策略，如认知功能评估策略。例如，如果父母患有偏盲或偏侧忽略，这可能会影响跟踪移动的婴儿。这时候，在保证安全的情况下，在婴儿的衣服或鞋子上系上铃铛，或者购买带有内置吱吱声的鞋子（在互联网上搜索儿童的发声鞋子）都会有所帮助。如果父母存在失认，无法区分尿布和尿布垫，则在尿布垫表面加一层深色覆盖物，与尿布形成视觉对比，可能会有所帮助。家长可能因为难以遵循指示、顺序、运动规划或失用症而在制作配方奶方面有困难。由于配方奶粉稀释不当，婴儿可能会发育不良或癫痫发作，因此监测父母在这一方面的功能和婴儿的体重增加情况是至关重要的。作业治疗师可以和其他家庭来访者、公共卫生护士、儿科医生和家人密切合作来完成这项任务。当父母在制作配方奶方面遇到问题时，妇女、婴儿和儿童（wemon，infants，and childen，WIC）的联邦法规支持提供预混合配方奶。

当然，在养育子女的过程中，有些认知障碍更具挑战性，如注意力、执行力和判断力。当父母有这些问题时，合适的设备和技术的使用会变得更加复杂。在家访期间，作业治疗师需要与心理治疗师、其他家访者和家庭成员合作，对这一过程进行更密切的监控。

九、个案研究

1. 个案研究 3　Bob 在他妻子怀孕期间罹患脑卒中。Bob 是孩子主要照料者，而他的妻子 Carol 成了工作养家的人。因为 Bob 照顾 Jerry 很困难，所以孩子哭了两分多钟。如果 Jerry 不想要奶瓶，Bob 也不知所措，坚持只给孩子奶瓶。TLG 提供了一位心理医生，但遭到 Bob 的拒绝。作业治疗师尝试了各种各样的策略，如放松技巧，但都没有成功。她试着让 Bob 更频繁地带 Jerry 出去，以创造一个新的父亲角色。Bob 能阅读，所以作业治疗

师展示了一张婴儿哭闹的照片，上面写着"试着换尿布，试着让婴儿睡觉，试着带婴儿出去"。由于 Bob 的残疾很严重，作业治疗师的干预只取得了部分成功，因此推荐一天中有一部分时间由一个外来的保姆过来帮忙。在认知治疗师和心理医生的支持下，可以采取其他策略。试想，用婴儿哭闹的录音带反复训练 Bob 或者为了安抚婴儿把婴儿放进婴儿床可能是有帮助的；如果这些都不成功，那么试着先让父亲平静下来（如音乐）。然而，当进展缓慢或不确定能否成功时，应该优先考虑婴儿的需求，社区的支持对家庭也至关重要。

情感问题：如果父母在认知和情感上都很难沟通，这会对父母的养育方式产生深远的影响，作业治疗师和心理医生之间的团队合作是至关重要的。然而，重要的是所有的父母都需要支持；所有的养育方式都是相互依存的。现在许多人远离他们的直系亲属，这对父母双方都产生压力。如果一直提供帮助的伴侣重返工作岗位，那么脑卒中后的父母是否得到足够的支持，或者自己是否有信心能安全地照顾孩子，这一点很重要。社会工作者或作业治疗师可以帮助评估，支持患者适应新的角色，提供社区资源，并帮助将外部支持融入家庭系统。否则，配偶可能会过度专注于照顾孩子，以至于夫妻关系受到影响，或者年长的孩子可能会被不恰当地当作照护者。

2. 个案研究 4　Janice 是一位孩子处于学龄期的母亲，她又生了一个孩子。宝宝出生 1 个月后，她罹患脑卒中导致偏瘫。Janice 在康复治疗后出院，她没有任何关于如何照顾孩子 Lois 的知识。由于她丈夫此时不得不全职工作，所以 Janice 认为她唯一的选择就是让大女儿 Sandy 放学回家后照顾婴儿。因为这位母亲对自己残疾非常焦虑，所以当家访开始时，作业治疗师和心理医生作为一个团队介入，但即使身患残疾，她仍然是一个经验丰富的母亲。作业治疗师给了 Janice 婴儿照料设备（带婴儿座椅的轮椅），并教她单手照料婴儿技术，这样她就可以在没有帮助的情况下照顾她的婴儿。因为她的认知功能很好，她很容易接受信息。很快，Janice 就可以独立照顾她的孩子了，她的女儿 Sandy 回到了学校。心理医生能够缓解 Janice 的焦虑，促进母亲、婴儿和较大孩子之间的关系。

(1) 照顾他人：其他脑卒中幸存者可以从他们的亲属或父母那里得到帮助。祖父母可能同时关心自己的孩子和新生婴儿，希望减轻每个人的压力。当祖父母住在附近时，他们可能出于好意介入，但可能不会给新生儿父母足够多的机会来学习如何照顾婴儿。父母与婴儿之间的不充分接触会干扰婴儿的依赖和适应过程，增加父母抑郁和悲伤情绪出现。

当这种情况发生时，作业治疗师可能需要请一位心理医生来帮助处理家庭问题[4]。此外，祖父母应该参加 OT 课程，这样就可以观察父母的表现。当父母使用私人助理时，父母与婴儿进行有效的互动以发展和维持亲子关系。即使在助手的照料过程中，父母也可以参与并保持与宝宝的互动（如通过说话或触摸），并且可以通过口头指导照料宝宝，这些让父母觉得照顾宝宝还是以自己为中心的[2]。

心理医生的参与有助于识别和解决与脑卒中相关的常见心理问题（包括焦虑、抑郁和悲伤）。挫折感、情绪控制力下降和愤怒等问题对养育子女产生很大影响，需要进行心理健康评估和干预。认知障碍或失语症可能与抑郁有关或加重抑郁。已经证实孕产妇抑郁会对婴儿产生长期负面影响及早期心理健康干预极有必要[7, 9]。

TLG 发现，限制或行为管理对有认知障碍的父母来说是一个挑战，其中一部分原因是难以保持一致性。患有脑卒中的父母除了有沟通和身体功能障碍外，还有情绪控制或愤怒管理问题，作业治疗师和心理医师可以合作为其提供育儿领域的帮助。

(2) 从爬行到蹒跚学步的训练：对于患有脑卒中的父母，照料孩子的过程中，父母和孩子合作是很重要的。亲子合作有助于促进宝宝的发育，并建立一种特殊的纽带。为了恢复和维持亲子关系，他们之间愉快的互动是至关重要的（例如，确定父母可以有效地进行角色发挥，提供适应以支持积极的互动体验）。孩子和父母玩得开心，父母角色发挥得很好，这时他们的合作也会更有效。

要了解身体残疾的人如何照料孩子，改变人们对照料的既往认识是很重要的。例如，对于一个能移动的婴儿，最好的做法是作业治疗师帮助父母学会吸引婴儿来找他或她。当父母站起来的

时候，在房间中间乱爬的婴儿很难被抱起来。这会使父母面临继发性损伤（背部受伤或肩部疼痛）和跌倒的风险。从发展的角度来看，幼儿喜欢在追逐游戏中学习。通常，他们喜欢逃离父母。因此对于有身体残疾的父母来说，教孩子追父母是很重要的。

3. 个案研究 5　Alicia 罹患脑卒中了，回到家时，她 1 岁的孩子 Ramon 刚刚学会走路。作业治疗师教 Alicia 吸引 Ramon 来找她。准备好许多诱人的物品，如瓶子、玩具手机或玩具车，吸引宝宝并让宝宝想要爬到父母身边。因为 Ramon 喜欢把纸揉成团，嚼着吃，治疗师给他看了一张能摇晃后发出声音的纸，并且告诉他："看，看这张纸！"当 Ramon 过来拿这张纸时，Alicia 用单手把他抱到她坐的沙发上，把手放在 Ramon 的背上，从他的胯部下面把他抬起来。Alicia 说："这项技术帮助我减少了焦虑，因为我知道我的孩子会来找我。我担心孩子会不安全，这让我很紧张，而这种技巧让我觉得自己可以掌控孩子。"心理医生还谈到了 Alicia 的焦虑、愤怒和抑郁，这可能会在亲子关系中制造更多障碍。

发脾气：当一个蹒跚学步的孩子发脾气时，通常孩子不肯去找父母，但还有其他的技巧。大多数脑卒中后的父母不能抱起那些又踢又叫的孩子，不能把他们带到自己的房间。然而，由于既往的印象，照护者认为带一个行为不端的孩子到他或她的房间是唯一适当的方法，这也是照护者能想起的唯一的方法。这时候要记住，分离是重点。让父母离开房间同样有效。当然，房间要有儿童保护措施，并确保孩子独自一人时是安全的。

十、克服社会障碍是育儿的一部分

1. 走出社区　社区外活动是一项典型的家庭活动，但它可能会给残疾的人带来问题。

(1) 交通：在一项国家调查和区域工作报告中，残疾父母们反馈说，交通工具的提供不足对残疾父母的影响比任何其他问题都要大[8, 13]。因为很多脑卒中后的患者已经不能开车了，他们往往依靠残疾人的辅助客运服务。不幸的是，使用这项服务涉及许多问题，特别是对于残疾的父母。其中一个困难是辅助客运系统不为儿童提供安全座椅。

当儿童需要一个 20～60 磅（9～27kg）的安全座椅，这个问题就变得尤为严重。因此，使用辅助客运系统的父母被迫在白天拖着笨重的安全座椅，这对许多身体残疾的父母来说是不可能完成的（见第 10 章）。

(2) 娱乐：带孩子去操场对父母来说是一种常见的活动；然而，对于有身体残疾或认知障碍的父母来说，娱乐是一个充满挑战的事情。工作组的报告和对残疾家长的全国调查发现，想要进行娱乐活动，首先是如何进入娱乐场所问题："公共娱乐场所，如操场和公园，要么完全无法进入，要么只有幼儿才能进入——残疾家长 / 成人很少进入[8]。"父母还反馈说，需要帮助他们的孩子娱乐，为预防可能出现的问题或困难，家长要求管理当局规范公共场合的行为，并为其提供心理健康服务，以促进互动。当有身体残疾或认知障碍的父母带着蹒跚学步的孩子在社区里散步时，带着安全带行走是很重要的。有系带的背包是一种很好的安全带。这种安全带可以防止幼儿走失，但不能阻止幼儿发脾气时的尖叫。父母在孩子发脾气时可以尝试的一个好方法，就是用手机打电话转移孩子的注意力，这是利用学步儿童和学龄前儿童在父母打电话时想要与他们交流或交谈的欲望。

2. 养育年龄较大的孩子 脑卒中随时都有可能发生。如果父母在孩子出生前就患过脑卒中，那么父母的残疾是孩子对父母认识的一部分。对于大一点的孩子来说，父母脑卒中后的变化通常表现为失去了他或她之前所熟悉的父母，而对这种失去的悲痛可能表现为抑郁。在父母和孩子之间，包括在住院期间，保持持续性的联系是有帮助的，这样分离就不那么复杂了。大一点的孩子往往敏锐地意识到社会对父母的污名化，对残疾的嘲笑和尴尬可能是问题的重点。父母和孩子可以一起制订策略来应对嘲笑。一位家长教她的孩子回答"那又怎样？"这成功得终结了那些敌对言论。一些家长发现，持续参与课堂教学很有帮助。对于年龄较大的儿童，和他们交流社会偏见和障碍问题，可以提高他们对社会公正问题的认识（例如，交通障碍会使年龄较大的儿童在没有其他成人陪伴或足够的交通服务的情况下难以参加有组织的体育活动和其他活动）。心理医生的角色对于孩子和父母来说都是非常重要的，因为在养育孩子的过程中，很可能出现抑郁问题。

作业治疗师在促进功能发挥方面起着至关重要的作用，使孩子和父母能够克服新的障碍，享受互动和游戏。如果照料者失去了阅读能力，可以使用计算机软件或其他能够阅读书籍的设备。在孩子学习技能和做家庭作业时，所有科目都有软件选项来帮助照料者。当没有父母或家庭成员可以协助完成家庭作业时，TLG 还建议为学龄儿童提供辅导，最好包括或者协调向需要提供协助的父母提供服务（如安排完成家庭作业的时间和地点）。一些家庭娱乐的选择可能就变得太难了（如远足和海滩度假）。然而，也有一些户外活动适合残疾人（如滑雪、骑自行车、帆船和骑马），家庭可以参加。

十一、个案研究

个案研究 6 Jim 和 Mary 有两个较大的孩子，一个是初中生，一个是高中生，这时他们突然意外怀孕。小孩子 Sharon 出生后不久，Jim 左半球脑卒中，导致失语症和右侧偏瘫。Jim 不是家里唯一一个患抑郁症的人，他的妻子和大一点的孩子也抑郁了。他们认为他们失去了一个伟大、具有幽默感和享受户外活动的丈夫和父亲。TLG 家庭心理医生和作业治疗师帮助家庭改变了他们对娱乐活动的看法。心理医生和作业治疗师一起帮助家庭适应新的、有趣的活动，如纸牌游戏或棋盘游戏。TLG 能够帮助他们加入另一个提供户外活动的残疾社区计划。这家人开始每月骑自行车旅行。

虽然患脑卒中的父母可能会有不好的影响，但也有许多美好的故事。TLG 为父母有残疾的高中生和大学生提供奖学金。Allen Etzler Ⅲ 是 2009 年全国获奖者之一，他写道，他的父亲就患有脑卒中。

与残疾父母一起成长

有些人会看到他的弱点，但我看到的是他的力量和毅力。有些人看着他，会看到一个言语困难的人，但我看着他，看到的是一个对我言之有信的人。有些人看着他，可能会看到一个手不太灵巧的人，但我看着他，看到的是一个给我拥抱和握手的人，他一如既往的坚强，给我安慰。有

些人看着他，可能会看到一个右腿跛行的人，但我看到的是一个在父子棒球赛上跳到一垒的人，对自己的缺陷和面前的障碍毫不羞愧，因为他只想和我，他的儿子在一起。

我父亲在 2004 年罹患了一次脑卒中，脑卒中的许多后遗症至今仍然伴随着他……他的力量和坚韧教会了我要像他一样坚强。他还教会了我家庭的价值，家庭是你生命中最美好的东西。最后，也许他教给我的最伟大的信念就是永远努力实现你的梦想，永远不要放弃希望……我父亲每天都在努力恢复正常。他不能做木工，不能用右手，说话也不清楚。他自己可能不知道，但他帮了我很多，仅仅是通过观察他的努力就让我变得更坚强。和残疾父母生活在一起，让我在面对艰苦的条件时变得更加坚强，也教会了我要一直努力工作，才能达到我心中的目标……既然我能走路，我一生中唯一想做的就是打棒球，我希望有一天能成为职业球员……我发现我必须努力工作才能实现我的梦想。我记得我的父亲每天如何努力进行物理治疗，直到大汗淋漓、累到哭泣，我开始在学校练习举重，训练结束后比其他球员多留下一小时，从我的教练和其他教练那里得到额外的指导，所以我可以成为一个更好的球员。我感到很幸运，我的父亲教给我这个信条——努力工作，因为我现在已经被几个大学录取到他们的棒球队……

看到我爸爸脑卒中了，除了更加点亮了我的梦想，没有任何影响。我爸爸从医院出院后，没有缺席过我的任何一场比赛，他仍然尽最大努力教我如何打比赛……我只希望等我长大后，我能成为像我爸爸一样的人。你看，我觉得自己很幸运能和一个总是言语不清的人生活在一起，他的右手不太好用，走路一瘸一拐的。我和一个 2004 年就罹患脑卒中的人住在一起，但从那以后，他给了我足够的信念，让我终身受益。

——Ailen Ebler Ⅲ，Walkersville，MD

TLG 帮助许多脑卒中的父母学会并享受照料孩子的方法。作业治疗师和心理医生之间的团队合作可以增加父母的角色和能力，帮助解决问题，促进父母和孩子之间的亲子关系，协助整个家庭系统的运作。

复习题

1. 描述有助于偏瘫父母独立拍嗝的技巧。
2. 描述干预起点的四项过渡任务。
3. 如何教偏瘫父母换尿布？
4. 教小宝宝和穿衣服和脱衣服的步骤是什么？
5. 对于单侧上肢残疾的父母，将婴儿放在汽车座椅上的正确顺序是什么？

第 12 章　性功能和亲密关系
Sexual Function and Intimacy

Bernadette Hattjar　Glen Gillen　**著**
吴佼佼　**译**

关键词

- Ex-PLISSIT
- 性别认同
- PLISSIT
- 性功能障碍
- 性功能
- 性功能康复
- 性行为
- 性行为咨询

学习目标

通过学习本章内容，读者将能够完成以下内容。

- 识别并描述正常人的性反应周期及在衰老过程中发生的变化。
- 了解脑卒中对性功能的影响。
- 确定作业治疗师在性干预中的角色。
- 理解并应用适合作业治疗师的 PLISSIT 模型。
- 识别性功能障碍及其对功能的影响。
- 为损伤的性功能制订治疗干预计划。

这一章涉及一个非常隐私和亲密的主题，即性活动。"性活动"是指日常生活活动中包括"任何提供性快感的活动"[7]。性活动由性欲、性感、性身份和亲密行为组成[33]。

性欲是"与性有关的个人和生活；所有与亲密有关的倾向，无论是否与性器官有关"[76]。性感可以被认为是来自内部和外部来源的输入，加上

5 种主要感觉和触觉、本体感觉和前庭感觉。亲密被描述为与其他人的亲密关系或"联系"（化学反应）[72]。性别认同是当前经常讨论的话题，通常被认为是一个人作为男性或女性、异性恋或女同性恋双性恋、同性恋、变性人或"性少数群体"（lesbian bisexual，gay，transgender，or "queer"，LGBTQ）的认同。一个经常被忽略的性身份类别是无性，或者对性活动缺乏兴趣或没有特别的兴趣，即使个人认为是男性或女性。Romano[68] 简洁地把这些所有信息放在一起说："性行为不仅仅是性交行为，它几乎涉及与其他人有关的全部事务；温柔，给予和索取的欲望，恭维，随意的爱抚，相互关心，宽容，包括和超越语言的交流形式。性包括从微笑到高潮的一系列行为，这不仅仅是两个人在床上发生的事情。"

每个人都可以享受性爱。卫生保健专业人员必须意识到他们自己对性的态度和偏见。我们的患者可能与我们不同：他们可能年龄较大，可能有不同的性取向，或者可能有永久性或暂时性残疾。正如人与人之间的差异是固有的，治疗师必须考虑并尊重个体性行为、偏好和信仰的差异。

一、正常人的性反应

要研究性行为和残疾间的关系就必须先了解正常人的性反应周期。Masters 和 Johnson[49] 将人类的性反应周期分为四部分：①兴奋期；②平台期；③高潮期；④消退期。每一阶段，男女体内都会发生明确的躯体变化。在兴奋期，生理反应由躯体感觉或精神的刺激引起。女性表现为乳头

隆起，阴道膨胀并变得润滑，阴蒂及大小阴唇肿胀，子宫及宫颈回缩。男性阴茎勃起，睾丸上升。男女都会出现血压增高，心率加快。

在平台期，呼吸频率加快，血压和心率进一步增加。女性乳头周围的乳晕肿胀，高潮平台形成（阴道外 2/3 充血），小阴唇的颜色由粉红变为为红色。男性的阴茎完全搏起。睾丸进一步上升，前列腺分泌前精液。

男女的高潮表现不同，一些女性可达到多次高潮。不论男女，高潮时脉率、血压、呼吸频率都会增加，肌张力也相应增高。女性高潮表现子宫的节律收缩，男性表现为阴茎的节律收缩并射精。

Masters 和 Johnson[49] 记录了心脏的反应，发现高潮时的峰值心率为 110～180 次 / 分。然而，在一项对患有冠状动脉疾病的中年男性的研究中，性活动期间的平均最大心率为 117.4 次 / 分[35]。性活动时收缩压和舒张压都增加（分别增加 30～80mmHg 和 20～40mmHg），记录到的最高呼吸频率为 40 次 / 分。这一数值的高低取决于性活动的强度和持续时间[49]。

消退期的特征是恢复到兴奋前的状态，其中包括血压、心率及呼吸频率的下降。生殖器和乳房恢复到兴奋前大小。

衰老和人类的性反应周期　在人类的正常发育过程中，性反应随着年龄的增加会发生一些变化。这些变化会影响男女的性行为，也影响了那些患有脑血管意外（cerebrovascular accident，CVA）的患者。

(1) 女性：一般在 40—50 岁的女性会经历绝经期，停经是由于雌激素生成减少所致，这一过程一般要经过几个月或几年的时间[44]。下面列举的是绝经带来的影响。

• 血管舒缩综合征（潮热）[44]。

• 萎缩性阴道炎（阴道壁变薄）[44]。

• 骨质疏松症[44]。

• 阴道液体的比率、数量和类型减少，这会导致性交时疼痛，并可能导致感染。

• 阴道肌肉收缩力的丧失，会导致性高潮缩短[79]，影响女性获得性高潮的能力。

• 子宫和阴蒂缩小，阴蒂萎缩[44]。

• 乳房组织失去弹性，导致乳房下垂。

根据 Laflin 的理论[44]，规律的肌肉收缩有助于保待阴道肌肉张力的完整性，"与阴茎的接触有助于保持阴道空间的形状和大小"。另外，Kegel 练习有助于保持肌肉的完整性，并改善女性所经历的任何膀胱渗漏。

(2) 男性：随着男性年龄的增长，会发生以下变化。

• 勃起通常不够充分，需要较长时间才能完成，可能需要直接刺激才能完成[79]。

• 射精控制增加，射精可能只发生在 1/3 性行为中，而且射精的力度较小；性高潮后勃起的丧失可能更快[44, 79]。

• 男性在性高潮后的 12～24h 内可能无法再次勃起[40]。

• 精子量减少，射精强度降低，这可能影响性高潮的强度[44, 79]。

• 睾丸的大小和坚硬度减小。

• 睾酮水平下降。

许多老年人继续享受性活动，然而，老年人的性活动减少是很常见的。老年人不一定会失去对性的渴望，但无论是生理上还是心理上，都会使他们难以进行积极的性关系。导致老年人性行为改变的主要原因包括难以找到伴侣、疾病、药物效应、守寡、离婚、对自慰的偏见、对性和老年人的社会态度，甚至他们自己对性的偏见[67]。老年人可能认为性是只有年轻人和活跃的人才会做的事情。

二、性活动和神经功能

性功能由大脑、脊髓和周围神经控制，性欲和性快感的控制由皮质、中脑和脑干的几个区域介导[57]。男性勃起分为反射性勃起和心因性勃起。反射性勃起是由对阴茎的直接刺激引起的，即使在阴茎没有感觉的情况，也可能在没有意识的情况下发生。心因性勃起起源于精神活动，如性幻想和刺激性视觉输入，不需要直接刺激阴茎。反射性勃起由神经系统通过骶神经根控制，心因性勃起涉及 T_{11} 和 L_2 之间的交感神经。女性的性功能在神经支配方面与男性相似[82]。副交感神经 $S_{2\sim4}$ 影响阴蒂和阴道润滑[82]。根据 Zasler 的说法，阴道括约肌和盆腔的收缩是在刺激阴部神经的躯体感觉部分（$S_{2\sim4}$）时发生的[82]。神经功能障碍可通过改变阴茎勃起所需的血流而导致器质性阳痿，并可导致男性的排精和射精问题，以及女性的润滑、阴蒂充血和性高潮问题。一些皮质下结构理论上与性行为的神经学有关，其中包括网状激活系统和海马、杏仁核和下丘脑。根据 Zasler 的研究[82]，丘脑和基底节被认为与性功能的调节有关。一些涉及的皮质区域包括额叶和非优势颞叶。优势半球的病变可能导致失语或失用症，这两种疾病都可能阻碍或改变性活动。非优势大脑半球损伤可能会导致视知觉障碍、否认和冲动，所有这些都会阻碍性的表达[82]。性刺激是由刺激大脑或周围神经引起的，前者是由想法和心理过程引起的，后者是由直接的身体刺激引起的[55, 75]（表 12–1）。详见 Taylor 和 Davis 的研究[78]。

三、脑卒中对性功能的影响

文献表明，脑卒中对性功能的影响主要有性欲减退、勃起和射精功能减退、阴道润滑功能减退、自我和自尊减退及抑郁。研究证明，脑卒中后的运动功能、感觉功能、认知和生理效应在许多方面影响着人们从事性活动的欲望和能力[78]。一些研究集中于与病变部位相关的性功能障碍[6, 11, 13, 14, 23, 25, 27, 28, 35, 40, 67–70]。一些文献建议对脑卒中后患者进行心理咨询，但不提供特殊的干预措施。因此，治疗师对性功能障碍的治疗缺乏足够的信息。

许多研究发现，在患有脑卒中的男性和女性中，存在性欲下降，勃起和阴道润滑能力受损，性交频率降低[3, 39, 41, 42, 54, 77]。相反，至少有一项研究表明，一小部分脑卒中幸存者（192 名患者中的 19 名）表明脑卒中后性欲增加[42]。孤立的性欲亢进和性行为异常病例发生在有颞叶病变和脑卒中后癫痫病史的个体中[29, 55]。在一项对 13 名女性脑卒中幸存者的研究中，最常见的抱怨是脑卒中后性活动的欲望下降；报道指出，只有 5% 的女性出现脑卒中后阴道分泌物的产生障碍的问题[2]。少数女性在达到性高潮的能力或月经周期没有变化。此外，虽然脑卒中损害了性欲，但生理功能仍未受到损害。作者的结论是，非优势半球脑卒中与欲望下降有关；在一项性活动的参与研

表 12–1 性激活和性功能的相关解剖位置

解剖位置	位 置	功 能
腹侧被盖区 * [13]	双侧	高潮，射精
外侧中央被盖区 * [13]	双侧	射精
束旁亚核 * [13]	双侧	射精
丘脑腹后核、中线核和板内丘脑核 * [11–13]	双侧	性唤起，勃起，感官体验
下丘脑[14]	右侧	性唤起
杏仁核 † [13, 19]	左侧	射精
大脑半球[20–23, 40]	右侧	性欲和勃起的激活/抑制功能，情绪刺激的识别
大脑皮质和皮质下结构，顶叶皮质[13, 21]	右侧	射精，抑制，反应时间
岛叶后部[14]	右侧	性唤起
次级躯体感觉皮质[14]	右侧	性唤起
额下回[13]	右侧	射精
颞下皮质[13]	右侧	射精
楔前叶[13]	右侧	射精
额上回（小部分）[13]	左侧	射精
视皮质[13]	双侧	射精
腹后外侧核，壳核[13]	双侧	射精
屏状核	双侧	射精
小脑 ‡ [13, 19, 30–33]	左侧	性唤起，射精，情绪处理，自主调节

中脑间脑边缘区

VL. 腹外侧
*. 最强激活区
†. 残障结构
‡. 包括小脑深部核团、蚓部和大脑半球
引自 Park J, Ovbiagele, B, Feng W. Stroke and sexual dysfunction: a narrative review. *J Neurol Sci.* 2015; 350: 7–13.

究中，7 名性欲下降的患者中有 5 名患者显示与右脑有关。

几项研究的作者试图确定优势侧大脑半球与性功能有关。尽管一些研究者发现左侧 CVA 患者的性功能下降幅度更大，但其他研究者发现右侧和左侧大脑半球脑卒中之间的差异不大或没有差异[6, 11, 14, 25, 27, 37, 41, 56, 72]。一项对 109 名脑卒中后男性的研究显示，右半球的病变导致脑卒中后性功能

的显著下降，包括欲望和频率[37]。Garden[26]总结道："似乎有一个整体共识，即脑卒中患者保持脑卒中前的性欲，但通常会经历性功能障碍，其中包括勃起和性欲问题。性交频率和性欲的改变是常见的。因此，抑郁和丧失自尊的可能性很大。"

更年轻也是性活动恢复的一个预测因素。年轻人在 CVA 后可能会经历更大程度的生理和心理焦虑。Erickson 阐明了在社会心理发展体系中潜在的抑郁水平（Cherry，2019 年）。这就把性活动的"身心"联系起来。此外，脑卒中前没有伴侣的人在脑卒中后很少有机会发展新的伴侣关系和恢复性活动。这种机会的减少与脑卒中本身和个人社会交往受损、可能被安置在疗养院或其他长期安置场所、抑郁、自我形象改变及脑卒中造成的大量心理影响有关。在一项对 192 名脑卒中幸存者和 94 名配偶的研究中，脑卒中后性活动的减少主要与个人对性的焦虑、包括勃起功能障碍在内的恐惧及无法讨论性问题有关[42]。

勃起功能障碍可能是脑卒中的直接结果[5, 11, 27, 32, 35, 39, 41, 68, 72]，也可能因为性伴侣因害怕引起再次脑卒中或伤害伴侣，或者不愿意与残疾伴侣过性生活的男性身上[27, 29, 30, 31]。对于女性，阴道润滑可能不足，导致性交疼痛[2, 13, 26, 27, 41, 77]。

夜间勃起的存在说明勃起功能障碍是心理性的还是器质性的。在 Korpelainen 等的一项研究中[42]，男性受试者在脑卒中后确实经历了夜间勃起，尽管 55% 的受试者夜间勃起受损。有心血管药物治疗史和糖尿病史的患者在脑卒中后勃起功能障碍的发生率高于无心血管药物史的患者。Bener 及其同事[8]在一项对 605 名脑卒中后男性的研究中发现了类似的结果，心血管药物和共患病（包括高血压、高胆固醇血症和糖尿病）增加了勃起功能障碍发生的概率。同样，阴道润滑受损在脑卒中前服用心血管药物的女性中更为常见[42]。

出院后开始性活动可能很困难。夫妇可能会推迟性活动，因为双方都在等待另一方开始性行为。在 Goddess 和同事的一项研究中，一对夫妇在丈夫脑卒中后 15 个月才开始性活动。这名男子不确定妻子是否会觉得他是一个积极的或合适的伴侣，妻子担心丈夫的性活动可能不安全。

脑卒中后感觉障碍是常见的。考虑到触觉在性表达中的重要作用，其功能障碍也可能导致性功能障碍[25, 41]。在 50 名脑卒中幸存者的主观报告中，19% 的受试者报告显示感觉缺陷是性活动减少的原因。然而，这项研究没有定论；Aloni 等对 15 名男性脑卒中患者进行了一项研究，结果表明，浅感觉和深感觉的紊乱与欲望的下降无关。

运动障碍会影响性功能。活动范围、力量、耐力、平衡、骨骼肌活动异常、协调障碍和口腔运动功能障碍可能会干扰性交或其他性活动。然而，一些研究表明，偏瘫程度不是性功能障碍的主要因素[25, 27]。

认知障碍也可能影响脑卒中幸存者的社交和性功能。基本的认知能力如注意力和集中力是社交和性活动的先决条件；分心和过度刺激可能会导致焦虑和不安，从而阻碍互动。主动性下降、冲动、记忆力差、处理速度下降和执行功能受损可能是神经功能紊乱的结果，显然也会影响性关系[73]。

McCormick 等指出[52]，性活动本身就是人类交流的一种形式。当言语或非言语交流受损时，性活动可能受到影响[82]。一项研究发现，对于身体完整的失语症患者来说，性适应是最容易的，因为不需要理解和非语言交流[81]。然而，在一项涉及 110 名受试者的研究中，发现失语症和脑卒中后性行为之间没有相关性[70]。Lemieux 和他的同事[45]报道说，大多数研究都不包括中度和重度失语症患者，因为他们很难接受采访，所以几乎不知道他们脑卒中后的性取向。在他们对六对夫妇进行的失语症和性行为的小型研究中，研究人员开发了象形图，以便于与失语症受访者进行交流。尽管在这项研究中脑卒中对性的影响与正常人相似，但在以前的研究中，几乎所有失语症患者及其伴侣都报告失语症对他们的性生活有负面影响。

脑卒中对心理功能的影响是巨大的[13, 29, 37, 43]（见第 15 章）。Giaquinto 等[29]和 Korpelainen 等[41]的研究发现，脑卒中的心理影响比相关的神经功能缺陷更能影响脑卒中后的性功能。功能丧失包括偏瘫、感觉和平衡障碍、疼痛、认知、知觉和沟通能力受损可能会对个人的自我形象产生巨大的负面影响。正如 Strauss[73]所指出的那样，性关系或其他关系的形成需要一定程度的自尊。一个人的身体和外表形象受损会影响建立新关系或维持现有关系的能力。信心丧失和自尊心下降可能由以下原因造成。

- 外观变化包括面部不对称和面部表情减弱。
- 服装风格的改变（不能穿连裤袜、不能穿胸罩或背心、不能解开内衣、拉开拉链或穿高跟鞋走路，或者需要踝足矫形器）。
- 要适应性设备或辅助设备，如夹板、轮椅或手杖。
- 日常生活活动的依赖性，例如需要切割食物和协助如厕和清洁。

除了发现自我认知的改变，脑卒中幸存者在人际关系中会存在角色的改变。例如，妻子可能会发现，由于脑卒中的影响，她不再能够履行与妻子角色相关的职能。脑卒中幸存者可能更依赖于其他家庭成员。角色变化可能会影响现有关系的质量[11, 67]。这种变化可能会使患者和伴侣感到困惑和压力，特别是如果脑卒中幸存者需要帮助进行如厕或洗澡等自我护理活动。ADL 的依赖性是脑卒中后性活动水平下降的主要预测因素。Kimura 等的一项研究显示[39]，ADL 受损的受试者的性活动也有所下降。Sjogren 和 Fugl Meyer 早在 1982 年就报道了类似的发现[70]。

根据这些陈述，必须既要考虑到患者又要考虑照护者或伴侣。如果专业人士只专注于患者，那么许多难题无法解决。脑卒中导致的残疾通常会产生连锁反应，其中包括照护者或伴侣的角色和经历。这一重要问题必须由医疗专业人员来解决，以便提供真正的整体关注。

膀胱功能受损也可能影响性活动。脑卒中通常发生在可能有潜在的泌尿生殖系统功能障碍（前列腺肥大、压力性尿失禁）的老人中。泌尿科医生的正确评估是必要的[48, 64]。Marinkovic 和 Badlani[48] 建议在解决性功能障碍之前治疗尿失禁。用于治疗尿失禁的药物有不良反应，如口干，这会使接吻、口交或其他口腔活动不愉快。如果患者因其他原因（如利尿药）服用额外药物，尿量可能会增加。对于有行动障碍的人来说，快速和频繁地进入浴室可能很困难，导致尿失禁。在性活动中，尿失禁可能会影响自尊，也可能会造成尴尬[38]。CVA 后的大便失禁不常见，因为脑卒中患者通常会因为不动、不活动、食物和液体摄入不足而便秘，这会导致腹胀和不适[80]。

高血压是脑卒中的主要危险因素，研究表明高血压与男性和女性的性功能障碍有关。Burchardt 等[10] 报道指出，与年龄匹配的无高血压人群相比，患有高血压的男性脑卒中患者勃起功能障碍的发生率和严重程度更高。研究还表明，勃起功能障碍与高血压有关，而与治疗高血压药物的不良反应无关。Grimm 等[32] 也发现，"高血压患者的性功能障碍可能与高血压水平有关，而不是与药物治疗有关"。与没有高血压的女性相比，有高血压的脑卒中女性性高潮较少，性活动疼痛更频繁，同样与治疗药物类型无关[20]。

有脑卒中病史的人通常合并其他疾病，如心脏病，这些疾病可能影响性生活。通常，有心肌梗死或心脏搭桥手术史的人害怕恢复性生活[32, 46, 56]。Muller 及其同事[56] 对 858 名在心肌梗死前 1 年内性生活活跃的患者进行了研究。他们发现，尽管心肌梗死的风险在性行为后 2h 内有所增加，但无论是否有心脏病史，发生心肌梗死的风险几乎是相同的。研究表明，有心脏病的人因性生活引起的心肌梗死是 1/100 万，愤怒或剧烈运动的人实际患心脏病的风险更大，因为这些行为比性活动发生的频率更高。然而，定期锻炼的患者发生心肌梗死的总体风险较低，因为锻炼可以减少性活动时心脏的做功。

"在高潮时期，性活动的体力消耗相当于每小时走 2～4 英里（3.2～6.4km），而高潮只持续很短的时间"[69]。确定心脏消耗的研究通常在跑步机上进行。Palmeri 及其同事[61] 比较了性活动和跑步机测试的心脏反应，结果表明，在性活动中心脏做功是跑步机测试中最大量的 1/2，直立（即跑步机测试）和仰卧（即性活动）有不同的生理反应，平均心率为 108～128 次 / 分。从心脏康复的角度来看，当一个人能以轻快的步伐爬上两段楼梯或走完一个街区或同等长度的路程而没有感到不适时，则进行性活动就是"安全"的[35, 46]。由于活动障碍，这一参数在一些脑卒中患者中可能难以评估，需要探索其他可以替代的活动（例如用未受影响的手臂和腿以轻快的速度推着轮椅）。评估脑卒中对性功能的影响需要考虑到患者正在服用的药物类型[12, 15, 24, 25, 27]。降压药可以引起勃起功能障碍、射精障碍。一些 β 受体拮抗药会影响勃起功能并引起抑郁。螺内酯是一种可以治疗高血压的利尿药，会引起乳房疼痛、溢乳和男性乳房发育（乳腺过度发育），男性的这些症状有时是不可逆的[15]。在一项由 Aloni 及其同事进行的研究中，27 名正在服用抗凝血药物的女性中有 6 名报告性欲下降，这表明这些药物可能会影响性功能。治疗脑卒中或高血压的药物可能有其他不良反应，如皮疹和疲劳感，这可能会影响患者参与性活动的欲望。考虑到各种药物对性功能的潜在不良反应，康复团队有责任将其告知患者。

四、社会态度

公众或患者家属的态度也可能影响患者的情绪或心理。尽管美国残疾人法案（Americans with Disabilities Act，ADA）在一定程度上改善了公众的态度，但事实是许多人仍然苛刻地评判那些看起来与社会其他部分"不同"的人，并以恐惧和羞耻的态度看待残疾人。脑卒中幸存者和其他残疾人士意识到这些态度后，便会避免参与社交或公共场合活动。媒体很少将残疾人描述为性关系的伙伴。脑卒中患者及其伴侣、家庭成员和其他人可能会有同样的观点，即残疾人是无性的、不同的、不值得社交和性满足的。这些态度会影响患者现有的关系及他们追求新关系的意愿。然而，美国残疾人法对脑卒中患者的家庭或照护者/伴侣没有任何关注。

五、作业治疗的作用

作业治疗的宗旨是从整体出发、以患者为中心。作业治疗师担任这一角色，应该将重点放在患者的独立性、对生活角色和责任的承担、自尊的增强以及对患者未来生活质量（quality of life，QoL）的专业承诺上。Mohammed（2012 年）指出，虽然该行业致力于改善患者的生活状态，但并没有处理性生活 ADL 的能力。

长期以来，性行为一直被认为是作业治疗师干预的合适领域。Andamo[5] 指出，"性功能应该包含在 OT 评估中，因为 OT 参与评估患者的能力和限制，而这些能力与是否恢复其各种角色所必需的日常生活有关"。Neistadt[57] 指出，作为"致力于促进高质量生活的整体护理者，作业

治疗师应该尝试解决青年和成年患者的性问题"。Couldrick[17] 认为，"随着认识和技术的发展，作业治疗师可以了解患者的性身份，他们可以倾听，并且有时通过简单的措施解决属于他们职业范围内的问题"。在作业治疗实践准则中，美国职业治疗协会（American Occupational Therapy Association，AOTA）通过将性活动作为一种日常生活行为纳入职业领域证实了 OT 的作用[3]。作业治疗师为解决脑卒中患者的性问题做的实际准备经常引起许多从业者关注。作为治疗师接受的教育是要考虑和解决影响患者康复的感觉、运动、认知和心理方面的功能障碍。然而，性活动的日常生活能力通常没有被给予与其他日常生活能力相同的关注度。作业治疗师的活动分析技能、适应技能、整体取向的技能，以及生物和行为科学的知识，在理论上应该可以帮助我们解决有关性活动的问题。有研究指出，脑卒中后对其他 ADL 的依赖性是降低性活动的一个主要因素[39, 70]。这进一步支持了作业治疗师在性康复中的角色不仅仅是恢复患者一些典型的日常生活能力，而是使患者恢复到最高水平的独立性和所有的角色功能。

大多数作业治疗师接受了一些性干预方面的培训。即使在 AOTA 将性活动列为日常生活活动之前，1988 年的一项研究的作者报告说，在 50 个 OT 项目中，有 88% 的项目包括关于性功能的正式课堂培训，平均用于这一科目的课堂时间为 3.5h。这一时间，与花在穿衣或洗澡等活动上的时间相比，显得苍白无力。

1. 团队工作法　虽然作业治疗师必须涉及性健康治疗，但与所有康复类似，有效的性康复需要团队合作。康复团队必须以全面的方式处理患者个人的所有问题，所有团队成员都应该了解性问题和治疗方案[47, 82]。如果治疗小组的每一个成员都受过这方面的教育和技能，患者可以选择他或她作为最适合解决性问题的团队成员。此外，每个团队成员都有各自擅长的专业知识，患者可能从中受益。医生可能最适合解决与勃起功能障碍有关的问题，而人际关系的改变可能需要社会工作者的干预，言语治疗师可能最适合解决沟通困难的问题。

事实上，卫生保健团队经常忽视性问题，尤其是对于脑卒中患者。在一个退伍军人管理中心

中由 37 名脑卒中患者的妻子组成的互助小组报告中指出，没有人跟她们谈论过脑卒中后的性行为[52]。在 1988 年的一项关于住院患者康复计划中性咨询的研究中，只有 20% 的非脊髓损伤患者（55% 被诊断为脑卒中）收到过关于性的书面材料。32% 的人自愿提供性信息[18]。

最近，286 名脑卒中患者填写了一份匿名调查[74]。作者发现以下情况。

• 大多数受访者（71%）认为性行为在脑卒中康复中是一个非常重要的问题。

• 性功能障碍很常见，47% 的受访者表示他们的性功能在脑卒中后有所下降。

• 81% 的人表示在脑卒中后没有得到足够的性信息，而大多数人（60%）表示更愿意接受有关性方面的咨询。

• 相当一部分（26.5%）的患者希望在出院前接受医院或康复中心的咨询，71% 的患者希望在脑卒中后 1 年内接受咨询。

康复专家们列举了各种各样的原因来解释他们为什么没有和患者讨论性问题。最常见的回答是，有另外的团队成员负责这项干预，而他们自己的知识是不够的[52, 58]。在一项针对治疗脑卒中患者的卫生保健专业人员（包括作业和物理治疗师）的初步研究中指出，缺乏培训和经验被认为是不能解决性问题的原因。超过一半的人认为他们会因为潜在的冒犯或尴尬而受到抵触。对于哪个团队成员应对性功能负责的看法各不相同[52]。医生、社会工作者和心理学家通常被认为是性干预的负责人。

在另一项关于脊髓损伤后性咨询的研究中，患者表示他们更愿意向作业治疗师或物理治疗师或护士讲述自己的性问题。这些参与者对使用开放和直接的沟通方式的治疗师会给予积极的回应，而对于不使用这种方式沟通的治疗师，他们会感到沮丧、尴尬或害怕。虽然很多受试者在康复初期还没有准备好讨论性问题，但他们一致认为，了解他们需要的时候可以获得相应资源是至关重要的[50]。

除了在临床中被忽视外，性康复在研究上也很少受到重视。然而，成功的性康复与残疾的积极调节是正相关的。文献表明，残疾患者对将性行为纳入康复治疗很感兴趣，并给予性行为高度重视[28]。研究证实，脑卒中患者和他们的伴侣对脑卒中后的有关性的信息或咨询是感兴趣的[21, 42]。

临床康复中，Chipouras 认为"职别（职业种类）并不总是和相关能力相匹配"。"没有一个职别可以排除讨论性生活"。对于残疾人来说，一个合格的性咨询师所必须具备的素质有各种不同的描述[14]。Chipouras 等[14]强调对性的坦然，其中包括自己对残疾的安慰、同理心，不将自己的品行道德投射到患者身上，对可用资源的认识，对人类性行为的基本了解，以及对自己的能力及与他人分享的意愿的认识。这些都是有必要的。性咨询的基础包括认识和知识，人们可以通过阅读、在职教育、课程学习和研讨会来获得这些知识。治疗师必须像提高临床技巧一样，通过实践提高性咨询的技巧。处理性行为的不适与其他难于解决的残疾问题的不适无异。作业治疗师会处理患者的许多个人问题，有时甚至是痛苦的问题。实践可以提高能力、技能和舒适感。通过与其他同时的角色扮演来进行性行为干预实践，可能有助于在进行性行为干预时给患者带来更大的舒适感。

2. ExPLISSIT 模型和 PLISSIT 模型：认可、特定信息、具体的建议和强化治疗 治疗师可以使用各种准则和模型来解决康复中的性问题。PLISSIT 模型是多种模型中最早和最流行的。它由心理学家 Annon 提出[6]。PLISSIT 是四个层次干预的缩写：认可、特定信息、具体的建议和强化治疗（图 12-1）。使用这个模型，从业者可以确定需要的性干预的类型和程度，他或她是否有能力进行干预，以及是否需要咨询更合格的咨询师。PLISSIT 拓展模型（Extended PLISSIT，ExPLISSIT）是对金标准 PLISSIT 模型的更新[78]。尽管 PLISSIT 模型为我们提供了解决性活动的坚实结构和基础，但 Ex-PLISSIT 模型在模型中包含了更多的患者参与，其中患者是信息和参与的驱动者。Ex-PLISSIT 模型的一个关键元素是将"认可授予"作为所有阶段的核心。因此，所有干预都应从认可授予开始。所有的阶段都要经过认可[78]。

(1) 认可：认可是最基本也是最经常需要的干预。认可包括让患者相信他们的行为和感觉是正常并且是可以接受的。所有作业治疗师都应努力完成认可级别的性干预。最重要的是，要认识到

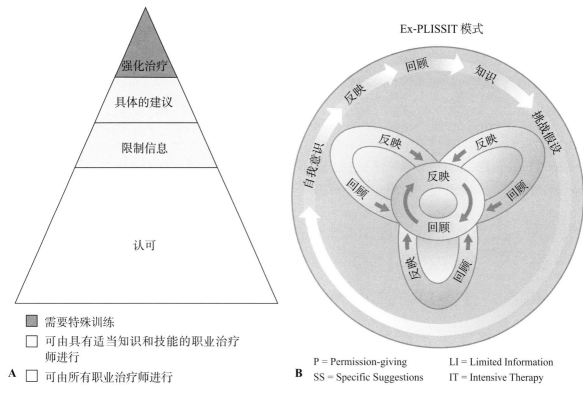

▲ 图 12-1　A. PLISSIT 模式（认可，限制信息，具体的建议和强化治疗）；B. Ex-PLISSIT 模式

性行为的差异性很大，不要把自己的价值观或道德观投射到患者身上。

医生必须积极主动地为患者提供认可。等待患者提出性问题是不够的，治疗师必须让患者知道表达性关切是可以接受的。最简单的方法是问："脑卒中患者有时会担心或质疑自己的性生活会受到影响。在这方面你有什么担忧或问题吗？"这一系列的问题是为了使这些担忧正常化，如果患者在那个时候不愿意和人讨论性问题，要让患者有机会说"不"。询问也让患者知道性关切是合法的，并允许他们在需求改变时再次提出性问题。治疗师应该用适合患者理解的语言提问，包括必要时使用俚语。

提出性问题的最佳时机通常是在最初评估时，此时其他的 ADL 问题也正在被处理。如果由于时间限制或评估治疗师不负责治疗该患者，使得治疗师没有及时提问，应该找一个在患者感到舒服的时候尽快提出性问题。应在家庭随访前和制订出院计划时和患者探讨性问题，因为患者的需求在康复过程中会发生变化。

患者表达性往往是自发的。在一个康复中心，一位 38 岁的西班牙裔男子被诊断为脑卒中，他正在和其他患者玩一种相互了解的游戏，这些患者都是老年女性。作为活动的一部分，小组的每个成员都被要求说出他或她喜欢的东西。女人们说巧克力、花和宠物。男人说："我喜欢女人。"沉默了几秒钟之后，主持小组的作业治疗师说："你当然喜欢女人，还有什么比这更自然的呢？"小组成员都点了点头，活动继续进行。

(2) 特定信息：有时，仅仅让患者对性行为消除顾虑是不够的。如果患者确实有担忧或疑问，他们可能需要获取与所述担忧或疑问相关的具体信息。大多数作业治疗师都有资格为患者提供特定信息。这种程度的干预通常是为了消除关于性的神秘或误解。特定信息可能与残疾对性和性功能的影响有关。讲义、小册子和团体教育计划是提供有限信息的好方法。患者可以自己阅读和吸收信息，并在需要时向医生询问。关键的问题是将特定信息限制在患者关注的特定问题上。信息的准确性也至关重要。如果治疗师不知道这些信息，他或她应该在转诊给其他医生之前要帮助患者了解这些信息。例如，一位最近脑卒中并有复杂心脏病史的患者询问性交是否安全。虽然患者的医生可以提供答案，但仅仅让治疗师说"问你的医生"是不够的。患者通过向治疗师提出这个问题，也就选择了那个人作为支持者。治疗师可能会回答："你的医生最适合回答这个问题，你是愿意亲自询问他或她，还是希望我帮你联系他或她？"

(3) 具体的建议：如果一个患者正在经历性问题，特定信息可能不足以解决。下一级干预是针对具体问题的具体建议。这种类型的干预需要治疗师更多的知识、时间和技能，但对一些作业治疗师是合适的（框 12-1）。治疗师应该与患者（如果合适的话可以有配偶陪同）在一个舒适的私人环境中会面，并获得性问题的病史。病史应该包括以下内容。

- 患者对问题及其原因、起病和病程的评估。
- 患者对解决问题进行的尝试。
- 患者的目标。

框 12-1　性行为干预在每个 PLISSIT 层次的能力要求

认可

要进行这种程度的性干预，治疗师应该做到以下几点。

- 了解所有人的性取向
- 对他或她自己的性取向感到坦然
- 确信每个人对性行为都是感兴趣的
- 坦然地直接谈论性问题（或愿意克服不舒服）
- 避免将个人的性道德和价值观强加到他人身上

特定信息

为了进行这一层次的干预，治疗师应该满足所列出的认可标准，并做以下工作。

- 对人类性行为及其多样性有基本的了解
- 了解人类性反应的生理机制
- 能够分析身体残疾对不同性活动的影响
- 愿意去查找并提供准确的性信息
- 对自己基础知识的缺陷有清楚的认识

具体的建议

为了实施这一级别的干预，治疗师应该满足"认可"和"有限信息"的标准，并做以下工作。

- 熟悉不同的性活动
- 轻松地讨论特殊的性活动
- 能够进行性问题的病史采集
- 能够调整不同的性活动以适应功能限制。

强化治疗

要进行这种程度的性干预，治疗师应该满足"认可""有限信息"和"具体建议"的标准，并做以下工作。

- 接受过正规的性治疗、性咨询或心理治疗培训

正如作业治疗师不会在没有充分评估的情况下开始对其他问题进行治疗一样，治疗师在提出具体建议之前必须充分了解性问题。获得性问题史后，治疗师应在患者的配合下制订治疗目标。这些目标可能引导患者了解脑卒中对性功能的影响，引导患者适应感觉、运动或认知方面的改变，适应社会心理和角色的变化。

一名男性脑卒中患者在周末回家后报告了性问题。他的性史显示，他总是喜欢男性上位的性交姿势。自从他脑卒中后，下肢伸肌肌肉张力的增加和肌力下降使其无法在这一体位进行充分的骨盆前移。在他的作业治疗师的指导下，患者讨论了各种增加移动性的新姿势，其中包括屈膝偏瘫侧卧位，或者他坐在椅子上，伴侣面对着他。

(4) 强化治疗：如果患者的问题超出了目标导向的具体建议的范围，他或她可能需要强化治疗。这种程度的干预是基于专业的治疗技能，超出了大多数作业治疗师的范围。建议为这些患者找一个合适的治疗者，如心理学家、社会工作者或性治疗师。如果性功能问题早于残疾或与残疾发作无关，需要对患者进行转诊治疗。

PLISSIT 模式使卫生保健人员能够根据环境和所服务人群的需要调整性行为的训练项目。虽然"认可"表达性问题是普遍的，但对有限信息和具体建议的需求各不相同。评估是否需要性干预的最好方法是询问患者有什么顾虑。作业治疗师 Andamo 的治疗模型[5]使用了一份书面的问题清单，在清单中，要求患者选出自己在每个角色中遇到的问题（包括性伴侣的问题）。通过在多问题背景下解决性问题，这个模型有助于使性问题标准化。这份清单包括两项与性问题和性行为相关的问题。患者的情况与其中任何一项相符都需要接受进一步的干预，其中包括问题的分析、性史记录，以及制订治疗目标和计划。治疗师可以对一些评估进行改进，其中包括关于性顾虑的口头交流，并可以在家访前或出院时重复这些问题，因为患者所关心的问题会随着时间而变化。

一些医护人员不愿讨论性问题的潜在原因可能是害怕打开潘多拉的盒子，因为他们怕遇到太麻烦或太涉及隐私的问题而无法处理。这种情况并不常见。大多数人不希望透露他们的性问题或让陌生人进入他们的私密关系中。他们希望并受益于尽可能少的干预来帮助他们解决他们的性问题和处理他们的担忧。另外一些治疗师担心，允许患者讨论性问题会助长不适当的性行为。最近的文献表明，一些卫生保健工作者在其工作中要面对一些患者不适当的性行为，而他们往往缺乏

处理这些行为的培训。缺乏经验的治疗师和学生倾向于忽视这些行为，即使这些问题很严重也是如此，因为这可能给他们带来很大的压力和艰难的工作环境[36, 51]。当然，任何治疗师在遇到来自他人的性或其他不当行为时都应该立即解决这个问题。患者行为应记录在病历中，其他工作人员也可能受到提示。应鼓励所有新的治疗师和学生对他们所遇到的骚扰进行反映，并在困难情况下寻求帮助。

允许患者直接谈论性问题实际上减少了不当行为。调情、性笑话和暗示通常是患者间接表达对残疾后性行为的疑惑和担忧的方式。一位叫 M.G. 的脑卒中患者无意中听到他的作业治疗师邀请一些同事到她家做客，于是问道："你什么时候邀请我去做客？"治疗师回答说："M.G. 你知道，我是你的治疗师，虽然你是一个非常好的人，但是我们建立社会关系是不符合职业道德的。但是请告诉我，你是不是对建立新的社会关系感兴趣？"这一问题引发了一场关于 M.G. 恢复对女人和性回归兴趣的热烈讨论。治疗师理解并对其表示支持。患者没有对她提出进一步的要求。通过将注意力重新集中在患者身上，治疗师转移了不必要的注意力，并"认可"患者的性感受，并回应了患者的要求。

六、发挥能力

性干预的能力包括三个要素(框 12-1)：从容、知识和技巧。这些因素是相互关联的，人们更喜欢他们熟知（知识）和擅长（技能）的事情。对于提高这些能力的建议如下。

- 从容。
- 阅读（请参阅本章末尾的参考资料）。
- 电影（请注意，许多电影与脊髓损伤有关）。
- 残疾方面的文献。
- 知识。
- 读物（见本章末尾的参考资料）。
- 讲座。
- 在职教育。
- 技巧。
- 与其他工作人员进行角色扮演。
- 通过练习获得技能。

- 寻找擅长于性行为方面的导师作为私人顾问。

七、对于治疗的特别建议

许多继发于脑血管意外的损伤会影响性功能和性行为。这些缺陷包括感觉运动、认知、沟通和社会心理变化。在性生活方面，与其他 ADL 一样，确定性问题的潜在原因具有挑战性。以下部分包括治疗期间可能利用的建议列表。

1. 偏瘫 / 感觉丧失　偏瘫或感觉丧失的患者及其伴侣可尝试以下建议。

- 偏瘫侧卧位，非偏瘫侧用来抚摸，这个体位可以进行主动活动及将注意力集中于非偏瘫侧。由康复小组（作业和物理治疗）进行的早期治疗应包括指导患者舒服地偏瘫侧卧位（图 12-2）。
- 运动控制能力受损（肢体和躯干）可能需要改变性交姿势，因为偏瘫者会发现很难采取某些体位。作为调整，伴侣可以在床上、椅子上或侧着躺，采取主动的上位（图 12-3 至图 12-5）。
- 利用枕头来获得舒适的姿势并可以与性交前戏相结合。
- 事先讨论感觉缺失问题；偏瘫时可能会有轻触觉的减退或消失，本体感觉或肌肉运动知觉减退，或实体觉丧失。对未受损感觉区的刺激和未受损感觉类型的刺激（如运用香气、进行视觉刺激、音乐和刺激性语言）可以对改善感觉能力有所帮助。
- 有严重感觉缺失的患者应考虑性活动中的皮肤保护问题，以免发生皮肤破溃。
- 在手功能受损的情况下，可以用魔术贴缚上振动棒来进行刺激。

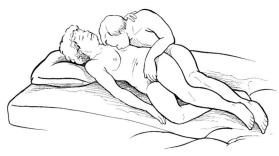

▲ 图 12-2　这种姿势可以在进行阴道后进式或肛交的同时对生殖器进行爱抚，并且对异性或同性的夫妻都适用。如果进行偏瘫侧卧位，则双方都可以充分地参与其中

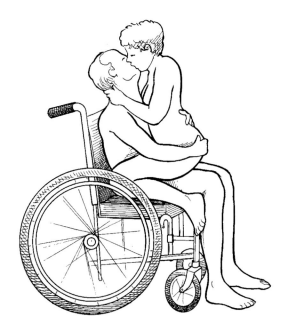

▲ 图 12-3　这种姿势可以作为躺在床上或其他物体表面的替代方法，也是一个很好的轮椅利用方法，并可以打破轮椅只能用于交通转移的界限

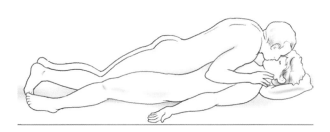

▲ 图 12-4　如果女方存在运动或认知功能受损，则推荐此姿势，并且这种姿势对处于下方的人耐力要求较小

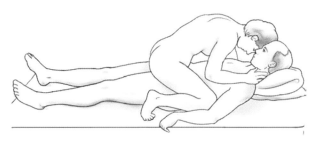

▲ 图 12-5　如果男方存在运动或认知功能受损，则推荐此姿势，并且这种姿势对处于下方的人耐力要求较小

• 治疗面部表情肌来改善形象和面部表情，口运动肌肌力的加强可以提高口部性活动，如接吻和口交。

2. 认知 / 知觉 / 神经行为受损　有认知、知觉和神经行为障碍的患者和他们的伴侣可以尝试以下建议。

• 推荐使用一些简单的姿势（图 12-4 和图 12-5）。如果患者无法进行自主移动，那么形成一个有规律的性活动则会有所帮助。当大脑对规律适应了就再不用费力地计划动作，患者也不用将注意力集中于他 / 她是怎么移动的[58]。

• 偏盲或单侧忽略可能会导致一个人忽视伴侣的身体部分，或者当伴侣从偏瘫侧接近时没有反应。健康伴侣要对这些缺失有所警觉。

• 鼓励有语言障碍的伴侣进行非语言交流，如触摸和手势[58]。

• 像大音量的音乐这样让人分心的东西应该降到最低[58]。

• 有记忆障碍的患者应该保持日常活动的记录（包括性活动）[58]。

• 性角色的改变，如由健康一方更多地发起性活动，可以帮助减少认知变化对性功能的影响。

• 夫妻双方可以在性活动前后通过书写或用增强交流设备的方式来分享其幻想和私密的想法[58]。

• 小组治疗方式会有所帮助。言语和语言治疗师可以帮助患者改善或代偿口语或非口语交流缺陷。

3. 耐力减弱　耐力下降的患者及其伴侣可以尝试以下建议。

• 性活动应该是有计划的。患者应在吃完饭 3h 后进行性交活动，并避免在疲劳的时候进行性活动。相反，这个时间段是进行亲密地依偎、拥抱或按摩的良好时机。

• 伴侣可以通过探索其他性活动，如相互手淫和口交来降低性交的重要性。

• 伴侣应该考虑用消耗体力少的性交体位（图 12-4 和图 12-5）在早晨而不是晚上进行性活动可能会比较容易，那时的精力会较充沛。

4. 阴道润滑不足　阴道润滑不足的患者及其伴侣可以尝试以下建议。

• 可用水性的润滑剂。

• 性交前戏时间延长来确保性交前阴道充分润滑。

• 润滑的安全套会有所帮助。

• 认识到阴道润滑能力下降也可能是与年龄相关的正常改变。

• 可以咨询妇科医生。

5. 勃起功能障碍　勃起功能障碍患者及其伴侣可尝试以下建议。

• 治疗勃起功能障碍的药物可能包括枸橼酸西地那非（伟哥）、伐地那非（艾力达）[69]、他达拉非（希爱力）。他们被认为与大多数心脏药物联合使用是安全的，可以"安全地推荐给所有心脏状况稳定的患者"[69]。然而，对于有脑卒中病史的患者，这些药物慎用[66]。尽管有研究报道，枸橼酸西地那非在治疗包括脑卒中在内的神经系统疾病方面具有潜在的积极作用[23]。对于任何有脑卒中或心血管疾病的人，医生应该评估性活动和这些药物的使用的安全性。

• 某些药物除了对脑卒中本身有影响外，还可能对勃起有影响。患者和医生应该关注这种可能性。

• 患者和伴侣应该考虑其他性交方式。

• 如果勃起功能障碍与抑郁症或其他心理问题有关，治疗师应建议患者与合适的团队成员讨论，如心理学家或精神病学家。

• 在阴茎底部放置一个环可以帮助保持血液流入阴茎，并帮助患者保持勃起。

• 其他治疗勃起功能障碍的方法需要咨询泌尿科医生。这些方法包括真空缩窄装置，注射血管活性药物和阴茎假体植入[34]。这些治疗方式尚没有在脑卒中患者中进行应用研究[53]，并且随着西地那非问世以来，这些治疗方法的应用已大大减少[19]。

6. 失禁　失禁患者及其伴侣可尝试以下建议。

• 进行性行为之前应该避免饮水[41]。

• 男性可以戴避孕套，以防止漏尿到伴侣身上。

• 鼓励患者遵守排尿计划，以防止意外发生。

• 在发生意外的情况下，应该提供毛巾，患者应该在进行性行为之前说明自己的情况，以避免尴尬。

• 患者在进行性行为之前应该先排空膀胱。

• 应指导患者进行骨盆肌肉再训练（有或没有生物反馈），以提高盆底肌肉的力量和控制能力[60]。

7. 避孕和安全性交　虽然大多数脑卒中患者已经过了生育年龄，然而，对于那些仍有生育能力的人来说，避孕仍然是个问题。脑卒中可能会影响月经，尽管研究尚无定论[49]。根据患者的功能受损情况，探索避孕方法可能是必要的。使用避孕套、隔膜或宫颈帽所需的功能包括精细运动能力、运动练习，以及完整的认知和感知功能[58]。然而，在一些情况下，健康伴侣可以帮助避孕，并将其作为性交的常规事情来做。例如，如果一名女性患有脑卒中，而她的避孕选择是使用隔膜，但因为偏瘫她无法将其置入，那么她的配偶可能就要代替她做这件事了。如果夫妻双方愿意，他们可以探索其他避孕方法。但要考虑其安全性，特别是如果患者以前使用过避孕药或其他避孕激素，这些药物有些会影响循环功能[75]。

乳胶避孕套是预防性传播疾病的更安全的措施，但需要阴茎勃起才能用。如果男性难以保持或无法达到勃起，他可能无法有效地使用避孕套。这可能就需要探索使用女用安全套或其他能够减少体液接触的性活动方式，同时应教育患者和伴侣选用其他方式，如互相手淫和用牙齿护膜进行口交。牙齿护膜是一种在男性用口刺激女性会阴时覆盖于女阴的乳胶薄膜。如果将来把对安全性交的教育列入治疗，那么治疗师就应负责随时了解与安全性行为相关的新的指南的内容。

八、循证性干预措施

Song 等[71]研究了一组脑卒中患者及其伴侣的性康复干预的效果。干预时间在 40～50min 内，并辅以书面材料。措施包括：①提供有关脑卒中后常见的性问题和改变性生活主要原因的信息；②提供关于健康性生活的常见信息；③对脑卒中后性生活的恐惧进行咨询；④介绍降低脑卒中后性功能障碍的技巧和具体策略；⑤介绍有关脑卒中后的常见问题。在性方面，实验组报道的性满意度和性生活频率都有所提高。然而，性相关知识并没有提高。

Ng 等[59]评估了澳大利亚脑卒中队列中结构化性康复计划的有效性，并将其与单独的书面教育进行比较，以了解性和心理功能（焦虑、抑郁和压力）、功能独立性和生活质量。68 名参与者被随机分为实验组和对照组。实验组接受了 30min 的个体化性康复计划，并且除了书面教育材料，在他们住院结束时提供了一个更全面的干预。项目是根据 PLISSIT 模式量身定制的。内容包括以下内容。

- 提供关于脑卒中后性行为的常见变化的信息。
- 关于脑卒中后性行为恐惧的咨询。
- 挑战对性和性满足的陈规陋习看法。
- 提供减少脑卒中后性功能障碍的技巧和策略。

对照组只在招募时收到书面教育材料，但他们可以要求进一步的信息。研究发现，仅提供书面信息似乎与住院患者的 30min 个体化性康复计划一样有效。50% 的受试者希望获得信息，并被平均分为更喜欢书面信息教育和面对面咨询，大多数人更喜欢出院后的书面信息教育。

九、个案研究

1. **案例研究 1："我丈夫的性冲动何时会回来？"** P.R. 是个 52 岁的已婚男性，他以前患过脑卒中，为左侧基底节区出血。他被收入亚急性期康复中心的时候有右侧偏瘫、语言和短期记忆障碍。他右侧上下肢的触觉丧失，屈肌张力增加，上肢没有主动活动。P.R. 在进行所有的转移和日常生活活动时都需要最大程度的辅助，并且他的耐力也很差。他在入院之前 1 年半的时间是与妻子在一起生活，还经营着一个需要经常出差的生意。P.R. 的妻子也是全天工作，并在业余时间教女性健身课。

通过 18 天的小组练习，P.R. 取得了很大的进步。他能够独立进行站立 - 轴心转移并能在最小的帮助下穿衣。他还出现感觉和对右侧上下肢运动的控制恢复。在物理治疗时，他能够在治疗师的帮助下借助手杖行走。他的语言功能也有所改善，只是留有些找词缺陷。他和妻子参加了小组会议。她问小组的最后问题是："他的性冲动何时会回来？"P.R. 说："不要担心，亲爱的，它会像别的东西一样回来的。"工作人员建议他们与新来的神经科医生讨论这个问题。他们夫妻与医生约定第 2 天见面。

从神经科医生那儿回来之后，P.R. 向其言语治疗师反映，他和妻子都忘了提出性行为问题。他反映说他只能部分勃起。治疗师建议其咨询小组中一位对性行为和残疾比较了解的作业治疗师，他同意了。言语治疗师没有接受过有关性行为的教育或信息，在这方面没有经验。为 P.R. 提供治疗的作业治疗师（当时没有出席小组会议）同意利用部分预定治疗时间来进行性行为方面的干预治疗。

擅长于性行为问题的作业治疗师向 P.R. 作了自我介绍，并约定下周在 P.R. 的私人房间与其会面。她问 P.R. 是否有特别的问题或顾虑，这样她可以为他们的会面准备资料。他说问题主要在于他的妻子，而他自信他的性冲动会"像上肢和下肢那样恢复"。作业治疗师建议让 P.R. 的妻子参加会议，但 P.R. 说他妻子白天没空，作业治疗师还是与他自己谈比较好。一个简短的性史显示，P.R. 在二婚前曾独身 11 年，在此期间他与人保持活跃的性交往。他和妻子认为性是他们关系中非常重要的部分。"有些人虽然外表看不出来，但实际上非常重视性活动。"他解释道。P.R. 自己说他和妻子在性交姿势方面不需要帮助，因为他们本来就喜欢采用女上位。P.R. 承认性欲有所下降，他将其归因于疲劳、孤独和无人指导。他反映勃起的硬度大概为正常硬度的 3/4，但比以前已有进步。他反复说他相信情况都会恢复的。

干预治疗包括 PLISSIT 模型的三个层次。

(1) 认可：治疗师告知 P.R. 对性行为有顾虑在脑卒中患者和他们性伴侣中是常见的，并且在经历了危及生命的事件后，性方面顾虑的出现是个康复的标志。他们讨论关于中年人没有魅力的说法和社交上总是描述年轻、苗条和漂亮的人为性感的现象。治疗师解释，虽然卫生保健工作者有时不愿提起性行为，但 P.R. 有权获得他所需要的在这方面的帮助。

(2) 特定信息：P.R. 被口头告知了对脑卒中和性研究结果的小结。他了解到一些人脑卒中后会有性功能障碍，性要求、性欲、勃起、射精和高潮都可能受影响。治疗师强调性功能障碍与运动或感觉缺失间没有相关性，而脑卒中前后的性功能之间则有高度相关性。治疗师和 P.R. 讨论了降压药对性功能的影响。P.R. 对他的医生说他不吃任何对性功能有不良反应的药，于是医生给他开了些没有性方面不良反应的药物。

(3) 具体建议：虽然 P.R. 反映说不需要改进其性功能的建议，但从他确信自己的"所有的事情都会回来"中可以看出一定的矛盾。作业治师说："正如你参加治疗来改善你的上肢、下肢和语言功能，如果你不是只等着它恢复，你的性功能也会很快改善的。" P.R. 承认他感觉自己好像有了新的、不同的身体，研究和学习新身体的反应会有所帮助。他们讨论让其妻子参与性干预过程，但她对在干预中缺乏隐私感到不舒服。

因为在出院之前 P.R. 不大可能与妻子发生性关系，所以讨论用积极的、安全的方式开始性活动。早期的勃起功能障碍不一定预示着会有持续的性问题。替代性性行为也被认为是"真正的性交"。

鉴于在脑卒中前他们的性功能、动机、兴趣、成熟和愿意进行交流的情况，P.R. 和妻子很有可能在性方面对脑卒中的影响做出较好的调整。然而治疗师还是提供了些治疗勃起或其他性功能障碍的信息，因为如果将来出院后出现问题，她将无法为 P.R. 提供治疗。她还向其提供了最新的治疗勃起障碍的医疗方法，而所有的泌尿科医生对这些方法都会比较熟悉。虽然认为自己将不会需要这些，P.R. 看起来还是很高兴知道已有这么多可行的治疗方式。

在这个康复机构，治疗小组成员中没有人专注性问题。在治疗 P.R. 的时候，治疗师为言语治疗师提供了关于脑血管意外在性方面的影响，以及语言和言语治疗师在性行为咨询中任务的书面材料，并对咨询过程的结果进行总结。工作人员应该意识到其他患者也可能有性方面的顾虑，但可能不好意思或缺乏自信进行交流。治疗师应该提供一个由作业治疗部门的成员和其他感兴趣的工作人员都积极参加的在性问题方面的服务。

2. 案例分析 2："我想离开轮椅，这样我就可以追求男人了"　W.A. 是个 62 岁的女性，她以前患过右侧大脑中动脉脑卒中并导致其左侧偏瘫。经过最初治疗和住院康复，她出院回家进行后续的作业和物理治疗。她住在一个高级住宅开发区，小区有个附属的社交活动室。W.A. 已经守寡 15 年了，她说自己的丈夫是酒鬼和"可怕的男人"。在 W.A. 家中对其进行初始评估时，作业治疗师问她康复的目标是什么。W.A. 迅速地说："我想能够离开轮椅，这样我就可以追求男人了。"在此之前一直没有谈到性行为问题。治疗师抓住机会问 W.A. 是否在她心中有个重要的男人，对此她回答

"没有"。治疗师又问 W.A. 是否有关于脑卒中后恢复性生活的问题，她还是回答"没有"。她解释说，她不想再婚，而只是想能够出现在别人面前，这样她就可以调情了。通过这个对话，治疗师认识到对性功能的进一步探讨已经转变到如何使 W.A 再次回到社区中。因为移动能力差和对轮椅的依赖，W.A. 在这方面的能力受到限制。

在这个病例中，治疗师运用了 PLISSIT 模型中认可层次。患者自己提出话题，并通过进一步提问发现 W.A. 真正需要的是社交而不是有关其性欲方面的举动。在以后的对话中，W.A. 的作业治疗师重新评估了这一情况，特别是 W.A. 在日常生活活动和功能性移动方面有所进步的时候。经过 6 个月的治疗，W.A. 可以重返社区，进入了一个成人白天护理中心，并在她的住宅楼中参加纸牌比赛。她学会了怎样利用社交活动室的设施，这样获得了更大的独立，并有一种与常人一样的感觉。在 W.A. 的治疗过程中，所有方面的功能（包括性行为）都要定期进行再评估，她的目标相比最初评估时没有改变。

在这个例子中的性行为问题与真正的性活动的联系少，而与社交活动和调情来说联系多。如果治疗师当时忽略了对 W.A. 早期的关于想"追求男人"的表白，那么患者可能永远不会得到她所需要的东西了。

3. 案例研究 3："我能再过性生活吗？"　L.E. 是个 57 岁的女性，社会背景不详。她以前患过脑血管意外留有左侧偏瘫和知觉缺失，被收入康复医院。在初始评估的时候，作业治疗师问 L.E. 是否有性方面的问题。"有，我想知道我是否能够再过性生活。"她泪汪汪地说。作业治疗师认识到这种问题无法回答，患者的顾虑需要弄清楚。L.E. 所关心的是能不能找到配偶？还是关于能否进行性活动？治疗师通过一些试探帮助 L.E. 说明她的问题。"你特别关心的是什么？你认为什么会妨碍你再过性生活？" L.E. 反应她有一个男性朋友，他们之间有活跃的性生活。她主要的顾虑是她回家时是否能够恢复足够的性功能，以及性功能是否会造成再次脑卒中。作业治疗师安慰 L.E. 说，大多是人脑卒中后可以重新进行安全性的性活动，并提出帮助她在医疗方面咨询其医生。治疗师通过安慰和向别的小组成员（即医生）咨询医疗方

面问题，为 L.E. 提供了她正在寻求的有限信息。治疗师可以将所有的康复目标与患者想回家和回到以前生活方式的愿望结合起来，加强了 L.E. 和康复人员间的合作。

4. 开展的程序 治疗师在处理性问题的时候应有后援支持、有可利用的资源及有合适的人选对患者进行转介。治疗师应随时向其上级和康复小组的其他成员通报情况。如果合适，应对其他部门和机构外的资源和服务安排加以确认。治疗师应该了解机构内现行的关于性行为的规定（如果有的话），并努力遵守。治疗师应将其经验进行总结汇报，并培训其他人。如果可能的话，应成立跨学科委员会来处理性问题和制订合适的方案。

5. 文件和记录 性行为干预治疗可以用不同的方法加以记录和证明，这取决于记录系统和所讨论的问题。适当的分类应包括日常生活行为训练、对患者和其家人的教育、出院计划和社交心理培训。

在治疗的时候，最好是在同时处理很多问题的同时对性问题加以处理。患者的隐私和自信心应得到保护。以下为目标示例。

（1）患者决定将床放在哪里比较适合睡觉和进行性活动。

（2）患者的配偶应能够准确评估患者参加躯体和性活动是否安全。

十、结论

所有人都是有性的，性活动对大多数人的一生都很重要。人们对性活动的兴趣或欲望并不一定会随着年龄的增长而减少。脑卒中可能会通过影响患者的欲望、性欲、勃起或润滑反应、高潮或射精、感觉 - 运动、认知、社交心理、日常生活活动及功能角色来影响性行为。脑卒中还会影响伴侣的反应或患者寻找性伴侣的能力。研究表明，虽然在多数情况下性欲是受到影响的，但脑卒中前性活动才是脑卒中后性活动情况最强的预测因子。作业治疗师可以在行为分析和适应方面使用整体方法和培训来帮助脑卒中患者恢复他们想要的性功能。对于性康复来说，团队模式是最好的，每个团队成员都应有关于性的知识，并提供专门的专业知识。

PLISSIT 模型可以帮助作业治疗师确定患者所需的性干预形式。所有的作业治疗师都应能为患者提供认可、有限信息和具体建议，并应能够针对与脑卒中有关的性问题进行适当的转诊。治疗师必须对性的多种要素有一定的敏感性。

致谢

作者要感谢 Judith Dicker Friedman 和 Jessica Farman 对本章先前版本的贡献。

复习题

1. 性反应周期分哪几个阶段？在男女中分别有哪些相应的生理变化？
2. 老年男性和女性在性功能方面有哪些正常的改变？
3. 为什么老年人的性活动减少了？
4. 在 PLISSIT 模型中，性干预的 4 个层次是什么？哪些可以由作业治疗师完成？
5. 向脑卒中患者提供性咨询需要哪些技巧？
6. 脑卒中对性功能和性行为的影响有哪些？脑卒中后性功能的最佳预测因子是什么？

第 13 章　脑卒中后休闲参与

Leisure Participation after Stroke

Glen Gillen　**著**

赵　坤　刘　阳　甄晓悦　**译**

关键词

- 适应性设备
- 外部障碍
- 自身障碍
- 休闲
- 休闲的态度
- 休闲的角色
- 休闲满意度

学习目标

通过学习本章内容，读者将能够完成以下内容。

- 界定休闲、休闲种类、休闲活动的功能。
- 讨论脑卒中患者参与休闲活动能力的变化。
- 描述可能影响患者参与休闲活动的问题。
- 针对这些问题，列举可能的解决方案。
- 讨论脑卒中患者基于休闲参与和作业治疗干预的研究。
- 归纳作业治疗师调整休闲任务的方法，使脑卒中后的残疾患者能够部分或完全参与休闲活动。

全面的脑卒中康复必须考虑到休闲活动，这一点尤为正确，因为脑卒中后如何减少对活动能力的限制与如何降低对参与能力的限制，正受到重新关注，并且提高脑卒中后生活质量也作为评估的关键结果。康复专业人员有义务从专业上处理患者休闲角色的变化，并结合患者的休闲兴趣来制订治疗方案。这一功能在评估患者的积极性、生活质量和自尊方面是至关重要的。脑卒中患者的需求非常复杂，通常需要通过团队模式进行训练，以有效提高休闲技能和参与能力。

本章提供了一个概念框架，帮助治疗师评价休闲技能，提高脑卒中患者的休闲参与能力。其重点是提高作业治疗师的能力，以提高脑卒中患者的休闲技能和生活质量。建议读者结合本书第2章阅读本章。

一、休闲的定义

美国作业治疗协会的作业治疗实践框架（Occupational Therapy Practice Framework，OTPF）[1]将休闲列入"作业领域的表现"。休闲被描述为"非强制性的行为，具有内在动机，并在自由支配的时间内参与，也就是说，这段时间不用于强制性的事情，如工作，生活自理，或睡眠[36]"。OTPF 包括以下两个分类。

(1) 休闲探索：确定兴趣、技巧、机会和适当的休闲活动。

(2) 休闲参与：计划和参与适当的休闲活动，保持休闲活动与其他活动的平衡，并根据情况来获取、使用和维护设备和用品。

OTPF 还包括以下相关定义。

- 游戏：任何自发性或者有组织的可以带来快乐、娱乐、消遣和乐趣的活动[36]。游戏进一步细分为游戏探索（确定适当的游戏活动）和游戏参与（定义为参加到游戏中），与其他活动保持平衡，适当地获取、使用和维护玩具、设备和用品。

• 在一个社会系统中，某一个体或某一职位所具有的特定的和被期望的有组织的行为模式[33]。社会参与包括社区（参与社区层面成功互动的活动）、家庭（参与必需或期望的家庭角色）和同伴或朋友（参与不同亲密程度的活动，其中包括性行为）（见第 12 章）。

休闲态度是指人们对某一特定休闲对象的情感表达。Feibel 和 Springer 认为[16]，这种态度对于人们相信某种事物的特点以及个人对此的评价有倍增的作用。许多因素影响一个人的休闲态度，其中包括社会环境、性格、过去的经历和动机。在休闲活动的选择和参与中，休闲态度起着重要的作用。在一项活动中，积极的体验通常会促使人们继续从事这种活动。

休闲角色被定义为与休闲任务相关联的可被感知的身份。一个人在一生中，角色不断发生变化，而休闲参与也随之变化。残疾导致的角色变化可能导致角色压力和角色冲突："角色压力是指一个人在尝试履行角色义务时所经历的困难。当某个职位上的人意识到他或她不能满足角色期望时，就会发生角色冲突[23]。"

对时间的利用是休闲参与的重要因素。有充分的证据表明，脑卒中患者的时间利用率很低，包括休闲和社会参与。治疗师应该分析患者的日程，判断是否有必要进行干预。在康复病房住院患者中，脑卒中患者比非脑卒中患者不活动和独处的时间更长[6]。此外，在出院后 1 个月内，脑卒中患者除了要努力地在他们的日常生活中重新建立生活习惯，也要努力地应对越来越多的空闲时间。对空闲时间的主要管理策略包括打发时间、等待时间和消磨时间[41]。

二、休闲、脑卒中和作业治疗

Parker 等[37]针对脑卒中后作业治疗和休闲的文献进行回顾研究，并总结如下。

• 无论脑卒中患者的身体能否有良好恢复，他们往往都无法恢复完整的生活。

• 社会和休闲活动的减少是普遍存在的参与受限。

• 传统的康复目标侧重于自理能力的移动性和独立性，但如果卫生专业人员只专注于这些目标，则可能无法实现广义上的康复最大化。

• 休闲已被证明与生活满意度密切相关，是一个有价值的康复目标。

• 研究证实，老年人的休闲活动呈减少趋势。而脑卒中患者休闲活动较之更快速地减少，前者可能提供一个有用的模型。

• 目前研究发现专职的 OT 可以有效地增加脑卒中患者的休闲活动，但需要进一步的研究来证实，同时需证明这能否改善患者的心理健康。

Widen-Holmqvist 等[46]进行了一个社区样本的研究，其中包括 20 名出院后 1~3 年的居家脑卒中患者，这些患者都认为自己需要康复服务。其研究结果如下。

• 大多数患者表明脑卒中后他们的活动模式和兴趣模式均发生了改变。

• 患者迫切希望改善目前的活动模式。

• 研究纳入的患者认知功能均在正常范围内。

• 患者受影响的功能障碍，多见于运动能力和语言表达方面，严重程度因人而异。

• 在社区康复项目中，参加家庭以外的社交活动和休闲活动被认为是最有希望实现的目标，个体化的康复计划需要结合这些活动，才可以提高患者的生活水平。

Amarshi 等[2]发表了一项定性研究（包括 12 名脑卒中患者），目的是调查其脑卒中前后的社会参与能力与休闲活动的类型，休闲活动的意义，以及患者脑卒中后参与社交和休闲的过程。作者从数据中得出四个主要结论。

• 其生活发生了特征性的变化，如社交和休闲活动的减少，放弃原来喜爱的休闲活动，不得不依赖他人。

• 参与限制包括身体残障、认知损伤、交通出行和经济支出。

• 参与要求包括社会支持和与他人互动、与他人相处、外出住宿，以及包含组织的团体和项目等相关的组织支持。

• 患者在生活中重新参与休闲活动和社会活动，其中包括开展新的活动、适应新的活动，并保持有意义的生活。

三、影响休闲表现的因素

很多因素可能影响休闲参与，如以下内容。

• 潜在的障碍模式（即认知、运动、心理或综合因素）。

• 可用的休闲类型。

• 年龄段。

• 社会文化环境。

• 休闲态度、角色和满足感。

• 前述时间的利用。

• 参与休闲活动的障碍。

强壮的、适应性强的人更喜欢体力型休闲活动（如板球、足球和篮球）。身体技能欠发达的人可能更喜欢脑力型休闲活动（如阅读、下棋和猜谜）。他们也有可能对创造性的休闲活动感兴趣，如绘画、摄影和缝纫手工。

地理位置也可能影响人们参与休闲活动。如果一个人生活在乡村环境中，休闲活动可能包括远足、骑马、游泳和钓鱼。在城市环境中的人可能会去购物、去剧院、听演讲和参观博物馆。

休闲以不同的形式伴随着人的一生。休闲活动的数量和类型取决于人的不同年龄段[21]。成年以后，休闲活动对于建立和维持社会关系非常重要。工作和娱乐之间的平衡也很重要。影响参与积极的休闲活动的因素包括经济拮据、功能技能下降和社会支持的减少。许多老年人随着体力和认知能力的下降，常常选择消极的休闲活动代替积极的休闲活动。

最近，Tang 等（2019 年）进行一项研究，旨在描述环境障碍对脑卒中患者休闲参与的影响，研究环境障碍与休闲兴趣和满意度之间的关系，并调查与环境障碍感知相关的患者因素。

作者发现，脑卒中患者频繁诉求其身体障碍和环境结构障碍对休闲参与的巨大影响，这可能与抑郁状态有关。

四、作业治疗中的休闲活动

作业治疗师在治疗脑卒中患者的同时，也很关心患者如何使用他们的时间。在康复过程中，治疗师通常专注于患者的生活自理能力和工具性日常生活活动能力，休闲和游戏被认为是次要的

干预措施。然而，休闲活动对患者来说同样有意义，因为他们重新定义了自己的生活角色[2, 43]。作业治疗师可以通过两种方式将休闲活动融入康复过程："目的性作业治疗"和"方法性作业治疗"[45]。

"目的性作业治疗"[45]是指组成一个角色的活动和任务。患者选择的作业对他／她来说是有意义的活动，这个活动是他／她想要去做，需要去做，或是不得不做的。治疗师可以通过访谈，或者类似于加拿大作业表现量表（Canadian Occupational Performance Measure，COPM）[28]这种半结构化的访谈表，来了解这些活动（如打保龄球、填字游戏和制作首饰）。当患者指定一项（休闲）活动时，治疗师须与患者合作，通过各种方法以达到目的，包括适应（如增大书本字号）、教育（如提供关于往返当地游泳池的交通方式的信息），利用残余功能或辅助措施。Trombly[45]指出，当治疗师应用"目的性作业治疗"时，并未专注于使用休闲活动改变患者的残损水平（如浏览能力），尽管这可能成为次要获益。Trombly 建议治疗师实施目的性作业治疗时使用以下原则。

• 将任务分步规划，患者学会分步任务，才能成功完成。

• 给予清晰指导。

• 利用反馈机制促进成功（见第 3 章）。

• 组织实践练习已巩固学习效果（见第 3 章）。

• 必要时进行调整（见第 6 章）。

方法性作业治疗[44]可以描述为使用（休闲）作业作为一种治疗方法，以改善身体的整体和局部的功能障碍。通过（休闲）活动产生功能变化。治疗师可以使用任天堂 Wii 等休闲活动来矫正身体缺陷，如肌力下降[34]、姿势控制异常、耐力下降[20]和空间忽略之类。有效的休闲活动可以纳入治疗计划，以改善其他方面功能。例如，在进行空中曲棍球比赛时，患者在站立位即可达到姿势控制和运动的目标。参见第 20 章使用方法性作业治疗改善上肢运动控制功能障碍的例子。参见 26 章改善认知 - 知觉功能障碍的例子（框 13-1）。在治疗过程中，治疗师应谨慎避免过度依赖方法性作业治疗；对于为什么选择这种活动，应该给患者一个明确的解释。例如，当一个患者有轻微的空间忽略时，治疗师可能会说："我们都发现，你忘记了在左侧寻找物品。例如，你找不到放在水

槽左侧的牙刷，或者找不到放在冰箱左侧区域的果汁。我们会尽量让你多看左侧。我们来玩多米诺骨牌，我会把你所有的多米诺骨牌放在你的左侧。尽量多注视你的左侧，必要时我会提醒你。"活动之后，无论患者是否达到治疗目标都应照此进行（见第 26 章）。如果患者不明确这一信息，他们将无法把治疗活动和功能目标联系起来。

框 13-1　作业治疗师在休闲参与最大化中的作用

- 评价患者躯体、认知和感知能力，以及影响休闲参与的环境因素（社会的和文化的）
- 提供治疗以改善患者的参与受限
- 提供适合的设备和适合的技巧，以改善休闲参与能力
- 提供多方面的社区教育及可选择的出行方式，以提高患者参与性

---

1. 休闲技能的评价　治疗师在评价患者的休闲角色时，必须考虑到影响休闲活动的七个因素。

- 评估结果取决于损伤的严重程度和作业治疗的执行能力。
- 休闲类型能否使患者产生兴趣。
- 患者处于哪个年龄段。
- 患者的物质条件、社会和文化环境如何。
- 患者在患病前的休闲态度、角色和满意度如何。
- 患者在过去和目前如何使用时间。
- 发病前有无障碍。

治疗师依据这些因素可以确定必须修改的休闲活动，并在此指导下协助患者进行休闲探索。休闲兴趣检查表（图 13-1）可以帮助治疗师明确患者脑卒中前喜欢的休闲活动类型[19, 31]。

其他常用量表和习惯量表能够帮助治疗师决定休闲干预措施。例如，关节活动度、骨骼肌活动度、肌力、肌耐力、姿势控制和矫正、运动控制、习惯、精细运动控制和视觉 – 运动整合都至关重要。完整的认知和知觉评估需提供以下必要信息，包括觉醒水平、定位定向、识别能力、注意广度、活动的开始和结束、记忆、排序、分类、概念形成、空间操作、问题解决、学习和概括。

随着患者年龄的增长，休闲活动也随之变化，所以治疗师应考虑到患者所处的年龄段。由于工作、家务及育儿等问题，成年人参与休闲活动会有所减少。随着人的成长，休闲的重要性和意义

也会改变。

对于成年人，对休闲活动的发展和热衷程度的关键因素是物质、社会环境及文化环境。关于患者社会及文化背景的信息有助于治疗师制订治疗计划。

患者脑卒中前的休闲态度、角色和满意度是脑卒中后需要考虑的重要因素。治疗师应该确定选择的休闲任务对患者的重要性，以及患者对这些休闲任务的满意程度。确定患者感到愉悦的具体的活动内容对治疗师是有帮助的。治疗师还应该通过讨论类似家庭的预期等话题，记录患者的休闲角色。

治疗师通过让患者描述他们脑卒中前的时间分配方式，是否能获得工作和休闲的平衡，以及他们现在是否需要更多的非休闲时间，可以解决他们过去与现在的时间使用问题。

治疗师必须解决患者在脑卒中前就存在的休闲参与障碍，其中包括自身障碍、环境障碍和交流障碍等，在脑卒中前患者就因为这些障碍无法全面参与休闲活动（框 13-2）。

评价患者休闲兴趣的方法有很多，例如休闲兴趣检查表（图 13-1）、结构化的访谈表、记录患者过去及现在时间使用情况的时间日志（图 13-2）等。治疗师应尽量采用标准化的评价方法。

治疗师可以使用以下评价量表，对脑卒中患者的休闲技巧及参与能力进行评价。

- 诺丁汉休闲问卷（Nottingham Leisure Questionnaire，NLQ）[13, 14, 39]：此量表目的是评价脑卒中患者的休闲活动。评价者之间信度研究的结果为优，测试重测信度研究结果为优或好。近期，为便于邮寄使用，诺丁汉休闲问卷被精简（由 37 项减少到 30 项），回答类别也被压缩（由 5 项减少到 3 项）[13]。诺丁汉休闲问卷的得分与诺丁汉扩展日常生活活动能力量表的得分呈正相关，而独居和情绪健康状况恶化导致诺丁汉休闲问卷的得分降低。

- 卡片分类活动[4]：卡片分类用于评测患者的参与能力，是否存在器具使用、休闲及社会活动参与等能力的缺失（见第 2 章）。

- COPM[28]：这个半结构式的访谈表涵盖三个方面，即休闲能力、自理能力和生产能力。患者对有意义的作业表现进行识别和排序，并对其表

日　　期 _____　　　　　　　　职　　业 _____
姓　　名 _____　　　　　　　　婚姻状况 _____
年　　龄 _____　　　　　　　　发病日期 _____
文化背景 _____　　　　　　　　子女年龄 _____
最喜爱的休闲活动 _____　　　　　　　　　　男 _____　　　　　　女 _____

请回答以下问题治疗师帮你确定休闲兴趣：

1. 你何时参加休闲活动？
　　_____ 早晨　　　　　　　_____ 下午　　　　　　_____ 晚上　　　　　　_____ 平日
　　_____ 周末　　　　　　　_____ 节日　　　　　　_____ 假日

2. 你喜欢何种休闲活动？
　　_____ 体力活动　　　　　_____ 脑力活动　　　　_____ 艺术　　　　　　_____ 社交活动
　　_____ 单独活动或独自活动　_____ 有组织的活动　　_____ 松散的活动 / 没有组织的活动

3. 请勾出与你一起休闲的人。
　　_____ 重要人物　　　　　_____ 配偶　　　　　　_____ 子女　　　　　　_____ 父母
　　_____ 兄弟姐妹　　　　　_____ 朋友　　　　　　_____ 同事　　　　　　_____ 宠物
　　_____ 亲属　　　　　　　_____ 祖父母　　　　　_____ 孙子女

4. 你想继续以前的休闲活动吗？
　　_____ 是　　　　　　　　_____ 否　　　　　　　_____ 不知道

5. 如果不想继续以前的休闲活动，请勾出理由。
　　_____ 技能缺少　　　　　_____ 没有时间　　　　_____ 抑郁　　　　　　_____ 缺乏资源
　　_____ 害怕　　　　　　　_____ 交通不便　　　　_____ 休闲能力降低
　　_____ 社交技能下降　　　_____ 没有兴趣
　　_____ 其他—请陈述原因_____

6. 你对目前的休闲活动满意吗？
　　_____ 是　　　　　　　　_____ 否—为什么？　　_____ 不知道

请划出你喜欢的休闲活动。

音乐	体育	桌上游戏	艺术和手工
_____ 听音乐会	_____ 滑雪	_____ 乒乓球	_____ 木工
_____ 唱歌	_____ 垒球	_____ 纸牌	_____ 缝纫
_____ 弹奏乐器	_____ 棒球	_____ 拼字游戏	_____ 编织
_____ 指挥	_____ 橄榄球	_____ 多米诺	_____ 刺绣
_____ 通过电视看音乐会	_____ 快跑	_____ 字谜	_____ 绘画
_____ 听收音机	_____ 慢跑	_____ 跳棋	_____ 缝棉被
	_____ 骑自行车	_____ 西洋跳棋	_____ 陶艺
	_____ 曲棍球	_____ 黑白棋	_____ 模型制作
	_____ 篮球	_____ 围棋	_____ 素描
	_____ 滑冰	_____ 大富翁	_____ 雕塑
	_____ 帆船	_____ 西洋双陆棋	_____ 摄影
	_____ 其他	_____ 问答游戏	_____ 其他
		_____ 其他	

跳舞	社会活动	放松
_____ 踢踏舞	_____ 志愿服务	_____ 冥想
_____ 芭蕾	_____ 旅游	_____ 瑜伽
_____ 民族舞	_____ 做礼拜	_____ 太极
_____ 爵士舞	_____ 拜佛	_____ 园艺
_____ 交际舞	_____ 其他	_____ 养宠物
_____ 现代舞		
_____ 其他		

▲ 图 13-1　休闲兴趣检查表

框 13-2 影响脑卒中患者休闲表现的因素	
休闲任务类型	• 无条件 • 补偿性或恢复性 • 关系性 • 身份角色
年龄段	• 儿童 • 青年 • 中年 • 晚年
社会和文化环境	• 支持体系（即家庭和朋友） • 民族 • 宗教
休闲态度、角色和满意度	• 态度 • 角色 • 满意度
时间使用	• 现在 • 过去
休闲参与的障碍	• 自身障碍 • 知识缺乏 • 技巧减退 • 机会减少 • 环境障碍 • 态度 • 建筑 • 交通 • 规章制度 • 忽略障碍 • 经济情况 • 交流障碍 • 社交技巧 • 语言能力 • 听理解能力

现和满意度进行评级。

• 休闲能力测评[25, 26]：此量表针对休闲功能进行测量，并随着时间变化监测休闲功能的改变。该工具包括九个方面，即社会接触、社会参与、休闲意识、休闲态度、社会行为、文化行为、休闲技巧、人际交往能力和社会融入技巧。以上均按照 Likert7 分制量表评分。

• 休闲满意度量表[5, 40]：此量表测评患者的个人需求通过休闲活动达到满足的程度（24 项，每项得分 1～5 分；分数越高表明满意度越高）。

• 休闲诊断套表[7]：相较于原始版本的 95 项，新版被精简为 25 项，每项均为 3 分制量表。评价方面包括游戏性、技能、障碍和知识水平。

• Frenchay 活动指数量表[45]：此工具用于评价脑卒中患者的整体（即不是个人护理）活动情况。

此量表包含 15 项单独的活动，得分汇总从 0 分（低）到 45 分（高）。

2. 提高休闲技能的干预措施 了解患者休闲史是干预措施的第一步。治疗师通过回顾患者的评价结果，来明确患者身体条件的优势和不足。作业治疗可以通过休闲任务达到治疗目标。在治疗过程中，休闲活动可用于改善功能障碍，提高休闲技能，或者使患者适应休闲活动。治疗师要明确完成休闲任务的必要技巧，并根据每位患者的能力来修订任务。为了使患者能够从事休闲活动，作业治疗师需要治疗患者的神经肌肉障碍、心理障碍及认知障碍。

美国国立娱乐疗法协会推荐了一种递进的休闲服务模型。协会对此描述为，"休闲能力模型"为社区娱乐治疗师提供指导意见，促使患者逐渐脱离干扰性更大的、特定的娱乐项目，逐步融入社会主流的休闲环境中[42]。此模型由四个递进的层次组成。

• 不参与休闲活动。
• 参与特定社团休闲活动。
• 融入社会休闲活动。
• 无障碍参与社会休闲活动。

第一等级：不参与休闲活动。即患者不参加任何休闲任务。

第二等级：参与特定社团休闲活动。患者可参与针对同一残障群体成员开发、组织的活动。例如，通过当地脑卒中组织、脑卒中支持团体和专业体育项目（水上运动）组织的社团活动。

第三等级：融入社会休闲活动。为患者提供融入主流社会的机会，和正常人一起参与定期的社区休闲活动。这种方法有助于改变针对残疾人及其服务系统的消极态度、成见、污名和谬见[42]。作业治疗师通过指导患者使用合适的设备和方法，使其在社区内成功地进行休闲活动。

第四等级：无障碍参与社会休闲活动，当患者不需要比正常人付出更多的努力即可选择和进行喜欢的休闲活动时，即达到这一水平。患者能够实现他 / 她的最终目标，即获得令人满意的休闲生活方式，而不受任何明显的个人或外部的限制[42]。

治疗师可以应用这 4 个等级逐步改善患者的休闲参与水平。例如，如果一位患者喜欢打保龄

时　间	活　动	环　境	身体所需辅具	必需的认知能力	感　觉
6:30 AM					
7:00					
7:30					
8:00					
8:30					
9:00					
9:30					
10:00					
10:30					
11:00					
11:30					
12:00 PM					
12:30					
1:00					
1:30					
2:00					
2:30					
3:00					
3:30					
4:00					
4:30					
5:00					
5:30					
6:00					
6:30					
7:00					
7:30					
8:00					
8:30					
9:00					
9:30					
10:00					
10:30					
11:00					

▲ 图 13-2 患者可以使用时间日志记录他们以前和目前的时间使用情况

247

球，并想继续这项活动，治疗师可以制订一个专门的打保龄球计划。当患者休闲技能提高后，他们可以使用综合协助服务，和正常人一起打保龄球。最终，实现无障碍打保龄球的目的。这种模型可以作为治疗师指导患者进行休闲活动的指南。作业治疗师可以帮助患者去发现能满足其需要的替代休闲活动类型。这包括丰富他们的休闲活动项目，进而改善其生活质量。作业治疗师指导患者选择可用的服务。

治疗也可侧重于帮助患者及家属克服参与休闲活动的障碍。常见的障碍包括自身障碍、环境障碍和交流障碍。

自身障碍是残疾导致的。这些障碍包括缺少休闲活动和项目的相关知识、参与教育活动减少、与残疾相关的健康问题、心理和躯体上的依赖及技能下降[24]。

作业治疗师可以通过很多方法解决患者自身障碍。以下几点至关重要，充分了解患者所在社区的资源，当地支持群体和专为躯体残疾者提供个人服务的专业休闲组织[9]。这些组织包括脑卒中支持团体、轮椅运动联盟和美国心脏协会。

环境障碍包括他人的态度、建筑和地形障碍、交通、规章制度，以及忽视造成的障碍[24]。他人对于残疾患者的态度是一个很严重的问题。态度上的障碍可导致患者出现消极行为、耻辱感，并导致接受和参与休闲活动的意愿降低。作业治疗师可以为患者提供解决社会偏见的建议。

建筑上的障碍阻碍了残疾人参与休闲活动。主要问题是无障碍环境，因为很多建筑和运动设施都未设置无障碍通道。作业治疗师可以与建筑师、建筑商及工程承包商共同协商，确定必要的改建计划，例如在游泳池旁边安装升降机（见第30章）。

交通障碍也是一个问题。很多残疾人不能独自驾驶或乘坐公共交通工具。并不是所有公共交通工具都有无障碍设备，即使有无障碍设施，也需要司机操作升降机帮助患者上车，通常患者不能独立使用。美国残疾法案通过要求使用无障碍交通工具的法令，逐渐改善这一问题。作业治疗师可以对患者进行美国残疾法案或替代交通方式的宣教（见第10章）。

经济障碍也在一定程度上限制了残疾者参与休闲活动。例如，即使对许多肢体健全的人来说，健身房会员费也过于昂贵。而残疾人一般收入固定，大部分用于支付医疗费用和生活费用。作业治疗师可以对患者进行关于休闲活动资源和社区群体的宣教，并鼓励患者加入其中。

最后是交流障碍。患者若存在影响言语表达、听力理解及反应能力的功能障碍，在休闲活动时会导致社交困难。为帮助患者克服交流障碍，治疗师采用训练患者使用辅助技术的方法，以提高患者的交流能力，这起到了积极作用（见第28章）。

五、脑卒中患者的休闲干预措施

有关脑卒中后休闲活动问题的研究较多。此类文献为作业治疗师提供了重要信息，用于脑卒中患者休闲技能的评估和改进[12, 27, 29, 35]。研究表明，很多脑卒中患者并没有恢复他们曾喜欢的社交和休闲活动[22, 32]。影响脑卒中后参与休闲活动的因素如下。

- 时间。
- 活动的意义。
- 个人标准。
- 自身障碍或环境障碍。
- 兴趣范围。
- 执行能力。
- 交通。
- 社会关系。

其他研究结果如下。

- 脑卒中后患者之所以没能恢复以前的休闲活动，是因为他们没有时间。通常他们整天忙于做肢体训练和自理任务训练。此外，患者反映时间过得很慢，他们觉得很乏味[22, 23]。
- 脑卒中导致的残疾会导致家庭角色和社会关系的改变，产生角色压力或角色冲突[23]。
- 脑卒中后抑郁和社会活动减少紧密相关[16]。
- 脑卒中后，患者没有恢复正常的社会活动，其原因包括社会和环境问题、情感障碍及器质性脑功能障碍。恢复户外活动比户内活动更加困难。
- 影响脑卒中后生活满意度的因素包括抑郁、日常生活能力下降，以及家庭以外社会活动减少[3]。

作业治疗师必须关注提高脑卒中患者休闲活动的参与度，记录哪种干预最为有效。目前，关于这一问题的临床试验有限，结果互相矛盾。

Dorstyn 等进行了一项系统回顾，旨在针对既往的经验证据进行整合和评估，以验证休闲疗法在脑卒中康复中的作用[11]。作者回顾了 8 项研究共 615 名患者，结果显示，休闲疗法除了有助于提高患者的休闲参与度和满意度外，还显著改善患者短期内的心理状态（生活质量和情绪）。作者尚无法确定休闲康复的长期治疗效果。

Corr 等采用随机交叉设计，对脑卒中患者日间计划的有效性进行评估[8]。该研究旨在为患者提供机会，以识别社区内有意义且现实的活动。活动包括创意活动和社交活动。作者使用 COPM 进行测量，结果显示在自理能力、休闲活动和生产能力等方面表现平平，但患者的自我评价和满意度有所提高。此外，根据 NLQ 的测量，定期进行的休闲活动也有增加的趋势。

Desrosiers 及其同事[10]进行了一项随机对照试验，评估了休闲教育计划对患者休闲活动的参与度和满意度（休闲相关结果）的影响，以及对脑卒中后的幸福感、抑郁症状和生活质量（主要结果）的影响。试验组患者每周在家接受一次休闲教育，共持续 8～12 周。对照组患者在家接受相同频次的访问。患者在完成流程前后由盲评员进行评估。该休闲教育项目由 1 名作业和娱乐治疗师进行，最多进行 12 场。Desrosiers 及同事将该流程定义为三个部分。

• 休闲意识（即人们对休闲活动的认知和知识，以及他们对休闲活动的重视程度）。

• 自我意识（即人们的自我认知及其在休闲活动方面的价值观、态度和能力）。

• 能力发展（即个人从感知到的限制因素中，鉴别出真实的限制因素，以及进行自主休闲活动必需的替代知识（图 13-3）。

作者发现，休闲教育计划可以明显提高脑卒中患者休闲活动的参与度，提高休闲满意度，减少抑郁发生。两组在总体幸福感量表或适用于脑卒中患者的疾病影响调查表上无明显差异。

由 Drummond 和 Walker[15]进行的一项随机对照研究，评估了一项休闲康复计划对患者功能及情绪的有效性。受试者被随机分为三组：休闲康复组、常规作业治疗组和对照组。休闲康复组和常规作业治疗组的受试者出院后在家接受个体化

治疗。由一名对试验双盲的评估人员对患者入院时、出院后 3 个月及 6 个月进行评估。结果显示，在年龄分组不平衡的情况下，休闲康复组依然在休闲得分上有所增加。此外，作者还认为，接受休闲康复的受试者运动功能及心理幸福感显著高于其他两组。

Parker 及其同事[38]通过一项多中心随机对照试验，针对患者情绪、休闲参与度及日常生活独立性的结果，评估其中休闲治疗及常规作业训练的效果。试验对象来自英国 5 家医疗中心，共 466 名，均为出院后 6 个月和 12 个月的脑卒中患者。试验使用标准化评估量表，其中包括一般健康问卷（12 个项目）、诺丁汉扩展日常生活能力量表和 NLQ，采用邮寄问卷且电话随访详细说明的形式，对患者进行评估。其中，有 85% 的患者完成了第 6 个月的随访，78% 的患者完成了第 12 个月的随访。第 6 个月时，在一般健康问卷，休闲及扩展日常生活能力的得分上，休闲治疗组与对照组基本相当。日常生活活动组在一般健康问卷和扩展日常生活能力的得分上没有显著优势，在休闲分数上也没有显著降低。第 12 个月时的结果与此相似。由此，作者得出结论，与以往小型试验的结果相反，对于出院后 6 个月及 12 个月患者，在其情绪、休闲活动和日常生活独立性方面，两种额外的作业治疗均未获益。

Logan[30]等对上述 Parker[38]团队的研究进行事后分析，进一步对 ADL 组与休闲治疗组进行研究。ADL 组注重进行移动、转移、清洁、穿衣、烹饪和沐浴训练，休闲康复组注重进行体育运动、创意活动、游戏、爱好、园艺、娱乐和购物等活动。研究指标中有 15 项被确定为干预措施的特异性指标。作者并未发现证据证明，某一项日常生活活动能力训练或休闲治疗可以改善相应的结果。

Gilbertson 和 Langhorne[17]使用单中心、随机对照、双盲研究，对接受短期以居家康复为主的作业治疗的脑卒中患者进行评价，评价内容包括患者对作业表现和提供服务的满意度。共 138 名患者被随机分配，一组为常规院外随诊组，另一组为常规治疗加 6 周居家康复的作业治疗组。在患者出院前、出院后 7 周及 6 个月时进行评价，评价使用 COPM、达特茅斯合作功能评估表（Cooperative，COOP）、伦敦残障量表和患者满意

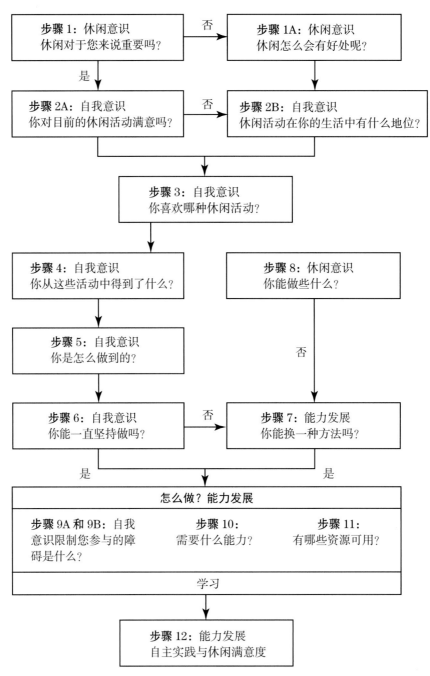

▲ 图 13-3 休闲教育流程示意图

引自 Desrosiers J, Noreau L, Rochette A, et al. Effect of a home leisure education program after
stroke: a randomized controlled trial. Arch Phys Med Rehabil. 2007; 88(9):1095–1100.

度问卷。在第 7 周时，干预组在 COPM 作业表现和满意度方面有显著改善，情绪分数明显提高（达特茅斯合作功能评估表），工作和休闲活动分数（伦敦残障量表）也明显升高。因此，作者得出结论，在出院后进行 6 周的居家训练的作业治疗，患者对作业表现的认知和满意度能得到改善，但对患者健康预后无长期影响。

Gladman 和 Lincoln[18] 报道了居家脑卒中康复

（Domiciliary Stroke Rehabilitation，DOMINO）的研究结果，这是一项随机对照试验，包含 327 名出院患者。试验对比了患者以居家康复为主和以医院康复为主的治疗效果。结果显示，在 6 个月时两组之间无显著性差异。但在从脑卒中单元直接出院的患者亚组中，在改善家务能力和休闲活动能力方面，家庭康复治疗效果优于门诊康复治疗效果。

Jongbloed 和 Morgan[22] 设计了一项研究，目的是针对脑卒中患者的休闲活动，测定作业治疗干预的效果。研究包括 40 名已出院的脑卒中患者，随机分为试验组与对照组，试验组对患者的休闲活动进行作业治疗干预。一名独立评估人员在 3 个不同场景下对患者进行评估，评估内容为参与活动的程度和对参与程度的满意度。结果显示试验组与对照组在这两方面无统计学差异。作者指出，这种无明显差异的结果可能与干预措施作用有限（5 次治疗）有关，并发现许多环境因素对这两方面造成了强烈的影响。

六、适应性休闲活动

引导脑卒中患者重新恢复休闲活动是很重要的。进行休闲活动必须使用一定的技能，如果患者不能恢复，就需要选购适合的装备帮助其充分参与休闲活动，市面上这种装备有很多。作业治疗师需要对患者所选的休闲活动进行分析，找到需要的技能成分，以此为据选择最佳的适应性装备。治疗师确定影响活动的技能成分后，选择并引入一种适合患者的适应性装备。作业治疗师为患者提供各种信息，其中包括各类组织、适应性方法、适应性装备等，从而促进患者参与休闲活动，提高患者的参与度。患者利用这些资源，可以让生活更有意义，更加丰富多彩。

很多适应性设备可以帮助患者实现单手参与休闲活动（如持扑克牌夹、毛衣针架、持鱼竿器和刺绣针架）。患者可以通过互联网、宣传广告、作业治疗师和特殊组织及商店等获得这些产品。

七、结论

休闲娱乐是一种复杂的现象。文献回顾显示，休闲的定义多种多样。有很多的因素影响患者参与休闲活动，如在社会或家庭中的角色、患者的态度、满意度、年龄段，自身障碍和外部障碍等。作业治疗师要从各个方面予以指导，其中包括对患者及环境进行评估，通过技术和适应性装备进行干预，以及对患者及其家人进行宣教，重点利用社区资源。休闲活动不仅可以提高患者的能动

性、生活质量和自尊心，同时可以作为治疗功能障碍的方法。

八、个案研究：脑卒中后休闲技能

R.S. 是一位 74 岁老年女性，右侧脑卒中 4 个月。作业治疗师在完成中枢神经系统评估、兴趣列表检查、时间日志和活动类型分析后，为其设定了目标。

中枢神经系统评估结果简要汇报如下：右上肢功能正常；左上肢运动功能低下，处于共同运动期伴有感觉受损；坐位情况下可进行重心的前后及左右侧移动；注意力不能维持；有轻度左侧空间忽略及空间结构障碍。

R.S. 寡居 5 年，自觉孤独、抑郁、害怕摔倒。她的三个成年子女住在其他州，社交圈限于熟识的邻居、教友和她的狗。

目前一名护理员帮助 R.S. 自身护理和整理家务。R.S. 需要辅助工具以完成修饰和上身清洁，在少量辅助下能穿上身衣服和洗澡，中等辅助下完成站立位转身，少量辅助下完成床上移动，中等辅助下完成坐位餐前准备。她不能完成她最喜欢的编织活动。作业治疗师应该如何帮助她？

致谢

特别鸣谢早期的编撰者 Denise A. Supon 和 Nancy C. Whyte。

复习题

1. 休闲活动的定义、类型及目的。
2. 评估脑卒中患者的休闲参与度及表现时，治疗师需要考虑哪些因素？描述这些因素如何影响患者的参与度及表现。
3. 什么是休闲态度、角色和满意度？
4. 请列出并描述影响休闲活动的环境障碍。
5. 作业治疗师在评估和改善脑卒中后患者的休闲活动中扮演什么角色？
6. 作业治疗师应该如何协助患者及其家庭成员恢复社区内的休闲活动？

第 14 章　脑卒中后的照护

Caregiving after Stroke

Mary Watson Hildebrand　著

靳昭辉　译

学习目标

通过学习本章内容，读者将能够完成以下内容。

- 描述成人照护者的特点。
- 列出常见的日常生活活动、工具性日常生活活动及照护人员施行的医疗和护理任务。
- 确定脑卒中患者照护人员的精神压力和承担的风险。
- 从多维度的评估中选择一项对成人脑卒中照护者进行管理。
- 为照护连续环境的脑卒中患者制订循证治疗计划。

一、美国照护概述

据估计，有 4350 万美国人（19.2%）是非正式的照护者，其中 3980 万美国人（16.6%）是成年人（18 岁及以上）的非正式照护者[65]。非正式照护人员被定义为在没有获得额外时间、报酬或其他资源的情况下，帮助他人完成自我照护、家庭照护和医疗任务的个人。他们不同于正规的照护者，也不同于那些在家庭或照护机构接受培训并获得报酬的照护者[33]。照护者一词在本章中用于表示非正式的或无薪的照护人员。

脑卒中是导致身体、认知、沟通或心理等长期障碍的主要原因，也是导致长期残疾的 18 种疾病之一[12]。约 74% 的脑卒中患者在出院后由家人或朋友照顾[64]。研究显示，脑卒中是最常见的需要照顾的疾病之一[26, 65]。

许多政策制订人员和医护人员都认为，养老院会提供长期的照护。[34] 这些照护者是长期照护的基础，也是降低医疗成本的关键。他们通常作为医疗系统专业人员的延伸，通过执行日常生活活动、工具性日常生活活动、复杂的医疗任务，确保患者坚持治疗和协调照护[72]。即使在文献中有这样的认识，照护人员在家庭和卫生保健机构中所做的工作在很大程度上仍未被发现或被低估。在残疾人照护方面，照护人员被称为"影子劳动力"[70]。照护人员在从事工作时，没有得到卫生保健系统或专业人员的充分培训、准备或支持，这反映了他们的工作被低估和忽视的本质[65, 72]。

1. 美国照护者的特点　一方面，典型的照护者可能是受过高中或大学教育的已婚女性，年收入低于 5 万美元的全职员工。照护者平均年龄为 48 岁，照护接受者平均年龄为 79 岁[26]（表 14-1）。另一方面，配偶照护者在性别之间无差异，平均年龄

表 14-1　成人照护者的人口统计学特征 *（*n*=3074）

分　　类		百分比（%）
性别	女性	53
	男性	47
种族	白种人	72
	拉美裔	15
	非裔美国人	7
	亚洲太平洋岛民	4
	其他拒绝回答	2
婚姻状况	已婚	56
	单身 / 从未结婚	23
	离婚，与伴侣同居，寡妇	21
性取向	异性恋	93
	女同性恋	1
	同性恋	2
	双性恋	3
	其他	1
教育水平	高中或以下	19
	大学 / 学士学位	52
	研究生 / 硕士学位	23
	岗位培训	5
	家庭收入	
	50 000 美元以下	35
	50 000～99 999 美元	30
	100 000 美元及以上	28
	拒绝回答	7
就业情况	无业	40
	全职	39
	兼职	13
	个体经营	8

*. 照护者平均年龄：48 岁；接受照护者平均年龄：79 岁

引自 Collinson C, De La Torre H.The many faces of caregivers: a close-up look at caregiving and its impacts. Transamerica Institute's Inaugural Study of Caregivers, September 2017. https://www.transamericainstitute.org/docs/default-source/caregivers-research/the-many-faces-of-caregivers-research-report-2017.pdf. Retrieved April 13, 2019.

为 64 岁。平均而言，与非配偶照护者相比，配偶照护者的教育水平更低，收入更少，就业的可能性也更低[72]。因此，配偶照护者更容易受到照护的负面影响。

大多数照护者为亲属提供照护，如他们的母亲（31%）、配偶（12%）或父亲（11%）[65]。照护通常是长时间的，照护的时间相当于兼职或全职工作。照护角色的平均持续时间为 4～5.3 年[65]。主要的照护者，特别是那些照顾配偶或伴侣的人，已经超过 65 岁，他们和照护接受者住在一起，平均每月提供 154h 的照护（约每周 36h）[26, 65][90]。大多数成人照护者与照护接受者住在一起或在 20min 路程之内居住[26, 65]。然而，估计有 500 万～700 万照护者住在距离被照护者 1h 或更长时间路程的地方[16]。

2. 成人照护者执行的任务　来自家人和朋友的支持是影响脑卒中患者康复的最重要的环境因素[64]。家庭成员和朋友执行的任务范围包括日常生活能力、工具性日常生活能力和复杂的医疗任务[64]。日常生活活动中至少有一项需要照护者帮助，其中最常见的是协助转移（图 14-1，帮助 18 岁及以上成年人进行日常生活活动的照护人员比例）。需要成人照护者帮忙的三个最常见的工具性日常生活活动是"交通""家务"和"购物"（图 14-2，帮助 18 岁及以上成年人进行日常生活活动的照护人员比例）。远程照护者与居家照护者一致，执行相同的 IADL，其中近 3/4 的人提供财务管理、药物援助，以及帮助协调交通、准备膳食和其他服务[16]。

除了 ADL 和 IADL 照护外，有 1/2 的家庭护理人员都在身体、认知或行为领域执行相关的健康任务[71]。在获得医疗或照护任务的帮助方面，成人照护接受者及其照护人员很少得到卫生保健机构的随访；配偶照护者从外部或其他家庭成员那里得到的帮助甚至更少[72]。"重访独居家庭：提供复杂慢性病护理的家庭护理者"这项重要的报告详细介绍了对 1084 名执行医疗和照护任务的照护人员的调查结果[71]（图 14-3，从事医疗照护工作的成人照护人员百分比）。在 1084 名照护人员中，80% 的人管理着照护对象的药物，70% 的人管理着患者的疼痛[71]。据照护者所述，这是他们所执行的最有压力的任务，因为他们害怕犯错误

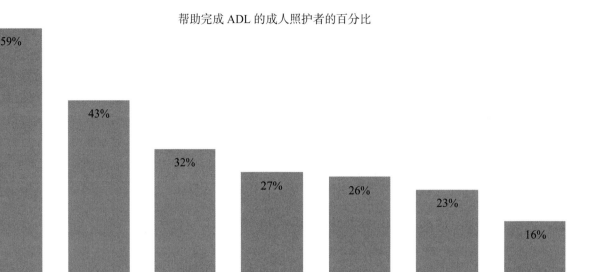

帮助完成 ADL 的成人照护者的百分比

▲ 图 14-1　帮助 18 岁及以上成年人进行日常生活活动的照护人员比例（*n*=1248）

改编自 National Alliance for Caregiving and AARP. *Caregiving in the U.S.* 2015 http://www.caregiving.org/wp-content/ uploads/2015/05/2015_ Caregiving in the US_ Final-Report-June- 4_ WEB.pdf.

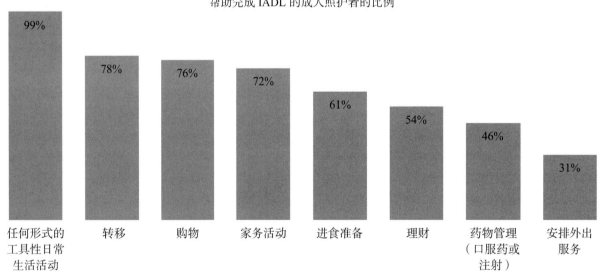

帮助完成 IADL 的成人照护者的比例

▲ 图 14-2　帮助 18 岁及以上成人进行工具性日常生活活动的照护人员的比例（*n*=1248）

改编自 National Alliance for Caregiving and AARP. *Caregiving in the U.S.* http://www.caregiving.org/wp-content/uploads/ 2015/05/2015_ CaregivingintheUS_ Final-Report-June- 4_ WEB.pdf.

从而伤害照护接受者。有超过 50% 的管理药品的照护者表示，他们从未接受过任何医疗机构关于药物管理的培训。如果他们执行更复杂的任务，如导管置入、呼吸机使用或造口照护，他们更有可能接受专业培训，尽管他们表示这些培训远远不够。与所有卫生专业人员有关的是，照护人员希望他们接受更好的指导，更多地接触医疗或照护工作和设备，在指导下进行实践，并有标准的书面说明或视频，并且有一个电话号码可以问问题[71]。

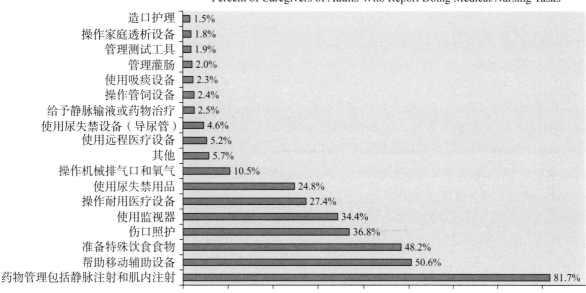

Percent of Caregivers of Adults Who Report Doing Medical/Nursing Tasks

项目	百分比
造口护理	1.5%
操作家庭透析设备	1.8%
管理测试工具	1.9%
管理灌肠	2.0%
使用吸痰设备	2.3%
操作管饲设备	2.4%
给予静脉输液或药物治疗	2.5%
使用尿失禁设备（导尿管）	4.6%
使用远程医疗设备	5.2%
其他	5.7%
操作机械排气口和氧气	10.5%
使用尿失禁用品	24.8%
操作耐用医疗设备	27.4%
使用监视器	34.4%
伤口照护	36.8%
准备特殊饮食食物	48.2%
帮助移动辅助设备	50.6%
药物管理包括静脉注射和肌内注射	81.7%

▲ 图 14-3　从事医疗照护工作的成人照护人员百分比（$n=1084$）

改编自 Reinhard SC, Young HM, Levine C, Kelly K, Choula RB, Accius JC. *Home Alone Revisited Family Caregivers Providing Complex Chronic Care*, Washington, DC Home Alone Alliance; 2019.

3. 照护对照护者的影响　大多数关于脑卒中和其他疾病后的照护的研究都集中在照护人员所经历的负面心理和情感负担上。然而，一项基于人群的研究分析发现，与非照护者相比，照护者的寿命更长、死亡率更低[77]。一些研究人员认为，为了找到缓解照护人员负面影响的方法，照护人员应更积极的接受更多的检查[63]。据脑卒中患者的照护者所述，他们的照护经历让他们对生活充满了感激，具有明确的目标，并产生了积极的情绪，例如自我感觉良好，与受照护者和其他家庭成员或朋友的关系更牢固[63]。对于远程照护者来说，这帮助他们履行了对他们所爱的人的个人义务，通过确保良好的照护获得了个人满足感，并花更多的时间与照护接受者在一起[16]。照护者表示，卒中患者病情的改善，新技能的学习，成功应对和掌控患者状况提高了他们的自尊感，是照护中的积极方面[63]。脑卒中患者的护理者在康复期间的不同阶段均报告了积极的经历。医疗保健人员可以通过强调照护者对其家庭成员康复的贡献、承认脑卒中预后的不确定性并帮助照护者在整个照护过程中采取问题-解决与应对策略来促进这一点[63]。

大多数针对照护者的研究发现了照护者就业、经济、身体和情感上的负面影响。一项研究发现，

脑卒中患者的配偶照护者 1 年内的就业率有小幅下降，其中男性照护者更有可能重返工作岗位[80]。一半以上的成人照护者都是全职或兼职的[26, 65]，而对大多数受雇的照护人员来说，照护职责对他们的工作产生了负面影响，其中包括工作时间缩短、承担更少的责任、请假、休假和病假、收到绩效警告、离职或退休[26, 65]。由于照护工作对女性就业的影响，导致女性收入较低的情况更为严重[95]。除了对就业的影响造成的财务负担外，财务负担主要来源于医疗费用（如自付费用、住房改造、医疗设备/用品）和每月约 150 美元的交通费[26, 81]。与居家照护者或居住在附近的照护者相比，长途照护者的年度费用是最高的[33, 81]。

17%～20% 的照护人员说，照护已经导致了他们的身体健康状况的恶化[26, 65]，这可能是由于身体紧张或劳累、较差的自我照护、心理状况、生理影响和心血管功能变化造成的[34]。照护中的体力消耗会增加肌肉拉伤和受伤的风险。照护者较差的自我照护可能导致不健康的饮食、运动减少和较差的慢性疾病的自我管理[34]。最后，心血管功能的改变可能增加了心脏病和高血压的发病风险[34]。事实上，具有更高照顾压力的非裔美国人或男性患脑卒中风险更高[46]。研究表明，与身体健康状况相关较弱的照护因素包括高强度的照

护，长时间的照护者角色，照护配偶，低收入和低教育水平，执行医疗／照护任务，照护有精神障碍、认知障碍、更严重身体障碍或行为问题的患者[34, 65]。

研究显示，有 12%～55% 的脑卒中患者的照护者有情绪困扰[97]。据估计，40.2% 的人有抑郁症状，21.4% 的人有焦虑症状[61]。脑卒中患者照护者抑郁的预测因素包括女性、白人种族、对未来的关注、社会接触较少和健康状况不佳[48, 61]。导致脑卒中照护者抑郁的患者预测因素，其中包括女性、身体残疾、受照护者抑郁、认知功能障碍和异常行为[22, 48, 61]。配偶或子女作为照护者患抑郁症的概率较低[61]。

当照护者经历无法缓解的压力时，对脑卒中患者有显著的负面影响。照护者压力越大、患者的住院频率越高、康复预后越差、住院时间也越长，从而导致医疗保健系统更大的成本支出[7]。

4. 照护者负担　另一个导致照护者抑郁和焦虑的预测因素是较高的照护者负担[91]。照护者负担是一种反映个体照护者感知的主观状态，是许多关于护理压力源和情绪症状的研究中普遍认可的特异性指征[13]。Zarit 等将照护者负担定义为"照护者感知到照护对其情感、社会、经济和身体功能产生不利影响的程度"[98]。在照护成年人时，Adelman 和他的同事们发现，照护者的负担在以下情况中更大：照护者为女性、受教育程度较低、与受照护者同住、抑郁、被社会孤立、承受经济压力、照护时间长、缺乏可选择的照护者[1]。对脑卒中患者的照护者也有类似的发现[93]。脑卒中后，当脑卒中患者出现抑郁、行动不便、听理解障碍、上肢痉挛、吞咽困难和神经系统评估评分较低时，照护人员的负担也会更大[28, 30, 42, 93]。来自 Zhu 和 Jiang 的一项 Meta 分析研究了与脑卒中患者及其照护者最相关的照护者负担的预测因素。他们发现，在照护者的因素中，抑郁、焦虑和个人成功应对压力的能力对照护者负担有很大的影响。对照护者负担影响最大的照护接受者或脑卒中患者因素是患者执行日常生活活动、心理健康和处理焦虑的能力[100]。

由于对脑卒中后照护者负担的纵向研究很少，因此不确定照护者所经历的负担水平是否随脑卒中后时间的变化而变化[73]。然而，照护人员已

经确定，脑卒中后的时间，包括最初的住院治疗和过渡到家里的时间，是最初 2 年里最困难的时期[50]。一项研究调查了脑卒中后的最初 4 个月，发现了三类导致脑卒中患者照护者压力最大的问题：①人际关系中断，其中包括沟通不良、家庭冲突、生活方式丧失和患者的消极情绪；②维持自我和家庭，其中包括经济问题，缺乏自我照护时间及对脑卒中患者康复的不确定性；③脑卒中患者功能，其中包括患者的认知、沟通和情感问题，功能丧失和维持，跌倒，依从性差[50]。

脑卒中后的 2 年，患者的抑郁、认知障碍、行为问题和记忆问题对照护者构成了重大挑战，并导致了照护者的情绪困扰[17, 20, 45]。研究发现，在脑卒中 3 年后，照护者负担会减少，但照护者的抑郁症状、不和谐的关系及较差的社交网络关系，可能会对照护者的生活质量产生长期的负面影响[94]。

失业或参与有意义的活动的减少会对脑卒中照护者的生活质量和负担水平产生负面影响[17, 49, 54, 55]。一项调查发现，脑卒中后，照护者通常会立即放弃社交、休闲、工作、文化、娱乐、锻炼、购物、家庭、烹饪、性、户外和旅游等活动[49]。对于年轻的照护者来说，养育子女受到了影响[49]。具体来说，在丈夫脑卒中后的 6～24 个月内因照护而失业的女性配偶照护者负担评分较高，生活质量评分较低[54]。对于脑卒中失语症的配偶，失业对家庭生活、社会参与、低需求休闲活动及他们不喜欢独自从事的活动有负面影响[55]。特别有可能失业的照护者是脑卒中患者的配偶或伴侣、年轻的照护者、仍有工作的照护者，以及因更严重的残疾而为脑卒中患者提供更高水平照护的照护者[49]。然而，随着时间的推移，脑卒中照护人员能够发展新的日常生活或恢复许多以前的活动[49]。对脑卒中照护者的生活质量最有利的是与脑卒中患者共同活动，并保持较高的活动水平[49]。作业治疗师应支持照护人员参与有价值的活动，并在必要时帮助他们选择替代活动。

虽然研究人员发现了照护的许多潜在的负面后果，但越来越多的研究发现了其积极的影响。了解如何减轻护理负担并提高护理效益，将会提高照护者和照护接受者的生活质量。

二、照护人员的作业治疗角色

脑卒中康复护理指南将患者家人、朋友和照护人员作为康复团队的组成成员[97]。作业治疗实践模型则进一步，将照护定义为"照护者和照护接受者共同积极参与的作业活动"（第 S6 页）[2]。OTPF 指出，必须在一个综合完整的客户环境中考虑协同性作业活动。它引导我们在干预中要将照护人员纳入进来，因为他们是作业治疗发挥作用的环境和背景的一部分。事实上，OTPF 规定，照护人员也应该被确定为 OT 的服务对象[2]。

OT 治疗师可以间接或直接地为照护人员提供服务。其间接手段为与机构协商改善为护理者和受护理者提供的服务[2]。在脑卒中患者正在接受住院、门诊和家庭健康等服务的环境中，作业治疗师会直接与照护人员互动。除了护士或社会工作者外，作业治疗师还可能是卫生系统和即将居家照护患者的脑卒中家庭之间的主要接口[87]。正如 OTPF 所概述的那样，在与照护人员合作时，作业治疗师应该遵循包括评估、干预和以结果为目标在内的流程。

1. 照护人员评估　照护人员评估是确认、评估和理解照护者的重要的第一步；它被定义为"收集照护情况信息的系统过程，以确定家庭照护者的具体问题、需求、优势和资源，以及照护者为照护接受者的需求做出贡献的能力"[36]。照护研究领域的专家对指导照护者评估政策和实践的基本原则达成了共识（框 14-1）[34]。

目前对于何时需要对照护人员进行评估存在争议。Adelman 及其同事[1]建议，如果照护人员对有高健康需求的接受者进行全天候护理，或者他们正面临护理机构变化时就应该接受转诊以评估护理负担。家庭照护者联盟的建议更广泛、更具有包容性，规定任何自我确认为照护者的人都应该接受筛查并进行评估[34]。照护者自我评估问卷（Caregiver Self-Assessment Questionnaire）是由美国医学协会推荐的供医疗保健专业人员使用的一种有效和可靠的筛查工具[32]。

在最基本的层面上，评估必须确定主要照护者，并提高他们对照护者角色和任务的理解。评估必须收集足够的信息以便了解照护人员的需求，识别适当的服务，并确定照护人员获得了这些服

框 14-1　照护人员评估的七项基本原则

- 由于照护人员是医疗保健和长期照护的核心组成部分，因此认识、尊重、评估和解决他们的需求很重要
- 照护者评估应以家庭为中心，并考虑照护接受者和家庭照护者的需求和偏好
- 照护人员评估应与照护者合作，制订包括可提供的服务及预期可衡量的结果的护理计划
- 照护人员的评估应该是多维的，并定期更新
- 照护人员评估应具有与理论水平相匹配的实践活动
- 有效的照护者评估要求评估人员具有专门的知识和技能。从业者和服务提供者的教育和培训应使他们能够了解照护过程及其影响，以及有效的照护者评估的好处和要素
- 政府和其他第三方支付者将照护者评估作为老年人和残疾成年人护理的一部分予以承担并支付

引自 Family Caregiver Alliance. *Report from a National Consensus Development Conference: Caregiver Assessment: Principles, Guidelines and Strategies for Change.* Vol. 1. San Francisco: Family Caregiver Alliance; 2006. https://www.caregiver.org/caregivers-count-too-section-3–fundamental-principles-caregiver-assessme. Retrieved May 27, 2019.

务的资格[35]。在更全面的层面上，在制订医疗保健评估方案时，可考虑七个照护者领域：①背景；②照护者对受照护者健康状况和功能状况的认识；③照护者的价值观和偏好；④照护者的健康状况；⑤照护的重要性；⑥为受助者提供所需照护的技能、能力和知识；⑦照护者可以选择使用的潜在资源[35]。每次对照护者进行评估时，可能没有必要对这七个领域进行全面评估（如初期评估、重新评估，以及照护者健康状况发生变化后的评估），但卫生保健部门应该提供这些措施，工作人员也应熟悉这些措施[35]。表 14-2 列出了七个领域和每个领域的措施示例[35]（表 14-2 并非专门为照护人员制订的措施，但通常在这些人群中使用，如抑郁或焦虑筛查和生活质量措施）。家庭照护者联盟已经制订了一份更全面和更详细的可用措施清单[35]。表 14-3 中列出了多维照护措施，其中包括涵盖七个领域中的至少一个领域的 5 项评估，并给出每个测试中包含的子测试[35]。

"改善脑卒中照护者预备模式"是另一个照护者评估模型。Lub 等[62]提出在脑卒中的康复阶段，以脑卒中患者的需求作为照护标准进行全面评估。他们认为，要成功地将脑卒中患者从住院环境过渡到家庭环境，缺少的是照护者准备状况评估，类似于家庭照护者联盟[35]的建议，存在以下两类：①照护者承诺（关系强度和照护者意愿）；②照护者的能力（先前存在的身心健康问题、脑卒中前

脑卒中后康复：基于功能的方法（原书第 5 版）
Stroke Rehabilitation: A Function-Based Approach (5th Edition)

表 14-2　七个领域的照护者措施示例

照护者评估领域	概念	测试	来源	信度和效度	条目数和条目反应	描述
照护的内容	与被照护者的关系、客观环境、家庭关系、照护时长、照护状况、雇用状况、人口学信息	统一评估工具	California Caregiver Resource Center, Family Caregiver Alliance, SanFrancisco (FCA, 2012)[35]	NR	NR	描述与照护者的关系、居家环境、家务人员、年度收入、照护时长、每周数小时、雇用状况、教育水平和人种这些一般人口学问题
照护者对被照护者健康状态和功能状态的洞察力	日常生活动能力、心理需求、认知损害、行为异常、医疗测试和程序、疼痛	照护者功能和不安评估	Gitlin 等 (2006)[43]	0.80~0.91 聚合效度，判别效度	15 个条目，5 分或 7 分制	评估照护者对 15 项日常活动中被照护者的依赖性的看法，以及向他们提供帮助的反应；项目选自工具性 ADL 量表 "和功能独立性测量"
		被照护者认识	Shyu (2006)[85]	0.91 收敛效度，结构效度	10 个条目，5 分制	衡量护理者对照护行为的理解程度，以及它如何影响照护行为，例如，被照护者是否有压疮或关节挛缩
		护理困难和提升量表	Kinney 和 Stephens (1989)[51,52]	0.71~0.90	110 个条目，4 分制	• 照护者将过去一周发生的照护事件评为：困难、提升，两者都有，两者都没有 • 四个分量表：被照护者 ADL 限制、认知状态、行为和实际照护情况
照护者的价值观和偏好	照护者／被照护者接受照护的意愿；认为有义务提供照护；优先安排和提供照护服务	照护成本指数：护理的投入价值	Kosberg，Cairl (1986)[56] 和 Kosberg 等 (1990)[57]	0.91，NR	4 个条目，4 分制	衡量提供照护的价值。例如，"我觉得满足亲人的日常需求是值得的"
		家庭冲突	Semple (1992)[84]，Gaugler 等 (1999)[40]	0.90，NR	8 个条目，4 分制	衡量家庭成员对被照护者和照护者的关注程度和质量的冲突
		文化理由量表	Diworth-Anderson 和 Marshall (1996)[29]	0.84~0.94，NR	10 个条目，4 分制	衡量家庭为老年成员提供照顾的文化原因，项目反映了群体的社会化，价值观和态度
		照护任务偏好选项	Feinberg 和 Whitlatch (2002)[37]	NR	19 个条目，3 分制	测量 19 项照护任务 如服药、购物、洗澡和吃饭 中照护者和被照护者的偏好以及照护对被照护者偏好的认知
		日常生活偏好清单	Carpenter 等 (2006)[23]	NR	48 个条目，5 分制	从以下方面衡量被照护者在日常生活中的偏好：社交接触、成长活动、自我管理、辅助性照护
照护者的幸福感	健康自评、健康状况和症状、抑郁或其他情绪困扰	认为的健康指数	Deimling 和 Bass (1986)[27]	NR	4 个条目，5 分制	衡量照护者和照护接受者对健康状况的看法：忧虑、疲惫、疼痛、痛苦

（续表）

照护者评估领域	概念	测试	来源	信度和效度	条目数和条目反应	描述
照护者的幸福感	健康自评、健康状况、抑郁症状、抑郁或其他情绪困扰	统一评估工具	California Caregiver Resource Center, Family Caregiver Alliance, SanFrancisco (2012)[25]	NR	16个条目，多个选项	评估照护者和受照护者的健康状况，其中包括"在过去12个月内，你曾遇到下列哪项健康问题？""在过去1年内，你是否曾自行看过医生？"
		照护者幸福感量表：低影响量表，认知抑郁、焦虑、愤怒量表	Zarit 和 Whitlatch (1992)[99]	0.78~0.86，NR	21个条目，4分制	测量了在过去的7天里悲伤的感觉，对日常活动失去兴趣或精力的感觉；照护者经历认知抑郁、焦虑症状的频率，以及照护者感到频躁或愤怒的频率
		Bakas 照护结果量表	Bakas 和 Champion (1999)[8]	0.77，标准	10个条目，7分制	衡量照护者的生活变化，其中包括情绪健康、应对压力、自尊、朋友和家庭关系、身体健康、社交和家庭活动时间，未来展望及与受照护者的关系
		休闲时间的满意度	Stevens 等 (2004)[88]	0.80，聚合效度	6个条目，3分制	衡量照护者对他们在花在休闲活动上的时间的满意度
照护的后果	感知到的挑战和好处：社会孤立、紧张（工作、情绪、身体、财务、家庭关系）；照护者对帮助受助者、发展新的技能和能力感到满意	工作与照护冲突	Pearlin 等 (1990)[67]，Aneshensel 等 (1995)[4] 和 Aneshensel 等 (1993)[5]	0.75，NR	5个条目，4分制	测量照护对工作状况的影响程度
		一般压力情况	Elmstahl 等 (1996)[31]	NR	8个条目，4分制	项目测量的是一般照护人员的压力，其中包括"你感到疲倦和疲惫了吗？""被你配偶的问题束缚住了？"
		改量的照护者压力指数	Thornton, Travis (2003)[89] 和 Robinson (1983)[74]	0.90，NR	13个条目，3分制	测试条目包括"照护是一种身体压力""对我的时间有其他需求""发现我所关心的人与过去相比变化如此之大令人沮丧"
		Zarit 负担访谈	Zarit 等 (1980)[98]	0.85~0.91，结构效度	22个条目，5分制	提供了一个简单概括的衡量标准，以评估照护者对其生活的影响
		Zarit 负担访谈：筛查量表	Zarit 等 1980[95] 和 Bédard 等 (2001)[11]	0.78，筛查量表和完整版本之间：0.83~0.93	4个条目，5分制	评估照护者负担的筛选工具。"你在照护亲人和承担其他责任之间感到压力吗？"
		经济压力	Pearlin 等 (1990)[67] 和 Aneshensel 等 (1995)[4]	NR	3个条目，5分制	与开始照护之前相比，照护者对家庭支和生活水平的评估

259

（续表）

照护者评估领域	概 念	测 试	来 源	信度和效度	条目数和条目反应	描 述
照护的后果	感知到的挑战和好处：社会孤立、紧张（工作、情绪、健康、悲伤、身体、财务、家庭关系）；照护者对帮助受助者、发展新的技能和能力感到满意	家庭照护者冲突量表	Clark 等（2003）[25]	0.93, 结构效度	15 个条目，7 分制	通过处理对照护接受者的分歧来衡量家庭冲突
		个人利益	Pearlin 等（1990）[67]、Skaff 和 Pearlin（1992）[86]	0.68~0.81, NR	4 个条目，4 分制	衡量照护者的个人成长程度，例如，"你在多大程度上意识到了自己的内在优势，你变得自信了多少？"
为照护对象提供所需照护的技能/能力/知识	照护信心和能力，适当的医疗照护工作知识	照护能力	Pearlin 等（1990）[67]、Skaff 和 Pearlin（1992）[86]	0.74, NR	4 个条目，4 分制	衡量照护者对自己作为照护者表现的充分性的评价
		自我效能感量表	Kuhn 和 Fulton（2004）[58]	0.90, NR	15 个条目，5 分制	照护者评估他们在有效处理照护情况方面的信心
照护人可以选择使用的潜在资源	正式和非正式帮助，社会支持，现有或潜在优势，应对策略，财政资源、养老院支持的使用和感知质量	服务用途：正式和非正式	Feinberg 等（2000）[38]	NR, NR	15 个条目，多个选项	测量照护者或受照护者可能获得的 13 种不同的帮助，提供服务的人及对帮助的满意度。同时询问照护者是否需要更多的帮助，是否知道有报酬的专业人士，是否考虑使用有报酬的帮助

ADL. 日常生活活动；NR. 未报道
改编自 Family Caregiver Alliance. Selected Caregiver Assessment Measures: A Resource Inventory for Practitioners. 2nd ed. San Francisco: Family Caregiver Alliance; 2012. https://www.caregiver.org/selected-caregiver-assessment-measures-resource-inventory-practitioners-2012. Retrieved May 27, 2019.

表 14-3　多维照护措施

测　试	来　源	子量表
照护角色的各个方面	Turner 等（1983）[92] Pearlin 等（1990）[67] Schofield 等（1997）[79] Bradbum（1969）[15] Watson 等（1988）[96]	• 生活满意度量表 • 积极和消极情绪量表 • 健康 • 社会支持 • 负担 • 家庭环境 • 照护角色满意度 • 怨恨和愤怒
照护者健康	George 和 Gwyther（1986）[41]	• 身体健康 • 心理健康 • 金融资源 • 社会参与
照护者幸福感量表	Zarit 和 Whitlatch（1992）[99]	• 情绪低落量表 • 认知抑郁 • 焦虑 • 愤怒
共享照护工具 -3，照护者版本	Sebem（2005）[82] Sebem（2008）[83]	• 沟通 • 决策 • 互惠
未满足的需求	Bass 等（2003）[9] Bass 等（2012）[10]	• 理解记忆问题 • 医疗随访和药物量表 • 获取服务规模 • 日常任务量表 • 组织家庭照护 • 情感支持量表 • 法律和财务问题 • 替代生活安排量表

改编自 Family Caregiver Alliance. *Selected Caregiver Assessment Measures*: *A Resource Inventory for Practitioners*. 2nd ed. San Francisco: Family Caregiver Alliance; 2012. https://www.caregiver.org/selected- caregiver-assessment-measures-resource-inventory-practitioners-2012. Retrieved May 27, 2019.

的角色和责任、家庭环境的可访问性、交通、内部和外部资源、维持照护的能力和应对危机的能力）[62]。确定脑卒中患者的需求与照护人员的准备程度之间的差距，将有助于制订计划，使照护人员在脑卒中患者出院前做好准备。

一种可能减轻照护者负担的作业干预措施是提供家庭改造，以减少照护者在家中面临的环境障碍。Keglovits 等[53] 制订了一项评估，以满足特定照护者向成人照护接受者提供帮助的需求。通过辅助居家作业表现评估（In-Home Occupational Performance Evaluation for Providing Assistance, I-HOPE Assist），作业治疗师和照护人员可以确定问题最大的照护活动。它还衡量了照护者在执行这些问题活动时的自我效能。I-HOPE Assist 目的是指导作业治疗师提出家庭改造干预措施，以提高照护者

在照护任务中的表现和自我效能。I-HOPE Assist 被发现具有良好的内部和结构效度，并在展示真实作业实践中拥有最佳的应用特性和灵活性[66]。

对照护者进行评估是满足照护者和照护接受者需求的一个积极步骤，但对照护者的关注不能仅仅如此。照护和干预计划应基于照护者评估所确定的需求，并应根据照护者或照护接受者需求和挑战的变化进行重新评估。

2. 对照护者进行干预　根据改善脑卒中照护人员准备模型，将脑卒中患者的需求与照护人员的能力进行匹配后，制订照护者住院准备计划，以尽可能顺利地过渡到家庭[62]。照护人员准备包括资源准备（财务和社会）、家庭环境准备（安装坡道和扶手）、为脑卒中患者提供技能培训（转移和药物管理）、病例管理角色的培训（协调照护、

与保险谈判、工作安排或休假管理）、照护者的自我照护（休息和咨询）。

住院机构以外的康复服务已经被证明对脑卒中患者和照护者都有好处。研究表明家庭健康服务对照护人员的情绪、压力水平和对脑卒中知识有适度的积极影响[42]。门诊康复可以改善脑卒中患者的功能预后，从而减轻照护者的负担；但只有 36% 的患者接受门诊康复治疗，这一数字远低于实践指南的建议[6]。住院康复期的作业治疗师必须遵循实践指南，为更多脑卒中患者推荐居家康复或门诊康复。新的通信技术，如远程医疗和电话视频或网络视频，为脑卒中患者和护理者提供了可替代的康复服务[97]。一项远程医疗干预对照护者结局影响的系统性回顾发现，远程健康干预（如教育、心理社会和认知行为治疗及临床护理）显著改善了照护者结局和照护者满意度[24]。居家康复、门诊和远程医疗将有助于对照护人员进行评估，并为他们提供干预措施，或者转诊给其他专业人员，以解决未满足的需求。

作业治疗师在所有治疗环境中实施的基本护理干预措施为教育和培训。OTPF 将教育定义为向客户和护理者传授知识和信息，以增强他们的理解的干预措施，将培训定义为提高具体技能表现的促进手段[2]。尽管 OTPF 对教育和培训进行了区分，但许多护理人员的课程里都交替使用了信息、教育和培训这三个术语。许多卫生专业人员认为社会工作者是跨学科的团队成员，他们被指定与患者的护理人员互动，并在他们的实践范围内向护理人员提供信息、教育和培训。遗憾的是，护理者"努力寻求"信息的结果（即护理者决心努力从跨学科医疗团队获得信息）往往由超负荷的治疗师"匆忙"地提供给护理者[75]。目前认为让照护者成为跨学科团队的积极成员并让他们参加团队会议是评估照护者需求和向他们提供信息的有效方法[75, 97]。

一项系统性回顾发现，向照护人员提供脑卒中信息可显著提高他们对脑卒中的认识，改善照护人员的生活质量，并减轻照护人员负担[39]。然而，照护者的压力、抑郁或社交活动并显著改善[39]。另一项系统研究回顾了脑卒中持续护理过程中对特定照护人员教育的需求[47]。

在脑卒中的急性期，照护人员的需求如下。

- 脑卒中信息。
- 情感支持。
- 向卫生保健专业人员获取信息的途径。

在脑卒中患者出院前和出院后不久，照护人员的教育需求如下。

- 如何处理心理、情感、情绪和行为问题。
- 防跌倒。
- 足够的营养。
- 驾驶技能。
- 了解医学术语。
- 如何保持活力和管理压力。
- 如何处理沟通和进食问题。
- 如何预防脑卒中患者身体和认知能力的恶化。

据报道，出院后的最初几个月是最困难的，他们的教育需求如下。

- 脑卒中患者药物、行为和不稳定情绪的管理。
- 处理照护者与受照护者之间的关系变化。

脑卒中 6 个月后，照护人员更想学习以下内容。

- 脑卒中的症状和体征。
- 脑卒中并发症的管理。

在所有阶段，照护人员都需要以下方面的信息。

- 保持健康及预防脑卒中复发。
- 当地可获得的服务[47]。

作业治疗师要做好充分准备以培训照护者关注的领域（包括生理和心理方面的准备）。在对不同环境中（急性护理、早期康复、亚急性期、门诊、居家康复和护理设施）为患者提供不同治疗的作业治疗师、物理治疗师和语言病理学家进行调查，Lawson 等[59]发现作业治疗师在以下领域提供培训：ADL 训练（98%）、转移和移动（93%）、康复技术（88%）、脑卒中教育（78%）、社区资源（76%）、认知策略（72%）和解决问题技能（50%）。不到 50% 的作业治疗师将他们转介给支持小组（46%）或提供沟通策略（46%）、时间管理（27%）、压力管理（29%）或财务管理（14%）[59]。将三个学科的调查结果结合起来，结果显示护理人员培训方法主要是实操、面对面指导和提供书面材料。报道还显示，0.75～1h 的培训可能不足以让护理人员有能力照顾脑卒中患者[59]。治疗师指出，护理人员培训的最大障碍是不参与培训治疗，最大的动力是护理人员的积极态度。Lawson 等[59]建议治疗师不仅局限于日常生活能力障碍等基本问题，而是转向更重要的照护者需求，如压力管理、财务管理、创造更多机会对照护者进行培训和技能演示，提供群体干预并进行出院后随访。

考虑到照护者对脑卒中健康教育和二级预防的需求，有研究人员发现，许多作业治疗师忽视了提供实践指南指导，并且也没有向脑卒中患者及其照护者强调其重要性[78]。

培训护理人员以帮助脑卒中患者完成 ADL、IADL 或复杂的医疗任务仍然至关重要，必须根据护理人员和脑卒中患者的能力和期望进行个性化定制。作业治疗师应该在每次治疗中为护理者提供学习技术和解决问题的机会[64]。因为照护者可能会被来自脑卒中跨学科团队成员的复杂信息压垮，因此必须重复培训和制订家庭计划，并编写适应不同护理人员的学习资料。在 IADL 培训（如药物管理）中，使用回教法可以提高护理人员的理解[69]。治疗师还应该要求照护者进行展示，而不是简单地口述。

脑卒中康复护理者的工作指南建议进行咨询干预，重点是改善脑卒中患者和护理人员解决问题的能力并提供社区支持小组[64, 97]。

3. 照护者的干预时机和结果　Cameron 和 Gignac[18] 开发了一个全面的模型，即正确的时机（timing it right，TIR），以确定在脑卒中后的五个阶段照护者的重点和独特的支持需求。TIR 模型可以帮助 OT 治疗师和研究人员在信息、培训、情感支持、评估或反馈等类别中识别特定阶段的照护支持需求，并确定照护干预的效果。第一阶段，即事件和诊断阶段，照护人员的干预需求包括基本的脑卒中信息和情感支持。第二阶段，即稳定阶段，照护人员需要更多的脑卒中信息、情感支持和跨学科健康专业人员的初步培训（如日常生活活动）。第三阶段（准备阶段），需要关于社区资源的信息、焦虑的情绪支持、社会支持及继续培训技能来帮助脑卒中患者，当脑卒中患者返回家中时，就开始实施或进入下一阶段。第四阶段，照护者开始了解照护对他们个人的影响。他们可能需要额外的培训来管理家庭照护和恐惧、焦虑

的情绪支持。第五阶段，适应阶段，照护者和脑卒中患者已经适应了家庭生活，并将注意力转向重新融入社区。在这一阶段，照护者需要相应的信息来参与有价值的活动，照护接受者需要社区参与，并为未来的危机或事件进行计划。在适应阶段，对护理者来说，支持小组和情感支持对关系的改变至关重要。TIR 模型还提供了相应阶段的结果类别，以确定照护者的需求是否得到满足（如脑卒中知识、社区资源知识、重返社区、社会支持、情绪困扰和参与活动）（表 14-4）。除了在脑卒中照护文献中有基础外，Cameron 和 Gignac[18]指出 TIR 模型与行为改变的跨理论模型是一致的。通过向照护者提供适当阶段的支持，他们将更愿意接受支持并从中受益，这一概念与跨理论模型的行为改变阶段类似[68]。

Cameron 及其同事[19] 对脑卒中患者的照护者进行了定性研究，研究进一步证实了 TIR 模型，即照护者的支持需要随着阶段和时间的变化而变化。照护者报告信息需求最大的阶段分别是第三和第四阶段，即准备阶段和实施阶段；对情感支持需求最大的阶段在第一、第二和第四阶段，即事件和诊断、稳定和实施；在第三和第四阶段，即准备和实施阶段，实践培训需求是最重要的。在第三、第四和第五阶段，即准备、实施和适应阶段，同伴支持小组被认为是最重要的。在第四和第五阶段，即实施和适应阶段，他们感到得不到卫生专业人员的信息或支持，同时家人和朋友的支持也减少。在第三和第五阶段（准备和适应阶段）中，照护者表示，他们希望医疗保健小组更加注重家庭。

一项研究调查了脑卒中失语症照护者在 TIR 阶段的需求，发现在所有阶段都需要失语症的信息，但仅在第二阶段（稳定阶段）能够持续得到。这些照护者说，他们主要是靠自己获得失语症的信息[76]。

利用 TIR 准则，Cameron 等开发了"脑卒中家庭适时支持计划"（Timing It Right Stroke Family Support Program，TIRSFSP），指导卫生保健专业人员提供特定类型的信息、教育、培训和支持，以满足照护者不断变化的需求[20]。研究结果初步显示，TIRSFSP 有可能能有效地改善照护者感受到的支持和掌控力[21]。进一步研究需要将

表 14-4 针对家庭照护者干预研究的"TIR 模型"

阶　段	时　间	机　构	照护重点	照护者支持需求（4 个领域）	照护者结果
第 1 阶段：事件和诊断	• 时间：疾病的急性期 • 时间长度：短期	地点：康复医院	• 专业照护 • 重点为诊断和生存 • 家庭照护 • 关注生存 • 没有意识到照护者可能的角色	• 信息：诊断，预后和现在的治疗 • 情感方面：可以倾诉的某个人 • 培训：现在还不需要 • 评估：现阶段还不需要	• 知识：生存和预后 • 增强关于治疗的正式的决定 • 情感压力
第 2 阶段：稳定阶段	• 时间：患者稳定后的短时阶段 • 时间长度：短期	地点：康复医院	• 专业照护 • 患者病情平稳 • 重点关注特殊方面（如移动） • 家庭照护 • 关键事件结束了但未来仍有很多不确定	• 信息：事件的原因，照护的需求 • 情感方面：可以倾诉的某个人 • 培训：帮助日常生活能力和康复治疗的初始培训 • 评估：现阶段还不需要	• 信息结果：对病因的认识 • 培训结果：支持日常生活的信心 • 情感压力
第 3 阶段：准备阶段	• 时间：患者回家之前 • 时间长度：短期到中期	地点：康复医院或康复机构	• 专业照护 • 临床的重点在出院和住院期间的康复 • 在日常生活中的安全性 • 引入二级预防 • 家庭照护 • 当护理接受者返回社区时，将重点转移到护理需求上 • 关注适合照护接受者在社区的需求的能力	• 信息：可用性和如何获取社区资源 • 情感方面：越来越多的焦虑和对未来的不确定性，社会支持 • 培训：新的日常生活能力、技巧和康复治疗师 • 评估：关于 ADL 支持活动的反馈	• 知识：社区资源 • 照护信心和自我效能 • 情感压力 • 焦虑 • 社会支持
第 4 阶段：实施阶段	• 时间：患者回家后的最初的几个月 • 时间长度：中等长度	地点：居家	• 专业照护 • 适应社区生活 • 社区服务 • 家庭医生 • 药物 • 二级预防 • 家庭照护 • 学习诀窍并认识到在提供护理方面还有很多需要学习的地方 • 与社区服务的交互 • 开始认识照护的个人支出（如生活方式和情绪健康）	• 信息：目前活动的日常管理，提供护理对护理者日常生活和健康的潜在影响 • 情感方面：适应提供居家照护的恐惧和焦虑 • 培训：管理居家照护的额外支持 • 评估：他们在家管理时的反馈	• 在照护管理中改善的自我效能 • 使用社区服务 • 社区支持 • 情感压力 • 心理幸福感
第 5 阶段：适应阶段	• 时间：在家调整之后的一段时期 • 时间长度：长期持续	地点：居家	• 专业照护 • 照护接受者适应了居家生活 • 专业照护受限 • 重返社会 • 二级预防 • 家庭照护 • 关注照护接受者重返社会 • 照护者增加了照护活动的信心 • 照护者体验自己的照护结果 • 关注未来照护需求，他们自身和照护接受者的需要	• 信息（和培训）：关注照护者参与到有价值的活动和兴趣中；可获得的工作和社区选择；为未来计划的认识包括未来身体危机和实践可能导致照护需求变化 • 情感方面：从其他类似条件中获得支持（如支持组）；关系的变化 • 培训：帮助脑卒中患者重返社区 • 评估：居家管理的持续反馈	• 患者重返社区 • 社区支持 • 减少情感压力 • 增加的心理幸福感 • 加强有关治疗决策的信息

改编自 Cameron JI, Gignac MAM: "Timing it right": a conceptual framework for addressing the support needs of family caregivers to stroke survivors from the hospital to the home. *Patient Educ Counsel* 2008; 70: 305–314.

TIRSFSP 作为脑卒中家庭教育的模型，以提供照护者干预和改善结局。

三、结论

脑卒中是导致长期残疾的主要原因之一，也是照护者认定为其照护对象需要帮助的主要健康状况之一[12]。脑卒中的广泛和复杂的性质可能包括身体、认知、情感或行为障碍。因此，脑卒中患者的照护人员面临着严峻的挑战。尽管人们已经意识到照护人员在提供长期照护和降低医疗成本方面的价值，但照护人员仍然是"影子劳动力"[14]。要让照护人员走出阴影，重视他们对脑卒中患者健康的贡献，我们必须了解谁是照护者，他们执行的任务是什么，以及照护对他们生活的影响。

OTPF 要求作业治疗师将照护者作为客户[2]。在作业治疗过程中，如果有必要的话，协助照护者作为客户的第一步是进行筛选和全面评估。可以通过许多评估来确定不同领域照护者的需求。在对脑卒中患者的需求与照护者的承诺和能力进行评估和比较后，下一步是提供照护者干预。脑卒中的成人照护者可能需要在家中进行日常生活活动、工具性日常生活活动及复杂的医疗和照护工作，对此他们往往准备不充分。"改善脑卒中照护者预备模式"提供了一个干预模型，以帮助照护者从住院到家庭的过渡[62]。此外，住院治疗师必须遵循脑卒中指南，并在照护连续过程中提倡进行进一步治疗，如家庭、门诊或远程健康干预。这对脑卒中患者和他们的照护者都有积极的结果。在脑卒中持续照护中工作的作业治疗师能够提供给照护者所需的信息、教育和培训，从而有效地帮助照护接受者。作业治疗师接受过心理评估和心理治疗、情感和身体的影响的培训，这可能是医疗机构和照护者之间的主要联络人之一，特别是在压力过渡期间[87]。

依据脑卒中后时间或阶段，为脑卒中照护者提供准备好并能从中获益的干预类型。TIR 模型是解决脑卒中连续护理系统中护理者需求的一个模型[18]。在 TIR 模型中包括诊断和事件、稳定、准备实施和适应阶段。TIR 模型和相应的脑卒中家庭支持计划可以为 OT 治疗师和研究人员提供一个系统结构，同时为照护者提供相应阶段的支持[18-21]。

脑卒中实践指南强调照护者是不可或缺的团队成员，是脑卒中患者最重要的环境因素[64, 97]。脑卒中实践指南敦促卫生保健专业人员通过将照护者纳入跨学科团队，在整个康复过程中提供支持，评估他们的需求，提供信息、教育和培训，提供以解决问题和社会支持为重点的咨询服务，照护他们的身心健康[64, 97]。通过支持他们的照护者，不仅照护者会受益，而且脑卒中患者也会有更好的身体、功能和社会心理结果。

四、线上照护者资源

AARP：照护资源中心

https://www.aarp.org/caregiving/

社区生活管理：国家家庭照护者支持计划

https://acl.gov/programs/support-caregivers/national-family-caregiver-support-program

阿尔茨海默症协会：阿尔茨海默症和痴呆症照护中心

http://www.alz.org/care/overview.asp

美国阿尔茨海默症基金会：教育和照护

http://www.alzfdn.org/EducationandCare/strategiesforsuccess.html

美国护理青年协会：支持关爱青年照护者

http://www.aacy.org

美国心脏协会：照护资源

https://www.heart.org/en/health-topics/caregiver-support/resources-for-caregivers

美国作业治疗协会：成人和老人照护

https://www.aota.org/About-Occupational-Therapy/Patients-Clients/Caregivers/adults.aspx

美国心理学会：关爱的事实

http://www.apa.org/pi/about/publications/caregivers/faq/index.aspx

美国红十字会：家庭照护：红十字会准备好了

http://www.fmaaa.org/documents/AmericanRedCrossFamilyCaregiving.pdf

国家临时照护及帮助网络和资源中心：获得临时照护和帮助（ARCH）

http://archrespite.org

照护者行动网络：教育、同伴支持和资源

http://caregiveraction.org

关爱之桥：在健康活动中连接朋友和家人

http://www.caringbridge.org

家庭照护者联盟：国家照护中心

https://www.caregiver.org

全国照护联盟：通过研究、创新和倡导促进家庭照护

http://www.caregiving.org

国家照护者图书馆

http://www.caregiverslibrary.org/home.aspx

国家神经障碍和脑卒中研究所：患者和照护者教育

https://www.ninds.nih.gov/Disorders/Patient-Caregiver-Education

国家老龄研究所：远程照护

https://www.nia.nih.gov/health/caregiving/long-distance-caregiving

国家脑卒中协会：照护人员和家庭

https://www.stroke.org/we-can-help/caregivers-and-family/

照护的下一步：家庭照护人员和健康专业人员一起工作

http://www.nextstepincare.org

为照护人员提供的强大工具

http://www.powerfultoolsforcaregivers.org

罗莎琳·卡特照护研究所：为全球照护人员建立支持

http://www.rosalynncarter.org

美国联邦政府：照护者支持

https://www.usa.gov/disability-caregiver

美国退伍军人事务部：军人事务照护人员支持

https://www.caregiver.va.gov/

Well 配偶协会：支持配偶照护者

https://wellspouse.org/

复习题

1. 什么样的照护者特征使得照护者更容易受到成年脑卒中患者照护的负面影响？

2. 成年脑卒中患者的哪些缺陷使照护者更容易受到照护的负面影响？

3. 列举 3 种最常由成人照护者执行的日常生活活动。

4. 列举 3 个最常由成人照护者执行的工具性日常生活活动。

5. 哪些复杂的医疗或照护任务是成人照护者难以执行的？

6. 列举一个全面的照护者评估应该评估的 7 个领域。

7. 根据"改善脑卒中患者照护准备模式"，住院患者团队应该评估哪些照护因素以促进脑卒中患者向家庭过渡？

8. 列出 TIR 所列举的脑卒中后的 5 个阶段。

9. 在脑卒中后的准备阶段，哪些信息、情感支持和培训最适合提供给照护人员？

10. 在脑卒中后的实施阶段，哪些信息、情感支持和培训最适合提供给照护人员？

第三篇
脑卒中后障碍的最大化康复处理
Maximizing Outcomes for Specific
Problem Areas Following Stroke

第 15 章　脑卒中的心理康复
Psychological Aspects of Stroke Rehabilitation

Janet Falk-Kessler　**著**

万桂玲　张颖彬　**译**

关键词
- 焦虑
- 陪护
- 应对
- 文化因素
- 防御机制
- 抑郁
- 人格特征
- 自我效能

学习目标

通过学习本章内容，读者将能够完成以下内容。
- 了解儿童和成人脑卒中的心理障碍表现。
- 了解各种心理障碍如何影响康复过程。
- 了解脑卒中对家庭成员和护理者的影响。
- 关注作业治疗干预中的心理需求。

了解心理因素与脑卒中的关系是一个复杂的过程。脑卒中患者经常出现焦虑、抑郁、攻击行为和情绪波动，每种情况均会影响患者对脑卒中的适应和调整，并且影响功能预后。心理状态限制了康复进展、生活质量和社会参与，因此对于心理状态的评估和治疗至关重要。当考虑脑卒中后的心理结果、观察脑卒中导致的生理变化和情感反应时，人格结构和文化背景在预后中起着一定的作用。本章的目的是回顾脑卒中与成人、儿童心理结果之间的关系，讨论其对家庭和陪护者幸福感的影响，并探讨作业治疗师和康复小组纳入其干预过程的治疗方法。

研究表明，每年有近 80 万人发生脑卒中，其中近 60 万人是首次发病[2]。当脑卒中发病率和死亡率都有所下降时，特别在高收入国家已经关注到心血管危险因素时，这些统计数字显得尤其重要[32]。在美国尽管脑卒中是第四大死因，但仍有 400 多万脑卒中患者，其中超过 25% 的人有持续性功能障碍（包括日常生活活动能力下降）[2]。脑卒中是致残的主要原因，因为它损害日常生活能力和社会角色，对生活有重大影响[29]。即使在医疗改革的大环境下，脑卒中患者也能继续接受作业治疗师提供的服务并从中受益[92]。

脑卒中是 65 岁以上老年人群导致残疾和死亡的主要原因，它可以在任何年龄发生，而在 20—60 岁发病率只有 22%[2]。脑卒中除了影响成人，发生于儿童的比例至少为 6/10 万，非围产期缺血性或出血性脑卒中的儿童有 10% 的复发率[2]。脑卒中对患者及其家属造成重大心理影响使这些情况更加复杂。

众所周知，成年脑卒中患者发生心理障碍的风险很高。据估计，即使在没有致残的情况下[107]，多达 30%～50% 的脑卒中患者存在一些严重的心理障碍[113]。至少 1/3 的脑卒中患者患有抑郁[52]，近 30% 的有负面认知，如毫无价值感[53]，20%～38% 的患者有不同程度的焦虑[7]。事实上，脑卒中后心理障碍发生的风险会持续很长时间[1, 3, 156]。表 15-1 列举了其中一些疾病的患病率。

鉴于心理障碍对康复的重要影响，了解这些

表 15-1　脑卒中相关的精神心理疾病

诊　断		成人患者发病率	儿童患者发病率	特　点
焦虑综合征和障碍		18%～24%[19]	31%[84]	过度焦虑和担心，坐立不安
灾难性反应		20%[20]		突发焦虑、敌意或哭泣
创伤后应激障碍		30%[88]		持续多年的症状
不伴抑郁的冷漠		20%[20]		失去兴趣和动机
注意缺陷多动障碍			46%[84, 85]	包括不注意和冷漠
痴呆		新发脑卒中患者为 10%[104]，复发脑卒中为 30%[104]		认知障碍包括执行功能、反应速度和记忆缺失
抑郁		1/3[54]	21%[84]	与轻型（21% 成人[102]）或重型（20%～23% 成人[4, 102]）抑郁特点一致
情绪不稳		情绪障碍占 18%～32%[54]		与情感不一致、不可控的情绪反应（病理性哭或笑）
个性改变		20%～40%[41]	17%[84]	易怒、无法控制、对改变过度反应
人格障碍		< 1%	17%[84]	
精神病	妄想	4%[31]		异常的身体感知
	幻觉	< 3%[74]		幻听
	躁狂	< 2%[41]		情绪和思维障碍

疾病与脑卒中患者的关系、范围和影响是至关重要的，因为心理因素可能是创伤性神经功能障碍的前因后果或反应。

显然，心理因素与医疗状况之间存在着复杂的关系。不良的心理特征可能对康复和预后产生不利影响，也可能使个人面临不必要的结果。特定的心理症状（如焦虑或抑郁）、人格特点或应对方式（如攻击性人格特质）[38, 157]、损害健康的行为（如吸烟或酒精滥用）及与压力相关的生理反应[138]都和脑卒中有关[86]。

疾病和残疾的压力不仅影响到患者本人，同时会影响其家庭[77]。意外的严重致残性疾病导致所有家庭成员都需要应对，并且找到新的沟通方式。先前建立的角色、主权关系、家庭性活动和职业可能会发生变化，导致家庭结构发生转变，使整个家庭处于面临严重痛苦的风险中。残疾可能导致患者和家庭成员的关系日益疏远[48]。当脑卒中发生在孩子身上时，对家庭的影响可能是毁灭性的[108]，并且可能增加患儿父母的精神障碍疾病[47]。

一、心理因素作为脑卒中的预测因素

生理、行为、家族史和遗传是脑卒中的危险因素。将心理因素作为脑卒中的预测因素是有必要的，因为有证据表明，人格特征也可能与脑卒中风险增加有关。愤怒作为一种人格特质，在脑卒中中的作用已经被研究。一项研究发现愤怒是年轻受试者及高密度脂蛋白、胆固醇较高人群的脑卒中危险因素[157]。另一项研究发现，愤怒的受试者患脑卒中的可能性是性情温和人群的 2 倍[38]。最近一项汇集了来自三个大型队列研究的数据表明：人格因素包括对消极情绪、焦虑和抑郁的敏感性，并不会使人患致命的脑卒中，但经历积极的情绪和性格外向确实会增加脑卒中的风险。可能是因为接触了高危行为[61]。

心理疾病或强烈的压力感与脑卒中风险有关[86, 138]。如在丧亲或健康相关问题等应激性生活事件发生 1 周或 1 个月内发生缺血性脑卒中，表明其存在触发效应[50]。然而，在特定年龄范围内将压力作为脑卒中的预测因素进行评估时，44 岁以下和 65 岁以上的人出现了心理障碍[152]，这两组患者中行为因素可能与其相关。

一些研究发现人格特征也可能预防脑卒中的发生[61]。对于那些具有持久定向任务导向和有提前计划能力的人，发生致命性脑卒中的风险会降低，说明这些特征可能与健康行为有关[61]。有证据表明，具有"生活目的"可能会降低脑卒中的发病率[66]。甚至一个人以温和的方式表达愤怒，也可能起到保护性作用[36]。

人格特征不是脑卒中的唯一预测因素。虽然一些研究表明抑郁是脑卒中的预测因子，而其他研究并无此发现。为明确是否存在这种关联进行了 Meta 分析及系统性回顾[102]，结果发现抑郁不仅有增加普通脑卒中的风险，同样有患致命性脑卒中的风险。虽然这可能是抑郁、不良健康行为或合并症等生理机制共同作用的结果[102]，但是抑郁确实是一种可以引起多种并发症的疾病。

二、脑卒中后的情绪反应

对住院患者来说可能会产生一系列的情绪反应。面对一种有慢性结局的急性疾病，再加上敏锐地意识到目前的身体变化，以及被一个外来、受限的环境所包围，会增加一个人的情绪反应[44]。急性期一个人关注的是生存问题，对正在发生的事情常常是困惑的，并可能与医务人员沟通不畅。这也会让人不知所措，在经历护理不当后，患者会感到尊严受挫，同时对医院环境不满意[23]。患者表达愤怒且具有攻击性并不少见，可能与对事件的情绪反应和住院环境有关[124]。

在康复阶段，如果恢复得不像预期的那么快，可能会增加焦虑。当家庭成员恢复正常生活，并且不会像最初那样经常看望患者时，患者可能会出现抑郁情绪和社会孤立感[23]。恐惧和焦虑、无力感甚至心智倒退可能是由压力造成的，这些压力包括功能完整性丧失、对陌生人的依赖、与家庭成员分离、对失去认可的恐惧、对受限制的恐惧、对身体部位失去控制的恐惧和内疚。当自尊和社会角色缺失且受到挑战时，会进一步增加羞耻感和孤立感[108]。这种住院经历导致患者自我意识的整体减弱。当患者面临出院时，他们甚至可能感到被医疗系统抛弃。他们的日常生活能力和工具性日常生活活动能力、角色变化及参与活动

的实际能力都可能是非常具有挑战性的。尤其是在开车（因为它象征着独立、自尊、社会支持和参与）、参与以前的兴趣爱好和活动、角色的丧失及对未来计划丧失时，他们会感到失落。他们的性欲也受到损害，他们与伴侣的关系发生变化[39]，可能会感到缺乏吸引力和丧失自我[23]（见第 5 章、第 6 章和第 12 章）。

当患者的状态开始稳定时，情绪反应会继续存在。研究表明，脑卒中引起的生理损害、身体残疾状态和社会损害会导致抑郁和其他心理状况。患者对疾病和残疾、功能丧失、身体形象改变、角色改变和社会关系疏远的反应会引起悲伤、愤怒、抑郁、内疚和恐惧，所有这些都会产生社会耻辱感[58]及大量的负面情绪，从而导致抑郁和焦虑[39]。脑卒中的长期影响往往会使患者在自我感觉上发生重大变化[71]。事实上，脑卒中已经被认为是一种压倒性的心理事件，在易感人群中引起抑郁发作[154]。

如果患者在缺血性脑卒中早期进行治疗，药物可能会阻止其进展，甚至逆转对大脑的损害。然而，可用的药物可能会有潜在的致命性后果。无论是患者还是其家属决定用药物治疗，但结果不好时除了悲伤之外，家人可能会有愤怒和内疚的感觉。如果患者延误治疗，并且没有服用药物，家庭成员可能会将目前的情况归咎于患者[129]。

当然，身体康复在患者的情绪反应和心理适应中起着重要的作用。脑卒中带来了对未知的恐惧和痛苦。虽然早期康复阶段身体状况会有所改善，但随后往往会出现平台期，并可能导致沮丧和悲伤。患者的情绪恢复是由多种情绪混合而成的，其中包括不确定、希望、失控、愤怒和沮丧。社交活动恢复同样受到挑战，因为人们需要适应角色的转变、孤立及生活感知差异（过去、现在和未来生活之间）[16]。

当患者对自己的身体缺乏控制、对身体迅速变化感到恐惧和震惊、丧失活动能力和独立性时，这些都会产生重大的情感挑战[39]。有人可能会说，患者要向康复过渡，他们必须了解损失的心理学含义，因为它与自我概念有关。在影响活动参与度的同时，能力的丧失又如何影响生活质量呢[17]？为了最终接受一个改变后的自我，患者的自我概念经历了一个转变的过程。

　　一个人的文化背景也可能在如何应对疾病、残疾和康复方面发挥作用。如前所述，文化价值观和态度可能会降低任何形式的依赖。因此，残疾可能会增加疏远感。从文化的角度来看，心理状况也可能被视为人格的弱点。这使人进一步感到羞耻，并且逃避面对自己的感受及拒绝接受治疗[87]。

　　尽管不是有意这么做，但医务人员可能也会导致患者身份和尊严丧失，并且使自尊心下降。当被称为残疾状态时（如右侧偏瘫）患者的尊严和个人价值感就受到挑战。在有社会耻辱感的背景下增加了自我意识受损的可能。虽然人们对脑卒中的负面情绪抱怨很多，但也有人提出，对于那些常有生活危机意识的患者来说，他们认为脑卒中不是一个非同寻常的事件，而只是一种生活变化[106]。尽管这挑战了一般的假设，即任何经历过脑卒中的人都会经历悲伤、失落和痛苦[113]，但考虑到脑卒中患者的生活背景是很重要的。

　　情绪反应和心理状况可以在康复过程中随时出现，也可以在脑卒中发生后很久出现。这种情况在患者出院回家后就可能出现。虽然在康复过程中情感需求应该得到解决，但当恐惧再次出现时，评估患者在出院前的情绪状态是至关重要的[23]。需注意任何形式的痛苦情绪、抑郁和不接受自己的状况都会导致患者参与度的减少[30]。因为许多研究指出，参与有意义的活动和社区活动会影响脑卒中患者的生活质量[8, 16, 32, 82, 94, 143]，甚至减轻护理人员的压力[37, 56, 59]（见第 14 章）。

三、脑卒中后个性改变

　　脑卒中后个性的改变可以包括以下类型：攻击性的、不受抑制的、偏执的、不稳定的或冷漠的[41]。这些反应的发生率各不相同。例如，8%～32% 的脑卒中患者有不稳定个性，可能随着时间的推移而减少[54]；9%～38% 的患者有冷漠个性，并且研究表明随着时间的推移冷漠可能不会缓解[133]。虽然某些症状似乎与特定精神病表现一致，但它们往往表现为消极情绪或行为，不符合特定诊断标准，可能是心理障碍的早期指标。这些负面情绪包括悲伤、被动、攻击性、冷漠、抑制、否认和适应。虽然以前的精神病史可能与这些情绪有关，但与家族病史和损伤程度却无关[5]。将情绪行为与病变部位联系起来是不确定的[5]。尽管这些情绪以行为方式表达出来，但它们往往不会反映出潜在的情绪状态[54]。

　　冷漠是一种常见的变化，在脑卒中幸存者中普遍存在的比例略高于 1/3[54]。冷漠可能是抑郁症的一种症状，也可能是一种独立的症状。它比抑郁症更常见，影响康复和功能恢复[55]。冷漠导致认知和身体缺陷增加[54]。就其本质而言，冷漠对精力和动机的影响显然影响到参与康复和康复过程。

　　人们注意到，脑卒中患者的自尊心降低。自尊反映一个人的价值感，可以帮助或抑制患者对疾病和残疾的情绪调整[146]。即使是轻度脑卒中患者，自我认知也会改变[135]。任何创伤都会带来你能做什么及如何看待自己的改变，这会影响患者的角色和参与度[23]。虽然它可能与抑郁共存，但自尊降低也应该被视为一个单独存在的症状。自尊问题对康复和功能改善有影响，并且随着康复过程中功能提高而改善[147]。

四、精神和情绪障碍

　　1. 抑郁　在理解脑卒中的特征和结局方面，最重要的因素是抑郁与发病、康复的关系。由于神经生理学改变和对脑卒中结局的反应，抑郁对恢复过程有重大影响。不管抑郁的原因是什么，抑郁的评估和治疗影响心理、功能和身体健康。

　　脑血管疾病与抑郁之间的关系早已被研究。如前所述，抑郁是脑卒中的危险因素，也是脑卒中的主要结果之一[52, 155]。3～4 个世纪以来，普遍认为脑卒中后抑郁只与损伤的功能和社会因素影响有关，而与脑卒中本身的神经损伤无关。然而，30 年前的一项研究比较了脑卒中患者和骨科患者的抑郁状况，两组患者在功能障碍方面进行了匹配，脑卒中组抑郁的发病率更高，使研究人员相信抑郁不仅与对功能丧失的反应有关，还与其他因素有关[42]。最近的研究表明，在脑卒中急性期或发病后的任何时间抑郁都可能发生，并且可能不反映功能独立性[156]。事实上，一项研究表明脑卒中患者在病后至少 10 年内都有抑郁的风险[3]。随着人们认识到抑郁是脑卒中患者的主要并发症，脑卒中后抑郁的预防和治疗得到了更多的关注[51, 155]。

对于脑卒中后抑郁是否与病变部位或病理生理学有关，目前仍存在争议。虽然一些研究表明其存在关联性[115]，但仍存在相矛盾的证据，这可能与研究方法不一致有关[12]。此外，抑郁甚至与脑卒中前有限的社会活动有关[40]。抑郁往往发生在脑卒中急性期（前 3 个月）[7]，但也可能发生在脑卒中后的任何时间[3]，尽管有其生物学或社会学病因[136]，抑郁仍是脑卒中的一个重要症状并需要治疗。在治疗时，将脑卒中后抑郁视为多因素所致是非常重要的[136]。

无论脑卒中后抑郁是否具有抑郁特征还是符合重度抑郁的标准[41]，对康复均有影响。抑郁与较差的预后相关，表现为整体功能损害、生活质量下降和死亡[89]，抑郁与 ADL 下降相关，并与更严重的神经功能缺陷相关[115]。任何形式的抑郁都会影响功能状态。因为抑郁持续时间从数月到数年不等[10, 20]，脑卒中后抑郁不缓解会导致长期较差的预后[21, 22, 105]。

脑卒中后抑郁的特征是无休止的悲伤、无欲、无助、无价值感或绝望、对一切活动失去乐趣或兴趣、食欲及体重或睡眠方式改变、精神运动迟钝或激动、能量损失、注意力不集中或自杀意念[20, 41]。自杀意念在急性疾病患者中普遍存在[69]，但在慢性疾病患者中也普遍存在。对于脑卒中患者，自杀意念的发生率随着时间的推移而增加[68]。

抑郁也可能表现为孤僻的行为和易怒、愤怒或敌对的情绪。它可以表现为无助感，这会影响一个人的生存能力[80]。这些症状可能会不同程度地发生，对预后的影响不同。当症状不那么频繁和严重时，它可能会产生相对较小的影响[3]。

其他心理诊断有时与抑郁混淆，也可同时发生，患病率为 19%~22%。这些诊断包括冷漠和各种焦虑障碍[114]。疲劳可发生在 23%~75% 的患者中[54]。情绪反应迟钝（如对社会刺激反应的情绪感知和表达减少）也会发生。虽然这可能与左侧基底节区脑卒中有关，但与抑郁有一定的联系[103]。

认知和抑郁也会相互影响。认知障碍（即使是没有达到痴呆的程度）也是脑卒中常见的症状[143]，从多方面对功能和参与能力产生重大影响[26]。虽然认知障碍可能与病变直接相关，但抑郁和认知功能之间的影响是相互的，有时难以区分。一些证据表明，抑郁会导致认知障碍[93]，正确的治疗抑郁可以改善认知障碍[39]。其他人认为，认知能力与患者的独立生活能力有关，因为它直接关系到患者学习技能、观察自身状况和参与康复过程的能力[143]。认知能力是功能和独立生活能力的重要预测指标[26, 83, 143]（见第 25 章和第 26 章）。

抑郁可能发生在脑卒中后的任何时间，并且用于诊断抑郁的症状可能取决于抑郁发生的时间[134]。无论与抑郁症的临床诊断还是临床症状的数量有关[41, 51, 76, 156]，脑卒中后抑郁都会对脑卒中后的躯体康复[22]、日常生活的独立性[21, 22]、总体生活质量[6]和社区参与产生负面影响[142]。

2. 焦虑障碍 脑卒中后抑郁和焦虑之间存在明显的共同点[7, 20, 41]。焦虑可以在康复的任何阶段出现。与抑郁类似，但是原因可能有所不同。虽然有证据表明焦虑是对预期或实际功能丧失的反应[20]，但其他证据表明其发病早期与先前的精神病史相关[41]。不管焦虑是伴随抑郁还是自身表现，18%~24% 的脑卒中患者会出现焦虑，38%~76% 的脑卒中患者会持续存在焦虑[19]。经历突然且极端状态的灾难性反应与焦虑障碍有关。尽管这些反应常在脑卒中急性期后出现，但其可能以沮丧、抑郁的反应来影响康复[20]。灾难性反应与情绪不稳定的区别在于前者与潜在的情绪有关。突发的大笑或大哭不一定反映真实的情绪变化[54]。

创伤后应激障碍（posttramatic stress disorder, PTSD）是一种焦虑障碍，也可以发生在脑卒中患者中。当把脑卒中作为一种情感创伤事件时，就很容易理解为什么它会引起与创伤后应激障碍一样的症状。据估计，高达 23% 的脑卒中患者在发病 1 年内发生 PTSD，11% 在脑卒中 1 年后发生 PTSD[33]。短暂性脑缺血发作后也可以发生 PTSD[33, 46]，年轻且有合并症的患者可能面临更大的 PTSD 风险，并且只能通过社会支持来调节[46]。然而，尽管 PTSD 症状的数量和严重程度之间存在关联，但焦虑和抑郁并不能预测 PTSD[88]。与抑郁一样，焦虑的病因也不清楚。有证据表明焦虑与病变部位有关[7, 72, 114]，但最近的系统回顾表明焦虑与病变部位无关[19]。无论其原因如何，焦虑往往随着时间的推移逐渐稳定[89]。如果与抑郁并存，就会损害功能，而它本身也会影响生活质量和社会功能[19,41]。

3. 精神病 精神障碍是脑卒中的少见后果。研究发现脑卒中患者中有妄想[73]、幻觉[74]、狂躁[59]等情况。脑卒中后躁狂发生率＜2%，可能出现在急性期或脑卒中后 2 年，可能与右侧半球病变有关[123]。幻觉也是少见的，发生率＜3%。幻觉似乎在脑卒中后 4 个月内消失，可能与右颞叶病变有关[74]。虽然不一定上升到精神病的标准，但与身体感知异常有关的妄想相对常见，如果累及额下回，可能出现妄想[31]。

4. 痴呆 脑卒中后痴呆又称多发梗死性痴呆或血管性痴呆，目前诊断标准尚未统一[112]。因为研究方法不同，一项关于脑卒中后痴呆的系统回顾包含了近 60 年的研究，强调了评估患病率的困难程度。不管怎样，10% 的首次脑卒中患者和 30% 以上的复发性脑卒中患者都会发生痴呆[104]。即使脑卒中 10 年后，痴呆的风险也高于非脑卒中人群[116]。有人认为，记忆力下降不一定是诊断痴呆的标准，特别是当一个人的执行能力受损且思维速度下降时。也有人认为痴呆可能起病缓慢，以认知障碍起病[112]。

五、心理状况筛查

早期发现有心理障碍风险的患者是至关重要的，有人建议在脑卒中后前 2 周对所有患者进行抑郁、焦虑和冷漠的筛查非常重要[118]，因为急性事件发生后住院时间缩短了。由于心理障碍可能会在康复过程后期及多年后出现，因此有必要持续关注。

许多方法已经被用来明确患者心理状况，最近对这些检查方法的敏感性和特异性进行了研究[65,119,120]。目前正在开发筛选工具，不仅可以确定病情，还可以确定有风险的人群[27]。除了使用有效和可靠的筛选措施外，治疗师还应随时注意症状出现的时间。表 15-1 列出心理障碍的临床特征。识别心理状况可采用生物学或社会性预防和干预措施。

六、生物学干预

许多因素与脑卒中后心理状况改变有关。社

会和心理压力在这些疾病的发展中起着重要作用，解剖病变也是如此。尽管心理状况改变的主要原因存在争议，没有证据支持脑卒中患者心理状况改变单一起源理论[154]，但是关于采取"生物－心理－社会"方法来理解和治疗脑卒中是没有争议的，因为心理状况改变会损害康复和功能能力。

药物治疗不足以对脑卒中后日常生活能力产生影响[22]，但它是治疗心理疾病的关键武器[51]。在不考虑病因的情况下，有研究探索治疗心理疾病时使用精神药物。抗抑郁药已用于抑郁患者，苯二氮䓬类药物已用于广泛性焦虑症，但由于其不良反应导致疗效有限。抗精神病药物对脑卒中后精神障碍似乎有效[20,41]。

一篇综述研究了药物对预防和治疗脑卒中后抑郁的影响[51]。虽然 Meta 分析中许多研究都有局限性，但研究发现药物似乎不能预防脑卒中后抑郁，但对治疗脑卒中后抑郁是有效的。心理社会干预的情况可能相反，它可能有助于预防抑郁，但不能治疗抑郁。然而，使用药物应该谨慎，因为其不良反应可能会产生重大影响[51]。

七、面对疾病与康复

心理社会因素与脑卒中之间的关系是由情感、个性和文化在面对疾病时所起的作用复合而成。防御机制有助于保护个体免受情绪的影响，这可能会增加患者面对疾病和残疾方面的难度[91]。通常使用的防御机制包括否认（否认正在发生和已经发生的事实）、回避（患者知道正在发生和已经发生的事情，但规避其影响）、倒退（患者表现出更多的情感或更多的依赖行为）、代偿（患者在一个领域变得熟练，以对抗另一个领域的能力障碍）、合理化（为无法完成任务或目标提供理由或借口）、情感的转移（其中不可接受的情感被改变为社会适应行为）[39]。如何防御也会影响患者如何被治疗师看待。治疗师可能会误解患者由于不恰当防御机制所引导的行为，为其贴上困难患者的标签[91]。

随着慢性残疾的影响变得越来越明显，个人及其社交成员必须处理脑卒中带来的长期影响。最直接的是自身的感知变化。因为角色、生活方式及该年龄段所处的位置会影响一个人的情绪反应，创伤会使一个人所能做的事情和看待自己的方式发生变化。虽然时间可以使一个人产生必要的适应性防御，以应对疾病、残疾和未知的焦虑，但如果症状得不到缓解，心理适应可能会受到损害。由此产生的压力反应往往是丧失自尊，其次是抑郁。随后可能不当使用防御措施[130]。

对疾病和残疾的心理适应也依赖于人格建构。因此，需要从人格特征、文化背景、生理及心理的角度来理解脑卒中患者。有证据表明，人格特征在脑卒中的发展、康复及如何参与治疗中起着重要作用。

大约半个世纪前，有人提出人格结构是应对疾病和进行治疗的特征，医务人员应了解并根据患者的人格调整他们的互动[63]。人格障碍经典分类系统是理解人格的一种方法，如依赖性和过度需求性人格、控制性人格或戏剧性人格。如何利用这些特征来应对与疾病相关的压力和焦虑可以帮助治疗师实施治疗[91]。例如，当治疗师提供足够的信息来缓解焦虑时，以及当治疗师鼓励患者参与治疗时，具有强迫性人格的患者会从询问细节和事实中获益[44]。第二种了解个性的方法是观察压力情境下的应对反应。这种方法可以重塑康复过程，进而反映患者的应对方式[25, 113]。第三种方法是确定个人是否具有某些情绪特征、能积极康复的特征，其中包括现实测试能力、自我反省能力及承认和面对损失的能力[15]。有严重身体疾病患者与情绪危机做斗争后，恢复了过去的个性特征[44]。了解个性特征及其在应对疾病中的作用对于康复至关重要，因为不同的个性特征可以促进功能恢复和提高生活质量[35]。

文化是一个人的信仰和态度的主要决定因素。它在人们如何看待疾病和残疾方面起着重要作用，并可能影响与医务人员的互动[132]。人们对疾病的定义及如何对待疾病可能是由个人和文化健康传统所决定的。假设要求人们适应患者的角色，然后放弃该角色以恢复独立，这可能是文化决定的。对某些人来说，一个人的文化背景可能会促进康复，而对其他人来说可能会阻碍进步。文化决定了一个人在任何社会组织中的互动方式（诊所或医院）、沟通的方式和时间、一个人如何处理个人空间（特别是当其他人闯入时）及如何考虑未来的目标。文化习惯可能会影响一个人表达自己的方式。习惯可能会被误解，如果一个人能力有所保留，可能会被误解为缺乏动力、谨慎或不尊重[87]。尽管许多人拥有"多方面的文化认同"，但重要的是要考虑文化如何影响人们对疾病和残疾的看法，文化习惯如何作为应对压力的一种手段，以及文化因素如何影响医患关系[87]。虽然我们不要在文化上对患者或观察到的行为形成刻板印象，但一个人如何认识自己的文化及其如何认同行为是很重要的。

对于脑卒中患者来说，向医疗人员敞开心扉表达自己的感受、目标和担忧是有帮助的。在以患者为中心的实践中，医务人员期望依靠患者的主诉来评估和指定治疗方案以获得最佳的效果。然而，一些学者倾向于医疗保健人员承担某种权威的角色，另一些学者表示可以通过避免眼神接触来表达尊重，但希望医疗保健者对患者的社会价值表示认可，否则可能显得缺乏信任和沟通[87]。

对于将独立性、控制力和个性作为重要价值观的个体来说，残疾影响其独立性[87]。事实上，这些属性最终可能会在康复过程中激励患者，有助于处理疾病带来的创伤。此外，文化通常规定了一个人在社会或家庭结构中所扮演的角色。对于这些人来说，应对角色转变会变得更具挑战性。

如果患者的文化背景不能接受发病后的心理状况，处理脑卒中后的心理问题对个人来说就尤其困难。McGoldrick 和他的同事进行了系统的回顾[87]，一些文化群体以依靠语言表达自己的感受为荣；有些人则不好意思与外人讨论个人问题，在与陌生人分享感情时会感到内疚，将所有的精神状况视为会给家庭带来耻辱，并认为只有意志力和人格才能克服心理问题。对一些人来说，心理问题是从精神的角度来看待的，期待着精神上的干预。对另一些人来说，心理问题是通过身体来表达的。例如，头痛或背痛可能是一个人传达抑郁的方式。对许多人来说，只有在所有干预措施都失败的情况下，才会接受心理治疗[87]。

文化态度影响了人们对脑卒中后躯体障碍的情绪反应，并使人们更难以理解其心理状态。我们也应该记住，每个人都来自不同的文化背景，有不同的文化信仰。因此，当务之急是所有医务人员都要从个人和文化的角度来理解疾病和康复对患者的意义。

八、儿童脑卒中

本章的大部分内容都是关于成年脑卒中，当然儿童也会发生脑卒中，只是发病率较低。儿童脑卒中分为围产期脑卒中和儿童期脑卒中，儿童脑卒中的发病率约为 1/7500[139]，与青年脑卒中发病率相似[49]。无论是缺血性脑卒中还是出血性脑卒中，儿童脑卒中的死亡率为 10%～25%[139]，5 年内复发率为 10%[2]，2/3 的患儿会遗留神经功能缺损，并可能存在发育缺陷，影响学习能力[139]。

儿童脑卒中通常与先天性疾病有关，如心脏病、镰状细胞性贫血、动静脉畸形，也可能由头部外伤或药物所致[139]。尽管对儿童脑卒中的病因已有较深入的研究，但近 3/4 的患儿并没有明确的既往史[81]。

缺血性脑卒中患儿的预后比成年患者的预后更差[11]。成年脑卒中患者最常见的精神心理障碍是脑卒中后抑郁[20]，但患儿中发病率最高的是注意力缺陷多动障碍，约为 46%[85]。儿童脑卒中后出现注意力缺陷多动障碍（46%）、焦虑（31%）、情绪障碍（包括抑郁症 21%）[84]的概率较高，还有一些家长反馈患儿有发生人格改变[84, 100]、情绪问题和行为改变等情况[28, 100]。儿童脑卒中会影响执行功能在内的各种功能[47]，并限制参与活动的能力[95]，如果患儿存在精神心理问题，他们的功能受损会更明显[84]，自尊心和整体生活质量也会受到影响[95]。

50%～80% 的脑卒中患儿存在注意力、行为和生活质量方面的问题，因此需要我们更深入地了解儿童脑卒中所致的心理影响[28, 43]。脑卒中后存在心理障碍的儿童在功能上的损害会更严重[84]。这些孩子在智力测试、学业和社交功能方面受损更大[84]。能够重返校园并完成学业是许多患儿的目标，并且似乎也成了一项评价功能的指标[67]。尽管如此，许多儿童仍存在明显的心理问题，并影响功能性活动。

脑卒中儿童的情绪健康与父母的幸福感相关，社交和活动受限会增加父母的情绪困扰[47]。此外，精神类疾病家族史是并发精神障碍的危险因素[84]。

尽管存在这些障碍，许多脑卒中患儿往往生活得很好[28]，而且可以重返学校[58]。然而，由于存在智力和语言障碍，社交仍然是一个问题[58]。

当康复治疗以"相同"为目标导向时（即确保孩子认为自己与同龄人没有不同），这些儿童尤其受益[11]。社会同龄人的接纳是一个重要的康复目标。

九、脑卒中对家庭的影响

致残性疾病会导致整个家庭和社交受到影响[77]。习惯于用特定的方式和角色相互联系的家庭成员，现在需要应对脑卒中家人的健康、康复需求，整个家庭都会经历角色和地位的变化，很可能会感到抑郁和焦虑[149]，并且家庭主要成员的抑郁程度会高于普通成员[43]。因为他们的社交和休闲活动都受到影响，整个家庭会感觉生活质量下降[94]。此外，由于家庭成员正忙于满足患者的医疗健康需求，而自身的情感需求得不到满足，这进一步影响了幸福感。这种关系的转变会加剧紧张局势。例如，当配偶放弃工作来护理并协助提高患者的日常生活能力时[32]，可能得不到家庭的支持。如果其他家庭成员与医务人员沟通不畅，或者忽略了对脑卒中患者的了解，情况更是如此[100]。只有家庭需求得到了满足，才能更好地融入社区。家庭成员需要医务人员提供真实的信息，并且接受来自他们的最大支持[141]。尽管社会支持影响生活质量满意度，但家庭成员解决问题的能力也会影响抑郁的发生[51]。

患儿家庭中其他儿童尤其容易受到伤害。如果兄弟姐妹患有脑卒中，他们可能会对健康情况感到恐惧甚至内疚[150]。儿童对角色的变化也很敏感，角色变化会影响反应。对一些孩子来说参加护理活动会产生积极影响，因为他们会感到被需要并产生责任感[140]。而对另一些人来说，情况并非如此。有 30%～50% 的孩子会出现行为问题[151]，这可能是对角色改变的不满及父母缺乏关注所致[122]。

特别影响孩子表现的是父母的健康状况，而不是患儿的健康及脑卒中严重程度[150, 151]。孩子的情绪状态与陪护者的压力和抑郁有关[150]。无论其父母的脑卒中严重程度如何，他们都能从医务人员支持中获益[150]。幸运的是，儿童的行为问题和抑郁情绪都可以随着时间的推移而得到改善[140, 151]。

脑卒中患儿的父母也会经历无数种情绪问题。

围产期脑卒中患儿父母常常感到焦虑、内疚、抑郁、生活质量变差、感觉婚姻满意度下降及家庭生活质量下降[9]。母亲的情况尤其严重，父亲会相对好一些[9]。成年脑卒中患者（年龄在 18—65 岁）的父母约有 25% 会承担护理人员的角色。除了恐惧和担忧之外，他们还必须承担患病成年子女带来的羞耻和愤怒感。此外，父母作为护理人员可能会过度保护患者，这会减慢康复进程[62]。

十、家庭成员作为护理人员的幸福感

当护理人员为家庭成员时，他们将担任三种角色：护理人员、医疗系统的委托人和家庭成员[149]。这些角色增加了心理负担[48]。角色转变影响整个家庭的转变，家庭功能影响患者的结局，所以康复治疗措施必须关注患者的家庭需求[149]。

护理人员（通常是家庭成员）情绪受到损害的问题日益严重。无论是被迫还是自愿承担护理角色，负担和压力都会影响情绪，同时对脑卒中患者的功能产生影响。事实上，护理人员的压力会增加患者的焦虑和抑郁情绪及影响生活满意度和参与度[96]。即使护理人员不知道他或她的压力是如何表现出来的，如果患者认为自己是家人情绪问题的根源，他们患抑郁症的风险会更高[111]。家庭成员作为护理人员通常会对期望的事物抱有不切实际的幻想[32]。因为需要时刻照顾患者的日常生活能力[37]，可能会感到拘束、被责任压得喘不过气[59]、精力下降、睡眠不足，并且必须适应家庭及个人计划的改变。当护理人员缺乏经验时这种情况尤其明显[59, 149]。护理者或配偶，尤其是女性，由于与朋友和家人的社交减少，患抑郁症的风险会更高[75]。并且他们的压力似乎不会随着时间的推移而改变[59]。

护理人员的压力与患者的 ADL 下降、健康状况不佳[37, 59, 90]、认知障碍、沟通能力下降[109]甚至照顾时间有关[37]。但也有证据表明，功能较好脑卒中患者（即良好的健康和认知功能）的护理人员发生抑郁的概率也很高[131]。如果已经患有抑郁症，病情可能会随着护理责任的增加而加重[37]。这说明无论患者的健康和功能状况如何，护理人员都有被情绪困扰的风险（见第 14 章）。

十一、康复过程中的注意事项

对于许多脑卒中患者来说，康复是一个漫长而艰难的过程。想要达到令人满意的生活质量，需要处理的不仅是身体功能，还有认知、社会和情绪带来的影响[144]。这些变化的、不可预测的因素都会影响生活质量，其中包括人格、自我价值、希望、乐观、自控力和适应性能力相互作用，可以促进或阻碍康复[144]。

脑卒中后心理变化可能有四个特征：情绪障碍新发性、持续性、适应性和可恢复性[153]。我们知道脑卒中后情绪问题如抑郁在任何时候都有可能出现，但也有证据表明，功能提高和自尊心改善会对情绪产生积极的影响[60, 153]。然而，恢复能力可能与发病初期的心理障碍而不是功能障碍有关[153]，并且随着康复的继续，他们更擅长采用新的方式达到自我认同[101]。人们对于适应力是一种人格特质还是可通过经验形成仍存在争议，有初步证据表明，在其他慢性疾病中适应能力有助于改善生活质量[64]。

康复过程反映了躯体康复、情绪康复和心理适应之间的相互作用[143]。每个人的进步都有不同的形式，脑卒中幸存者会倾向于处理一些共同问题，如对社会的适应能力。有人认为从健康人到脑卒中患者的角色转变是分阶段的。脑卒中患者通常会相对较快地出院回家，这对家庭成员及每个人的角色转换影响很大[143]。为了成功角色过渡，患者和家人都要经历几个阶段。研究者提出了一种模型，这种模型可以保护人们免受负面情绪的影响。模型包括如下四个阶段：①悲伤、哀叹丧失的功能（与抑郁不同）；②角色转换，包括"被照料者"的角色；③自理能力的提高，包括代偿机能和自身调整能力；④重新获得社会支持，并通过 IADL 重新融入社区[17]。也有人认为康复涉及三个领域：身体、心理和社会。对这些领域来说重要的是自我价值，它与参与能力和生活质量有关。虽然脑卒中对认知和身体功能有很大影响，但如何应对自我形象、存在感（心理方面）和人际关系变化（社会方面）也很重要。由于家庭成员也会因此改变角色，促进积极的自我认知和社会支持尤其重要，两者都会对功能产生影响[143]。这些模型中的每一个目标都是为了接受残疾现实并恢复到令人满意的生活（见第 2 章）。脑卒中后的情绪反应会对康复产生重要影响，例如无助或绝望影响生存率[82]、淡漠影响功能能力[59]、抑郁和焦虑影响功能恢复[20-22]。

促进患者对生活方式的控制并使他专注于可以做什么和努力做什么，可能会调节残疾带来的负面影响，并提高心理适应能力[66, 126, 144]。发展或保持积极的情绪会减轻抑郁并带来更好的功能结果[98]。在康复过程中，促进躯体健康同样重要，包括保持健康饮食和活动及药物管理。因为不健康的生活方式与脑卒中有关[2]，因此培养患者自我心理管理的能力就变得尤为重要。

如前所述，抑郁症患者在自我效能方面存在困难，脑卒中后抑郁患者会有相对更多的负面认知。虽然脑卒中患者往往专注于他们无法再做的事情，但促进其参与有目的的活动也很重要。鉴于认知行为疗法在治疗抑郁症方面的有效性，有人认为其对脑卒中后抑郁[93]也有效，而积极的重构（即因脑卒中所致的积极性生活变化）有助于提升应对和调节心理问题的能力[45]。

除了自我效能之外，自尊心还涉及一个人对自己价值的感知[146]，并在康复过程中积极参与，增强成就感。当自尊心减弱时，采取注重个人价值的应对策略，如积极行动并重新掌控自己的生活，有助于减轻与疾病相关的压力[16]。随着功能的提高，自尊心和情绪会进一步改善[60, 146, 153]。有效的适应性应对策略也很有帮助[30, 91, 113]，因为这些策略也促进了适应能力的提高。

社会性支持是促进积极心理反应的重要因素。人们只有感到不是孤立无援时，才更有可能去考虑未来并朝着目标努力。不能低估社会支持在康复过程中的重要性，因为支持的减少会导致心理障碍，如抑郁情绪[23]。当社会环境是支持性的，患者才能更好地应对改变并表现出足够的自尊心。当家庭成员参与其中，长期的心理适应和生活质量也会得到改善[14]。

社会参与能力是衡量生活质量的标准之一[29, 82]。如果一个人的健康和其参与事件的满意程度相关，那么其想参与或感觉有能力参与通常是一个积极的信号[32]。尽管身体或认知功能得到恢复，但大多数报道显示脑卒中患者的社会参与度是明显降低的[94]。尽管有证据表明，参与的次

数会随着年龄增长而减少，但评估一个老年脑卒中患者在正常衰老背景下，他参与活动次数的减少是必要的[29]，因为参与始终应该是一个目标。参与的减少反映重返工作岗位的困难性，并可能产生厌倦或沮丧情绪[32]。身体变化是导致社会参与减少的原因，由此导致无法担任以前的角色、无法工作及社交活动的减少会对生活产生巨大影响[16, 94]。注重康复后的社会参与（包括参与以家庭为基础的活动）[14, 77]，对于维持功能尤为重要，并且可以使生活变得更有意义和充实。参与反映了为自己做事的能力[8]（见第 2 章）。

需要注意青年脑卒中患者可能会有特殊的康复需求。由于残疾会影响包括育儿及与生产力相关的角色（如工作），因此对家庭的影响尤其复杂，并会产生巨大的经济负担。这增加了患者和家属的情绪负担和反应。无论是以家庭为中心，还是以个人为中心，恢复"正常活动"都会对情绪管理有积极影响[78]。

十二、职业治疗

本章提到了心理状况和精神障碍如何影响康复。人格特征[92]、压力[57, 86]、焦虑和抑郁水平[102]与脑卒中康复有关。抑郁和焦虑对康复的影响最大，抑郁与身体功能[22]及日常生活活动能力降低有关[21, 22, 105]。焦虑影响功能并降低社交能力[5]。独立性恢复取决于如何利用这些人格特征和应对方式来增强患者自尊心[35]，并使人们参与到有意义的活动中，参与是康复的最佳指标[8, 25, 29, 37, 78]。

作业治疗实践框架[4]第 3 版扩展了实践重点，并将评估、干预与职业联系起来。它继续解决职业、客户因素、技能、背景及环境等领域的相互依赖问题。职业治疗实践的关键是了解疾病或残疾如何影响职业，以及职业与身体、心理、情感和社会条件之间的关系[4]。

以患者为中心的实践与 OT 评估和干预的重点是一致的。专业人员通常用躯体表现来确定功能能力，但患者往往用生活质量指标作为衡量标准[16]。患者通过能否实现自己设定的目标来衡量成功[13]。

生活质量通常通过身体、心理和社会参与能力来衡量[82, 145]，但患者的主观满意度最为重要[142]。日常生活活动能力可以使患者选择参与的

环境，从而达到令人满意的生活质量。满意度和情绪会影响参与度[142]，但参与度不一定是情绪稳定的标志。虽然患者被限制其与家人和朋友一起参加宗教仪式或外出活动，这可能和其抑郁和焦虑有关系，但其从事其他活动可能并不受影响，例如参加俱乐部或课程[128]。只有满足患者确定的需求，社会支持才有帮助[121]。

1. 治疗关系　本章内容包括人格特征、文化程度和信仰、脑卒中后心理和认知能力、对疾病和康复的情绪反应、社会背景和支持如何影响身体、心理和社会功能及独立性。这些信息直接关系到制订的职业规划和实施的干预策略。

将患者和治疗师之间的互动作为评估和干预的背景是至关重要的[113]。这种关系的发展可以持续帮助考虑个人和社会需求、梳理和确定目标，并解决影响进步的环境因素及情绪问题。治疗师和患者之间的关系甚至可以预测积极预后[15]。治疗关系开始于患者和治疗师互动的那一刻，这可能发生在面对面接触之前，因为每个人都可能对预期有先入为主的想法。如果这些想法导致不切实际的假设，则可能阻碍治疗进展；如果它们促进了对条件和背景的认知，则可有益于治疗过程。

这种关系的基本要素是尊重、信任、尊严、诚实和具有同理心[125]。当治疗师和患者致力于发展合作关系以达到最佳职业表现时，每个人都需要参与到治疗过程中，并为患者提供有意义和有价值的帮助。最重要的是，这种参与基于尊重患者的个性，使者确定有价值目标，对出现的恐惧、担忧、挫折和失望保持敏感。在这种关系中，一个重要的交际工具是同理心，这是一种表达理解他人的能力。不要与同情、怜悯或认同混淆，同理心可促进产生良好的治疗关系。表达同理心的同时告诉患者治疗过程和原理，预测可能的困难或障碍，并寻求家人或朋友的社会支持，可以提高治疗的合作性和依从性[127]。

2. 评估　持续评估脑卒中患者的心理状况应该是每个治疗师治疗的一部分。除了使用特定的心理和认知评估量表外，治疗师还应通过对患者和家属的访谈及行为观察来评估。这一过程可能具有挑战性，特别是当患者存在明显的言语或视空间功能障碍时。

精神状态检查可以对患者的精神心理进行初步和持续的评估。除了帮助治疗师了解患者的认知功能（定向、记忆和计算），还可以评估患者的情绪和情感、言语和知觉、注意力、抽象思维、判断和洞察力及可靠性情况[117]。虽然心理状态每天都会发生变化，但它是心理功能的重要指标，是治疗师在治疗时为了解患者的表现所必须考虑的因素。

人格特征对疾病和康复起着重要作用，因此，患者的性格影响治疗师与其互动的方式。例如，如果过度依赖他人，可能会害怕独处、感觉被遗弃或得不到保护，当治疗师向患者传达帮助意图会使患者获益。对于那些需要具体细节和事实的人，治疗师应该提供足够的信息来缓解焦虑，同时鼓励其积极参与某些方面的治疗[44]。提供结构化的方法来跟踪治疗之外的情况，将使患者以一种有效的方式参与治疗。

以下问题反映了不同的人格特点[44]。

• 他或她是否需要或要求特别关注或显得特别依赖他人？

• 他或她是否想尽可能多地了解疾病或康复情况？

• 他或她是否特别有魅力，是否利用魅力与治疗师建立关系？

• 他或她是否总是沉浸于困难和痛苦中，对好消息也无积极反应？

• 他或她是否对批评或反馈反应过度？

• 他或她的行为举止是否具有优越感或似乎享有特权？

• 他或她是否高傲、冷漠或表现得非常高冷？

除了识别人格特征外，能否应对还取决于一系列表现出来的其他特征[44]。框 15-1 列出了积极和消极应对的特征。

框 15-1　处理问题的特征 [44]

积极特征
• 关注眼前的问题
• 灵活乐观
• 明智地选择策略
• 意识到可能会影响判断力的情绪

消极特征
• 不能容忍他人
• 过度使用辩护，如否认或合理化
• 冲动的判断
• 刻板或不灵活
• 有先入为主的观念倾向
• 消极

从个人、社会和文化角度来评估疾病的意义很重要。健康和疾病的意义可能与身体能力和情感有关，当一个人想做某事时，就会产生支持性的态度和产生有价值观的行为[132]。人格和心理状况会对这种情况产生影响。例如，抑郁情绪会降低一个人的精力和兴趣，以及减少对治疗或未来的投入。此外，如何重视和管理时间及空间、疾病与功能障碍、角色转变、工作和休闲活动，如何与他人互动，以及如何在文化中确定自我价值也很重要[39]。此过程的一部分是帮助治疗师利用文化和人格特征来考虑患者、定义疾病和健康，并发展为一种治疗关系。从个人和文化观点来了解患者对疾病和健康的认知，并保持真正以患者为中心的治疗方法，治疗师同样有义务在这些相同的领域进行自我反思，以避免将自己的价值观和态度强加于患者的评估和治疗。

如本章所述，心理问题随时可能出现，程度也各不相同。除初步评估外，还需进行持续不断的评估。尤其要注意患者在治疗时的变化（例如，突然对活动或目标不感兴趣、精力下降、注意力难以集中、焦虑或不安或人际关系产生变化），因为这种变化可能是抑郁或焦虑发作的指征。

3. 以患者为中心的护理　识别和处理情绪、心理问题应该是所有治疗和护理阶段的一部分。通过提高功能、设定现实的目标以及规划未来从而建立自尊心是一个重要的因素。关注角色转换也很关键[28]，因为角色满足感有助于良好的自我认知。尽管作业治疗师知道实践活动包括社区活动参与，但在传统意义上并没有提供这方面的帮助[25]。尽管如此，作业治疗师完全有能力采用以职业为中心的方法来帮助患者掌握技能，解决与角色转变有关的问题[28, 39]；并与患者一起参与有意义的社区活动[8, 25, 29, 37, 78]。方法列在框 15-2 中。

第一步是确定积极参与的人格特征，并在患者的文化、价值观和互动模式的背景下理解这些特征。目的是让患者有能力把控自己的生活方式，专注于自己能做的事情并为之努力[66, 126, 144]。这可以减轻抑郁情绪，并改善功能结果[98]。

处理创伤和改变生活事件的能力很重要。应对角色转变的能力同样重要，因为角色转变会引发悲伤、失落、恐惧和不确定的各种情绪[28, 39, 143]。研究发现，角色转换的应对策略影响许多慢性病

框 15-2　患者和家属在医院、康复中心和家庭环境中的心理反应

- 专注于促进患者确定目标[126]
- 提高生活的意义和目的[66]
- 改进压力管理技术[79]
- 增强应对能力[97, 98]
- 增强解决问题的能力[148]
- 使用认知行为疗法作为职业治疗干预措施的一部分[137]
- 提供有意义的社会支持[121]
- 提供对护理人员的支持[18, 99]
  - 情感支持
  - 提供足够支持性信息
  - 日常生活活动能力方面的支持
  - 让其充分休息

的康复，同时也受个性的影响[24]。有效的应对方式能增强自我价值感，从而减轻疾病带来的压力[106]。提高应对技能，重点关注疾病对患者的意义，积极处理产生的情绪，以及需要解决的问题也会改善结局[148]。研究发现包括认知行为疗法在内的特殊策略是有帮助的，这包括使用积极的应对方式[97, 98]，如对积极结果的重新诠释[23]和构架[45]；问题解决疗法包括定义问题和目标，确定多种解决方案和后果，选择和实施最佳解决方案，评估结果[148]；基于正念的干预包括调解、放松和下意识的练习[79]；以及行为治疗包括教育、分级任务分配和情绪提升活动，这些都是根据患者的需求定制的[137]。

提高功能能力是治疗师关注的传统成果。心理和情绪影响功能，同样功能也会影响情绪。但功能必须由患者来定义且必须对患者有意义，这一点很重要。意义和目的影响患者参与度和生活质量[8, 16, 17, 25, 29, 32, 37, 78, 82, 94, 143]。

利用社会支持来应对压力也是一种方法[23]。然而，以社区为基础的社会支持（如护理或卫生专业人员的持续随访）似乎不能阻碍心理问题特别是抑郁症的出现[121]。这一发现并没有否定社会支持的价值，但可能会强调并非所有以社区为基础的活动都能有效地改变情绪状态[128]。如果社会支持和参与没有意义，支持的有效性就会降低。此外，以社区为基础针对患者和护理人员的社会支持，通过定期、个性化或面对面指导，会对压力和抑郁产生积极影响，同时康复专业人员定期拜访有助于促进社会支持和提高患者的认知能力[99]。

4. 以家庭为中心的护理 干预措施必须包括关注以家庭为中心的护理，因为脑卒中不仅影响患者，而且影响其社交网络[77]。因此，情绪反应、应对策略、社会参与和社区支持必须关注家庭问题。前面已经讨论过家庭成员面对亲人有致残性疾病时的情绪反应，并且与患者的情绪平行[39]。正如家庭成员希望家人能恢复所有的功能一样，他们也希望自己的家庭功能能够恢复"正常"[39]。

Lawlor 和 Matily[77] 提到，家庭职业治疗有助于维护家庭关系及幸福感。家庭医疗专业人员的介入对患者的护理来说是必要的，但也需要建立双向沟通，因为家庭成员不仅可以提供对干预治疗至关重要的信息，还能够表达他们所关注的需求。包括患者在内的家庭职业干预需要参与到康复治疗中[77]。作业治疗师可以调整职业或环境，帮助家庭参与变得更有意义。

5. 包括护理人员在内的干预 干预措施需要考虑到家庭成员，对于作为护理人员的家庭成员来说，社会支持、参与及积极的应对策略有很大帮助。对护理人员干预的研究并不只适用于西方国家，因为护理人员的压力并不受文化的影响[90, 109, 131]。

来自卫生技术人员、家庭和朋友及经历过同样角色的人[18] 提供的社会支持对护理人员来说至关重要[37, 141]。护理人员的需求会随着时间的推移而发生变化，因此解决不断变化的需求对于减轻压力和改善情绪尤为重要。无论是提供资金支持以帮助护理人员履行职责，还是提供情感支持维持其生活质量[37, 48, 59]，都有助于减少甚至防止抑郁情绪的发生[43]。由于社会支持在减轻护理人员压力方面起着重要作用[48, 51]，评估他们的社交网络是干预的第一步。对护理人员的支持必须在患者出院前就开始。当他们获得新任务所需的支持、信息和相关培训时，便能更好地适应新角色及环境的变化[110]。然而，报道显示太多的家庭成员并没有很好地了解将要发生的角色变化[70]。

社会参与同样重要。女性特别容易受到社会参与减少的影响，因为承担护理人员角色可能代表着社会活动的巨大转变[75]。许多报道指出，社会参与及参与有意义的职业有助于提升护理人员的幸福感[37, 56]。同样从某种意义上来说，患者能够重返社区和社会对护理人员也是一种帮助[59]。

研究人员提出了各种针对护理人员干预的模型，其目的都是为了减少和减轻护理人员的负担。每个人都需要重视社会支持和参与。研究表明，几乎所有的干预措施在改善护理人员的心理健康和减少负面情绪方面都是有效的，但研究方法本身并不严谨。虽然这对研究结论有影响，但还是应该积极的提供干预[34]。

应对策略有助于护理者的情绪健康，并应该从脑卒中发生时开始。脑卒中患者的人格和文化背景影响其对疾病的反应，同时也会给护理人员带来压力和焦虑。护理人员使用消极的应对方式（如否认和自责）会导致抑郁情绪的发生，但积极的应对策略也可能产生抑郁情绪，尤其是在康复过程的早期[109]。例如，积极的应对方式包括积极计划、应对、接受和重构。在不可预测进展的急性期，如计划是建立在不切实际期望基础上时，抑郁就会更加严重[109]。尽管如此，应对策略在调整护理人员情绪方面还是很有效的。

在处理问题时，以情绪为中心的策略是有帮助的。积极的应对方式比悲观或消极的应对方式更能减少压力[48, 149]，解决社会问题可能比社会支持更有效[48]。帮助护理人员在解决问题时设定现实的目标也是有效的[48, 97, 149]。

十三、结论

从脑卒中发生到康复的过程中，患者会经历一条不可预测的道路。个人将面临太多的选择和挑战，这些选择和挑战既出乎意料又困难重重。患者需要重新学习自己一直认为理所当然的活动，承担不熟悉或挑战自我价值的角色，未来可能都会被改写。患者渴望回到脑卒中前的状态，挣扎是对失去活动能力和独立性的情绪反应。对有些人来说，会因为有精神疾病而受到社会羞辱。

脑卒中的心理影响，无论是与神经损伤有关，还是与对致残后的情绪反应有关，都必须进行评估和治疗，以确保达到最佳的功能结果。脑卒中患者不仅关心自己能做什么，而且也关心如何被看待和接受，需要以同等价值观来解决心理、社会和身体方面的问题，从而获得令人满意的生活质量。

复习题

1. 情绪和心理因素如何影响作业治疗师在脑卒中预防中的作用？

2. 举 3 个例子说明在评估和（或）治疗时如何识别脑卒中患者的情绪反应。

3. 描述随着时间推移而出现的脑卒中连续反应及这些反应的原因。

4. 如何区分脑卒中患者的情绪反应和脑卒中后人格变化？

5. 脑卒中可能会带给患儿及其家庭怎样的情感和心理结果？这种影响如何发挥作用？

6. 护理人员的压力如何影响脑卒中患者的功能？

7. 作业治疗师在应对日常功能挑战时，如何照顾患者的情感和心理需求？

第 16 章 运动控制障碍的治疗方法：循证回顾
Approaches to Motor Control Dysfunction: An Evidence-Based Review

Ashwini K. Rao 著

张文毅 王 琦 译

关键词
- Bobath 技术
- 强制性使用运动疗法
- 循证实践
- 镜像疗法
- 机器人辅助训练
- 任务导向疗法

学习目标

通过学习本章内容，读者将能够完成以下内容。

- 了解循证实践的原则和评估研究的标准。
- 理解本章所阐述的各种治疗技术的基本原理。
- 描述改善运动控制功能障碍技术的最佳研究证据。

一、概述

正如本文前面所讨论的，脑卒中的流行率和发病率仍然很高。尽管过去 10 年中，高收入国家的脑卒中发病率有所下降，但中低收入国家的脑卒中发病率增加了 1 倍以上[19]。脑卒中仍然是致残的主要原因之一，运动功能的恢复是恢复功能独立性的重要组成部分[42]。人们一直致力于研究不同的康复治疗技术对于脑卒中康复的有效性。这一点在已发表的随机对照实验的数量上得以体现：近 5 年中，仅作业或物理治疗师关于脑卒中后上肢功能恢复的研究就涉及了 850 项试验。

由于已发表研究的增加，治疗专业经历了明显的范式转变，越来越关注脑卒中康复的功能性任务导向训练（task-oriented training，TOT）。虽然近 10 年康复治疗模式已经发生转变，但传统的脑卒中康复技术如 Bobath 技术仍在继续使用，只是不如以前那么突出。一篇最新发表的系统性综述证实，相对于功能性任务导向方法（task-oriented approaches，TOA），Bobath 技术缺乏证据支持。在本章中，我们将寻找几种任务导向疗法的证据，以确定脑卒中后感觉运动功能障碍的最佳（最有效）的康复训练方法。更多康复治疗模式转变的例子，请参阅 Nilsen 等的著作[29]。

二、传统技术

Bobath 技术是传统训练方法中具有较大影响的一种技术。Bobath 技术的要点如下[4]。

- 中枢神经系统是按照等级组织的，高级中枢（如大脑皮质）对低级中枢（如脊髓）产生影响和控制。当高级中枢受损时，脊髓和脑干失去了高级中枢的抑制，释放出由它们控制的原始运动模式（如反射姿势和运动）。

- 通过感觉输入促通"正常"运动：根据这一理论，"正常"运动可以通过特定的感觉输入模式来促通，特别是通过本体感觉和触觉系统。感觉刺激的目的是对重建正常感觉运动神经连接产生长期效应。

- 脑损伤后神经功能恢复与正常发育的顺序相

似，是可以被预测的。治疗采用模拟正常发育的体位来促进康复。目前的 Bobath 技术已经去除了这个原则[15]。

• 使用反射抑制模式：反射可用于促进或抑制运动活动。治疗师应为脑卒中患者提供正常运动模式的训练体验，以避免其学到异常的姿势和运动模式。反射抑制运动模式被用于防止习得性异常运动，与患者表现出的痉挛模式相反。

• 脑卒中后遗症可以通过神经生理学的理论来理解。这一理论认为脑卒中导致的感觉运动障碍主要由运动系统受损引起。

三、循证实践

循证实践是作业治疗师和物理治疗师在教育、临床实践和研究方面的一个重要组成部分。它的重要性来自于选择最佳（当前和目前）可用的干预手段，这对于作业治疗师和物理治疗师来说是一个基本的道德准则。Sachett 创造了"循证医学"这个术语，将其定义为"慎重，准确和认真地使用现有的最佳的研究证据来制订针对患者的治疗计划"。循证医学实践意味着将个人的临床专业知识和经验与系统研究的最佳外部临床证据相结合[35, 36]。

循证康复就是在康复领域应用循证医学原理解决临床问题。循证康复的实践是基于一种自我指导的学习模式，治疗师必须不断地评估这些治疗技术，以努力提升自身的水平[24]。Mohide[26] 确定了循证医学实践的三个基本组成部分。

• 最佳研究证据：循证医学实践的第一步是严格的筛选适用于当前临床问题的相关研究。在本章中，这意味着将对脑卒中后感觉运动障碍康复治疗的最佳可用证据进行审查。

• 临床专业知识和经验：第二步是利用自己的临床专业知识和经验来评估患者的优势和劣势，以及干预治疗的潜在风险和获益。一旦临床医生确定了最佳研究证据，下一步就要结合患者的优势和劣势，确定他或她是否适合采用研究中描述的技术。研究中使用的纳入和排除标准对患者是否能从该技术中获益非常重要。

• 患者需求：最后一步是将患者的需求纳入临床决策中。

本章探讨脑卒中康复中改善上肢功能的最佳研究证据，在进行证据评估之前，首先要确定临床研究结果评估的标准。

1. 评价研究文献的标准　作者针对本章所涉及的每一项干预技术，都检索了数据库中（包括 MEDLINE、PubMed、CINAHL 和 PEDro）2014—2019 年发表的随机对照研究和系统回顾研究。文献仅限于英文发表的研究。对于每一种干预技术，作者都检索到了一些高质量的系统回顾研究和随机对照研究。

文章排名参照英国牛津循证医学中心指定的标准执行（CEBM website）https://www.cebm.net/2009/06/oxford-centre-evidence-based-medicine-levels-evidence-march-2009/。

Ⅰa 为系统回顾研究和（或）随机对照试验的 Meta 分析。

Ⅰb 为置信区间窄的单一随机对照试验。

Ⅱa 为队列研究的系统回顾。

Ⅱb 为单一队列研究或低质量的随机对照试验。

Ⅲa 为病例对照研究的系统回顾。

Ⅲb 为单一病例对照研究。

Ⅳ 为病例系列研究，质量不高的队列和病例对照研究。

Ⅴ 为专家共识。

针对本章，我们选取了 2014—2019 年发表的包含最高水平的证据系统回顾研究和 Meta 分析（Ⅰa 和 Ⅰb 级）。在回顾证据之前，先简要介绍随机对照试验和系统回顾研究以方便读者理解证据表中的术语。关于随机对照试验更多的详细信息，请参考 Nelson 和 Mathiowetz 的著作[28]，而关于系统回顾研究的信息，请参考 Murad 等的著作[27]。

随机对照试验是确定干预和结果之间是否存在因果关系的最严格的方法。其重要特征如下。

• 随机分配：受试者被随机分配到试验组或对照组。随机化能够确保实验开始前各组之间是相似的。试验开始时的组间差异是随机的。

• 盲法分组：为防止试验偏倚，应避免测试人员（在试验开始和结束时对受试者进行评估的研究人员）在试验完成前知道受试者如何分组。测试人员不知道如何分组的试验称为单盲研究。对受试者实行盲法分组同等重要，尽管这并不总能实现。例如，随机分配到机器人辅助训练组的受试者就知道他们得到了干预。测试人员和受试者都不知道如何分组的研究被归类为双盲研究。

• 除试验干预外，所有组均接受相同的治疗。一个关键的问题是干预量的等效性；两组接受相同数量的干预非常重要。只有这样才能比较出两种干预措施的优劣。

系统回顾，顾名思义，即通过对多个随机对照试验证据的回顾，来明确干预措施对脑卒中后患者的治疗效果。系统回顾的一些重要特征如下。

• 明确提出临床问题，其中包括人群、干预措施、对照和结果，以及可重复的方法。

• 系统检索文献，尽量检索出所有符合条件的随机对照试验。

• 运用偏倚风险评估，评估每项纳入研究的有效性。

• 系统介绍和综合研究结果。

Meta 分析，是一类系统回顾，包涵了总结所有纳入研究的统计分析。Meta 分析的结果通常显示在一个总结图中，称为森林图，包括每个研究的主要结果（如组间的平均差异）和置信区间，以及主要结果的平均值。Meta 分析使某一特定干预措施的影响程度一目了然。

现代 Bobath 技术的原则与最初不同，为了能与当今的中枢神经系统功能的理论契合，已经做了相应的修改 [15]。新 Bobath 技术的理论假设包括对运动学习的任务和特定情境的评价（与 TOA 相关的概念），神经可塑性，以及在产生功能性行为时，强调人、任务和环境相互作用的系统方法 [32]。这种碎片化融合的理论概念导致了运用 Bobath 技

术的治疗师产生混乱的和多种多样的实操模式。

2019 年发表的一篇系统回顾描述了 Bobath 技术的有效性 [8]（表 16-1）。Diaz-Arribas 等 [8] 回顾了 15 项随机对照试验研究，其中 13 项包括对上肢功能的干预措施和预后。在这 13 项研究中，有 6 项将 Bobath 技术和功能性 TOA 进行了对比。6 项研究中的 4 项表明功能性 TOA 在改善上肢功能方面较 Bobath 技术更有效，另外 2 项研究没有发现明显的统计学差异。3 项研究将 Bobath 技术和强制性使用运动疗法（constraint-induced movement therapy，CIMT）进行比较，均表明 CIMT 比 Bobath 技术更有效。2 项研究将 Bobath 技术与机器人辅助疗法（robot-assisted training，RT）进行比较，都表明 RT 比 Bobath 技术更有效。1 项研究将 Bobath 技术与常规治疗进行对比，其两者间并无差异。最后 1 项研究将 Bobath 技术与另一传统方法本体感觉神经肌肉易化术（proprioceptive neuromuscular facilitation，PNF）进行对比。这是唯一一项证实 Bobath 技术比对照干预更有效的研究。

2. 实践意义 系统回顾证明了 Bobath 技术的疗效劣于功能性 TOT、CIMT 和 RT。在过去的几年中，Bobath 技术的拥趸试图将传统技术与新兴的运动控制和运动学习理论相结合。在最近一篇描述神经发育治疗的理论基础的文献中可以发现这一点 [15]。将传统技术与新的理论知识相结合在理论上是没有用的（因为已建立的 Bobath 技术与运动控制和运动学习的新模式并不一致），也不适用于临床实践（因为许多研究已经证明了新方法的优越性）。鉴于 Bobath 技术极度缺乏证据，作业治疗师和物理治疗师需要将更有效的方法整合到他们的临床实践中，如下所述。

表 16-1 对 Bobath 技术有效性的系统回顾

作者，年份	随机对照试验 / 受试者数量	干预措施	对照	观察指标	结果
Diaz-Arribas, 2019[8]	15RCT/781 人	Bobath 方法	TOA, CIMT, RT, CT	FMA，肌力，握力和捏力，MASS，中风时手臂的运动评估量表，FIM，BBT，ARAT，NHPT，MAS	与 Bobath 方法相比，6 项试验中有 4 项有利于 TOA；3 项试验有利于 CIMT；两项试验支持放疗；一项试验（CT vs. Bobath）未显示差异

ARAT. 上肢动作研究量表；BBT. 箱块试验；CIMT. 强制性使用运动疗法；CT. 常规治疗；FIM. 功能独立性量表；FMA. Fugl-Meyer 运动功能评测法；MAS. 运动评估量表；MASS. 改良 Ashworth 痉挛量表；NHPT. 九孔柱测试；TOA 任务导向疗法；RCT. 随机对照实验；RT. 机器人辅助疗法

四、目前方法：任务导向疗法

任务导向疗法是基于运动控制和运动学习理论的系统模型。该方法旨在了解神经系统在控制运动时所面临的挑战。运动神经科学的这一领域代表了从神经生理学、生物力学和行为科学的角度理解运动控制和运动学习的多学科方法。在这个框架内，运动控制被理解为神经系统试图使运动适应运动器官的力学限制（包括四肢的长度、质量和运动部分的节间力）、环境限制（开放或封闭的环境）及行为环境施加的约束。运动控制方面的研究通常从生物力学和行为水平分析运动。

第 3 章为读者提供了对 TOA 更全面的描述。下面根据 Carr 和 Shepherd[6] 和 Gentile[13] 的建议，对治疗原则进行简要介绍。在这一框架内，治疗师作为运动技能的老师的职责是选择对患者有意义的、与情境相适应的功能性任务，改变任务参数以确保更好的学习转移，制订训练计划来鼓励患者积极参与，构建环境使给定任务的所有规定条件都满足，并提供适当和及时的反馈。治疗师需要精通动作分析和基本技能的掌握过程，才能成功的将任务导向疗法用于治疗。

1. **系统回顾**　自 2015 年以来，针对 TOA 对运动功能、日常生活活动能力和社会参与能力的效果，已有 3 篇系统回顾研究发表（表 16–2）。

(1) Nilsen 等（2015 年）：Nilsen 等[29] 回顾了149 项单一干预研究，均关注于干预改善脑卒中后运动障碍患者作业能力的有效性。149 项中有 24项评价了重复性任务练习（repetitive task practice，RTP）。这 24 篇文献中，Ⅰ级证据 18 篇，包括随机对照试验，Ⅱ级证据 6 篇。17 篇文献纳入了与UE 功能相关的预后评估。该篇回顾未明确纳入研究患者的康复阶段。干预措施包括重复任务训练（repetitive task training，RTT），包括目标导向功能性任务或 UL 特定任务的结构化实践。

① 观察指标：该回顾中的大多数研究使用的观察指标集中于身体结构和功能水平，活动受限程度和参与程度。最常用的评估量表包括手臂动作调查测试（Action Research Arm Test，ARAT）、箱块测验（Box and Block Test，BBT）、Chedoke 上肢和手活动量表、Frenchay 上肢活动检查（Frenchay Arm Test，FAT）、Jebsen-Taylor

手功能测试（Jebsen-Taylor Test of Hand Function，JTTHF）、运动活动日志（Motor Activity Log，MAL）、Wolf 运动功能测试（Wolf Motor Function Test，WMFT）、功能独立性量表（Functional Independence Measure，FIM）、加拿大作业表现测量表（Canadian Occupational Performance Measure，COPM）和脑卒中影响量表（Stroke Impact Scale，SIS）。

② 结果：17 篇文献中的 13 篇证实重复性任务训练能有效改善上肢和手的运动功能。6 项研究检验了重复性任务训练对活动和参与水平的影响，其中 4 项报道了积极的影响。

③ 结论：重复性任务训练可以改善脑卒中后患者的运动功能、活动受限和参与能力。

(2) Wolf 等（2015 年）：Wolf 等[47] 回顾了 39项基于作业干预措施提高基本日常生活能力，工具性生活能力和社会参与能力的有效性研究。该篇系统回顾包括的 39 项研究中，Ⅰ级证据 26 项（包括随机对照试验）。系统回顾纳入了脑卒中急性期、亚急性期和恢复期的患者。干预措施变化很大，其中包括功能性任务训练、高强度作业、跨学科康复计划和职业培训。

① 观察指标：所有研究的观察指标都是评估患者的基本日常生活能力和工具性生活活动能力。最常用的评估量表包括 Barthel 指数、WMFT、FIM、Rivermead 运动能力评估（自理部分）和 ADL 观察。

② 结果：对住院患者实施的干预措施（3 项Ⅰ级证据研究）表明基于作业能力的训练获益有限，对于门诊患者，基于作业能力的干预手段在提高日常生活活动能力方面取得更大的获益。然而，在家中实施的基于作业的干预措施对 ADL 独立性的益处最大。

③ 结论：在家庭环境中采用基于作业能力的训练，对提高患者日常生活活动能力的独立性方面可以获得最大收益。在门诊或住院环境下，采用类似的干预措施，患者的获益有限。

(3) French 等（2016 年 ）：French 等[11] 回顾了 33 项随机对照试验，均研究脑卒中后患者采用重复任务训练提高上肢功能的有效性。该篇系统回顾中包括急性期、亚急性期和维持期康复患者，同时纳入了门诊和住院患者。研究采用的干预措

表 16-2　关于任务导向疗法有效性的系统回顾和随机对照试验

作者，年代	RCT/受试者数量	干预措施	对　照	观察指标	结　果
Nilsen，2015[29]	17 项 RCT	TOA	• Bobath 技术 • Brumstrom 技术 • 常规治疗 • 训练 • 功能性电刺激	• ARAT • BBT • CAHI • FAT • JTTHF • MAL • WMFT • FIM • COPM • SIS	• 17 项试验中的 13 项证实重复性任务训练与对照干预相比能有效改善上肢和手的运动功能 • 6 项研究中的 4 项说明重复性任务训练更能改善活动受限和参与水平
Wolf，2015[47]	26 项系统回顾和 RCT	TOA	• 基础自我护理干预 • 技术性训练 • 常规护理	• Barthel 指数 • WMFT • FIM • Rivermead 运动能力评估（自理部分） • ADL 观察	3 项试验表明，对于住院患者，实施基于作业能力的训练获益有限；对于门诊患者，实施基于作业能力的干预手段能够提高其日常生活能力；对于居家患者，实施基于作业能力的干预手段对其日常生活能力的独立性方面获益最大
French，2016[11]	手臂功能 –11 项试验 /844 名受试者 手功能 –8 项试验 /701 名受试者	TOA	• 注意控制 • 意识疗法 • 按摩 • 常规护理	• MAS • ARAT • FAT • WMFT • FTHUE • BBT • 南部运动组评估	• 手臂功能 –11 项试验认为重复任务训练更优效 • 手功能 –8 项试验支持重复任务训练更优效 • 3 项试验支持重复任务训练效果可以保持 6 个月
Winstein，2016[46]	RCT/361 名受试者	TOA	• 高剂量作业治疗 • 常规剂量作业治疗	• WMFT • BBT	干预 12 个月后，各组上肢功能均有改善

ADL. 日常生活能力量表；ARAT. 手臂动作调查测试；BBT. 箱块测验；CAHI. Chedoke 上肢和手活动量表；COPM. 加拿大作业表现测量表；FAT. Frenchay 上肢活动检查；FIM. 功能独立性量表；FTHUE. 偏瘫上肢功能测试；JTTHF. Jebsen-Taylor 手功能测试；MAL. 运动活动日志；MAS. 运动评估量表；RCT. 随机对照试验；SIS. 脑卒中影响量表；TOA. 任务导向疗法；WMFT. Wolf 运动功能测试

施包括重复性运动序列功能训练，包括部分动作（如抓）或整体动作（伸手去抓一个杯子）。研究只纳入以重复任务训练作为主要干预措施的试验。

① 观察指标：所有研究包括功能评估量表，如 MAS、ARAT、FAT、WMFT、偏瘫上肢功能测试、BBT 和南部运动组评估。

② 结果：11 项研究包括评估上肢功能评估，证明了重复任务训练可以明显改善手功能。8 项研究报道重复任务训练对手功能恢复在统计学上有显著意义。3 项研究检验了重复任务训练后 6 个月内是否还有效果，这些研究结论突出，表明重复任务训练的效果持续时间远远大于干预时间。然而，这些功能改善的保持未超过 6 个月。

③ 结论：功能性技巧的重复训练可以改善上肢和手的功能，训练后最多保持 6 个月。

2. 随机对照试验　Winstein 等（2016 年）：Winstein 等于 2016 年发表了一项质量非常高的随机对照研究，研究任务导向康复计划对上肢康复的影响[46]。这是一项单盲试验，纳入来自美国 7 家医院的 361 名处于住院康复阶段的中度神经功能障碍患者。招募的患者要求至少有手或手指的轻微伸展运动。试验干预是一个结构化的任务导向上肢运动训练计划，以患者为中心，节奏紧凑，积极参与，协同合作，自我指导。共训练 30 次（每周 3 次共 10 周）。两组间进行对照，一组进行共 30h 的等剂量 OT 训练，而另一组只进行常规 OT 训练。为消除组间干扰，试验组和对照组在不同的地点进行训练。

① 观察指标：在干预前、干预后即刻，以及干预后 6 个月和 12 个月分别进行观察指标测量。

主要指标是 12 个月时 Wolf 运动功能测试时间得分的变化。次要指标包括脑卒中影响量表。

② 结果：干预 12 个月后，任务导向训练、等剂量训练 OT 和常规训练的主要和次要指标均有相似的改善。

3. **实践意义** 自 2015 年以来，有非常好的证据证明 RTP、TOT、RTT，以及使用功能任务结构化实践训练对上肢功能的改善是有效的。一项著名的随机对照试验的证据似乎与系统回顾研究的发现相一致。同时，试验表明，涉及功能性技术训练的等剂量训练 OT，可能类似于任务导向疗法的设计。综上所述，这些研究强调了根据情境，采用特定任务的功能性技巧练习的重要性。未来的工作需要明确可能导致功能改进的特定训练方案的频率、强度和时间安排。

五、目前方法:（改良）强制性使用运动疗法

强制性使用运动疗法是一种旨在改善脑卒中后上肢功能受限的干预技术。CIMT 有三个主要组成部分。

• 每天长时间限制功能受损较轻的肢体。不同的研究中，时间周期为每天 6～20h 不等。

• 在监督下进行功能性任务的训练，旨在对受试者的运动能力进行锻炼。每天练习的时间长短因研究而异。大多数关于 CIMT 的研究采用每天 6h 练习，而最近的一些研究采用每天 1～2h 练习（mCIMT，改良 CIMT）。

• 使用行为策略，如塑型技术、契约和坚持日志，以促进训练向日常生活活动能力的转移。

CIMT 源自于对非人类灵长类动物的研究[39]。Taub 等提出脑卒中后出现偏瘫侧肢体运动不能，至少是部分性加重，这个现象叫"习惯性失用"。提出这个观点是基于对灵长类动物的实验，在实验中对灵长类动物的脊髓行手术切断背侧神经根，造成神经去传入，来影响它的上肢运动功能[39]。手术之后，灵长类动物由于感觉反馈缺失，不能使用偏瘫侧肢体，而且它们会优先使用非偏瘫侧肢体。当猴子被迫使用偏瘫侧肢体时，肢体运动功能表现出更好的恢复效果。当对灵长类动物用食物奖励时，它恢复的效果会更好。在日常功能

活动中，如进食、攀爬和梳理，强制使用偏瘫侧肢体和对偏瘫肢体塑型可以改善其运动功能。这些研究结果表明，患侧肢体失去运动能力可能是一种对瘫痪的习得性运动反应。动物研究成功后，CIMT 进一步在脑卒中患者身上进行了测试。虽然 CIMT 已经显示出阳性结果，但还有些不足，包括以下情况。

• 患者需要在 90% 的清醒时间内佩戴手套或吊带，以限制健侧肢体运动，这种限制非常不舒服。

• 标准的 CIMT 研究包括为期 2 周，每天 6h 的治疗，这样的强度可能太高了，也会加重患者和照护人员的负担。

考虑到这些不足，患者和治疗师都对依从性表示担忧[30]。针对这些不足，现已开发出一种改良 CIMT。在这个干预组中，治疗周期与门诊患者周期一致，都进行标准的作业治疗和物理治疗，对非偏瘫侧肢体的限制减少到每天 5h[30]。

自 2015 年以来，关于 CIMT 和 mCIMT 有效性研究的系统回顾层出不穷。我们对其中 4 项系统回顾进行讨论并呈现在表 16-3 中。另外，还提出 2 项重要的随机对照研究。

1. **系统回顾**

(1) Etoom 等（2016 年）：Etoom 等[9] 回顾了 38 篇单一随机对照试验，包含 1561 名患者，脑卒中康复期为 1 天～10 年不等。16 项研究针对急性期和亚急性期的患者，13 项研究针对维持期的患者，9 项研究针对各康复期的患者。在各研究中，对于受损较轻肢体的约束时间各不相同，占清醒时间的 20%～90%。虽然各研究的干预方式略有差异，但患者均进行系统化、密集的功能性上肢运动任务训练。一些研究将塑型技术作为干预的一部分。塑型技术基于行为制约，在干预过程中，患者需要努力完成越来越复杂的任务，而治疗师则对成功完成的动作进行强化。

① 观察指标：该回顾从身体功能、活动和参与水平方面进行评估。观察指标包括 WMFT、MAL、MAS、FMA、BBT、握力、捏力、ARAT、运动功能量表、NHPT 和 SIS。

② 结果：36 项研究包括了针对上肢功能的观察指标，大体而言，这些研究支持 CIMT 或 mCIMT 的多于对照干预。CIMT 或 mCIMT 对于

维持期患者有显著获益。相反，对于急性期或亚急性期的患者没有更多获益。

③ 结论：对于维持期的康复患者，其中包括功能性任务的结构化重复练习的 CIMT 有利于改善上肢功能。然而，CIMT 和 mCIMT 对急性期和亚急性期的康复患者的获益尚不明确。

(2) Corbetta 等（2017 年）[7]：Corbetta 等[7] 回顾了 42 篇关于 CIMT 和 mCIMT 有效性的研究。干预内容为强制使用患侧上肢完成功能性和有意义的任务的强化练习。并且在某些情况下，需要大量的重复练习（几个小时），其中包括通过提供积极的正向强化性，来逐步实现塑造行为目标。13 项研究在脑卒中后 3 个月进行，6 项研究在脑卒中后 3～6 个月进行，5 项研究在脑卒中后 9 个月进行。其余的研究包括不同康复阶段的患者。在不同的研究中，限制时间各不相同，从每天 2h 到大于清醒时间的 90%。干预时间从 2 周（CIMT）到 10 周（mCIMT）。

① 观察指标：该篇回顾的主要观察指标为 FIM 和 Barthal 指数。次要观察指标包括 WMFT、ARAT、AMAT、EFT、AMPS、MAL、FMA、Chedoke-McMaster 功能障碍量表、手部力量、NHPT、SHPT、GPT 和 SIS。

② 结果：12 项研究评估了上述主要预后指标，表明 CIMT 或 mCIMT 对残疾无明显影响。8 项研究评估了生活质量，表明 CIMT 或 mCIMT 并无明显获益。34 项研究表明 CIMT 对改善上肢功能有中度影响。18 项研究支持 CIMT 或 mCIMT 改善上肢运动障碍，7 项研究支持 CIMT 或 mCIMT 改善上肢灵活性。

③ 结论：CIMT 或 mCIMT 可以改善上肢功能和灵活性，但对残疾无影响。

(3) Wattchow 等（2018 年）：Wattchow 等[44] 回顾了 104 项试验，其中 9 项研究了 mCIMT 改善脑卒中后上肢功能的有效性。该研究关注于脑卒中后 4 周内的患者。干预措施包括用连指板、分指板或夹板约束健侧肢体，并进行强化、分级的训练。每天干预时间差别很大，为 0.5～6h 不等。同样，干预期为 2～12 周不等。

① 观察指标：评估量表包括 WMFT、Birgitta Lindmark 运动评估、ARAT 和 FMA。

② 结果：6 个试验的联合分析表明 mCIMT 对手功能有显著改善。mCIMT 对活动限制和参与措施的影响尚不清楚。

③ 结论：改良 CIMT 显示出在脑卒中的前 4 周内对上肢功能的改善为轻度到中度。

(4) Kwakkel 等（2015 年）：Kwakkel 等[22] 回顾了 44 项随机对照研究，研究了 mCIMT 在脑卒中后 4 周内改善上肢功能的有效性。该系统回顾包括亚急性期和慢性期的康复患者。干预措施包括对瘫痪的上肢进行重复的特定任务训练，塑型技术以提高表现，以及使用连指板、分指板或夹板约束健侧肢体。在不同的研究中，干预的时间变化很大，为每天 0.5～6h 不等。干预持续时间不同，每周 2～7 次，持续 2～12 周。

① 观察指标：观察指标包括 WMFT、ARAT、AMAT、EFT、AMPS、MAL、FMA、COPM、手部肌力、NHPT、SHPT、GPT 和 SIS。

② 结果：改良强制性使用运动疗法在改善上肢运动功能、肌张力和上肢功能总结方面带来了

表 16-3 强制性使用运动疗法有效性的系统综述和随机对照试验

作者，年份	RCT/ 受试者数量	干预措施	对照方法	观察指标	结　果
Etoom，2015 [9]	36 项 RCT/1473 名患者	CIMT 或 CIMT	• 常规护理 • 传统康复 • 无干预	• WMFT • MAL • MAS • FMA • BBT • 抓握力 • 捏力 • ARAT • MFS • NHPT • SIS	• 36 项试验中的 22 项表明 CIMT 对维持期的患者治疗有效 • 另外 14 项试验表明 CIMT 对急性期康复和亚急性期康复的患者治疗效果不明显

（续表）

作者，年份	RCT/ 受试者数量	干预措施	对照方法	观察指标	结　果
Corbetta, 2017 [7]	42 项 RCT/1453 名患者	CIMT 或 mCIMT	• 常规护理 • 传统康复	主要检查： • FIM • Barthal 指数 次要检查： • WMFT • ARAT • AMAT • EFT • AMPS • MAL • FMA • NHPT • Chedoke-McMaster • 功能障碍量表 • 手部肌力 • SHPT • GPT • SIS	• 12 项试验表明 CIMT 或 mCIMT 对残疾无明显影响 • 8 项试验，表明 CIMT 或 mCIMT 对生活质量无明显改善 • 34 项试验表明 CIMT 或 mCIMT 对上肢功能有改善 • 18 项试验支持 CIMT 或 mCIMT 改善手臂灵活性
Wattchow, 2018 [44]	9 项 RCT/275 名患者（脑卒中在 4 周内）	mCIMT	常规护理	• WMFT • Birgitta Lindmark 运动评估 • ARAT • FMA	6 项试验表明 mCIMT 对手功能有显著改善
Kwakkel, 2015 [22]	44 项 RCT/1397 名患者	mCIMT	• 常规治疗 • 无治疗 • 常规护理 • 双上肢训练	• WMFT • ARAT • AMAT • EFT • AMPS • MAL • FMA • COPM • 手部肌力 • NHPT • SHPT • GPT • SIS	• 24 项试验表明 mCIMT 可以改善上肢功能 • 40 项试验表明 mCIMT 对上肢 – 手活动有较小的改善 • 30 项试验表明 mCIMT 对自我报告的上肢 – 手应用有效 • 11 项试验表明 mCIMT 对基础日常生活活动能力有中等改善
Barzel, 2015 [2]	156 名患者（康复慢性期）	居家 CIMT	• 功能训练 • 日常生活活动能力训练 • Bobath 技术 • PNF 技术 • 软组织松动术	• MAL • WMFT • SIS • Barthal 指数 • IADL	居家 CIMT 可以改善自我测评的运动质量和日常活动中上肢和手的使用
Thrane, 2015 [41]	47 名患者（急性期康复）	mCIMT	标准护理	主要指标： • WMFT 次要指标： • FMA • NHPT • 上肢使用率 •（通过可穿戴传感器测量） • SIS	WMFT 的执行时间和 NHPT 表明改良 CIMT 有显著改善，但这些改善不能长时间保持

ADL. 日常生活能力量表；AMAT. 手臂运动能力测试；AMPS. 运动和技巧评估量表；ARAT. 上肢动作研究量表；BBT. 箱块测验；CIMT. 强制性使用运动疗法；COPM. 加拿大作业表现测量表；EFT. Emory 功能测试；FIM. 功能独立量表；FMA. Fugl-Meyer 运动评定；GPT. 钉桩试验；MAL. 运动活动日志；MAS. 运动评估量表；mCIMT. 改良强制性使用运动疗法；MFS. 运动功能量表；NHPT. 9 孔柱试验；PNF. 本体感觉神经肌肉促进法；SHPS.16 孔桩试验；SIS. 脑卒中影响量表；WMFT. Wolf 运动功能测试

低到中等的获益。这些获益在随访中持续存在。相比之下，日常生活活动能力或生活质量却并未被改良强制性使用运动疗法改善。

③ 结论：改良的强制性使用运动疗法可对改善运动功能产生低到中等的获益。

2. 随机对照试验

(1) Barzel 等（2015 年）：Barzel 等[2] 进行了一项高质量的多中心研究，目的是验证居家的强制性使用运动疗法对维持期脑卒中患者上肢和手功能的影响。这项研究招募了 156 名受试者，他们在入组前有 6 个月以上的脑卒中病史。所有受试者都有轻度到中度的上肢和手功能损伤（手腕和拇指最小伸展角度为 10°）。强制性使用运动疗法干预包括功能任务（包括日常生活活动能力）的练习，同时在非偏瘫侧手戴上手套型连指板。干预包括为期 4 周的 5 次家庭随访，以进行监督和调整，并要求受试者自行练习。对照组在 4 周内也接受了 5 次训练，其中包括日常生活活动能力训练、Bobath 技术、PNF、功能训练和软组织活动。

① 观察指标：评估量表包括 MAL、WMFT、NHPT、SIS、BI 和 IADL。

② 结果：两组的运动质量均有所改善；然而，居家强制性使用运动疗法组的改善更显著。两组在 Wolf 运动功能测试表现时间上有相似的改善。居家强制性使用运动疗法组在日常活动中上肢和手的使用报告方面表现出更显著的改善。

③ 结论：居家强制性使用运动疗法是一种可行的治疗慢性脑卒中患者的方法，它可以提高上肢使用的自我报告质量。然而，在改善上肢和手功能方面，居家强制性使用运动疗法与传统疗法并无不同。

(2) Thrane 等（2015 年）：Thrane 等[41] 进行了一项高质量多中心研究，研究改良限强制性使用运动疗法对改善急性脑卒中患者运动功能的影响。该研究招募了 47 名受试者，他们在入组前 1 个月内曾患脑卒中。如果受试者的腕部伸展度至少为 10°，则将其招募入组。改良强制性使用运动疗法组接受持续 10 天，每天 3h 的重复性任务训练。对照组则接受并无特定干预方案的多学科标准治疗干预。

① 观察指标：评估结局的主要指标是 WMFT。

次要指标包括 FMA、NHPT、上肢使用率（通过可穿戴传感器测量）的和 SIS。

② 结果：WMFT 的执行时间（以对数为单位）表明改良强制性使用运动疗法组有显著改善。但是，在 6 个月的随访中这些改善并未持续存在。在次要结局评估指标中，只有九孔柱测试对改良强制性使用运动疗法组有改善。两组其他结果显示患者的改善并无差异。

③ 结论：改良的强制性使用运动疗法是安全可行的，在康复的急性期可以获得短期的运动功能改善。但这种改善并不能长期维持。

3. 实践启示 自 2015 年以来，越来越多的证据表明强制性使用运动疗法或改良强制性使用运动疗法有益于改善上肢和手的功能。在脑卒中康复维持期，限制非偏瘫侧上肢和系统化的、强化训练功能技能相结合是有益的。越来越多的证据表明，强制性使用运动疗法或改良的强制性使用运动疗法在恢复期的急性阶段是安全可行且有效的。但是，与同等强度的有效功能性任务训练干预相比，强制性使用运动疗法或改良强制性使用运动疗法的疗效差距不显著。值得注意的是，大多数（并不是全部）关于强制性使用运动疗法或改良的强制性使用运动疗法的研究纳入了腕关节活动功能部分保留的患者。鉴于主动腕关节伸展是上肢运动功能恢复的重要预测指标，因此，未来的研究需要筛选纳入没有腕关节活动功能部分保留的患者。TOT 的研究显示（见上文），目前尚不清楚对非偏瘫侧肢体使用约束是否有必要。由于一些功能技巧需要用到双侧上肢和手的运动，在功能训练中联合双侧运动可能是获益的。

六、常规训练方法：机器人训练

早在 20 世纪 90 年代，机器人技术就在脑卒中的康复治疗中得到应用。机器人设备已成功用于试验案例，旨在阐明运动控制正常的患者运动控制和学习的基础机制[37]，并阐明运动障碍患者的上肢功能障碍的基础机制[21]。从那时起，已经开发出许多机器人来为脑卒中康复的人们提供集中、一致、互动和个性化的练习[10]。机器人被定义为可编程的，移动四肢完成任务能力的多功能可操控装置。

临床实践中机器人设备的一些优点如下。

• 提供不同强度的高剂量锻炼。

• 提供高度一致的训练方式，以减少两次试验间的差异。

• 减轻作业和物理治疗师临床上手法训练的时间负担。

• 提供定量评估结果的机制。

尽管机器人设备是有益的，但也存在一些局限性。

• 机器人设备非常昂贵，因此只能在特定的康复中心使用。

• 机器人设备提供高度一致性的训练，由于典型的人体运动在一次训练与另一次训练之间是可变的，因此机器人训练无法完全模拟主动运动的功能性运动。

• 在高度受限和一致的环境中训练，与不同的训练环境相比，可能会极大地限制功能改进的实现。

机器人设备可以是辅助的（提供完成任务的辅助支持）或治疗性的（提供特定任务的训练）。支持此方案者认为，常规的治疗评估通常是主观的，治疗师会花费大量时间与患者进行一对一的互动。其目的是让康复中心有可用的设备，以供患者在手法治疗时间之外使用。考虑到患者花费大量的时间与治疗师进行交流，在这段时间里促进练习的尝试应该是有益的[3]。机器人辅助治疗试图提供重复性刻板印象和近期功能性动作的强化练习。有关此主题的完整讨论，请参见第 21 章。

自 2015 年以来，已经发表了一些有关机器人辅助治疗在上肢和手功能方面有效性的随机对照试验和系统评价。下文提供了两个全面的系统评价和两个著名的随机对照试验结果（表 16-4）。

1. 系统评价

(1) Veerbeek 等（2017 年）：Veerbeek 等回顾了 44 项随机对照试验，以明确机器人辅助治疗与非机器人治疗相比对于上肢运动控制、上肢肌容量、日常生活活动、肌力和肌张力的不同影响。该系统评价分别验证了两种不同类型的机器人设备的有效性：一种为外骨骼，被定义为用于在一个或多个关节上施加辅助力的外部结构装置；另一种为末端执行器，被定义为具有单个导向装置的系统，用于引导前臂最远端的运动。该实验的

总参与者为 1362 人，是最全面的评价之一。大多数研究包括脑卒中后超过 3 个月的患者。研究将机器人辅助治疗与相同剂量的运动疗法进行了比较，但该综述并未具体指明包括哪些机器人治疗方案。

① 观察指标：肢体功能分级依据 FMA、CMSA、MRCS、运动能力量表和 MASS。

活动水平依据 ARAT、WMFT、AMAT、BBT、BADL、FIM、改良 Rankin 量表和 Barthel 指数。

② 结果：机器人辅助治疗对上肢功能的恢复有所改善（28 项试验评估），但并没有改善手的功能（17 项试验中评估）。有 20 项试验测试了上肢的功能，但并未明确机器人辅助治疗的有效性。有 14 项试验对基本日常生活活动能力进行了评估，结果发现机器人辅助治疗并无获益。在 15 项试验中对肌力进行了评估，结果表明机器人辅助治疗并无获益。同样，在 13 项关于肌张力评估的试验中指出，机器人辅助治疗并无获益。外骨骼机器人在改善手臂、腕部和手的运动控制、肌力、肌张力和上肢功能方面并无获益。相比之下，末端执行器在改善手臂、腕部和手的运动控制方面是有益的，但在肌力、肌张力或上肢功能方面没有任何获益。

③ 结论：机器人辅助治疗可以使手臂的运动控制有所改善，但不能提高上肢功能、手功能和基本日常生活活动能力。在治疗中，机器人辅助治疗可以提供额外的重复性练习。

(2) Ferreira 等（2018 年）：Ferreira 等[10] 回顾了在住院和门诊中进行的 38 项随机对照试验或准随机对照试验。作者将机器人辅助治疗定义为"一类由任意电子、计算机控制系统控制的机械设备，用来实现改善人体功能的应用目的"[10]。机器人辅助治疗的持续时间为 2～20 周，干预强度为每周 1～12h。采用 PEDro 量表评估表明，该研究的方法学的整体质量是良好的。

对照的干预措施包括最低程度的干预措施（如低强度机器人训练）或常规治疗。

① 观察指标：观察指标包括 CMSA、FMA、MASS、MRCS、ROM、握力、MI 和 MMT。

② 结果：与最小干预相比，机器人辅助治疗在短期、中期或长期训练中对改善运动控制均无获益。与其他干预措施（包括传统疗法、常规护

表 16-4　机器人辅助治疗有效性的系统评价和随机对照试验

作者, 年份	随机对照试验 / 受试者数量	干　预	对　照	观察指标	结　果
Verbeek, 2017 [42]	44 项随机对照试验 /1362 例患者	机器人辅助治疗	非机器人疗法	• FMA • CMSA • MRCS • 运动功能量表 • MASS • ARAT • WMFT • AMAT • BBT • BADL • FIM • mRS 评分 • Barthel 指数	• 28 项试验支持机器人辅助治疗可改善上肢功能的观点 • 机器人辅助治疗并未改善手功能（17 项试验）、上肢能力（20 项试验）、肌力（15 项试验）和肌张力（13 项试验）
Ferreira, 2018 [10]	38 项随机对照试验 /1174 例患者	机器人辅助治疗	• 最低程度的治疗 • 其他干预（脑卒中影响量表） • 常规护理 • 常规治疗 • 额外干预	• FMA • CMSA • MASS • MRCS • 运动功能量表 • 手持式肌力测试 • MMT	• 与基本疗法相比，机器人治疗无明显获益 • 机器人辅助治疗在短期内改善运动控制和肌力方面无获益 • 机器人治疗在作为附加治疗手段时也无获益
Takahashi, 2016 [38]	亚急性恢复期 60 例患者	标准疗法（伸展、ROM、伸手拿住）及上肢近端运动的机器人辅助治疗	标准疗法（拉伸、ROM、伸手握住）及手臂运动的自我指导练习	• FMA • WMFT • MAL	• 机器人辅助治疗能更好地改善上肢近端功能 • 对手臂的整体运动功能和使用无益
Hseih, 2018 [16]	处于维持期康复阶段的 44 例患者	• 近端机器人辅助治疗 • 远端机器人辅助治疗	常规疗法	• FMA • MRCS • MAL • 上肢活动度（关节活动度记录器）	远端机器人辅助治疗有利于改善肌力和手功能

ADL. 日常生活活动能力；ARAT. 手臂动作调查测试；BBT. 箱块测试；CMSA. 脑卒中损害评估量表；CT. 常规治疗；FIM. 功能独立性检测；FMA. Fugl-Meyer 评分；MAL. 运动活动日志；MASS. 改良的 Ashworth 痉挛量表；MMT. 徒手肌力检查；MRCS. 医学研究理事会分级表；ROM. 运动范围；WMFT. Wolf 运动功能测试

理）相比，短期内，机器人辅助治疗在改善运动控制方面的效果获益较小，而在改善肌力方面的效果中等。但是在中期治疗，对改善关节活动度、运动控制、痉挛或肌力而言并没有获益。使用机器人辅助治疗联合常规治疗时并不能有效改善运动控制和痉挛。

③ 结论：机器人辅助治疗在改善运动控制和肌力方面短期内获益有限。但是，与同等强度的任务导向性训练相比，机器人辅助治疗的收益并不显著。

2. 随机对照试验

(1) Takahashi 等（2016 年）：Takahashi 等进行了一项多中心随机对照试验，以研究机器人辅助

治疗在脑卒中后亚急性恢复期的有效性。该研究招募了 60 名脑卒中后 8 周内的患者。所有参与者每天接受 40min 的标准治疗，持续 6 周。该治疗包括牵伸，扩大关节活动范围，主动够取和抓握运动，以及在经验丰富的治疗师指导下进行日常生活活动能力训练。此外，试验组还使用 ReoGo机器人进行 40min 的机器人辅助治疗，其中包含对上肢近端进行重复训练。对照组进行了治疗师规定的自我指导活动，持续 40min。患者在治疗师的指导下进行额外的训练。

① 观察指标：评估量表为 Fugl-Meyer 评分、WMFT 和 MAL。

② 结果：两组在 Fugl-Meyer 评分、WMFT 或

MAL 的总评分中未发现差异。机器人辅助治疗组在 Fugl-Meyer 评分中的上肢近端得分较高。

③ 结论：除标准治疗外，机器人辅助治疗还可以改善上肢近端功能。

(2) Hsieh 等（2018 年）：Hsieh 等[16]进行了一项随机对照研究，用来比较近端动力臂机器人（InMotion-arm）和远端动力臂机器人（InMotion-wrist）在脑卒中后维持期康复阶段改善运动控制的效果。该研究招募了 44 名参与者，均有 6 个月以上的脑卒中病史，具有上肢和手部分残余功能保留，并且没有表现出过度的痉挛或神经心理学上的缺陷。受试者被随机分为近端机器人组，远端机器人组或常规康复治疗组。当受试者与一个情境互动时，近端机器人在前臂支撑下进行肩关节和肘关节的二维运动时会提供帮助。同样在情境互动时，远端机器人在前臂支撑下为腕 – 手活动提供帮助。常规治疗康复组接受常规治疗方案。这三个小组都接受了额外的功能任务训练。

① 观察指标：主要指标为 Fugl-Meyer 评分和 MRCS。次要指标是 MAL 和上肢关节活动度测量（关节活动度记录器）。

② 结果：与近端机器人组或常规治疗组相比，远端机器人组在肌力方面取得了更大的改善。手功能评分（Fugl-Meyer 远端）方面，远端机器人组比常规治疗组有更多的改善。远端机器人组和常规干预组的运动质量均得到部分改善。

③ 结论：与近端机器人相比，远端机器人设备的训练提高了肌力，与常规治疗相比，其运动功能得到了很大程度的改善。

3. 实践启示　许多机器人应用已经被开发出来以改善脑卒中患者的运动功能。大多数研究都是在慢性期康复阶段进行的。机器人辅助治疗，包括高强度的持续训练，对改善上肢功能是有获益的。然而，机器人辅助治疗似乎不能改善手功能、日常生活活动能力和肌张力。对于机器人辅助治疗是否可以提高肌力，存在相互矛盾的证据，一些研究报道说是可以获益的，而另一些则认为并无获益。

机器人辅助治疗可以为治疗师提供一种方法，即治疗师在最低程度的监督下，提供强化和结构化的上肢和手部运动训练。鉴于机器人辅助治疗

的局限性及购买和维护设备的高昂成本，似乎机器人辅助治疗只是可能提供额外的训练帮助，而不能替代治疗师主导的功能性 TOT。

七、常用治疗方案：镜像治疗

上述 TOA 的一个局限性是，它们的测试对象均在偏瘫上肢已经有了一些主动运动（特别是腕和手指伸展）。为了对脑卒中后极少或没有主动运动的患者进行干预，镜像治疗（mirror therapy，MT）已被提出作为 TOA 的前驱或补充的替代干预。镜像疗法最初被提出是为了帮助解决肢体缺失后出现的幻肢感觉的问题，现已应用于脑卒中康复[1, 33]。镜像疗法是一项基于神经生理学的研究，该研究表明，一个动作的表现和对同一动作的观察激活了类似的皮质区域[14]。在此方法中，一面镜子被放置在患者的矢状位，用来反映非偏瘫侧肢体。患者被要求移动他们非偏瘫侧肢体，这就产生了偏瘫侧肢体正常运动的视觉错觉（在镜子里面）。镜像疗法的优点是成本相对廉价，并且可以被康复中心之外的患者使用，甚至严重瘫痪的患者也能使用。

自 2015 年以来，已有许多关于镜像疗法改善脑卒中后上肢功能的系统综述和随机对照试验发表。下面讨论了最近的两项系统评价（表 16–5）。

1. 系统评价

(1) Perez-Cruzado 等（2017 年）：Perez-Cruzado 等[31]回顾了 15 篇关于镜像疗法对脑卒中后急性期和维持期手臂功能恢复的有效性的随机对照试验。该综述包括实验设计质量中等或更高级别的研究。该综述中包括的所有试验设计一致，即通过在矢状面放置一面镜子，并向患者提供非偏瘫侧上肢的视觉反馈，来进行镜像疗法治疗。对照组包括传统的 OT 或 PT 治疗。在其中一项试验中，镜像疗法的治疗是在 OT 治疗基础之上的，而在另一项试验中，镜像疗法与任务相关训练相结合应用。整个试验的训练强度范围波动较大，频率为每周 1～5 天，持续 3～6 周。

① 观察指标：综述展示了指标评估的类别，但未提供个别评估的详细信息。主要结果包括运动恢复、功能限制、运动质量、抓捏活动、残疾运动技能、活动范围、手灵巧度、日常生活活动

表 16-5 镜像疗法有效性的系统评价

作者，年份	随机对照试验 / 受试者数量	干 预	对 照	观察指标	结 果
Perez-Cruzado, 2017 [31]	15 项随机对照试验	镜像疗法	常规作业或物理疗法	• 运动恢复 • 功能受限 • 运动质量 • 抓捏动作 • 运动技能残疾 • 活动范围 • 手动灵活性 • 日常生活活动 • 握力 • 痉挛 • 双手运动表现	• 13 项试验支持镜像疗法改善运动功能 • 4 项试验支持镜像疗法来改善上肢功能，提高手的灵活性 • 2 项试验表明握力得到改善 • 5 项试验表明运动恢复 • 镜像疗法没有改善日常生活活动或疼痛
Thieme，2018 [40]	62 项随机对照试验 /198 位患者	镜像疗法	无须干预，常规治疗，安慰剂或伪造干预	运动功能： • MAS • BBT • ARAT • WMFT • 手动功能测试 次要评估： • 运动障碍 • ADL • 疼痛和视空间忽略 – Fugl-Meyer 评分 • BSMR • 握力 • MI • MMT • FIM • BI • MAL • VAS • 划消试验	• 36 项试验报道了改善的运动功能和运动障碍 • 19 项试验表明镜像疗法改善日常生活活动 • 镜像疗法没有改善视空间忽视

ADL. 日常生活活动能力；BBT. 箱块测试；BI. Barthel 指数；BSMR. Brunnstrom 运动恢复阶段；FIM. 功能独立性检测；MAL. 运动活动日志；MAS. 运动能力评定量表；MI. 运动指数；MMT. 徒手肌力检查；WMFT. Wolf 运动功能测试

能力、握力、痉挛和双手运动表现。

②结果：镜像疗法对运动功能（13 项试验）、上肢功能（4 项试验）、手的灵活性（4 项试验）、握力（2 项试验）和运动恢复（5 项试验）均有所改善。镜像疗法没有改善日常生活活动能力或疼痛。

③结论：镜像疗法可有效改善脑卒中后急性期和维持期康复阶段的肢体运动功能、上肢功能、手的灵活性和肌力。

(2) Thieme 等（2018 年）：Thieme 等[40] 回顾了 62 项研究，其中 57 项是随机对照试验，包含了 1982 名处于脑卒中恢复不同阶段的患者。镜像疗法被定义为使用镜子提供非偏瘫侧肢体视觉反馈，从而制造了偏瘫侧肢体正常运动的错觉干预

措施。在这篇综述中，还包括了通过视频或虚拟现实（virtual reality，VR）提供反馈的研究。对照组治疗措施包括不干预、常规治疗、安慰剂或假性干预。大多数研究（39 项）是在住院康复或医院环境中进行的，仅在居家环境中进行了 4 项研究。由于许多研究的样本量较小且未报告方法学细节，因此证据可靠性并不确定。

①观察指标：主要指标是运动功能：MAS、BBT、ARAT、WMFT 和手动功能测试（MFA）。次要评估量表为运动障碍、ADL、疼痛和视觉空间忽略：Fugl-Meyer 评分、Brunnstrom 运动恢复阶段、握力、MI、MMT、FIM、BI、MAL、VAS 和划消试验（Star Cancellation Test，SCT）。

②结果：36 项研究发现，与其他干预措施

相比，镜像疗法显著改善了运动功能和运动障碍，证据等级中等。19 项研究报道了中等级证据表明镜像疗法可改善日常生活活动的表现。有低等级证据表明镜像疗法可以改善疼痛，无视觉空间忽略改善方面的相关证据。

③ 结论：镜像疗法可有效改善多数脑卒中患者的运动功能、运动障碍和日常生活活动能力。

2. **实践启示**　自 2015 年以来，镜像疗法已成为改善脑卒中康复患者运动功能的良好辅助干预措施。证据级别为低至中等级的原因主要是个体研究的样本量较小，很少有研究比较受试者的等效干预和异构性。但是，镜像疗法具有许多优点（包括低成本，易于设置和使用），可以在医院和家庭中同样便利地使用，并且有利于改善上肢的运动功能。镜像疗法还有用于上肢和手活动能力非常有限的患者的优势。与机器人辅助治疗相似，镜像疗法可以辅助用于 TOT，而不是代替它。

八、常用方法：运动想象

运动想象（mental practice，MP）是一种源于运动心理学的干预技术，在运动心理学中，运动员被指导在运动前想象他们的动作或行为[34, 17]。在过去的几年中，这种干预技术已适应于脑卒中康复[17]。在康复领域，心理练习包括在没有实际训练的情况下对活动及动作进行精神上的预演。MP 通常与任务导向性训练结合在一起。MP 可以采取以下两种形式之一进行：外部（视觉）的，即患者从观看者的角度来想象自己；或内部（肌肉运动感知觉 / 运动觉）的，患者对自己身体运动的感觉进行想象。MP 的应用得到了神经生理学研究的支持，神经生理学研究表明，一项任务的 MP 可激活参与执行同一任务的大脑区域[25]。MP 的优点是成本廉价，可以在无法进行物理训练的任何地方和时间（如患有严重瘫痪的患者）进行。而潜在的限制因素是，需要对患者进行 MP 技术使用方面的培训。自 2015 年以来，一些研究测试了 MP 在改善运动功能方面的作用。下面讨论了对这些研究的系统综述（表 16-6）。

1. **系统评价**　Garcia Carrasco 等（2016 年）：Garcia Carrasco 等[12] 回顾了 23 项研究，这些研究测试了 MP 作为脑卒中康复患者治疗方案选择的有效性。在本评价所涉及的研究中，MP 通常与常规疗法、TOT 或强制性使用运动疗法联合使用。MP 很少被用作独立的干预措施。一些研究使用录音带或录像来解释 MP 的实践。MP 疗程从一段时间的放松开始，然后让患者使用第一人称视角在心理上执行任务。

干预措施：针对从轻度到重度运动障碍的各种患者进行了测试。此外，该干预措施在康复的所有阶段（急性、亚急性和维持期）均进行了测试。

① 观察指标：研究中最常用的量表包括 Fugl-Meyer 评分、ARAT 和 Barthel 指数。采用运动想象问卷和动觉 – 视觉想象问卷对运动想象能力进行评估。

② 结果：当与常规疗法、TOT 或 CIMT 结合使用时，MP 可改善上肢和手部功能。上肢和手功能的改善导致日常生活活动的独立性更高。

③ 结论：MP 是常规疗法的有效补充，可用于物理治疗的准备或与物理治疗结合使用。

2. **实践启示**　MP 是一种有效的技术，可以结合 TOT 或 CIMT 到现有干预方案中。神经生理学研究表明，MP 可以帮助大脑皮质重塑，进而改善行为。研究表明，患者可以通过培训来遵循和坚持治疗方案。MP 不需要任何设备，并且可以随时练习，这使其成为一种有价值的技术，可穿插于传统 OT 和 PT 训练以外的时间中。

九、常用方法：行为观察

行为观察（action observation，AO）是一种最新的干预技术，患者可以通过视频或现场观察正常的健康者执行某项功能任务。此项干预技术基于神经生理学证据，神经生理学证据表明，当参与者执行任务时，以及当参与者观察到其他人执行任务时，类似的皮质运动区域会被激活[18]。行为观察被认为可以激活镜像神经元系统，该系统包括大脑顶叶 / 顶下小叶和腹前运动皮质中的特殊神经元。特别是腹前运动皮质中的镜像神经元在任务执行过程中及在观察他人相同行为时处于同样兴奋状态。行为观察的优点是它不需要任何特殊设备，可以在任何环境中进行练习，并且不需要患者进行一些主动运动。

表 16-6　对运动想象、行为观察和虚拟现实有效性的系统评价

作者，年份	随机对照试验项目 / 受试者数量	干预	对照	观察指标	结　果
Garcia Carrasco, 2016 [12]	23 项随机对照试验	MP	常规职业或物理疗法	• FMA • ARAT • BI • MIQ • KVIQ	MP 与 TOT 或 CIMT 结合使用时，上肢和手功能得到改善
Borges，2018 [5]	12 项随机对照试验 /478 名患者	行为观察	• 常规疗法 • 无治疗干预 • 安慰疗法	主要： • MAS • FAT • MAL • WMFT • ARAT • FMA • BBT • JTTHF 次要： • FIM • BI • Rankin 量表 • 运动学运动分析 • London 残障量表 • SF-36 • SIS • 皮质激活 •（MRI、TMS、PET）	• 8 项试验（314 名患者）报道对上肢功能无获益 • 3 项试验（132 名患者）报道了对手功能有明显影响 • 4 项试验（226 名患者）报道了对日常生活活动有显著影响
Laver，2018 [23]	72 项随机对照试验 /2470 名患者	虚拟现实	• 常规疗法 • 常规护理 • 无疗法	• FMA • MAS • ARAT • WMFT • BBT • JTTHF • 握力	• 虚拟现实并未使上肢功能获益（22 项试验） • 虚拟现实无法改善 QoL（3 项试验） • 虚拟现实带来了无日常生活活动的小收益（10 项试验）

ARAT. 上肢动作研究测试；BBT. 箱块测试；BI. Barthel 指数；CIMT. 强制性使用运动疗法；FAT. Frenchay 上肢活动检查；FIM. 功能独立性检测；FMA. Fugl-Meyer 评分；JTTHF. Jebsen-Taylor 手功能测试；KVIQ. 运动与视觉表象问卷调查；MAL. 运动活动日志；MAS. 运动评估量表；MIQ. 运动想象调查问卷；MP. 运动想象；MRI. 磁共振成像；PET. 正电子发射断层扫描；QoL. 生活质量量表；SF-36. 简式 –36；SIS. 脑卒中影响量表；TOT. 任务导向性训练；WMFT. Wolf 运动功能测试

自 2015 年以来，已经发表了一些有关行为观察对脑卒中后运动功能影响的随机对照试验。下文讨论了系统的综述，并在表 16-6 中进行了介绍。

系统评价　Borges 等（2018 年）：Borges 等回顾了 12 项随机对照试验，涉及 478 名脑卒中患者[5]。干预措施包括让患者观察 1 名健康人在现场或录像中执行 1 项功能性任务。在大多数研究中，要求患者在行为观察后练习任务。研究包括处于脑卒中不同康复阶段的有广泛损伤的患者。干预周期为 1 周～6 个月不等。

① 观察指标：主要指标包括 MAS、FAT、MAL、WMFT、ARAT、FMA、BBT、JTTHF 评分及 Peg 测试。次要指标包括功能独立性测度、Barthel 指数、Rankin 量表、运动学运动分析、伦敦障碍量表、SF-36、SIS 和皮质激活（磁共振成像、经颅磁刺激和正电子发射断层扫描）。

② 结果：总体而言，根据单个研究的偏倚风险判断的证据等级较低，这在很大程度上归因于样本量小，研究质量低及研究报道质量差。有 8 项研究（314 名患者）测试了行为观察对上肢功能的影响，并提出此方案可带来少量但有效的获益，

但是，证据等级较低。有 3 项研究（132 名患者）表明，行为观察对于手功能改善具有较大且显著的效果，证据等级中等。4 项研究（226 名患者）表明，行为观察对日常生活能力的改善较大，证据等级低。尚不清楚行动观察对 QoL、运动学方法和皮质激活的影响。

③ 结论：行为观察结合功能任务的实践可以改善上肢功能、手动功能和日常生活活动能力。但是，证据等级较低。

十、常用方法：虚拟现实

虚拟现实在娱乐和游戏领域有着悠久的历史，之后才被用于训练装置，例如模拟的肌力训练和模拟的手术过程训练。随着虚拟现实技术价格下降及其易操作性，它被用于康复治疗[45]。虚拟现实在脑卒中康复中的应用基于这样的事实，即它允许对模拟功能性任务进行大量练习[45]。在虚拟现实中，患者通过使用头戴式设备，投影屏幕或平板屏幕向用户提供反馈，可以与虚拟环境和对象互动，依赖于所使用的虚拟现实系统的不同类型，使用者被要求进行上肢和手的最小运动，或者进行全身运动。虚拟现实可能是高度仿真的（如头戴式显示器），使用者会感觉到他们是虚拟环境的一部分，也有的设备可能仿真度稍低（例如将虚拟环境投影到平面屏幕时）。虚拟现实的好处在于，它可以使患者重复执行功能性任务，而虚拟现实的新颖性可以提高对重复性练习的依从性。虚拟现实硬件和软件的价格已经降低，可以在任何实践环境（住院、门诊或家庭）中轻松安置。

局限性在于虚拟环境中的练习与功能任务的物理练习不同。在过去的 10 年中，已经进行了许多关于虚拟现实在上肢和手部功能功效的随机对照试验，以下系统评价中对此进行了讨论（表 16-6）。

系统回顾　Laver 等（2018 年）[23]：Laver 等[23]回顾了 72 项试验，其中 2470 名处于脑卒中各个康复阶段的患者。虚拟现实被定义为"一种先进的人机交互形式，允许使用者自然而然的与计算机生成的环境进行'交互'并'沉浸'在这种环境中[23]"。试验中包括的试验范围从沉浸式

虚拟环境到非沉浸式虚拟环境。其中 35 项试验涉及上肢训练，而 4 项试验涉及运动再训练。大多数试验使用的是市售的虚拟现实设备，其中包括 NintendoWii®（15 项试验）、微软 Kinnect®（4 项试验）和 GestureTek IREX（8 项试验），后者是一种较昂贵的系统。干预措施可以在门诊或居家进行。在各个研究中，训练的时间强度差异很大，范围从少于 5h 到超过 21h。对照组干预措施包括常规治疗或不治疗。

① 观察指标：主要指标包括 FMA、MAS、ARAT、WMFT、BBT、JTTHF 和握力。

② 结果：虚拟现实未能改善上肢功能（22 项研究评估）或 QoL（3 项研究评估）。虚拟现实训练对日常生活活动能力产生了微小的改善（10 项研究评估）。

③ 结论：当使用独立的干预方式时，虚拟现实不能改善上肢的运动功能或 QoL。但是，当与常规疗法一起使用时，虚拟现实可对上肢功能产生微小改善。

十一、结论

过去的 5 年对于脑卒中康复来说是令人振奋的时期。要求作业和物理治疗师提供基于合理的科学原则和证明有效的干预。传统方法（如 Bobath 技术）缺乏有效的作用，促使治疗师放弃这些方法，而采用更新的有效的功能性治疗方法。

目前对脑卒中后运动控制和运动障碍的理解，有了更新进展，新兴的诊断技术和治疗技术显然促进了向功能性 TOT 模式的转变[20]。为寻求获得最大程度的功能恢复，下一个 10 年的挑战是确定频率、强度、时序和类型方面的最佳时期。另外，未来的工作需要研究在 TOT 中纳入辅助治疗的方案，这些方案包括机器人辅助治疗、镜像疗法和运动想象等。如 MP 和 AO 之类的独特方法需要进一步验证，因为它们可以轻松地纳入临床实践，并且对于运动能力有限的人可能很有希望。鉴于损伤和活动限制的性质各不相同，我们可能需要根据受损的程度、恢复的阶段和实践情况来制订不同的干预方案。

缩略语

ADL	activities of daily living	日常生活活动能力评分
AMAT	arm motor ability test	上肢运动功能测试
ARAT	action research arm test	手臂动作调查测试
AMPS	assessment of motor and process skill	运动和过程能力评估
AO	action observation	行为观察
BI	barthel index	Barthel 指数
BBT	box and block test	箱块测验
BSMR	brunnstrom stages of motor recovery	Brunnstrom 运动恢复阶段
COPM	canadian occupational performance measure	加拿大职业作业测量
CAHI	Chedoke arm and hand inventory	Chedoke 上肢和手残存功能
CMSA	Chedoke-McMasters stroke assessment	Chedoke McMaster 脑卒中损害评估量表
CIMT	constraint-induced movement therapy	强制性使用运动疗法
EFT	Emory function test	Emory 功能测试
FAT	Frenchay arm test	Frenchay 上肢活动检查
FMA	Fugl-Meyer assessment	Fugl-Meyer 评估
FIM	functional independence measure	功能独立性检测
FTHUE	functional test hemiparetic upper extremity	偏瘫上肢功能测试
GPT	grooved peg test	槽钉测试
JTTHF	Jebsen Taylor test of hand function	Jebsen Taylor 手功能测试
MAL	motor activity log	运动活动日志
MAS	motor assessment scale	运动评估量表
MASS	modified Ashworth spasticity scale	改良的 Ashworth 痉挛量表
mCIMT	modified constraint induced movement therapy	改良强制性使用运动疗法
MMT	manual muscle test	徒手肌力检查
MRCS	medical research council scale	医学研究理事会量表
MT	mental practice	镜像疗法
MP	mirror therapy	运动想象
MFS	motor function scale	运动功能量表
MI	motricity index	功能指数
NHPT	nine-hole peg test	九孔柱测验
RCT	randomized controlled trial	随机对照试验
RTP	repetitive task practice	重复性任务练习
RTT	repetitive task training	重复性任务训练
RT	robot-assisted therapy	机器人辅助治疗
SHPT	sixteen-hole peg test	十六孔柱测试
SIS	stroke impact scale	脑卒中影响量表
TOA	task-oriented approach	任务导向性疗法
TOT	task-oriented training	任务导向性训练
UE/UL	upper extremity/upper limp	上肢

| VR | virtual reality | 虚拟现实 |
| WMFT | Wolf motor function test | Wolf 运动功能测试 |

复习题

1. 循证实践的原则是什么？

2. 综述文章中结果相关指标有哪些？

3. 描述在评估结果中最常用的研究设计。

4. 神经治疗方法的基本原则是什么？

5. 是否有证据支持神经治疗方法的应用？

6. 功能性 TOA 的一些基本原则是什么？

7. 描述支持 TOA 和 CIMT 的证据。

8. 描述辅助治疗的证据，如 RT、MT 和运动想象。

第 17 章　坐位姿势控制：功能独立的前提

Seated Postural Control: Supporting Functional Independence

Glen Gillen　**著**

王云朋　靳昭辉　王艺璇　孟德涛　**译**

关键词

- 日常生活活动
- 预期姿势控制
- 反向推动
- 动态平衡
- 偏瘫
- 稳定极限
- 姿势控制
- Pusher 综合征
- 稳定性
- 静态平衡
- 躯干

学习目标

通过学习本章内容，读者将能够完成以下内容。

- 了解躯干的功能解剖结构。
- 了解不同运动模式及各种活动的控制需求。
- 通过动作分析，了解独立完成各种日常活动所需的躯干控制的关键因素。
- 综合评价躯干控制及其对功能的影响。
- 了解提高和代偿患者躯干控制能力下降的治疗性活动。

躯干控制能力丧失通常发生在脑卒中患者中并持续至慢性恢复期[55]。躯干控制能力的恢复各不相同，但在脑卒中后的第 1 个月内恢复最快。

与通常的观点相反，躯干控制恢复的时间过程与手臂、腿部以及功能恢复相似[54]。

躯干控制障碍包括力弱（包括偏瘫侧以及程度较轻的非偏瘫侧）、稳定性丧失、僵硬和本体感觉丧失，并可能导致以下情况。

- 上、下肢控制功能障碍。
- 跌倒风险增加。
- 脊柱及相关结构挛缩变形的风险。
- 与环境相互作用能力受损。
- 头颈对线不良导致的视觉功能障碍。
- 由于躯干近端对线不良导致的吞咽困难症状。
- 日常生活活动能力及其他各类任务独立完成能力下降。
- 坐位及立位姿势的持久性、平衡能力以及功能的下降。

关于这些内容的全面回顾，请参见第 3 章：将以任务为导向的学习和环境策略联合应用到躯干控制能力的训练计划，第 18 章全面概述了影响平衡技能的多个变量，第 20 章为躯干控制和上肢功能的相互依赖性，第 7 章为运动障碍的概述。

多年来，重新获得躯干控制能力一直是脑卒中康复治疗的重点。直到最近，大多数关于躯干控制 / 姿势控制的文献都是基于临床专家对脑卒中后躯干功能障碍的观察和训练的总结。传统的治疗方法[8, 9, 18, 24, 43]强调脑卒中患者康复训练的重点为改善躯干控制能力，基于目前最新的运动控制及运动学习理论，此观点依然被继续使用（见第 3 章和第 16 章）。

一、影响功能的常见躯干功能障碍

虽然脑卒中后的运动控制研究主要集中在上肢功能和（或）步态，但大量描述性证据强调，临床医生应了解脑卒中后的各种特定躯干功能障碍的重要性。

Dickstein 等[21] 研究了脑卒中后轻偏瘫患者在进行上肢和下肢屈曲任务时躯干肌肉的预期姿势调整。研究人员记录了任一手臂屈曲过程中双侧腰椎竖脊肌和背阔肌及任一髋关节屈曲过程中腹直肌和外斜肌的肌电图活动。作者记录了偏瘫患者的躯干肌肉活动受损情况，表现为躯干外侧肌肉的活动水平降低、启动延迟及相关肌肉之间激活的同步性降低。此外，他们证明这些损伤与运动和功能缺陷有关。

Bohannon 等[12] 已经研究了脑卒中后躯干肌肉力量的改变（尤其是躯干前屈和侧屈力量）。研究对象包括 20 名脑卒中后偏瘫患者和 20 名对照受试者。使用手持测力计测量躯干力量，测量过程中让患者保持直立坐位。结果表明，无论前屈还是侧屈肌肉的力量均明显低于正常对照组。最大的力量差异是前屈力量。这些研究表明，相对于非偏瘫侧，偏瘫侧躯干无力更为明显。因此得出结论脑卒中患者的躯干肌肉力量在多个方向受损。

Bohannon[11] 研究评价 11 名脑卒中患者躯干侧屈力量和躯干肌力对坐位平衡和步行的影响。结果表明，偏瘫侧的平均侧屈力为 32.1%，明显小于非偏瘫侧。研究还进一步表明坐位平衡与躯干侧屈肌力量明显相关。

Bohannon[10] 研究了 28 名受试者脑卒中后躯干肌力的恢复情况。研究在多个方向上测试受试者的力量，其中包括前屈、向偏瘫侧侧屈及向非偏瘫侧侧屈。统计学分析表明，躯干肌肉力量随时间推移显著增加。其中前屈方向的肌力恢复最大。此研究再次证实了在初期和末期评估中躯干肌力和坐位平衡显著相关。

Esparza 等[25] 研究了脑卒中受试者够取物品时手臂与躯干运动的协调与特定半球的关系。他们得出结论，与正常对照组比较，脑卒中患者手臂及躯干同步过程被打断，手臂与躯干肌肉募集的时序协同是由大脑半球双侧介导的，他们发现左侧大脑半球损伤患者的躯干活动范围与右侧损伤的患者不同，表明左侧半球在控制复杂的手臂 – 躯干运动中其更重要的作用。

Ryerson 等[46] 研究了脑卒中后偏瘫患者的躯干位置觉受损情况。结果显示，与同年龄对照组相比，患者存在更严重的躯干重新定位错误。基于这一发现，作者建议将强化矢状和横向运动的躯干位置觉再训练作为脑卒中后干预策略，以改善躯干平衡和控制。

除上述研究外，几项研究还重点记录了正常受试者在不同任务期间的肌电图活动（包括躯干移动）[2, 6, 20, 27, 53, 61]。参见 Basmajian 和 DeLuca[6] 功能任务期间进行的肌电图研究。

二、躯干功能解剖

1. 骨骼系统

本节回顾了躯干解剖的骨性成分，包括关节和关节活动范围。

(1) 脊柱：脊柱由 26 个椎体组成，分类如下。
- 颈椎：7 块。
- 胸椎：12 块。
- 腰椎：5 块。
- 骶骨：5（融合为一块骨，即骶骨）。
- 尾骨：4（融合为 1 或 2 块骨，尾骨）。

作为一个整体，从骶骨到颅骨的脊柱相当于一个具有三维活动能力的关节[35]，其中包括屈伸、左右侧屈及旋转。Kapandji[35] 已记录整个脊柱的活动范围（表 17–1）。

了解脊柱对线对于有效评估和治疗计划的制订是非常必要的。脊柱的正常对线意味着存在适当的生理弯曲。在矢状面，脊柱呈 4 个弯曲（表 17–2 和图 17–1）。

(2) 骨盆：据 Kapandji[35] 所说，"骨盆构成了躯干的底部，支撑腹部，将脊柱与下肢连接起来。它是由 3 块骨头和 3 个关节组成的闭合骨关节环"。包括 2 个髂骨和 1 块骶骨。骨盆的 3 个关节包括 2 个骶髂关节和耻骨联合。由于骶髂关节和腰骶关节较固定，每次骨盆的运动都伴有脊柱主要是腰椎的重新对线[50]。

表 17-1 脊柱的活动范围

运 动	关节活动度
屈曲	• 颈椎：40° • 胸腰椎：105° • 总计：145°
后伸	• 颈椎：75° • 胸腰椎：60° • 总计：135°
侧屈	• 颈椎：35°～45° • 胸椎：20° • 腰椎：20° • 总计：75°～80°
旋转	• 颈椎：45°～50° • 胸椎：35° • 腰椎：5° • 总计：85°～90°

表 17-2 脊柱的生理弯曲

| 曲 度 | 后 移 | |
	前 凸	后 凹
骶曲（固定）	×	
腰曲		×
胸曲	×	
颈曲		×

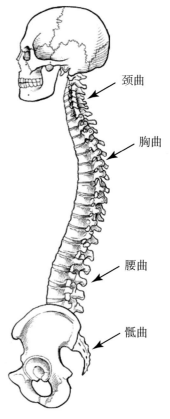

▲ 图 17-1 脊柱侧视曲度图

骨盆可发生前倾及后倾。前倾时髂前上棘移至耻骨联合前面，加重了腰椎曲度，导致髋关节屈曲增加。相反，骨盆后倾会导致腰椎曲度"变平"，髋关节伸展增加。骨盆侧倾导致双侧髂嵴高度产生差异，并伴有脊柱侧弯和胸廓的侧移。

(3) 胸廓：胸廓由胸骨、肋软骨、肋骨和胸椎体组成。肋骨保护胸腔内的器官，辅助呼吸，并为上肢提供支撑。吸气时肋骨上抬，呼气时肋骨下沉。

虽然每根肋骨都有自己的关节活动度（主要发生在肋椎关节），脊柱运动往往伴随胸廓的移动。在脊柱后伸过程中，胸廓前移，肋骨上抬。脊柱屈曲时，胸廓后移，肋骨下降。侧屈会导致胸廓在冠状面上左右移动。脊柱旋转时，胸廓的一侧在水平面前移，另一侧后移。

2. 肌肉系统

(1) 腹壁肌群：腹壁肌肉的总体功能如下。

• 支撑腹部内脏。

• 辅助呼吸。

• 控制躯干屈伸、侧屈及旋转。

虽然这些肌肉主要位于躯干的前部，但它们也位于腹部的外侧和稍靠后的位置，在腹部周围围成条带。腹壁肌肉由三组组成：腹直肌、腹斜肌（内外斜肌）和腹横肌（图 17-2）。

① 腹直肌：腹直肌由左右两块组成，位于腹中线两侧，被中间的腹白线隔开，腹白线从剑突一直延伸到耻骨。

腹直肌近端附着于胸骨剑突，毗邻肋软骨，远端附着于耻骨，靠近耻骨联合[50]。

在以下两种情况下，很容易触摸到肌肉。

• 当受试者仰卧时，要求将头部和肩部从支撑面上抬起（仰卧起坐）。

• 在坐位或站立位置时后仰。

此肌肉收缩时，骨盆和胸骨相互靠近，骨盆后倾，腰部曲度变直。由于腹直肌被分成多个节段，所以它可以部分收缩，也可以整体收缩从而形成不同姿势。De Troyer 的研究[20] 表明，对大多数个体而言，在姿势反应中发生的腹直肌募集并不一定涉及全部腹直肌。

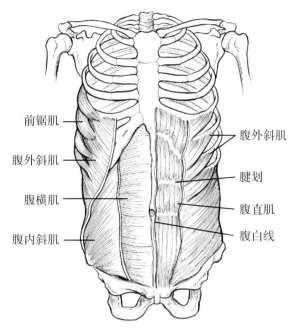

▲ 图 17-2　躯干前部的分层解剖

腹直肌（和躯干的其他肌肉）需要一个稳定的起始点才能有效发挥作用[18]。这个稳定的起始点可以是骨盆或胸部，这取决于姿势和躯干的运动节段。Davies[18]进一步解释说："在髋关节周围肌肉的作用下，骨盆在躺、坐或站立时是稳定的，在坐及平躺时此稳定有双腿自身的重力辅助。胸椎选择性伸展，稳定腹肌胸骨起点，保证腹肌收缩可以移动骨盆或阻止骨盆移动。"Davies进一步指出，当腹肌的起止点过分接近时（如在胸椎后凸过大的患者中），腹部肌肉不能有效地发挥作用。Winzeler-Mercay 和 Mudie[60]发现脑卒中患者在穿鞋时，腹直肌肌电图显示出了力量减弱，偏瘫侧更加明显。同样，Tanaka 等[52]发现屈肌的峰值力矩明显低于健康对照组。

腹直肌可以通过在椅子上采取仰卧姿势（躺在椅子里），然后向上和向前拉到一个对齐的位置来自我触诊。你也许会注意到当上身前屈（双肩向前超过髋部时）腹直肌活动突然阻滞或减慢。

② 腹斜肌：腹斜肌由 3 块交织在一起的肌肉组成，其中包括腹内斜肌、腹外斜肌和腹横肌。

③ 腹外斜肌：腹外斜肌形成腹壁的最表层，其纤维从外上走向内下[35]。该肌位于腹直肌外侧，覆盖腹部的前部和外侧。起止点如下[50]。

• 起点：肋骨前外侧，在此处与前锯肌交错，沿背阔肌垂下。

• 止点：上部纤维向前下形成腱膜与腹白线相连，下部纤维止于髂骨嵴。

如果单侧腹外斜肌收缩，则躯干转向对侧。因此，如果想左转，应收缩右侧腹外斜肌，反之亦然。双侧收缩则使躯干前屈、骨盆后倾。这块肌肉还参与用力咳嗽[50]。旋转躯干时易触及该肌肉。

④ 腹内斜肌：腹内斜肌位于腹两侧，并被腹外斜肌覆盖。实质上，腹内斜肌构成了腹壁上的第二层肌肉。该肌覆盖的范围基本与腹外斜肌相同，但它的纤维与外斜肌的纤维交叉。起止点如下[50]。

• 起点：腹股沟韧带、髂嵴和胸腰筋膜。

• 止点：耻骨、与白线相连的腱膜，以及最后3～4 根肋骨。

此肌参与躯干旋转，单侧收缩时躯干转向同侧，如左侧收缩，躯干转向左侧。显然，腹外斜肌和腹内斜肌是躯干旋转的协同肌肉。右腹外斜肌和左腹内斜肌共同收缩，使躯干向左旋转，反之亦然。"因此，一侧腹壁肌肉收缩的效果还要取决于对侧肌肉的固定，尤其涉及躯干旋转时[17]。"

Tanaka[52]等发现脑卒中后偏瘫患者的躯干旋转能力明显差于健康人。在角速度、肢体受累侧及性别方面左右旋转没有差别，但腹壁肌肉在两个方向上均低于健康对照。

腹内斜肌很难触到。然而，治疗师在躯干旋转方向一侧触摸外侧腹壁时，可能会感觉到指尖下的紧张。这种张力的部分来自腹内斜肌的激活。

⑤ 腹横肌：腹横肌位于腹壁最内层。其纤维呈横向走行，此肌还被称为束腹肌，因为它围绕腹部呈条带状。起止点如下[50]。

• 起点：下肋骨、胸腰筋膜、髂嵴和腹股沟韧带。

• 止点：通过融合的腱膜与其他腹部肌肉融合成腹白线。

腹横肌主要起束缚、压迫作用。像一条带子束缚腹部脏器使其平坦。腹横肌肌力下降可致前腹部膨出，间接导致脊柱前凸[40]。治疗师可嘱患者用力呼气来触诊此肌。

(2) 躯干背部肌肉：躯干背部肌肉包括腰方肌、竖脊肌群和背阔肌（图 17-3）。这组肌肉参与躯干

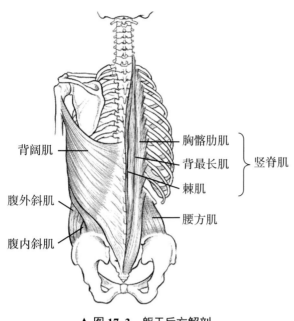

▲ 图 17-3 躯干后方解剖

伸展、侧屈、旋转并帮助稳定脊柱。

① 腰方肌：腰方肌位于后外侧（即后腹壁），腰大肌和竖脊肌群之间。起止点如下[50]。

• 起点：髂骨嵴。

• 止点：第 12 肋，$L_{1\sim3}$ 横突。

这块肌肉的主要辅助上提髋部。因此参与躯干侧屈。触诊腰方肌最简单的方法是让受试者俯卧，触诊髂嵴前外侧，并要求受试者上提髋部。

② 竖脊肌群：竖脊肌群体积很大，填满了脊椎的横突和棘突之间的间隙，并向外延伸，覆盖了大部分胸廓背面。该肌由多块肌肉组成，分别以附着点、形状、作用命名，如横突棘肌、棘间肌、最长肌和髂肋肌。

总体而言，这些肌肉将颅骨后部与髂骨后嵴和骶骨连接起来。背部伸肌的协同收缩使头部和骶骨靠近。骨盆前倾（扩大腰曲），肋骨分离。这些肌肉还参与侧屈（平衡腹部肌肉），通过单侧收缩辅助躯干旋转（如辅助躯干转向同侧）。患者俯卧，头和肩膀抬起[50]，此时很容易触到这些肌肉。患者保持坐位时，下部伸直，此时可触到下部伸肌。

Winzeler-Mercay 和 Mudie[60] 发现，在工作活动（如伸手取物或穿鞋）和休息时，两侧竖脊肌的活动增加，受累一侧的活动尤其显著。他们推测，这些异常反应可能反映了皮质对运动单位的支配被中断。同样，Tanaka 等[51] 发现伸肌的峰值

力矩明显低于健康对照组。

③ 背阔肌：背阔肌位于浅层，覆盖躯干后外侧。起止点[50] 如下。

• 起点：T_6 以下棘突、腰背腰筋膜、髂骨后嵴、肋骨下部与外斜肌交错；纤维向腋窝汇聚，经过肩胛下角。

• 止点：附着于肱骨小结节嵴，邻近大圆肌。

背阔肌单侧收缩，使肱骨内收、伸展并向内旋转，躯干侧屈（肩和骨盆靠拢），双侧收缩帮助脊柱过度伸展和骨盆前倾。

三、运动控制分析

躯干肌肉收缩

为了实现对躯干的完全控制，并能在进行功能性任务时使用这种控制，Davies[18] 强调患者必须重新获得在三种不同情况下收缩躯干肌肉的能力。

以坐位姿势时洗脚为例说明上述观点。

• 肌肉收缩，抵抗重力，产生运动：当躯干的运动方向与重力相反时，躯干上部的肌肉会向心收缩。如洗完脚后通过背部伸肌收缩（最上部肌肉），躯干从弯腰位直立，此时，这些肌肉积极地收缩。但有一个例外是桥式运动。在这种情况下，运动确实发生在与重力相反的方向（背部和臀部远离支撑面），但是向心收缩的是下部肌肉（伸肌），这是这项任务成功的原因。向心收缩功能用于在任务完成期间或之后重新定位躯干。

• 肌肉收缩，抵抗重力，维持不动：这种类型的肌肉收缩（通常是等长收缩）防止因重力引起的下落，保持躯干稳定以顺利完成任务，并形成平衡反应的基础，如洗脚时，背部伸肌收缩以稳定（等距固定）躯干，使躯干稳定以发挥远端肢体的功能。值得注意的是，当一个人完全向前倾斜（极度弯曲）时，后背伸肌变得不活跃，椎体韧带开始负责保持躯干的这个姿势[6]。

• 肌肉收缩，抵抗重力牵拉，控制躯干运动速度：此种情况下肌肉做离心收缩（可控的有效伸长）。负责收缩的肌肉位于与重力方向相反的躯干一侧。当一个人前倾洗脚时，背部伸肌离心收缩以控制躯干向前运动的速度和程度。这种肌肉收缩具有制动作用，因为躯干的大部分在重力的牵

图中标注文字：

背阔肌
腹外斜肌
腹内斜肌
胸髂肋肌
背最长肌
棘肌
} 竖脊肌
腰方肌

引下移动。

上述例子表明：功能独立性需要控制所有这三种躯干肌肉收缩和任意组合。成功的治疗计划必须包含引起各种躯干肌肉收缩的活动。自理训练本身就是激发各种躯干姿势和肌肉收缩。

(1) 骨骼肌组成：躯干的运动控制取决于骨骼肌的一些变量包括 ROM、生物力学对线、肌肉的力量和长度。这些变量是相互依存的，可能会在脑卒中患者中造成恶性循环。

(2) 姿势对线异常：脑卒中患者通常会出现姿势对线异常，必须首先通过视诊和触诊来确定。然后找到病因，再决定最合适的干预措施（表 17-3）。

表 17-3　常见姿势异常及潜在原因

常见姿势异常	潜在原因
骨盆后倾 / 腰椎屈曲（腰椎曲线消失）	• 下背部伸肌无力 • 腹部无力（因为这种姿势不需要腹部控制） • 躯干弱化 • 缩短或过度活动的腘绳肌机械地将骨盆拉为后倾位
骨盆倾斜（其特征是通过两个坐骨结节承受不同的重量）	• 躯干一侧的肌肉短缩或过度活动 • 一侧躯干力弱 • 视觉 - 知觉障碍（即单侧忽略或身体和空间关系处理受损）
脊柱过度后凸	• 下背部伸肌无力 • 腹部无力（因为这种姿势将人的重量放在前面，也就是说，这种姿势几乎不需要腹部控制） • 既往脊柱后凸加重
坐位偏离中线和（或）脊柱外侧屈曲	• 躯干一侧的肌肉缩短或过度活动 • 一侧躯干无力 • 视觉 - 知觉障碍（即单侧忽略或身体和空间关系处理受损）
胸廓旋转	• 躯干旋转肌力量不对称（即斜肌） • 一侧躯干旋转肌过度活跃
头颈对线异常（转离并屈向偏瘫侧）	• 偏侧忽略 • 颈部肌肉缩短或过度活跃，如胸锁乳突肌

长期姿势对线异常会导致一侧躯干肌肉短缩，而另一侧过度牵张。例如，骨盆后倾伴随腰椎屈曲可使前面肌肉缩短后面肌肉拉长；右侧屈曲导致右侧肌肉缩短，左侧肌肉拉长。

姿势异常的原因有：单侧肌力下降（特别是骨盆周围肌肉），骨骼肌活动不平衡，知觉障碍，以及中线感知障碍和软组织短缩。

长期姿势异常可导致软组织短缩，ROM 丧失，以及无法产生足够的力量来收缩肌群。肌肉最大力量（主动张力）在静息长度时较高（即躯干姿势对齐的时候），而在缩短状态较低。因此肌肉力量产生在静息长度时处于最佳工作状态[40]（如一个对称和对线良好的躯干）。

(3) 处理姿势僵硬和自由度问题：Mohr[43] 认为对身体的正常控制均需要身体具备不同节段分离运动的能力。例如，将头部与身体分离，将身体的一侧与另一侧分离，将上部躯干与下部躯干分离。反之患者则通常表现为姿势僵硬，缺乏流畅运动，并将身体的各部分作为一个整体移动。

在功能性任务中，分离运动的例子还包括：在下部躯干固定上部躯干旋转的情况下伸手去拿厕纸；在行走过程中躯干反向旋转；当用右手取桌子左侧的手机时，上部躯干旋转的同时，下部躯干侧屈，以增加手臂的活动范围。

分离困难 / 姿势僵硬可能是由于软组织紧张、骨性挛缩或患者在功能活动时努力减少躯干的自由度造成的[48]。确定患者为何不能做分离运动至关重要。一个典型的临床问题是确定躯干僵硬和缺乏分离运动是由于软组织紧张（这可能需要软组织拉伸和活动），还是患者为了保持稳定而限制了自由度（这需要核心稳定活动）。区分病因的一种方法是提供不同程度的姿势支持。例如，坐在高靠背的椅子上与坐在无支撑的治疗桌上，或者侧躺与无支撑地坐着。如果肌肉僵硬的潜在原因与"冻结"自由度有关，那么在各种姿势支持的条件下，被动和主动运动会出现显著的差异。在患者获得最多支撑的情况下（侧卧和有支撑的座椅），他或她将能够"释放"自由度，可以轻松和流畅的移动，并且能够分离不同身体节段。如果将同一个人置于姿势支持减少的情况下，系统将通过"冻结"自由度作出响应，从而出现活动僵硬。

(4) 运动适应：关于运动适应，Smith[50] 等指出：正常的姿势控制需要对不断变化的任务和环境要求作出适应性反应的能力。这种适应性需要使用多种运动策略并能根据任务和环境选择合适的策略。不能根据任务改变作出相应的运动调整是许多神经功能障碍患者的一个特征。患者呈现出固定的刻板的运动模式，表现出运动灵活性和适应性丧失。

运动适应可以发生在对外部扰动的反应或对潜在不稳定力量的预期姿势调整中。意外的外部干扰包括在拥挤的大厅中撞到某人，在意外转弯或减速的车辆中，以及在移动的平台上。

由于预期的不稳定力量导致的躯干姿势干扰（即内在扰动）：如伸手去拿书架上的一本厚书，够取手臂长度以外的物体，推或拉椅子到合适的位置。Shumway-Cook 和 Woollacoff[49] 指出预期姿势控制很大程度上依赖于以前的经验和学习。第 20章介绍了针对够取活动中预期姿势反应的研究。

四、躯干评估、治疗的注意事项

治疗师进行躯干控制能力评估及制订治疗计划时应考虑以下几点。

- 合理恰当的评估和训练离不开敏锐的观察技巧。患者应脱掉衣服（露出上臂或只穿运动胸罩或泳衣），以便在功能任务中，更好地观察躯干运动。如果存在衣服重叠、皱褶、弯曲的衣缝，均会影响观察效果。

- 治疗师必须认识到姿势轻微的改变也会影响躯干肌肉的活动和对线[17]。例如，双肩轻微的前移就会导致伸肌的活动，而轻微后移则会引发躯干屈肌活动。

- 治疗师对躯干进行评估时，应让患者做日常生活中的各种姿势。躯干调整是基于特定任务的，因此对仰卧位患者的躯干评估包括翻身、转换 / 保持侧卧位、桥式运动、过渡到坐位（见第 7 章），对坐位患者的评估包括上肢和下肢穿衣、转移和洗澡等活动，对站立患者的评估应包括够取药柜、书架和厨房橱柜中的物品。

五、评估过程

1. 主观询问　治疗师应该询问患者可感知的稳定极限。稳定极限被定义为在不改变支持面的情况下，身体能够保持其位置的空间范围界限[50]。患者感知的稳定性极限可能与实际极限一致，也可能不一致。如果患者感知到的稳定性极限大于实际极限，他们就有跌倒的危险。如果他们感知到的稳定性极限小于他们的实际极限，他们可能不愿意尝试对姿势系统要求越来越高的任务（例

如，没有辅助设备的下肢穿衣，没有助臂器的情况下从地板上捡东西）。

感知的稳定性极限可能与观察到的神经行为缺陷直接相关。身体图式障碍在脑卒中患者中比较常见，这些障碍包括身体忽略、躯体失认症和左右辨别能力受损[3]。Ayres[4] 将身体图式定义为一种基于运动的姿势模型。身体各部分的信息及各部分间的关系对于决定怎样运动，朝哪个方向运动及以哪一种方式运动是必需的[3]。空间关系障碍包括空间忽略、深度知觉和空间关系障碍，这些缺陷会影响患者的感知稳定极限（获得及恢复中线定位及空间位置的能力）（见第 24 章和第25 章）。

主观询问的其他组成部分还包括明确患者对其躯干对线不良的认识，以及他们感知和采用中线体位的能力[46]。在询问中治疗师的目的就是深入了解患者准确观察其姿势障碍的能力。对许多患者来说这是比较困难的，因为在大多数日常生活任务中姿势控制不会在意识层面发生。

2. 标准化评估　推荐使用有效可靠的工具进行标准化评估。下面介绍与躯干控制有关的评估工具。下文中前三种工具专门用于评估脑卒中后的躯干控制，因此强烈推荐用于这一领域的临床和研究，其余评估量表是与躯干控制相关项目的综合评估。这三种评估方法的心理测试特性见表 17-4。

3. 躯干控制测验　躯干控制测验（Trunk Control Test）[15] 检测四种功能动作：从仰卧位翻身到偏瘫侧，从仰卧位翻到非偏瘫侧，从仰卧位坐起来，然后双脚离地坐在床边 30s。每个运动的评分如下：0 分，没有帮助的情况下不能完成动作；12 分，能够以不正常的方式完成动作；25 分，能正常完成动作。分数范围为 0～100 分。

躯干控制测验[15] 可以较敏感的评估脑卒中患者的恢复程度，与功能独立性评定量表密切相关，并在预测未来患者出院时 FIM 运动项目表现方面优于运动 FIM[13, 15]。此外，Duarte[22] 等发现躯干控制测验与住院时间、出院时运动项 FIM 评分、步速、步行距离、Berg 平衡量表显著相关。他们还发现，躯干控制测验可预测 52% 的住院时间差异及 54% 的出院 FIM 评价（表 17-5）。

(1) 躯干损害评估量表（A）：用于评估脑卒中后躯干的运动损伤。该量表对静态平衡（3 项）、

表 17-4　躯干控制测验和两种躯干功能障碍量表的测量学特性

量表特点	躯干控制测试	躯干功能障碍量表 （Verheyden）	躯干功能障碍量表 （Fujiwara）
条目数量	4	17	7
每个条目的分值	0、12 或 25	0~1、0~2 或 0~3	0~3
总分	0~100	0~23	0~21
测试 - 重测的可靠性	暂时没有相关数据	Kappa 和 Kappa 权重值、一致性百分比、ICC（Kappa 值为 0.46~1，一致性百分比为 82%~100%，ICC 为 0.87~0.96）	暂时没有相关数据
评估信度	斯皮尔曼相关系数（R=0.76）	Kappa 和 Kappa 权重值、一致性百分比、ICC（Kappa 值为 0.7~1，一致性百分比为 82%~100%，ICC 为 0.85~0.99）	Kappa 权重值（0.66~1）
测量误差	暂时没有相关数据	内部测量和重复测量误差（内部测量: -1.84~1.84，重复测量: -2.90~3.68）	暂时没有相关数据
反应	暂时没有相关数据	暂时没有相关数据	暂时没有相关数据
内部一致性	Cronbach a（0.83 和 0.86）	Cronbach a（0.65~0.89）	Rasch 分析（除 3 个项目外，其余均显示均方拟合统计量在 1.3 以内）
内容效度	暂时没有相关数据	文献回顾、观察脑卒中患者、临床经验与脑卒中康复专家讨论	主成分分析（确定三个因素）
结构效度	与 Rivermead 运动能力评估中粗大运动功能分量表的相关性（0.70 和 0.79）	与 Barthel 指数相关（R=0.86）	暂时没有相关数据
同时效度	暂时没有相关数据	与躯干控制试验相关性（R=0.83）	与躯干控制试验相关性（R=0.91）
预测效度	对 FIM（运动部分）的入院有显著预测作用（预测 FIM 时 R^2=0.54，预测运动 FIM 时 R^2=0.71）	脑卒中后 6 个月 Barthel 指数评分的显著预测因素（未发表的数据）	对出院时 FIM 评分运动部分有显著的预测作用（added R^2=0.09）
判别能力	暂时没有相关数据	脑卒中患者与健康个体间差异有统计学意义（$P < 0.0001$）	暂时没有相关数据

FIM. 功能独立性度量；ICC. 组内相关性［引自 Verheyden G, Nieuwboer A, Van de Winckel A, De Weerdt W. Clinical tools to measure trunk performance after stroke: a systematic review of the literature. *Clin Rehabil.* 2007; 21(5): 387–394. [57]］

表 17-5　躯干控制测试

测试（在床上）	评　分
• 翻身至偏瘫侧 • 翻身至非偏瘫侧 • 保持坐位平衡 • 从仰卧位坐起	0 分: 无法执行 12 分: 能在非肌肉帮助下完成 25 分: 正常

引自 Collin C, Wade D. Assessing motor impairment after stroke: a pilot reliability study. *J Neurol Neurosurg Psychiatry.* 1990; 53(7): 576–579.

动态坐位平衡（10 项）和躯干协调（4 项）进行评分。它旨在评估躯干运动的质量，并指导治疗。最低 0 分，最高 23 分[56]（表 17-6）。

(2) 躯干损害评估量表（B）：包括 7 个项目。

腹肌力量和垂直度项目来源于脑卒中损伤评估成套测验（Stroke Impairment Assessment Set），其他 5 个项目包括躯干垂直度的感知，偏瘫侧和非偏瘫侧的躯干旋转肌肉力量，以及偏瘫侧和非偏瘫侧的翻正反射。这 7 个项目评分分成四级，0 表示表现不佳，3 表示表现最佳[30]（框 17-1 和表 17-7）。

(3) 脑卒中患者姿势评估分级量表：包含与躯干控制相关的项目。总体来说，此表包含 12 个 4 分条目（0~3）。评分越高，代表表现越好。项目包括在无辅助坐位，有或无辅助支撑下站立，非偏瘫侧站立，偏瘫侧站立，从仰卧位翻身偏瘫侧及非偏瘫侧卧位，仰卧坐起，坐位到仰卧，坐位至站立，从站位到坐位，站立并捡起地板上铅笔。

表 17-6　躯干功能障碍量表（A）

所有项目的起始姿势是相同的，患者坐在床边或治疗床边，受试者背部及手臂不能有任何支持。大腿充分与床面或治疗床接触，两足间距与两髋同宽，并平放在地面上，屈膝 90°，两臂置于腿上。如果患者张力过高，偏瘫臂的位置就作为起始姿势。头和躯干位于中线位置。如果患者在第一项得分是 0 分，那么躯干功能障碍量表得分就是 0 分。每项测试均进行 3 次。记录最高分。不允许进行练习。在每次尝试之间，可对患者进行矫正。如果需要进行示范，可口头向患者解释

项　目		
静坐平衡		
1. 起始姿势	患者在没有手臂支撑的情况下跌倒或无法保持起始姿势 10s	□ 0
	患者可保持起始姿势 10s（评分 =0，则 TIS 的总分 =0）	□ 2
2. 起始姿势	患者在没有手臂支撑的情况下跌倒或无法保持起始姿势	□ 0
治疗师将非偏瘫侧腿交叉在偏瘫腿上	患者可保持起始姿势 10s	□ 2
3. 起始姿势	患者跌倒	□ 0
患者将非偏瘫侧下肢交叉置于偏瘫侧下肢上	在床或治疗床边无手臂支撑下，患者不能进行交叉腿	□ 1
	患者能够进行交叉腿，但是躯干会向后移动大于 10cm，或用手辅助进行交叉腿	□ 2
	在没有躯干移动或没有辅助的情况下，患者能够进行交叉腿	□ 3
	静坐平衡总分	/7
动态坐位平衡		
1. 起始姿势	患者跌倒，需要上肢的支持或肘不能触及床或治疗台	□ 0
指导患者用偏瘫侧肘触及床或治疗床（通过缩短偏瘫侧及延长非偏瘫侧）并回到起始姿势	患者无须帮助主动移动，肘能够触及床（如果得 0 分，那么项目 2 和 3 得 0 分）	□ 1
2. 重复项目 1	患者没有表现出躯干的缩短 / 延长，或表现出相反的缩短 / 延长	□ 0
	患者表现出合适的躯干缩短 / 延长（如果得 0 分，项目 3 得 0 分）	□ 1
3. 重复项目 1	患者代偿。可能的代偿是：①使用上肢；②对侧髋外展；③屈髋；④屈膝；⑤足滑动	□ 0
	患者移动躯干时没有代偿	□ 1
4. 起始姿势	患者跌倒，需要上肢的支持或肘不能触及床	□ 0
指导患者用非偏瘫侧肘触及床（通过缩短非偏瘫侧和延长偏瘫侧）然后回到起始姿势	患者无须帮助主动移动，肘能够触及床（如果得 0 分，那么 5，6 项得 0 分）	□ 1
5. 重复项目 4	患者没有表现出躯干的缩短 / 延长，或表现出相反的缩短 / 延长	□ 0
	患者表现出合适的躯干缩短 / 延长（如果得 0 分，项目 6 得 0 分）	□ 1
6. 重复项目 4	患者代偿。可能的代偿是：①使用上肢；②对侧髋外展；③屈髋；④屈膝；⑤足滑动	□ 0
	患者移动躯干时没有代偿	□ 1

（续表）

7. 起始姿势	患者没有表现出躯干的缩短 / 延长，或表现出相反的缩短 / 延长	☐ 0
指导患者从床上抬起偏瘫侧的骨盆（通过缩短偏瘫侧及延长非偏瘫侧）并回到起始姿势	患者表现出合适的躯干缩短 / 延长（如果得 0 分，项目 8 得 0 分）	☐ 1
8. 重复项目 7	患者代偿。可能的代偿是：①使用上肢；②用同侧足蹬（足后跟与地面失去接触）	☐ 0
	患者不需代偿，能移动骨盆	☐ 1
9. 起始姿势	患者没有表现出躯干的缩短 / 延长，或表现出相反的缩短 / 延长	☐ 0
指导患者从床上抬起未受累侧的骨盆（通过缩短非偏瘫侧及延长偏瘫侧）并回到起始姿势	患者表现出合适的躯干缩短 / 延长（如果得 0 分，项目 10 得 0 分）	☐ 0
10. 重复项目 9	患者代偿。可能的代偿是：①使用上肢；②用同侧足蹬（足后跟与地面失去接触）	☐ 0
	患者不需代偿，能移动骨盆	☐ 1
	动态坐位平衡总分	/10

协调

1. 起始姿势	偏瘫侧没有移动 3 次	☐ 0
指导患者旋转上部躯干 6 次（每侧的肩应该向前移动 3 次），首先移动的一侧必须是偏瘫侧，头应固定在起始姿势	旋转是不对称的	☐ 1
	旋转是对称的（如果得 0 分，那么项目 2 得 0 分）	☐ 2
2. 在 6s 内重复项目 1	旋转是不对称的	0
	旋转是对称的	☐ 1
3. 起始姿势	偏瘫侧没有移动 3 次	☐ 0
指导患者旋转下部躯干 6 次（每侧的肩应该向前移动 3 次），首先移动的一侧必须是偏瘫侧，上部躯干应固定在起始姿势	旋转是不对称的	☐ 1
	旋转是对称的（如果得 0 分，那么项目 4 得 0 分）	☐ 2
4. 在 6s 内重复项目 3	旋转是不对称的	☐ 0
	旋转是对称的	☐ 1
	协调总分	/6
	躯干功能障碍量表总分	/23

引自 Verheyden G, Nieuwboer A, Mertin J, et al. The Trunk Impairment Scale: a new tool to measure motor impairment of the trunk after stroke. *Clin Rehabil*. 2004; 18(3): 326–334.

框 17-1　躯干功能障碍量表（B）躯干功能障碍量表项目和评分标准

躯干垂直度的感知
- 当患者坐在无靠背的床沿或椅子上，双脚离地时，检查者握住患者肩部两侧，使患者躯干向左右偏移。检查者要求患者指出他 / 她何时感觉躯干处于垂直位置，然后记录躯干偏离垂直线的角度，该垂直线为过 Jacoby 连线（两侧髂嵴最高点）中点的垂直线
- 0= 角度＞ 30°
- 1= 角度＜ 30° 和＞ 20°
- 2= 角度＜ 20° 和＞ 10°
- 3= 角度＜ 10°

偏瘫侧躯干旋转肌肉力量
- 要求患者将身体从仰卧位翻转到非偏瘫侧。双臂在胸前交叉，双腿保持伸展。要求患者在不用四肢推动地板或拉扯床单的情况下滚动他 / 她的身体。除腹外斜肌以外，允许在翻身期间其他肌肉（如胸大肌）等长收缩以保持稳定
- 0= 偏瘫侧腹外斜肌未见收缩
- 1= 偏瘫侧可见腹外斜肌收缩，但患者不能转动身体
- 2= 患者可以抬起偏瘫侧肩胛骨，但不能完全旋转身体
- 3= 患者可以完全旋转身体

非偏瘫侧躯干旋转肌肉力量
- 要求患者将身体从仰卧位翻转到偏瘫侧。评分与非偏瘫侧的躯干旋转肌肉力量相同

偏瘫侧正位反射
- 患者坐在没有靠背的床边或椅子上
- 检查者向非偏瘫侧方向推移患者肩部偏离中线 30°，并根据患者躯干偏瘫侧正位反射的程度进行评分
- 0= 没有引起反射
- 1= 反射很差，患者不能像以前一样将身体恢复到直立位置
- 2= 反射不强，但患者几乎可以像以前一样将身体恢复到直立位置
- 3= 反射足够强，患者可以立即像以前一样将身体恢复到直立位置

非偏瘫侧正位反射
- 检查者向偏瘫侧方向推移患者肩部偏离中线 30°。评分与偏瘫侧正确反射相同

脑卒中损伤评估成套工具——垂直度非偏瘫侧的正位反射
- 0= 患者不能保持坐姿
- 1= 保持坐姿，但向一侧倾斜，患者无法将姿势纠正至直立位置
- 2= 提醒患者，可以纠正至直立位
- 3= 患者可以以正常方式坐直

脑卒中损伤评估工具——腹肌力量
- 脑卒中损伤评估成套工具中腹肌力量评估是让患者在轮椅或高背椅上以 45° 半斜躺姿势休息时进行评估。要求患者将肩膀抬离椅背并采取坐姿
- 0= 不能坐起
- 1= 如果运动中没有阻力，患者可以坐起
- 2= 尽管检查者对胸骨施加了压力，但患者仍能保持坐姿
- 3= 患者腹部肌肉力量良好，能够抵抗相当大的阻力坐起

引自 Fujiwara T, Liu M, Tsuji T, et al. Development of a new measure to assess trunk impairment after stroke(trunk impairment scale): its psychometric properties. *Am J Phys Med Rehabil*. 2004; 83(9): 681–688.

该表可以有效且可靠的评估脑卒中后 3 个月内的患者情况[7]。

其中有 5 个项目[33] 用来测定躯干控制：无支撑坐位，从仰卧位翻身到偏瘫侧及非偏瘫侧卧位，仰卧到坐位到床边，坐位到仰卧。最近对该量表的研究表明，虽然该量表可以预测脑卒中后 1 年的 ADL 表现，但在康复的各个阶段都发现了屋顶效应，这表明该量表对脑卒中后 6 个月内的患者的鉴别能力和反应性有限[59]。

(4) Chedoke-McMaster 脑卒中评估量表：用于评估脑卒中患者的身体损伤和残疾。它由两部分组成，损伤量表（确定是否存在身体损伤

及严重程度，其中包括肩部疼痛、姿势控制、手臂、手、脚和腿六个维度，以 7 分分级系统进行量化）和活动量表（测量患者的功能能力）。活动量表包括两个部分：粗大运动功能指数（包括在床上移动和转移到椅子上）和行走指数（包括在崎岖的地面上行走和爬楼梯）。患者可以获得的最大分数是 100，因为有 14 个 7 分的评分和一个 2 分的评分，其中 2 分的评分为年龄适宜的步行距离[32]。

(5) 运动评估量表[13]：该量表是对运动行为的综合评估（包括与躯干控制相关的条目）。总体而言，该量表包括八个条目：仰卧到非偏瘫侧卧、

表 17-7　躯干功能障碍量表（B）与躯干控制测验的比较

内　容		躯干功能障碍量表	躯干控制测验
实用性	条目数	7	4
	每个条目的分数	0～3	0、12、25
	数值范围	0～21	0～100
可靠性	区间可信度	是，加权 Kappa	是，Spearman 等级相关
	内部一致性	是，Rasch 分析（均方拟合指数）	是，Cronbach α
有效性	内容有效性	是，主成分分析	否
	建构效度	是 Rasch 分析（logit）	是，单条目相关性
	同时效度	是，用 TCT	是，用 RMA GF
	预测效度	是，放电功能独立性测量运动评分	是，除去 FIM 运动评分

FIM. 功能独立性评定；RMAGF. 总体功能运动评估分数；TCT. 躯干控制测验［引自 Fujiwara T, Liu M, Tsuji T, et al. Development of a new measure to assess trunk impairment after stroke(trunk impairment scale): its psychometric properties. *Am J Phys Med Rehabil*. 2004; 83(9): 681-688.］

由仰卧位到坐起、平衡坐立、坐位到立位、行走、上肢功能、手运动和精细手部活动。每个项目有 7 分（0～6）。分数越高表示功能越好。

(6) Fugl-Meyer 评估量表[29]：该量表评估五个方面：关节运动和疼痛、平衡、感觉、上肢运动功能和下肢运动功能。其中平衡子表包括与姿势控制相关的七项功能：无支撑坐下、偏瘫侧和非偏瘫侧的保护性反应、支撑站立、无支撑站立、用偏瘫侧下肢和非偏瘫侧下肢站立。

Mao 等[42] 比较了 Fugl-Meyer 评估表、Berg 平衡量表（见第 18 章）和脑卒中患者姿势评估量表（Postural Assessment Scale for Stroke Patients）的平衡子表的心理测验特性。他们得出的结论是，三项测试均显示出可接受的信度、效度和响应水平，脑卒中患者姿势评估量表显示出较好的心理测量特征。可参考第 18 章来回顾其他姿势控制的标准化评估。此外，应阅读第 5 章关于运动和处理技能评估的使用。评估包括运动技能项目，如稳定性、对线和位置。强烈推荐独特的"运动和执行技能评估量表"（Assessment of Motor and Process Skills），因为治疗师可以在日常生活活动期间收集与运动技能相关的信息。

4. 躯干对线 / 对线不良的观察　本章的观察涉及坐姿。患者应尽可能暴露躯干，并要求患者"坐好坐直，双手轻轻放在膝盖上"（表 17-8 概述

了躯干和四肢的理想对线方式，以及观察到的脑卒中后静坐时常见不对称现象）。

在对静态坐姿期间的姿势对线不良进行评估之后，治疗师应该推断对线不良的原因。可能的原因包括躯干一侧骨骼肌活动增加、肌肉募集不能或肌肉无力、软组织短缩、固定变形、身体图式障碍及不能感知中线。

治疗师必须记住，观察到的异常姿势可能是不止一种损伤引起的（表 17-3）。例如，脑卒中患者倾向于以骨盆后倾的姿势坐着，从而导致髋部伸展和胸椎屈曲。这种姿势可能由以下一种或多种原因引起。

• 躯干伸肌尤其是下背部伸肌肌力减弱或活动减少。

• 腘绳肌和（或）胸椎固定挛缩。

• 腹部肌肉无力：上述姿势改变了重心，降低了向后倾倒的可能性。腹肌主要负责防止后倒；因此，采取屈曲的姿势减少了必须激活腹肌以防止向后跌倒的可能。

一个常见对线不良的例子是偏瘫侧躯干短缩。患者可能出于几个原因而采取这种姿势。

• 偏瘫侧的肩胛提肌活动减少导致肩部下降[17]。

• 偏瘫侧肩胛下肌活动增加牵拉肩部向下。

• 知觉功能障碍导致中线感知障碍，使非偏瘫侧承受最大的重量，导致偏瘫侧躯干短缩。

表 17-8　正常对线和脑卒中后常见的异常对线

	正常对线	常见的异常对线
骨盆	• 两侧坐骨结节承担相同的负重 • 由中立位到轻度前倾 • 中立位旋转	• 两侧不对称的负重 • 骨盆后倾 • 单侧后撤
脊柱	• 从后面看是直立的 • 从侧面看是正常曲线	• 脊柱侧弯 • 腰曲消失；胸椎后凸增加 • 一侧短缩；对侧肌肉拉长
胸廓	• 在侧向倾斜方向保持中立 • 中立位旋转 • 骨盆和肩膀对线良好	• 侧向倾斜 • 一侧肋弓张开 • 一侧塌陷
肩部	• 两侧高度对称 • 骨盆以上的对线整齐	• 高度不对称 • 单侧后撤
头颈	保持中立位	• 前伸 • 向偏瘫侧弯曲 • 背离偏瘫侧旋转
上肢	休息时双上肢垂于腰间，如果负重的话，双上肢是对称省力对称的	• 应用力量较强的肢体作为维持姿势对线的支撑 • 偏瘫侧肢体活动过少或过多
下肢	• 髋关节成 90° • 膝与臀对线一致 • 双足完全接触地板时下肢承重，足位于膝下	• 骨盆后倾时髋关节处于伸展位 • 髋内收时双侧膝盖接触 • 臀摇摆 • 双脚不能均等负重，或一侧下肢发力将身体向对侧推移；膝过伸

• 偏瘫侧屈肌活动增加或外侧屈肌短缩，导致短缩反应。

• 由于恐惧，不敢转移重心至偏瘫侧，而将大部分重量转移到非偏瘫侧，更导致偏瘫侧肌肉短缩。

在观察完患者静坐位姿势后，作业治疗师必须观察躯干在功能活动时的反应。两种最有效的完成这种观察的方法，一是观察患者在不同状态下的自我护理和转移活动，二是自我控制下的够取模式（表 17-9）。在功能性够取模式时，需要躯干保持近端稳定从而保证远端的功能，通过增加够取距离，增强与环境的相互作用（即以适当的躯干反应来扩展手臂范围），并防止跌倒。

静态躯干姿势将个人的够取能力限制在臂展范围内。如果一个物体位于臂展以外的位置（如在地板上、餐桌对面或在水槽下面），就需要躯干做出反应以够取物体。

总体来说，捡起地板上或前面的物体需要躯干前移。拾取放置在两侧手臂之外的物体则需要将躯干重心侧移至一侧坐骨结节。够取放在躯干后面的物品需要重心后移。够取跨越中线或位于肩膀或臀部后方的物体需要躯干旋转。

治疗师在观察患者执行功能性够取任务时的目标如下。

• 确保躯干和上肢模式协调一致，以成功完成任务。

• 注意任何跌倒的可能性。

• 注意够取时的不对称性。

• 客观评估患者感知的、实际的稳定极限。

• 注意在哪些方向能够取到臂展以外的物体而哪些方向不能。

• 寻找躯干僵硬及关节活动范围下降的因素。

5. **特殊躯干运动模式的评估**　除了执行每个运动模式外，读者在阅读本节时还应参考正确的图解。以下评估过程是基于 Mohr[43]、Boehme[9]、Davies[17]、Basmajian 及 DeLuca[6] 的工作。

(1) 躯干屈肌控制能力评估：采用以下五种方法评价躯干屈肌。

• 患者保持直立坐姿。治疗师要求患者双肩在

表 17–9　在够取活动中，物体放置的位置对躯干运动和重心转移的作用 *

（续表）

物品放置的位置	躯干反应 / 重心转移
笔直向前，在前额的高度，超过一臂的长度 	• 躯干伸展 • 骨盆前倾 • 重心前移
在两足之间的地板上 	• 躯干屈曲 • 重心前移
在右肩水平，超过手臂的长度 	• 左侧躯干短缩，右侧躯干伸长，左臀部抬高前移 • 重心转向右侧
右大腿下面的地板上 	• 右侧躯干缩短，左侧躯干延长 • 重心转向右侧
右肩后方，一臂距离 	• 躯干伸展并旋转（右后侧） • 重心移向右侧

物品放置的位置	躯干反应 / 重心转移
与肩同高，左肩左侧 	• 躯干伸展并旋转（左后侧） • 重心向左移动
在地板上，左足左边 	• 躯干弯曲和旋转（左后侧） • 重心向左移动
身后，头顶上方 	• 躯干伸展，肩后移至臀部 • 重心后移位

*. 这些例子是针对左侧偏瘫患者的，左边一列表示在够取任务中物体的位置（使用右上肢），右边的栏表示躯干位置和重心的转移

控制下缓慢地向臀部后侧移动（图 17-4A）这种运动模式发生于矢状面，从上部躯干开始 [43]，引起躯干屈肌的离心收缩 [27, 53]。保持最大后移姿势会导致躯干屈肌的等长收缩。观察的内容应包括运动抵抗、跌倒可能性和重心后移的对称性。单侧力弱会导致力弱侧落在非力弱侧之后（导致躯干旋转）。

• 从上一种运动模式的结束位置开始，治疗师要求患者双肩向前移动，使他们在矢状面内处于合适的对线位置（图 17-4B）；这种运动模式是通

过躯干屈肌的向心性收缩来实现的。治疗师应该注意患者运动过程中的对称情况。单侧屈肌力量下降导致非力弱侧引导此运动。

• 在合适对线坐姿下，患者采取可控的腰椎屈曲姿势（后倾，腰椎曲度变平和脊柱屈曲）（图 17-4C）。Mohr[43] 指出，这种运动模式是由躯干下部和骨盆启动的。如果主动执行这种姿势，最后的姿势是由屈肌的向心收缩完成的。患者也可以通过下背部伸肌的放松来达到这种姿势，所以治疗师应该触诊屈肌，以确保这种姿势是其积极收缩的结果。在这种运动模式的最后阶段［骨盆后倾和脊柱前屈（一种休息姿势）］，只有少量的肌肉活动甚至没有，患者通过椎间韧带来保持这种姿势[6]。

• 治疗师还应该评估患者仰卧时（在翻滚和床上活动时）躯干屈肌的控制能力。当患者处于仰卧位时，治疗师要求患者坐起。此运动主要由腹直肌控制，通过此运动治疗师可以评估患者躯干屈肌的抗重力控制能力。治疗师还可以要求患者以躯干弯曲和旋转的姿势，抬起一个肩膀并跨过躯干进行翻滚。这种运动模式也让治疗师了解屈肌（主要是斜肌）的抗重力控制能力[40]。

• 虽然前四种测试屈肌控制的运动模式是由患者发起的，但治疗师移动患者进行屈肌测试的反应也很有用，治疗师抬起患者的双侧下肢，使其髋关节屈曲增加。患者为避免向后倒，必须等长收缩躯干屈肌（图 17-4D）。

根据经验，坐位时，双肩后移超过臀部（后摆）；躯干远离支撑面（仰卧位起点）时；在旋转运动时，躯干屈肌均会被启动。

(2) 躯干伸肌控制能力评估：以下四种运动模式用于评估坐位活动和桥式运动过程中躯干伸肌的控制能力。

• 为了完成这种运动模式，患者采取骨盆后倾、脊椎屈曲姿势（多数脑卒中患者常见的休息姿势）。患者通过下部躯干和骨盆[43] 启动运动，然后伸长脊柱，过中立位稍前倾，使腰曲更明显（图 17-5A）。患者通过躯干伸肌向心性收缩完成此动作，通常在向前够取动作时用到这种躯干模式。

• 患者取坐姿并对齐，嘱其向前倾，但要保持脊柱呈一直线，使双肩在矢状面上位于髋关节

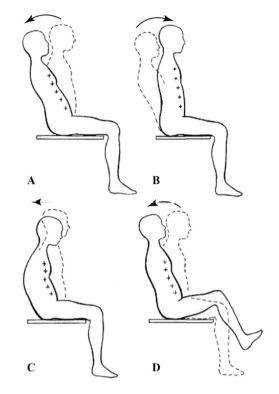

▲ 图 17-4 躯干屈肌控制

虚线表示躯干起始位置，实线表示躯干最终位置，箭表示运动方向，加号表示主要负责模式控制的肌肉群（骨骼肌活动发生在躯干两侧，由交互神经支配）

前方（图 17-5B），患者通过躯干伸肌离心性收缩来完成此动作[6, 27, 53]。如果患者保持此运动过程中间位置到终末位置的任何一个姿势，背部伸肌会出现等长收缩。如果躯干非对称性向前运动，表明患者存在一侧力弱。单侧无力导致力量较弱的一侧引导运动方向（如落向重力方向）。如果继续向前移动（如患者够到地板），则背部伸肌在末端范围内变得不活动，脊椎韧带的张力可以保持该位置[6]。

• 当患者处于第二种运动模式的最后一个姿势时，治疗师会要求患者将肩后移，以恢复到坐位对线模式下（图 17-5C）。虽然该动作是由髋部伸肌启动的[6, 53]，为完成该动作，也需要躯干伸肌的向心性收缩；该动作发生在矢状面。

• 在观察患者处于桥式动作时，治疗师也需要检查背部伸肌的状态。当患者处于髋关节和膝关节屈曲的仰卧位时，治疗师嘱患者做桥式动作，这需要躯干背部和髋关节伸肌[17] 向心性收缩完成，并通过这些肌肉的等长收缩来维持。该姿势放松是通过背部和髋部伸肌的离心性收缩来控制。

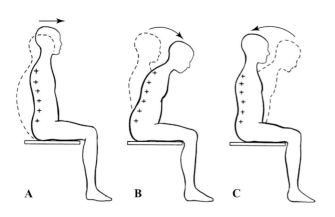

▲ 图 17-5　躯干伸肌控制

点状线表示躯干起始位置，实线表示躯干最终位置，箭表示运动方向，加号表示该模式控制的主要责任肌群（骨骼肌运动会发生在躯干两侧，也就是说躯干肌是交互神经支配）

　　根据经验，在坐位重心前移过程中（此时肩部向髋关节前方移动），从重心前移姿势再调整为对齐坐位及桥式运动过程中，背部伸肌都处于活动状态。

　　(3) 躯干侧屈肌的控制能力评估：侧屈发生在冠状面，因此执行此动作需要有屈肌和伸肌的平衡控制。通过肌电图分析研究发现在侧屈时，背侧和腹侧肌肉会出现共同激活[53]。躯干侧屈时，可记录到左右竖脊肌的肌电活动[6, 27]。

　　Mohr[43] 指出："当手向一侧够取时，会产生两种不同的运动策略：①上部躯干启动，同侧脊柱缩短；②或者下部躯干和骨盆启动，同侧躯干伸长。"

　　有三种运动模式用来评估躯干侧屈控制能力。

　　• 第一种运动模式是从坐位对齐开始的。骨盆固定，躯干上部启动躯干侧弯，同侧肩部向髋关节靠拢（图 17-6A）。终末姿势（它是同侧躯干缩短的一种）是由伸长侧躯干伸肌离心性收缩产生的[43, 53]。在图 17-6A 中，右侧躯干缩短，但这一动作主要是由左侧躯干离心性伸长控制的。保持该姿势于中间和终末姿势间的某个姿势，可以用来评估等长侧屈控制能力。治疗师可用这种运动模式对双侧躯干进行评估。

　　• 当患者处于第一种运动模式的最后一个姿势，治疗师要求患者坐直并重新对齐（图 17-6B）。躯干通过向心收缩外侧屈肌重新对齐（图 17-6B 中的左侧屈肌）。

　　• 最后一个运动模式评估躯干侧屈能力，这

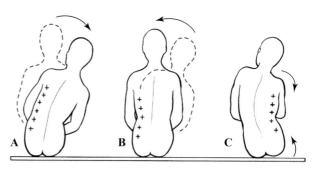

▲ 图 17-6　侧屈肌控制

点状线表示躯干起始位置，实线表示躯干终点位置，箭表示运动方向，加号表示主要负责该模式控制的肌肉群（躯干两侧都有骨骼肌活动，这就是双侧神经交互支配）

个运动由躯干下部和骨盆启动[43]。这种运动模式可以让患者伸手够取冠状面上手臂长度以外的物体。在该运动过程中，将大部分重心转移至一侧坐骨结节，肩和髋部距离大致不变。在此姿势下，负重侧的躯干伸长，非负重侧的躯干缩短（图 17-6C）。这个运动模式主要依靠来自缩短侧屈肌的向心性收缩控制。图 17-6C 示躯干右侧收缩。治疗师必须评估双侧躯干。

　　(4) 躯干旋转控制能力评估：关于旋转控制，Kapandji[35] 认为，"脊柱的旋转由椎旁肌和两侧腹肌发力实现。椎旁肌的单侧收缩只引起微弱的旋转。躯干旋转涉及肌肉主要是斜肌。通过围绕腰部的旋转运动和与胸廓的起止点偏离脊柱，可以提高旋转的机械效率，这样就可以移动腰椎和下部胸椎"。躯干向左旋转时，右侧外斜肌和左侧内斜肌收缩（图 17-7）。这两块肌肉的纤维同向运动，起协同作用。Basmajian[6] 的肌电图文献综述表明，在旋转过程中存在明显的双侧胸部伸肌活动。

　　Mohr[43] 说："脑卒中患者很少能够旋转控制，因为正常旋转需要伸肌和屈肌在躯干的两侧同时活动。"躯干旋转控制取决于躯干一侧的肌肉固定，从而在另一侧产生有效的肌肉动作。

　　躯干旋转可分为两种姿势：屈曲旋转和伸直旋转[8]。Mohr[43] 指出，旋转可由上部躯干或下部躯干 / 骨盆启动。旋转控制通过五种运动模式进行评估[9, 43]。

　　• 在第一种运动模式中，患者坐直，骨盆在支撑面上保持稳定。患者越过中线向下够取，使肩部接近对侧的髋部（如使右臂越过中线伸向左侧

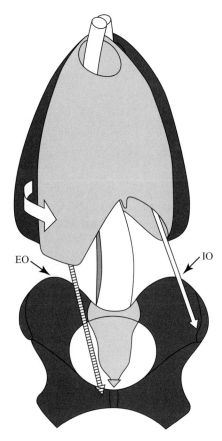

▲ 图 17-7 旋转控制

EO. 腹外斜肌；IO. 腹内斜肌（引自 Kapandji IA. *The Physiology of the Joints: The Trunk and Vertebral Column*. Vol. 3. New York: Churchill Livingstone; 1974.）

地面），形成屈曲旋转的姿势。这个动作主要是通过斜肌的向心性收缩和背部伸肌收缩（特别是在胸部水平）来控制。治疗师一定要进行双侧躯干评估。

• 在第二种运动模式中，上部躯干保持固定，而下部躯干和骨盆一侧向前运动（如向前挪动）。此姿势为伸展旋转。

• 在第三种运动模式中，患者在肩部水平向后够取（上部躯干起始），由此产生的姿势是旋转和伸展。

• 第四种运动模式包括启动躯干下部和骨盆向后移动（向后挪移），一侧向后移，对侧向后旋转，此姿势是屈曲旋转。

• 最后的运动模式类似于躯干屈曲控制部分的模式。患者仰卧，使双肩抬离支撑面向身体另一侧移动，启动部分节段身体翻滚。这种模式是由腹肌（斜肌）的向心性收缩控制。

6. 日常生活活动中躯干控制能力评估 躯干

控制能力和功能独立性明显相关。实证研究结论如下。

• Franchignoni[28] 等指出，躯干控制是控制更复杂的肢体活动的先决条件，而且这些肢体活动是更复杂行为技能的先决条件。

• Hsieh 等[33] 得出以下结论，有充分的证据能够证明躯干控制能力评估对综合日常活动具有预测价值，他们建议对脑卒中患者应尽早评估和处理躯干控制能力损害。

• Karatas 等[36] 总结，单侧偏瘫的脑卒中患者的躯干屈伸肌群无力会影响患者的平衡、稳定性，导致功能性残疾。

• Verheyden 等[55] 认为，躯干性能的评估与平衡、步态和功能的评分显著相关。

前面的章节重点介绍了躯干运动模式的选择。选择这些运动模式评估可以发现躯干控制具体存在的问题，从而针对性地制订治疗计划。然而，了解躯干控制损害对功能任务的影响对康复专业人员更有价值和意义。大多数（如果不是全部的话）已评估的运动模式（及它们的组合）都会在 ADL 执行期间被使用。因此专业人员可以观察患者 ADL 评估躯干控制能力。

需要说明的是，在任务执行过程中要观察大量运动模式变化。因此，评估和治疗的重点应该是在各种不同的环境中及包含多个变量的任务中观察、评估和治疗患者。情景环境和任务需求决定了躯干控制的哪些成分是成功完成任务所必需的。框 17-2 中是一个影响躯干控制模式的任务变量示例。

框 17-2   进食时影响躯干控制模式的变量

• 桌子的尺寸
• 坐椅的类型（如是否有扶手或靠背、坐垫、椅子的高度、人与桌子的距离）
• 调味品、餐具和菜盘等物品的放置（如远近、左右等）
• 食物的种类（如热汤和凉的水果）
• 单独或集体用餐（如通过帮助得到所需物品）
• 失误表现（如叉子掉落或打翻饮料）

下面的 ADL 执行期间的躯干控制变化列表并不详尽，但包含在各种任务期间观察躯干模式和内在变化的指南。读者应模仿执行每项任务，以确保对姿势描述的理解（表 17-10）。

(1) 上肢穿衣

① 套头衫：穿套头衫需要以下动作。

• 躯干屈曲：要求患者将衣物放置在膝上，并向下将手臂伸入袖子。

• 躯干伸直：观察患者的躯干重新对线，继续拉起袖子，将头套入衬衫。

• 伴有伸展的躯干旋转：可能需要向后伸展并调整衬衫的方向和（或）将衬衫塞入裤子。

② 有纽扣的衬衫：穿系扣衬衫需要做以下动作。

• 躯干屈曲：将衬衫正确地放在膝上准备穿衣服，并在躯干向前倾时将手臂伸入袖筒中。

• 躯干伸展：需要从上一个位置重新进行躯干对线。

• 伴有伸展的躯干旋转：用于将功能较好的手臂移至头后部，并伸向对侧肩部抓住衬衫领子并将其拉向对侧（图 17-8）；也用来移动对侧手臂穿过袖子，并把衬衫塞入裤中。

• 躯干屈曲：患者扣衬衣时使用；更常用作放松姿势（一种下垂的姿势），而不是一种主动的屈曲姿势。

(2) 下肢穿戴（坐位）：穿裤子、内衣、鞋、袜子的动作如下。

• 躯干屈曲：将手伸至足部（图 17-9）。

• 伴有伸展的躯干旋转：需要功能更好的手伸至对侧足部。

• 躯干伸展：需要从上一个位置进行躯干对线。

• 侧屈：当使用交叉腿的方法穿 / 脱裤子、内衣或鞋子时需要［交叉腿的位置将患者的重心向后转移，对腹部肌肉的需求增加（即控制躯干屈曲，同时防止向后跌倒）］（图 17-10），还需要把裤子和内衣拉上或拉下，成功地盖住髋部。

(3) 修饰

① 口腔护理：进行口腔卫生需要做以下运动。

• 躯干屈曲：等长控制可以用于将头部置于水槽上方，以防止牙膏和唾液溅到衣服上；刷牙后吐出（牙膏及漱口水）时，躯干屈曲度增加。

• 躯干伸展：前一个位置进行重新对齐；也用于在水槽上的药柜中获取用品和漱口的时候。

• 伴有伸展的躯干旋转：可用于伸向并调整正在使用的手臂对面的水龙头。

② 头发清理：头发清理需要以下动作。

• 躯干屈曲或伸展：可以在洗头时分情况使用。如果患者喜欢身体前倾，让肥皂泡在他们面前冲洗掉，则使躯干屈曲，如果患者喜欢向后仰，从身后冲洗掉泡沫，则用躯干伸展（和头 / 颈部伸展）；这两种方法都可以用于头发清理，突出头部的位置，并使梳子与头皮接触保持最佳位置。

• 侧屈：当在洗发或梳理时，可以让头部向右侧或左侧倾斜（从上部躯干开始）；也可用于最佳的头部位置摆放。

(4) 进食：进食需要做以下动作。

• 躯干屈曲和伸展：以手对嘴的方式进食时，将躯干的重心向前移向餐桌（图 17-11），使嘴置于盘子上方，然后进食（这种重心转移的幅度取决于所吃食物的类型。热的或液体食物需要增加躯干对盘子或碗的屈曲角度。增加的屈曲可以减少食物运输的距离，从而减少了食物溢出的机会）。

• 躯干旋转：可用于屈伸，以够取放置在跨过躯干中线处的调味品。

• 侧屈：下部躯干的侧屈可用于够取放置位置在一侧和超出手臂长度的调味品，也可用躯干旋

表 17-10　躯干控制对日常活动的支持作用

活　动	可能的必要运动
桥式运动	桥式运动需要躯干伸展，这在躯干和髋部形成一个功能性双桥位非常重要（桥式运动高度视任务而定，如桥式运动使用便盆比桥式运动穿 / 脱裤子需要更多的伸展）（见第 7 章）
挪移	滑行需要做以下运动。 • 躯干屈伸：成功滑行必须保持平衡（如果患者保持躯干屈曲并伴有盆腔后倾或躯干过伸，则滑行模式的效率会受到影响） • 外侧屈曲：使用下部躯干起始，从支撑抬起半边髋部，这是髋部向前推进所必需的 • 躯干旋转并伸展：下部躯干起始使患者向前移动

（续表）

活　动	可能的必要运动
上厕所	上厕所需要做以下运动。 • 侧屈：下部躯干起始可根据穿脱衣的顺序和转移方式而定（如果患者正在进行坐位旋转转移，衣服通常从坐位整理。因此，侧屈对于显露臀部是必要的）；也可用于如厕后清洗 • 躯干旋转并伸展：用于跨越中线取卫生纸 • 躯干屈曲：可用于自插导尿管，使用套式尿管、女性卫生用品及便后擦拭
洗澡（坐在浴缸座位或长凳上）	洗澡需要做以下动作。 • 躯干屈伸：需要够到下肢，然后重新调整 • 躯干转动：躯干转动并屈曲，伸向对侧下肢以清洗小腿及足部；当身体向后伸展清洗背部和颈部时，可以让躯干旋转和伸展［一般来说，躯干旋转是在伸展超过躯干中线时使用的，弯曲和伸展的程度取决于清洗身体的部位（清洗下半身时弯曲；清洗上半身时伸展）］ • 外侧屈曲：清洗会阴和直肠区域从下部躯干开始；上部躯干屈曲可用于清洗小腿两侧或从浴盆底部拿起肥皂（因为地面很滑，洗澡对躯干的控制有额外的要求）

活　动		可能的必要运动
刷洗	口腔护理	口腔卫生需要做以下运动。 • 躯干屈曲：等距控制常用于将头部置于水槽上方以防止牙膏和唾液溅到衣服上；刷牙后吐出（牙膏及漱口水）时，躯干屈曲度增加 • 躯干伸直：用于从上一个位置重新调整身体；也用在水槽和漱口时伸手去拿药柜里的用品 • 躯干旋转与弯曲：在对侧的手臂正在活动时用来触及和调整水龙头
	头发护理	头发护理需要做以下运动。 • 躯干屈曲或伸展：可以在洗头时分情况使用；如果患者喜欢身体前倾，将泡沫从身前被冲洗掉，则使躯干屈曲；如果患者喜欢向后仰，将泡沫从身后被冲洗掉，则使躯干伸展（及头/颈部伸展）；这两种方法都可以用于梳理头发，以突出头部的位置，并使梳子与头皮更好地接触 • 侧屈：可在洗发或梳头时使用（从上部躯干开始）向右侧或左侧倾斜头部；也可用于最佳的头部放置
穿衣服	上肢	穿套头衬衫需要做以下动作。 • 躯干屈曲：患者需要将衬衫放置在膝盖处，并向下将手臂插入袖子 • 躯干伸展：观察患者重新调整躯干，继续拉起袖子，将头套入衬衫 • 躯干旋转并伸展：可能需要向后伸展并调整衬衫的方向和（或）将衬衫塞进裤子 穿带有纽扣的衬衫需要做以下动作。 • 躯干屈曲：将衬衫正确地放在膝盖上准备穿衣服，并在躯干向前倾斜时引导手臂进入袖子 • 躯干延伸：需要从以前的位置重新调整躯干 • 躯干旋转并伸展：用于将功能较强的手臂伸到头后，并向对侧肩部抓住衬衫领子并将其拉向对侧（图 17-8）；也用来移动另一个臂穿过袖子，并把衬衫塞进裤子里 • 躯干屈曲：患者扣衬衣时使用；更常用作放松姿势（一种下垂的姿势），而不是一种主动的屈曲姿势
	下肢（坐位）	穿裤子、穿内衣、穿鞋、穿袜子的动作如下。 • 躯干屈曲：需要向下够到脚（图 17-9） • 躯干旋转并弯曲：需要功能更强的手臂够到对侧脚 • 躯干伸展：需要从上一个位置重新调整躯干 • 侧屈：当使用交叉腿的方式穿/脱裤子、内衣或鞋子时需侧屈［交叉腿的位置将患者的重心向后转移，对腹部肌肉的需求增加（即控制躯干屈曲，同时防止向后跌倒）］（图 17-10）；还需要把裤子和内衣拉上或拉下，成功地盖住臀部
吃东西		吃东西需要做以下动作。 • 躯干屈伸：不同程度地使用手到嘴的方式，在食物入口时，躯干重心向前移向餐桌（图 17-11），使嘴置于盘子上方（这种重心转移的程度取决于所吃食物的类型：热的或液体的食物需要增加对盘子或碗的屈曲，屈曲增加减少了食物入嘴的距离，从而减少食物溢出） • 躯干旋转：可用于屈伸，以够到跨越躯干中线的调味品 • 侧屈：下部躯干的侧屈可用于够到放置位置在一侧和超出手臂长度的调味品，也可用于躯干旋转姿势（图 17-12）；上部躯干侧屈用于当伸手去够落在患者一侧地板上的物体时

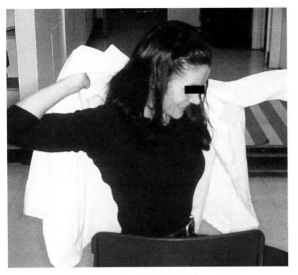

▲ 图 17-8　上肢穿戴时的躯干控制

转姿势（图 17-12）；上部躯干侧屈用于伸手去够取落在患者一侧地板上的物体。

(5) 洗澡（坐在浴缸座椅或长凳上）：洗澡需要做以下动作。

• 躯干屈曲和伸展：用手够到下肢及使体位复原。

• 躯干旋转：躯干屈曲旋转，使手可以伸向对侧下肢；躯干旋转后伸，可以用手清洗后背和颈部（总之，躯干旋转，手可以横跨中线。屈曲和后伸的程度取决于清洗的部位，如屈曲可以清洗身体下部，后伸可以清洗身体上部）。

• 侧屈：当清洗会阴和直肠区域时需要下部躯干启动侧弯；当清洗下肢两侧或捡起盆底肥皂

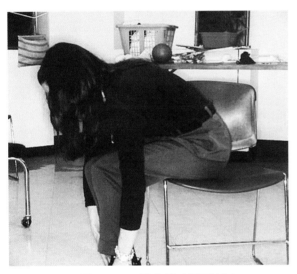

▲ 图 17-9　下肢穿戴时躯干控制

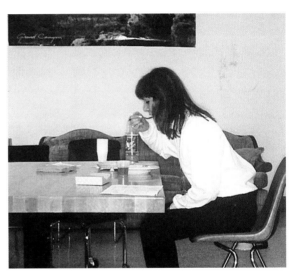

▲ 图 17-11　进食时的躯干控制

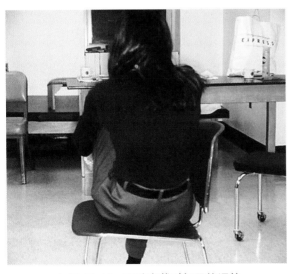

▲ 图 17-10　下肢穿戴时躯干的调整

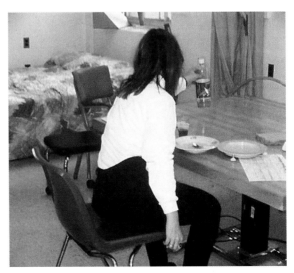

▲ 图 17-12　当用手拿器皿或调味品时的躯干调整

时需要上部躯干启动侧弯（由于洗澡时地面湿滑，因此洗澡活动时对躯干控制有更高的要求）。

(6) 如厕：如厕需要完成以下动作。

• 侧屈：根据如厕衣物处理的顺序和使用的转移方式（如果患者进行坐姿旋转移位，通常从坐姿处理衣物），可以使用下部躯干启动。因此，侧屈是必要的，以便裤子和内衣能够脱下裸出臀部）；也可用于如厕后的擦拭。

• 躯干旋转伸直：用于跨过身体中线取厕纸。

• 躯干屈曲：在自己插导尿管，使用安全套形尿管、女性卫生用品及上厕所后擦洗时使用。

(7) 桥式运动：桥式运动需要躯干伸展，躯干和臀部必须形成功能性的桥位（桥的高度取决于任务，如桥式运动使用便盆比桥式运动穿脱裤子需要更多的躯干伸展）（见第 7 章）。

(8) 挪移：完成挪移需要如下动作。

• 躯干屈曲和伸展：为了成功实现挪移，必须保持身体平衡（如果患者躯干屈曲时伴有骨盆后倾或躯干过度伸展，滑行模式的有效性会下降）。

• 侧屈：下部躯干启动用于从支撑面上廓清一侧臀部，这是将臀部向前推进所必需的步骤。

• 躯干旋转伸直：下部躯干启动，可以让患者完成向前挪移的目的。

六、任务执行过程中增强躯干控制的技术

1. 采用适当的起始姿势　在任务开始和重新训练躯干控制能力之前，躯干必须处于恰当的生物力学对线状态。治疗师应对患者进行前、后、侧向观察，检测与正常对线的偏差（表 17-8）。

用身体或者口头提示患者采取恰当的起始姿势，使躯干处于最佳功能对称姿势，一般是处于中线位置，这取决于不同的任务（框 17-3）。这种中立的开始姿势类似于当一个人开始打字任务时躯干和下肢所处的位置。

躯干直立对齐被证明可以募集激活躯干肌肉。Floyd 和 Silver[27] 通过肌电图研究发现"塌陷"的坐位姿势（躯干屈曲和髋关节伸展同步）会使躯干伸肌放松。相反，保持直立位坐在没有靠背的椅子上会使竖脊肌群活动增多。尽管需要调整双

框 17-3　功能性坐位的准备
• 骨盆处于中立位并稍前倾位 • 两侧坐骨结节承重相同 • 躯干正中直立，脊柱保持适度的曲度 • 肩部对称位于髋部正上方 • 头 / 颈部处于中立位 • 髋部稍高于膝水平 • 膝盖与髋部成一条直线 • 双足负重相同，位于膝下

肩和头部，但只要躯干保持伸直状态，这些肌肉就会持续活动。"塌陷"姿势包括躯干屈曲，骨盆后倾，髋关节伸展，此姿势在脑卒中患者的姿势评估过程中常见，仅需很少的肌肉活动。

Andersson 和 Ortengren[2] 研究文献发现双足的姿势对躯干伸肌的肌电活动有影响。膝关节屈曲（双脚靠近椅子）会使躯干肌肉活动增加，而膝关节伸直会使肌肉活动减少。脑卒中患者常采用的典型坐姿是双脚（尤其受累侧）放在膝前方的地板上（如双膝关节伸直）。双足位置对骨盆倾斜有影响，间接影响躯干姿势。当双足放于膝下靠近椅子时，骨盆前倾和躯干伸直程度增加。反之，骨盆后倾、躯干屈曲程度增加。

最近更多的经验表明，从神经肌肉和功能的角度来看，应该鼓励脊柱处于中立位 / 起始位置。Cholewicki 等[14] 研究证明，健康个体在中立的脊柱姿势时，脊柱周围存在拮抗性的躯干屈肌 - 伸肌协同激活，并且这种协同作用随着躯体重量的增加而增加。Gillen 等[31] 研究了躯干不同的坐位对上肢功能的影响。对 59 名成人进行了 3 种不同躯干姿势下的 JebsenTaylor 手功能量表测试。在选定的任务中，躯干中立体位、屈曲体位和侧屈体位之间存在显著差异。具体而言，当屈曲和侧屈体位时，喂食任务和抬起重罐时，优势手的表现明显慢于躯干中立位置时的表现。非优势手在拾取小物体、翻页等任务中的得分，在躯干屈曲时的得分均低于中立躯干位置时的得分。这些发现支持以下假设，即在日常活动中，中立躯干姿势可以改善上肢功能，尽管在不同的任务中，有效性并不一致。

应鼓励患者学会体会正常对线姿势和对线不良姿势的不同。患者应学会采用恰当的姿势。可以演示一下"塌陷"姿势对非偏瘫侧进行的够取

活动的影响，可能就会深刻理解其意义。患者应意识到如果他们采取恰当的对线姿势，其够取动作的距离和质量会增加。

虽然使用镜子使一些患者获得视觉反馈，可能适合于一部分患者，但对于有神经行为缺陷的患者应谨慎使用。帮助患者获得对称感知能力的另一个技巧是治疗师在患者面前摆出患者的姿势来提供反馈信息。治疗师应慢慢纠正他们的姿势，并建议患者模仿。治疗师可建议，"保持你的肩膀和我的肩膀成一条直线"或"让你的前额和我的前额保持在同一水平"。

Mohr[43] 强调鼓励使用旋转和侧屈的活动以获取中线控制能力："参与躯干旋转和侧屈的肌肉与屈伸躯干的肌肉相同，这些肌肉不同的协同运动引起不同的动作。为使患者获得中线姿势控制能力，治疗师必须与患者一起为更高水平的侧屈和旋转能力而努力。"

2. 通过转移和运动来保持或增加躯干关节活动度　关于躯干的关节活动度，Mohr[43] 指出："如果躯干运动（屈伸、侧屈和旋转）不能达到最大范围，那么实现对躯干的完全控制将变得更加困难，躯干关节活动度减少会降低功能。"

我们常常重视评估和治疗肢体的关节活动度受限问题，却忽略了脊柱关节活动度下降的问题。急性脑卒中后，患者往往会丧失重心移动和调整姿势的能力。躯干完全受重力影响，只能处于静态躯干姿势，这种情况在患者评估时很常见。因此躯干控制能力丧失，躯干长时间处于固定状态，导致软组织弹性、关节活动度下降，最终导致功能丧失。这些问题加上直立姿势时不恰当的躯干位置和支撑，导致血液循环淤滞，软组织变化，关节活动度下降和功能损害，形成恶性循环。

特殊的躯干松动技术超出了本章讨论的范围，但文献中有很多讨论[9, 17, 24, 43]。正如治疗师训练患者肢体进行自我 ROM 活动一样，治疗师必须提高患者对躯干活动性的认识，并教育他们关于维持和（或）增加躯干 ROM 的特定运动方案。以下是患者为实现这一目标而可执行的运动方案的示例。

(1) 仰卧位时，患者髋、膝关节屈曲，就像准备做桥式运动一样。双肩平放在床上，同时让膝盖慢慢从一侧下降，然后换另一侧。此动作促进了躯干上部和下部的分离（旋转）。

(2) 仰卧位时，患者保持髋、膝关节伸直，同时抱住偏瘫侧上肢。运动的目的是上抬和旋转躯干上部，就像用上部躯干启动滚动运动时所做的一样（旋转）。

(3) 坐立位，患者抱住偏瘫侧上肢，保持骨盆固定，治疗师鼓励患者上部躯干旋转。

(4) 坐立位，患者练习从直立姿势到侧屈姿势，这样他们的前臂重量就能转移到身体一侧躯干。骨盆在支撑面上保持稳定，达到最佳拉伸（侧屈）。

(5) 坐立位，患者握住偏瘫侧手腕，从两脚之间伸到地面。治疗师还鼓励他们低头和摆动（屈曲）。

(6) 仰卧位，患者采取桥式体位，并尽量保持此姿势（背伸）。

(7) 坐位时，患者练习从支撑面抬起臀部。这个动作可以通过让患者向上够取并到对侧来加强。在这种姿势下，超出臂展的够取需要侧向屈曲才能实现（侧向屈曲）。

3. 应用不同的姿势　治疗师可以使用不同的姿势来辅助训练患者执行各种功能性任务。治疗师应根据患者的具体需要来选择姿势。强调所选的姿势能够激发患者执行那些会干扰日常独立生活能力的运动和控制模式。如果患者不进行一些特定的任务（如自我护理、游戏和适应性运动），则不鼓励单独使用这些姿势。下面是几种姿势的例子。

• 双腿交叉坐姿：这种姿势适用于无法控制侧屈和屈曲模式及无法移动重心妨碍功能独立性的患者。以此姿势加上患者的努力可帮助患者转移重心至一侧坐骨结节，产生的影响还能激发控制腹肌。这是因为交叉的腿处于髋关节屈曲的位置。腘绳肌腱的牵引可使骨盆后倾[35]，导致重心后移。腹部肌肉控制对于防止后倾和失平衡是必要的。参与如下肢穿衣、下体清洗、玩改良排球等活动，对处于这种体位的患者提出了更多的要求。

• 坐在桌子前，双前臂承重：Ryerson 和 Levit[47] 建议偏瘫急性期，患者姿势控制能力较差时，可采用此姿势。此姿势要求患者将双上肢作为近端稳定点。治疗师应强调：上肢应具备活动能力，不能将重量放在无活动能力的上肢上。鼓励患者前后、左右转换姿势，重新建立姿势控制；协调躯干、肩胛骨、肱骨运动模式；并确定上肢的承重能力。因为双臂都在进行负重活动，患者很难参与功能性任务。因此在使用此姿势之后，治疗师必须立即要求患者随后做够取的动作等，以确保该姿势能与 ADL 融合。

- 肘撑俯卧：尽管对获得躯干伸展有效，但应谨慎应用。此姿势会影响呼吸状态，如果没有考虑到双上肢的正确对线，会引起肩部疼痛。一般老年脑卒中患者会感到不舒服。这种姿势可能对一些患者有效，也是一些转移运动的先决条件，如从地板到椅子的转移。

- 跪姿：这种姿势适用于难以获得躯干 / 髋关节伸展的患者。患者也可能会觉得这种姿势不舒服，但可能是必要的过渡模式。

- 变换坐姿，改变髋关节屈曲的角度：改变下肢位置可影响特定的躯干运动模式。保持膝盖在臀部以下的姿势，如坐在高凳子上，可以减少髋部屈曲的频次，并且有增加躯干伸展的倾向。相反，将患者的膝盖置于臀部以上（增加髋关节屈曲程度）会导致躯干屈曲和重心移位，这对躯干屈肌的要求增加。

4. Pusher 综合征或 Contraversive Pushing 的治疗 "Pusher 综合征"由 Davies[17, 18] 提出，该综合征最显著的表现是：在所有体位，患者均把体重压向偏瘫侧，并抵抗任何被动矫正的尝试（例如，将体重向非偏瘫侧偏移的校正，即将重量移到非偏瘫侧）。左侧或右侧大脑半球受损伤的患者均可能会出现这种现象。进一步分析显示 Pusher 综合征患者典型的脑结构损伤位于左或右侧丘脑腹后外侧核[38]。

Danells 等[16] 将"Pushing"定义为抗拒接受体重，并积极地将体重从非偏瘫侧"推开"。作者从中度到重度偏瘫的脑卒中患者中确定了 65 名 Pusher 综合征患者，随访其症状、损伤程度和功能独立性的变化。在发病后 10 天、6 周和 3 个月时进行评估。作者发现如下结果。

- 脑卒中后 1 周，63% 的患者表现出 Pushing 的症状。

- 62% 的 Pusher 综合征患者在 6 周后症状消失，而 21% 的 Pusher 综合征患者 3 个月后症状仍持续。

- Pusher 综合征患者 3 个月时的运动和功能恢复明显低于非 Pusher 综合征患者。

- Pusher 综合征患者的住院时间也明显延长（89 天 vs. 57 天）。

- 到 3 个月研究期时，Pusher 综合征患者和非 Pusher 患者的运动和功能都有显著的恢复。

- 尽管 Pusher 综合征患者在急诊和康复机构的治疗时间更长，但他们出院回家的概率与非 Pusher 综合征患者相似。

Perennou 等[45] 研究了 Pusher 综合征是否仅影响躯干（躯干的重力反馈由躯体感觉系统提供）或头部（重力信息是由前庭系统提供的）。他们的初步研究结果表明，Pusher 综合征并不是由前庭信息加工的障碍所致，而是由左侧半身躯体感觉加工的高级处理障碍所致，这可能是一种寂灭现象（extinction phenomenon）。作者认为，这种障碍导致 Pusher 综合征患者主动调整身体姿势偏向病变对侧的主观垂直。

Pedersen 等[44] 也研究了 Pusher 综合征患者。该研究调查了 327 名患者中该综合征的发生率、与神经行为学的关系及其对康复过程的影响。该研究显示 Pusher 综合征发病率为 10%，并发现有和没有 Pusher 的患者在偏侧忽略或失认症方面没有显著差异。研究发现，与未表现出 Pusher 的患者相比，显示 Pusher 的患者需要更长的 3.6 周才能达到相同的预后结局。在本研究观察的指标是入院和出院时的 Barthel 指数。入院时，有 Pusher 的患者的 Barthel 指数平均为 13.7 分，而没有 Pusher 的患者平均为 46.8 分。出院时，具有 Pusher 综合征患者的平均得分为 43.9 分，而没有 Pusher 综合征患者的平均得分为 66.8 分。有 Pusher 综合征患者的出院分数（ADL 功能）仍低于无 Pusher 综合征患者的入院分数。

最近，Abe 等[1]（2012 年）研究了 1660 名急性脑卒中患者。采用标准对侧倾斜量表（Scale for Contraversive Pushing，SCP）来评定 Pushing 行为（PB）。156 例患者（9.4%）出现 PB。右半球脑卒中患者中 PB 的患病率[556 名中有 97 名（17.4%）] 明显高于左半球脑卒中患者 [599 名中的 57 名（9.5%）]。右半球脑卒中患者的对侧倾斜恢复明显慢于左半球脑卒中患者。

Davies[18] 概括了 Pusher 综合征的典型模式如下。

- 头转向非偏瘫侧并向非偏瘫侧侧屈。

- 感知偏瘫侧刺激的能力下降。

- 缺乏面部表情。

- 呼吸控制不佳，语音单调，音调低。
- 偏瘫侧拉长。
- 仰卧时可见非偏瘫侧下肢推动的证据。
- 抓住床或者垫子一侧，好像要坠落。
- 坐位时躯干非偏瘫侧缩短，对侧伸长。
- 很明显的抵抗重心向偏瘫侧转移。
- 非偏瘫侧手及脚向偏瘫侧推。
- 转移困难，尤其向非偏瘫侧。
- 站立时重心向偏瘫侧转移；靠向治疗师的支撑臂，或者髋部向前屈曲。
- 行走时偏瘫侧下肢内收（剪刀形），因为不能将重心移向非偏瘫侧，所以偏瘫侧下肢步行迈步困难。

倾斜可以通过 SCP 量表量化[37]。分数为 0~6 分，分数越高，表明倾斜的严重程度越大。分别在坐位和站位（包括 6 个评分项），三个领域（姿势、伸展和抵抗）进行评估（框 17-4）。在每项的评分中，使用大于 0 的截断值可以增加临床和 SCP 观察的一致性[5]。

Lateropulsion Scale[23] 也可以量化倾斜。可以在不同的姿势下评估倾斜的严重程度。可在仰卧滚动、坐位、转移、站位和行走下进行评估。根据对被动矫正（坐位或站立位）抵抗的程度和起始点评分或者根据倾斜的程度进行评分（仰卧、转移和行走）（框 17-5）。

最后，改良 SCP[41] 评价了四个测试位置：坐位、站立位、坐位转移和站位转移。每个姿势的得分为 0~2 分［如果没有支撑，持续用力使其跌倒，甚至在休息时，自发地外展非偏瘫侧手臂和（或）腿］。总分最高为 8 分。

然而，Pushing 综合征具体的干预措施仅基于散在证据，但它们可能仍然对临床医生有帮助。Davies[18] 提出以下具体治疗措施。

- 恢复头部运动：维持全范围充分的被动 ROM，牵伸，通过扫视促进主动的 ROM。
- 激活侧屈肌（见前文所述各项活动）。
- 通过功能活动重获站立时中线控制能力。Karnath 和 Broeb[39] 推荐如下干预措施。
- 认识到对直立体位的知觉障碍。
- 应用视觉探索周围环境及身体与周围环境的

框 17-4　Contraversive Pushing（SCP）评估量表		坐　位	站立位
分　类			
A.姿势（自发姿势的对称性）	1 分：严重的向对侧倾斜并向这一侧跌倒	☐	☐
	0.75 分：严重的向对侧倾斜，没有跌倒	☐	☐
	0.25 分：轻度的向对侧倾斜，没有跌倒	☐	☐
	0 分：无倾斜 / 躯体直立	☐	☐
	总分最大 2 分	☐	☐
B.伸展（上下肢伸展接触支持面）	1 分：自发地表现出，休息时总是存在	☐	☐
	0.5 分：仅在变换姿势时有表现	☐	☐
	0 分：无伸展	☐	☐
	总分最大 2 分	☐	☐
C.抵抗（当被动矫正倾斜的姿势时有抵抗）	1 分：抵抗发生	☐	☐
	0 分：抵抗不发生	☐	☐
	总分（最大 2 分）	☐	☐

对于 B 部分：坐位，要求患者在床垫上将臀部向非偏瘫侧挪动和（或）要患者从床移到轮椅（向非偏瘫侧）；站立：要求患者开始步行。如果每当从坐位站起时发生倾倒，站立位给 1 分

对于 C 部分：在胸骨和背部接触患者。指导语："我将向侧方移动你的身体，请允许这个动作"

引自 Karnath HO, Ferber S, Dichgans J. The origin of contraversive pushing. *Neurology*.2000; 55(9): 1298–1304.

框 17–5　侧推量表

仰卧位

- 使用"原木滚动"（log roll）技术评估患者的反应。先向偏瘫侧滚动，后向非偏瘫侧滚动。滚到抵抗最大的一侧。以所感到的最大抵抗计分，如果两个方向都有显著的阻力，就加 1 分（有明显侧向推力的患者向两侧滚动时可能都有抵抗，如果向偏瘫侧滚动及离开偏瘫侧时均有显著的抵抗，额外加 1 分）
- 0= 被动滚动时没有抵抗
- 1= 轻度抵抗
- 2= 中度抵抗
- 3= 强烈抵抗
- 1= 如果在两个方向都有显著抵抗加 1 分

坐位

- 患者坐位，脚离开地面，双手置于膝上。预期偏瘫反应是患者会将体重向非偏瘫侧移动。当检查者将患者置于直立姿势时，一些患者将被动的向偏瘫侧倾斜。这将不作为"Lateropulsion"。将患者的躯干向偏瘫侧倾斜 30°，依据患者对检查者试图将其拉回直立位的反应，进行评分。Lateropulsion 现象是患者的一种主动努力，即当他们被拉至真正的垂直位时患者却保持其身体重心在偏瘫侧
- 0= 对被动回至垂直坐位没有抵抗
- 1= 仅在接近垂直位的最后 5° 时躯干、上肢或下肢出现明显的自发或反射性抵抗运动
- 2= 仅在离垂直位 5°～10° 时有明显的抵抗运动
- 3= 在离垂直位大于 10° 时有明显的抵抗运动

站立位

- 患者可在任何支撑下站立。预期偏瘫反应是患者将体重移向非偏瘫侧或当检查者将患者置于直立姿势时，患者将被动地向偏瘫侧倾倒。这将不作为 Lateropulsion。将患者的躯干向偏瘫侧倾斜 15°～20°，依据患者对检查者试图将其拉回直立位的反应，进行评分；然后将患者躯干向非偏瘫侧倾斜 5°～10°。Lateropulsion 现象是躯干或肢体的自发性或反射性反应以保持其身体重心在偏瘫侧，例如，主动用力使躯干向偏瘫侧弯曲，偏瘫侧髋或膝的屈曲，将体重转移到偏瘫侧足的外侧面
- 0= 患者喜欢将身体重心放于非累侧下肢
- 1= 当试图将患者身体越过中线 5°～10°，抵抗明显
- 2= 仅在接近垂直位 5° 以内，有明显抵抗的自发性或反射性平衡反应
- 3= 在接近垂直位 5°～10° 时，有明显抵抗的反射性平衡反应
- 4= 在大于 10°，有明显抵抗的自发性或反射性平衡反应

转移

- 首先将患者由坐位转移至非偏瘫侧，然后如果有可能，再移至偏瘫侧。对上述功能进行评分。预期偏瘫反应是当向偏瘫侧转移时，需要更多的辅助（根据患者的功能水平可使用坐姿旋转，改良的站立旋转，或站立旋转转换）
- 0= 当转移至非受累侧时没有明显的抵抗
- 1= 轻度抵抗，转移至非受累侧时
- 2= 中度抵抗。仅需要一人帮助转移
- 3= 显著抵抗。需两人及以上帮助

步行

- 治疗师扶着患者于直立位时，观察治疗师的用力程度及患者的抵抗程度，对此进行评分。当患者被动向偏瘫侧跌倒或倾斜时，不进行评分
- 0= 没有倾斜
- 1= 轻度侧倾
- 2= 步行时中度侧倾
- 3= 强烈的侧倾，需要两个人陪同患者步行，或因严重侧倾无法步行

描记出 Lateropulsion 最突出的方向：左、右、后 – 左、后 – 右。
注意：有些患者可能表现出非常显著的 Lateropulsion，以至于在站立或行走时无法评估。在这种情况下，他们被评定为因 Lateropulsion 程度太严重，对这些任务无法完成
总分 = 以上的总和 ＿＿＿（最大 =17）

经许可转载，引自 D'Aquila M, Smith T, Organ D, Lichtman S, Reding M. Validation of a lateropulsion scale for use following stroke. *Clin Rehabil*. 2004; 18: 102–109.

关系。确保患者看到他或她的方向是否直立。治疗师应该使用视觉辅助工具提供对于身体定向的反馈（如治疗师的手臂），并且在包含有许多垂直结构（如门框、窗户、柱子等）的房间中工作。

- 学习达到垂直体位所必需的动作。

- 在进行其他活动时保持垂直体位。

亲自实践的方法似乎对 Pusher 综合征的患者无效，治疗师帮助患者获得中线控制的操作会导致患者进一步的抵抗。对环境操纵和提供外部暗示（语言的）似乎更有效。举例如下。

• 让患者用非偏瘫侧上肢去够取臂展以外的物体，使其重心向非偏瘫侧转移。

• 提供语言暗示帮助患者调整躯干姿势。例如"将你的头转向我"和"将你的左肩靠向墙"。

• 提供一个目标，让患者向目标移动并尽量保持这个姿势时间长一些。例如，将一个软垫放在患者的非偏瘫侧，让其靠向垫子并尽可能长时间的保持这个姿势。

• 移开要推动的表面。例如，抬高病床或治疗台，使患者的脚不在地板上，并在非偏瘫侧脚下放置一个可移动的支撑（如小球），以防止推移。

这一实践领域还需要进一步的干预研究。

5. 参与够取任务　治疗师可在够取任务中通过摆放物品的位置，以此对躯干施加各种不同要求。引出躯干反应的关键是将物体放在患者伸手恰好够不到的地方。Fisher[26] 发现没有脑损害的患者够取时，骨盆前倾，上背轻微伸展，使躯干移向够取的方向。脑损害的患者不能将躯干运动与够取动作结合，当他们处于"塌陷"姿势时，仅能够到达臂展范围。

治疗师要具备通过设定动作来控制想要反应的能力。设定活动包括在具体环境中执行 ADL 时，放置必要的物品，选择恰当的环境（如有上、下货架的厨房，书柜，办公桌空间，饭桌），决定放置物体超过臂展的距离，决定患者要够取物体的特性（如数目、重量、一只手或两只手取）。表 17-11 为物体放置及相应躯干的反应。

Dean 和 Shepard[19] 利用一个随机对照脑卒中后任务相关训练试验，研究用于改善脑卒中后坐位平衡的训练计划及其效果。该训练计划的目的是改善坐位平衡及偏瘫侧下肢的负荷，同时练习利用非偏瘫侧手去够取抓握臂展长度以外的物体。在不同情况下练习伸手取物。改变物品的位置，从而改变够取的距离和方向。坐位高度，运动速度，物体重量及大腿支撑的程度也被改变。通过增加任务的重复次数及复杂程度推进训练。作者发现训练后与对照组相比，试验组够取得更快、更远，偏瘫侧足的负荷能力及下肢的肌肉活动均明显增加（证明下肢在改善坐位平衡中也起到重要作用）。试验组的坐 – 站均有所改善。对照组在够取及坐 – 站等方面均无改善，两组在行走方面均无改善。表 17-9 和表 17-11 是给够取任务分级

表 17-11　在够取任务中的分级活动示例

	稍简单的活动	更复杂的活动
坐位平面	硬的稳定平面	垫子或不稳定的平面
	完全依靠大腿支撑	大腿部分支撑
物体	在手臂可及的范围内	超出手臂可及范围
	轻的物体（如一支铅笔）	重的物体（如一袋面粉）
手臂的使用	用一只手够物	用两只手及物
外部支撑	最大限度地利用治疗师、长枕等	没有外部支撑
可预测性	可预测的因素（如举起静止的物体）	不可预测的因素（如抓球）

的一些建议。

利用活动支持面：一些专家提倡使用活动支持面来训练躯干控制[9, 17, 34]。训练使用的活动支撑面包括治疗球、软垫和摇板。活动支撑面可以用于训练的各个方面。

• 对任务难度进行分级。

• 训练患者在无辅助情况下维持对活动支撑面控制（挑战等长模式）。

• 治疗师摇动支撑面使患者对干扰作出反应。

• 允许患者启动支撑面的移动。

• 通过使用特殊表面如大的治疗球来增强躯干的伸展和活动性。

• 增加训练内容的多样性。

• 侧重于躯干控制的分离。

对于在有外部干扰环境（如火车、汽车和公共汽车）中难以控制躯干的患者，使用活动支撑面是合适的。虽然可移动支撑面在临床中被广泛使用，但关于该治疗方法的有效性研究却很少。

一种观点认为，当患者掌握了在可移动支撑面上的躯干控制时（一种相对困难的情况），他们在要求较低的表面（不可移动的平面）上的躯干控制将会改善。然而，这一观点没有得到当前任务导向的特异性训练研究的支持。

6. 手法治疗　手法治疗是临床常用的技术。这种干预通常与神经发育治疗技术相关[8]，可以让患者感受到正确的运动模式，增加其活动范围，并抑制异常的运动模式，提供外部支持以防止跌倒。为了训练有效，患者必须认识到手法治疗的目

标，并且治疗师应该在功能性任务中使用手法治疗。此外，治疗师的处理应该分级，允许患者尽可能多地执行多种动作模式。关于手法治疗有多种文献可供参考，这些文献回顾了特定的手法技术 [8, 9, 17, 18, 24, 34]。虽然手法是常用的技术，但文献研究并不支持使用这种技术（见第 16 章）。

七、应用日常生活活动能力和转移任务

作业治疗师用来帮助患者重获躯干控制能力的最有效工具包括自我管理、工具性 ADL 和移行任务（图 17-13）。

治疗师首先必须对患者进行前几节所述的全面评估。评估后，治疗师与患者找出存在于日常生活活动中的问题运动模式。然后，治疗师使用其活动分析技能来选择恰当的功能任务。如果有问题的运动是侧屈和重心转移，治疗师应为患者选择以下活动。

- 下肢穿衣。
- 转移重心以缓解压力。
- 行走。
- 从侧卧到坐。
- 伸手够取对侧上方的物体。
- 够取身体一侧地板上的物体。

大多数 ADL 和移动任务包含各种各样的姿势和动作。为使上述策略有效，治疗师首先应将患者的注意力集中在所需的躯干运动的所需部分。随着患者的进步，很明显的目标就是再次学习躯干反应，使其变成自动反应。

1. 治疗性练习　最近一项前瞻性随机对照试验 [58]（n=33）证实，常规的作业治疗和物理治疗结合额外的躯干训练以改善坐位平衡和选择性躯干运动对脑卒中后的躯干侧屈有积极影响。具体来说，实验组接受了 10h 的额外躯干锻炼。

- 仰卧练习，双腿弯曲并在治疗台上并拢：从上部躯干和下部躯干开始的前 / 后骨盆运动、桥式运动和躯干旋转。
- 坐位姿势：维持躯干不向前后移动情况下的躯干屈伸，腰椎的屈伸，躯干伸展的情况下做髋部屈伸，起始于肩部和骨盆带肌群的躯干侧屈、躯干上下旋转、向前向后的移动。

2. 适应环境

- 部分患者在躯干控制方面可能改善较小。环境适应对这些患者来说是提高功能独立性表现的必要条件。适应环境的方式如下。
- 肢体执行功能性任务时使用外界支撑帮助维持躯干稳定。如侧向支具、前胸带、扶手椅、支撑用的枕头和垫子、膝架均可作为辅助工具来代偿受损的躯干控制能力（见第 27 章）。
- 重新安排周围环境可减少对躯干的要求。将所需器具放在患者伸手可及的地方不仅可增加独立性，还可防止跌倒。此策略包括将盘子放在柜台上而不是柜子里，将餐具放在患者前面，将梳洗用品置于盆上而不是橱子里。
- 提供合适的工具是加强独立能力和减少危险的常用策略。可弥补躯干控制能力的日常生活用具包括长把手的鞋刷、弹性鞋带、合适的洗浴刷、带绳肥皂、取物器、浴座和抽水马桶（适应性装备更多的信息见第 6 章）。
- 家庭改造，修改家中设施如抓杆、床栏杆

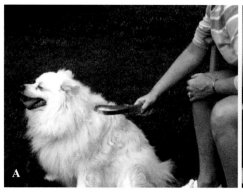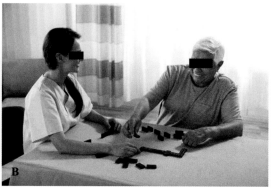

▲ 图 17-13　使用有意义的作业训练改善脑卒中后的躯干控制

图片由 Dr. Yvette Hachtel 提供

（对于家庭改造和设备设施的推荐在第 30 章有全面的介绍）。

八、个案研究：脑卒中后重获躯干控制能力

S.G. 是一位 64 岁女性，因右侧大脑中动脉引起脑血管事件来到康复中心。以下为初始的评估（特别是躯干）信息。

- 感觉功能完好。
- 静态姿势对齐异常，其中包括骨盆后倾、左侧胸廓缩短和左侧坐骨结节承重增加。
- 因为患者害怕移动，动态姿势评估难以进行。患者伸右臂够取时，手不能伸到臂展之外。在下半身穿衣服和够取身后物体时，有向后向左边跌倒的倾向。
- S.G. 个人作业治疗目标：能独立穿鞋，能在不跌倒的情况下可以够取掉落的物品，吃饭时减少撒落。

初始治疗计划包括适应带侧方支撑的轮椅（在朋友、家人和同事看护时撤掉侧方支撑），在轮椅上执行功能作业时做腰部转动以维持最佳对线，躯干运动（特别是伸展、双侧侧屈），恢复腹部动作的活动（滚动，能激发躯干运动的游戏，伸手够取位于头顶后方的物体），以及能为她的躯干控制带来意想不到的挑战的一些活动（如气排球和接球动作）。在治疗的初始阶段，治疗师跨坐在S.G. 的后方，以增加她的安全感，也可在作业困难时提供外部帮助，以及防止患者摔倒。S.G. 进食时，治疗师发现当她将食物送入口腔时，S.G. 并不能前移重心。相反，她把身体靠在椅背上。因为食物送入口腔的距离增加了，因此食物洒落相当严重，尤其勺子中的液体食物（如汤和牛奶麦片粥）。S.G. 被训练在把食物送到嘴边时将重心前移。尽管仍有洒落，但次数减少了，而且食物会掉到盘子或桌子上而不是她的膝部。

随着 S.G. 进步，执行作业训练时治疗师改为与她相邻而坐或坐在她前面。她开始做伸手取物活动，而且物体的距离逐渐加大。活动包括取冰箱下部架子上的东西，以及取位于某一水平的物体（如膝水平、胫中部水平和地板水平）。

从康复病房出院时，在远程监护和无辅助器具情况下，S.G. 已能执行所有的基本日常生活活动。以偏瘫侧前臂靠在膝部来支撑上部躯干，将手伸向地板。用摇臂刀分切食物，独立进食，只有 10% 的时间有食物洒落。

复习题

1. 执行功能任务前的对齐姿势是什么？脑卒中后这个姿势有哪些常见的偏差和改变？
2. 说出 3 个需要在旋转平面上控制的 ADL 任务。
3. 在躯干控制训练中使用活动支撑面有哪些优缺点？
4. 哪些治疗活动适用于缺乏躯干伸肌控制能力差的患者？
5. 为什么说在启动功能活动前一个恰当的初始躯体对齐是必要条件？
6. 穿带纽扣的衬衫需要哪些躯干动作模式？

第18章 立位姿势控制：功能独立的前提

Standing Postural Control: Supporting Functional Independence

Dawn M. Nilsen   Susan M. Donato   Karen Halliday Pulaski   Glen Gillen   著

王凤双   安   霞   译

关键词

- 预期性姿势控制
- 平衡
- 支撑面
- 质心
- 运动策略
- 反应性姿势控制
- 感觉重估
- 稳定极限

学习目标

通过学习本章内容，读者将能够完成以下内容。

- 定义姿势控制，并了解它在支持功能独立方面的作用。
- 确定与姿势控制有关的系统和脑卒中后常见的立位姿势控制障碍。
- 了解在功能性活动中对立位平衡技巧和平衡能力的评估。
- 提供针对特定立位平衡的例子，以解决这些障碍的干预方法，作为治疗计划的一部分。

一、概述

我们保持站立和控制姿势的能力对我们在日常生活中所做的一切都很重要。例如，当我们做饭时，我们在厨房里四处走动或从橱柜、抽屉和冰箱中取回所需物品的能力，在一定程度上取决于我们在空间位置中控制身体的能力（又名姿势控制）。

不幸的是，姿势控制（又名平衡）的障碍在脑卒中后很常见，它们对功能有重大影响[6, 38, 48, 54, 76]。例如，有证据表明，平衡障碍是独立如厕的一个独立预测因素[38]，而社区内跌倒与平衡障碍有关[76]。此外，平衡障碍和跌倒风险与生活质量下降有关[54]，有证据表明，平衡自我效能感是对脑卒中后社区生活满意度的独立预测因素[48]。这些例子说明，为了恢复脑卒中后功能障碍，站立位姿势控制障碍的处理作为综合性作业治疗计划的一部分，是十分重要的。

本章旨在简述如何解决脑卒中后的站立姿势控制障碍。在简要讨论立位姿势控制系统相关的术语和定义后，将讨论脑卒中后常见的立位平衡障碍。这将作为本章其余部分的基础，重点旨在讨论平衡障碍的评估和干预措施。最后，将提出一个案例研究，解释说明在解决平衡障碍方面的评估和干预原则的应用。读者可以参考第7章、第8章和第17章，以获得关于转移功能、步态和躯干控制的姿势控制方面的更多信息。

二、姿势控制

在文献中，各种术语（如姿势控制、平衡、姿势反应、平衡反应等）可以交替使用，描述一个人为了保持姿势定向和稳定性在空间中控制身体的能力[60, 66]。根据 Shumway-Cook 和 Woollacot 的说法，"姿势控制包括控制身体在空间中的位置，以达到稳定和定向的双重目的"。他们进一步将姿势稳定性定义为控制质量中心（center of mass，COM）在支撑面（base of support，BOS）以上的能力，并通过姿势定向来保持身体各部分之间及身体与环境之间的相对关系，以保证任务的完成[60]。姿势控制可以是反应性的（即应对平衡的外部威胁）或预测的（即在一个可能破坏平衡的运动之前做好准备）[60]。

人们提出了许多理论来解释维持姿势控制的能力。如今已过时的反射或等级模型理论认为平衡是反射或反应的相互作用的结果，这些反射或反应是按等级组织起来的，从而使身体可以抗重力伸展[60]。在这个模型中，姿势控制的障碍源于失去神经系统高级中枢的控制，从而导致脊髓和脊髓上反射的释放。最近几年这个模型不再成立，因为神经系统并不是完全作为一个特定的层级结构组织起来的。现在人们普遍认为，姿势控制是在个体、任务、环境之间的复杂的交互作用中产生的，并涉及中枢神经系统中多个系统功能复杂整合而成[59, 60, 63]。由 Bernstein 提出的系统理论或分布式控制理论把平衡描述为一个由肌肉骨骼和神经系统相互作用的复杂系统[59]。根据 Bernstein 等的说法，姿势控制所需要的重点包括[6]①各种感觉信息的加工；②中枢神经系统对感觉信息整合和"重估"的能力；③肌肉骨骼系统的生物力学因素；④认知能力和知觉能力（垂直知觉）的加工过程；⑤运动策略。可以根据具体环境和任务的限制以及对这些限制进行调整，从而保持平衡的能力。在该系统中，平衡的破坏（或不稳定）是由姿势控制的任何一个或多个元素的障碍或破坏造成的[6, 60]。接下来部分将重点介绍影响姿势控制的关键系统。

三、涉及姿势控制的系统

1. 感觉系统　三种感觉模态的信息整合被用来维持平衡，重要的系统包括[6, 60]①视觉系统；②前庭神经系统；③躯体感觉系统。

(1) 视觉系统：视觉系统（见第 24 章）提供有关垂直定向和视觉流的信息。视觉或光流信息描述了图像在视网膜上的运动，对帮助追踪人和环境运动是一个重要的信息输入。视觉系统所提供的信息可能是不准确的，必须与其他的感觉信息进行比较才能确定其准确性[6]。例如，当等待红灯时，一个人坐在车上是静止不动，与其相邻的另一辆车也静止不动，这个人可能接收到的视觉信息流提示另一辆车正向后运动。但单凭这一信息确定哪辆车在运动是不够的，它仅提示了相对运动。这些信息必须与其他感觉信息（即躯体感觉和前庭系统）进行比较，以确定是否发生了自我运动还是物体运动[6]。

(2) 躯体感觉系统：躯体感觉信息通过脚底的皮肤和皮下感受器及位于肌肉和关节的本体感受器来传递。这些信息有助于确定个体与支撑面的关系，以及一个身体部位和另一个身体部位的关系（例如下肢相对于躯干的位置）。有证据表明，来自身体各个部位的躯体感觉信息在姿势控制中起着重要的作用[60]。然而，就像视觉输入一样，躯体感觉输入也可能是有歧义的。例如，踝关节的背屈提示身体在支撑面上向前倾。然而，当站在一个斜坡上时，这种踝背屈会使得踝关节的位置可能与中立位姿势一致。因此，个体必须结合其他感觉信息来确定哪种位置信息是准确的。

(3) 前庭神经系统：来自前庭系统的信息（见第 19 章）有助于确定头部在空间中相对于重力的位置和运动。前庭系统感受器由耳石器官和半规管组成。半规管（水平和前、后）感知角加速度，角加速度是沿着曲线的速度变化的（如摇头或点头）[23]。它对在三维空间的特定平面内的运动敏感[23]（图 18-1）。

耳石器官由球囊和椭圆囊组成。它们负责检测头部的平移运动（即线性加速度）或是头部相对于重力的方向运动[23]。具体来说，椭圆囊对沿着水平面的倾斜和平移做出反应。球囊有助于感知头在垂直方向上的移动[23]。该系统为维持姿势控制、代偿性眼球运动的产生，以及对运动和空间方向的认知知觉提供了重要的信息[23]。然而，仅凭前庭信号并不足以明确身体在空间中的移动方式[60]。例如，仅依靠来自前庭系统的信息将无法区分头部在固定的躯干上的侧向弯曲与躯干向一侧的侧向弯曲。

(4) 结论：如前所述，来自这三个系统的综合感觉信息在立位姿势控制中起到重要作用。然而，中枢神经系统能够根据任务和环境的限制来

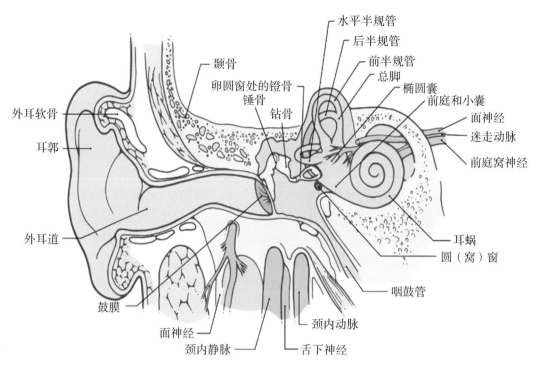

▲ 图 18-1　前庭受体：半轨管（水平、前、后）和耳石器官

引 自 Dickman JD. The vestibular system. In: Haines DE, Mihailoff, GA, eds. *Fundamental Neuroscience for Basic and Clinical Application*. Philadelphia, PA: Elsevier; 2018.

"重估"这种感觉信息（中枢神经系统增加对一种感觉输入的依赖，同时减少对另一种类型的依赖）[6, 60]。例如，当视觉线索不可用（闭上眼睛、暗室）或不准确（环境在运动）时，对视觉信息的依赖减少，中枢神经系统将严重依赖躯体感觉和前庭神经的输入[6, 60]。中枢神经系统调整感觉信息使用方式的能力，对于一个人在不同环境条件下保持立位平衡是至关重要的。改变感觉信息使用方式的能力的缺失可能会导致立位平衡的损害[6, 60]。

2. 运动系统　根据 Barros de Oliveira 的说法，为了保持姿势稳定性[6]，人们必须保持重心在 BOS 或稳定极限范围内（在这个范围内，COM 可以在 BOS 之上移动，还能保持平衡）[6]。稳定极限必须要考虑到个体的生物力学因素的限制，并可以对其进行调整，以应对不断变化的任务和环境需求[6]。因此，个体保持立位平衡的能力不仅取决于对感觉信息的准确评估和使用，还取决于适当的身体对线、肌肉张力和有效的运动策略的实施[6, 60]。理想的立位姿势是指垂直的重力线位于身体中线上（图 18-2）。这种身体对线允许个体以最少的肌肉活动来保持直立的位置。为了保持这种

立位姿势，需要在多个肌肉组合中保持适当水平的肌肉张力[60]。例子包括以下内容：①踝关节的跖曲（腓肠肌和比目鱼肌）和踝关节背屈（胫骨前肌）；②髋关节外展肌（臀中肌和阔筋膜张肌）；③髋关节屈曲肌（髂腰肌）；④背伸肌（竖脊肌）；⑤躯干屈曲（腹肌）。

运动策略是指用于维持 COM 在 BOS 上的相对固定的协同模式，特点是自动的、总体的感觉运动解决方案，以维持姿势控制[6]。协同运动模式减少了自由度，同时减少了反应的时间，因而是高效的。自动姿势反应包括踝策略和髋策略，以及改变 BOS 的策略（即跨步策略和够取抓握策略[6, 60]）（图 18-3）。当一个人使用外部支撑，如手杖或工作台面来帮助维持姿势控制时，这些姿势反应就会减少或消失。当运动以足踝为中心，并且有足够的躯体感觉信息可以依赖，踝策略被用于维持 BOS 上的 COM[6]，膝关节、髋关节和躯干的稳定性是该运动策略有效的必要条件。踝策略被用来控制小、缓慢、摇摆的运动。当接触面稳固且距离长于足长时，它们是有效的。在使用踝策略时，肌肉的激活是按照由远端到近端的顺序进行的。肌肉收缩的时序对于在足踝产生合适

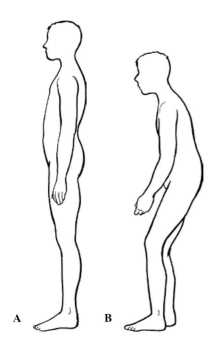

▲ 图 18-2　A. 站立时排列正确；B. 弯曲的姿势。注意髋关节 / 膝关节屈曲、脊柱后伸、头部前倾的姿势及重心的变化

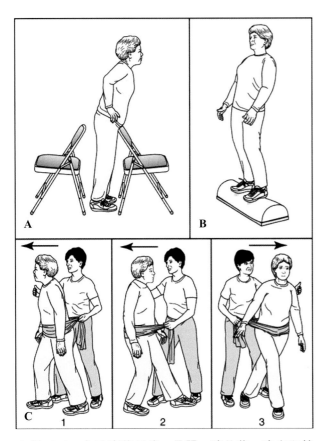

▲ 图 18-3　自动姿势反应：足踝、髋关节、跨步和够取策略

引自 Cameron MH, Monroe LG: *Physicalrehabilitation: evidence-based examination, evaluation, and intervention*, St. Louis, 2007, Saunders.

的扭矩，并在髋关节、膝关节、躯干处保持足够的稳定性是非常重要的。在"安静"站立时，经常使用踝策略，这种策略可以有效地控制发生的小的、缓慢的、摇摆动作，如当一个人排队（在银行或杂货店）时。

保持或恢复站立位平衡的髋关节运动是髋策略[6, 60]。当支撑面距离短于足长或接近时，此策略对保持稳定性最有效。这种策略似乎依赖于足够的前庭信息，并被用于应对更快、更大的 COM 运动，或者当踝策略无效时（如无法产生足够快或充分的扭矩）[6, 60]。当使用髋策略时，肌肉激活的时序从近端到远端。当 COM 接近 BOS 的稳定极限时，这种策略比踝策略更常用[6, 60]。人们使用髋策略的一个例子是需要他们站在狭窄的横梁上。

当踝策略和髋策略被认为是无效的，就会使用改变 BOS 策略。这种策略牵涉到肢体的运动，产生跨步策略，或者涉及伸手抓住物体进行支撑的策略[60]。在跨步策略的情况下，人跨出一步，改变 BOS 以适应 COM 运动[6]。在行走时，每迈出一步都是该策略有效的使用。人们行走时不断将重心转移到 BOS 之外，然后跨出一步再将 BOS 带回 COM 之内（图 18-3）。在够取抓握策略的情况下，上肢运动使手接触到可以抓住的稳定物体。环境因素，如空间限制或适当的可用的支持物，似乎对是否利用跨步或抓握策略方面起到主导作用[60]。例如，当个人站立乘坐在拥挤的地铁内时，由于空间的限制（限制了跨步）和手环或扶手的存在（提供抓握），人们通常会使用够取和抓握策略，而不是跨步策略。

无论使用何种运动策略，每一种都是对 COM 移位的反应。因为当我们的平衡受到外部威胁时，这些反应可以使我们能够保持稳定，因此非常重要。

然而，在很多时候，我们所从事的活动会使我们的 COM 发生运动和移位，因此需要提前补偿这种运动。进行随意运动前姿势肌肉活动的组织协调被称为预期性姿势控制（例如，够取瓶子时会破坏稳定的手臂运动或试图踢球时会破坏稳定的腿部运动）[60]。在应对预期干扰时，维持稳定所需肌肉活动的适当时序和程度，以前的经验和感觉线索具有重要意义[60]。由于预期的姿势调整先于失稳，因此错误估计所需的肌肉活动量可能会导致矫枉过正或者不足[60]。例如，当人们拉开门时，他们会重心后移，以抵消门的重量。如果门的重量比预期的要轻，可能会出现纠正过多的现象，并可能导致向后的失衡。

3. **认知和知觉系统** 除了感觉和运动处理之外，姿势控制也受到认知和知觉过程的影响，例如注意力的分配[60, 74]和感知身体相对于重力的直立定向的能力［又称主观姿势垂直（subjective postural vertical，SPV）][11]。通过使用双重任务范式（例如，在从事复杂认知活动的同时保持姿势控制）的研究，揭示了注意力在姿势控制中的作用。这些研究的结果表明，姿势控制对注意力的需求很高并与个体、任务和环境的相互作用而不同[74]。在 SPV 方面，健康人站立时能在很窄的角度范围内确定身体相对于重力的直立方向（正常值范围为矢状面 1.7°～2.3°，额状面为 1.6°～1.2°）不需要视觉的辅助[11]。该内部垂直参照系的受损与脑卒中后的站立平衡损伤有关，特别是那些 Pusher

行为（参见上文"Pushing"和"Pusher 综合征"）[4, 12]。

4. **中枢神经系统** 保持立位姿势平衡包括感觉信息的精确整合和产生适当的、有效的运动反应。特定的中枢神经系统结构负责执行这些复杂的任务，调节反应性和预期性的姿势控制反应（表 18-1）。

(1) 大脑皮质：大脑皮质被认为在调节姿势控制中起着重要作用。最近的证据表明，皮质结构，如补充运动区、运动前区、初级躯体感觉皮质、前额叶皮质、后顶叶皮质和前扣带回，在调节皮质下姿势控制中枢［脑干（brainsterm，BS）中枢］发挥着重要作用，以便在不同任务和环境需求下保持直立姿势和立位平衡[62, 63]。

研究认为，这些区域协同工作，以整合感觉信息，监测正在进行的姿势稳定性，检测稳定与不稳定的姿势，并产生协调的姿势反应，以应对站立平衡的潜在的和实际的威胁。因此，大脑皮质的损伤会对立位平衡产生不利影响（见文中其

表 18-1 参与平衡控制的中枢神经系统结构

结 构	输 入	输 出	姿势控制功能	姿势控制障碍
皮质（SMA、PM、初级躯体感觉皮质、PFC、PPC、ACC）	• 基底神经节 • 小脑	• 基底神经节 • 小脑 • 脑干 • 脊髓	• 皮质下姿势控制中枢的调节 • 预期的姿势调整，优化目标导向和运动	• 负重不对称（WBA） • "Pushing"或"Pusher 综合征" • 增加的身体摆动振幅损伤 • 反应性和预期姿势调整中的重量转移影响
小脑	• 皮质 • 基底节 • 脊髓小脑束 • 前庭细胞核 • 前庭细胞通路	• 皮质 • 基底神经节 • 丘脑 • 脑神经：Ⅳ、Ⅴ、Ⅵ • 前庭细胞核 • 前庭神经通路	• 整合和调节信息，调节输入 • 根据不断变化的任务和环境需求，改变姿势肌肉张力和姿势响应	• 增加的身体摇摆 • 夸张的姿势反应 • Ataxic 步态 • 站立时，采用宽 BOS
基底神经节	• 皮质 • 小脑	运动皮质通过丘脑	• 影响感官重加权 • 姿势的灵活性（适应不断变化的需求） • 序列自动姿势反应	• 姿势的不灵活性 • 自动假似响应的比例损坏 • 无法根据任务需求修改姿势响应
脑干系统	• 皮质 • 小脑 • 前庭神经系统 • 脊髓	• 脊髓（通过前庭脊髓、网状脊髓和中缝脊髓束） • 眼运动复合体 • 小脑 • 顶叶	• 包含重要的调节姿势的肌肉、肌张力和姿势反应的中枢 • 补偿眼球运动	• 前庭功能障碍（见第 19 章） • 损害了姿势肌张力和反应性和预期姿势反应的调节
脊髓	• 躯体感觉信息 • 大脑皮质 • 脑干	• 骨骼肌 • 脑干系统 • 小脑 • 通过丘脑的高脑中心	• 向骨骼肌发送最终的运动指令 • 脊柱水平的反射 • 传递躯体感觉信息对姿势控制很重要	姿势肌张力减弱，以及无法激活轴向肌和附属肌，以获得适当的姿势控制反应

ACC. 前扣带皮质；BOS. 支撑面；PFC. 前额叶皮质；PM. 运动前区域；PPC. 后顶叶皮质；SMA. 补充运动区

他章节）。Fernandes 和他的同事认为[28]，右侧大脑半球可能在负责立位姿势控制输出中发挥着更重要的作用。他们发现，无论在安静站立（站立在坚硬的和柔软的表面上）和在干扰条件下（干扰诱发身体向前摆动），右侧大脑半球的脑卒中患者比左侧大脑半球损伤的患者的姿势控制反应要差[28]。

（2）小脑：小脑被认为是姿势控制的一个重要结构[32, 77]。小脑从大脑皮质、基底节神经节、脊髓小脑束（躯体感觉信息）、前庭核和前庭通路等结构中获得信息。这些输入信息被调节、解释然后发送到大脑皮质，基底神经节，丘脑，第Ⅳ、第Ⅴ、第Ⅵ脑神经核，前庭核和前庭通路；间接到达脊髓，提供调节姿势张力和姿势反应所需的输入信息，以应对不断变化的任务和环境[77]。小脑的损伤会导致反应性和预期性站立姿势控制的困难，一个有小脑损伤的人可能会出现身体摇摆加剧、姿势反应夸张和共济失调的步态（见第 8 章），他们可能会使用宽大的 BOS，试图增加站立时的稳定性[46, 77]。

（3）基底节：基底节也参与整合用于姿势控制的信息[70]。基底节从多个来源接收信息（包括大脑皮质和小脑），然而通过丘脑向运动皮质输出信息。基底节与小脑密切配合，被认为影响了感觉的重估、姿势的灵活性（适应不断变化的环境）及自动姿势反应的选择，其中包括之前讨论的踝、髋、跨步、够取和抓握策略[70]。对基底节的损伤可能会导致姿势僵硬，自动态姿势反应的受损，以及无法根据特定任务的要求修改姿势反应[70]。

（4）脑干：脑干有几个中枢（如中脑、前庭核和中缝核，以及脑桥与延髓的网状结构）对于姿势性张力和姿势反应的调节和眼球补偿运动的产生非常重要[45]。其中许多区域与基底节和小脑有相互的联系，也受到大脑皮质的调节。这些核团分别通过前庭脊髓束、中缝核和网状脊髓束下行到达脊髓运动神经元[45]。因此，脑干的损伤可能会导致对姿势肌张力的调节和适当姿势反应执行的障碍。

（5）脊髓：最后，通过脊髓将运动指令传递给中轴和四肢的肌肉组织，对姿势控制做出贡献[45]。根据 Takakusaki 的说法[63]，脊髓水平环路参与牵张反射、交互抑制、自主抑制和屈曲逃避反射的

产生，并与姿势控制有关。此外，脊髓接受体感信息，并将这些信息传递给更高的中枢[63]。

四、大脑半球脑卒中后常见的立位姿势控制障碍

脑卒中后的运动和感觉损伤可能因脑卒中的位置和程度而不同（见第 1 章）。因此，姿势控制障碍可能因这些因素而不同。脑卒中后的立位平衡功能障碍可能是由运动障碍（如无力和肌张力变化）、感觉缺失或感觉重估受损、认知（如注意力障碍和冲动）和知觉（如视觉空间忽略、垂直感知障碍和身体图式障碍）功能障碍造成的[6, 64]。以下列表描述了大脑半球脑卒中后常见的立位姿势控制障碍[64]。

- 负重不对称：非偏瘫侧下肢（大多数）或偏瘫侧下肢（罕见）负重增加。
- "Pushing" 或 "Pusher 综合征"：向对侧（偏瘫侧）倾斜或倒下，害怕向非偏瘫侧倒下，当试图纠正为对称姿势时强烈抵抗[41, 63]。
- 身体摆动幅度增加，特别是在冠状面。
- 重心转移障碍（所有平面，特别是向偏瘫侧下肢转移）。
- 反应能力受损。
- 预测性姿势调整障碍。

识别是否存在立位姿势控制障碍，并确定这些障碍如何影响脑卒中后的功能，是通过进行全面评估来完成的。

下一节的部分将介绍评价过程。

五、综合评价

综合的评估对于帮助治疗师了解患者可能遇到的具体平衡问题至关重要。综合评估应包括对患者的主观问诊，在功能活动范围内对平衡技能的评估，以及对立位平衡部分技能的评估[6, 60]。评估可能因神经系统损伤的严重程度、脑卒中的严重程度和提供照料的机构而不同（如急症护理、住院康复、专业护理机构 / 亚急性病房、门诊康复或家庭健康护理）。

1. 主观问诊　在进行主观问诊时，临床医生必须牢记，急性脑卒中患者由于认知和（或）语

言障碍，在问诊过程中可能无法提供准确信息。临床医生可能需要使用其他的信息来源，其中包括家庭成员、重要的其他人，以及来自病历的信息，以补充、澄清或核实患者提供的信息。随着认知能力和语言障碍的改善，患者提供信息的能力可能会提高。随着患者病情的改善和更充分地融入家庭和社区环境，他们往往表现出对自己的处境和周围环境有了更多的认识。

主观的患者问诊允许患者用自己的语言和自己的感觉来描述脑卒中是如何影响他们的功能水平的。问诊应使治疗师获得有关患者的下列信息。

(1) 病前健康史：患者的既往健康史对预后和制订适当的目标有很大的影响。彻底了解任何可能影响患者平衡功能的既往病史对治疗师来说非常重要。例如，糖尿病神经病变、视力障碍、眩晕、既往脑卒中或头部受伤、既往的下肢运动范围或力量问题，或者其他骨科问题（如下背部功能障碍）。

(2) 以前的生活方式：随着更多的细节被添加到问诊的这一部分，治疗师将更有能力创建一个个性化的治疗计划，以满足个别患者的需求。问诊应包括以下信息。

• 患者每天早上通常什么时候醒来？

• 患者洗浴是用海绵擦拭水平、淋浴水平还是浴缸水平？海绵擦拭洗浴意味既往存在平衡问题，导致害怕在洗澡时摔倒。

• 患者的日常生活活动是否需要休息或分散在一段时间内进行？同样，这可能表明与平衡有关的耐力方面存在着既往问题。

• 患者从事过哪些家务劳动？

概述以前日常在家一天的时间表可能有助于治疗师设计目标和定制的治疗计划。治疗师对执行任务的细节和任务发生的顺序的理解，对于治疗计划和目标设定很重要。

以前的功能状态：治疗师必须对患者在脑卒中前的功能水平有一个全面的了解。这部分的访谈应包括以下信息。

• 患者是否能独立行走，以及行走需要什么辅助。

• 患者在执行日常任务时是否需要帮助，如果需要，需要什么具体帮助。

• 患者是否能够在社区独立活动（包括活动的相关细节），以及在过去 6 个月内是否有任何活动的变化。注意力应集中在患者所从事的生活角色上（如配偶、照料者、父母和祖父母）。

• 患者对当前功能的看法：这个方面对于刚刚脑卒中的患者来说可能比较困难，但是要了解患者认为由平衡缺失而导致的问题，以及哪些目标领域与患者有关，对治疗师来说是很重要的。在康复过程的早期，患者可能会把自我护理和移行作为问题所在。后来，当患者接受家庭康复或门诊服务时，他们可能不再在这些基本领域遇到困难，但可能会提到家庭或社区活动方面的问题。问诊的这一部分对于了解患者的平衡障碍对他们参与正常活动的影响的认识，以及确定适当的和有意义的康复目标非常重要。

除了主观问诊外，标准化自我报告评估可以明确患者对平衡的认知，从而提供有价值的信息。特异性活动平衡自信量表（Activities Specific Balance Confidence Scale）试图获得患者对其与功能活动有关的残疾和跌倒风险的看法 [14, 48, 51, 52]。这是一个由 16 个项目组成的测试，要求患者对他们在从事某项特定任务时的跌倒风险进行评分。这个测试最好在门诊或家庭康复机构中使用。研究表明，对跌倒风险的感知可能与功能活动和更多的重新融入社区呈正相关 [14, 48]。跌倒效率量表（Falls Efficiency Scale）也是一个以同样方式使用的可靠评估量表 [47]。

2. 在功能活动的背景下评估平衡能力　在功能的背景下评估平衡是综合评估的一个重要部分，因为它允许治疗师确定站立平衡是否足以安全和有效地完成任务。这可以使用非标准化和标准化的方法来完成。无论采用何种方法，在评估平衡时，安全必须是首要任务。为了正确评估平衡，患者必须执行可能导致不稳定的任务；因此，总是存在失去平衡（lose of balance，LOB）的风险 [60]。治疗师必须认识到这一点，并在任何时候都要保护患者不跌倒。

评估平衡的非标准化方法通常包括治疗师在患者从事典型的日常生活活动。例如，站在水槽前梳洗、穿衣或清空洗碗机时观察患者，并注意到平衡是否干扰了任务的执行。

在观察任务执行情况时，治疗师应注意以下几点：①姿势力线；② BOS（窄或宽）；③稳定极限；④用来保持立位平衡的运动策略；⑤是否有预期性姿势调整；⑥失去平衡。评估过程中使用的具体功能任务取决于对患者干预的目标是什么，接受治疗的环境设置（如住院患者康复、专业护理机构、家庭和门诊）及出院计划。急诊和住院治疗师可以在患者进行基本的自我护理活动的背景下评估平衡，因为在这些情况下独立性往往是在这种环境下接受照料的患者的首要任务。相反，在家庭环境或门诊工作的治疗师可能更倾向于在工具性日常生活活动的背景下评估平衡。

治疗师在观察患者的功能活动后，他/她应该开始对患者在各种活动中出现失去平衡的原因提出假设。成分评估（在后续的章节中呈现）和诊断信息可以帮助治疗师确定这些假设是否得到证实。例如，患者在站立时试图穿上裤子时可能会出现失去平衡。治疗师可以假设，LOB 是由不对称的姿势力线、无法将体重转移到偏瘫侧和（或）在尝试单腿站立时缺乏有效的侧方髋关节策略所导致的。这些假设可以通过评估姿势力线、稳定性极限和合适的髋关节策略的使用来确定。

在标准化评估方面，有几种评估方法适合用于脑卒中后的患者[8, 25, 43, 57]。以下是最常用的评估方法。

Berg 平衡量表（Berg Balance Scale，BBS）[8]是迄今为止最常用的平衡评估。该评估工具可帮助预测跌倒风险，确定住院时长，并确定适合治疗设备和出院计划建议[2, 13, 27, 40, 42, 61, 68, 72]。该测试不能帮助治疗师确定患者可能失去平衡的原因，因此在协助治疗计划方面的能力有限。该测试考察了许多因素，如无支撑的坐姿和站姿、转移、向前够取、从地板上拿起物体、360°转身和单脚站立，每项都以 5 分制来评分，并概述了具体的评分标准。这项测试检查了平衡的许多方面，并已被证明在老年人中具有很高的信度和效度[9, 13, 18, 42, 61]。该测试主要是为老年人群和脑卒中患者开发和使用的[10, 18, 61]。然而，Berg 测试可能很耗费时间。一个新的、较短的 Berg 测试版本，被称为 BBS 3P 七项测试，已经被开发出来。简化版的任务包括伸手向前，闭眼站立，单脚站立，转身看后面，从地上捡起一个物体，单脚站立，以及从坐到站。现有的研究表明，这个缩短的版本表现出与原始 Berg 评估相似的心理测量特性[18, 71]。

定时起立行走测试（timed up and go test，TUG）是另一个常见的、大量使用的评估。TUG 有三个分测验。TUG Alone 要求患者从有扶手的椅子上站起来，走一小段路，转身，回到椅子上，然后再次坐下[43]。TUG Cognitive 要求在患者从 20 开始倒数时进行同样的活动。TUG Manual 再次要求患者在携带一整杯水时进行同样的基本活动。这三个分项测试已经建立了切分点，可以帮助治疗师预测在不同条件下跌倒的可能性，因此可以在推荐中发挥作用[2, 55]。评分标准是一个有点不特异的 5 分制。该测试适用于老年人群，由于其不同的评级标准，作为评估工具，该标准应以证据为基础，并在机构中使用时保持一致[49]。

功能性够取测试（functional reach test）[25]要求患者站在墙边，墙上有一个平行于地面的标准线。要求患者尽可能地向前够取，并测量够取长度。这个测试是快速且容易进行的，不需要昂贵的设备。测试–复验及组间的可靠性很高[25, 61, 73]。该测试已被用于从儿童到老年人等各年龄组患者[24, 25, 73]。这个测试的缺点是，它只能测量一项功能任务，并且只评估向前方向的技能[7]。

脑卒中患者的姿势评估量表（Postural Assessment Scale for Stroke Patients，PASS）[14, 40, 42]，测试患者保持特定姿势的能力，以及在改变姿势时保持平衡的能力包括躺、坐和站。它由 12 个项目组成，其中几个项目评估立位平衡（即从坐到站和从站到坐，在有支撑的情况下和没有支撑的情况下站立，用非偏瘫侧腿和偏瘫侧腿站立，从地上捡起一支铅笔），并使用 0~3 的顺序评分表。研究表明，该测试结构具有较高效度，与功能独立性等（如 FIM）具有较高的相关性，并且具有良好的可靠性。该测试在脑卒中后的前 30 天有很好预测性，大约需要 10min 可以完成测试。已经开发并测试了 PASS 的简表，它只包含 5 个项目，使用 0~3 的评分标准；初步研究表明，简表也可能表现出较高的组间的信度和效度[16, 71]。

Brunel 平衡评估量表（Brunel Balance Assessment Scale，BBAS）是一个在三个层面上测量平衡的量表：坐位、立位和行走/踏步。整个评估量表可以在同一时间进行，也可以分部分进行。这种评估的优点是，它可以随着患者活动能力的提高而重复使用；正因为如此，这个评估很容易在整个治疗过程中使用，并适用于具有不同活动水平的各种患者。研究表明，这种评估工具表现出较高的信度和效度，并具有潜在的实用预测有效性[67, 69]。

Rivermead 运动指数（Rivermead Mobility Index）可以通过自我评估或他人评估来实施。它由以下15 个问题组成[29, 30]。

床上翻身：你是否在没有帮助的情况下从仰卧位翻身到侧卧位？

• 卧位到坐着：从躺在床上，你会自己起来坐在床沿上吗？

• 坐位平衡：你是否能坐在床边并坚持 10s？

• 从坐到站：你是否在 15s 内从任何椅子上站起来，并保持站立 15s，必要时用手和（或）辅助工具？

• 无支持站立：要求当事人在没有辅助物的情况下站立，并观察在没有任何辅助物的情况下站立 10s。

• 转移：你是否能够在没有任何帮助的情况下从床上移到椅子，再返回？

• 室内行走（如有必要，可使用辅助工具）：你是否能在必要时借助辅助工具行走 10m，但没有其他人员的帮助？

• 上楼梯：你能在没有帮助的情况下走完一层楼梯吗？

• 室外行走（平整的地面）：你在外面的人行道上行走时，是否不需要帮助？

• 室内独立行走：你是否在没有双脚规形夹（装在腿上辅助行走）、夹板或其他辅助工具（包括家具或墙壁）的情况下在室内行走 10m，而不需要帮助？

• 地上拾物：你能独立地走 5m，从地板上捡起东西，然后走回去吗？

• 室外行走（不平整的地面）：你是否在没有帮助的情况下走过不平坦的地面（草地、碎石、雪、冰等）？

• 洗澡：你是否在没有监护和没有帮助的情况下进入 / 离开浴缸或淋浴间自己清洗？

• 上下 4 个台阶：你是否能够在没有扶手的情况下上下 4 个台阶？但在必要时可使用辅助工具。

• 跑步：你是否能在 4s 内没有跛行地跑完10m（快走没有跛行，也可以接受）？

0 分 = 为"不"；1 分 = 为"是"。总分是由所有项目分配的分数相加而确定的。最高可得 15 分：分数越高，说明运动性能越好。有一个改良版本，其中包括 8 个项目，由评分者直接观察[39]。

运动评估量表（Motor Assessment Scale）是一个相对较长的评估（15～60min，取决于患者的参与程度），重点是仰卧到侧卧、仰卧到床边坐位、坐位平衡、坐到站、行走，以及上肢功能、手部运动和精细手部运动对平衡的影响。它采用 1～6分制。该评估是可靠的、有效的，并对随时间的变化敏感[27, 31, 68]。缺点是需要大量的时间来进行测试，特别是对运动功能强的患者，以及需要进行更深入的培训才能保证治疗师使用的一致性。优点与 BBAS 相似。

如果在任务执行过程中注意到站立平衡障碍，作业治疗师很可能需要完成对技能成分的评估，以确定可能导致平衡障碍的子系统（感觉、运动或认知）。在接下来的章节中，将强调与立位姿势控制有关的组成成分的评估。

3. 组成成分的评估　对视觉、躯体感觉和前庭系统的评估被认为是与立位姿势控制有关的成分，是评估的一个重要组成部分[6, 60]。对视觉系统的评估通常包括视力和眼球运动功能的评估（反射性的和随意性的）（见第 24 章）。对躯体感觉系统的评估应包括对触觉、压力、本体感觉和运动感觉的评估，特别是对下肢的评估。最后，如果怀疑前庭系统有障碍，应进行该系统的评估（见第 19 章）。除了评估这些系统的基本功能外，还必须评估整合和使用这些感觉模式进行立位姿势控制的能力。

这一点将在后面关于评估的章节中讨论。作为组成成分评估的一部分，确定是否可能存在干扰立位姿势控制的生物力学因素是很重要的[6, 60]。肌肉张力、主动和被动活动范围及力量，特别是躯干和下肢的力量，都应该被评估[60]。对姿势力线的评估应在患者站立时进行，静态站立的姿势或"开始或准备姿势"应是对称的；头部应在中线上，在肩部的中心；肩部应在骨盆的中心并对齐；在"正常"条件下，双脚距离应与髋部间隔同宽；骨盆应在由双脚形成的 BOS 的中心（图 18-2）。应注意在 BOS 上的力线的偏差或不对称性。BOS 的宽度可以通过使用卷尺测量内踝之间的距离[60]。让患者站在两个秤上可以帮助确定负重的不对称性[60]。

除了评估站立姿势对线外，了解用于保持姿势稳定的运动策略（图 18-3）和患者的稳定极限（图 18-4）也很重要。运动策略和稳定极限通常在自我启动的身体摆动（患者自愿向前、向后和左右移动重心）时进行评估，或者在对外部干扰反应时（治疗师向多个方向移动患者重量），或者在预期可能会导致肢体不稳定的运动时（患者被要求快速举起重物，伸手抓住放在够不着的物体，踩上马路牙子或单腿站立）[60]。下一节描述了旨在激发踝、髋和跨步策略的测试程序的示例，以及对稳定性极限的测试。

对踝策略的使用进行初步评估时，可以让患者站在一个足长相当的支撑面上。患者双脚间的距离大约与髋部同宽。治疗师应注意足踝的摆动。如果患者能够有效地执行此项任务，可能需要通过缩小 BOS 来增加任务的要求。

治疗师可以要求患者把他 / 她的双脚放在一起，以减少 BOS 的大小，缩小稳定极限，并增加 COM 摆动控制的难度。治疗师应注意踝策略使用的增加，如果摇晃的速度或幅度增加，患者可能启动髋关节策略[57, 60]。个体在这个位置应该能够通过踝策略来维持他们的平衡，也许还可能使用少量的髋策略。如果在这个位置不能使用踝策略或使用跨步策略，表明产生自动姿势反应的能力出现了障碍[57, 60]。

评估髋策略有几种方法。如前所述，当支持面相对于脚的长度较短，或者支持面柔软，或者当踝策略是（或被认为是）无效的时候，就会使用髋策略。模拟这些情况应该诱发使用髋策略。

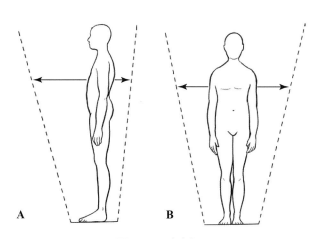

▲ 图 18-4 稳定极限
A. 横向视图；B. 前视视图

对于更高水平的患者，治疗师可以要求患者站在一个 4 英寸（约 10.16cm）宽的平衡木上，以便只有脚的中部得到支撑[57, 60]。踝策略在这种情况下是无效的，因为当支撑面较小时，踝关节周围不能产生足够的扭矩。治疗师应注意患者前 / 后髋策略的使用。仅尝试使用踝策略或使用迈步策略，表明产生适当髋策略的能力出现障碍[57, 60]。在"正常"受试者中，柔软的支撑表面也会导致使用髋策略。治疗师可以通过让患者站在一块 4 英寸（约 10.16cm）厚的中等密度的泡沫上模拟这种情况。在这种情况下，足踝周围不可能有足够的扭矩，患者在所有的平面 / 方向上使用髋策略。如前所述，过度尝试使用踝策略或只使用跨步策略，表明存在髋策略功能障碍[57, 60]。

治疗师可以通过让患者采取一字站姿势（从脚跟到脚趾的姿势，一只脚在另一只脚的前面）来评估髋的侧向策略。这种姿势大大缩小了 BOS 的侧向极限；由于踝策略的侧向有效范围受限，患者使用髋策略[57, 60]。这种在坚固的支撑面上的姿势对一些患者来说没有足够的挑战性，不足以引起使用髋策略。因此可以在 4 英寸（约 10.16cm）的平衡木上执行同样的任务，进一步缩小 BOS。

当我们评估髋策略在这些条件下的使用时，观察该策略的时序是很重要的。治疗师还应该注意目标策略的有效性。使用无效的策略（如 LOB）表明一个特定的策略已经失败。治疗师可以进一步挑战姿势控制系统（如通过结合之前所有的测试条件）来诱导使用迈步策略[57, 60]。例如，治疗师可以要求患者双脚并拢或一字站站在一个柔软的表面上。跨步策略的延迟或缺乏导致 LOB，表明存在功能障碍。

如前所述，每个人都有的自己稳定极限。评估患者在其稳定极限内的活动能力，并注意稳定极限的对称性和范围是必要的。由于足部和踝部的生物力学限制，稳定极限在前 / 后方向是最大的，在侧向则较小。最大的运动程度通常发生在前部。稳定极限所形成的区域是一个椭圆的形状（图 18-4）。治疗师需要评估实际和感知的稳定极限。实际稳定极限是指患者在可用的运动控制下所能达到的真实椭圆轨迹。感知的稳定性极限是指患者认为自己可以移动的椭圆，患者可能低估或高估这个区域。如果患者低估了这个极限，通常是由于害怕跌倒，就会导致无法正常转移重心以完成活动。如果患者高估了这个区域，通常是由于感觉或知觉障碍，就会导致跌倒[57, 58, 60]。

稳定性极限可以用多种方式测量。有经验的评估者对典型的稳定极限要有深入的了解，可以要求患者在各个方向尽可能地转移他们的重心，然后观察并记录患者在其 BOS 上移动的能力。治疗师也可要求患者完成一项需要 COM 在 BOS 上移动的任务，同时观察他们的表现。市场上的一些计算机电子压力板系统能够通过压力板分析，根据分析计算出个体的"正常"稳定性极限[57-60]。然后治疗师可以比较正常和实际的数值。这些设备很昂贵，并不是所有的诊所都有。至关重要的是，治疗师要确定患者是否真的在 BOS 上移动 COM，或者用不正常的运动方式代替，如髋关节屈曲或上部躯干移动，以试图完成任务。

最后，由于认知和知觉功能的障碍可能会干扰立位姿势控制，治疗师可能需要筛查这些障碍，如注意力下降、注意力分配异常或视觉空间忽略，并作为评估成分的一部分（见第 24 章和第 25 章）。

评估感觉系统整合对姿势控制的影响：评估中枢神经系统对感觉信息的评估、整合和适当重估的能力是立位平衡评估的一个重要组成部分。感觉组织测试的计算机化设备在市场上可以买到，并且通常与测力板相结合，测力板可以测量对测试条件的运动反应（在一定程度上）。该装置的感觉系统部分通常包括一个安全带、一个可移动的脚踏板和一个环绕受试者的可移动的视觉屏幕。测试条件也可以在临床上模拟，使用 4 英寸（约 10.16cm）厚的中密度泡沫作为柔软的表面，以及一个包绕患者视野的视觉"帽子"，并戴在头上[6, 19, 56]。

感觉系统和平衡的临床测试（Clinical Test of Sensory Organization and Balance）使用六个测试条件来评估个人获取、使用和整合感觉信息的能力[6, 19, 56]。在这个规范的程序中，治疗师对测试进行计时，测量摆动量，并记录全部因平衡缺失而产生的跌倒。

这种规范的评估为治疗师提供了关于患者可能失去平衡的具体信息，因此对制订个性化的治疗计划非常有用。然而这种测试可能很耗时（图 18-5）。

增加复杂度的六个测试条件（图 18-5）如下[6, 19, 56]。

- 第一个条件：允许患者从所有三个感觉系统接收准确的输入，患者睁眼站在稳定支撑面上。
- 第二个条件：视觉被遮挡，患者依赖于躯体感觉和前庭觉的输入；如果从现有的信息来源接收到不一致的信息或患者习惯于过度依赖视觉输入，患者可能会有姿势反应。
- 第三个条件：患者戴着一个"相对晃动"的视觉屏幕或半球形帽子（即随着个人自然发生的身体晃动而移动，产生环境和个人静止的视觉错觉），导致感觉信息冲突（不准确的视觉输入与准确的躯体感觉和前庭觉输入相冲突）；过分依赖视觉输入可能会导致摆动增加。这种摆动的增加是由于对自发摆动调整的识别延迟而导致的。
- 第四个条件：支撑面模拟自然晃动；也可以使用 4 英寸（约 10.16cm）厚泡沫提供不准确的躯体感觉信息，造成感觉信息冲突（视觉和前庭信息准确，躯体感觉不准确）；不恰当的姿势反应表明无法使用准确的感觉信息或不能识别和审查不准确的躯体感觉信息。

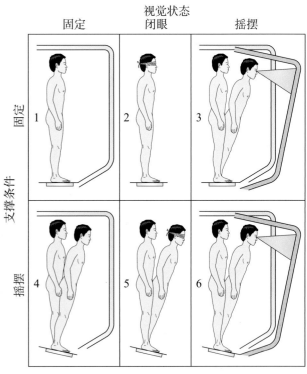

▲ 图 18-5 感觉整合测试

引自 Cameron MH, Monroe LG. *Physical Rehabilitation: Evidence-Based-Examination, Evaluation, and Intervention*. St. Louis; Saunders; 2007.

• 第五个条件：视觉遮挡，支持面"相对摆动"或使用泡沫（无视觉输入，不准确的躯体感觉信息，准确的前庭信息）；维持平衡的困难可能是由于前庭系统的紊乱或不能恰当地整合感觉信息。

• 第六个条件：视觉和躯体感觉信息均为"相对摆动"（不准确的视觉和躯体感觉信息和准确的前庭信息）；立位姿势控制的崩溃可能是由于无法评估信息（这是一个比较困难的过程，因为两个系统提供的信息都不准确）或前庭系统的损伤（图 18-5）。

Di Fabio 等[22] 发现，脑卒中后偏瘫患者的感觉运动功能与这项测试的结果呈正相关。这个关于感觉信息可用性和准确性层级结构的测试条件（表 18-2；与功能活动的相关性见表 18-3）允许治疗师恰当的评估中枢神经系统整合信息的能力。层级测试也是一种方法，用来确定一个人是否过于依赖某一特定的信息。这些测试还可以提供关于前庭系统功能的初步信息，并可以提示进一步测试的需要。

六、干预原则

一旦完成了全面的评估，治疗师就利用这些信息来制订问题列表，设定目标及训练计划来实现这些目标。当然，制订康复目标和有针对性的干预措施时必须考虑许多因素。治疗师必须考虑患者在日常生活中想要或需要做什么。此外，必须考虑到预后、服务设置、住院时间、社会支持和最终的出院环境等因素。尽管有障碍，治疗师在决定是否针对立位平衡障碍进行矫正或是否引入代偿性策略以参与有意义的活动时，往往必须考虑这些因素。

这些都是重要的决定，因为过早地给有潜力恢复的患者使用辅助器具可能会限制立位姿势控制的恢复潜能。例如，使用拐杖或助行器增加了 BOS，减少了患者应对 COM 变化的需要。同样，设置浴缸长椅或淋浴椅可能会限制在淋浴时练习安全站立的机会。这并不意味着不应该考虑或推荐辅助器具，许多患者能够正常工作只能通过他们对设备和辅助器具的适应性。这只是建议在制

表 18-2 感觉整合测试

测试条件	精确的感觉信息	不准确或缺失的感觉信息
1	视觉、前庭觉、躯体感觉	
2	躯体感觉、前庭觉	视觉缺失
3	躯体感觉、前庭觉	视觉信息不准确
4	视觉、前庭觉	躯体感觉信息不准确
5	前庭觉	视觉缺失，躯体感觉信息不准确
6	前庭觉	视觉、躯体感觉信息不准确

表 18-3 测试内容与功能性活动相关性

感觉信息 *	策 略	任 务
1. 第 4、5、6 的难度（相对稳定的摆动）	缺乏髋策略	站在地毯上同时屈髋、屈膝打开低层的抽屉；走在草地或沙滩上，同时捡起地上的东西；上下自动扶梯或自动人行道
2. 第 2、3、5 和 6 的难度（视觉冲突）	踝策略 / 迈步反应过度	走在购物中心、寻找厨房橱柜中的物品、在杂货店寻找物品、从篮子里拿出衣服晾晒、淋浴时闭上眼睛，头向后倾，洗去头发上的洗发水
3. 第 5 和 6 的难度（必须依赖前庭觉输入）	延迟发生的策略	晚上起床去洗手间（例如，在昏暗的灯光下走过铺着地毯的走廊，然后过渡到铺着防滑垫的浴室）；走在漆黑的电影院里，一边找座位一边往下走
4. 第 4、5 和 6 的难度	不发生髋策略或延迟	单脚站立穿裤子、一字站以便伸手或弯腰够橱柜、从一点走到另一点、一字站从地板上捡东西（如猫的盘子）

*. 序号为试验条件（表 18-2）

订治疗计划时，治疗师应该意识到使用每种器具的恰当性和意义。治疗师可以考虑培训患者在治疗之外使用器具，以提供更大的独立性，但在实际治疗过程中限制其使用。患者可以在保持独立性的同时努力改善立位平衡。代偿策略、环境改造和适应性装置的使用旨在促进脑卒中后的日常生活和工具性活动的参与，在本文的几个章节（见第 6 章、第 9 章和第 30 章）中进行了详细讨论，这里不再重复。以下章节强调了改善立位姿势控制障碍的关键干预原则。

1. 纠正立位姿势控制 应用功能性活动和强调功能性结果是 OT 的基本原则，它们被许多其他学科所接受。Hsieh 等[36] 指出，使用附加目的的作业训练具有激励作用。目前，现有信息支持使用重复功能性任务和参与活动作为立位平衡再训练的主要干预工具[1, 3, 26, 33, 44, 53, 65]。此外，任务训练的附加训练，如锻炼[35]、运动想象[17] 和虚拟现实训练[50] 也被证明对改善平衡是有效的（表 18-4）。所选择的任务应以患者为中心，并特别针对评估中已确诊的平衡障碍部分，以便作业治疗师提供个性化和功能性治疗（框 18-1、框 18-2 和图 18-6）。

框 18-1 改善立位平衡的训练示例和目标

- 静态立位（不参与活动）根据姿势的保持时间进行分级
- 静态立位同时拿一杯水
- 站立扣衬衣扣
- 从齐胸的架子上取出物品（根据物品的大小和重量分级）
- 从齐膝的架子上取出物品（根据物品的大小和重量分级）
- 站着的时候把裤子从脚踝往上提
- 布置餐桌，包括铺桌布
- 打开冰箱，从最上面的架子取出物品
- 打开冰箱，从最下面的架子取出物品
- 站着脱鞋
- 站着穿睡裤
- 从地板上捡起电话簿
- 将装满宠物食品的碗放在地板上
- 从下层橱柜中取出锅或平底锅

这些治疗活动并不一定代表困难度的进阶

框 18-2 门诊患者的治疗活动和目标设定

- 携带空购物袋走 30 英尺（约 9.14m）（根据距离和支持面分级）
- 携带一袋子杂货品走 30 英尺（约 9.14m）（根据距离和支持面分级）
- 拿半杯水走 30 英尺（约 9.14m）
- 拿满杯水走 30 英尺（约 9.14m）
- 用茶托端满杯水走 30 英尺（约 9.14m）
- 上楼时没有上肢辅助支撑
- 上楼时提着洗衣篮

这些治疗活动并不一定代表困难度的进阶

表 18-4 脑卒中后平衡障碍的循证干预概要

重复性任务练习	Allison 和 Dennett[1] 及 Tung 等[65] 他们都特别研究了与平衡和灵活性相关的额外任务练习。在这两项研究中，实验组接受常规康复治疗，额外进行 15min[65] 的坐 – 站训练或 45min[1] 的立位训练。两项研究都报道了在一些与平衡相关的结果测量上有利于实验组的改善。English 等[26] 进行了系统回顾和 Meta 分析研究关于灵活性的分组循环训练（CCT）的有效性（小组任务的重点是平衡与灵活性的重复练习），同时发现 CCT 在步行和一些与平衡相关的量表（ABCS 和 TUG）方面的优越效果
以家庭活动为基础的任务	McClellan 和 Ada[44] 研究了一项基于家庭活动的步行计划的实施情况，其中包括站立和行走，与对照组相比，对照组只接受了一项基于家庭活动的上肢锻炼计划。作者表明实验组在站立和功能性够取方面显著改善[44]
太极	Au-Yeung 等[3] 研究了太极拳对脑卒中后遗症期患者立位平衡的影响。作者记录了平衡改善，但没有展示出整体功能灵活性。Hart 等[33] 也对太极拳进行了研究。研究人员得出的结论是，与接受更多传统平衡训练的对照组相比，接受太极拳干预的人在整体功能和社会功能方面都有所改善
瑜伽	Schmid 等[53] 研究了瑜伽对脑卒中后平衡障碍的影响。虽然接受瑜伽干预的人与候补名单的对照组之间没有差异，但组内分析表明，接受瑜伽干预的人 BBS 上有显著改善，并减少了对跌倒的恐惧
锻炼	Holmgren 等[35] 在一项 I 级随机对照试验中对高强度运动及其对脑卒中后跌倒风险的影响进行了研究。6 个月时，实验组的 Barthel 指数和跌倒功效量表较对照组有所改善
运动想象 / 精神练习	Cho 等[17] 研究了运动想象训练对脑卒中后患者平衡和步态能力的影响。实验组进行运动想象训练，在 30min 的步态训练中想象 15min 的正常步态运动（每天 45min，每周 3 次）。干预前后采用 FRT、TUG 测试、10m 步行测试和 Fugl-Meyer 评估测量平衡能力和步态。与实验组的基线值相比，所有测量值都有显著改善
虚拟现实	Rajaratnam 等[50] 研究了在常规康复治疗中加入 VR 平衡相关的互动游戏，与单独接受 CR 的对照组相比。每组接受 15 次 60min 的训练。干预后，实验组的 FRT 有明显的变化。两组患者的 TUG 和改良 Barthel 指数均有改善

ABCS. 特异性活动平衡信心量表；BBS.Berg 平衡量表；CCT. 分组循环训练；.FRT. 功能性够取测试；TUG. 计时 – 起立 – 行走

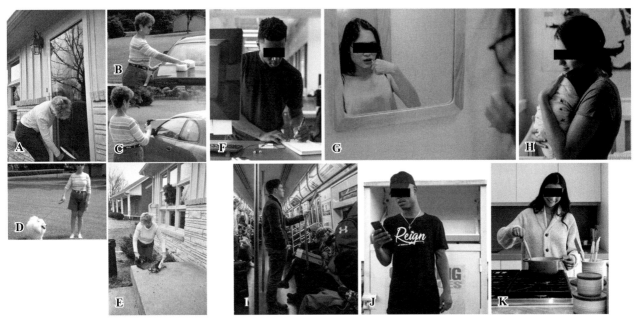

▲ 图 18-6　以职业为基础的方法，在有意义的活动中对平衡进行再学习

注：活动 D 和 E 需要姿势控制反应（A 至 E. 图片由 Dr. Yvette Hachtel 提供；F. 图片由 @linkedinsalesnavigator on Unsplash 提供；G. 图片由 Phuong Tan on Unsplash 提供；H. 图片由 Kelly Sikkema on Unsplash 提供；I. 图片由 Matthew Lejune on Unsplash 提供；J. 图片由 Corey Watson on Unsplash；K. 图片由 Jason Briscoe on Unsplash 提供）

2. 改善姿势力线和有效运动策略的再训练　如前所述，脑卒中患者在立位的 BOS 之上控制 COM 的能力往往受损，导致不对称的姿势力线、应对外部干扰的平衡能力下降，以及难以产生预期性姿势控制反应。Wu 等[75] 指出，偏瘫患者康复的一个功能目标应该是"改善姿势控制的对称性"。对于负重不对称和立位姿势控制不佳的患者，最常见的治疗方式是将患者暴露在各种需要控制 COM 在 BOS 之上的运动练习。这通常是让患者[60]：①尝试在立位的任务中努力保持对称性姿势；②对破坏平衡的外部干扰做出反应（如治疗师的被动运动或使用可移动的平面），这些干扰在方向、速度和强度上都不同；③需要躯干和（或）四肢在不同方向、速度和强度上主动运动的任务（如伸手去拿和搬运放置在工作环境中不同位置的物品，投掷和接球，踢球）。接下来的部分将强调对称性姿势力线的再调整，反应性和预期性姿势控制的有效运动策略的再训练。

（1）对称性姿势力线的再训练：多种策略可以帮助患者形成对称性立位姿势。例如，治疗师经常利用语言指令，如"将你的身体向左侧转移一点"，或者手法辅助（通过骨盆转移患者重心）以帮助患者找到他们最佳姿势力线[60]。一旦达到这种良好的力线，将鼓励患者保持一段时间。治疗师也可以利用反馈机制来改善对称性立位力线。例如，通过使用镜子或测力板生物反馈设备提供视觉反馈[60]。In 等发现，在不稳定的平面上静态站立时，通过镜子提供视觉反馈可以改善立位平衡能力。然而，在稳定平面的情况下观察到无意义的结果[37]。在通常需要使用镜子的情况下，使用镜子提供视觉反馈可能是最合适的（如在进行修饰或穿衣等自理任务时）。

也研究了测力板生物反馈装置的使用；尽管有证据表明，这种反馈可能会改善立位时的对称性，但在功能性活动中，这种改善似乎不会带来平衡的改善[5]。此外，许多诊所没有这类设备可用。替代这类设备的另一种方法是让患者站在并排放置的两个标准体重秤上。体重秤上显示的重量为患者提供了关于负重差异的明确信息[60]。

除了使用视觉反馈，治疗师还可以指导患者使用躯体感觉信息（如果感觉完好），在重心移动时通过双脚感受的压力，以达到对称性力线。例如，治疗师可以提示患者通过前足底部感受压力，从而向前或向后重心转移。

（2）有效运动策略的再训练：如前所述，综合平衡评估的一部分是评估患者如何保持平衡。正常的运动策略包括三种策略：踝策略、髋策略和改变 BOS 的策略（即跨步和伸手抓握）。成分评估内容的信息使治疗师确定是否正在使用某个策略，策略使用的延迟量（及其有效性），以及该策略是否合适。治疗师可以使用外部干扰（例如被动地通过髋部移动患者，或使用一个可移动的平面，使重心在不同的方向移动）重新训练立位平衡反应[60]。在这些情况下，患者必须能够启动和执行运动反应，恰当地应对干扰，以维持平衡。在感知稳定性极限方面有困难的患者可能会高估或低估适应干扰所需的反应。其他患者可能知道需要某种特定的反应，但可能无法在空间或时间上协调执行有效策略所需的肌肉活动。外部干扰可以根据方向、速度和强度而变化和分级，创造出或多或少的恰当的挑战性情况。参与各种功能活动可能会使患者暴露于外部干扰中，这些干扰在速度、方向和强度方面不断地变化（如用皮带牵着狗或乘坐火车 / 公共汽车）（图 18-6D 和 I）。

尽管在临床实践中使用外部干扰来重新训练运动策略，但最终患者必须学会提前准备，以应对不稳定力量，并在日常生活活动中使用适当的策略。对患者的治疗应根据个体情况侧重于功能任务的使用价值。治疗师可以利用与患者交流中获得的信息来确定患者在哪些领域出现平衡障碍（如站着淋浴时洗头，站着穿裤子，或者在做饭时手伸进高柜子），以及患者重视哪些活动。将主动重心转移纳入特定活动中，或使用为成功完成一项活动所必需的重心转移，可使患者了解更多正常的姿势反应，这些反应适于参与特定活动。这一点很重要，因为有证据表明，姿势反应会随着任务和环境的需求而变化（图 18-6）[6, 60]。

治疗师必须能够完成熟练的、准确的任务分析，以根据具体的活动确定应该使用哪种策略。治疗师应该通过观察功能活动和测试成分的结果之间的相关性。这些信息可用于确定哪些功能活动可能使患者面临 LOB 风险。所明确的活动可以成为治疗计划的一部分（表 18-3）。例如，治疗师可以通过要求患者站在比他们双脚更宽的稳定支撑面上进行小幅度的重心转移来诱发踝策略。例如，患者可以站立时擦桌子或向碗里放水果。他们可以从上肢辅助支撑开始任务训练，然后逐渐撤去上肢支撑，进一步挑战立位平衡（图 18-7）。

治疗师可以通过要求患者站在狭窄的 BOS 上进行更大的重心转移来引出髋策略。这些任务可能包括在双脚靠得很近的时候玩抛接球游戏，或者站在柔软的平面上。治疗师还可以通过让患者够取抽屉或柜子里的物品，同时避免双膝过伸锁住膝关节，从而促进髋策略的使用；在这种情况下，屈髋是必要的，以抵消由此产生的向前的重心移动（图 18-8）。治疗师可以通过让患者参与一些活动，这些活动要求患者进行超出 BOS 之外的重心转移，通过改变 BOS 而引出平衡策略，例如用网球击打墙面，或者伸手去捡超过 BOS 的地板上的工作靴。

可以通过改变完成任务所需的身体和肢体运动的方向、速度和幅度，改变 BOS 的大小或改变任务的复杂性来对作业活动分级。例如，当患者将食品罐放入橱柜时，可以通过让患者将罐头放在第二个架子上而不是第一个架子上来提高任务的等级（图 18-9），以及在练习时，站立同时搬运

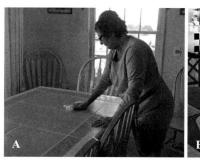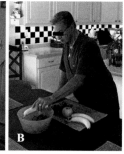

▲ 图 18-7　任务训练示例

A. 擦桌子；B. 把水果摆放在碗里。上肢支撑可以移除，以进一步挑战立位姿势的控制

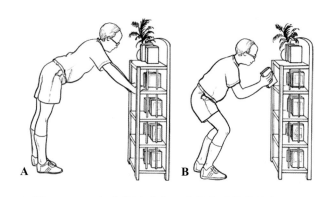

▲ 图 18-8　A. 在功能活动中，膝关节过伸并锁定，重心向前移至双上肢。上肢被用作一个支撑基底，而不是用来进行功能活动。B. 髋和膝屈曲（使用髋策略时），使身体重心保持在下肢基底面之内，双上肢可以自由进行功能活动

物品的任务时可以通过由物品靠近身体，到逐渐增加物品与身体的距离来分级（图18-10）。建议将活动分解成从简单到复杂的任务层次结构。

3. **感觉整合再学习** 如前所述，中枢神经系统利用来自视觉、前庭觉和躯体感觉系统的综合信息来保持平衡。因此为患者提供适当的活动，使他们有机会适应不断变化的感觉条件是很重要的[6, 60]。感觉测试和感觉整合测试的结果可以帮助指导治疗师进行可能使患者处于LOB风险的活动，这些活动可以成为治疗计划的一部分（表18-3）。例如，在测试条件下要求患者在不平整的表面保持平衡，如果患者表现不佳，那么当他们站在地毯上或从地毯过渡到防滑垫时，他们可能会失去平衡。在测试条件下要求患者在接受矛盾的视觉

输入时保持平衡，患者如果表现不佳，那么当他们在杂货店货架上寻找物品时，或者在站着淋浴时冲洗头发上的洗发水时，他们就会失去平衡。当患者一个或多个系统受损时，治疗师还必须确定患者可能使用的代偿或策略[60]。躯体感觉功能障碍患者通常依赖于视觉，而视觉障碍患者通常依赖于躯体感觉信息（即通过接触表面获得的信息）。前庭功能障碍的患者可能会出现视觉或躯体感觉依赖。这些代偿性策略在单一环境时对患者有效，但会妨碍真正的独立性，并导致在家中和（或）社区活动时患者有更高的跌倒风险。患者往往限制自己参与家庭活动，或者干脆停止到社区去，以弥补平衡障碍，这可能导致社会孤立或抑郁。

将感觉信息的处理纳入脑卒中患者的治疗中已被证明可以提高平衡功能[7]。一般来说，这是通过让患者参与逐渐增加难度的立位平衡活动，同时改变感觉信息的可用性和准确性来实现的[60]。例如，患者过于依赖视觉时，可能在闭着眼睛同时执行活动（如站着淋浴的同时冲洗头发上的洗发水）或在低光照条件下（只有夜灯光源时从医药箱中拿东西）保持立位平衡可能会受到挑战。

相反，过分依赖躯体感觉信息的患者，如果站在地毯或不平坦的表面上，而不是站在稳定的表面时，执行任务时可能会面临保持平衡的挑战。应该根据对姿势要求的难易对任务分级。例如，治疗师可以制订一个治疗计划，最初要求患者站在不平的表面上练习拿住东西。下一步是让患者站在不平整的表面上够取东西。然后，让患者携带物品从一个不平整的表面过渡到另一个平整的表面，反之亦然。

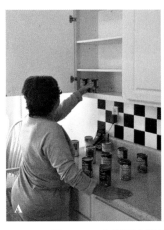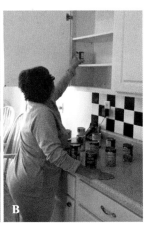

▲ 图 18-9 在橱柜中放置物品的任务分级示例

A. 患者将罐头放在橱柜的第一层架子上；B. 患者把罐头放在柜子的第二层架子上。注意：可以移除上肢支撑，以进一步挑战立位姿势控制

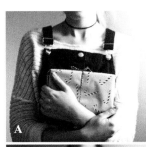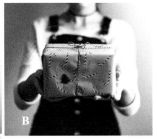

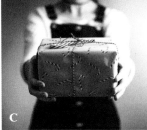

▲ 图 18-10 携带包裹的任务分级示例

A. 患者将包裹靠近身体；B. 患者拿着包裹离身体约半臂的距离；C. 患者拿包裹时与身体保持一臂距离（图片由Kira auf der Heide on Unsplash提供）

如果患者在头眼协调和凝视稳定性方面有困难，他们也可能在功能性活动中失去平衡。例如在繁忙的商场中行走、杂货店货架上寻找商品及将杂货放在不同的货架上等活动都可能导致LOB。中枢神经系统无法摒弃这些任务产生的错误视觉信息，因此，患者感觉他们正在失去平衡。然后患者会产生与实际发生的事件不一致的姿势反应。治疗师可以制订治疗计划，挑战患者在需要头眼协调运动的功能性活动中保持视线稳定的能力。

前庭功能受损的患者通常依赖于视觉和躯体感觉，尽管他们通常更倾向于依赖其中之一，或

者是视觉，或者是躯体感觉。发病前有健康问题的患者可能更依赖于一个已明确的原因。例如，糖尿病神经病变患者可能更依赖视觉，因为他们不能通过他们的下肢获得躯体感觉信息。大多数解决前庭功能障碍的传统治疗方法都依赖于分级练习及重复的头部运动来改善前庭功能[15, 21]。Cohen 等[20] 提出了一种治疗方法，将这一基本前提纳入功能活动中。他们强调，治疗活动必须包括评估中引起前庭功能障碍的头部运动和姿势。他们还强调必须是患者感兴趣的活动，这些活动可以帮助患者应用到现实生活中。建议的活动包括从地板上的篮子里取出毛巾然后把它们挂在头顶的晾衣绳上，在走廊里走动同时扫视和描述放置在不同高度的物体，打羽毛球，以及在房间里来回运球。为了设计出最有效的治疗方案，有必要对特定的平衡障碍进行全面和准确的评估（见第 19 章）。

在整个过程中，还必须仔细考虑安全性和跌倒风险，特别是当治疗发生在家庭护理或门诊基础上。对患者和家庭进行全面的教育，阐明具体功能障碍的原因，并在治疗过程中进行安全调整，以减少跌倒的风险，同时不间断治疗是必要的。例如，一个人在家，有着不可靠的躯体感觉反馈和视觉信息的过度依赖的情况，可能需要夜灯或走廊灯保持常亮，以确保晚上能安全步行到浴室（见第 7 章）。

其他影响治疗计划的因素：如图所示，早期的注意力障碍和知觉障碍可能会影响立位姿势控制。因此，治疗中解决这些障碍是改善立位平衡的重要组成部分。对这些障碍类型的治疗在第 25章和第 26 章中有广泛的论述，在此不再重复。然而，需要指出的是，有新的证据表明双任务训练可以改善脑卒中后的立位平衡和步态参数[34, 60]。He 等[34] 进行了一项系统回顾和 Meta 分析，研究了双任务平衡和灵活性训练对脑卒中患者的影响。该研究包括 13 篇文章，涉及 457 名参与者。与单任务灵活性训练相比，双任务移动训练改善了单任务步行功能，认知 - 运动平衡训练改善了立位平衡。作者总结道[34]：“有证据表明，双任务训练可以改善脑卒中患者的单任务步行和平衡功能。”研究人员警告说，在研究方法质量薄弱的情况下，不明确建议使用双任务训练[34]。

最后，临床因素，如波动的血压、波动的血糖水平、感染、代谢紊乱和药物也会影响患者的平衡功能。治疗师应保持对这些因素的认识，并向医生报告他们观察到的任何显著变化（见第 1 章）。

七、结论

立位姿势控制有助于我们进行日常生活活动，脑卒中后这种能力往往会减弱。了解与姿势控制相关的系统，并应用适当的评估和治疗立位平衡障碍，是脑卒中幸存者进行综合 OT 治疗的重要组成部分。随后的案例研究提供了这些原则的实施示例。

八、个案研究：通过平衡再训练改善功能

M.J. 是一位 58 岁女性，被诊断为右大脑中动脉脑卒中。她首先由住院部的 OT 治疗师进行评估，治疗师明确患者在洗澡、梳洗和穿衣时难以控制平衡。患者希望独立完成这些活动。治疗师注意到 M.J. 站立时偏向右侧，在执行功能性任务时使用宽的 BOS，无法控制重心移向左腿以完成任务。M.J. 左下肢能够支撑身体。左下肢感觉受损，但并非完全消失。M.J. 所感知的稳定极限与她实际的稳定极限不一致。她低估了自己向左转移重心的能力，因此无法完成需要她向左转移重心的任务。在协助她进行左侧重心转移时，由于肌肉活动的协调性和激活的时序不佳，M.J. 无法控制转移。因为每当她把重心移向左边时就会失去控制，M.J. 通过保持不对称的姿势来代偿。当要求她主动把重心移到左边时，M.J. 通过移动肩部，改变姿势力线而不是移动她的 COM。

住院康复治疗最初以协助 M.J. 重新学习坐位中适当的运动反应为中心。活动涉及够取及结合重心向左移动。日常生活活动与促进中线姿势结合在一起，并在功能任务中使用重心转移。她进展到立位的任务，这些相同的原则被纳入到立位的任务中。治疗师要求 M.J. 保持对称性立位姿势，并利用手法引导和通过镜子的视觉反馈来帮助 M.J. 获得最佳的立位姿势。

治疗师选择了一些不需要大幅度重心转移的自我护理任务（如梳头、洗脸，以及从衣柜里挑衣服），让 M.J. 尽量保持中线位置的同时执行这些任务。治疗师帮助 M.J. 学习在可能的情况下使用视觉和躯体感觉信息，在任务执行过程中提供关于她在空间中位置的信息。

此外，还为 M.J. 提供了一段运动想象的录音脚本，旨在指导 M.J. 在专注于保持中线位置的同时，想象参与立位活动。鼓励她在预定的治疗疗程之外使用这些录音。M.J. 出院回家后，仍然需要功能性平衡技能。患者和家庭教育的重点是适当使用适应性设备，环境改造和家庭安全。

急性期康复出院后，继续提供家庭护理和门诊治疗服务。随着 M.J. 在静态立位任务中实现和保持中线的能力的提高，治疗师开始引入需要从右到左更明显的重心转移的任务（如站着穿上衣，拿取水槽中的物品，把东西从壁橱里拿出来，以引起向左侧的重量的转移）。

治疗重点是帮助 M.J. 认识到她实际的稳定极限。随着 M.J. 控制能力的改善，治疗师逐步集中在缩小她的 BOS，达到特定活动所需的更正常的位置。M.J. 改善到可以在没有治疗师帮助的情况下，在自我护理活动中保持中线并主动将体重侧向转移。出院后，为 M.J. 提供了一个全面的家庭计划，旨在继续挑战和提高平衡相关的运动控制能力。

复习题

1. 说出与平衡控制有关的 3 种感觉系统，并描述它们的作用。
2. 自主姿势反应在平衡控制中起什么作用？
3. 小脑在平衡控制中起什么作用？
4. 平衡功能的组成部分是什么？
5. 描述 3 种标准化的平衡评估。
6. 为什么治疗师应该在功能活动期间观察患者，在这个过程中应该收集什么信息？治疗师如何确定治疗的重点（如矫正或代偿）？
7. 描述一种在平衡再学习中调控感觉信息的方法。

第 19 章　前庭康复与脑卒中
Vestibular Rehabilitation and Stroke

Helen S. Cohen　**著**
尹燕燕　方伯言　**译**

关键词

- 内淋巴
- 耳石
- 半规管
- 前庭迷路
- 前庭康复
- 前庭眼反射
- 延髓背外侧综合征

学习目标

通过学习本章内容，读者将能够完成以下内容。

- 了解前庭系统的解剖学和生理学的关键组成部分。
- 了解与前庭体征和症状相关的脑卒中综合征。
- 了解前庭康复的一般概念。

前庭系统是一类特殊的感觉系统，它在头部有感受器，并通过脑神经向大脑传入信号。前庭系统的终末器官——前庭迷路，能检测头部加速度或头部运动速度的变化。这个信息被转换成速度信号（速度是速率加方向），所以大脑接收到的信号实际代表了头部运动的速率和方向。迷路位于头部两侧颞骨岩部骨质的空腔里，与外界隔离；除非在颞骨上钻孔来暴露它们，否则无法看到或进行其他检查。因为它不易被发现，而且前庭系统的作用（负责姿势控制、眼球运动的控制、空间定位和一些自主神经功能的调节）不易被察觉的特点，所以前庭系统是最后一个被发现的特殊感受器，许多人还不了解它。

一、前庭系统概述

1. 周围前庭迷路　对前庭系统的解剖学和生理学的详细讨论超出了本章的范围。很多相关文章和教科书中都详细讨论过前庭系统。为了温故知新，我们鼓励读者去研读其他的文章[3, 5, 7, 9, 10, 22]。为了更好地理解本章的主题，这里我们需要简要回顾一下前庭系统的一些要点。

前庭迷路有两组运动感受器：一组是 3 个半规管（水平、前和后）作为角加速度计检测头的旋转运动，另外一组是 2 个囊状的耳石器（椭圆囊和球囊）作为线性加速度计来检测头的直线加速度（图 19-1）。由于重力也具有线性加速特性，故耳石器同样也可以感受因重力所致的头部偏斜。这个重力信号对于空间定位非常重要，因为它可以作为垂直方向速度变化的参考。

这些信息及与之相关的复杂的解剖结构，是保持头部直立，在空间移动时看到自己的目的地，为特定的位置或目标制订路线，并在遇到扰动时产生适当的自主反应所必需的；也就是说，前庭会保证个体在不经意失去平衡时做出及时调整。这些运动技能能够帮助一些低等动物捕捉和吃掉它们的猎物，并帮助其他动物避免成为猎物。这些技能在人类穿越空间、避开或遇到障碍、进行有目的的活动时也起到了类似的作用，其中包括在移动头部的同时操纵物体等活动。前庭系统受

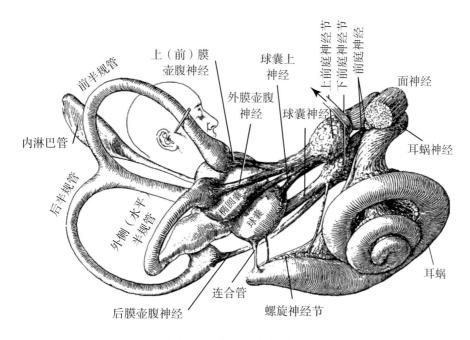

▲ 图 19-1　前庭迷路大体解剖

引自 Brödel M. *Three Unpublished Drawings of the Anatomy of the Human Ear*. Philadelphia: Saunders; 1946.

损的人会主诉眩晕、空间定向能力差、视物模糊、姿势控制受损、恶心和其他自主神经受损的迹象。

(1) 惯性机制：前庭迷路的机制是基于惯性原理的，也就是说，一个物体保持静止，出现一个非对称的力作用在它身上，使它继续运动，直到另一个非对称的力作用在它身上使它停止。半规管很细（想象成一个弯曲的管路，大约是你头上一根头发的粗细），所以它们提供了很大的阻力来阻止里面的液体流动。这些管道被一种叫作内淋巴的黏稠液体填满。内淋巴的比重大，惯性也大。内淋巴的惯性特性和半规管的高阻力结合起来，意味着前庭系统对极其缓慢的头部运动不敏感。它对缓慢的头部运动会稍微做出反应，但对 0.1～7.0Hz 的中等到快速头部运动的反应最为准确。毫无疑问，这个频率范围是大多数正常头部运动的频率范围。当一个人头部做旋转动作，例如摇着头同时说"不"，内淋巴便在半规管内流动，引起胶质膜和纤毛发生反应。纤毛的这种运动启动了毛细胞内离子交换的一系列反应；细胞膜要么超极化，要么去极化。如果细胞膜去极化，神经递质就会释放，相邻的前庭神经就会产生反应，向位于延髓的前庭神经核中的相关神经元发出信号，这个人就会转头。在耳石器中，毛细胞位于椭圆囊斑和球囊前上壁的球囊斑。耳石器的纤毛突入到耳石膜内，那是一种包含许多微小碳酸钙晶体的蛋白基质，被称为耳石。耳石起到惯性物质的作用。在直线加速度的作用下，耳石膜与纤毛发生前后移动。例如，当一个人加速驾驶车前进时，耳石膜实际上向后滑过下面的纤毛，使纤毛向后弯曲，由此启动了上一段描述的转换过程。

(2) 神经支配和血液供应：颞骨中的这些器官都是由神经支配和血液供应的。前庭迷路受前庭神经支配，前庭神经是第Ⅷ对脑神经的一部分。前庭神经有两个分支。上支支配上、水平半规管和椭圆囊，下支支配后半规管和球囊。

前庭迷路的动脉供应与神经支配相似。整个迷路的血液供应来自于一条动脉，即小脑前下动脉（anterior inferior cerebellar artery，AICA），它是基底动脉的一个分支。小脑前下动脉的一个主要分支为内耳迷路动脉，供应着整个内耳。在内耳内部，它分叉形成耳蜗总动脉和前庭前动脉（anterior vestibular artery，AVA）。前庭前动脉供应前庭神经上部支配的区域：前半规管和水平半规管及椭圆囊。这些区域流入前庭前静脉。

耳蜗总动脉分叉形成耳蜗动脉和前庭后动脉。前庭后动脉支配后半规管和球囊。这些区域流入前庭后静脉。这两条静脉加上来自圆窗的静脉及内耳其他部位的静脉一起组成前庭蜗静脉，最终流入蜗导管，然后流入岩下窦。来自半规管的小静脉汇成前庭导水管静脉，最终流入外侧静脉窦（图 19-2）。

前庭迷路供血中断可引起前庭虚弱的常见表现，其中包括眩晕、失衡、视物模糊和恶心。缺血或梗死可中断血液供应。当前庭前动脉受累时，患者不会出现听力损失，因为血液供应的缺失是在迷路动脉一个分支的末端。当迷路动脉受累时，很可能出现听力下降。急性期阶段突然、显著的功能丧失症状可能持续数小时至数天，对患者予以内科姑息治疗。急性期结束后，没有自行代偿的患者可进行前庭康复。这些患者的康复效果通常较好。

2. 前庭中枢投射 前庭神经投射到延髓背侧的前庭神经核（图 19-3）。这种投射有一定的空间特异性，因为不同的神经投射到前庭核的不同区域。从前庭核发出的神经纤维到小脑的齿状核和顶核。最终，这些信号到达小脑蚓部的绒球、小结和蚓部，也就是所谓的前庭小脑。小脑再发出神经纤维返回到前庭神经核。一些信号从前庭神经核开始、经前庭脊髓束，下传到脊髓的颈和腰

骶水平。这些通路与姿势控制有关，在视力缺失时尤为重要。由外周或中枢病变引起的前庭病变的患者常伴有平衡障碍。

其他一些与眼球运动相关的神经核团的神经元发出纤维，通过交叉和不交叉方式，上行至内侧纵束，与第 Ⅲ、Ⅳ 和 Ⅵ 脑神经的神经核团形成突触联系。这些脑神经控制着眼外肌，所以这些前庭 - 眼球通路控制着前庭 - 眼反射（vestibulo-ocular reflflex，VOR）。VOR 是对头部运动作出反应的眼球运动，它稳定了眼球在空间中的位置。头部相对较大，位于灵活的颈部之上，所以当一个人在空间中移动他或她的身体时，头部也会移动。当人的头部运动时，为了看清楚，在头部运动的相反方向产生了 VOR。由外周或中枢病变引起的单侧前庭功能异常的患者常抱怨在头部运动时视物模糊，这是由于 VOR 的振幅下降。此外，一些有前庭中枢病变的患者还有其他异常的眼动模式。神经学家有时使用这些眼球运动模式来帮助定位小脑和脑干病变。

还有一些通路，至今未具体定位，经过丘脑上行到达大脑皮质的某些尚未被定义的区域，主要是某些位于颞叶的听觉投射区域，在颞顶叶和岛叶结合处的附近区域 [8, 20]（图 19-3）。这些投射

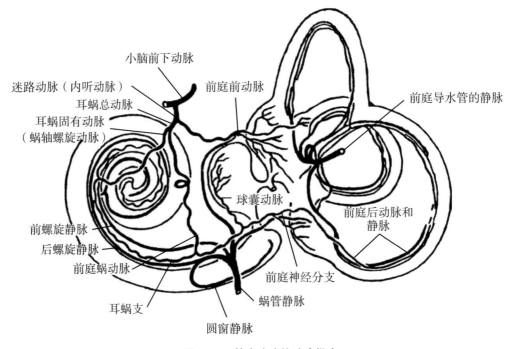

▲ 图 19-2 前庭迷路的动脉供应

改编自 Nabeya D. Study in comparative anatomy of blood-vascular system of internal ear in mammalian and in homo. *Acta Schol Med Imp Kioto* 1923; 6:1.

的区域功能尚不清楚，但它们可能与有意识的运动知觉和前庭的空间定向有关。例如，人类相关报道显示，在接受神经外科手术的患者中，刺激这些大脑区域会引起运动觉[24, 37]。丘脑后外侧病变会损害身体直立时的位置定向能力[28]，引起垂直视觉的偏差和眼球的倾斜[41]。推测前庭皮质病变通过影响主观垂直视觉进而损害空间位置觉[40]。

随着绘制大脑图谱技术的改进，前庭核上行投射的研究取得了很大进展，因此前庭丘脑投射和前庭皮质投射可能在未来得到更精准的绘制和深入的研究。

目前还没有找到很好映射关系的第四组投射涉及调节某些自主神经功能，因此，一些前庭功能障碍的患者主诉有恶心、出汗、心率增加或焦

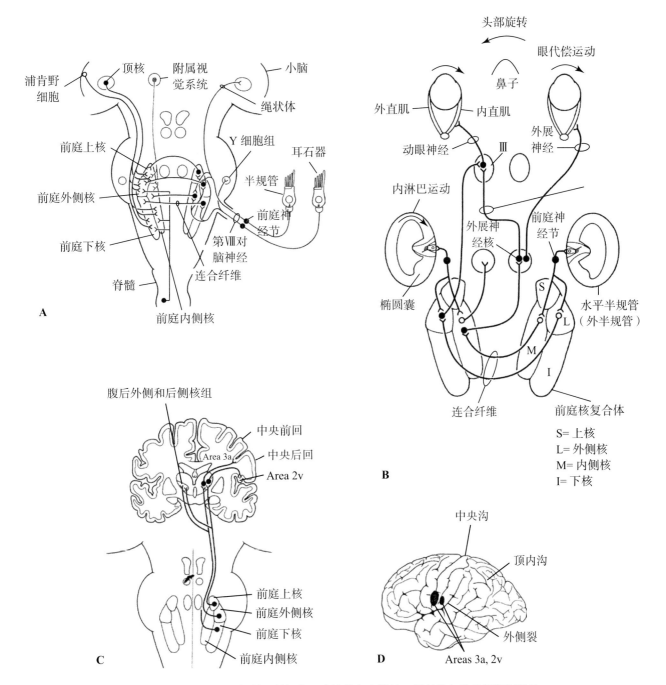

▲ 图 19-3　前庭中枢投射。封闭的细胞体是兴奋性的，开放的细胞体是抑制性的

A. 前庭神经的传入投射；B. 介导水平前庭 - 眼球反射的投射；C. 前庭皮质投射；D. 可能的大脑皮质的前庭投射区（引自 Dickman JD. The vestibular system. In: Haines DE, ed. *Fundamental Neuroscience for Basic and Clinical Applications*, 3rd ed. Philadelphia: Churchill Livingstone: 2006.）

虑等自主神经体征 [1, 2]。最近的研究表明，旋转性和线性运动的前庭输入在调节肌肉交感神经活动和皮肤交感神经活动方面有不同用途 [11]。关于前庭自主神经机制和临床意义的综述，见 Yates 和 Bronstein 的论文 [39]。

3. 中枢动脉供应　前庭神经核的供血来自小脑前下动脉和小脑后下动脉（分别为 AICA 和 PICA）。小脑前下动脉起源于基底动脉并支配桥小脑角、部分小脑前、部分蚓部和前庭小脑、脑桥腹侧、小脑中脚和脑神经Ⅶ（面神经）、Ⅷ。小脑后下动脉是椎动脉腹侧的一个分支。供应延髓外侧和部分小脑（包括小脑蚓部），是蚓结节和蚓垂所在处（图 19-4）。前庭皮质投射区可能由大脑中动脉的分支供应，而不是供应颞叶的分支。由于前庭皮质仍在研究中，确切的血液供应可能存在一些争议。

二、脑卒中综合征

约 20% 主诉眩晕的患者，通常是由血管引起的（脑卒中、椎 - 基底动脉偏头痛或短暂性脑缺血发作）[36]。但是以孤立眩晕为主诉的前庭脑卒中患者很罕见。在一项对 474 名已确诊脑卒中的住院患者研究中，只有 2% 有眩晕的主诉 [33]。超过一半的脑干脑卒中发生在脑桥 [21]，而脑桥区域的

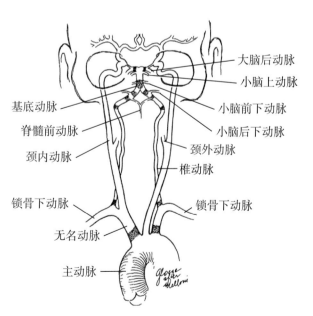

▲ 图 19-4　皮质下前庭中枢区动脉供应
引自 Baloh RW. *Dizziness, Hearing Loss, and Tinnitus: The Essentials of Neurotology*, Philadelphia: FA Davis; 1983.

脑卒中会导致前庭神经核损伤。然而，在急诊就诊并随后因脑干脑卒中入院的患者中，眩晕患者的百分比相当小 [30]。

1. 延髓背外侧综合征　最常见的前庭系统脑卒中为延髓背外侧综合征，也称为 Wallenberg 综合征 [3]，首次报道于 19 世纪末 [31]。这种综合征是由 PICA 或 AICA 的脑卒中引起的。因此，它是脑干外侧脑卒中。由于供应前庭神经核的两条动脉也供应其他区域，所以延髓背外侧综合征还表现为混合性感觉和运动障碍，其中包括眩晕、行走偏斜、失衡、共济失调、对侧躯干和四肢痛温觉丧失，以及同侧交叉性感觉障碍：面瘫、霍纳综合征（眼裂变小、瞳孔缩小和出汗减少）和吞咽困难。小脑后下动脉受损还会导致包括声音嘶哑和眼偏斜。小脑前下动脉的累及还会出现同侧耳鸣、听力丧失、面瘫和查体时外周前庭功能低下表现。也就是说这些患者有眩晕、站立和行走困难、同侧面部和对侧身体感觉障碍、言语和吞咽困难、眼球运动异常和听力障碍。除血栓形成和局部缺血外，运动损伤或颈椎按摩所致的椎动脉夹层也可导致该综合征 [34]。

延髓背外侧综合征是比较常见的。尽管这些患者中的许多人会自行恢复，但是这些患者仍有可能会被转诊进行康复治疗。没有研究评估这一人群的康复有效性，但这些患者通常对治疗反应良好。治疗应包括功能训练、平衡疗法和习服训练来减少眩晕，这些都是用于纠正前庭周围性眩晕的训练 [23, 29]。

2. 小脑梗死　不累及脑干的小脑病变可由小脑后下动脉、小脑前下动脉或椎动脉阻塞引起。这些患者很少进行前庭康复治疗。根据权威专家 Baloh 和 Harker 的研究，眩晕急性发作、平衡不稳和恶心伴有典型的小脑症状，如共济失调、轮替笨拙和凝视性眼球震颤，常继发于小脑水肿 [4]。小脑水肿可能是致命的，因为当小脑受到压迫时，附近的脑干结构可能受到破坏，除非对该区域进行手术减压。

3. 大脑皮质前庭区病变　只影响岛叶皮质的脑卒中是罕见的。一个研究称，在数据库中 4800 名新发脑卒中患者，只有 4 名（＜ 0.001%）局限于岛叶。3 名前岛叶病变患者均出现短暂性平衡不良，部分患者出现短暂性失语和头晕 [12]。这些患

图中标注：
大脑后动脉
小脑上动脉
小脑前下动脉
小脑后下动脉
颈外动脉
椎动脉
基底动脉
脊髓前动脉
颈内动脉
锁骨下动脉
锁骨下动脉
无名动脉
主动脉

者都自愈了。更为常见的是，眩晕和平衡问题可能是大脑中动脉梗死的部分表现。对于这些病例，医生应根据需要将前庭康复的一般原则纳入康复治疗计划。

三、前庭康复

虽然孤立的中枢性前庭损伤是罕见的，但是脑卒中患者有时可表现为前庭障碍的症状，并伴随其他症状。任何主诉眩晕的患者都应进行评估，以确定引起眩晕的问题是中枢的还是外周的。前庭康复的详细讨论超出了本章的范围，但许多关于这一主题的讨论已经发表。美国作业治疗协会已经为这个亚专业确定了必要的入门技能[13]。下面是本主题的简要概述。

针对眩晕的干预如习服练习和活动[14, 17, 18, 25]、平衡训练、良性位置性眩晕（BPPV）的手法复位[26]、功能性技巧训练（见第 7 章和第 8 章）、适应性安全设备、家装改造（见第 6 章和第 30 章）等治疗手段可根据需要纳入脑卒中康复治疗计划。前庭康复的目的通常是减少或消除眩晕，减少振动性视幻觉（运动错觉），提高安全性，减少跌倒（见第 7 章和第 8 章），和所有康复一样，增加独立性。习服练习和活动包括重复旋转头部来引起眩晕，试图使系统对这种感觉脱敏。在练习中应纳入一个视靶（即患者在移动头部的时候凝视这个目标）。因此，那些涉及头部重复运动的任务（如容器放在不同方位的分拣任务）是有助于治疗的。最近的一项 Meta 分析表明，尽管习服治疗还没有在脑卒中患者中进行验证[25]，但也是有效的。这一实践领域是不断更新的，新的研究将不断扩展我们对这一专业治疗的理解[15]，所以感兴趣的治疗师应定期检索文献以了解新的信息。

BPPV 是一种非常常见的外周前庭疾病[32, 38]，可能发生在小血管受累时。当位于前庭迷路耳石中的碳酸钙小颗粒从其中一个半规管中的椭圆囊移位时，这种疾病就发生了。从理论上讲，供应前庭迷路的小血管疾病可能会破坏支撑这些颗粒的胶质膜，并使它们掉落到半规管中。此外，在急诊科，医生可能无法区分眩晕是由脑卒中引起的还是前庭神经紊乱引起的。因此有一些患者在脑卒中单元住院，但后来发现有 BPPV。因此，脑卒中康复中心的一些治疗师可能需要治疗 BPPV 患者。用于治疗 BPPV 的"复位手法"非常有效，而且很容易学会[16, 19, 26, 35]，所以聪明的脑卒中治疗师应该学习这些技巧。中枢位置性眩晕在文献中已有描述[6, 27]。如果脑卒中患者出现 BPPV 表现，但对复位手法无效，治疗师应咨询神经科医生，以确定患者的症状是否为中枢起源的。

当患者主诉平衡失调时，治疗师应该进行分级的平衡训练和活动。这些训练计划通常会逐渐增加难度，从静止地站立到站在不稳定的表面上，再到在移动的同时转动头部和操纵物体。训练应该包括前后、左右和离心平面运动。

有眩晕和平衡问题的患者存在跌倒风险，所以治疗应该包括一些家装改造的讨论，如浴缸座椅、浴室扶手、夜灯和固定地毯（见第 6 章和第 30 章）。这些问题可以纳入大多数脑卒中患者的出院计划，作为住院患者或在门诊患者护理的常规议题。

复习题

1. 最常见的破坏前庭系统功能的脑卒中是什么？列出这种脑卒中的相关症状。
2. 小脑卒中的症状和体征是什么？
3. 脑卒中后前庭康复计划的 2 个主要目标是什么？
4. 在前庭康复项目中有哪些具体的干预措施可以改善功能？

第 20 章　上肢功能与康复治疗
Upper Extremity Function and Management

Glen Gillen　Dawn M. Nilsen　**著**

闫红娇　甄　颐　潘化杰　杨　杰　杨　帆　**译**

关键词

- 动作观察
- 肌肉骨骼对位对线
- 复杂性区域疼痛综合征
- （改良）强制性运动疗法
- 挛缩
- 肌电图
- 畸形
- 训练
- 功能
- 影响
- 习得性废用
- 操作
- 心理治疗
- 镜像治疗
- 运动控制
- 骨科损伤
- 疼痛
- 定位
- 姿势控制
- 够取
- 肩部支具
- 痉挛
- 强化
- 半脱位
- 任务导向训练
- 弱化
- 负重

学习目标

通过学习本章内容，读者将能够完成以下内容。

- 运用功能性作业活动，制订治疗计划以重获上肢功能。
- 熟悉脑卒中后上肢康复治疗的应用，包括体位摆放、肩部支具、电刺激、生物反馈和牵伸计划。
- 根据上肢不同的功能水平，选择合适的功能性作业治疗。
- 对患有疼痛综合征的患者，要熟悉其诊疗程序；疼痛预防方案需在目前的治疗计划中体现。
- 能够鉴别脑卒中后常见的上肢和躯干肌肉骨骼对位对线不良，并可识别其对功能的影响。
- 预防并发症，如疼痛、挛缩、习得性废用。

　　上肢功能障碍是脑血管病最常见和最具挑战性的后遗症之一。哥本哈根的一项研究包括 515 名脑卒中患者，71% 的患者接受了康复治疗，69% 的患者在入院时存在轻至重度的上肢功能障碍，所有治疗计划都包括对上肢功能的关注[155]。显然，这方面花费了大量的金钱和时间。本章重点介绍脑卒中后上肢功能相关的问题，已发表的关于脑卒中后上肢功能／功能障碍的研究，建议并侧重于获得肢体功能应用、预防疼痛综合征和畸形的评估和治疗技术。

　　读者可以复习第 3 章、第 16 章、第 17 章和

第 21 章中有关上肢功能和运动控制的一些概念，以对运动控制的相关问题有整体的认识。

一、作业治疗观点概况

研究表明，脑卒中后上肢和手功能的恢复对于恢复日常生活活动能力十分重要[103, 195-197]。治疗师在评估中经常听到脑卒中患者的诉求，"我想再次使用我的手"。为了帮助患者达到这一目标，治疗师需要彻底了解脑卒中后与上肢功能障碍相关的各种问题，了解上肢功能的进展情况。此外，对临床医生来说，在治疗过程中尽早识别哪些患者最有可能恢复上肢功能很重要[195-197]。最近研究表明，评估上肢恢复的预后可以让治疗师改变治疗策略，提高康复效率[195]。Stinear 等[196, 197]开发了一种评估上肢恢复潜能的方法，即 PREP2（Predict Recovery Potential 2，PREP2），预测恢复潜力，该预测方法是结合了脑卒中后 3 天内的皮质脊髓束的完整性和神经生理学生物标志物，以预测脑卒中 3 个月后上肢运动功能恢复可能出现的四种情况。四种功能结果类别是基于动作研究手臂测试（Action Research Arm Test，ARAT），评估上肢能力。分类如下：① 50～57 分为优秀；② 34～48 分为良好；③ 13～31 分为受限；④ 0～9 分为差[196]。

PREP2 算法[196] 首先使用医学研究委员会（Medical Research Council）评分评估患者肩关节外展和手指伸展的肌力。将两个分数相加，就得到所谓的 SAFE（Shoulder Abduction, Finger Extension：肩外展，手指伸展）评分。SAFE 评分的范围为 0～10 分。如果患者的 SAFE 评分≥5 分且患者年龄＜80 岁，预计患者在脑卒中后 3 个月内上肢有极好的恢复潜力。对于年龄较大的患者（年龄≥80 岁），得分如果≥8 分会预后良好，5～8 分预后较好。如果 SAFE 评分＜5 分，则需要考虑其他生物标志物（偏瘫侧腕伸肌或第 1 背侧骨间肌的运动诱发电位）和美国国立卫生研究院脑卒中量表（见第 1 章）的评分，以预测恢复潜力（框 20-1）。作者报道说，该算法对 75% 的患者做出了正确的预测[196]。该预测算法在确定哪些患者上肢功能恢复能达到预期康复目标，哪些患者需要接受上肢护理和安全保护宣教，并使用

代偿策略来增加日常生活活动能力，可能会产生一定的影响（见第 6 章）。

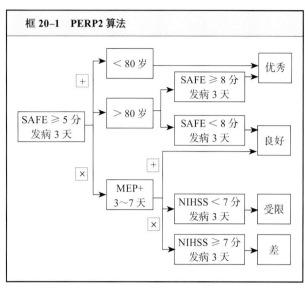

SAFE. 肩外展，手指伸展评分；MEP. 运动诱发电位；NIHSS. 美国国立卫生研究院脑卒中量表项目评分［改编自 Stinear CM, Byblow WD, Ackerle SJ, Smith M, Borges VM, Barber AP. PREP2: A biomarker-based algorithm for predicting upper limb function after stroke. *Ann Clin Transl Neurol*. 2017; 4(11): 811–820.］

当目标是恢复上肢功能时，治疗师应当使用当前的运动控制理论来对治疗计划进行指导。目前的运动控制理论包括各种神经运动、生物力学、行为、认知、环境和学习过程。Mathiowetz 和 Bass-Haugen[141] 对过去和现在的各种运动控制理论进行了比较。显然，目前的运动行为学研究明确支持治疗师所熟知的一种康复治疗技术：基于功能的任务和（或）任务导向、特定任务或相关任务的作业治疗（见第 3 章和第 16 章）。

作业治疗起初是以功能性作业活动为基础[145]，但因上肢功能恢复相对复杂，需采用以功能性作业活动为基础，辅以认知、手法治疗（即关节松动、软组织牵伸和生物反馈）和任务导向的综合性训练模式。

随着对相关运动行为知识体系的不断扩充，治疗师不仅要学会临床实践分析，还要学会批判地分析各种临床研究的结果。Burgess[43] 提醒道，"康复治疗在过渡和快速变化时期可能会存在偏离基本原理的风险"。当我们对新的治疗方法和传统治疗方法进行选择的时候，作业治疗师应该考虑：康复治疗是否真正有效？该治疗是基于怎样的治疗原则？治疗能否满足患者的功能需求？传统治

疗方法的理论基础是否更坚实、疗效是否更好或更加经济？是否有其他更好的治疗方法满足患者需求？随着新技术的发展，改善脑卒中后上肢功能的预后，这一点在今天仍然成立（见第 21 章）。

二、定义和分类

上肢功能相关文献报道："功能"一词没有明确的定义，可能与各学科都有各自不同的解释有关。从作业治疗师的角度分析，功能是指应用上肢从事有意义的作业活动。WHO 的国际功能分类（International Classification of Function，ICF）是一项指导性分类系统，包括以下分类项目。

• 身体结构和功能损害：如偏瘫、痉挛、感觉减退和姿势控制能力下降。

• 活动受限：进行活动，如 ADL 和休闲娱乐活动时存在功能障碍。

• 参与受限：社会角色（如父亲或者工人）的执行受到限制和障碍[232]。

Hughlings Jackson 根据中枢神经系统损伤后症状进行分类，是另一种评估和治疗脑卒中后上肢的方法。Jackson 是 19 世纪的一名神经病学家，他将脑卒中后的症状分为阳性和阴性两大类。阳性症状是自发的、正常功能过度紊乱，对特定外部刺激做出的反应。阳性症状包括痉挛、腱反射亢进和屈肌反射亢进。相反，阴性症状是正常行为的减退。阴性症状包括灵活性丧失、力量下降和运动能力受限[123, 124]。

治疗师认为这两类症状之间存在因果关系。以往康复治疗的重点是减轻脑损伤后出现的阳性症状。但目前研究表明阳性症状（即痉挛）的减轻并不会自动增加运动功能。在鉴别和处理上肢问题时，治疗师的思路应该更广阔一些。仅仅关注阳性症状的治疗（即促进肌张力正常化）并不能直接改善患者的功能。

三、上肢作业的活动分析

以下示例表明上肢功能是十分复杂的，通过这些示例有助于学习上肢功能的评估。

1. 够取任务 / 开链活动 下文所述的伸手够取任务，需要患者伸手够取位于前额水平的一本

书。首先，任何运动模式的启动都需要一个动机驱动。因此，活动必须要有目的。该活动背后的动机和目的可能是为了获取知识、休闲娱乐或通过期中考试。为了成功完成这一活动，患者必须在启动伸手够取运动模式之前，适当的处理在扫描过程中收集到的视觉 / 知觉信息。因为书位于眼睛水平的上方，需要颈部伸展、头和颈部左右转动、眼球充分的转动。通过视觉扫描获取了各种各样的视觉信息，有助于识别书的特征（也就是图书编码、书名、颜色和尺寸）。这些信息可以通过几个视觉 / 知觉过程来获得（如图像背景、颜色特征和立体感知）（见第 24 章至第 26 章）。

在启动伸手够取动作之前，下肢和躯干经过多次的姿势调整使身体充分达到稳定状态（预期性姿势反应）。肩部肌肉收缩将上肢抬起至书架高度，手在上举过程中已经做好预备姿势，准备进行抓握动作。伸手够取时，前锯肌和斜方肌上部、下部协同收缩使肩胛骨前伸且上回旋。肩袖使得肱骨保持在外旋位，并将肱骨头稳定在关节盂内。在进行够取动作过程中，下肢和躯干根据身体位置进行移动或保持稳定以辅助重心向书架方向移动。

当手接触到书背面时，上肢动作模式就从离心运动转变为向心运动。当把书从书架上取下时，抓握的力度和骨骼肌募集的模式会根据书的重量进行相应的调整。尽管这一运动模式是根据既往够取的经验预先计划好的，但是这本书可能比预期更轻或者更重，所以运动模式必须根据反馈进行调整；例如，当举起一个自认为很重实际很轻的箱子时，会因为过度用力而出现失去平衡的现象。当书移动到身旁时，还需要进行多次的调整才能看到书的封皮和书号（图 20-1）。

2. 负重任务 / 闭链活动 闭链下作业活动要求患者在一侧上肢擦餐桌时，另一侧上肢起到姿势支撑的作用（即上肢伸展以支撑体重）。如前所述，该作业活动同样需要动机和目的。动机可能是饥饿（必须打扫餐桌以备用餐）、外部因素（如有访客）或者工作（如收拾桌面以放置发票或者准备写讲义）。支撑侧上肢需支撑身体维持姿势，因此该上肢会进行多次姿势调整。在进行作业活动的时候，支撑侧上肢肌肉处于兴奋状态，其中包括（但并不仅限于以下肌肉）前伸和稳定肩胛

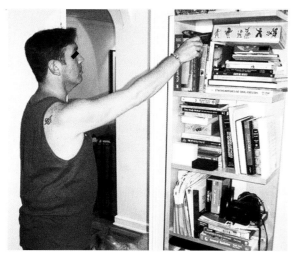

▲ 图 20-1　够取任务

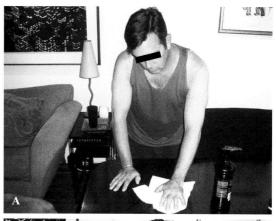

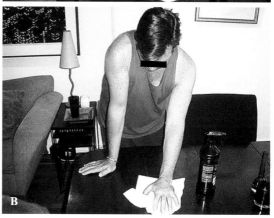

▲ 图 20-2　A. 在左上肢支撑于桌面上并移动的同时，用右上肢支撑身体维持稳定，偏瘫侧上肢的治疗应包括利用上肢支撑来完成的作业活动；B. 使上肢活动最少的一种对线方式，与 A 比较，肘关节过伸支撑使上肢活动的兴奋性下降

骨的肌肉、肘部伸肌、下肢和躯干的肌肉。疲劳可能使上肢肌肉兴奋性下降，导致肘关节出现"过伸"现象，肩胛骨活动消失并上提后撤，躯干维持姿势的能力下降，整个身体"悬挂"在承重侧上肢上。

上肢在整个擦桌子活动中必须处于兴奋状态（闭链抗阻运动），以保证该作业活动成功完成。肩关节控制手拿着抹布沿着桌面进行滑动，该上肢通过环境实现支撑，同时进行运动。施加于手掌的压力和擦桌子的力量大小取决于作业活动的需求（如擦掉面包屑或已经风干的果汁）。该活动进行的时候会伴有多次重心转移，重心转移受餐桌大小的影响，也受作业活动所需压力大小的影响。运动活动程度和方式与具体的作业活动需求有关。

与所有的上肢作业活动一样，成功完成这些任务需要视觉 / 知觉的参与。这些过程可定位餐桌上的面包屑，清理餐桌，并决定什么时候停止打扫（即当桌子被清理干净的时候）（图 20-2）。

四、可选择的评定方法

标准化的、可靠和有效的评定方法不应被忽视。许多治疗师一直在进行片面的评估，没有将功能性作业治疗融合到评定过程中，并且过度依赖于对损伤的评估。

除了考虑有效性和可靠性之外，在选择评定方法时，医生必须考虑时间因素、患者运动功能水平、目的（为了临床还是科研，还是两者兼顾）及环境因素。许多有效的评定方法，如 Fugl-Meyer 评定量表，它们只对损伤水平进行评定，内容主要是预设或模拟的功能性任务，并没有包含日常作业活动中上肢实际使用情况。

1. **动作活动记录量表（自评量表）** 动作活动记录量表是一个自评量表（由患者或家人填写），问卷内容与偏瘫侧上肢治疗时间之外的实际运用功能有关。它采用半定量方式，运动功能的质量（多好）和数量（多少）采用 6 分分级法。目前，该量表有 14 个、28 个和 30 个项目的版本。内容包括拿书、使用毛巾、拿杯子、写字 / 打字、平衡等[212, 213]。

2. **MAM-36 量表（自评量表）** 一项最新的由 Rasch 开发的手功能自评量表（36-item Manual Ability Measure，MAM-36）。包括 36 项手功能日常活动，患者自述完成这些任务的难易程度。评定量表分为 4 个等级，1 分表示"不能完成"（不能独立完成任务），2 分表示"很难完成"（很难独立完成任务，需要他人帮助），3 分表示"有点困难"（通常可以独立完成任务，但需过长时间和过多努力），4 分表示"容易"（可以独立完成）。可以直接应用 MAM-36[55] 量表，也可以将评估的原始分数用 Rasch 数据分析法转换为 0～100 分[54]。

3. ABILHAND 问卷（自评量表） ABILHAND 问卷评分等级为 3 分制（0 分为不能完成，2 分为很容易完成），测试一共包括 23 个双手活动测试项目，评估一个人执行双手任务的能力（例如，钉钉子、包装礼物、穿针、剪指甲、切肉、剥洋葱、开罐子等）。握力、运动力、灵活性和抑郁与 ABILHAND 的测量结果显著相关[168]。

4. 脑卒中后成人辅助手评估 脑卒中后成人辅助手评估（Adult Assisting Hand Assessment, Ad-AHA）是一种基于观察的评估，旨在评估进行双手活动时偏瘫侧手的使用情况。该评估是仿照最初的美国心脏协会研发的用于脑瘫的评估模型。患者选择其中一项任务执行（即教学与实践交替培训课程任务或当前任务）、完成任务时用视频记录并将 19 个项目，每个项目分 4 个等级进行评分。可评估上肢运动的数量和质量[120, 215]。

5. 运动和处理技能的评定 治疗师在基本日常生活活动（basic ADL, BADL）和工具性日常生活活动评定的基础上对患者的运动和处理技能进行评定（Assessment of Motor and Process Skill）[76, 77]。该评定是通过患者选择熟悉的、与生活相关的 ADL 任务，从完成这些任务的努力程度、效率、安全性和独立性方面评估作业治疗过程中有关的 16 项运动和 20 项处理技能的变化，用以评估患者 ADL 完成的质量。该量表有 100 多个任务可供选择，旨在促进以患者为中心的评估方法。例如，运动技能评估，如姿势、灵活性、协调性、力量、够取、操作、抓握、上举、努力程度和能量消耗（见第 5 章）。

6. 上肢运动功能测试（Arm Motor Ability Test） 上肢运动功能测试（Arm Motor Ability Test, AMAT）曾被用于评估强制性运动疗法的疗效，其中包括 13 种单侧和双侧上肢的作业活动。例如，系鞋带、打开罐子、擦干桌子上的水、开关灯、使用各种器具、喝水。记录患者完成作业活动花费的时间，对运动质量采用 6 分标准进行分级。该测试适用于评估手腕和手指主动运动能力比较好的患者。然而，AMAT 测试的大部分内容对于只有部分活动能力的人来说，比较困难[118, 171]。

7. Wolf 运动功能测试量表 Wolf 运动功能测试量表（Wolf Motor Function Test, WMFT）用于记录强制性运动疗法相关的效果，包括多种作业活动如伸手够取（如将手臂放到桌子上，随意伸展肘关节）和精细运动控制（如拿起一支铅笔，拧钥匙）。除了第一项任务以外，其余任务都是由单侧来完成，对于偏瘫和非偏瘫侧都适用。由于许多任务不需要上肢远端的控制，因此该量表适用于上肢受累较重的人。治疗师对患者任务的表现进行评估，并对运动进行量化分级[199]。

8. Chedoke 上肢和手活动量表 Chedoke 上肢和手活动量表（Chedoke Arm and Hand Activity Inventory）是一种功能性定量量表，其中包括 13 个项目，分为 7 个等级，类似于 FIM 量表（例如，1 分为完全依赖，7 分为独立）。总分 91 分（最低 13 分）可以转换为百分比。内容包括打开一罐咖啡，拨打 911，拉上拉链，拎包上楼，用毛巾擦后背[16, 17]。

9. Jebsen 手功能测试 Jebsen 手功能测试（Jebsen Test of Hand Function）[113] 包括七项测试动作：写一段话、翻转图书索引卡、捡起小物品放到容器内、搭积木、模拟进餐、移动较大空桶、在限定时间内移动较重的大桶。Jebsen 手功能测试是基于 360 名正常人和患者的研究资料，其中包括因脑卒中而致偏瘫的患者。同时也记录了正常人（利手和非利手）平均作业活动的时间和标准差。本测试标准可靠，并且不需要专业培训。治疗师在使用本测试时应意识到，该测试中的一些作业活动是模拟性的，还有一些并非是 ADL 作业活动。

10. 上肢动作调查测试表 上肢动作调查测试表（Action Research Arm Test, ARAT）包含四大类 19 项测试内容：捏、抓、握和粗大运动。本测验耗时少（大约 10min），每项分为 4 个等级，从 0 分（不能完成）到 3 分（正确完成）。总分为 0～57 分，得分越高，表明上肢功能越好。这项测试对肢体远端受损患者最为适用，所涉及的内容多为主观设计的[137]。

11. **运动功能评估量表**　运动功能评估量表（Motor Assessment Scale，MAS）[50]由 Carr 和 Shepherd 制订，可靠性高，评估者之间的相关性平均为 0.95，评定/再评定的相关系数平均为 0.98。评定内容包括上肢功能、手功能、精细活动等。上肢功能部分只包括运动模式评定，而无作业活动；手功能的评定则结合物品的使用，每项评分分为 7 个等级。

12. **箱块试验**　在箱块试验中，计算 1min 内从箱子的一个格子运输到另一格的积木数量（2.5cm×2.5cm×2.5cm）[140, 170]。

13. **九孔钉板试验**　九孔钉板试验（Nine-Hole Peg Test）主要测试手的灵活性，由一个容器和一个九孔钉盘组成，装有木钉的容器在一端，九孔钉板放在另一端。测试患者从拿起第一根木钉到拔出最后一根木钉放回容器的时间[161]。

14. **上肢功能测试**　上肢功能测试（Functional Upper Extremity Levels，FUEL）是一种新的分类工具，用于评估脑卒中后上肢功能和身体表现。上肢功能水平测试从没有功能到有功能共分为 7 个等级，该评估是根据偏瘫侧上肢执行任务时的实际情况而进行分类。虽然上肢功能测试中是以刷牙为例，但也可以用其他活动来举例[216]。

15. **偏瘫/瘫痪侧上肢功能试验**　Brunnstrom 认为脑卒中运动恢复存在特定的顺序，尽管偏瘫/瘫痪侧上肢功能试验（Functional Test for the Hemiplegic/Paretic Upper Extremity）[224]是以 Brunnstrom 理论为基础，但该评定的内容里包括与日常生活有关的作业活动。研究证实该评定与 Fugl-Meyer 评定有较高的相关性，本测试大约耗时 30min。由 17 个测试组成，按严重程度分为 7 个等级。评定内容包括折纸、放稳一个罐子、拉开拉链、把灯泡拧牢、把盒子放到架子上。

16. **老年人上肢功能表现**　老年人上肢功能表现（Upper Extremity Performance Test for the Elderly/Test d'Evaluation des Membres Supe Test for the Elderly/Test dquenc）测试由 4 个单侧肢体动作（拿起并移动罐子，捡起水杯，将水倒入杯子，拿硬币，移动小物体）和 5 个双侧肢体动作（打开一个罐子，取一勺咖啡，开锁，打开药盒，填写信封并贴上邮票，系围巾，以及洗牌和发牌）的功能性任务组成。评定其执行速度和功能等级。

功能等级与独立水平相关，分为 4 个等级[69]。

17. **Frenchay 上肢活动试验**　Frenchay 上肢活动试验（Frenchay Arm Test）包括 5 项内容，如用偏瘫侧手将头发挽起来、拿杯子喝水。评分采用成功和不成功两个级别[101]。

18. **运动力指数**　运动力指数（Motricity Index）测试为脑卒中后上肢功能的早期损伤的评估，其中包括捏力、屈肘和肩外展[57]。

19. **Rivermead 运动评估（上肢）**　Rivermead 运动评估（上肢）[Rivermead Motor Assessment（Arm Section）]测试是综合测试的一部分，包含 15 个与手臂运动恢复有关的项目。包括仰卧位肩外展，从桌子上拿起放下 5 次纸，用刀和叉子切蛋糕，以及系发带。得分分两种：成功(1)或失败(0)[135]。

20. **Fugl-Meyer 评定（上肢运动功能）**　许多研究均采用 Fugl-Meyer 评定（上肢运动功能）[Fugl-Meyer Assessment（Upper Extremity Motor Function）]量表作为功能改善的评估，治疗师需熟悉这一以残损为基础的评价方法。该评定以 Twitchell 提出的运动恢复模式和 Brunnstrom 运动恢复顺序理论为基础。Fugl-Meyer 评定中运动功能的改善被认为是脱离 Brunnstrom 所定义的刻板共同运动模式而出现分离运动。评定内容包括关节活动度、感觉、平衡、上肢和下肢，而不包括功能性作业活动。每项为 3 分制[82]。

五、偏瘫侧上肢作业活动：干预建议

在患者的康复治疗过程中，积极主动地参与功能性活动是作业治疗的基础。目前的运动控制理论提倡在特定环境下进行作业治疗活动（见第 3 章）。治疗中采用的功能性作业活动需要患者用上肢支撑负重以维持姿势、够取、搬运、上举、抓握和操作常见/日常的物品。这些作业活动显然可以广泛地运用到日常生活中，并可以解决各种问题。相对于刻板的训练模式，在治疗中采用基于作业活动的治疗方法的重要性已经得到证明[10, 131, 235]。事实上，脑卒中后最有效的干预措施包括任务特异性、重复性、高强度、主动性、循证性和功能性的训练。更专业的特定任务训练（即有实际意义的）应与患者和环境相联系，在训练时关注整个训练任务，并根据实际情况采取随机的、重复性、高强度训练内容（图 20-3、图 20-4 和表 20-1）[10, 104]。循证医学研究表明，任务导向性训练是提高脑卒中后患者作业表现的基础[159]。

1. 以任务为导向的够取和操作　用手去端一杯水是一种简单的随意运动模式，却包含了复杂的处理过程。Ghez[84] 将这些处理过程进行了如下分类。首先，人要识别水杯并确定它的空间位置，其中包含多种视觉和知觉的加工处理过程。其次，患者需要选择一个固定的动作模式将水杯端到嘴边。Ghez 指出在这一步中，患者要确定身体哪些部分参与这一作业活动，以及它们的移动方向。最后，为完成这项活动，患者必须要判断水杯与手和身体的相对位置，根据收集到的信息，大脑的运动系统对手部运动给出精确指令。多种指令传导到运动神经元，从而确定了肌肉兴奋的时序、产生肌力的大小、关节角度的变化，调整手的位置抓握杯子，协调肩关节与上肢远端的关系，确保在与杯子接触的瞬间能够进行抓握动作。

Jeannerod 描述了手功能的两个组成部分[111, 112]：够取过程部分，包括手在起始位置和物体之间的运动轨迹；操纵部分，在手运动过程中，拇指和食指的联合运动形成握持。

在她对左侧偏瘫患者的研究中，Trombly[209] 使用运动学分析和肌电图来评价上肢随意运动的损伤。她的分析表明，与非偏瘫侧手相比，偏瘫侧手的流畅性和协调的能力明显较低。在够取活动时使用的连续性运动策略缺失，运动时间更长，峰值速度出现更早，并存在弱化的迹象。

在后续研究中，Trombly[208] 记录了她观察到的研究对象够取能力的改善。她的发现表明峰值速度的幅度随着时间的推移而提高；肌肉活动水平没有改善，但运动的连续性有所提升。根据她

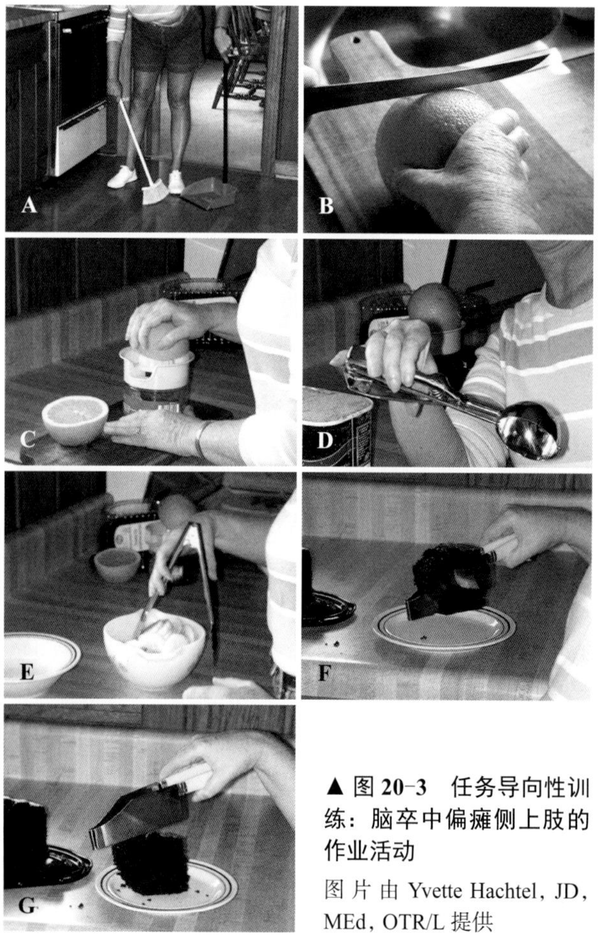

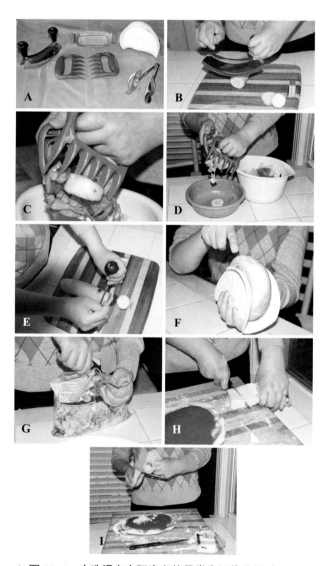

▲ 图 20-3　任务导向性训练：脑卒中偏瘫侧上肢的作业活动
图片由 Yvette Hachtel, JD, MEd, OTR/L 提供

▲ 图 20-4　应选择有实际意义的日常生活作业活动，而不是刻板的作业活动（左侧偏瘫）
图片由 Yvette Hachtel, JD, MEd, OTR/L 提供

的发现，Trombly 认为让患者重新学习感觉运动关系的治疗是必要的。她说："这些受试者的肌肉活动水平和模式取决于任务的生物力学要求，而不是肌肉之间任何刻板的神经联系。"

来自脑卒中后够取运动的其他研究的数据表明，脑卒中后够取运动轨迹的中断可能是由于关节间协调能力的缺失[21, 61, 129]。与健康人相比，偏瘫患者的肩关节和肘关节之间的协调性有显著差异。例如，运动学关节角度图显示出各自关节运动之间的相关性非常低[61, 129]。这些图的特点是高度分割，关节反转比较常见。此外，与健康受试者相比，这些关节的峰值速度不同步[129]，角偏移减

表 20-1　利用系统回顾、Meta 分析和随机对照试验中得出的证据来管理脑卒中后的上肢状况

干　预	设计 / 对象	结　论
任务 – 相关 / 特定训练	关于重复任务训练对脑卒中患者的有效性的系统回顾与 Meta 分析的 33 个试验（RCT 和准 RCT），共 1853 例参与者[81]	低到中度的证据表明，重复任务训练改善了上肢和下肢功能，并且这种改善持续到干预后 6 个月
	一项多中心Ⅲ期单盲随机试验比较了结构化、任务导向的运动训练计划与剂量等同的 OT，以及常规和传统的 OT 在偏瘫康复中的疗效[226]	所有组的上肢手结果指标均有改善，组间无显著差异。作者总结道："在相同的时间内，结构化的、以任务为导向的运动疗法并不优于常规的门诊作业疗法……"
	对 28 名亚急性脑卒中受试者进行了盲测和随机对照试验，以确定以任务为导向的训练项目与传统运动相比对偏瘫侧上肢手功能表现的影响[205]	与常规运动计划组相比，以任务为导向的训练组在所有上肢手结果测量方面都有显著的改善
	一项随机对照双盲试验，旨在确定有意义的特定任务训练与标准治疗（定义为基于 Brunnstrom 运动疗法和 Bobath 神经发育学技术的治疗）的效果，其中包括 103 名脑卒中后的随机抽取样本[10]	与标准治疗组相比，有意义的特定任务训练在干预后和随访时上肢手结果测量方面产生了具有统计学意义和临床相关的改善
	一项单盲、平行的随机对照试验包括 85 名参与者，旨在评估脑卒中后至少 6 个月患者的任务特异性上肢训练的剂量反应[125]	随着时间的推移，上肢肌肉容积在统计学上有显著的改善。整体治疗效果很小，没有证据表明任务特异性训练有效果
	对 78 名参与Ⅱ期单盲随机平行剂量反应试验的上肢轻瘫患者进行二次分析，研究 8 周特异性任务干预的效果[221]	尽管对上肢肌肉容积的测量方法有所改善，但是用各种量化上肢性能的加速度计测量的上肢表现并没有变化。作者总结道："门诊强化上肢干预所带来的运动能力的改善似乎并没有转化为门诊外上肢功能的提高"
	双盲随机对照试验。干预组（TR 组）采用渐进式伸手抓握训练，训练时防止躯干代偿。对照组（C 组）练习无躯干约束的任务[146]	"与对照组相比，干预组训练在功能方面有更大的改善。改善伴随着活动关节范围的增加，并且在最初病情更严重的患者中更明显。在这些患者中，干预组减少了躯干代偿和增加了肘关节伸展，而对照组则有相反的作用（增加代偿运动）。在干预组中，手臂功能的变化与手臂和躯干运动的变化是一致的"
强制性运动疗法和改良版强制性运动疗法	一项关于 CIMT 和 mCIMT 或 FU 在脑卒中后患者手臂管理中的有效性的系统回顾和 Meta 分析；包括 42 项试验（RCT 和准 RCT），共 1453 名参与者[58]	CIMT 对改善手臂运动功能有显著的促进作用；残疾后即刻 CIMT 干预，随访时残疾无显著差异。作者得出结论："我们发现 CIMT 与运动损伤和运动功能的部分改善有关，但这些益处并不能显著地减少残疾"
	通过回顾 RCT 的结果研究 CIMT 对脑卒中患者活动和参与活动的影响（如不同治疗持续时间和治疗频率的影响）[169]	与对照组相比，在 2 周内进行 60～72h 的 CIMT 训练能产生更好的活动能力（如搬运、移动和处理物体的能力）。CIMT 治疗 20～56h，超过 2 周。3 周 30h 和 10 周 15～30h 改善了偏瘫侧上肢手的灵活度。然而，以自我照料作为结果测量，在 3 周内只有 30h 的 CIMT 练习显示了有改善
	一项用于 CIMT 治疗卒中后轻至中度慢性运动障碍患者的安慰剂对照试验。该研究将 CIMT 与安慰剂组进行了比较，安慰剂组接受了与实验组相同的时间和治疗师互动量的身体健康、认知和放松练习[201]	CIMT 后，患者在日常生活中更受影响的手臂的功能使用方面表现出了很大的改善。这种变化持续了 2 年的测试时间。服用安慰剂的受试者没有显示出明显的变化
	在美国 7 个学术机构进行的前瞻性、单盲、随机、多地点临床试验[230]	在过去 3～9 个月发生过脑卒中的患者中，CIMT 在上肢运动功能方面产生了具有统计学意义和临床相关的改善，并持续至少 1 年

（续表）

干 预	设计 / 对象	结 论
强制性运动疗法和改良版强制性运动疗法	32 例患者随机接受 mCIMT 或传统康复治疗 3 周[132]	除对患侧上肢的使用功能和日常功能有所改善，mCIMT 改进了目标导向到达过程中的运动控制策略
	通过系统回顾和 Meta 分析，比较 mCIMT 和 TR 治疗对脑卒中后上肢手功能障碍患者的疗效[188]	该系统综述提供了相当有力的证据，表明 mCIMT 可以降低残疾水平，提高偏瘫侧上肢手的使用能力，并增强运动时的自发性，但关于 mCIMT 在运动学分析中的有效性的证据有限
	本研究比较了 mCTMT 干预和剂量匹配的对照干预，包括非偏瘫侧手，并评估了运动和功能表现及与健康相关的生活质量的差异（n=32）[133]	与对照组相比，mCIMT 组在运动功能、功能独立性水平、ADL 活动能力及治疗后延伸到与健康相关的生活质量等方面均有明显改善
	随机对照 2×2 析因研究设计，其中包括 40 名被试者，研究存在或不存在 CIMT 与 TP 结合重复任务练习或 2 周的塑形任务的影响[203]	无论接受何种类型的训练，使用 TP 后上肢感知功能提升都有显著的统计学意义。两种类型的训练在上肢手运动功能的客观测量方面都有统计学上的显著改善。在 1 年的随访中，上肢的感知功能得到了保留而没有丧失
	26 名患者接受了 mCIMT 或 TR 治疗，疗程 3 周[233]	与 TR 组相比，mCIMT 组在运动功能、日常功能和健康相关生活质量方面有更大的改善。此外，与 TR 组相比，mCIMT 组患者在治疗后感觉恢复得更好
	30 名脑卒中患者被随机分配到 mCIMT 或对照组[239]	mCIMT 组在 Wolf 运动功能测验的 6 个要素中发现了显著差异
意念训练	本文系统回顾了 15 项关于 MP 降低和改善脑卒中患者上肢手功能损伤的研究[158]	大多数研究结果表明，MP 在损伤和功能水平上对上肢恢复有积极的影响。然而，目前还不清楚所看到的改善是否会随着时间的推移而保留，或者在改善感知作业表现方面的影响有多广泛
	系统回顾和 Meta 分析 6 个试验，确定 MP 联合康复治疗是否能改善脑卒中后上肢手的康复结果[15]	有证据表明，与其他康复治疗相比，MP 联合其他康复治疗似乎有利于改善脑卒中后上肢手功能。关于运动恢复和运动质量改善的证据尚不明确
	一项随机对照试验，其中包括 19 名参与者，比较脑卒中后 MP 中使用的意象视角（内部和外部）对作业表现的影响[160]	与对照组相比，MP 组的上肢手疼痛和功能指标均有统计学意义上的改善；所有组的自评作业表现量表指标均有改善
改良版强制性运动疗法和意念训练结合	一项比较 mCIMT 和 mCIMT+MP 的随机试验[162]	受试者表现出患侧上肢损伤和功能限制的减少。干预后，mCIMT+MP 组在两项运动指标上均有较大的变化
肌电生物反馈	受试者被随机分配到肌电生物反馈组和安慰剂组。每周 5 次，持续 20 天。此外，两组患者都接受了训练[8]	"结果显示，两组的所有变量均有统计学意义上的改善，但肌电生物反馈组在治疗结束时活动范围和表面肌电电位的改善明显更多"
	本研究的目的是通过 Meta 分析来评估肌电生物反馈效果。最终 8 项研究共 192 名参与者符合纳入标准[186]	"提示肌电生物电场是脑卒中患者进行神经肌肉再教育的有效工具"
电刺激 *	Meta 分析研究了表面电刺激预防或减少脑卒中后肩关节半脱位的疗效。7 个（4 个早期和 3 个晚期）试验符合纳入标准[4]	"分析发现，与常规治疗相比，电刺激可防止平均 6.5mm 的肩关节半脱位（加权平均差，95%CI 4.4～8.6），但仅减少了 1.9mm（加权平均差，9S%CI -2.3～6.1）。因此，有证据支持在脑卒中后早期使用电刺激预防，而不是脑卒中后晚期使用电刺激减少肩关节半脱位"
	研究 ES 改善脑卒中后上肢功能恢复效果的系统回顾和 Meta 分析包括 48 项随机对照试验，共 1721 名参与者[236]	与安慰剂相比，ES 对改善上肢功能恢复（身体功能和活动水平结果测量）有显著影响；三种 ES（感觉、循环和肌电图触发）在身体功能和活动方面没有显著差异。作者总结道："电刺激疗法可以有效改善脑卒中患者的手臂功能"
	这项 Meta 分析研究了 ES 对半脱位、肩痛、活动范围和功能使用的有效性。该研究包括 5 篇论文，8 个数据点[96]	该分析表明 ES 能产生积极的结果，其中包括改善半脱位、疼痛、活动范围和功能使用

（续表）

干　预	设计 / 对象	结　论
电刺激 *	脑卒中后肩痛相关随机试验的系统回顾。4 项试验共有 170 名参与者符合纳入标准[175]	该综述发现，与对照组相比，ES 治疗后疼痛发生率和疼痛强度没有显著变化。ES 治疗对肱骨被动无痛外旋的范围有显著改善效果。在这些研究中，ES 减轻了盂肱半脱位的严重程度，但对上肢运动恢复或上肢痉挛没有显著影响。作者指出，ES 似乎没有对肩部产生任何负面影响
肌电信号触发的神经肌肉电刺激（EMG-NMES）	系统的文献检索了关于评价 ES 疗效的临床试验。作者特别研究了刺激的结果和特征之间的关系。纳入 19 项临床试验，评价了 22 组患者的结果[68]	"电刺激对 13 组患者有积极的效果。当电刺激被随意运动触发时，积极的结果比使用非触发电刺激时更常见" 作者总结说："在促进脑卒中后上肢运动恢复方面，触发电刺激可能比非触发电刺激更有效"
	Bello 等通过 RCT 对比了 8 周常规护理之外的 30min EMG-NMES[23]	实验组在 8 周的上肢运动研究测试表现更好
	Llara 等比较了任务导向训练联合腕手伸肌肌电信号触发的神经肌肉电刺激（EMG-NMES）与标准疗法的区别[97]	实验组在九孔钉试验、十杯移动试验和 AROM 试验上均优于对照组
	一项基于国际功能、残疾和健康分类的EMG-NMES 对脑卒中上肢恢复的效率的系统回顾和 Meta 分析；纳入 26 项 RCT，共 782 名参与者[149]	Meta 分析结果显示，EMG-NMES 对改善上肢功能恢复（身体结构和功能占主导）有显著的短期效应；没有任何证据支持 EMG-NMES 在活动和参与方面的优势。对于慢性（脑卒中后＞3 个月）恢复期的患者效果更强。作者总结道："EMG-NMES 在短期内对改善慢性脑卒中患者的上肢功能损伤是有效的"
	一项随机试验评估了肌电信号触发神经肌肉刺激（EMG-stim）在促进急性脑卒中后遗症期患者上肢手运动和功能恢复中的疗效[80]	"接受 EMG 刺激治疗的受试者与对照组相比 Fugl-Meyer 的获益显著增加（27.0 vs. 10.4，$P=0.05$）。FIM 得分（6.0 vs. 3.4，$P=0.02$）"。数据表明肌电刺激可以增强急性脑卒中后遗症期患者的上肢功能
双侧上肢训练	关于脑卒中后双侧上肢训练 11 项研究的系统回顾和 Meta 分析[194]	"这些发现表明，双侧运动训练有利于改善脑卒中后运动功能。这些 Meta 分析结果表明，在亚急性和慢性恢复期，单独或联合辅助感觉反馈是有效的脑卒中康复方案"
	Cauraugh 等进行了一项结构化回顾和 Meta 分析研究，其中纳入了 17 项 RCT，这些 RCT 侧重于通过双侧上肢训练恢复运动功能[51]	作者发现双侧上肢训练在减少活动限制和上肢损伤方面有较强大而显著的积极作用。Meta 分析发现，特别是 BATRAC 和双侧训练联合神经肌肉电刺激改善作用更显著
	Coupar 等的综述包括 14 项随机对照试验和 4 项随机交叉设计研究；他的综述包括了一些研究，这些研究要么同时使用 BT 作为干预手段，要么将 BT 与其他干预手段结合使用[60]	Coupar 等发现，与常规护理相比，同步 BT 在减少活动量或减少更严重的损害方面没有显著的积极影响[60]
	一项随机单盲的训练研究，比较了双侧（双侧对称活动练习）和单侧训练（仅对患侧上肢进行相同的活动）。这些活动包括有节奏和不连续的以够取为目的地放入桶中动作[199]	两组在运动状态量表和力量测量上都有显著的改善。双侧组在上肢功能量表上有明显改善。双侧和单侧训练对中度受损的慢性脑卒中后遗症期患者都是有效的。双侧训练可能更有利于近端手臂功能的恢复
	一项随机对照试验，研究了双侧上肢训练联合 OT 与剂量相同的 OT 训练的效果[128]	实验组干预后上肢手和 ADL 结果指标有统计学意义，提示双侧上肢训练结合 OT 可能比单纯 OT 能更好地改善上肢功能
	一个随机对照试验。受试者被随机分配到 CIMT、BAT 或积极治疗的对照干预[134]	BAT 可能具有特异性改善近端上肢运动损伤的功能。相反，在轻至中度慢性受试者中，CIMT 可能对偏瘫侧上肢产生更大的功能增益
镜像疗法	一项系统回顾和 Meta 分析，调查脑卒中后 MT 改善运动功能、运动损伤、日常生活活动、疼痛和视觉空间忽视的有效性；共 62 项试验（RCT 和随机交叉试验），共 1982 名参与者[206]	研究结果表明 MT 至少可以作为脑卒中后标准康复的辅助手段，对改善上肢手运动功能、运动损伤、日常生活活动和疼痛具有有效性
	一项比较 MMT 和基于任务的镜像治疗改善脑卒中后上肢功能的初步随机对照试验，其中包括 34 名参与者[13]	经过 MMT 组的干预后，上肢手运动障碍得到了显著改善

（续表）

干 预	设计 / 对象	结 论
镜像疗法	一项研究 MT 对伴有 CRPS1 的偏瘫患者的上肢运动功能、痉挛和疼痛强度的有效性的 RCT 研究，其中包括 30 名被试者[220]	MT 组在上肢手运动功能和疼痛感知方面有显著改善，痉挛无明显改变。作者的结论是，与常规治疗相比，在伴有脑卒中和 CRPS1 的患者中，添加 MT 可以更好地改善上肢手运动功能和疼痛感知
动作观察	一项系统回顾和 Meta 分析评估 AO 是否能增强脑卒中患者的运动功能和上肢运动表现及皮质区激活；其中纳入 12 项 RCT 实验，共 478 名被试者[32]	结果显示 AO 对手臂功能的影响较小，对手部功能的影响较大，对 ADL 的影响较大。作者得出结论："我们发现与任何对照组相比，AO 有利于改善脑卒中患者的上肢运动功能和日常生活活动的依赖性；然而，我们提供的证据质量太低了"
虚拟现实	系统回顾和 Meta 分析，以确定 VR 与替代干预或不干预对成人脑卒中后上肢功能和活动的疗效；其中包括 72 项试验（RCT 和准 RCT），共 2470 名参与者[126]	结果表明，虚拟现实和互动视频游戏的使用在改善上肢功能方面并不优于传统治疗方法。作者认为，VR 作为神经网络辅助常规护理时，可能有利于改善上肢功能和 ADL 功能，因为可增加整体治疗时间
偏瘫侧强化训练	系统回顾和 Meta 分析，确定了 21 项试验，其中 15 项数据可以纳入 Meta 分析[33]	强化训练可增加力量、改善活动，而不增加痉挛。这些发现表明强化训练应该是脑卒中后康复的一部分
	13 项研究进行 Meta 分析，分析强化训练在改善力量、上肢功能和 ADL 方面的证据[99]	得出结论：强化训练对握力和耐力有积极影响，但对日常生活活动能力无影响
	系统回顾脑卒中后强化训练的实验[165]	虽然研究的数量有限，但新出现的证据表明，通过阻力训练提高力量。此外，这些力量上的改善似乎转移到功能上的改善。然而，仍有许多未解决的问题。力量训练提高脑卒中偏瘫患者康复整体效果的潜在值得进一步研究
良肢位摆放	一项随机试验，验证患肩屈曲和外旋摆放防止脑卒中后早期挛缩的有效性[6]	对于上肢没有主动活动的脑卒中患者，应该尽可能早的、每天至少 30min 的患肩外旋摆放

AO. 动作观察；AROM. 主动关节活动度；BAT. 双侧上肢训练；BATRAC.节律性听觉提示下双上肢训练；BT. 双侧训练；CI. 置信区间；CIMT. 强制性运动疗法；CRPS1. 1 型复杂区域疼痛综合征；EMG. 肌电图；ES. 电刺激；FU. 强制使用；mCIMT. 改良版强制性运动疗法；MMT. 基于镜像疗法的运动；MP. 意念训练；MT. 镜像疗法；MTST. 有意义的特定任务训练；NMES. 神经肌肉电刺激；OT. 作业疗法；RCT. 随机对照试验；RTT. 重复任务训练；TP. 转移方案；TR. 传统治疗；UE. 上肢手；UL. 上肢；VR. 虚拟现实
*. 治疗方案差异很大（表 20–3）

少[61, 129, 147]。为了弥补关节间协调性的不足，脑卒中患者经常利用躯干将手转移到空间目标上[61, 147]。

从治疗的角度来看，Trombly 和 Wu 的研究[210]得出的结论是，"相对于在空间中够取，目标导向的够取更能使脑卒中患者像健康人一样达到目标。这些发现证明了在功能背景下使用物体来改善协调运动的作业治疗的理论。但是，所使用物体的性质需要进一步研究"。

Van Vliet 等[219]研究了脑卒中后早期的受试者，发现受试者能够在 3～4 周的时间内提高他们的够取运动直至正常水平。给受试者一个有实际意义的任务（如喝水）可以帮助他们执行伸手抓握的动作。在一项由治疗师监督的家庭项目的双盲随机对照试验中（每周 3 次，共 5 周），Michaelsen 等发现，与没有限制躯干的特定任务训练相比，限制躯干的特定任务训练能改善够取运动学指标和功能。提示在任务训练中防止代偿可能是提高脑卒中后能力的一个重要因素[146]。

Jeannerod[112]发现，在抓取可看见的物体的过程中，手指的抓握的形成涉及两个主要的功能需求：抓握必须适应要抓住的物体的大小、形状和用途；此外，手指运动的相对时间必须与手被传送到物体所在位置的时间相对应。Jeannerod 观察到手指的姿势调整开始于手的移动过程中，早于真正的抓握动作。手的这种姿势调整是一种独立于操作本身的机制。如果要设计以改善上肢功能为重点的治疗方案，那么必须包括各种形状、大小和纹理不同的常见物体，以改善够取功能。

Exner[74]将手部操作定义为调整握在手中的物体的过程，开发了一个分类系统来帮助治疗师进行活动选择，尽管该系统还没有标准化（框 20-2 列举了 Exner 分类系统及 MAS[50] 中初级和高级手部活动项目）。

框 20-2　操作任务

运动评定量表项目[50]

手部运动项目

- 坐在桌旁（腕关节伸展）：患侧上肢置于桌上。将圆柱形物体置于患者手中。要求患者通过伸腕将物体从桌子上拿起。不允许出现屈肘动作
- 坐在桌旁（腕关节桡偏）：治疗师将前臂呈中立位或旋后位放在桌上。拇指与前臂和腕关节力线一致并伸展。手指握住圆柱形物体。要求患者把手从桌子上拿开。不允许出现腕关节屈伸动作
- 坐位（旋前/旋后）：患臂置于桌上，肘部无支撑。要求患者做前臂旋前旋后动作（可活动范围内）
- 在桌子上放一个 5 英寸（约 12.7cm）的球，促使患者向前伸出上肢去够到球。使患者双肩前屈，肘部伸直，手腕中立或背伸向前够取，双手拿球，放回原位
- 让患者用患手拿起一个塑料杯子，并将杯子放在身体另一侧的桌子上，不要让杯子变形
- 10s 内对指 14 次，每个手指依次从食指开始跟拇指对指。不要让拇指从一个手指滑到另一个手指

高级手功能

- 让患者用患手抓住笔帽端，健手抓住另一端，用患手拔开笔帽并将笔帽放在面前
- 在茶杯中放置 8 粒糖豆，距离患侧一臂之远。把另一个茶杯放在健侧一臂远的地方。让患者用患手拿起一粒软糖，并将其放在完好的一侧的杯中
- 在纸上画一条竖线。让患者画水平线来接触垂直线。目标是在 20s 内完成 10 行，其中至少有 5 行停在垂直位置
- 让患者用患手拿起一支笔，并进行书写，在没有帮助的情况下在纸上快速连续画点（不是笔画）。目标：每秒至少两个点，持续 5s
- 让患者用患手舀一勺含有液体的甜点到嘴里，不要低头或洒出来
- 患者持梳子梳头，患臂外展外旋，前臂旋后

Exner 操作任务的分类[74]

- 转移
  - 手中的物体从手指移动到手掌，反之亦然
- 移动
  - 通过拇指和小指的交替运动，在手指和拇指指腹上进行运动（如在远端指间关节附近向手指指腹移动硬币）
- 简单旋转
  - 通过拇指和手指的交替运动（如拧开罐子），物体在手指指腹和拇指指腹之间旋转或滚动
- 复杂旋转
  - 物体是旋转的，这需要手指或拇指的独立运动。物体 180°～360° 范围内旋转（如转动回形针，使正确的一端可以放在一张纸上）

Wu 等[234] 研究表明，与基于想象的作业（如假装拿起笔准备签名）和锻炼（如手臂向前移动）相比，基于实际物品的作业（如拿起笔准备写名字）更能提高运动表现的质量。他们的数据表明，基于实物的作业可以使反应时间、运动时间和运动单位减少。虽然这项研究是在正常受试者上进行的，但他们推断基于实物的作业可能可以使任务执行时动作的准备程序更有效且经济。

在一项关于精细运动协调训练的研究中，Neistadt[156] 研究了男性脑损伤患者在做拼图和执行厨房活动时对精细运动协调的影响。她的研究结果表明，在功能性方面，与桌面拼图活动组相比，准备餐食组的受试者在惯用手灵巧性（如拿起小物体）方面功能有显著的提高。她的发现表明，对于脑损伤人群的精细运动协调训练来说，功能性活动比桌面上的活动更有效且更有意义。

Sietsema 等[189] 研究了参与机械性刻板训练任务和嵌入式作业任务（如用手控制电脑游戏）的脑损伤患者，这些受试者有"轻度至中度痉挛"。结果表明，在够取模式的表现上，游戏训练比机械刻板训练诱发出更大范围的关节活动度。他们的研究支持了作业嵌入式干预促进更好的效果，并认为游戏提供了激励性反馈，从而提高了表现。

在这点上，研究证实了任务的要求和目标影响运动输出[235]。例如，搬运物品穿过厨房，该物品的特点会影响一些因素，当一个人移动的速度，是用一只手还是两只手抓握物品，搬运时物品与身体之间的距离，以及上肢抓握的稳定性。在生活中，日常活动受到环境影响的因素有很多（例如，携带空冰盘或满冰盘，半杯酒或满杯咖啡，一个纸盘或一叠瓷盘）。

Rosenbaum 和 Jorgensen[178] 已经证明任务目标影响运动输出。他们要求受试者去够取一个圆筒，然后用一端或者另一端立起。根据任务的目标（如要把圆柱体哪端立起），被试者使用旋前或旋后的抓握模式。框 20-3 提供了用于够取模式的再训练的示例活动。见第 3 章。

2. 负重支持功能　长期以来，人们一直主张在脑卒中后患者的治疗中使用负重任务。据报道，上肢负重可实现多种治疗的目的，其中包括通过抑制上肢远端移动而引起的高肌张力[64]，在保护反应中刺激上肢伸展[25]。Brouwer 和 Ambury[42] 的结论是，上肢负重任务使脑卒中患者皮质脊髓束易化运动单位的能力正常化，其机制可能是通过输入的增强，运动皮质兴奋性的持续增加。

- 患者仰卧位，治疗师用手握住患者远端肢体并支持其重量。患者尝试保持不同的位置和（或）跟随治疗师的手的运动。这项活动适用于早期运动恢复阶段，控制自由度难度小（仰卧位下躯干和肩胛骨更加稳定），治疗师解除了患者肢体的重量，最大限度地发挥骨骼肌募集的潜力。这个活动很容易教给患者家人
- 患者侧卧位，上肢放在桌子上，利用桌子支撑其重量，然后练习从不同的方向去接触不同的物体或朝向不同的目标
- 患者站在或坐在桌子前，将一只手放在桌子上的抹布上。患者专注于用抹布擦桌子。关键模式包括肩关节屈曲，肩胛骨前伸和肘关节伸展。抹布可以减少摩擦，上肢支撑在桌子上（如在支撑下够取）
- 患者坐位，物体放在患者前面的地板上。患者伸手去拿地上的东西。这种向下伸展的模式增强了肩胛骨的前伸，肩关节的屈曲，以及肘关节的伸展。随着患者获得更多的控制，提起物体到小腿中部、膝盖、腰部，系统地增加任务的运动要求
- 患者进行上述够取模式时，而治疗师通过在患者手掌上绑弹力带进行抗阻训练。治疗师站在患者后面，握着带子的另一端，能够对阻力的程度进行控制
- 在够取活动中，对远端肢体的要求系统地增加（如增加操作要求）。比如倒水和打开罐子

McIllroy、Maki[142] 和 Marsden 等[138] 发现，如果将一侧上肢作为姿势支撑（如在负重时），那么对侧上肢运动及其他干扰产生的姿势反应，都会引起整个负重侧上肢的姿势反应。他们的论文还表明，肱三头肌的姿势反应只发生在手接触到一个牢固的物体时。

如果治疗的目标是改善功能表现，那么使用负重模式治疗脑卒中后上肢仍然是必要手段。例如，在如厕活动中使用偏瘫侧上肢作为负重侧和穿脱衣服时的姿势支撑，或加强参与工具性日常生活活动（例如，在洗衣服或做饭等需要站立的活动中，使用偏瘫侧肢体稳定姿势）。

治疗师还可以使用负重活动来解决其他影响功能的因素，长屈肌短缩的问题可以通过在伸腕的同时手指伸展并负重来预防或改善，以保持或增加软组织长度。如果评估显示肢体弱化对功能有部分影响，治疗师可以使用伸展手臂负重来加强肱三头肌和肩袖肌肉力量，但负重活动需在正确对线下进行，并且在活动过程中保持活跃。

为了确保正确力线，治疗师应避免患者肩关节严重的内旋、强迫性肘关节过度伸展和躯干固定[181]。在负重活动中，掌弓的维持对于保持生物力线和增强活动模式非常重要。负重面与手的接触点包括大小鱼际隆起、掌骨头和指骨掌面[116]。保持掌弓的高度是必要的，治疗师可以将一根手指插入指蹼和第一掌骨之间，并将其滑到手掌下，直到他们与小鱼际隆起接触。

虽然偏瘫侧手臂处于负重的姿势，但非偏瘫侧肢体应参与可以促进体重向各个方向转移的活动（图 20-5）。根据任务的要求和目前的运动控制水平，可以通过前臂或伸展的上肢进行负重活动。任务相关训练相关证据综述见表 20-1。

六、目标、任务选择和干预措施

以下范例是不同目标、治疗过程和功能恢复的组合，目标和治疗的交替使用可以确定任务导向的干预措施。我们不应该将这些范例解释为患者的恢复进程。虽然之前的假设认为近端功能恢复早于远端功能恢复，但情况并非总是如此。以下活动通过增加自由度（如增加被控制的运动平面的数量和同时加入手的使用）、抗重力控制的能力和任务中使用的物体来分级。需要注意的是，任务的认知需求对上肢功能有实质性的影响。读者不应该认为这个列表是分级的。例如，负重不是够取活动的先决条件，因为神经和生物力学的要求是不同的。患者应进行任务导向训练，以满足各种上肢活动的需求。患者需要参与以各种方式使用上肢的任务，并进行任务导向训练。

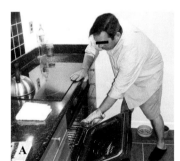

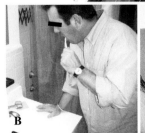

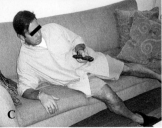

▲ 图 20-5　闭链下的日常作业活动

1. 关注受影响较重的上肢（无主动运动）

• 患者在进行上半身沐浴时清洗上肢。

• 患者在翻身时，通过准备翻身时的被动引导帮助上肢跨过躯干来提高对上肢的注意。

• 患者坐在椅子上时应避免手臂悬空。

• 患者用餐时，将上肢放在桌子上。

2. 预防的目标

• 在完成困难任务导致上肢姿势异常后，患者伸展手臂向地面够取，并保持这个姿势。

• 患者家属演示活动患者正确的保护方法。

• 患者的看护者演示患者在床上的正确体位。

• 患者的看护者示范正确的体位转移（如不是通过腋窝下提起患者）。

3. 前臂负重以提供稳定

• 患者在写支票时用手稳定支票簿。

• 患者在做饭时用手稳定砧板。

• 患者在做填字游戏时用手拿着杂志。

4. 利用上肢手协助转移

• 患者依靠上肢协助从侧卧位转到坐位。

• 患者通过手向上推撑至站立位。

• 患者坐下时上肢向后伸扶住坐位扶手。

• 患者由坐位变为仰卧位时，用手支撑躯干下部逐渐靠到垫子上。

5. 坐和站时，发挥上肢的姿势支撑作用（伸直手臂负重，手稳定在支撑面上）

• 患者使用上肢协助侧移，同时减轻压力。

• 患者用偏瘫侧上肢稳定躯干，非偏瘫侧手擦拭、清洁桌面或熨烫。

• 患者在上厕所时使用偏瘫侧上肢稳定在扶手杆上，同时使用非偏瘫侧上肢整理衣服。

• 在清理水槽时，患者用上肢稳定上半身。

6. 负重与运动（如手不离开支撑面，但滑动和拉动物体）

• 患者用非偏瘫侧上肢稳定躯干，同时用偏瘫侧上肢手熨烫和（或）清洁。

• 患者用偏瘫侧上肢锁住轮椅刹车。

• 患者使用偏瘫侧上肢来整理衣物。

• 患者使用偏瘫侧上肢打蜡和抛光汽车。

• 患者使用偏瘫侧上肢推购物车或滚动助行器。

• 患者使用偏瘫侧上肢涂抹身体乳液。

• 患者用偏瘫侧上肢清洗镜子或窗户。

7. 无手功能的肩关节抗重力运动

• 患者使用偏瘫侧上肢启动翻身。

• 患者将偏瘫侧上肢伸入衬衫袖子内。

• 患者将偏瘫侧上肢抬至工作台面。

• 患者用偏瘫侧手背推抽屉合上。

• 患者用偏瘫侧手关闭电灯开关。

8. 最初的手运动（静态抓握）与有限的肩运动（在腿上或工作台表面活动）

• 患者使用偏瘫侧上肢调整衬衫袖口。

• 患者阅读时双手捧书放在膝上。

• 患者用偏瘫侧手稳定水果或蔬菜，用非偏瘫侧手切割。

• 患者在步行时用偏瘫侧手持购物袋。

• 患者用偏瘫侧手拿毛巾，清洗身体中部至下半身。

9. 伴随手部运动的够取模式

• 患者用偏瘫侧手捡起地板上的袜子。

• 患者用偏瘫侧手从水槽下柜子中取出物品。

• 患者用偏瘫侧手打开药柜。

• 患者用偏瘫侧手从药柜顶层取出物品。

• 患者用偏瘫侧手拿一杯水喝。

10. 高级手活动

• 患者将硬币放在偏瘫侧手掌中，并将其滑动到指尖。

• 患者用双上肢每分钟打 15 个字。

• 患者用偏瘫侧上肢在本上打记号。

• 患者用偏瘫侧上肢捡起并放好回形针。

建议采用标准化结果系统来评估和交流进展（框 20-4）。表 20-2 提供了为各种功能级别选择任务的进一步建议。

11. 强制性运动疗法（传统和改良版方案）"习得性废用"这个术语是 Taub 首创的[200]。这种习得性废用现象最初是在灵长类研究中发现的，后来被应用于慢性脑卒中患者。如果猴子一个前肢去神经传入，在不受限制的环境下，猴子就无法使用该前肢。猴子最初尝试使用四肢，结果失败了（如食物掉落，失去平衡和摔倒）。这项研究中的猴子很快发现，它们可以使用三条腿而不是四条腿在环境中活动。持续尝试使用受累的肢体会导致多次尝试任务失败，这样做的结果是抑制了任何使用那条肢体的欲望。猴子们学会了不使用受累肢体来避免失败，这阻碍了将来肢体功能的恢

框 20-4　澳大利亚作业治疗结果评估：上肢使用

在日常生活活动中使用单侧或双侧上肢的能力包括粗大和精细的操作技能，手和上肢的使用。这可能包括在行走时举起和移动重物，拿起并使用铅笔，抓取、使用和放下物体，如钥匙、按钮，或者轻击、投掷和抓住一个物体，推、拉、扭、转物体

得分：可以使用 0.5 分

结构或功能损伤（视年龄而定）

损害是指身体结构（解剖）或功能（生理或心理）出现的严重偏差或缺损。可能损害精神（认知 / 知觉）、感觉、心血管 / 呼吸、消化 / 代谢 / 内分泌系统、神经运动或肌肉骨骼。各种损害可能都会影响上肢的使用能力（如果只有一侧上肢受到影响，那么评估该上肢损伤的严重程度；如果两侧都受到影响，那么对两侧都进行评估）。应考虑到所有可能影响上肢使用的损害，并评估这些损害的严重程度。在适当的环境下，根据患者的典型表现进行评估

　0. 完全损害表现，如重度偏瘫、严重的肌肉挛缩、难以忍受的疼痛或最严重的认知障碍

　1. 极重度损害表现，如严重偏瘫，严重活动范围受限，严重疼痛，或严重认知障碍

　2. 重度损害表现，如中度至重度偏瘫，中度至重度活动范围受限，中度至重度疼痛，或中度至重度认知障碍

　3. 中度损害表现，如中度偏瘫，中度活动范围受限，中度疼痛或中度认知障碍

　4. 轻度损害表现，如轻度偏瘫，轻度活动范围受限（如晨僵），轻度疼痛，或轻度认知障碍

　5. 无结构或功能损害。所有结构和功能均完好无损，没有疼痛，偏瘫侧和非偏瘫侧手臂相同或正常

活动受限（视年龄而定）

活动受限是由于执行任务时出现困难。活动是个人对任务的执行能力，是评估患者使用双上肢完成任务的能力和患者实际能做的事情。例如，患者是否能用单手独立完成所有任务，评分为 0~5 分

　0. 不使用上肢。不能抬起、移动、操纵、使用上肢，完全需要帮助

　1. 上肢（双侧）使用极重度受限。需要最大程度辅助，足够的功能以防止进一步损伤或尽量减少功能限制。患者完成活动需要一些辅助，例如肩膀可以略微倾斜，以便穿上衣服

　2. 上肢（双侧）使用重度受限。需要一个人给一些实际的帮助，或需要不断的口头提示。能启动大动作，但难以完成范围内的动作和精细动作控制，如总是洒出杯子里的东西；使用铅笔画图，但不能写出清晰的文字。能使用上肢完成粗大的功能，如执行良好的抓握或稳定，但不能控制粗大的动作

　3. 上肢（双侧）使用中度受限。需要口头指令、监督或准备。一般情况下，粗大动作未受影响，精细动作 / 灵巧性较差，如晾晒衣物的时候，无法独立将衣物挂到晾衣架上；拿起半满的纸杯，偶尔会洒出；书写潦草等

　4. 上肢（双侧）使用轻度受限，能够做到但质量不高，或者需要额外的时间，如笨拙，抓 / 放不流畅，负重能力降低，抓握较弱，协调和灵巧性轻度降低，够取减少，动作效率和流畅度降低。例如，举起一整杯水需要外部的支撑（桌子、其他手臂）；完成清晰字迹书写，可能展现质量下降 / 速度缓慢 / 流畅性降低

　5. 上肢（双侧）使用不受限。能举起、移动、操纵、使用手和手臂完成双侧或单侧的功能性任务。可能使用或不使用辅助设备或适应性设备，如假体、矫形器，以及加粗或小型手柄。并且能在合理的时间内完成上肢活动

你还必须对患者的参与受限能力和痛苦 / 满意度进行评级

引自 Unsworth CA, Duncombe D. *AusTOMs for Occupational Therapy*. 2nd ed. Melbourne: La Trobe University; 2007. Copyright © 2007 by La Trobe University. www.latrobe.edu.au/austoms.

复。Taub 及其同事[200]指出，在自由状态下，当受累侧功能恢复时，猴子们也不会重新学习使用该侧肢体。当完好一侧的前肢被束缚后，猴子们被迫使用受影响的一侧，这种方法使猴子把无用的肢体再次变成了有功能的肢体。

Taub 等[200]假设，脑卒中后不使用或有限使用受影响的上肢，在某些情况下可能是由于类似的习得性废用现象。为了验证这一假设，Taub 等[200]研究了 9 例慢性（即脑卒中后 1 年以上）偏瘫患者。要纳入本研究，患者必须证明有能力将掌指关节和指间关节伸展至少 10°，手腕伸展 20°，并且在没有辅助装置的情况下行走。他们必须有非常完整的认知功能，没有过度痉挛，右利手，年龄在 75 岁以下。

患者被分为对照组或实验组。实验组被要求强制使用患侧 /CIMT，其中健侧肢体被放置在吊带和手托夹板中。在醒着的时候，除了上厕所、睡觉和身体平衡受到损害的时候，都要戴上绑带。这种束缚持续 14 天，每个工作日，患者接受治疗，并接受各种任务，如用餐具吃饭、打球、下跳棋和多米诺骨牌、写作和扫地，用偏瘫侧肢体完成全天 6h 的任务。

对照组的治疗重点是增加对瘫痪肢体的关注。这组患者被告知他们的四肢有更多恢复的潜力。治疗师进行被动的 ROM 活动，患者每天进行 15min 的 ROM 活动。未对患肢进行任何主动运动训练。

在干预前和干预后，对每一组进行各种手臂功能评估和自评的运动活动记录。从评估结果来看，实验组平均完成任务的速度明显更快，运动质量提高，在日常生活活动中使用肢体的能力提高。这些改进在 2 年后被重新评估；即使功能没

表 20-2　上肢任务分类建议

种　类	任　务
无功能使用	• 指导肩关节保护 • 主动运动活动范围 • 良肢位
姿势支撑 / 负重（前臂 或肘伸直）	• 床上辅助运动 • 辅助站立功能（工作、休闲、日常生活活动） • 在另一只手够取时支撑 • 稳定目标
支撑下够取 （手放在工 作面上）	• 擦桌子 • 熨烫 • 抛光 • 站立 • 洗衣 • 擦乳液 • 洗浴 • 吸尘 • 锁定轮椅刹车
达到抓握 / 操作	上肢参与日常生活、休闲和活动的多种可能性；根据所到达的高度 / 距离、物体重量、速度和准确性对任务进行分级

有增加，至少也维持住了。虽然对照组在干预后有细微的改善，但在随访中没有保留。Taub 等[200] 得出结论，通过有效克服习得性废用的干预措施，符合纳入标准的脑卒中患者的运动能力可以显著提高。

Wolf 等[229] 研究了 25 名慢性偏瘫和脑卒中患者的强制性治疗，这些患者的伸肌功能从轻度到中度受限不等。CIMT 项目持续 2 周，在清醒时健侧肢体被约束。作者注意到在 21 项被评估的任务中有 19 项的表现有显著的变化，而且大多数变化在研究后持续了 1 年。作者的结论是，习得性废用确实发生在有神经缺陷的患者中，这种行为可以通过应用 CIMT 治疗来逆转。

Van der Lee 等[214] 完成了一项随机双盲临床试验，66 名慢性脑卒中患者被随机分配到 2 周的 CIMT 或 2 周基于神经发育治疗的同等强度训练。在最后一次治疗 1 周后，作者使用 ARAT 和 MAL 量表评分，校正基线差异后，发现 CIMT 组与神经发育治疗组的有效性存在显著差异。仅对 ARAT 进行为期 1 年的随访观察。作者还发现 ARAT 和 MAL 使用量表评分的差异分别与感觉障碍和偏侧忽略相关。

EXCITE 试验[230] 是一项前瞻性、单盲、随机、多地点的研究，其中包括 222 名脑卒中患者。受试者被随机分为传统治疗组或强制运动治疗组。强制运动治疗包括两个部分，为期 2 周：受试者每天用患手进行 6h 的高强度功能训练。另外，受试者在清醒时至少 90% 的时间里用手套遮住健手，从而减少了健手的使用。该试验发现了显著的积极结果，并能长期维持。结果如下。

• WMFT 显示完成任务的时间减少了 52%，明显优于传统治疗组 26% 的减少。

• MAL 显示手臂使用数量和质量上分别增加了 76% 和 77%，明显优于传统治疗组的 43% 和 41%。

Dromerick 等[71] 疑惑 CIMT 方案是否可以在急性脑卒中人群（脑卒中后 2 周）中实施，以及在急性期这种干预是否比传统的上肢干预（对照组）更有效。该研究团队在一项试点 RCT 中招募了 23 名受试者，将 CIMT 与传统疗法进行比较。治疗计划的设计确保两组患者直接接受同等时间和强度的治疗，并由作业治疗师监督该项目。受试者接受常规的跨学科脑卒中后康复治疗，但在作业治疗期间进行 CIMT 的除外。两组患者都采用了个性化和循环训练技术。所有受试者接受每天 2h、每周 5 天、连续 2 周的研究治疗。20 名受试者完成了试验。CIMT 组在 ARAT 和 pinch 量表得分上显著高于对照组。ARAT 中握力、抓握和粗大动作分量表的平均得分差异无统计学意义。两组之间 ADL 表现无显著差异。没有一个实验对象因为痛苦或挫折中断实验。作者的结论是，CIMT 在急性期康复是可行的。此外，在试验结束时，发现 CIMT 与降低上肢障碍损伤相关联。

Page 等[164] 研究了在门诊实施的改良的 CIMT（mCIMT）方案的可行性和有效性。他们的治疗方案与治疗计划和报销模式更加一致，换句话说，从治疗师的角度来看，更方便使用和可行。他们检查了 6 名处于亚急性期表现出"习得性废用"的脑卒中患者。这些患者被分成 3 组；2 名患者接受为期 10 周、每周 3 次、每次 0.5h 的物理和作业治疗，同时对非偏瘫侧的手臂和手进行限制，每周 5 天，每次 5h；2 名患者接受常规治疗，2 名对照组患者不接受治疗。结果用 Fugl-Meyer 评估运动恢复、ARAT、WMFT 和 MAL 量表进行测量。接受 mCIMT 的患者在 Fugl-Meyer 评估、ARAT 和 WMFT 方面均有显著改善，并报告了基于 MAL

的肢体使用程度和质量的增加。接受传统或无治疗的患者没有表现出任何改善。作者认为 mCIMT 可能是一种改善习得性废用患者患肢的功能和使用的有效方法。此外，有证据表明，从 mCIMT 方案获得的好处是可以与原始方案相媲美的。Barzel 等[18] 将一项为期 4 周、每天 2h、每周 5 天的居家 mCIMT 方案，与最初的 CIMT 方案进行了比较，未受损肢体进行了大约 60% 清醒时间的约束。他们发现，两组患者的手臂和手部功能都有了显著改善，而两组之间没有差异，而且这些改善在 6 个月随访中都得到了维持。参见框 20-5 了解 CIMT 和 mCIMT 原则。

在适合 CIMT 试验的选定患者组中，除了明显的功能改善外，研究人员还证了 CIMT 对大脑功能产生了长期地改变。这是首次记录与神经损伤后康复治疗相关的皮质水平变化。Liepert 等[130] 研究了 CIMT 是否可以诱导人类大脑运动皮质的可塑性改变 / 重组。利用局部经颅磁刺激，作者绘制了 13 名慢性脑卒中患者在进行 12 天 CIMT 前后的手部肌肉皮质运动输出区。作者发现如下。

• 治疗前，偏瘫侧手的皮质兴奋面积明显小于对侧。

• 治疗后，偏瘫侧手的皮质运动区域明显增大，对应偏瘫侧肢体运动表现明显改善。

• 偏瘫侧运动输出区的结果提示了邻近脑组织区域的恢复。

• 在治疗后 6 个月的随访检查中，运动表现保持在较高水平。

• 在随访中，2 个大脑半球的皮质面积变得几乎完全相同，这代表两个半球之间兴奋性的平衡回归到正常状态。

Taub 等[200] 总结说，如果"中枢神经系统损伤破坏了运动的神经基础，没有多少旨在克服习得性废用的干预措施能够帮助恢复失去的功能。然而，许多脑卒中患者的运动能力远远超过他们的使用能力。这种额外运动能力的抑制是由急性脑卒中后不成功的运动尝试造成的。增加运动活动应该会变得越来越可能，但运动抑制仍然有增无减，抑制肢体的使用。然后，如果人们被正确地激励去使用这种未能表现的能力，他们的功能将得到恢复"（表 20-1 对 CIMT 相关证据的回顾，框 20-6，见第 16 章）。最近的一项系统综述和 Meta 分析发现了 CIMT 及其改良形式在脑卒中后偏瘫患者手臂治疗中有效性的证据，支持 CIMT 可以改善上肢运动功能（SMD=0.34，95%CI 0.12～0.55，858 名参与者，28 项研究），减少上肢运动损伤（SMD=0.82，95%CI 0.31～1.34，372 名参与者，16 项研究）。然而，没有令人信服的证据支持 CIMT 可以改善残疾（如功能独立性测量或 Barthel 指数的变化）[58]。

12. 处理低效和无效的运动模式　不能有效地移动，因此无法与环境互动是脑卒中最具破坏性的后遗症之一。有效移动能力的丧失是一个消极的脑卒中症状。

脑卒中患者的运动模式在文献中已有报道。关于这些模式的本质仍有争论。这些运动模式被描述为基于反射的、一种异常协同作用的释放、逆转抑制的结果或从较高抑制控制释放较低的活

框 20-5　强制性运动疗法实施原则	
传统原则	改良后原则
EXCITE 试验干预[230] 定义为"干预组的参与者需要戴一个安全防护手套，鼓励并且确保非偏瘫侧上肢在一天 90% 的清醒时间内穿戴手套，持续 2 周，共 14 天。在每个工作日，参与者每天接受 6h 的肢体塑形（适应性任务训练）和标准任务训练。前者是基于行为训练的原则，行为训练也可以描述为从适应性或部分任务实践中获得的运动学习。标准的任务训练没有特别结构化的要求（例如任务的重复不是作为分散动作的单独试验进行的）；它包括持续 15～20min 的功能性活动（如吃饭、写作）"	Page 等[162] 描述了以下由两个部分组成的原则。"第一个部分包括为期 10 周、每周 3 天、每天 0.5h 一对一治疗。这一部分包括塑形，其中操作性条件反射以这样一种方式被应用，即受试者接受积极的口头鼓励，以更充分地使用他们的偏瘫手臂执行选定的运动功能。在治疗师的帮助下，受试者选择 2～3 种上肢活动（如写作、使用叉子）进行塑形。mCIMT 干预的第二个部分，在同样的 10 周内，非偏瘫侧上肢在每个工作日内被限制使用 5h。他们的手臂用一根半吊带限制固定，手被放在塑料网状手套中，手腕上有尼龙搭扣带固定。"Lin 及其同事[132] 将他们的治疗方案定义为："在康复训练之外，对患肢进行每天 2h、每周 5 天、持续 3 周的强化训练，并对健肢进行 5h 的约束。"Sterr 等[193] 将他们的治疗方案定义为连续 14 天，在 90% 的清醒时间内对非偏瘫手进行约束，每天用患手进行 3h 的塑形训练。值得注意的是，他们得出结论："3h 的 CIMT 训练计划显著改善了慢性偏瘫患者的运动功能，但效果不如 6h 的训练计划"

框 20-6　强制性运动疗法总结

- 用来抵消习得性废用。假定的习得性废用的原因包括：脑卒中后神经抑制急性期实施的治疗干预，早期对满足功能目标适应的关注，患者尝试使用偏瘫侧肢体失败时经历的负强化，正强化通过使用非偏瘫侧手成功的适应
- 运动入选标准。在进行这种类型的干预时，手腕和手指的控制是必要的。有史以来进行的研究都采用了以下纳入标准：手腕伸展20°，每根手指伸展10°；或腕关节伸展10°，拇指外展10°，其他任何两根手指伸展10°；或者可以用任何一种方法把抹布从桌子上拿起来，然后松开。显然，远端功能（特别是手指和手腕的伸展）是进行干预的关键因素。治疗师应该尽早集中注意这些动作。重新获得运动控制的潜在干预措施包括电刺激、心理练习和远端伸展活动（如伸手去够大的物体）
- 主要治疗因素。在重复的功能活动中，大量练习和塑造患肢似乎是治疗改变的因素。"因此，在非偏瘫侧肢体上使用吊带或其他约束装置并不能起到保护作用[202]"
- 活动选择和治疗师干预。个性化的选择能够解决患者运动障碍的任务，帮助患者完成部分运动控制，如果起初患者无法完成运动控制，可提供明确的口头指令及反馈奖励，选择高效的能明显改善功能的任务，选择患者感兴趣的和能激励患者的任务，忽略功能退化，并使用与改进相关的量化任务
- 依从性。提高行为策略（"转移方案"，如照顾者合同、家庭日记、家庭实践等）
- 结果测定。运动活动日志（结构化治疗或"现实使用"之外的实际使用）、手臂运动能力测试、Wolf 运动功能测试和动作研究手臂测试被用来记录结果
- 皮质功能重组。强制性运动疗法是第一个被证实可以诱导偏瘫侧上肢的皮质区改变的康复干预
- 继续严谨的研究验证强制性运动疗法的有效性和功效，应该设计金标准验证其他传统康复干预措施（如神经发育疗法）的疗效，但目前很少或根本没有研究支持
- 基于现有的证据，强制性运动疗法似乎是对已经存在的习得性废用和符合运动纳入标准的脑卒中后遗症期患者一种有效的干预

动模式，以及作为习得的运动模式。Mathiowetz和 Bass-Haugen[141] 指出，最新的运动控制理论描述了中枢神经系统损伤后运动模式的形成：试图利用残余资源完成作业任务。他们给出了典型的上肢屈肌模式的例子（肩胛骨内收，内旋，肘/腕/手指屈曲）；这种模式可能源于痉挛以外的其他因素，如肌肉使用不当、弱化、软组织紧张和感觉缺失。

Carr 和 Shepherd[48] 指出，"长时间维持短缩姿势的肌肉不仅会发生挛缩，而且对患者来说，似乎更容易激活。在脑卒中患者中，这种活动似乎已成为一种习惯，某些肌肉群，显然是那些力量优势最大的肌肉群（因为它们的长度较短），持续收缩会损害其他肌肉群"。治疗师可以观察到这一现象，在接触一个目标时，许多患者在肩前伸、肘伸展、手腕和手指伸展方面有困难。如果治疗师观察到患者长时间处于休息姿势（如坐在轮椅上），短缩的肌肉会包括内收肌、肘部屈肌、手腕和手指屈肌。

Ada 等[2] 假设肌肉无力或瘫痪限制了上肢活动，从而导致软组织挛缩。不活动导致肌肉长度相关的变化，持续的体位导致挛缩。上肢的这些变化导致了代偿性运动，这种运动在频繁重复后产生了强大的神经连接，确保了代偿性或适应性运动模式被习得，而不是更有效和高效的运动模式。

俄罗斯神经学家 Nicoli Bernstein 强调了运动表现的早期任务导向观点，并引入了有目的的运动是为了解决运动问题而组织起来的概念和自由度的概念[24, 183]。他假设中枢神经系统面临的主要问题是人体中大量的关节和肌肉及肌肉活动的无限组合。例如，如果将每个关节运动所经过的平面数结合起来，那么上肢就有多个自由度。当考虑到躯干、肩胛骨和肩膀到手的自由度组合时，很明显，控制它们的任务量是惊人的。Bernstein指出："运动的协调是控制运动器官的冗余自由度的过程，也就是将其转换为一个可控系统的过程[24, 183]。" Bernstein 认为，运动控制是一个人协调限制运动系统自由度的能力。

Flinn[78] 以体操运动员学习一种新动作为例，将自由度的概念应用到任务中。体操运动员通过保持部分关节稳定而专注于身体的一个特定部位（如脚的位置）来限制动作的自由度。虽然体操运动员一开始可能看起来很僵硬，但随着他们能够控制更多的自由度，僵硬消失，运动放松。这个例子可以应用到学习如何滑旱冰、滑冰，或学习一个新的游泳姿势。Sabari[183] 讨论了一位偏瘫患者，他不能将骨盆与腰椎分离，也不能将肩胛骨与胸廓分离，这可能是为了减少自由度。

有了这个概念，在患者身上观察到的许多无效的运动模式可以归因于试图控制自由度。治疗师在治疗计划中选择活动时需要考虑这一点。自由度必须通过稳定或避免使用某些关节来小心控

制，从而减少涉及关节的数量（如远端肢体支持在桌子上，或用更稳定的平手取代手抓握）[78]。Gillen[86, 87] 展示了多种方法，通过固定、夹板、运动再训练和设备来操纵自由度，以改善中枢神经系统功能障碍患者的任务表现。需要对脑卒中人群进行进一步的研究。

　　许多脑卒中后遗症期患者的低效运动模式可能是由于尝试超出他们的运动控制水平的任务（图 20-6）。许多治疗师都看到过刚恢复运动功能的患者自豪地展示他们刚学习到的"抬起手臂"动作。当然，由此产生的运动是脑卒中后遗症期患者使用的典型模式。Mathiowetz 和 Bass-Haugen[141] 提出，使用这些运动模式是试图使用残存功能来完成任务的证据。他们举了一个肩关节屈肌无力的患者试图抬起手臂的例子。患者在试图抬起手臂时弯曲肘部，因为这个运动策略缩短了杠杆臂，使肩膀更容易弯曲。这种现象可以在其他诊断导致近端力弱的患者中观察到（图 20-7）。

　　基于这些概念，作业治疗师在治疗低效和无效的上肢模式方面的作用如下。

　　• 运用活动分析技能指导患者参与与其运动控制水平相适应的功能性上肢任务。

　　• 通过这个过程，使患者能够使用患侧上肢与环境互动。

　　• 使用评估技能来确定哪些与上肢功能相关的损伤（如姿势控制丧失、弱化、疼痛或几种成分并存）阻碍了作业表现（如 ADL、IADL、工作和休闲）的改善。

　　• 重点是改进已确定的问题领域，提供基于功能的活动，以努力提高任务表现。

　　• 提供全天使用可用的运动控制的机会。策略包括使用减轻弱化上肢重量的设备，以便能够进行活动（图 20-8），提供床边和家庭活动项目，而不仅仅是进行运动，明确地教导脑卒中患者在一天中如何使用上肢来参与生活（图 20-9）。

　　在治疗方面，Mathiowetz 和 Bass-Haugen[141] 建议治疗师帮助患者"找到实现功能目标的最佳策略"。可以通过改变任务需求、环境状况及矫正功能性活动障碍来实现目标。作业治疗师最有效的干预手段是功能性活动练习（图 20-10）。虽然功能性活动练习自发展以来，已成为治疗的基础，但直到最近才对本治疗领域内功能性活动的真正

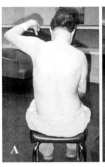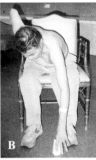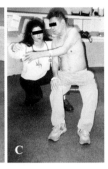

▲ 图 20-6　A. 当被要求伸手时，该患者使用典型的屈肌模式。可以观察到躯干侧屈，肩胛骨内收，肱骨外展和肘关节屈曲。B. 当活动的位置改变到与可用的运动控制相对应时，给患者一个目标（如"拿起瓶子"），运动模式更有效和高效。C. 在另一种体位下进行同样的前伸时，如 A 中所见的代偿影响会减少。患者伸直手腕，手预先做好姿势准备以成功完成任务。该活动的目的是引导运动输出

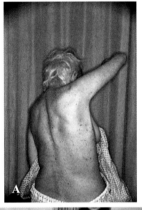

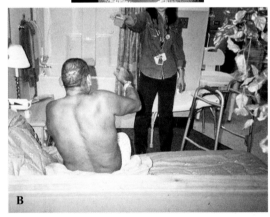

▲ 图 20-7　近端弱化的代偿性运动

A. 该患者的左脑损伤导致右侧弱化，其中包括右侧肩胛带不稳。用于抬举手臂的代偿策略包括躯干侧屈、躯干旋转、肩胛骨内收和抬高及肘关节屈曲。这些代偿性运动策略可以降低活动度，提供近端稳定性，并缩短上肢的力臂。这个人有相对保留的肘部伸展力量，但不能在这个运动中使用，因为这会造成手臂伸直和失去控制。最近，这种运动模式被归因于屈肌张力异常，将治疗重点放在拮抗肌群（即屈肌）张力下降上。目前的治疗方法包括与近端强化相关的干预和分级伸展模式的实践（即专注于弱化侧）。B. 虽然他的诊断是右肩袖撕裂，但他的代偿运动与 A 的女性非常相似。低效和无效的运动模式和代偿性运动是继发于近端弱化

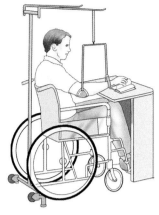

▲ 图 20-8　上肢悬吊带

减重能促进上肢的使用。治疗师必须考虑患者在治疗之外如何活动和使用上肢。注意：当评估使用该设备的患者时，治疗师必须确保运动源于上肢，而不是通过躯干的摆动代偿产生

日程安排

日程安排	
早上 8 点：起床	• 用右臂用力从侧卧到坐位用双手撑起站立
早上 8 点 15 分：洗漱	• 用右手挤出牙膏（牙膏固定在水槽上，向下推出牙膏） • 站在盥洗盆前时，用右臂支撑来稳住身体 • 在整理衣物时，用右臂抓住扶手稳住身体 • 坐在浴缸板凳上，用右手的沐浴手套清洗腿部和胸部
早上 9 点 15 分：早餐	• 使用右臂作为稳定手臂（例如，左手往面包上涂黄油的时候用右手稳定住面包，用左手切水果的时候用右手来保持水果不动） • 用完早餐后使用右手将桌子上的面包屑擦掉
早上 10 点：看电视	• 看电视时右手拿遥控器 • 在广告期间进行规定的伸展运动
上午 11 点：回复邮件和使用电脑工作	用右手操作鼠标来浏览网页
上午 11 点 30 分：外出办事 / 购物	• 用右手提大手提袋 • 把大手提袋绕在前臂上，保持肘部弯曲
中午 12 点 30 分：与朋友共进午餐	• 将右臂放在桌子上，而不是放在膝盖上 • 用右手翻菜单 • 右手拿着餐巾纸预备使用
其他	

▲ 图 20-9　提高上肢功能日常训练计划

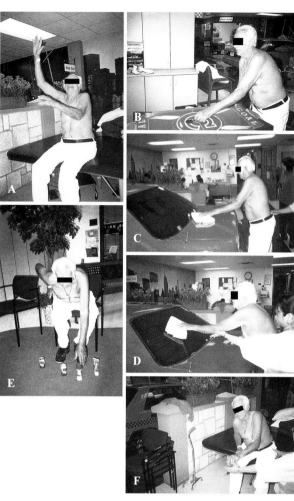

▲ 图 20-10　够取活动常常是对运动控制能力的一种适宜的挑战

A. 当试图举起双臂时，这名男子使用了无效且低效的动作模式。他动用了可用的肩胛骨提升肌、肘屈肌、躯干伸肌和头 / 颈伸肌。尽管看起来他缺乏肘部伸展，或者他的肘部屈肌"痉挛"及"过度活动"，但仰卧位肌肉测试得出所有肘部肌肉组织有 4 分（总分 5 分）。他在这个动作中缺乏使用肘关节伸展的能力，这可能表明他试图缩短杠杆臂并控制自由度。B 和 C. 更适合运动控制水平的休闲和工作任务。这两项活动都被视为支撑伸展，因为手与工作表面接触。请注意，上肢模式更有效。D. 治疗师提供分级的身体协助以完成任务，因为倾斜会增加生物力学要求。E 和 F. 利用重力对空间活动进行分级，使任务逐渐变得更加困难

作用进行了评估。须谨记的是，多种损伤均可导致上肢功能丧失（图 20-11）。

七、以任务为导向的辅助性干预治疗

1. 意念训练 / 想象　目前支持在治疗中应用意念训练 / 想象（mental practice/imagery，MP）的文献逐渐增多，可以达到以下效果。

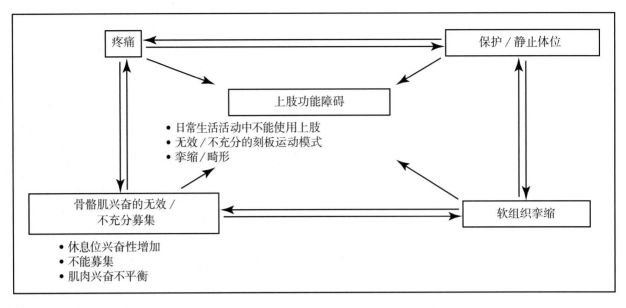

▲ 图 20-11　上肢功能障碍原因的复杂性和相互依赖性

- 激活意念运动相关的皮质代表区和肌肉系统。
- 改善学习和操作能力。
- 重组运动皮质。

Yue 和 Cole[240] 提出了一种增强骨骼肌力量的方法。健康受试者被分成三组：意念训练组（即想象肌肉收缩但没有激活肌肉）、收缩训练组和对照组。意念训练使最大主动收缩力量增加 22%，收缩训练组增加 30%，对照组增加 3.7%。这项研究表明，在不激活肌肉的情况下，也可以实现力量的增加。早期肌力的增加推论可能源于中枢运动程序训练的强化。此研究还提供了另一证据是肌肉力量增加的神经源性作用早于肌肉纤维增粗所致的肌力增加。

在一项关于改善脑卒中后上肢功能的早期研究中，Page[163] 认为意念训练结合传统的作业治疗能促进偏瘫患者上肢功能的恢复。他安排 8 名慢性脑卒中患者进行 4 周作业疗法和意念训练（20min 的播放录音，包括认知视觉意念训练后的放松活动、与上肢负重和功能性活动相关的意念训练），并与 8 名只接受作业疗法的患者进行比较。研究结论认为，经 Fugl-Meyer 上肢量表的评估，作业疗法和意念疗法结合组的患者，其功能有明显改善。此后，多项研究证实了这种辅助干预的有效性（框 20-7）。对意念训练相关证据的综述见表 20-1。一项循证综述报道 9 项含上肢手功能评估

的研究中，有 7 项显示 MP 改善脑卒中后职业表现的有效性。其中 3 项研究（含 2 篇系统综述）报道了镜像疗法改善脑卒中后上肢功能的积极结果[159]。

2. 肌电生物反馈疗法　肌电生物反馈在治疗脑卒中后上肢功能障碍方面具有广阔的应用前景，值得进一步研究。生物反馈是由电子装置产生的，测量并以听觉或视觉反馈信号的形式提供有关神经肌肉或自主活动的信息。

Tries[207] 的综述包括了多种非侵入式的治疗模式应用到上肢治疗计划中的原则（包括抑制肌肉的痉挛和恢复肌肉平衡）。Tries[207] 总结了肩胛骨活动和稳定、肱骨旋转、肩胛骨和肱骨旋转与前伸够取模式结合，以及肘、前臂和手功能模式的强化。

框 20-7　摘要：通过意念训练来提高脑卒中后上肢功能

- 在意念训练中，激活运动中枢，在特定的环境中并且没有身体活动的情况下，在心理上重复地模拟运动的执行。它用于目标导向的改善或巩固相关的运动[38]。这是对运动行为或任务的认知训练[110]
- 提供了促进重复性任务练习的机会
- 最常见的心理干预是通过录音进行的。录音包括几分钟的放松及集中注意力，然后是几分钟的脑力练习，如想象翻书、喝水、写作等。录音带的长度为 10～20min 不等
- 被一致证明的积极结果包括能够减少上肢损伤；能够增加上肢功能及增加有组织安排的治疗外的日常肢体使用[158]
- 来自心理生理学、神经生理学和大脑成像研究的数据支持想象和行为之间存在的相似性[110]

Tries[207] 进行了个案研究，总结了 1 名左侧偏瘫患者生物反馈的使用。她的案例研究表明，尽管有感觉、认知和知觉障碍，但该患者在结合肌电生物反馈和传统作业治疗时，患者上肢功能仍有显著改善。

Greenberg 和 Fowler[91] 将运动生物反馈（与身体某部位实际运动有关的反馈信息，而非肌纤维的活动）与常规作业治疗进行了比较。结果表明，运动生物反馈与常规作业疗法具有同等疗效，但并不比常规作业疗法更有效。

Crow 等[62] 研究了两组 20 名患者（生物反馈组和对照组）。在治疗前、治疗后及 6 周后的随访中对患者进行研究。虽然两组在治疗前没有显著差异，但生物反馈组在上肢功能评估上有显著改善。在 6 周的随访中，发现实验组的疗效未能持续维持。

Schleenbaker 和 Mainous[186] 在 Meta 分析中得出结论，生物反馈是在 ADL 中进行神经肌肉再学习的有效方法。值得进一步研究，它作为一种辅助手段，可以增强偏瘫患者的上肢功能。表 20-1 回顾了肌电生物反馈的相关证据。

3. 电刺激　电刺激治疗脑卒中后上肢康复已有多年历史。其用途包括减少肩关节半脱位的发生，减轻疼痛，改善运动控制，增加患侧肢体的使用等。一般来说，电刺激在改善 ROM 等肢体障碍和减少疼痛方面的效果是一致的，而对功能和 ADL 的影响较少，并且疗效不一。电刺激的循证综述详见表 20-1 和表 20-3。

4. 肌电触发电刺激　电刺激可以通过随意运动或非刺激性运动来触发。当肌电信号达到或超过阈值水平时，肌电设备会检测到潜在的肌肉活动从而触发。脑卒中患者必须首先主动激活正确的肌肉，然后触发刺激促进运动反应。这种类型的刺激保证了干预不是被动的。在促进脑卒中后上肢运动恢复方面，触发电刺激可能比非触发电刺激更有效[68]。这种干预已被证明在改善腕关节伸展方面是有效的，而腕关节伸展是一些任务导向方法（如 CIMT）的关键动作。表 20-1 为肌电刺激的循证综述。

5. 双侧训练　双侧上肢训练（即患者双上肢同时进行相同的活动）已被列为一种改善脑卒中后上肢控制和功能的策略[153]。这种干预的有效性理论依据和基本原理如下："双侧运动的同步控制似乎是通过胼胝体连接的、涉及皮质和皮质下区域的双侧分布式神经网络协同发起的。这些神经网络显示，在双侧的同步化主动运动中，双侧皮质都有共同的易化驱动作用，引起肢体运动的时空紧密耦合。假设双侧训练对脑卒中患者的有益效果源于这种耦合效应，即提示非偏瘫侧肢体可在运动模式方面为偏瘫侧肢体提供模板[151]，促进运动功能的恢复。"Stoykov 和 Corcos[198] 进一步回顾了介导双侧训练的神经机制，其中包括同侧皮质脊髓束的募集，对侧大脑半球的控制增加，以及抑制机制的正常化。

尽管一些研究结果不一致，但最近的 Meta 分析和随机对照试验已经证明了这种改善。虽然方案不同，但通常是使用功能性任务或重复性上肢运动。这种技术结合了听觉节奏提示和神经肌肉刺激。一些研究已经得出结论，该技术可能对近端肢体功能受累的患者更有效。双侧训练的循证医学见表 20-1 和表 20-4。样本示例见表 20-5。

6. 镜像疗法　这是一种相对较新的干预措施，具有低成本高效益，患者能够独立进行的优势。Yavuzer 等[237] 将干预描述为"在对镜练习中，患者坐在靠近桌子的地方，桌上垂直放置一面镜子（35cm×35cm）。患侧手置于镜后，非患侧手置于镜前。该练习包括当患者面对镜子时进行非偏瘫侧腕指的屈伸运动时，通过观察非患侧的映像，促使手的运动信息投射至患侧手。在镜中，患者只能看到非偏瘫侧的手，而偏瘫侧手将被隐藏至视野外。在此过程中，嘱患者在运动非偏瘫侧手的同时，尝试用偏瘫侧手做同样的动作"（图 20-12）。在一项随机对照试验中，Invernizzi 等[109] 研究了镜像治疗在改善亚急性期脑卒中患者上肢运动恢复中的有效性[109]。两组均采用常规训练联合 MT 或虚假 MT 治疗。MT 组在 4 周的干预期内接受约 15h 的治疗。结果测量包括 ARAT、Motricity 指数和 FIM 评分。干预后，所有纳入的 MT 组的指标结果都有显著改善，ARAT 和 FIM 的改善超过了最小临床重要性差值。最近的一项系统综述和 Meta 分析调查了脑卒中后 MT 改善运动功能、运动障碍、ADL、疼痛和视觉空间忽略的有效性，发现了 MT 改善运动功能的有效性的证据：① 运动功能（SMD=0.47，95%CI

表 20-3 脑卒中后电刺激减少上肢损伤、有效改善功能

研 究	样 本	治 疗	结 果	效应量	变 量	DW	指 数
Chantraine 等（1999）	n=115; 57（实验组）58（对照组）	两组康复均采用 Bobath 疗法；实验组肩周肌肉 5 周的 FES	6 个月时；实验组，关节活动度提高	0.48	29.16	14.00	0.23
			半脱位减少	0.36	29.52	10.63	0.18
			疼痛减轻	0.48	29.16	14.00	0.23
Faghri 等（1994）	n=26; 13（实验组）13（对照组）	实验组对肩部肌肉进行 FES	经过 6 周的治疗。实验组的半脱位显著减少	0.82	6.00	4.92	0.38
Cauraugh 等[51]	n=11; 7（实验组）4（对照组）	两组都接受了 30min 的被动活动和伸展。实验组：ETNES 1s 加速 5s 双相刺激。50hz, 1s 斜率下坡，刺激范围，14~29mA	治疗后，偏瘫手的功能和抓握能力都有所改善	1.53	2.00	3.06	0.61
Wang, Chan, 和 Tsai（2000）	n=32; 16 短时间组；16 长时间组［每个随机分配给实验组和对照组（8，8）］	试验组分为短、长持续时间组，FES6h/d, 持续 6 周	试验组，短时间组内半脱位改善，长时间组内无改善	1.51	3.11	4.70	0.60
				0.90	3.63	3.27	0.41
Linn, Granat 和 Lees（1999）	n=40; 20（实验组）20（对照组）	实验组：4 周电刺激	治疗结束后半脱位减轻	0.77	9.31	7.17	0.36
总和					111.89	23.12	3.0（平均 =0.375）

d=Sdw/Sw=23.12/111.89=0.21

95%CI d.±1.96√Sw.21+1.96*0.09.21 至 1.96*0.09 低 0.04 至高 0.38

治疗组 50+ 平均 r/2=69%，对照组 50+ 平均 r/2=31%

ETNES. 肌电信号触发的神经肌肉电刺激；FES. 功能性电刺激

引自 Hardy J, Salinas S, Blanchard SA, et al. Meta-analysis examining the effectiveness of electrical stimulation in improving functional use of the upper limb in stroke patients. *Phys Occup Ther Geriatr* 2003; 21(4): 61–78.

表 20-4　Stewart 等在 Meta 分析中使用的每项研究的特征 [194]

研　究	总　数	平均年龄：年	病灶部位	平均脑卒中时间（月）	训练时间	学习安排	治疗方案
Mudie 和 Matyas	8	69.4	右=6 左=2	4.3	时间≈N/A	8周（40次）	单：双侧训练
Mudie 和 Matyas	4	N/A	N/A	N/A	时间≈N/A	6周（30次）	单：双侧训练
Whitall 等	14	63.8	右=7 左=7	66.9	时间≈50min	6周（18次）	双：AUD+双侧训练
Cauraugh 和 Kim	25	63.7	右=12 左=13	39.1	时间≈90min	2周4天	双：ANS+双侧训练
Cauraugh 和 Kim	26	66.4	右=15 左=11	33.6	时间≈90min	2周4天	双：ANS+双侧训练
Lewis 和 Byblow	6	58.7	右=5 左=1	16.2	33次试验	4周（20次）	单：双侧训练
McCombe-Waller 等	20	N/A	N/A	>12	时间≈50min	6周（18次）	双：AUD+双侧训练
Stinear 和 Byblow	9	62	右=3 左=6	116.22	时间=60min	4周（20次）	单：双侧训练
Luft 等	21	61.5	右=14 左=7	50.3（中间值）	时间≈50min	6周（18次）	双：AUD+双侧训练
Cauraugh 等	26	64.2	右=1 左=6	50.1	时间≈90min	2周4天	双：ANS+双侧训练
Summers 等	12	61.7	右=4 左=8	62.2	50次试验	6天	单：双侧训练

列表是按时间顺序排列的

单＝只进行双侧训练；双＝两个训练同时进行

ANS. 主动神经肌肉刺激；AUD. 听觉节律性暗示；N/A. 不适用

引自 Stewart KC, Cauraugh JH, Summers JJ. Bilateral movement training and stroke rehabilitation: a systematic review and meta-analysis. *J Neurol Sci.* 2006; 244(1-2): 89-95.

表 20-5 双侧训练示例

任务示例	
单侧训练的活动	**双侧训练的活动**
1. 偏瘫侧上肢推拉活动（开 / 关抽屉） 间歇任务	1. 用双臂推 / 拉（打开 / 关闭两个相同的抽屉） 间歇任务
2. 偏瘫侧上肢用毛巾擦桌子 独立任务	2. 用双手对称地擦桌子 独立任务
3. 使用 BTE 单臂自行车 间歇任务	3. 使用 BTE 的双臂自行车 间歇任务
4. 接触和放置物品。只用偏瘫侧的手臂将中小型食品从厨房柜台移到货架上 独立任务	4. 双侧接触和放置物体。用双手将两个大小相同的杂货物品从工作台面移到货架上 独立任务
5. 偏瘫侧肩和肘联合运动。针对偏瘫侧的手在空间不同区域够取（使用不同水平的手臂支持、姿势设置和与重力相关的位置）。总共包括 4 个子 s 任务 间歇任务	5. 双侧肩和肘联合运动。双手水平移动目标（使用不同水平的手臂支持，姿势设置和与重力相关的位置）。总共包括 4 个子任务 间歇任务
6. 水平够取时偏瘫侧肘部伸展 间歇任务	6. 水平够取时双侧肘部伸展 间歇任务

BTE. 双侧训练练习
引自 Stoykov ME, Lewis GN, Corcos DM. Comparison of bilateral and unilateral training for upper extremity hemiparesis in stroke. *Neurorehabil Repair* 2009; 23(9): 945–953.

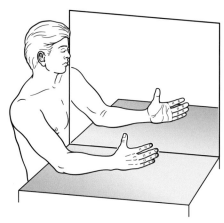

▲ 图 20-12 镜像训练

镜像治疗的设置：患者偏瘫侧的上肢隐藏在镜后，当患者移动非偏瘫侧上肢时，他注视着手臂的镜像，仿佛是偏瘫侧的上肢在活动

0.27～0.67，1173 名参与者，36 项研究）；②运动障碍（SMD=0.49，95%CI 0.32～0.66，1292 名参与者，39 项研究）；③ ADL（SMD=0.48，95%CI 0.30～0.65，622 名参与者，19 项研究）；④疼痛（SMD=-0.89，95%CI -1.67～0.11，248 名参与者，6 项研究）[205]（表 20-1）。

7. 动作观察 在动作观察（action observation, AO）过程中，患者观看另一个人执行日常的功能性动作，通常是通过观看一段录像并模仿观察到的动作。例如，Franceschini 等[79]通过让患者仔细观看用上肢执行的 20 种不同日常任务（动作）的视频片段来测试这种干预方法[79]。在 20 个疗程中，患者每天只接受一项任务，训练难度由易到难，由单一到复杂。整个疗程持续 4 周（每周 5 次）。观察到的行为包括喝水、梳头、打开盒子，或者吃苹果。任务既有单侧的，也有双侧的，均从主观视角出发进行观察。这种干预的神经学基础是基于镜像神经元系统的功能。据研究观点认为，"镜像神经元系统是一项在观察动作、运动学习和模仿动作时被激活的观察执行匹配系统。在健康人群中，动作观察增加初级运动皮质的皮质兴奋性，从而潜在地加强运动学习"[79]。支持这种干预的证据见表 20-1。最近的一项系统回顾和 Meta 分析评估了动作观察是否能增强脑卒中患者的运动功能、上肢运动表现和皮质激活，发现了动作观察改善脑卒中患者的有效性的证据：①上肢功能（SMD=0.36，95%CI 0.13～0.60，314 名参与者，8 项研究）；②手功能（均值差 =2.90，95%CI 1.13～4.66，132 名参与者，3 项研究）；③ ADL（SMD=0.86，95%CI 0.11～1.61，226 名参与者，4 项研究）[32]。

虚拟现实：虚拟现实是一种相对较新的方法，它利用计算机硬件和软件生成的交互式模拟，允许个体从事功能任务的模拟实践。虚拟现实干预可以是沉浸式的（在虚拟环境中扮演主角）或非沉浸式的（在虚拟环境中不扮演主角），并提供了一个丰富的环境。这样的环境可能激励患者进行更多的任务练习，提供增强的反馈，并让患者练习在现实世界中可能不安全的任务[126]。最近的系统回顾和 Meta 分析结果显示，与传统疗法相比，没有发现支持 VR 改善上肢功能的证据。然而，当在常规治疗之外作为补充治疗时，患者上肢功能得到了改善[126]。

八、评估和干预过程中需要考虑的障碍

评估和干预上肢功能是复杂的任务，需要了解多个系统。治疗师需要考虑到妨碍上肢运用的复杂性，对他们的干预保持开放的心态（图 20-10）。许多与上肢功能相关的各种问题是相互重叠和相互影响的。下面的内容回顾了脑卒中患者的常见损伤，这些损伤对上肢参与日常工作过程可能存在或不存在影响。

1. **姿势控制障碍**　长期以来，改善近端稳定性以增强远端灵活性一直是作业治疗干预的原则。当活动身体其他部位（如上肢）时，可以通过姿势调整来稳定支撑的身体[83]。以下研究描述了姿势调整对上肢功能的影响。

在 Belenkii 等[22] 的经典研究中，接受评估的健康受试者在听到指令后，在立位下抬高上肢至水平位，一系列肌电图追踪肌肉激活模式。结果表明，在三角肌前束（主动肌）兴奋之前（90ms），躯干和下肢姿势肌群的协同作用已先行激活。随后，在仰卧位下对同一动作进行评定，则没有检测到下肢肌肉兴奋（即姿势调整的模式不同）。通过本研究可以得出以下结论。

(1) 姿势调整是任务特异性的。

(2) 仰卧位上肢的训练效果不会自动延续到行走或站立时进行的活动（如果姿势控制是一个限制因素。

(3) 由于上肢功能依赖于下肢和躯干的姿势稳定，因此不同职种或方法只针对某一躯体局部进行治疗是不利于增进康复效果的。

Bouisset 和 Zattara[34] 重复了上述的研究，证明了由脊柱和（或）下肢伸展引起的躯干抗重力伸展先于上肢运动。此运动模式类似于在上肢功能训练时治疗师暗示患者脊柱伸展和骨盆前倾（向抗重力方向）。

Horak 等[102] 比较了偏瘫患者和非偏瘫患者在不同条件下的各种任务中的姿势调整模式。偏瘫受试者表现出与非偏瘫受试者相同的肌肉激活序列，但是偏瘫侧的活动延迟。此外，偏瘫患者不能快速活动非偏瘫侧上肢。这可能是由于对侧偏瘫肌肉的预测性姿势控制延迟造成的。这项研究

取消了脑卒中后"健侧"和"患侧"的传统说法，特别是当姿势控制机制损伤时。

在他们对上肢运动过程中姿势调整的研究中，Cordo 和 Nashner[59] 证实，当受试者的姿势稳定性增加时（如通过肩膀外部支撑或将一根手指轻轻放在支撑垫上），姿势活动性降低，随意运动增多。这一概念在治疗上肢功能障碍时至关重要。随着支撑程度的增加，治疗时对姿势控制的要求降低，反之则增加。治疗师可以通过改善以下治疗环境因素来控制患者的姿势稳定性水平：体位，从仰卧位到坐位到立位；支撑面类型，稳定或不稳定表面；活动中使用的物体位置，近或远，基底面，以及外部稳定性的程度。

Cordo 和 Nashner[59] 还对随意运动之前的预测性姿势调整（如够取动作）和外部干扰之后的反应性姿势调整（如站在一辆急停的公交车上或被治疗师推动）进行了明确的区分。针对一种类型的姿势训练被认为不能延续到另一类型的姿势训练中。

Woollacott 等[231] 证明，他们的受试者的姿势活动取决于正在执行的任务（推、拉）及他们是否提前获得了有关任务目标的信息。

Masson[139] 指出，伴随着姿势调整的随意运动，表现出三个主要特征：①在运动方面具有预测性，并能将运动对姿势和平衡的影响最小化；②能够适应运动执行的条件和环境；③会受到任务指令的影响。

关于脑卒中患者的姿势控制障碍的研究已有很多记载和论证。Lee[127] 强调了姿势功能障碍对上肢随意运动和日常生活的不利影响。尽管各种肌肉均可以作为姿势稳定肌，但躯干的姿势控制对于上肢功能仍至关重要[25]（见第 17 章）。

作业治疗师必须使用他们的作业活动分析来帮助患者提高躯干控制缺失的部分（如表 17-10 所示，在够取活动中，物体位置对躯干控制和重心转移的影响）。可以加强躯干控制的功能性移动（如臀移）应纳入上肢功能治疗计划（见第 7 章）。

姿势控制评估应在上肢任务中进行，如够取或执行 ADL 和 IADL。单独评估姿势控制并不能为治疗师提供足够的干预信息（关于姿势控制的更多信息见第 17 章和第 18 章）。

2. **弱化**　直到最近，弱化（一种阴性症状）

对脑卒中患者的影响才得到证实[90, 225]。以前患者的运动控制缺失只归因于痉挛，这导致了治疗重点放在抑制痉挛上。许多治疗师认为常见的"协同模式"（异常协同模式）使上肢肌力难以评定。Bourbonnais 等[36] 证明了肘屈肌的活动模式与已明确的协同模式（正常的协同模式）不一致。上肢肌肉无力在上肢功能障碍中影响最大，其严重程度可能高于脑卒中后的其他阳性症状。肌肉无力反映在不能产生正常水平的肌肉力量[35]。脑卒中患者在讲述他们的体验时，重点强调了力量产生的困难。Brodal[40] 回顾自己的症状时这样描述："那是一种显著的，可反复观察到的现象，即让一侧严重瘫痪肌肉收缩所需的力是相当大的……主观上这是一种精神力量，意志力。对于那些刚刚能够主动运动的肌肉来说，需要极大的精神力和意志力。"

Bourbonnais 和 Vanden[35] 回顾了导致偏瘫患者肌肉无力的神经系统的生理变化。他们将使肌力下降的运动神经元和肌肉水平的具体变化进行了概括。框 20-8 总结了这些变化。

框 20-8　导致弱化的生理变化

- **运动神经元改变**：主动肌运动单位丧失，运动单位募集顺序改变，运动单位阈值改变
- **神经改变**：周围神经传导的改变
- **肌肉改变**：运动单位的形态和收缩特性及肌肉的机械特性的改变

Bohannon 等[27] 发现肩关节内旋肌和肘屈肌的静态力量不足与拮抗肌痉挛没有关联。他们得出的结论是，治疗师可以根据主动肌肌肉本身的张力来判断其产生力量的能力，而不是其拮抗肌的张力。

Gowland 等[89] 研究了脑卒中患者上肢运动时主动肌和拮抗肌的活动，认为治疗应旨在提高运动神经元募集上，而不是减少拮抗肌的活动。在他们的研究中，不能执行选择性上肢任务的患者的肌电图值显著且持续地低于那些成功完成任务的患者。

事实上，最近的经验证据强调了弱化和功能丧失之间的关系。研究结果如下。

- 在一项对 93 名社区脑卒中患者的研究中，Harris 和 Eng[98] 得出结论，瘫痪侧上肢的力量与各种活动最为紧密相关，并能最好地解释患者的上肢在日常生活中的表现。握力也是一个因素。

- 一项对 27 名脑卒中患者的纵向研究发现，与痉挛或挛缩相比，弱化是活动限制的主要和唯一因素[7]。

- Chae 等[53] 描述了脑卒中后上肢肌肉弱化和协同收缩之间的关系，以及上肢运动障碍和临床评估指标之间的关系。作者测量了 26 名慢性脑卒中患者偏瘫和非偏瘫侧的腕屈肌和伸肌的肌电活动。采用 Fugl-Meyer 量表和 AMAT 评估上肢运动障碍与功能障碍。他们得出结论，肌肉无力和收缩程度与上肢偏瘫的运动障碍和残疾相关。

- Mercier 和 Bourbonnais[143] 比较了瘫痪上肢不同肌群的相对肌力，并评估了它们与运动表现的关系。测量双上肢 5 组肌肉的最大主动收缩力矩。上肢功能评估采用 BBTZ 指 - 鼻测试、Fugl-Meyer 测试和 TEMPA。他们的结论是，"肩关节屈曲和抓握的相对力量是上肢功能的最佳预测指标"。此外，还得出结论："没有证实关于脑卒中后弱化分布的经典临床理论（例如，从近端到远端的阶梯式分布，伸肌比屈肌受影响更大），但支持力量与瘫痪上肢功能相关的假设。"

从治疗计划的角度来看，加入力量干预措施对于恢复肢体功能至关重要。Bohannon 和 Smith[29] 分析了脑卒中患者的肌力弱化，并证实正在接受康复治疗的脑卒中偏瘫患者的肌力有所改善。有相关证据支持，可加强对这一人群的力量干预，并且不会引起不利影响。

- Flinn[78] 报道 1 名左侧偏瘫年轻女性的案例研究：患者的治疗计划重点为接受功能分级性任务训练，系统地增加偏瘫侧上肢的运动难度。她的任务导向性治疗方案是使用弹力带扩大阻力练习。治疗 6 个月后的客观性结果包括 ADL 和 IADL 的作业能力水平提高，徒手肌力测试分数增加（从 2/5 增加到 4/5 和 5/5 范围），手功能改善，以及握力分数的提高。在制订治疗方案时，识别潜在的问题（在此病例里为弱化和运动自由度的失控）至关重要。

- Biitefisch 等[44] 使用多基线设计方法对 27 名偏瘫患者进行标准化训练后对患手运动的影响进行了研究。训练包括在各种负荷下重复手部和手指的弯曲和伸展，每天进行 2 次，每次 15min。握

力、伸肌等长收缩力峰值、伸肌等长收缩速度与加速度作为运动表现的指标，在训练期间显著改善。此外，27 名患者中有 24 名在 Rivermead 运动评估中有所改善。作者挑战了传统疗法（Bobath 概念），该疗法旨在降低增强的肌张力，而不加强偏瘫侧手的活动。在这项研究中，单独接受这种治疗的患者在手部运动能力方面没有显著改善。作者强调了频繁重复运动对于偏瘫侧手的运动康复的重要性，并对传统的治疗策略提出了挑战，这些策略侧重于减少痉挛，而不是早期开始运动。

• Sterr 和 Freivogel[192] 评估了强化训练是否会增加痉挛并导致病理运动模式的加重，这是 Bobath 治疗师经常提出的问题。作者采用基线对照重复测量试验研究了 29 名接受日常重塑训练的维持期上肢偏瘫患者。他们的结果表明，训练对肌肉张力和运动质量没有不良影响[3]。

• Ada 等对多项研究的系统回顾得出结论："强化训练可增加力量，改善活动，但不会增加痉挛。这些发现表明，强化训练应该是脑卒中后康复的一部分。"

• 在脑卒中后的力量训练研究中，Badics 等[12] 的结论是："肌力增强的程度与强度和运动单位的数量呈正相关。"高于正常水平的肌张力亢进，没有在任何一个病例中进一步增加。本研究结果显示，针对性的力量训练能显著提高中枢神经源性肌肉弱化患者的肌力，而对痉挛没有任何负面影响。

• Patten 等[165] 对脑卒中后的弱化和力量强化进行了总结，确定了 9 项脑卒中后渐进性阻力训练的试验。他们的结论是，"这些研究报道了对力量训练的积极适应……除了一个例外，所有的研究都强烈表明力量训练对各种功能结果指标都有积极的影响……"。他们进一步得出结论，"虽然目前没有足够的数据得出确切的结论，但力量训练的功能效应似乎是持久的。有 4 项研究评估了力量训练对痉挛的影响，没有发现任何有害影响"。

• Ada 等[7] 进行了一项纵向研究（见下文），并得出结论，弱化是活动限制的主要原因。

关于哪种类型的肌肉收缩（向心、离心或等长）能最有效地增强患者力量的争论一直存在。肌肉群需要以多种方式收缩来成功完成功能性任务。例如，当一个人在高处的架子上拿一罐汤时，他的肩周肌群必须收缩（向心）以把手抬至架子

的高度，保持收缩（等长）来找到正确的物品，控制着把罐子放在台面时，需要在抗重力下控制上肢及物品的重量（离心）。

在一项对脑卒中患者进行动态肌力训练的研究中，Engardt 等[73] 发现，离心收缩比向心收缩更有效。20 名脑卒中偏瘫患者参与了向心性或离心性收缩的活动。治疗后，在只进行离心收缩训练的组中，偏瘫侧肌肉的离心和向心收缩力量均有显著改善（即离心训练增加了两种收缩的力量）；而对于只进行向心收缩训练的组来说，情况并非如此。因此，作者认为离心收缩训练更为有利和有效（框 20-9）。关于强化训练的更多循证综述详见表 20-1。一项循证综述发现，在纳入的 16 项研究中，有 6 项调查了脑卒中后强化训练和锻炼对改善作业表现的有效性，这些研究包含了与上肢和手功能相关的结果指标。其中 5 项试验报道了积极的发现，支持强化和锻炼改善脑卒中后上肢功能[159]。

框 20-9　可控性增加强度的任务参数

• 重力：消除、辅助、对抗
• 训练课题中使用的物体的重量、大小和纹理
• 工作空间中对象的位置
• 外部辅助力量（如手在桌面上滑动 vs. 悬空够取）
• 外部阻力（如重量、橡皮筋、来自治疗师的阻力）
• 使用生物反馈、功能电刺激（FES）和肌电触发 FES 等模式

目前的脑卒中指南[224] 认识到弱化对日常功能的负面影响，并建议加强锻炼作为功能任务练习的辅助。指南建议在治疗过程中，在时间允许的情况下，以及在系统化治疗时间之外，使用强化练习。

3. 痉挛　在 Jackson 分类体系中，痉挛属于阳性症状，一直备受争议。虽然已经对痉挛进行了大量的研究，但在其定义、生理学基础、治疗和评价方面仍然存在分歧。Glenn 和 Whyte[85] 将痉挛定义为"一种运动障碍，表现为肌肉对牵张的持续的、不自主的反射活动增加"。四种特定的现象可以在痉挛症候群中不同程度地观察到：高张力（经常依赖于速度并表现出折刀现象）、深反射过度活跃（相对性）、阵挛和反射反应扩散到受刺激以外的肌肉。此外，巴宾斯基征是特征性表现，并可能存在过度活跃的紧张性颈或前庭反射[136]。

在脑卒中康复中常见的现象包括过度的牵张

反射、被动运动时阻力的增加、四肢姿势、过度的协同收缩和刻板的协同运动，这些现象都聚集在痉挛的类别中。痉挛已成为各种问题的统称。痉挛成为一个引起广泛争议的临床难题。痉挛不是一种特定的症状，它与多种神经性和非神经因素有关。因此，痉挛不能通过手术、物理或药理学方法统一治疗。痉挛性瘫痪是一个常用的术语，它暗示痉挛与瘫痪之间存在着一种因果关系（即阳性和阴性症状之间的因果关系）。这一理念最近受到了质疑。

Preston 和 Hecht[172] 提供了关于痉挛临床表现的进一步信息，内容如下。

- 患者难以启动快速的交替运动。
- 主动肌和拮抗肌在肌电图上表现为异常的、不合时序的兴奋。
- 姿势的变化会引起痉挛的波动。
- 通常的模式包括上肢屈曲和下肢伸展。

Sahrmann 和 Norton[184] 研究了正常受试者和上运动神经元损伤的受试者。所研究的运动模式是肘部的交替屈曲和伸展。对其肌电图结果的分析显示，运动受损的主要原因不是拮抗肌牵张反射，而是主动肌收缩募集受限和延迟，以及在运动结束后主动肌收缩终止的延迟。治疗师应该训练患者进行有效地交替运动模式（如手到嘴边的运动模式），而不是专注于抑制痉挛的治疗。

Fellows 等[75] 研究了反射亢进和轻瘫对正常受试者和单侧缺血性脑损伤引起痉挛的受试者上肢随意运动的重要性。肌肉痉挛者的最大运动速度较低；肌肉无力越明显，最大速度的减少越大。拮抗肌被动张力增高水平与随意运动损害之间没有相关性。因此得出结论，对随意运动受损的影响最显著的是主动肌无力，而不是拮抗肌的高张力。

Wolf 等[227] 在研究中发现，在多动症患者的训练中，未重点抑制多动所得到的肘部功能改善比应用抑制药物后的改善更明显。

Landau[124] 进行了药物干预，有效地消除了患者过度活跃的牵张反射，但并没有导致运动行为的相应改善。

Ada 等[7] 研究了运动障碍（痉挛和弱化）及其对身体活动的影响之间的关系。他们专门研究了脑卒中后 12 个月内弱化和痉挛对挛缩的影响，以

及这三种损伤对躯体活动受限的影响。作者对 27 名脑卒中患者进行了为期 1 年的随访。他们发现，"脑卒中后前 4 个月的痉挛（P 为 0.0001～0.10）和脑卒中后的弱化（P 为 0.01～0.05）是导致挛缩的主要独立因素"。然而，这一年身体活动受限的主要和唯一独立因素是弱化（P 为 0.0001～0.05）……这是首次从一项纵向研究中发现，痉挛可导致脑卒中后挛缩，这与目前流行的临床观点一致。然而，弱化是活动限制的主要原因"。

在传统的痉挛评估中，治疗师快速牵伸患侧肢体的被测肌肉，就会感觉到运动时的阻力。公认的经典评估标准是 Ashworth 量表[11] 和改良 Ashworth 量表[30]（框 20-10）。

框 20-10　Ashworth 量表

Ashworth 量表 [†]
- 1 级 无肌张力升高
- 2 级 肌张力稍高，被动活动肢体时有"卡住"感
- 3 级 肌张力明显增高，但被动活动肢体容易
- 4 级 肌张力显著增高，被动运动困难
- 5 级 肌张力严重增高，肢体僵直

改良 Ashworth 量表 [*]
- 0 级 无肌张力升高
- 1 级 肌张力轻微增加，受累部分被动屈伸时，在关节活动之末时出现突然卡住，然后呈现最小的阻力或释放
- 1+ 级 肌张力轻度增加，表现为被动屈伸时，在关节活动度后 50% 范围内出现卡住，然后呈现最小阻力
- 2 级 肌张力较明显增加，通过关节活动范围的大部分时肌张力均较明显的增加，受累部分仍能较容易地被动移动
- 3 级 肌肉张力显著增加，被动运动困难
- 4 级 僵直，受累部分被动屈伸时呈僵直状态，不能活动

*. 引自 Bohannon RW, Smith MB. Interrater reliability of a modified Ashworth scale of muscle spasticity. *Phys Ther*. 1987; 67(2): 206–207.
†. 引自 Ashworth B. Carisoprodol in multiple sclerosis. *Practitioner*. 1964; 192: 540.

在被动运动和主动运动中，肌肉痉挛对牵伸的反应是不同的。此外，痉挛是一个包含神经源性和非神经源性成分的多维问题（如软组织顺应性改变）。因此，一些作者质疑如 Ashworth 量表等测试措施的准确性，并正在研究一种更全面的痉挛评估方法。

尽管对痉挛的研究支持将治疗重点放在防止痉挛患者的继发性肌肉结构变化，而非放在抑制牵张反射上。Hufschmidt 和 Mauritz 的研究[105] 表

明痉挛性挛缩是退行性改变（如萎缩和纤维化）和肌肉的特性（被动性及收缩性）改变的结果。Dietz 等[70] 在对痉挛和肌肉挛缩的研究中得出结论，肌肉纤维发生了实质性变化，这解释了痉挛患者肌肉张力增加的原因。

为了治疗痉挛患者，Perry[166] 强调了早期活动和辅助，以及改善运动控制可以有效地改善功能。这两种干预措施可减轻挛缩，并防止患者使用不当的控制机制。Huinmelsheim 等[106] 研究了痉挛患者持续牵伸的结果。他们发现，持续约 10min 的肌肉拉伸可显著降低肘部、手部和手指屈肌的痉挛性张力。他们假设这种效果是由于被牵伸组织的疲劳或对新的伸展姿势的适应。

Little 和 Massagli[136] 还强调了使用牵伸计划，包括疼痛预防和患者教育［重点是预防痉挛（挛缩）的不良影响］，以及慢速运动的使用和日常拉伸。

除了上述技术，具体的方式和其生理基础已在文献中描述，其中包括局部冷却、振动疗法和电刺激。Perry[166] 总结了五种策略对痉挛患者进行有效康复，分别为挛缩最小化、切实的治疗规划、肌力保留与恢复、增强恢复控制、对持久功能损害的代偿。

Carr 等[49] 基于痉挛是肌肉长度改变和运动控制紊乱相关的临床表现的假设，总结了他们的治疗方法，"如果软组织长度能够维持，如果运动训练强调消除不必要的肌肉力量，并把训练肌肉协同作为具体动作的一部分，痉挛的发展就不会那么严重"。

同样，必须强调的一点是，治疗期间出现的许多观察到的现象不应自动归因于痉挛，需要更深入的评估和治疗计划（框 20–11 和表 20–6）。

框 20–11　痉挛的治疗

- 防止疼痛综合征
- 指导诱发出良好的运动控制
- 保持软组织长度
- 运动时避免过度用力
- 鼓励缓慢和有控制的动作
- 在任务中教授具体的协同功能
- 避免在运动中反复出现代偿模式
- 通过体位摆放或矫形器拉伸痉挛的肌肉，以防止挛缩
- 教给患者或陪护一些特定痉挛肌群的牵伸方法
- 使用作业活动来调整主动肌和拮抗肌的关系
- 在病情没有好转时转诊进行药物或手术干预

表 20–6　对痉挛引起的问题进行干预 *

治疗过程中的观察	建议采取的干预措施
上肢姿势：通常包括后撤、躯干后旋、内旋、肘部屈曲；手腕和手指屈曲：通常出现在困难的任务中（如步行、转移和穿衣）	上肢的姿势异常表明该任务对患者来说是困难的。治疗应包括对躯干和下肢的控制，将上肢纳入任务中（如通过双手熨烫衣物），以及教患者在完成困难的日常运动后放松上肢，从而提高任务的效率
抗重力抬起手臂时的刻板的屈肌模式	评估运动模式的组成部分，并确定限制有效运动的因素（如力弱、姿势障碍、对线异常、错误和不适当的任务选择）。选择可以引出运动模式中缺失成分的活动
休息时的屈曲姿势	实施预防挛缩计划。教授正确的良肢位摆放策略，并教授患者安全的自我运动活动度范围，并加以练习
上肢快速拉伸评估中感受到的"卡顿"	不要认为这种现象是观察到的运动功能障碍的原因。相反，它是软组织短缩可能存在或正在发展的危险信号

*. 本表代表了传统上认为是痉挛直接导致的各种功能限制和问题。这些问题有时是相互关联的，不管它们原因是什么，都必须得到相应的治疗

Preston 和 Hecht[172] 已经全面回顾了与痉挛管理相关的文献，其中包括口服和鞘内药物、神经阻滞、骨科手术和神经外科干预等问题。神经阻滞被越来越多地用作康复过程中的辅助治疗。Preston 和 Hecht[172] 区分了用于诊断和协助评估过程的短期阻滞（如普鲁卡因和丁哌卡因）和长期阻滞（如苯酚和肉毒杆菌毒素 A）。

Rousseaux 等[179] 评估了肉毒杆菌毒素治疗残疾的疗效，特别是在手的活动中，并试图确定 20 名脑卒中患者改善的预测因素。他们得出的结论是，肉毒杆菌毒素 A 可以有效地改善肢体远端力量相对保留患者的手功能，并提高重症患者的总体舒适度。与此类似，Bakheit 等[14] 完成了一项随机对照试验，以评估肉毒杆菌毒素在减少脑卒中后遗症痉挛方面的疗效。他们得出结论，在中风后上肢痉挛的患者中，肉毒杆菌毒素治疗会降低肌肉张力。

虽然在损伤水平上的积极影响（如减少痉挛）已经被充分证明，但对功能限制的影响还不清楚[190, 217]。随着痉挛的增加，软组织短缩的风险也会增加，这实际上可能会导致一系列问题的恶性循环，如痉挛、软组织缩短、肌肉短缩的代偿和牵张反射的增加。如果痉挛没有在治疗方案中得

到控制，可能会出现以下的继发问题。

• 四肢畸形，特别是上肢远端（肘部至手指）畸形。

• 由软组织挛缩引起的站立位功能受损（如足跖屈挛缩导致维持直立姿势所需的踝策略丧失）。

• 手掌的软组织挛缩。

• 由于关节活动受限而产生的疼痛综合征。这些综合征通常与软组织挛缩阻碍了关节的全范围活动有关。这个问题的一个典型例子是盂肱关节被动外旋活动度的丧失。在这些情况下，试图强制外展会导致肩峰下空间的组织变小，出现撞击综合征。

• 处理基本的 ADL 任务的能力受损，特别是在需要使用屈曲姿势时，如上肢穿衣和偏瘫侧手和腋窝沐浴时。

• 在行走过程中没有正常的手臂摆动。

• 由于姿势异常，有跌倒的风险[88]。

总之，尽管缓解痉挛似乎不会让肢体运动功能自行改善，但治疗师必须对痉挛进行管理，以防止软组织挛缩和畸形，并保持上肢的灵活性和主动活动能力。

4. 软组织弹性的丧失（挛缩和变形） 脑卒中患者的挛缩是由活动受限引起的，可能是由于痉挛（特别是在脑卒中后的前 4 个月）和此后的力弱[7]、姿势异常、肢体制动（如长期使用肩托）或各种因素的组合。挛缩的形成表明肢体功能的预后不佳，并可能导致疼痛[225]。Perry 等[166]讨论了挛缩和痉挛的恶性循环："挛缩使组织变硬固定，固定不运动加重挛缩。痉挛造成肌肉内纤维组织不能牵伸而继续加重挛缩。"

Botte 等[33]回顾了与痉挛和挛缩相关的文献。随着脑卒中患者发展到痉挛状态，痉挛的肌肉活动增强，可能导致肢体的特征性姿势，造成关节周围软组织的硬度增加，最终形成软组织性挛缩。作者进一步指出，挛缩与涉及组织的弹性丧失和固定性短缩有关。挛缩可能发生在各种软组织中，如皮肤、皮下组织、肌肉、肌腱、韧带、关节囊、血管和神经。

Halar 和 Bell[94]将挛缩分为关节源性（由软骨损伤、关节运动不协调或关节囊纤维化引起）、软组织性（皮肤、肌腱、韧带和皮下组织）和肌源性（由内在或外在因素造成的肌肉缩短）。治疗师必须考虑肌源性挛缩和关节性挛缩之间的区别，

特别是当肌肉跨越两个或多个关节时（如手腕和手）。治疗师可以通过弯曲近端关节和注意远端关节的位置来区分挛缩。关节源性挛缩不受近端关节位置变化的影响（见第 23 章）。

Booth[31]回顾了制动对肌肉的生理和生化影响。他的研究结果表明，在肢体制动期间，由于肌肉容积的减少，肌肉力量迅速下降；制动后肌肉疲劳度迅速增加。他的观察还表明，制动肢体的肌肉萎缩开始得很快，而且在制动的早期阶段，肌肉容积的减少是最大的。

(1) 被动关节活动：被动活动软组织和关节是预防挛缩的首选治疗方法。活动的好处包括保持关节润滑[33]，预防继发性骨科问题（撞击），保持软组织的长度，以及保持肌肉的长度，减少痉挛。

通过人为的和频繁的肢体活动来防止挛缩，在条件允许的情况下，主动运动比被动运动更重要。Perry[166]指出，必须让患者完成全范围的关节活动，而不仅仅是中间的范围。治疗师必须确定每个患者的全范围的活动度是多少，还必须考虑患者的年龄。确定非偏瘫侧的全范围关节活动度来帮助指导偏瘫侧的全范围活动度。一个关节如果每天在其完整的关节活动范围内活动或被活动几次，几乎不会发生变形。治疗师应保持患者参与全范围活动度的躯干和上肢活动的能力，而且治疗师应特别注意以下范围。

• 保持肩胛骨在胸壁上的活动性，重点是前伸和上回旋，保持肩胛骨在胸壁上的活动性，重点是前伸和上回旋，因为该范围对于防止上肢做头上运动和向前够取运动时肩峰下空间的软组织撞击至关重要。除非肩胛骨在向上回旋时滑动自如，否则不应尝试头上运动。

• 维持盂肱关节的外旋可以使手臂外展时肱骨向外侧旋转，以允许肱骨大结节廓清肩峰突起。Bohannon[28]及 Ikai 和[108]Zorowitz 等得出[241]结论，外旋活动度的缺失是肩部疼痛最显著的因素。

• 肘部伸展是很重要的，因为大多数脑卒中患者喜欢以肘关节屈曲作为休息姿势。

• 治疗师还应该让患者保持手腕伸展，同时保持桡偏。在腕关节活动度练习中，治疗师必须认识到，当腕关节轻微弯曲时，腕关节的尺偏桡偏范围最大，当腕关节完全弯曲时，尺偏桡偏范围最小。腕部伸展在中立位时达到最大，在尺偏时

达到最小[116]。

- 手指的集团抓握导致副韧带拉长。治疗师必须保持这一长度以防止畸形，为恢复手的运动功能做好准备。
- 腕部和手指的联合伸展可使掌屈肌伸长。
- 手指活动范围是内在加法（掌指关节屈曲和指间关节伸展）和内在减法（掌骨指关节伸展和指间关节屈曲）。

Halar 和 Bell[94] 建议，如果挛缩开始发展，每天至少有 2 次主动性活动和被动性活动与关节终末端牵伸相结合。如果发生了挛缩，治疗师必须使用低负荷的长期牵伸（见第 13 章）。在终末端牵伸过程中，治疗师应很好地稳定近端关节。治疗师可以在牵伸过程中稍微转移关节的应力，以防止挤压软组织。治疗师必须在被动的关节活动中关注肩胛骨的位置。如有必要，应使肩胛骨处于后缩和向上旋转的位置。此外，治疗师必须使肱骨处于外旋位置。肘窝应朝上（而不是朝向躯干的内侧），以确保正确力线（图 20-13）。一项循证研究发现，只有有限的证据支持使用 PROM 和牵伸的方法[159]。

(2) 良肢位摆放：良肢位摆放是保持软组织长度的另一个有效手段，可用于增强低负荷的牵张作用。治疗师必须解决患者在床上或轮椅的扶手椅上时的良肢位摆放（见第 27 章），以及在患者处于卧位的任何时候。有效的良肢位摆放可以建立正确的关节排列、关节位置、舒适性，以及防

止关节挛缩。在患者良肢位摆放过程中，常见的关注问题包括头颈部、躯干、盂肱关节、肩胛骨对位对线，保持肩关节外展、外旋、肘关节伸展，以及保持指长屈肌的长度。

已经发表的一篇文献综述，比较了作者关于床上良肢位的策略[47]。本综述发现在策略上没有达成共识，存在多种差异。许多良肢位摆放方案都是基于抑制原始反射的原则，这是一个有很大争议的话题。

患者在一天中只有一部分时间参与治疗。研究表明，康复中心的患者几乎有一半的时间是无效的（包括闲坐和躺在床上）[20]。因此，除了治疗之外，由于肢体制动有发生挛缩风险的患者是良肢位摆放的最好选择。

框 20-12 中的良肢位摆放建议是基于 Carr 和 Kenney 对良肢位摆放文献的研究，并强调了研究者的共识。尽管框 20-12 中的良肢位摆放建议代表了许多作者的共识，但缺少主要的干预措施，这导致了围绕这一干预措施的争议。例如，盂肱关节的位置设置仍有争议。尽管大多数作者都同意肩胛骨应该用枕头支撑，但对肱骨的支撑没有共识。如果只用枕头将肩胛骨垫高，肱骨就会出现相对的伸展。因此，只有同时支持肩胛骨和肱骨才能实现正确的关节对位对线（图 20-14）。

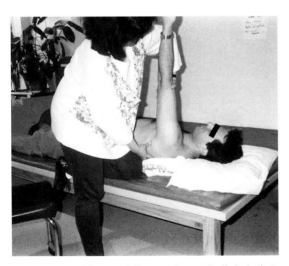

▲ 图 20-13　被动运动范围活动，严格遵守肩胸和盂肱关节的生物力学排列。治疗师右手协助（向上旋转）肩胛骨，左手保持肱骨外旋

框 20-12　床上良肢位摆放的建议

患者的体位
- 非偏瘫侧卧位
  - 头部 / 颈部：中立和对称
  - 偏瘫侧的上肢：前伸垫在枕上，手腕中立，手指伸展，拇指外展
  - 躯干：对齐
  - 偏瘫侧的下肢：髋关节向前屈曲并支撑，膝关节向前屈曲支撑
- 偏瘫侧卧位
  - 头部 / 颈部：中立位和对称性
  - 偏瘫侧的上肢：前伸，肘部伸展，手掌朝上，手腕中立，手指伸展，拇指外展
  - 躯干：笔直、对齐
  - 偏瘫侧的下肢：膝关节屈曲
  - 非偏瘫侧的下肢：膝关节屈曲，用枕头支撑
- 仰卧时
  - 头部 / 颈部：轻微弯曲
  - 偏瘫侧的上肢：伸直并略微外展，外旋，手腕中立，手指伸展
  - 躯干：笔直、对齐
  - 偏瘫侧的下肢：髋关节垫高放在枕头上，脚底不放置任何东西

在这一点上，大多数的研究没有明确支持一种体位比另一种体位更好，只有少数例外的研究。Ada[6] 等认为，让患者仰卧，患肩外展至 45°，肘部屈曲至 90°，用毛巾或枕头支撑前臂，使其处于最舒适的外旋状态，每天 30min，可防止内旋肌挛缩的发生。治疗师必须决定他们的干预目标是什么，并严格分析其有效性。不应该使用一般的、通用的床上良肢位摆放策略；相反，应该单独评估每个患者的良肢位摆放需求。

（3）患者对肢体的自我管理：一旦患者的病情稳定，就需要开始教给患者他们可以自己开始进行安全的关节活动。尽管一些作者主张采用双手紧握的姿势，然后进行双上肢的上举运动，但这种姿势可能不是最有效的，特别是对于防止肩关节损伤来说。这种运动模式没有考虑到肩肱节律（尤其是在肩胛骨周围存在力弱、错位或紧张的情况下）、对疼痛过度敏感或者疼痛感觉缺失的患者和关键的肩部生物力学等因素。许多患者在进行这种类型的关节活动时，其躯干过度伸展，肩胛骨后撤，肱骨内旋。这种对线模式不符合强调肱骨前屈的关节活动模式；它促进了近端模式（如后缩），应不予鼓励（图 20-15）。建议患者自己安全地进行关节活动的技巧包括以下内容。

• "桌子上的毛巾"。患者坐在桌子旁，双上肢放在毛巾上面。非偏瘫侧的上肢引导毛巾在桌子上移动，大部分的运动发生在躯干和髋关节的屈伸上。患者的目标是"擦亮桌子"，同时保持所需关节活动的最大范围。患者的椅子离桌子越远，就越能获得更大的灵活性。这种技术不仅提高了盂肱关节和肘关节的活动范围，而且还帮助肩胛骨的伸展和重心的转移。由于毛巾协助运动，过度的代偿减少了（图 20-16）。

• "摇动婴儿"：患者非偏瘫侧的上肢支撑着偏瘫侧的上肢，将其抬高到 90°，并将其置于水平外展和内收的位置。在偏瘫侧增加水平内收，鼓励肩胛骨的伸展。这种技术也鼓励躯干旋转（图 20-17）。

• 坐着或站着时，患者将手伸向地面，让双上肢悬垂。这个姿势促进肘部、手腕和手指的伸展，以及肱骨的前屈和肩胛骨的上回旋。在患者进行高难度日常活动（如步行、转移或穿衣）导致上肢出现刻板姿势之后采用这一方法特别有效（图 20-18）。

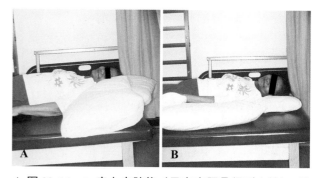

▲ 图 20-14　A.床上良肢位（只有肩胛骨得到支持），肱骨采取相对伸展的姿势，肱骨头向前方移动；B.肩胛骨和肱骨的适当支持确保肩关节的正确生物力学对齐

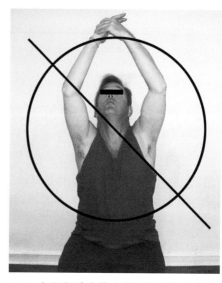

▲ 图 20-15　由于多种生物力学问题（如撞击伤），不鼓励头顶上范围活动

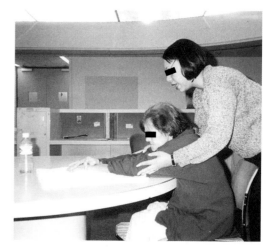

▲ 图 20-16　"桌上的毛巾运动"
治疗师正在指导患者进行安全的自我关节活动范围运动训练；将毛巾推往瓶子方向时，患者的肩关节屈曲、肩胛骨前伸和肘关节伸展的活动范围得到了增加（这是功能性够取动作所需要的关节活动范围），其中大部分的活动范围的增加是通过髋关节和躯干的屈曲获得的

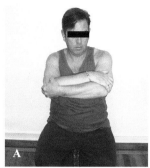
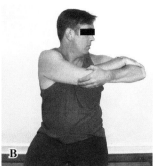
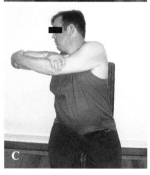

▲ 图 20-17　"摇婴儿动作"
A. 患者将上肢抬至胸部高度；
B. 左肩外展；C. 左肩内收并保持水平，也使得躯干进行旋转

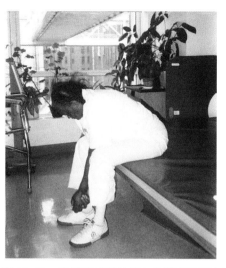

▲ 图 20-18　患者通过将手伸向地板来进行自我运动范围的活动。当由于刻板姿势造成完成任务困难时，这种训练模式特别有效

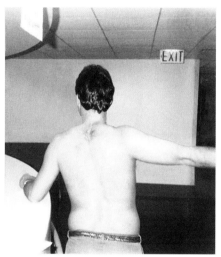

▲ 图 20-19　左侧盂肱关节的外旋是通过用对侧手臂伸向侧后方来实现的

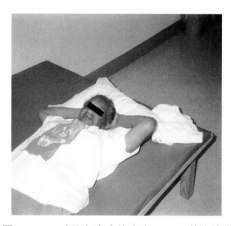

▲ 图 20-20　对于有疼痛的患者，可以谨慎地进行外旋牵张。这种休息姿势可以有效地保持盂肱关节的外旋和外展。如果关节范围不足，可以用毛巾支撑肱骨，直到患者获得更多的外旋和水平外展

- 在坐位或站立位时，患者将偏瘫侧肢体放在桌子或柜台上，使前臂承受重量。在肢体处于这个位置时，患者旋转躯干并远离支撑侧上肢。通过非偏瘫侧向后够取使躯干转向更远，偏瘫侧上肢肩关节的外旋就会增加（图 20-19）。
- Davis[66] 主张肩胛骨前伸，滚动身体数次以活动肩胛骨（从仰卧到侧卧）。
- 如果患者的肩胛骨是活动的，可以通过让患者仰卧，将双手放在头后，让肘部向床面落下，增加外展和外旋的范围（图 20-20）。这是一个上肢功能未受影响的人的常见休息姿势。这种技术应谨慎使用，只适用于行动缓慢、无疼痛和肩胛骨活动异常的患者。治疗师可以对几乎所有的患者使用前面概述的 5 种技术，因为它们本身就遵循生物力学原理。
- 避免使用悬挂式滑轮[121]。

用于减少挛缩和保持关节活动度的最终策略是鼓励躯干和上肢的使用。脑卒中的患者可以通过在 ADL 活动中增加肢体的使用来维持 ROM。活动中避免不适当的体位，改善两侧关节的对称性肌肉活动，并着重于加强脑卒中患者自己很少做到的活动（如外旋、前屈、外展和后伸），这些活动应纳入综合上肢康复训练中。其他预防或纠正软组织缩短的辅助治疗见第 23 章。

九、复杂区域疼痛综合征

复杂区域疼痛综合征（complex regional pain syndrome，CRPS）被归类为反射性交感神经萎缩症或 CRPS I 型。诱发 CRPS 的疼痛病因可包括身体近端创伤，如肩、颈、肋骨损伤或内源性脏器损伤，如脑卒中。该综合征以严重的疼痛开始，然后发展为肩部僵硬和整个肢体疼痛。其他症状包括手腕和手的中度至重度的肿胀，血管运动变化和萎缩[122]。如果不治疗，CRPS 可能导致肩周炎和永久性手部畸形[39]。

尽管 CRPS 的病因仍不明确，但大多数作者将其与自主神经系统（主要是交感神经)[56]的变化联系起来。Braus 等的一项研究显示，CRPS 的病因与自主神经功能紊乱有关[39]。偏瘫患者的 CRPS 是由外周性损伤（如组织或神经损伤）引起的。作者推测，外周性损伤或炎症后神经活动的过度增加致使中枢敏感化，导致与 CRPS 相关的严重疼痛。作者收集的尸检数据证实了患侧肱骨近端关节区域的微出血。如果根本原因实际上是外周性的，那么理论上预防方案将是有效的。

据报道，CRPS 的发病率为 1.56%[167]、12.5%[67]、25%[204]、27%[39] 不等。男性似乎比女性的发病率略高[67, 204]。大多数有 CRPS 症状的患者伴有部分运动丧失，中度或重度感觉丧失，以及不同程度的痉挛症状[67]。相关的风险因素包括半脱位、明显的力弱、中度的痉挛、视野缺损（偏盲或忽略），以及可能损害肱骨近端关节结构的肩部生物力学的改变[39]。

Daviet 等[65] 检查了 71 名偏瘫患者，34.8% 的患者为 CRPS I 型。他们确定了 CRPS I 型预后的四个主要临床因素如下：运动障碍、痉挛、感觉障碍和发病初期的昏迷。他们还认为，肩关节脱位、单侧忽略和抑郁症似乎不是 CRPS I 型的关键预后因素。CRPS 大致分为以下三个阶段（框 20-13）。

Davis[67] 等根据以下临床症状总结了 CRPS 的主要诊断标准。

- 肩部：ROM 减小，外展、屈曲和外旋运动时疼痛。
- 肘部：无症状或体征。
- 腕部：伸展运动时强烈疼痛，腕背部水肿，

框 20-13　肩手综合征 / 复杂区域性疼痛综合征 I 型

阶段 1
患者主诉肩部和手部疼痛、压痛和血管舒缩异常（有变色和温度变化的症状）。在这个阶段，恢复的可能性很高

阶段 2
患者有早期的肢体萎缩性改变，肌肉和皮肤萎缩，血管痉挛，多汗症（出汗增多），以及骨质疏松的影像学症状。在这个阶段，肩手综合征变得越来越难治疗

阶段 3
患者很少有疼痛和血管舒缩变化，但是有软组织萎缩、挛缩（包括冻结肩和爪形手）和严重的骨质疏松。在这个阶段，肩手综合征是很难恢复的

深层触诊时有触痛感。

- 手：手掌肿胀，无触痛。
- 手指：中度水肿，掌指关节和近端指间关节屈曲时剧烈疼痛，皮纹消失。

Tepperman 等[204] 总结说，按压时掌指压痛是反射性交感神经营养不良的最有价值的临床症状，其预测准确性为 100%。血管舒缩异常和指间关节压痛的准确率次之，为 72.7%。治疗师必须记住，许多提到的体征和症状可以在不是 CRPS 的脑卒中患者中发现。如果一个患者同时具有几个特征性的体征和症状，则可以根据临床角度明确诊断[56]。CRPS 的诊断依据主要是临床上的，最有效的确诊方法是神经阻滞技术。医生可以使用交感神经阻滞术来缓解症状，从而中断异常的交感神经反射；如果阻滞术能缓解症状，则可确认 CRPS 的诊断。

治疗师应该提供预防 CRPS 的方法，以减少因 CRPS 来就诊的患者。Davis[66] 制订了一套预防方案，主要包括以下内容。

- 治疗师对正常和偏瘫肩部的解剖学和生理学有充分了解。
- 上肢活动的正确操作，其中包括在运动、ADL 和步行活动中避免拉拽上肢；必要时支撑上肢，防止上肢长时间悬垂，在转移运动中使用躯干和肩胛骨而不是上肢作为支撑。
- 对陪护人员进行宣教，重点是上述处理技巧。
- 先活动肩胛骨，以确保在抬起或用上肢进行活动时关节活动的动作。
- 家庭教育重点是正确的肢体主被动活动和转移技术，培训家属在步行过程中不要紧拽患侧上肢（因为失去平衡会导致异常模式）。

- 一旦观察到水肿的迹象，就开始控制水肿（见第 22 章）。
- 培训患者学会保护其患肢。

Davis 等[67] 假设，治疗师可以控制某些导致 CRPS 的因素。一个因素是静脉输液的外渗。如果可能的话，康复护士不应在偏瘫侧手臂输液；如果不能避免，应将液体输到偏瘫侧的手腕近端。这种策略可以防止针头周围的浸润和可能出现的水肿综合征。另一个可能导致的原因是肢位摆放不当。治疗师应指导患者避免翻滚压迫患侧肢体，影响血液循环。最后一个因素是患者对疼痛的肩膀进行制动。

Braus 等[39] 调查了一项预防方案的实施，该方案侧重于保护偏瘫侧的上肢免受创伤。所有的患者、亲属及治疗和医疗团队的成员在患者最初住院时都得到了详细的指导，以避免患肢的周围性损伤。对轮椅或床上的体位应经常变换，以确保不会因体位不当而产生疼痛。在肩胛骨没有得到充分活动之前不进行上肢的被动活动，防止任何引起疼痛的活动或姿势，并且尽量不在偏瘫的手部静脉输液。仅这些策略就使 CRPS 的发生率从 27% 下降到 8%。

如果 CRPS 的症状开始出现，治疗师应及早诊断并开始积极的治疗。在 Braus[39] 等的研究中，已确诊 CRPS 症状的患者被纳入实验组（接受 14 天的小剂量口服皮质类固醇治疗和日常治疗）或对照组（接受安慰剂药物治疗和日常治疗）。在实验组的 36 名患者中，有 31 名在治疗 10 天后症状消失。Chu[56] 和 Davis[66] 也主张使用口服皮质类固醇配合治疗。

Kondo 等[119] 测试并公布了一项由专职治疗师控制被动运动和患者限制性被动运动以预防 CRPS 的方案（框 20-14）。作者发现，实施这一方案明显有助于防止 CRPS 的发展。

治疗干预应针对症状。治疗师必须立即缓解水肿，保持关节活动度，同时防止疼痛[121, 223]。Davies[64] 提倡使用那些虽然实际由躯干和髋关节屈曲产生，但能够增加上肢活动量的活动（如毛巾练习，坐着时推开治疗球，以及伸手到地上）。还介绍了由治疗师完成的肩胛骨松动，或者让患者从仰卧位翻滚到侧卧位同时做肩胛骨前伸的姿势。

框 20-14　预防肩手综合征的方案

以下方案是为了预防脑血管意外后早期恢复阶段的患者出现肩手综合征。治疗师和患者都应遵守说明，并在 CVA 后的前 4 个月内限制性地进行被动运动。然而，如果患者可以主动运动其患侧手指和上肢，则不必限制主动运动，因为主动运动可以有效地减轻手部水肿和僵硬

治疗师实施的被动运动练习
- 肩关节：在外展和屈伸过程中，肩关节的移动不应超过 90°。外旋和内旋应在内收的位置进行。如果患者在某一位置出现疼痛，必须停止练习。在下一次治疗中，治疗师不应试图将手臂移动到上一次治疗中产生疼痛的位置上
- 肘关节、前臂（旋前/旋后）、腕关节
- 掌指关节（MCP）和指间关节（IP）手指和拇指

治疗师对这些关节的被动运动没有限制，但如果患者在某一位置有疼痛感，就必须停止练习。在下一次治疗中，治疗师不应试图将关节移动到上一次治疗中产生疼痛的这个位置之外

在远端关节的被动运动中，应固定近端关节保持在中立位置。每次只应活动一个关节。在屈指时，手腕必须得到固定并保持在中立位置。在手指伸展时，手腕必须保持在屈曲的位置

患者的被动运动
- 肩关节：患者不应使用非患侧的手臂来被动地移动他们的患肩。鼓励主动运动，但运动范围不应超过外展和屈伸 90°。外旋和内旋应在内收的位置进行
- 肘关节、前臂（旋前/旋后）、腕关节
- 掌指关节（MCP）和指间关节（IP）

对这些关节没有任何限制。鼓励主动运动

患者不应使用非患侧的手臂来被动地活动其患侧手指和拇指。鼓励患者主动活动患侧手指和拇指

引自 Kondo I, Hosokawa K, Soma M, et al. Protocol to prevent shoulderhand syndrome after stroke. *Arch Phys Med Rehabil.* 2001; 82(11): 1619–1623.

研究开始显示，外周性损伤是脑卒中患者 CRPS 的原因，因此干预措施应结合这一知识。不恰当的关节活动练习（例如，在没有肩胛骨活动能力的患者中进行全范围关节活动或过度的锻炼）和在日常生活过程中操作不当（例如，在转移、洗澡、穿衣和睡前活动中拉扯患臂）是需要考虑的因素。除了评估和治疗 CRPS 外，作业治疗师在陪护人员的宣教方面发挥着重要作用。所有可能辅助患者转移的陪护人员和家属都需要了解适当的技术以防止患者受伤。已经进行了几项随机对照试验，以确定 MT 对患有上肢 CRPS Ⅰ型的脑卒中患者的疼痛强度和上肢功能的效果。这些试验的结果表明，MT 能有效地减轻上肢 CRPS Ⅰ型[45, 220] 脑卒中患者的疼痛，并增强其上肢运动功能[45, 220]。

1. 合并肌骨损伤　与脑卒中有关的肌骨问题已经有详细的记录。这些并发症对功能结果有负

面影响，导致康复时间的延长，也是脑卒中后上肢疼痛综合征的主要原因之一。事实上，最近一项对 89 名慢性脑卒中患者的磁共振成像研究揭示了以下情况[187]。

• 35% 的受试者表现出至少一个肩袖肌群、肱二头肌或三角肌的撕裂。

• 53% 的受试者表现出至少一个肩袖肌群、肱二头肌或三角肌的肌腱有病变。

• 肩袖撕裂的发生率随着年龄的增长而增加。

• 在约 20% 的病例中，肩袖和三角肌出现了萎缩的迹象。萎缩与运动能力下降和肩部疼痛的严重程度有关。

(1) 肩袖肌群和肱二头肌肌腱病变：肩袖肌群协助和引导肩关节的运动，提供了完成肩关节旋转所需的力量，并将肱骨头固定在肩关节盂中。

Najenson 等[154] 研究了 32 名严重上肢瘫痪的偏瘫患者；其中 18 名患者作为对照组，对其非偏瘫侧进行了评估。40% 的患者在偏瘫侧出现了肩袖撕裂。患者在脑卒中前没有患侧肩痛。对照组中只有 16% 的患者在非偏瘫侧有肩袖撕裂，有 3 名患者似乎在脑卒中前已长期存在撕裂。

Najenson 等[154] 还讨论了偏瘫患者的肩袖撕裂的病理生理学。许多老年患者容易发生肩袖断裂，是因为衰老产生的退行性变化。肩袖撕裂通常是由于大结节和肩峰之间的撞击造成的（图 20-21），当肱骨直接外展而不伴随外旋时（例如，在不恰当的被动关节活动或不符合肩部生物力学的活动中，如交互性滑轮运动）。对关节构造有充分了解的治疗师可以在治疗中防止撞击。

Nepomuceno 和 Miller[157] 在 24 名患有偏瘫且肩部有疼痛的受试者中发现了 7 名肩袖撕裂和 1 名肱二头肌肌腱撕裂。这些患者患病前均无肩部伤病史。除 1 名外，所有有软组织病变的患者都有左侧偏瘫的症状（本研究未评估是否存在视野缺失或单侧忽略）。

治疗师应注意年龄和肩袖磨损之间的关系。50 岁以后，病变的比例明显增加。

(2) 粘连：偏瘫侧肩部的粘连被认为是由制动、滑膜炎或关节组织的代谢变化造成的。Hakuno 等[93] 研究了偏瘫侧肩部的粘连，发现偏瘫对肩部粘连的发生率有很大影响。30% 的患者偏瘫侧的盂肱关节发现有粘连，而非偏瘫侧只有 2.7%。

Rizk 等[177] 通过肩关节造影检查了 30 名偏瘫患者，发现 23 名患者有典型的肩周炎（粘连性关节囊炎）的关节囊挛缩。因此，作者主张尽早对肩部进行被动活动。

Roy 等[180] 参照了以下粘连性关节囊炎的临床标准：肩部疼痛，外旋＜ 20°，外展＜ 60°。Ikai 等[108] 总结说，粘连性关节囊炎是肩部疼痛的主要原因，在他们的研究中，74% 的受试者通过肩关节造影记录了粘连。他们建议，对于有肩关节脱位的偏瘫患者，最好进行正确的良肢位摆放和肩关节活动练习。

(3) 臂丛神经损伤：Kaplan 等[117] 发现 12 名患者中有 5 名臂丛神经损伤。5 个人的 EMG 证据都表明偏瘫侧臂丛神经上干发生了神经损伤。三角肌、肱二头肌和冈下肌都受到影响。Moskowitz 和 Porter[152] 还总结了 5 名患有臂丛神经上干"牵引性神经病"的脑卒中患者的研究结果。

Merideth 等[144] 回顾了脑卒中患者的臂丛神经损伤的诊断和治疗过程。结果包括偏瘫侧的冈上肌、冈下肌、三角肌的松弛和萎缩，以及肱二头肌肌张力或远端运动增加（非典型的恢复模式）。诊断臂丛神经损伤的肌电图标准包括在臂丛神经上干支配的肌肉中发现纤颤电位。

对这些患者的治疗包括良肢位摆放及被动和主动的关节活动。在主动的关节活动中，注意重力的影响以防止进一步的过度牵引。使用枕头进行良肢位的固定，将患侧上肢摆放如下：肩部外

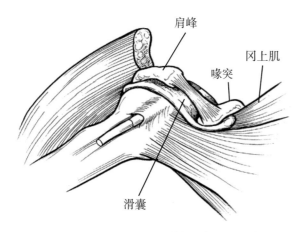

▲ 图 20-21　位于肩峰下空间的软组织的撞击

撞击发生在肱骨头和肩峰、喙突之间。撞击发生在强制的肱骨屈曲 / 外展时，同时没有肩胛骨的向上旋转和（或）肱骨的外旋

旋 45°，肘部弯曲 90°，前臂中立位。患者在行走时使用肩托，教育患者不要在睡觉时压住患肢，因为这可能导致压迫臂丛神经和造成牵拉损伤（许多作者鼓励在不存在这种病理情况下在患侧睡觉）。治疗方案的一个主要组成部分是对患者、陪护人员和家属进行有关正确护理和摆放上肢的教育。

2. **疼痛综合征**　尽管以前在骨科损伤和 CRPS 的背景下讨论过疼痛综合征，但它们对功能恢复的影响是很大的[225]，所以本节特别回顾了关于偏瘫性肩痛的文献。

据报道，偏瘫患者的肩痛发生率高达 72%[28, 185, 218]。Roy 等[180] 发现，偏瘫患者的肩部疼痛与住院时间延长、手臂无力、手臂功能和 ADL 恢复不佳，以及出院率较低有很大关系。负责照顾脑卒中患者的人有责任意识到偏瘫性肩痛，并能够诊断、缓解和预防这种综合征。尽管肩痛显然不是导致住院时间延长的唯一变量，但它是一个潜在的可预防变量，作业治疗师可以对此进行很好的控制。疼痛会限制患者的活动，如在床上翻身、转移、穿衬衫或上衣，以及弯腰伸脚穿鞋袜等。肩痛的发生也与抑郁症有关[185]。

有关偏瘫性肩痛的文献有时很混乱，而且常常是相互矛盾的。下面的综述是从不同学科的文章中挑选出来的。本综述的重点是与偏瘫性肩痛有关的临床相关性。

在对 55 名患者的研究中，Roy 等[180] 发现偏瘫性肩痛与"肱骨头下降的盂肱关节的错位"之间存在正相关，偏瘫性肩痛与复杂性区域疼痛综合征（CRPS）之间存在正相关。该研究没有证实痉挛（通过 Ashworth 量表测量）与偏瘫性肩痛之间有密切的联系。

Joynt[115] 发现运动能力丧失与肩部疼痛之间存在明显的相关性，并对偏侧忽略、知觉功能障碍与疼痛之间的关系提出质疑。左侧偏瘫受试者的肩痛发生率较高，这使他怀疑偏侧忽略是否导致发生率的增高。他还发现肩部疼痛与半脱位、痉挛、力量或感觉之间没有相关性。

Joynt[115] 确定肩峰下区域是许多病例中产生疼痛的位置。在 28 名接受 1% 利多卡因的肩峰下注射的患者中，超过一半的人获得了中度或显著的疼痛缓解，并改善了关节活动度。作者认为，物理因子方法、类固醇注射和以预防撞击为重点的

康复活动对减少疼痛有重要意义。

肩峰下区域在治疗和处理时容易受到创伤。肩峰下空间包括冈上肌腱、肱二头肌的长头和肩峰下滑囊[46]（图 20-22）。所有这些结构都很容易发生撞击和炎症。因为偏瘫患者正常的肩肱节律会受到影响，在进行关节活动时容易发生结构性撞击。如果肩胛骨没有上回旋（通过治疗师的操作或主动控制），肱骨会被肩峰挡住，导致撞击、炎症和疼痛（图 20-20）。应避免肩关节前屈时肩胛骨后缩的联合动作，以防止撞击。相反，在上肢活动中，肩胛骨应充分运动，并前伸和向上旋转。伸手够取的物体应放置在患者的前面或腰部以下，以促进肱骨前屈的同时肩胛骨前伸。事实上，Dromerick 等[72] 设计了一项研究，通过肩部物理检查确定异常症状的发生率和自评量表的准确性来阐明偏瘫性肩痛的病理生理学。他们发现了以下情况。

• 94% 的受试者存在肩部屈伸或外展无力的情况。

• 29% 的受试者存在忽略。

• 37% 的受试者在自评量表主诉疼痛。体格检查（主动运动测试和触诊）最常见的结果是肱二头肌肌腱压痛（54%），其次是冈上肌腱压痛（48%）。

• 30% 的受试者 Neer 征是阳性的。

• 28% 的受试者有肱二头肌压痛、冈上肌压痛和 Neer 征的三联征。

• 自评量表中的疼痛对手法检查出的异常是一个良好预测因素，即使在没有偏侧忽略受试者中也是如此。

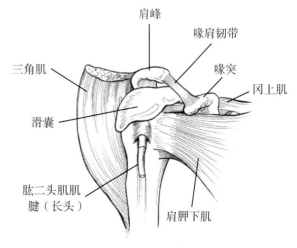

▲ 图 20-22　肩峰下空间

一些患者可能因为撞击而在肱二头肌肌腱和冈上肌肌腱处出现炎症。触诊技巧对于确定哪些结构受累很重要（图 20-23）。为了触摸肱二头肌肌腱，治疗师触摸肩峰，并将一个手指落在肩部前方；肱二头肌肌腱位于肱骨大结节和小结节之间的沟槽中。如果患者在按压时感到疼痛，那么肱二头肌肌腱可能已经受到影响。触诊时被动地旋转肱骨，有助于治疗师确定小结节的位置。

触诊冈上肌腱，治疗师首先触诊肩峰，然后将一根手指放在肩峰中心下方的肩外侧。如果轻压或轻微摩擦引起疼痛，冈上肌腱很可能受到影响。

Bohannon 等[28] 研究了五个变量（年龄、发病时间、偏瘫侧肩部外旋范围、痉挛和弱化）与肩痛的关系。在他们对 50 名患者的研究中，36 名患者有肩痛。肩关节外旋范围被认为是与肩痛关系最相关的因素。他们假设偏瘫患者的肩部疼痛在一定程度上是粘连性关节囊炎的表现。在这项研究中，只有能够完全外旋的患者才没有疼痛。推荐的治疗方法是消除炎症和维持关节活动。

Hecht[100] 用经皮苯酚阻断支配肩胛下肌的神经（一种主要的肩关节内旋肌）的方法治疗了 13 名关节活动受限和肩部疼痛的患者。在屈曲、外展和外旋运动中观察到即时和明显的改善；疼痛也得到了缓解。这项研究表明，肩胛下肌是一块关键的肌肉，在治疗过程中应着重于保持软组织

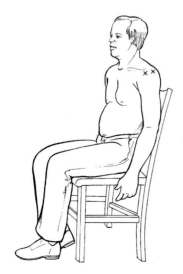

▲ 图 20-23 触诊点
左边的 X（前方）是肱二头肌长头的触诊点，右边的 X 是冈上肌腱的触诊点（更外侧）

的长度。肩胛下肌可能会在前述的疼痛综合征患者中存在短缩现象。如果在评估过程中，将肱骨外旋时感到抵抗阻力，治疗师可以推测肩胛下肌是导致活动困难的一个因素。同样，肩胛下肌注射肉毒杆菌毒素 A 似乎对治疗痉挛性偏瘫患者的肩部疼痛有效果[238]。这些研究为重点保持肱骨外旋范围以防止由此产生的并发症的概念增加了更多支持。

Bohannon 和 Andrews[26] 研究了 24 名患者，试图建立肩关节半脱位和疼痛之间的关系。尽管强调减少半脱位，但肩部疼痛和半脱位之间的相关性还没有确定。他们的研究没有发现肩痛和半脱位（在本研究中定义为肩峰和肱骨头之间的分离）之间的关联。Arsenault 等[9] 的研究也发现半脱位和肩痛之间没有明显的关系。

Zorowitz 等[241] 的一项研究也关注了半脱位和疼痛之间的相关性。结果显示，肩部疼痛与年龄、垂直或水平半脱位、肩关节前屈、外展或 Fugl-Meyer 评估得分无关，但与肩关节外旋程度有关。Wanklyn 等[222] 还发现外旋减少和偏瘫患者肩痛之间存在关联，发生率高达 66%。这种联系被认为是由于异常肌张力或结构变化，即粘连所导致。同样，Ikai 等[108] 评估了 75 例受试者，发现半脱位和疼痛之间没有相关性。

Kumar 等[121] 证明了肩关节疼痛与忽视肩关节生物力学对线的治疗操作之间呈正相关。患者被分配三个康复组中：治疗师启动运动，滑板运动，过头高位滑轮运动。在治疗项目中出现疼痛的患者中，8% 在被动活动组，12% 在滑板组，62% 在高位滑轮运动组。造成这种差异的可能原因是在没有外旋的情况下强行外展造成的软组织损伤。这项研究表明，治疗师制订的不合理治疗计划可能是疼痛综合征的原因。本研究发现半脱位与疼痛之间没有显著的关系。

在一项为期三年的对 219 例偏瘫患者研究中，Van Ouwenaller 等[218] 发现，85% 的疼痛患者存在痉挛（肌张力增加），而软瘫的患者为 18%。他们还发现，50% 的疼痛患者患有前下半脱位（尚未定义）。作者建议对肩胛带使用肌肉放松技术。

Jensen[114] 将肩痛归因于肌腱炎，创伤性肌腱炎是由于在 ADL（如洗澡、穿衣和床上运动）和双侧超过 90° 以上的 ROM 活动中缺乏技巧和过度

用力而引起的"肩峰下软组织撞击所致的损伤"（图 20-21）。Jensen 建议采取以下预防措施：教导所有工作人员，在患者的床头放置警示肩关节不稳定的标志，在急性期支撑上肢，避免可能的软组织挤压，熟悉了解肩关节解剖，禁止使用滑轮练习和自我 ROM 活动。

最后，Wanklyn[222] 等发现，出院后生活依赖的患者的肩痛发生率增加了 27%，这可能是护理人员在家里处理不当的缘故。他们建议更加重视患者和护理人员关于正确的床椅转移和处理偏瘫侧上肢的教育（框 20-15）。

框 20-15 偏瘫侧肩关节的疼痛预防

- 维持和（或）增加盂肱关节被动外旋范围
- 保持肩胛骨在胸壁上的活动性
- 避免肩关节超过 90° 的主动和被动运动（前屈和外展），除非肩胛骨能充分地进行上回旋和外旋。这两个动作对于防止肩关节的撞击是必要的
- 教导患者、家人和工作人员了解与肩关节不稳定相关的潜在并发症
- 教导患者和护理人员在日常生活活动中正确的处理方法，以避免肩关节的牵拉和被迫上举过头运动。应注意的特殊活动包括使用除臭剂、转移、运动时的保护、沐浴腋窝和穿上衣
- 教导患者了解不同类型的疼痛（如牵拉疼痛和剧烈疼痛）。在肩关节进行任何运动和活动时都应避免剧烈疼痛
- 提供防止上肢悬挂摇晃的体位。评估肩关节在床上、轮椅和站立时的姿势
- 避免可能导致撞击的活动，如使用头顶滑轮、强迫自我上举过头或治疗师过度的被动运动

事实上，最近发布的脑卒中指南[225]继续关注对脑卒中后偏瘫侧肩痛的预防和干预措施。其中包括以下内容。

• 对患者和家庭成员进行 ROM 和姿势的教导。

• 肉毒杆菌毒素注射有利于降低偏瘫侧肩部严重过度紧张。

• 对有神经病理性疼痛临床症状和体征的偏瘫侧肩痛患者进行神经调节止痛药试验，其临床症状表现为肩部感觉变化，即痛觉超敏或痛觉过敏。

• 考虑肩关节姿势、使用支持装置和吊带预防肩关节半脱位。

3. 生物力学对位对线的缺失 脑卒中早期，患者会失去保持直立控制的能力，并由于重力、肌无力和肌肉不平衡的影响而出现力线不良。

作业治疗师必须能够识别力线不良，以有效地治疗上肢功能障碍。以下部分讨论了常见的躯干和上肢对位对线问题，并回顾了能抵消力线不良影响的活动。

(1) 骨盆和躯干对位对线的缺失：脑卒中后，患者通常会因为肌无力、平衡和翻正反应的缺失而丧失进行姿势调整和保持姿势对位对线的能力，躯干呈不对称的姿势[25, 64]。

第一个要观察到的部位是患者的骨盆及其对脊柱力线的影响。患者通常通过骨盆不对称地负重（一侧坐骨结节比另一侧承受更多的重量），导致脊柱侧屈。这种侧屈会导致躯干的肌肉在非负重侧缩短，并在负重侧被拉长[64]（图 20-24）。与此同时，患者倾向于骨盆后倾，从而导致脊柱屈曲。结果是肌肉不平衡，前部肌肉（腹肌）缩短，后部肌肉（背肌）拉长。Davies[64] 推测患者坐位下骨盆后倾是为了代偿腹肌无力。患者采取这种"安全"的姿势，以防止自己向后摔倒。骨盆后倾导致的脊柱屈曲使腰椎生理性前凸丧失，胸椎后凸加重。

腹部无力（尤其是腹斜肌）会导致胸廓的不稳定。腹斜肌之间的平衡缺失会导致躯干和胸廓旋转[116]（见第 17 章）。

(2) 肩胛骨对位对线的缺失：上肢对位对线不良通常继发于骨盆和躯干对位对线不良。处于休息位置时，肩胛骨平贴于胸廓上（肩胛胸壁关节），并向上旋转。当触诊肩胛骨时，下角与脊柱之间的距离应大于肩胛骨内侧缘与脊柱之间的距离[116]（图 20-25）。在休息位时，肩胛骨的关节盂面向

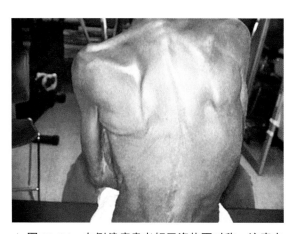

▲ 图 20-24　左侧偏瘫患者躯干姿势不对称：注意左侧躯干短缩，右侧躯干伸长 / 过牵张，胸廓移位，肩胛骨在胸廓上的稳定性丧失，肩胛骨相对向下旋转，右侧坐骨结节负重增加，肩关节不对称（左侧偏瘫）

上、前和外侧。因此，躯干和胸廓必须保持稳定，才能恰当地支撑肩胛骨。在偏瘫患者中，肩胛骨失去了其在胸壁上的方向并呈现相对向下旋转的位置[46]。

Cailliet[46] 列举了几种导致肩胛骨向下旋转的情况（图 20-26），如向偏瘫侧的侧屈。侧屈可能是由于躯干无力，感知功能障碍导致无法感知中线，或者一侧躯干屈肌（即背阔肌）的过度活动引起。向下旋转也可能是因为向下旋转肩胛骨的肌肉力量过强（即菱形肌、肩胛提肌和背阔肌），或使肩胛骨向上旋转的肌肉无力（即前锯肌、上和下斜方肌）引起的。

（3）盂肱关节对位对线的缺失：到目前为止，已经回顾了骨盆/躯干、胸廓和肩胛骨对位对线的缺失，上述所有对位对线的变化都对盂肱关节的稳定性和力线有影响。盂肱关节半脱位的机制仍存在争议。正如 Cailliet[46] 和 Basmajian[19] 的回顾，以下因素有助于保持盂肱关节的稳定性：关节盂向前、上和外的角度；肩胛骨在胸廓上的支撑；冈上肌维持肱骨头在关节盂内的作用；关节囊上方的支撑；当肱骨轻微外展消除被动支撑时，三角肌和肩袖肌群的收缩[46]。Cailliet 指出，这些因素的任何变化都可能导致半脱位的出现（图 20-27）。

Basmajian[19] 通过肌电图研究证实，当上肢需要抵抗额外的重力时（如一个人拿着公文包），冈上肌能防止肱骨头的向下移动。作者以前认为是三角肌发挥了这个作用，但三角肌实际上并没有在此活动中激活。作者指出，冈上肌是一种水平走向的肌肉，穿过冈上窝，只有当肩胛骨在胸廓上的力线正确时才能发挥作用。

关节盂向上的方向为肱骨头制造了一个"摇篮"。当肱骨被向下拉时，它被迫沿着关节盂的斜面侧向移动[19]。冈上肌（和关节囊的上部）阻止这种侧向运动，以及向下的移动。Basmajian[19] 还指出，如果肱骨外展，这种机制是无效的。这种体位通过消除上述机制，使患者容易出现半脱位。许多患者的肱骨由于躯干向偏瘫侧侧屈或被动摆放的位置而轻微外展。

肩胛骨旋转和向下半脱位之间的关系受到质疑。Prevost 等[173] 使用三维 X 线对 50 名患有向下半脱位的脑卒中患者的双侧肩关节进行了评估。

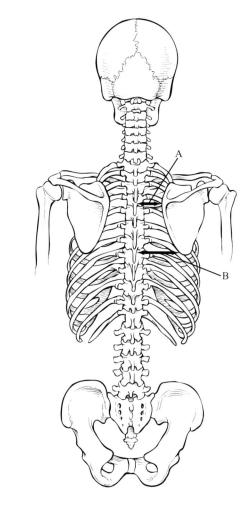

▲ 图 20-25 正常休息位肩胛骨向上旋转

A. 从肩胛骨内侧缘到脊柱的距离（以手指宽度或厘米表示）；B. 从肩胛骨的下角到脊柱的距离。如果肩胛骨对位对线良好，则距离 B 应大于距离 A。如果 A 等于 B 或 A 大于 B，则肩胛骨已处于相对向下旋转的位置

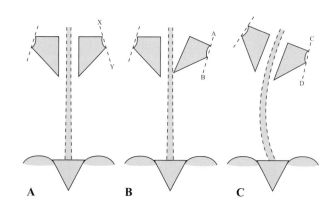

▲ 图 20-26 A. 正常脊柱的肩胛骨对线排列（XY 表示关节盂成角）；B. 偏瘫时肩胛骨向下旋转（AB 表示关节盂成角）；C. 伴脊柱功能性侧弯时，肩胛骨相对向下旋转（CD 表示关节盂成角）

引自 Cailliet R. *The Shoulder in Hemiplegia*. Philadelphia: FA Davis; 1980.

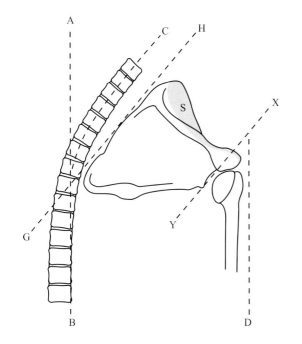

▲ 图 20-27 对位对线不良造成的肩关节半脱位的生物力学：线 **AB** 表示力线良好的脊柱（治疗的目标）。相反，脊柱呈侧屈的位置（曲线 **CB**）。肩胛骨向下旋转（**GH**），导致关节盂（**XY**）向下旋转由于肩胛骨的位置，冈上肌被牵拉（**S**）失去了其力线，无法发挥作用，并倾向于过度紧张。其结果是盂肱关节的半脱位

改编自 Cailliet R. *Shoulder Pain.* Philadelphia: FA Davis; 1990.

研究结果表明，偏瘫侧和非偏瘫侧的肩关节在肱骨与肩胛骨的相对垂直位置不同。

• 关节盂的方向不同，半脱位侧的关节盂朝下的面较少。

• 偏瘫侧上肢的外展角度明显大于非偏瘫侧，但双侧上肢的相对外展幅度相同。

• 肩胛骨的方向与半脱位的严重程度之间没有显著的关系。

• 肱骨的外展与半脱位之间的相关性较弱（ $R=0.24$ ），这部分解释了上肢的相对外展和半脱位之间的弱相关性。

综上所述，作者认为肩胛骨的位置和上肢的相对外展不能被认为是偏瘫患者向下半脱位发生的重要因素。

同样，Culham 等[63] 根据 Ashworth 量表检查了 17 名高张力受试者和 17 名低张力受试者。受试者坐位，手臂放松垂在身体两侧，使用电磁装置收集三维骨性标志信息，然后计算肩胛骨和肱骨线性和角度性的测量数据。用 X 线测量盂肱关节半脱位。他们发现了以下情况。

• 在低张力组中，偏瘫侧肩胛骨更远离中线，并且在胸壁上的位置较低。

• 在低张力组中，盂肱关节半脱位更严重。

• 低张力组的非偏瘫侧的肩胛骨外展角度明显高于该组的偏瘫侧和高张力组的非偏瘫侧。

• 在高张力组中，偏瘫侧和非偏瘫侧在角度或线性测量方面没有差异。

• 两组的肩胛骨或肱骨方向与盂肱关节半脱位之间都没有明显的相关性。

Chaco 和 Wolf[52] 证实，他们研究的偏瘫患者中冈上肌对负荷没有反应。对于持续软瘫的患者，虽然没有立即出现半脱位，但在研究后期仍然出现了半脱位。他们推断，关节囊虽然可以维持肱骨头和关节盂的相对关系，但除非冈上肌开始收缩，否则它不能无限地阻止半脱位。因此，半脱位应是由上肢的重量对关节囊机械性的拉伸以及对肩部无反应肌肉组织的牵引引起的。

Ryerson 和 Levit[181, 182] 描述了盂肱关节的三种半脱位模式。他们强调，在为肩关节设定治疗目标之前，治疗师必须评估躯干的姿势，确定肩胛骨在躯干上的位置，评估肩胛骨的运动情况和节律，并检查盂肱关节的力线和运动情况。表 20-7 回顾了 Ryerson 和 Levif's 半脱位的分类，其中包括下、前和上半脱位。

Hall 等 [95] 评估了三种用于评价成年脑卒中患者肩关节半脱位临床测量方法的有效性（触诊、臂长差异和热塑模具测量）。这些测量与偏瘫侧肩的前 / 后位 X 线检查相结合，结果表明，触诊与半脱位评估的准确性相关性最高。在触诊半脱位技术中，患者坐位，上肢无支撑，呈中立位垂于身体两侧；在评估期间保持躯干稳定性。在触诊过程中，治疗师通过用食指和中指触肩峰下空间（肩峰和肱骨头上部之间的距离）来测量半脱位。作者认为，他们的发现在测量和确认半脱位方面是谨慎可靠的。Prevost 等[174] 还验证了触诊是评估半脱位的可靠的测量方法。注意，评估者应该触摸双肩以进行比较。

Hall 等 [95] 在研究中使用了 0（无半脱位）～5（ $2\frac{1}{2}$ 手指宽度的半脱位）量表。Bohannon 和 Andrews[26] 使用 3 分制评分法来验证测量半脱位的可靠性：没有，0；最小，1；显著，2。

(4) 肢体远端对位对线缺失：肩关节的力线问

表 20–7 脑卒中后上肢的半脱位 / 对线不良模式

	躯干力线	肩胛骨力线	肱骨力线	肢体远端力线	有效的运动
下半脱位	向无力侧侧屈	向下旋转	相对外展和内旋，肱骨头低于关节盂	肘伸展，旋前	肩胛骨上提和内旋
前半脱位	胸廓伸展、外翻或旋转	向下旋转和上提，翼状肩	过伸和内旋，肱骨头相对于关节盂偏向下、前侧	屈肘，旋前或旋后	肩胛骨上提，肱骨内旋和过度伸展、肘部屈曲
上半脱位	存在屈伸成分；胸廓外翻	上提和外展	内旋和外展，肱骨头嵌在喙突下	旋后和手腕屈曲	肩上提、外展、内旋，肘 / 腕屈曲

题直接影响肢体远端的力线和控制。Boehme[25] 指出，前臂的旋转运动"发生在近端，桡骨沿着垂直轴旋转……尺骨头移位……其力学关系是通过肱骨的同步外旋来实现的"。脑卒中后肱骨的典型力线是内旋，这阻碍了前臂的旋转。

Kapandji[116] 指出，当肘关节屈曲时（一种典型的姿势），旋前会降低到 45°。Boehme[25] 指出，当手腕固定于屈曲和尺偏位时（CVA 患者的典型姿势），对前臂旋转的控制也会受阻。

手腕的运动可以因为它自身的力线而受到限制。当腕关节处于屈曲状态时，偏移范围最小，当腕关节处于中立位或轻微屈曲状态时，偏移范围最大。当手尺偏时，腕关节的屈曲和伸展范围最小，当手在中立位时屈曲和伸展范围最大。

随着远端掌指关节过伸，近端指间关节和远端指间关节屈曲，掌弓丧失导致手掌向下塌陷，呈典型的爪形手姿势（见第 23 章）。

(5) 躯干和肢体对位对线的相互依赖性：从解剖学上讲，治疗师必须记住，只有一个骨连接将整个上肢连接到中轴骨：胸锁关节（肩胛胸壁关节不是真正的关节；肩胛骨附着在胸廓上，只通过肌肉连接来维持）。因此，锁骨是肩关节复合体和躯干之间的解剖连接。这一点应该会强化躯干和上肢之间的相关性。近端段的任何对位对线不良都对上肢有不利的影响（图 20–28）。

作用在肩关节上的肌肉附着点位于近端。一组肌肉（斜方肌、菱形肌、前锯肌和肩胛提肌）在躯干和肩胛骨之间，另一组肌肉（胸大肌和背阔肌）在躯干和肱骨之间，还有一组肌肉（三角肌、肩袖肌群、大圆肌和喙肱肌）从肩胛骨附着到肱骨。这些附着点强调了躯干力线和肢体控制的相关性。

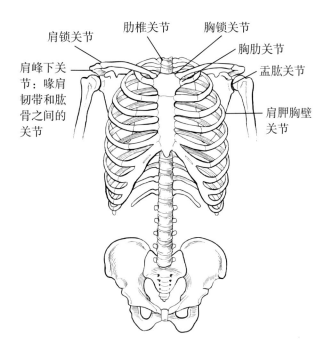

▲ 图 20–28 肩关节解剖

7 个关节组成了肩关节复合体。胸锁关节是肩关节与躯干之间的唯一骨连接，锁骨是躯干和肩关节之间的桥梁。肩关节的骨性力线取决于躯干力线和稳定性。例如，如果骨盆力线不良（骨盆倾斜），脊柱、胸廓和其他部位将失去正确的力线（图 20–23）

Mohr[148] 指出，生物力学对位对线不良产生了一种运动模式，看起来像痉挛患者使用的刻板模式。例如，早期控制肩胛骨上提和肱骨外展的患者持续使用这种模式，同时屈曲躯干，则导致更多的上提和外展。当肩胛骨前倾时，由于肱骨在关节盂中的位置，使肱骨易于内旋和伸展。远端上肢随之出现肘关节屈曲、内旋、手腕和手指屈曲。作者指出，如果一个正常人激活肩胛提肌肩胛骨上提，由此产生的模式看起来与脑卒中患者使用的模式相似。

这些力线问题需要在治疗前和整个治疗过程

中得到解决。治疗师应通过松动技术、良肢位摆放和正确的活动来纠正它们。治疗师需要确保在 ROM 活动中保持对位对线，并在功能活动中保持正确的力线。例如，试图自己进餐的患者的躯干和骨盆的力线会直接影响肢体运动模式的质量。即使在没有已知神经病理状况的人身上，如果他们采取前屈和侧屈的静态姿势，而不是正确力线和主动的躯干姿势，饮食活动的质量也会受到显著影响。Ryerson 和 Levit[181] 建议，患者应坚持进行加强躯干对位对线和肩胛骨、躯干及肱骨之间的协调运动活动。

4.肩部支具　肩部支具包括用于维持对位对线、保护或支撑受累的近端肢体的任何装置。肩部支具包括床上体位摆放装置、适应性座椅系统和吊带。肩部支具的使用，特别是吊带的使用，在文献中已经争论了至少 30 年。早些时候的研究得出结论，"没有足够的证据得出吊带和轮椅附件是否能在脑卒中后防止半脱位，减少疼痛，增加功能或不利的增加肩关节挛缩"。尽管如此，目前脑卒中指南[225] 公布，考虑到良肢位摆放，使用肩保护带和吊带是合理的。尤其在步态训练中防止牵拉损伤方面。

大量争论的起因都是使用各种吊带，关于其有效性、何时和如何使用的争议，以及它们是否增加了脑卒中后患肢的并发症。

Boyd 和 Gaylard[37] 公布了加拿大作业治疗师对患者应用吊带的调查结果。受访者表示，使用吊带的更多目的是减少和防止半脱位和疼痛。受访者经常通过疼痛缓解的程度，半脱位评估，以及手肿胀的程度来衡量其干预措施的有效性。较少用的有效性评估指标包括 ROM、痉挛和身体感知觉。

鉴于先前提出的半脱位原因（见上文），Cailliet[46] 建议，如果治疗的目的是提供盂肱关节稳定性，那么装置必须支撑胸廓上的肩胛骨，同时关节盂面向上、前和外侧，并且必须弥补肩袖和上关节囊的支撑的不足。目前，市场上没有可以帮助重新调整胸廓上的肩胛骨力线的吊带。因此，不能开具使用吊带来"减少半脱位"的处方。它们可能会把肱骨头提升到关节盂的水平，但肩胛骨和躯干的对位对线（纠正肩关节力线不良的关键）仍然受损。这种半脱位程度的减少可以被

视为对症治疗。治疗师必须意识到，有些病例这样对症治疗是合理的。为了确定具体干预治疗目标是什么，分析是至关重要的。在戴上吊带前后触诊半脱位是不够的。治疗师必须评估吊带对肢体更近端节段的影响（如果需要）。

在他们的文献回顾中，Smith 和 Okamoto[191] 确定了鉴别吊带是否合适的特征。与肱骨内收、内旋和肘关节屈曲相比，肱骨外展、外旋和肘关节伸展被认为是理想的肱骨头摆放位置。前一种位置通常会导致脑卒中人群中组织长度的难以维持。吊带还应允许患肢在患者坐下时提供姿势支撑，并应允许自行进行 ROM 活动。在体位摆放方面，吊带应支撑腕关节于中立位，手部功能不受影响，手指外展，肩胛骨前伸和上提。

Smith 和 Okamoto[191] 强调，如果治疗师期望提高吊带使用的依从性，舒适、美观、容易穿脱是至关重要的。作者发表了一份手册，以帮助治疗师分析他们提供的吊带。据报道，使用吊带的治疗师的比例高达 94%[37]，尽管没有明确的研究支持或反对使用吊带。几项研究对比了各种支撑器具的有效性。Zorowitz 及其同事[242] 比较了以下四个支撑装置。

① 单条单侧吊带：吊带有两个袖口，支撑肘部和腕关节。上肢保持在内收、内旋和肘部屈曲的位置。

① Bobath 吊带：这吊带包括一个泡沫卷，被放置在受累肢体肱骨近端的腋窝下。肩关节保持在外展和外旋的位置，肘部伸展。

③ Rolyan 肱骨套袖肩带：这种八字形的吊带系统有一个上肢套袖，大小适合受累上肢的肱骨远端。肩关节有轻微的外旋。

④ Cavalier 肩带：这种类型的支撑提供双侧腋窝支撑，由沿着肱骨头定位的双侧肩带组成，并在后面集成到肩胛骨之间的支架中。

在本研究中，用前 / 后位肩 X 线对 20 名佩戴不同吊带的患者进行了评估检查。作者评估了盂肱关节半脱位与对侧肩关节的垂直位、水平位和完全不对称性指标。在垂直不对称方面，单条吊带修正了垂直位移，Cavalier 支撑没有改变垂直位移，其余的吊带显著减少垂直位移，但没有完全纠正垂直位移。

一组数据表明，当受试者没有使用支撑时无

明显的水平不对称，Bobath 吊带和 Cavalier 肩带对偏瘫侧肩关节的肱骨头产生显著的侧向位移。这一事实是有趣的，因为吊带的一个假定目标是减少或防止半脱位；这项研究表明，没有充分研究的支撑设备实际上可能导致患者以前没有的肩关节不对称。

就完全不对称而言，Rolyan 肱骨肩带是唯一显著减少（尽管它没有消除）完全半脱位不对称的支具。

Moodie 等[150] 评估了五种肩支具的有效性：Bobath 吊带、轮椅上的支撑板、一个安装在轮椅上的臂槽、传统的三角形吊带（很像上肢石膏管型支撑）和 Hook Hemi Harness（它有两个可调的肩袖套，在偏瘫侧的上肢提升时收紧，使肩关节处于相同高度）。10 名受试者的前后 X 线片显示，传统的吊带、支撑板和臂槽可以有效地将盂肱关节间隙的宽度降至正常。Bobath 吊带和 Hook Hemi Harness 不能有效地减少半脱位。作者指出，虽然传统的吊带减少了半脱位，但它加强了上肢的屈曲模式。

Brook 等[41] 比较了三个支撑的效果：Bobath 吊带、一个手臂托槽 / 托板和 Harris 吊带（它有两个肩带和袖套，支撑肘部和手腕，将上肢保持在内收、内旋和肘部屈曲的位置）。Harris 吊带产生了良好的垂直位校正；相比之下，Bobath 吊带也没有纠正半脱位，臂槽 / 托板的效果较低，往往会过度纠正，而 Bobath 吊带往往会有关节水平脱位的趋势。

必须注意的一点是，没有研究讨论肩胛骨或躯干力线，它们只涉及盂肱关节。

Hurd 等[107] 交替将 14 名患者纳入对照组（不使用吊带）或治疗组（使用吊带）。这些患者在其他各方面都接受了相同的治疗。最初对患者进行评估，2～3 周后和 3～7 个月后再次进行评估。治疗组或对照组的肩关节 ROM、肩痛或半脱位无明显差异。对照组未发现周围神经或臂丛神经损伤发生率的增加的证据。作者的结论是，脑卒中后所有软瘫期患者不需要统一使用吊带。他们建议，吊带在鉴别肩关节状况后使用可能有用，但没有详细说明这一点。

一些作者建议，应该开具使用吊带的处方，以防止软组织的过度拉伸。Chaco 和 Wolf[52] 认为当肢体处于软瘫时，可以通过避免肩关节负重来预防盂肱关节持续半脱位。他们的结论是，当冈上肌失活时，关节囊仍可保持肱骨头在关节盂内，但不能长时间预防半脱位。

如果在肢体弛缓的阶段阻止关节囊拉伸，患者可能有更好的机会发展足够的肌肉功能来维持关节的对位对线。Kaplan 等[117] 建议在软瘫期使用吊带，以防止关节脱位而可能造成的臂丛损伤。

吊带可能对步态和平衡性有积极的影响。Acar 和 Karatas 的研究调查了吊带对脑卒中后偏瘫患者平衡预后的影响。受试者佩戴上肢吊带时，所有测量（静态平衡、Berg 平衡等级和功能范围测试）均有显著改善。

一些治疗师认为，使用吊带可能会增加身体的侧偏忽略和干扰身体图式，尽管这一假设还没有被研究证实。虽然它们与吊带的使用没有特别相关，但 Taub 等[202] 的习得性废用的研究可能会影响治疗师关于是否开具吊带医嘱的决定，特别是对急性期的患者。

Zorowitz[242] 声明，"虽然吊带通常在脑卒中恢复期的康复中使用，但没有绝对的证据支持在运动功能发生自发恢复时，吊带能预防或减轻长期的肩关节半脱位，或者吊带可以防止肩关节半脱位可能导致的并发症。没有正确的使用吊带的培训，脑卒中患者可能面临潜在的并发症，如疼痛和挛缩"。虽然文献没有给出关于何时或是否使用吊带的明确答案，但可以推断出以下指南。

• 治疗师应在康复过程中尽量减少使用吊带。

• 在最初的转移和步态训练中，吊带可能有助于支持偏瘫侧肢体。

• 除非患者站立位，否则不得佩戴使上肢处于屈曲模式的吊带；在这些情况下，只应在特定活动（初始移动训练）和短时间时佩戴。处于卧位姿势的患者不应该戴这种吊带。

• 治疗师必须评估每位患者的临床情况。治疗师需要权衡吊带的利弊，并明确使用吊带的目标（框 20-16）。开具吊带的处方时，治疗师必须重新评估吊带的有效性（即确定吊带是否确实达到预定目标）。

• 治疗师必须熟悉各种吊带。一个特殊的吊带不能满足每个患者的需要（图 20-29）。

优点

- 转移过程中保护患者免受损伤
- 在初始步行、转移和直立功能训练期间允许治疗师自由地控制躯干和下肢
- 可防止软组织过度牵伸（如冈上肌和关节囊牵伸）
- 防止上肢长期悬空
- 可缓解神经血管束（臂丛 / 肱动脉）的压力
- 支撑上肢的重量

缺点

- 可能导致身体图式障碍，如偏侧忽略
- 可能会导致习得性废用
- 可将上肢保持在一个缩短的位置（如内旋、内收和肘部屈曲）
- 鼓励了对被动体位摆放的依赖
- 可能引发肩手综合征的发展（即制动导致肿胀、短缩和疼痛）
- 可能会使患者因内旋肌缩短而导致肩关节疼痛
- 不会减少半脱位的程度，因为没有改善肩胛骨和躯干的力线
- 肱骨头更加靠近力线不良的肩胛骨
- 限制行走时上肢相互摆动
- 限制直立姿势的上肢功能（如支撑和携带）
- 阻止感觉输入
- 影响了上肢的平衡反应
- 可能会阻止上肢的自发使用
- 上肢处于没有运动需求的状态

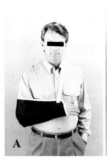
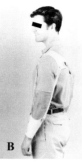
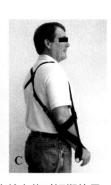

▲ 图 20-29　A. 袋式吊带：吊带在患者站立位时短期使用，解放治疗师的手控制躯干和下肢。此吊带可能适用于步行、转移和站立功能训练的初始阶段。B. 肩部鞍状吊带：吊带支撑着肢体的远端重量，可以穿在衣服下。这种风格的吊带可以全天佩戴，因为它不会限制肢体远端功能或保持肢体的屈曲模式。**C. GivMohr 吊带**（www.givmohrsling.com，505-292-1144）

图片由 Patterson Medical 提供

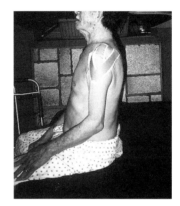

▲ 图 20-30　胶带 / 绑带通常用于治疗肩关节不稳定：需要进行进一步的研究，以确定其有效性

- 治疗师应继续研究在站立位进行活动期间使用替代手段来支持偏瘫侧的肢体，如将手放进口袋里，通过跨过肩包来支撑上肢，使用功能性电刺激，以及在目前治疗计划的基础上增加肩胛骨或肱骨的固定。最近的一项研究得出结论，"有一些证据表明贴扎肩关节可以延缓疼痛的发生，但并不能减轻疼痛程度，也没有增加功能或不利的增加挛缩"。具体来说，Griffin 和 Bernhardt 进行了一项随机对照试验，以确定贴扎（治疗性或安慰剂）是否有 "风险"，或者比标准护理更能预防或延迟偏瘫肩痛的发展[92]。治疗组患者平均为 26.2天，试验组和对照组平均为 19.1 天和 15.9 天。治疗组和对照组之间的差异性显著。
- 建议使用各种类型的贴扎技术。最优的方案需要进行进一步的分析（图 20-30）。

十、总的治疗原则

治疗师应考虑以下治疗原则。

- 采取一种以患者为中心的方法来治疗上肢功能障碍。

- 评估和治疗计划注重提高完成作业活动的能力。
- 将治疗重点放在高强度的特异性任务训练上。
- 所使用的任务应该对患者有意义，因为有意义的任务训练会产生最佳的结果。
- 将抗阻训练纳入治疗计划中。
- 保持肩胛骨（上回旋和前伸）和肱骨外旋的活动性，以防止疼痛综合征，并为功能恢复做好准备。
- 保持躯干、头部和颈部及偏瘫侧上肢的软组织长度和关节活动性。为患者静息和处于卧位姿势的时候提供良肢位摆放。
- 在治疗时间外，为患者提供使用上肢的机会。

- 在 ADL 和活动过程中，培训所有护理人员（工作人员和家属）恰当处理偏瘫侧的上肢。

- 即时和持续地评估和治疗任何疼痛综合征，直到症状得到缓解。

- 通过提供与患者恢复水平对应的功能活动，指导运动控制的适当使用。阻止参与需要额外努力的活动。

- 系统地分级活动，有计划地提高控制能力和功能使用水平。

- 在脑卒中后立即将上肢纳入日常生活，防止习得性废用。

- 鼓励患者负责保护、维护和改善其偏瘫侧上肢。

- 避免使用过大的被动 ROM 和过头的滑轮运动。

十一、个案研究：脑卒中后的上肢功能

J.C. 是一位 60 岁男性。在转诊前 1 周出现右脑中动脉梗死。J.C. 在突然出现左侧肢体无力前健康状况良好，发病前他刚刚卖掉了他的古董店来享受退休生活。J.C. 独自生活，他的兴趣包括阅读、园艺、看电影、品酒和修复家具。其评估和作业治疗计划（本研究的重点是改善上肢功能）如下。

1. 首次评价 患者意识清醒，定向力正常，能遵循复杂的命令，除包含空间关系相关的活动有可疑问题外，无认知 – 知觉障碍。感觉功能正常。在坐位姿势观察时，发现骨盆后倾，脊柱轻度的功能性后凸，左侧坐骨结节负重增加，右侧躯干缩短，以及左侧胸廓向后旋转。J.C. 在完成右上肢够取任务时，需要最少的辅助进行姿势调整。休息位时，他的左侧肩胛骨向下旋转，有轻微翼状肩。左侧盂肱关节有前下半脱位。

当被要求展示上肢功能时，患者试图对抗重力举起上肢，导致躯干产生主动向右侧屈、肩胛骨主动内收和上提，肱骨主动外展的活动模式；在这次努力尝试的运动中，肢体远端由于重力作用被动下垂，从而形成肱骨内旋、旋前和手腕屈曲的模式。

在肩胛骨活动时，除了缺少 20° 的外旋，其余 PROM 均在正常范围内。在快速牵伸时，未出现痉挛现象。肌力粗测 2 级，肩部肌肉（外旋除

外），0/5 级，肘部，3/5 级，前臂，2/5 级，手腕，1/5 级；手指屈曲，3+/5 级；手指伸展，2/5 级；手指外展 / 内收，1/5 级。患者不能控制上肢的选择性运动，而表现为共同运动模式。在初期评估中，他无法使用左上肢完成 ADL 活动。由于姿势控制障碍、无力、躯干和上肢力线不良，患者的上肢使用能力受限，表现为低效的运动模式（"刻板的"）。

2. 第 1 周的目标和治疗方法 第 1 周的治疗目标如下。

(1) 保护左上肢的同时独立翻身。

(2) 进餐及休闲时，能自主将左上肢放在桌子上。

(3) 自主拉伸（使用桌上推毛巾的方法）。

(4) 在轮椅上时通过身体侧移自主减轻臀部的压力（如坐在餐桌前，双侧前臂都支撑在桌子上执行上述活动）。

在此阶段，还为患者提供了一个半摆动式膝盖托盘和床上体位摆放用品，包括放在左侧肩胛骨和左肘下的枕头。

治疗重点是在转移和使用右上肢向各个方向进行够取活动时的左上肢保护，重点关注躯干反应和旋转活动以促通腹部肌群活动。采用移植植物等活动，因为它们需要各种各样的接触模式，并且 J.C 以前喜欢。此时，左上肢用于稳定物体（如土壤袋）。

给予患者一个塑料杯，并要求他把前臂放在膝盖上的托盘上，把杯子倒放到左手里，并练习松开。随着任务变得更容易，他把杯子向右倒，以增加难度。在治疗过程中，治疗的重点是患者肘部支撑在桌子上，控制其远端手臂从嘴部到桌子之间的移动（离心性），此时治疗师控制肱骨。

3. 第 2 周和第 3 周的目标和治疗方法 第 2 周和第 3 周的治疗目标如下。

(1) 左手独立握着牙膏管同时右手拧开牙膏盖。

(2) 在没有右手的辅助下将左手臂从膝盖抬到膝盖上的托盘上。

(3) 自主牵伸左手腕和手指伸展。

在此阶段，J.C. 恢复到在工作台前采取站立的姿势。活动包括用左上肢擦桌子和擦拭范围超过桌子一臂的长度，以促进肩胛骨前伸。擦拭桌子（双手交叠），重点是向远离左侧的方向移动，用

来保持软组织长度和促进外旋。随着任务变得越来越容易，患者可以用左手拿着毛巾，只使用左上肢擦桌子。

4. 第3周和第4周的目标和治疗方法　第3周、第4周（甚至第5周）的治疗目标如下。

(1) 使用左上肢独立刹轮椅手刹。

(2) 在严密监护下，立位时用双上肢把裤子从大腿中部拉到腰部以上。

(3) 行走时，左上肢可以维持在裤子口袋里。

第4周（住院治疗的最后1周）的目标和治疗活动如下。

(1) 站立时用左上肢独立地打开一个厨房抽屉。

(2) 步行时，左上肢可以独立携带跨肩包。

(3) 用双手穿上一只袜子。

(4) 站立位下用左上肢打开和关闭水龙头。

这些目标和治疗活动并没有考虑不同的人群。治疗任务和目标是特异的。

从住院康复出院后，J.C. 能够在前臂伸直的上肢负重活动中使用左上肢作为姿势支撑，在自我护理活动中整体的使用左上肢（但限于胸部水平以下的运动模式，如大腿上的活动和髋关节以下的够取运动），将左手参与到精细的运动活动中，并在行走时用左手携带物品。而进一步的肩关节抗重力运动模式，强化手的控制和力量抗阻训练是门诊作业治疗的重点。

复习题

1. 哪些因素会导致盂肱关节半脱位？
2. 哪些因素会导致脑卒中后的肩膀疼痛？
3. 描述一个专注于分级够取任务的治疗过程。
4. 描述习得性废用现象和预防或逆转它的治疗方法。
5. 哪些因素会导致肩胛骨力线不良？
6. 描述一种旨在增加操作模式的治疗过程。
7. 改进上肢功能的任务导向性治疗组成部分是什么？

第21章 脑卒中后促进上肢功能恢复的康复科技

Rehabilitation Technologies to Promote Upper Limb Recovery After Stroke

Susan E. Fasoli **著**

邓梦瑶 周淑洁 杜 佳 靳法鑫 王英华 **译**

关键词

- 辅助性干预措施
- 自由度
- 触觉
- 阻抗
- 机器人辅助治疗
- 康复科技

学习目标

通过学习本章内容，读者将能够完成以下内容。

- 讨论使用康复科技设备的基本原理和理论，指导其在临床实践中的发展和应用。
- 描述不同康复科技设备之间异同，特别是它们是如何工作的，以及它们可能会给治疗师的治疗工具列表增加什么。
- 评估使用康复科技改善脑卒中后瘫痪上肢功能的实证研究结果。
- 确定选择供临床使用康复科技时应考虑的因素，包括其潜在的好处和局限性。

在过去的 25 年里，改善神经系统损伤后运动控制的康复技术经历了巨大的发展。高度运动训练对神经可塑性的影响，以及对挑战、激励和具有成本效益的干预措施的需求，促进了机器人辅助治疗脑卒中患者的发展。本章提供康复科技的概述，其中包括复杂的机器人治疗、相对简单的弹簧驱动手腕 / 手矫形器和神经肌肉刺激装置。本文讨论了脑卒中后设备开发和治疗的指导原则、研究成果及在临床应用中应注意的问题。

一、发展依据

康复专家们担心康复治疗效果，缺乏影响脑卒中后运动恢复和功能预后的实际证据。目前，他们无法预测哪些治疗干预措施能给单个患者带来最佳的康复结果。康复专家们正在努力量化各种治疗方法的"有效成分"，以便他们可以推荐使用最有效的方法来治疗患者。此外，选择能够清晰准确地测量干预"目标"变化的直接结果（例如改善运动范围或进食时餐具的操作），这对我们理解治疗效果至关重要[32]。

康复科技可以提供可量化的和可重复的治疗手段，让我们能够更好地衡量干预治疗对运动功能损伤的影响。例如，机器人装置可以通过收集运动学和动力学数据来量化脑卒中患者康复过程中运动功能的变化（如完成任务的速度、准确性、过程的平稳性或在训练中施加的力）。运动学专家研究这些数据，以更好地了解运动控制的变化如何帮助脑卒中后偏瘫侧肢体的功能使用。

康复科技不会取代作业或物理治疗师，但正成为他们治疗的一部分，以改善残疾事件后的功能。康复科技的支持者预测，这些工具通过在治疗师的监督下提供强化运动治疗，将有助于减少或控制康复费用。这在患者在神经损伤（如脑卒中）后所能接受的治疗项目较少时是很重要的，研究表明，康复科技治疗越多，效果越好[21]。

证据表明，强化机器人辅助治疗可能会加快脑卒中后运动功能恢复的速度，这说明该技术的使用可能会改善住院患者的功能状态，并提高远期预后。

二、指导科技发展的理论

康复科技是一个相对新的、不断发展的领域，经历了历史上常规康复发展相同的一些挑战。它的发展受到运动学习理论的强烈影响，特别是大量的实践和明确的学习模式。例如，康复机器人被用来进行高强度的上肢训练，这种训练是可量化的、容易分级的、具有挑战性和目标导向的。运动学习原则是通过图表、虚拟任务和环境的变化及其他形式的反馈，来指导他们获得关于表现（如通过触觉）和结果知识的反馈。迄今为止，在国际功能、残疾和健康分类（International Classification of Functioning，ICF）[37] 领域，大多数机器人康复治疗的重点是以身体结构和功能受损为目标，而不是以任务执行和功能表现为目标，达到改善运动功能。机器人的发展状况决定了这一重点。例如，临床中使用的上肢机器人主要在伸展运动中锻炼瘫痪的肩部和肘部，而腕和手则由机器支撑。随着训练手的新设备的开发和测试，改善脑卒中后上肢功能的机器人技术，以及对其有效性的理解都会提高。

经验依赖的神经可塑性原则[40] 在识别有效治疗成分和评估机器人辅助治疗结果时非常有效。虽然这些原则强调了重复和训练强度对诱导可塑性的重要性，但它们也强调了仅仅是重复并不足以进行皮质重组和功能恢复。这些原则承认了积极训练运动技能的必要性，使用典型的、有意义的训练活动，并强调要将训练后的运动技能推广和应用到日常活动中。最近评估机器人辅助治疗效果的临床试验则更加关注训练任务的独特性，以及机器人训练的运动技能如何影响日常活动中瘫痪肢体的使用。研究表明，在现实的活动中，虚拟任务的训练可以显著提高运动能力[3]。随着技术的不断进步，康复科技将会更好地应用于与当前的康复实践相一致的（见第 3 章），并针对 ICF 活动水平的表现的任务导向疗法中去。

三、机器人辅助疗法

已经开发了的两大类康复机器人，像 JACO（https://www.kinovarobotics.com/en/）这类的机器人可以让使用者在运动恢复能力较差的时候弥补所失去的能力。而本章的目的是回顾第二类机器人，它们提供重复的、特定任务的训练，以帮助患者恢复失去的运动功能。与强制性诱导运动疗法（constraint-induced movement therapy，CIMT）不同，机器人辅助技术也适用于中度至重度的运动障碍患者。

恢复运动功能的康复机器人可以根据设备是如何控制或激活的，以及用户界面是如何设计的来分类。上肢机器人可大致分为三种类型：可沿既定轨迹提供运动辅助的主动辅助系统、在运动尝试中支撑肢体的被动系统和可提供阻力的互动系统。

机器人辅助运动的方式会影响机器人在治疗过程中对使用者的"判断"。像 InMotion ARM 这样的低阻抗交互式机器人具有高度的"反向驱动"性，并且能够适应患者的移动，从而能够精确客观地测量运动性能；使用气动执行器或"肌肉"为设备提供动力的主动机器人（如 Hand Mentor）对患者的运动反应不佳，因为设备的力学产生了一种更黏稠的反应，类似于在蜂蜜中移动。被动机器人系统通过弹性带或弹簧提供各种形式的非动力辅助，在运动尝试中支撑肢体抵抗重力，一个例子是稍后描述的 Armeo®Spring 设备。

当选择临床使用的康复设备时，用户 / 设备界面是另一个考虑因素。终端执行机器人，如 InMotion ARM，通常在单一接触点上与人的手或前臂相连。这些机器设备很容易调整到不同的肢体长度，但不能控制单个关节的运动扭矩（旋转运动）。相比之下，外骨骼设备的结构更接近于人体解剖学，并允许单独控制应用于每个关节的扭矩。外骨骼机器人，如交互式 Armeo®Power，需要额外的时间对每个患者进行设置，因为必须调整支持手臂和手的部件合适于个体，以确保设备的正确使用。在机器人辅助治疗过程中，用于引导患者运动尝试的治疗游戏也有不同的复杂性，从简单的刺激到互动游戏和虚拟环境，旨在模拟功能任务的执行。在使用过程中，鼓励使用者考虑他们的患者的特点和临床环境的具体需求及潜在的干预目标。

以下的机器人辅助技术是按照从肢体近端到远端，从复杂低阻抗机器人到更简单的腕/手矫形器来进行的。近端训练设备是在远端训练技术之前进行的。表 21-1 中报道了将康复科技与其他形式的治疗进行比较的对照研究。

四、用于肩部和肘部近端训练的机器人

1. InMotion ARM Robot　研究最广泛的康复机器人是 MIT-MANUS 及其应用于临床的 InMotion2 和 InMotion ARM 机器人（https://www.bioniklabs.com/）。在治疗过程中，患者坐在机器人工作站，瘫痪的手被安置在一个定制的手臂支撑设备中，该支撑设备与机械手臂的末端（即手柄）相连。治疗涉及重复的目标导向的平面伸手任务，强调肩和肘部运动。当患者试图将机器人的手柄向指定的目标移动时，他们面前的电脑屏幕会给出目标位置和机器人手柄移动的视觉反馈（图 21-1）。

InMotion ARM 的低阻抗控制器在瘫痪的手臂运动中具有高度的顺应性，类似于传统治疗中治疗师的手把手协助。尽管 InMotion ARM 能够提供被动的、主动辅助的、主动的和抗阻的治疗模式，但大多数的研究都是关于主动辅助机器人治疗对脑卒中后运动恢复的影响。自适应控制器允许机器人根据患者的个人需求调整提供给男性患者或女性患者的指导或辅助的量。

概念验证研究开始于 20 世纪 90 年代中期，重点是在脑卒中后的最初几周内对住院康复的个人进行强化机器人辅助的感觉运动疗法的效果研究[4]。此后，研究主要包括脑卒中后 6 个月以上的慢性、中度至重度运动障碍者。在早期研究中，参与者通常接受 1h 的机器人治疗，每周 3 次，为期 6 周，以与传统的康复治疗相一致。这些早期研究表明，任务的特殊性和强化练习（在治疗过程中大约有 18 000 个重复的够取动作）在上肢机器人辅助治疗中起着关键作用，与未训练的手腕和手相比，机器人训练后肩膀和肘关节的运动损伤减少幅度最大[26, 66]。自这些初步的试验以来，使用 MIT-MANUS 和 InMotion

ARM 的许多研究已经检验了强化机器人与临床医生提供的治疗的效果，近端或远端机器人训练的潜在好处，以及机器人治疗后上肢运动控制的变化。在这里，我们强调这项工作的结果，并阐述了运动学习和经验依赖的神经可塑性原则[40]是如何帮助解释结果的。

InMotion 机器人系统的腕部和手部模块的开发使得多自由度（degrees of freedom，DOF）的训练成为可能，这在早期研究中是不可能的。多部位的 VA ROBOTICS 研究[45]比较了多个 InMotion 机器人模块（平面肩肘、垂直肩部、手腕和手部）提供的治疗效果与由研究型临床医生和常规护理提供的强化对比疗法（Intensive Comparison Therapy，ICT）的效果。ICT 的实验设计旨在配合机器人训练的强度，其中包括辅助拉伸、肩部稳定活动和功能性够取任务。这项多地点的随机对照实验涉及 127 名患有中度至重度慢性运动障碍的参与者：上肢 Fugl-Meyer 评分的基线平均值为 18.9（±9.5）分。机器人辅助治疗包括 4 个为期 3 周的训练，使用不同的 InMotion 模块。积极治疗组的参与者接受了 1h 的治疗课程，每周 3 次，为期 12 周。

结果显示，与常规护理组相比，机器人组和强化对比治疗组都有小幅纵向改善。在 Fugl-Meyer 评估或 Wolf 运动功能测试中，积极治疗组之间没有发现显著的差异，这进一步证实运动学习的原则，即强度是重要的[40]。值得注意的是，强化对比治疗的强度远远大于常规的上肢治疗，很可能无法在临床实践中实施。这项多地点实验表明，高度重复的多关节机器人运动在脑卒中后很长一段时间内是可行的，并且可能是对瘫痪的手臂和手进行强化常规治疗的一种经济效益替代疗法[67]。这些强化干预措施的较高成本在随机化后的 36 周内得到了补偿，因为强化治疗组在这段时间内的医疗费用比接受常规护理组低[67]。

虽然 VA ROBOTICS 研究支持对瘫痪的上肢进行强化治疗，但研究针对的是慢性运动障碍者，较长的治疗时间（12 周内 36 次访问）限制了其临床应用和推广，尤其是脑卒中急性期患者。一些较小的研究测试了机器人辅助治疗对脑卒中后不到 6 个月的亚急性期患者的效果。虽然这些研究在治疗时间、对比干预措施和结果测量方面有

表 21-1　脑卒中后上肢技术：证据摘要

作者和年度	研究目标/假设	设计和课题	干预措施	主要观察指标和结果	意见	分级
Chan 等，2016[14]	使用 ArmeoSpring 机器人进行上肢重量支持训练，评估上肢运动，运动学和功能关系	• 前瞻性队列研究为期 3 周的随访评估 • n=48 • 脑卒中后<6 个月，伴轻中重度上肢瘫痪 • 第一组：重度上肢损伤 • 第二组：中度上肢损伤 • 第三组：轻度上肢损伤	• 所有小组：在住院康复治疗的基础上，使用 ArmeoSpring 训练进行 45min 的训练，5次/周，为期 3 周 • ArmeoSpring 训练是基于功能性任务 • 第 1 组：一个和两个维度的任务 • 第 2 组：对肩部和肘部 ROM 要求较高的任务，侧重于二维训练 • 第 3 组：通过一维，二维和三维组合或独立的近端和远端运动	• 主要指标：FMA（手/UE）得分，AROM，握力 • 次要指标：MAS，FIM，手径比，以及通过 Armeo 完成任务的百分比，5 软件的时间得分 • 手径比，FIM 得分和肘总体没有明显变化，除了手径比，第 1 组在所有运动学参数方面都有明显的改善，第 1 组和第 2 组有关节屈曲，AROM 和垂直抓取任务得分出现最大的改善，第 2 组和第 3 组在 FMA 上的手部得分收益最大	• 第 3 组功能较好的患者 FMA 改善不明显，这表明使用 ArmeoSpring 的 RT 可能难度不够高 • 总的来说，也许是因为对所有组别的训练任务都包括近端训练	II
Hsieh 等，2016[34]	比较 BMT RT+mCIT 序贯训练与单独 BMT RT 训练后的运动功能变化	• RCT • n=34 • 脑卒中后 6 个月以上中度至重度上肢偏瘫患者	• （RT+mCIT）：前 10 个疗程只进行 RT 和 BMT，其余 10 个疗程只涉及 mCIT • （RT）：RT 和 BMT • 两组接受 90~105min 的治疗，每周 5 次，为期 4 周，每个 RT 疗程的最后 15~20min 包括没有机器人的基于功能的活动	• 主要指标：伸手按压桌面时的运动学变量 • 次要指标：WMFT，FIM，NEADL 测量 • 通过 WMFT 和 NEADL 测量，RT+mCIT 组使用的补偿性动作较少，运动功能和 IADL 的独立性方面比 RT 组有明显的提高 • 与 RT+mCIT 组相比，RT 组在运动开始时的发力情况明显改善	• RT+mCIT 组的运动控制策略的提高可能有助于改善 ADL 和 IADL 的表现 • RT+mCIT 组在 NEADL 方面得分明显低于 RT 组的得分，对 NEADL 的结果应谨慎解释	I
Hsieh 等，2018[35]	研究使用 InMotion ARM 的远端 RT 与 InMotion WRIST 的远端 UE-fbcused RT 与传统治疗对照的效果	• 集群控制的多位点试验 • n=40 • 第一次脑卒中后>6 个月，伴有轻度至重度度偏瘫 • 治疗前后数据分析	• 所有三组都接受了 90~100min 的治疗，每周 5 次，持续 4 周的训练 • InMotion ARM：40~50min 的到达/点对点任务，主要是在 主/辅模式下的机器人，然后是 40~45min 没有机器人的功能性任务 InMotion • WRIST：40~50min 的机器人手腕和前臂训练主要是主/辅模式，其次是 40~45min 没有机器人的功能性任务 • 传统治疗对照组：45min 的 PROM，AROM，粗大运动训练，物体操纵，精细运动训练，肌力强化训练，其次是 45min 的功能性任务练习	• 主要：FMA，MRC 力量量表 • 次要：MAL，远端 FMA，腕戴式加速度计 • 远端 FMA，总 MRC，远端 MRC 量表组间存在显著差异 • InMotion WRIST 在总 MRC，远端 MRC 量表上的结果明显优于 InMotion ARM，并且远端 FMA 和远端 MRC 的增加明显高于对照组 • InMotion ARM 和对照组之间的远端 FMA 和 MRC 量表的差异无统计学意义	• 两个机器人训练组的 FMA 总分改善约 5 分）达到了 MCID 标准，表明有临床意义 • 这种联合治疗方法（机器人加功能性任务练习）需要更大规模的试验来验证，以检查近端和远端 RT 之间的长期差异	I

（续表）

作者和年度	研究目标 / 假设	设计和课题	干预措施	主要观察指标和结果	意见	分级
Hung 等，2016	研究 InMotion 3.0 腕部机器人的 RT 联合治疗师介入的治疗对脑卒中后运动功能和生活质量的影响，包括特定任务运动（RTT 组）或损伤功能导向组（RTI 组）	• 随访 3 个月的 RCT • n=20 • 脑卒中后至重度 UE 损伤患者	• RTT：使用 InMotion 3.0 机器人的 RT 与特定任务的训练相结合，包括模拟动作的任务于手机器人训练动作的任务 • RTI：使用 InMotion 3.0 的 RT 结合以功能障碍为导向的训练，包括分级的、重复的单关节和（或）多关节运动的练习，以及基于参与者能力的精确抓握练习 • 两组都接受 90~100min 的训练，每周 5 次，持续 4 周 • 前 60min 用于 RT，其余 30min 用于 RTT 或 RTI	• 主要指标：FMA, SIS • 次要指标：ARAT, MRC 量表 • 治疗后两组都有明显的组内差异生活质量方面均有明显的组内差异 • 与 RTI 组相比，RTT 组在 FMA 测量的运动控制方面和 SIS 显示的生活质量方面有明显的提高。这些改善在随访中得以保持	RTT 组瘫痪较重的患者可能受益于以导向的单一运动向的疗法进行的单一运动或技能训练，这是因为过的。在 RTT 组中，情境相关的训练可能有助于将机器人训练的技巧转移到瘫痪手臂和手的功能性日常活动中的使用	I
Hung 等，2019 [35]	研究双侧 BMT 训练 BMT 组）和单侧 InMotion 3.0 训练（IMT 组）与常规 OT 训练相比对脑卒中后患者运动功能和日常功能的影响	• RCT • n=30 • 首次脑卒中发病>6 个月，伴有中度至重度上肢瘫痪	• 所有组均每次接受 90~100min 训练，每周 5 次，持续 4 周 • BMT 和 IMT 组：70~75minRT 加上 20min 无机器人辅助的功能活动 • 传统 OT 根据患者的需求进行个性化治疗，其中包括调节肌张力、精细运动和功能活动	• 主要指标：FMA, MAS • 次要指标：MAL, MRC 量表 • IMT 组在 FMA 和 MAS 上的改善程度高于 BMT 组和常规 OT 组，与传统的 OT 相比，RT 组在 FMA MRC 量表而不是 FMA MAL 上获得了更大的、具有临床意义的改善	• IMT 组 FMA 的较大增加表明 IMT 的强度对改善脑卒中后上肢运动功能是重要的 • 需要更多关注将机器人训练的运动技能转移到瘫痪手臂和手的功能性使用	I
Klamroth-Marganskae 等，2014 [39]	比较 ARMin RT 和传统疗法对运动功能障碍的影响；观察 ICF 各领域的长期效果	• 多中心 RCT • n=73 • 脑卒中后>6 个月的慢性中度至重度上肢瘫痪患者	• 试验组：ARMin 疗法包括移动、上肢训练游戏和计算机任务中的 ADL 训练 • 对照组：使用常规神经康复治疗方法的传统 OT/PTs • 两组每次都接受 45min 的治疗，每周 3 次，持续 8 周（共 24 次）	• 主要指标：FMA • 次要指标：WMFT, MAL; SIS, GAS 和 MAS • ARMin 组患者在 FMA 方面的改善明显大于对照组	• 组间差异的绝对值很小，临床意义又值得商榷 • 机器人训练组中基线功能障碍较重的患者有进步较大 • 后期（脑卒中后 34 周）两组间 FMA 没有明显差异	I
Knutson 等，2016 [41]	比较 CCFES 与 cNMES 的有效性	• RCT, 治疗后 2 个月, 4 个月和 6 个月进行随访 • n=80 • 缺血性或出血性脑卒中发病>6 个月, 合并中度至重度手功能障碍	• CCFES 组：在家自行训练 50min 双手打开，每周 10 次，持续 12 周 • cNMES 组：在家自行训练 60min 单手打开，每周 10 次，持续 12 周 • 两组都接受了由 OT 负责的 20 次 60min 的功能任务练习（FTP），不允许进行额外的 OT 训练	• 主要指标：BBT • 次要指标：FMA, AMAT • 治疗后 6 个月时，cNMES 组大，在 BBT 上进步最大的脑卒中后 2 年以内的手功能中度障碍的患者 • 在 FMA 或 AMAT 上没有明显的组间差异	• 所有结果的置信区间都很高（95%） • BBT 的改善没有达到最小可检测变化的阈值，所以没有临床意义 • 瘫痪上肢的功能性使用的影响因素没有阐述；建议今后开展针对亚急性期脑卒中恢复的试验	I

404

（续表）

作者和年度	研究目标/假设	设计和课题	干预措施	主要观察指标和结果	意见	分级
Lannin 等, 2016[44]	研究 SaeboFlex 训练在亚急性期脑卒中患者中对瘫痪上肢功能和任务表现的可行性和效果	• RCT • n=9 • 亚急性期脑卒中后平均 3（脑卒中后平均 3 个月），患者入组时上肢和手很少或没有主动运动	• 实验组：佩戴 SaeboFlex 的同时接受 OT 的常规治疗 45min，每周 5 次，持续 8 周，在治疗时间之外，鼓励每天佩戴 SaeboFlex 45min，7 天/周 • 对照组：45min 的小组治疗，每周 3 次，以及每周 4 次，持续 8 周的个人体治疗；小组治疗和个人体治疗都包括没有夹板的 OT 和（或）生理学家的常规治疗，给提供患者家庭锻炼计划	• 主要指标：设备的应用，对治疗方案的依从性，安全性（可行性措施）。次要指标：运动评估量表、BBT、SIS、握力和 PROM • SaeboFlex 在依从性和安全性方面是可行的 • 在功能、灵活性或力量方面没有明显的组间差异	• 小样本量限制了对研究结果的解释，人组时运动功能障碍的严重程度和 OT 课程之外的功能活动中 SaeboFlex 的有限益处（由于 SaeboFlex 可以实现非常粗略的抓握）可能影响了结果，需要更大的试验来纳入基线运动功能较好的患者来验证	I
Qian 等, 2017[52]	研究 EMG 驱动的 NMES 机器人训练系统与传统治疗师疗法提供的脑卒中后治疗方法相比的可行性和有效性	• Pilot RCT,3 个月随访 • n=24 • 脑卒中后 4 个月以内的中度至重度上肢运动障碍患者	• 实验组：60min 的课程包括 40min EMG 驱动的 NMES 机器人手臂训练，然后进行拉伸、PROM 和作业治疗，每周 5 次，持续 4 周，NMES 系统有助于肘部和腕部重复练习肘和腕部习惯肌肉的 EMG 信号触发机器人辅助 • 对照组：60min 常规 UE 训练，包括肌肉拉伸、AROM、PROM 和基于作业的活动，每周 5 次，持续 4 周	• 实验组的 FMA、MAS、ARAT、FIM 和 EMG 参数（靶肌肉）的共缩指数和 EMG 激活水平 • 两组治疗后的 FMA 总分和前臂部/肘部的 FMA 总和 FEM 都有明显的改善分，与对照组相比，ARAT 和 FEM 都有明显的改善，与对照组相比，NMES 机器人组的 FMA 改善更明显 • 实验组在治疗后通过 MAS 测量手腕痉挛程度明显下降	• 这种基于功能障碍的 NMES 干预措施在促进多关节协调运动方面显示出前景 • 对瘫痪手臂和手的功能性使用的关注增加将有助于使用这种新方法的临床普及	I

ADL. 日常生活能力；AMAT. 手臂动作功能测试；ARAT. 上肢动作研究量表；AROM. 主动运动范围；BBT. 箱块实验；BMT. 双马努轨道；CCFES. 对侧控制功能性电刺激；CNMES. 循环神经肌肉电刺激；EMG. 肌电图；FIM. 功能独立性量表；FMA.Fugl-Meyer 评估量表；IADL. 工具性日常生活能力；ICF. 国际功能、残疾和健康分类；MAL. 动作活动记录；MAS. 改良的 Asworth 量表；MCID. 最小临床重要差异；mCIT. 改良的强制性诱导性运动治疗；MRC. 医学研究委员会；NEADL.Nottingham 扩展日常生活活动量表；OT. 作业治疗；PROM. 被动运动范围；RCT. 随机对照试验；RT. 机器人辅助治疗；SIS. 脑卒中影响量表；UE. 上肢；WMFT.Wolf 运动功能测试

405

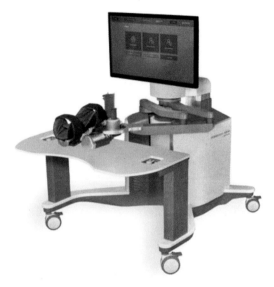

▲ 图 21-1　InMotionARM 机器人在平面运动中提供近端手臂训练（https://roboticsandautomationnews.com/2018/02/19/bionik-launches-new-inmotion-arm-for-stroke-survivors/16112/.）

所不同，但它们提供了关于潜在的重要治疗成分的宝贵信息，以及跨 ICF 领域测量结果的重要性。例如，Sale、Franceschini 等发现，脑卒中后 1 个月接受 MIT-MANUS 机器人辅助治疗的患者，在前 15 次治疗过程中，FMA 得分的提高明显高于接受同等时间的传统治疗的患者（对照组）[56]。尽管在完成 30 次治疗后，两组患者的 FMA 都有明显的改善。机器人辅助治疗加速亚急性脑卒中患者运动恢复的潜力是需要继续研究的重要领域，也是临床使用机器人的重要考虑因素。

从 InMotion ARM 评估中得出的运动学测量结果显示，在治疗开始后的 1 个月内，向机器人设定的目标进行手臂运动时，被测试者的主动关节活动范围、运动速度和平稳性都得到了改善，而运动准确性（运动的直线度）的提高则在 2 个月后才得到改善[51]。这些运动学措施是与脑卒中后最初 6 个月的自发恢复和康复相关，是皮质可塑性改善的结果，提供了临床无法检测的运动恢复过程。Pila 等质疑在 InMotion ARM 训练中，平面点对点的够取任务是否是促进瘫痪的手臂和手功能恢复的最佳练习，这涉及控制多个 DOF 来控制手臂进行主动抓取、稳定或操纵物体。在康复机器人广泛应用于临床之前，如何将机器人训练的动作转移到日常活动中，需要进一步探索。

虽然逐步分期进行小型研究对大型多地点试验的规划至关重要[19]，但各研究在时间、持续时间、训练强度和结果测量方面的差异，限制了我们对确定改善运动功能、活动表现和脑卒中后参与等至关重要治疗成分的能力。规划和完成大型、多地点的试验可能需要很多年，虽然计划的干预措施在试验开始时可能是"最先进的"，但创新的混合方法往往在这一时期持续发展。

一个最近发表的关于机器人辅助训练的研究，在该研究中，770 例有中度至重度上肢损伤的参与者被随机分配到机器人辅助训练、临床医生提供的强化上肢治疗或首次脑卒中后 1 周～5 年的常规护理中[53]，使用三个 InMotion 机器人（InMotion ARM、InMotion WRIST 和 InMotion HAND）进行机器人辅助训练，每次 45min，每周 3 次，为期 12 周，类似于 VA ROBOTICS[45]。以一个频率和持续时间相同的有循证依据的强化上肢治疗程序，强调功能任务训练，以实现以参与者为中心的目标。主要的结果用上肢动作研究量表（Action Research Arm Test，ARAT）来评估上肢功能，特别是抓、握、捏和大幅度动作。跨 ICF 领域的次级测量指标评估了身体功能、活动表现（日常生活的 Barthel 指数）和参与（脑卒中影响量表）方面的变化。虽然所有组别的脑卒中后上肢的机器人辅助训练（Robot-assisted Training for the Upper Limb after Stroke，RATULS）参与者的 ARAT 分数都有所提高，但结果并不支持常规使用机器人辅助训练，因为在干预结束或 6 个月的后续评估中，各组之间的任何测量结果都没有显著差异。虽然不同的干预措施中，练习的强度保持不变，但治疗的"直接目标"却有所不同。机器人辅助治疗的目的是通过对电脑显示器上的目标进行重复的光标驱动运动来减少瘫痪的上肢运动损伤，几乎没有注意到训练任务的显著性或转移到日常的上肢使用。上肢强化治疗的目标是以参与者为中心，通过重复性任务练习改善瘫痪手臂和手的功能使用。很有可能的是，SIS 上的 BI 和手部项目，对测量这些干预措施后瘫痪的手臂和手部功能的变化不敏感。通过对这一大型多地点试验的回顾，强调了研究的渐进式分期、明确划分治疗成分和目标，以及谨慎选择结果测量的重要性。进一步开发利用机器人辅助技术的独特优势，并接受运动学习和运动依赖性神经可塑性原则的治疗方法，可以优化运动结果，促进脑卒中患者参与有意义的日常活动。

2. 触觉大师　触觉大师（Haptic Maste）是一个三维度机器人，当患者坐在工作站前完成治疗任务时，它为瘫痪的手臂提供重力辅助。一个自由移动的肘部夹板连接到一个高架上，支撑着手臂，一个被动装置支撑着手，并允许旋前、旋后和手腕的屈曲和伸展。力和位置传感器实现了与虚拟任务的互动，如伸手到超市货架上或倒饮料。触觉大师已被用于三维虚拟环境中的任务导向训练，如 GENTLE/s 项目[18]，以及在抓取和操纵真实物体过程中[63]。根据患者的运动能力，可以选择三种治疗模式：被动、主动 – 辅助或主动。当运动偏离编程轨迹时，机器人的触觉反馈为用户提供了阻力增加的感觉。

在自然环境中使用个性化的任务导向性训练，在康复技术文献中越来越受到关注。一项随机试验（n=22）比较了有无触觉大师辅助的任务导向性训练，说明了在治疗期间提供"适宜的难度"的重要性[63]。患有慢性运动障碍的参与者被随机分配，接受使用 Haptic Master 机器人支持的任务导向的手臂训练，每周 4 次，为期 8 周。治疗包括将任务分解成功能成分、对难度进行分级，使用并通过不同的物体鼓励运动学习，通过使用不同的重量练习增强耐力。虽然两组的参与者在训练后都有明显的改善，但在任何结果测量上都没有发现组间差异，其中包括上肢动作研究量表和动作活动记录量表，上肢 FMA 的中位数为 50～53 分，基线可能为 66 分，表明研究开始时有非常轻微的运动障碍。在这项研究中，功能较好的慢性期患者似乎并没有从增加的 Haptic Master 辅助中受益。这些结果证实了 Lo 等的结论，他们发现机器人辅助治疗没有比无技术支持的对照干预有更好的效果[45]。作者提出，脑卒中后功能低下的人可能更受益于触觉大师的指导，以提供支持并尽量减少任务导向性训练期间的执行错误。最近的一项初步研究表明，来自 Haptic Master 的近端重量支持，有助于脑卒中后有中度至重度运动障碍和协同障碍的人更快、更准确地伸向目标[68]。综上所述，这项研究加强了提供技术辅助干预的重要性，即根据个人的上肢运动能力提供适当水平的支持和挑战。

3. ReoGo　ReoGo 治疗系统（http://motorika.com）是一个广泛销售的上肢机器人，在同行评审的期刊上发表了一些支持性的研究报道。在 ReoGo 治疗过程中，患者执行计算机生成的游戏，专注于肩部和肘部的近端控制，同时将瘫痪的手放置在机器人手柄上，与 InMotion ARM 类似。ReoGo 提供上肢辅助和反馈，同时患者在工作站的座位上对空间目标进行逐步挑战的够取动作（图 21-2）。

一项针对 19 例慢性脑卒中患者的小型单组研究报道称，在每周 5 天、为期 4 周的 20 次 1h 的 ReoGo 训练后，上肢 FMA、箱块实验和 Frenchay 上肢活动检查的成绩在统计学上有显著提高，这些成绩在 1 个月的后续评估中得以保留[8]。在最近一项针对脑卒中后 4～8 周的患者（n=60）的研究中，没有观察到 BBT 在慢性患者样本中所证明的手部远端功能的改善[60]。Takahashi 及其同事研究亚急性期脑卒中患者自我指导干预 + 使用或不使用 ReoGo 机器人的康复效果[60]。虽然 ReoGo 组在 FMA 上的近端得分有明显的改善，但在评估近端和远端运动功能的 WMFT 或 MAL 上，没有发现组间差异。在这项研究中，只注意到 FMA 近端分数的提高，这可能归因于 Kleim 和 Jones 讨论的特异性原理，该原理预测肢体部分和运动表现会有最大的改善[40]。虽然还需要更多的研究来解释这些结果差异，但初步工作表明，ReoGo 训练的耐受性良好，可能有积极的运动结果，改善脑卒中

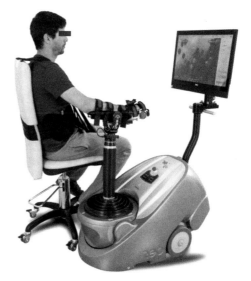

▲ **图 21-2　ReoGo 允许对肩部和肘部运动进行空间训练**（**http://motorika.com/reogo/.**）

后上肢的表现[23]。目前正在进行一项多地点试验，与传统的作业治疗或 CIMT 相比，没有机器人设备作为对照干预[61]，以进一步检查使用 ReoGo-J 机器人设备进行自我训练的有效性。

4. Armeo®Power　Armeo®Power（https://hocoma.com）（图 21-3 及其前身 ARMin Ⅲ）是外骨骼、低阻抗机器人，设计用于脑卒中后重复的、任务特定的上肢治疗。它所提供的交互式协助是基于"患者合作"的控制策略，允许患者驱动运动。机器人只在需要时提供支持，而不是预先编程的协助水平。当计算机生成的训练任务增强患者重复训练的意愿时，这种控制形式就能增加训练的强度。而且这种控制形式也会在患者使用的过程中提供触觉、视觉和听觉反馈。

Armeo®Power 和其他外骨骼设备，如 Armeo®Spring 更接近于康复临床医生提供的 TOT。尽管被动的非机动装置支持手臂对抗重力，而且本质上更安全、更便宜，但它们不能协助患者完成无法完成的动作（如肘部伸展）。外骨骼的 Armeo®Power 动力可以在患者肌张力升高或无法主动活动，需要辅助时单独控制每个关节。

随机实验比较了机器人辅助的 ARMin Ⅲ 训练与传统疗法对脑卒中后慢性中度至重度上肢损伤患者的治疗。在一项大地域广泛的随机试验中（n=77），脑卒中后 6 个月以上的人被随机分配到 ARMin Ⅲ 训练组或传统疗法组中，分别接受了 8 周的治疗（共 24 次，每次 45min）[39]。在每节课中，有三种模式的 ARMin 训练（动员、游戏和 ADL 训练）。治疗结束时，机器人治疗组在 FMA 上的

表现明显优于传统治疗组。他的研究确定了使用 ARMin Ⅲ 设备进行任务导向性训练的可靠性，并提供了相应的证据：使用上肢外骨骼机器人进行训练可以改善身体功能和活动表现，即使是有严重、慢性上肢损伤的人。

在一项交叉设计的试验中，10 名参与者随机接受为期 1 个月，共计 12h 的机器人训练或常规治疗。机器人辅助治疗包括在使用 ARMin Ⅲ 和 HandSOME 手部设备，两者相互结合去够取/抓取虚拟和现实世界的物体[9]。第一轮治疗结束后，参与者经过 1 个月的缓冲期，在第二轮 12h 的替代治疗后再次进行评估。第二轮训练结束后，发现各组在 FMA 和 BBT 上都有明显的改善。在 ARAT 中发现了组间差异：机器人治疗后的进步明显大于对照治疗后的进步，而且与治疗顺序无关。尽管样本量不大，但都有非常显著的临床意义。这项研究表明，机器人辅助治疗为康复提供了一种与传统疗法不同的思路，也是对传统疗法的补充。这种解决够取和抓握动作的综合治疗方法，可以更好地整合以患者为中心的干预措施，同时也可以利用机器人设备进行高强度和可重复性练习。

为了了解机器人辅助治疗后临床结果指标的改变是否代表了皮质加工和可塑性的改善。Alabro 等在一项前瞻性队列研究中使用经颅磁刺激（transcranial magnetic stimulation，TMS）来测量皮质兴奋性，并激发干预前后的运动诱发电位（motor evoked potentials，MEP），以了解机器人辅助治疗后临床结果的改善是否代表皮质加工和可塑性的改善[12]。35 名脑卒中患者接受至少 2 个月 40 次的 Armeo®Power 机器人训练。Calabro 等发现了机器人训练的积极效果，表现为 MEP 振幅的显著增加和受影响半球的半球间抑制的改善[12]。这些皮质可塑性的指标与 Armeo®Power 测量的瘫痪肩部和肘部的关节活动度的改善和 FMA 的临床改善有关。用于评估和干预的康复技术的进步，有助于更好地理解脑卒中后功能恢复的作用机制，促进脑卒中后功能的恢复。

5. Armeo®Spring　Armeo®Power 是 Armeo®Spring（https://hocoma.com）的前身，是一种身体驱动的外骨骼矫形器，用于脑卒中后上肢的训练。调整机器人的大小和弹簧张力是为了提供一种安全的

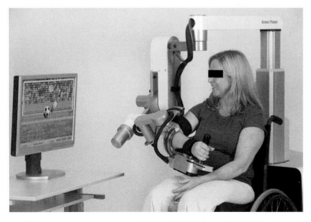

▲ 图 21-3　ArmeoPower 多方位机器人在虚拟任务中训练伸手和抓取（图片由 Hocoma, Zurich Switzerland 提供）

重力辅助方法，在互动治疗的游戏中支持瘫痪的手臂和手。Armeo®Spring 能够在 2/3 或更多的正常工作空间内进行自然运动，同时使用者还可以尝试虚拟的够取和抓取任务，如将物品移到架子上或扔飞盘等活动。DOF 可以由临床医生控制，以便进行上肢训练或前臂和手腕动作的单独练习。电子传感器检测手臂运动和手的抓握运动，允许使用者与治疗性游戏互动，并提供关于上肢表现的定量反馈（图 21-4）。

几项研究调查了 Armeo®Spring 训练对处于脑卒中亚急性期患者的影响。Chan 等根据偏瘫上肢功能测试（Functional Test for the Hemiplegic Upper Extremity，FTHUE）的功能水平，将 48 名在脑卒中后不到 6 个月接受住院康复的患者分为三组[14]。Armeo®Spring 的方案是定制的，以提供基于这种分层的一维、二维或三维的治疗活动（表 21-1）。除了常规的康复训练外，所有参与者都接受了 45min 的上肢支持训练，每周 5 天，为期 3 周。

这个方案是独特的，基于每个人的基本功能，专门计划提供"恰到好处的挑战"。组内分析显示，功能水平最高的人经过 Armeo®Spring 训练，FMA 和 AROM 得分在干预前和干预后并没有区别。这表明，要么 Armeo®Spring 的训练没有足够的挑战性；要么该评估的敏感欠佳，不能检测出这个高功能组的改善。然而，Armeo®Spring 训练确实改善了入院时功能损伤严重的患者（只有少量的自主运动）在近端控制方面的能力，并且改善了肩肘部存在中度损伤的患者手部的控制能力，使其在治疗的开始阶段出现了主动运动[14]。

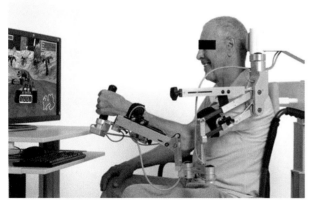

▲ 图 21-4　Armeo®Spring 身体动力矫形器与虚拟训练任务（图片由 Hocoma AG, Switzerland 提供）

在一项针对脑卒中后不到 3 个月出现严重上肢瘫痪的小型可行性试验研究中，验证了半自动机器人 Armeo®Spring 辅助治疗的安全性[10]。接受传统住院康复治疗的人可以在晚上和周末接受 Armeo®Spring 治疗，为期 4 周，每周 6 天。入选的参与者由 OT 治疗师提供治疗方案，并鼓励他们自己使用 Armeo®Spring，研究助理仅仅帮助设置设备。后期访谈显示，使用 Armeo®Spring 是可行的，也让参与者感到满意，但在某些情况下，由于从病房到治疗室之间的交通限制，以及参与者因每天严格的治疗计划而感到疲劳，因此治疗会受到限制。总体来说，参与者参加了 24 次训练中的 13 次，每次接受额外的（33±8）min 的有针对性的上肢训练，从而使 WMFT 的近端功能得到明显的改善。虽然缺乏对照组限制了对结果的解释，但进一步研究半自动机器人的辅助治疗，可能会发现如 Sale 等所报道的那样，增加治疗剂量，运动恢复的速度更快[56]。

在另一项研究中（n=42），传统的住院康复治疗与 Armeo®Spring 或 Kinect 虚拟现实训练相结合，每天 45min，共 10 次[1]。跨 ICF 领域的结果测量显示，在训练结束时评估了包括认知、抑郁和焦虑量表，以及功能独立测量在内的组间差异。尽管两组脑卒中患者在 FMA 测量的上肢独立控制和协调方面都有显著改善，但由于提供的干预类型不同，导致训练的效果也是不同的。接受 Armeo®Spring 疗法的人，肩部和肘部 ROM、肌张力、手的灵活性和握力方面表现出更好的功能恢复，并且视觉空间能力、注意力和记忆力也得到了提高，而且也降低了焦虑水平。在基于 Kinect 的训练中，FIM 的自我护理能力显著提高。在选择治疗方法满足患者的特殊需求时，进一步的研究区分这些基于技术的干预措施的有效成分，将为临床决策提供更多信息。

研究还探讨了 Armeo®Spring 训练脑卒中后有轻度至中度功能障碍的患者（n=23）[17]。参与者接受了 36 次 1h 的治疗，每周 3 次，重点是在虚拟游戏中进行三维空间的主动够取和抓握。Armeo®Spring 的锻炼计划、工作空间和悬挂的角度根据患者的进展和能力水平定期进行修改。在 ICF 相关的身体功能（FMA 和运动指数）和活动表现（运动评估量表、WMFT 和手动功能测试）

方面发现了显著的改善，但在肌张力方面没有明显的变化。此外，运动功能的提高在临床上是有意义的，在训练结束时 FMA 的平均 5 点变化就是证明[17]。虽然在 4 个月的随访评估中，功能水平表现的改善是持续的，但目前还不清楚分数的保持是与 Armeo®Spring 训练有关，还是与参与者在实验方案结束后参与的其他治疗有关。其他研究表明，轻度至中度慢性上肢损伤的患者通过被动悬吊系统进行强化训练，功能得到改善可能与成本较高、低阻抗的机器（如 InMotion ARM 或 Armeo®Power）有关。因此还需要进行更大规模的、良好的对照研究。

6. MyoPro®　MyoPro 肌电矫形器是 Myomo e100（http://myomo.com）的后续产品，是一种便携式、可穿戴的设备，可在日常活动中协助肘部的屈伸及手的粗大功能的使用（图 21-5）。它包括一个由充电电池驱动的电动肘部支架和一个控制系统，该系统可检测并且放大由瘫痪手臂肌肉产生的表面肌电图信号。表面电极放置在肱二头肌和肱三头肌上协助肘部运动、前臂外展，内收肌群以协助抓握和释放。前臂定位是通过将矫形器的前臂部件被动地移动到任务执行所需的旋前或旋后的角度来实现的。表面 EMG 传感器对肌肉活动的连续监测使该设备能够协助进行所需的运动（如肘部伸展），并在人放松时，EMG 刺激减弱时，仪器返回到起始位置。MyoPro® 设备产生的力的大小是基于 EMG 信号的振幅，从而产生与患者的运动能力成比例的运动辅助[50]。

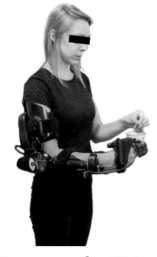

▲ 图 21-5　MyoPro® 可穿戴式 EMG 控制辅助矫形器（http://myomo.com.）

与连接在固定工作站的机器人设备不同，便携式 Myomo 肌电控制辅助矫形器可在日常环境中应用，并可以用于训练基础的功能性任务，如从带扶手的椅子站起或在两侧活动中稳定物体。在一项针对慢性偏瘫患者的小型随机对照试验中，比较了使用和不使用 Myomoe 100 的特定任务训练的效果，结果进行 FMA 测量[48]。两组受试者（n=16）每次接受 1h 的治疗，每周 3 次，共 8 周，训练任务包括四项：拿起洗衣篮、坐站转移、用一个合适的杯子喝水和打开 / 关闭电灯开关。两组训练后 FMA 评分都出现了约 2 分的小幅提高。受试者对上肢运动功能表现的感知，通过 SIS、ADL、手功能和恢复量表进行评分，发现使用 Myomo 组的受试者的评分显著更高，但这种改善没有显著意义。受试者认为 Myomo 对现实生活中的 ADL 任务是有帮助的，这加强了它作为一种便携式辅助设备的效用，以帮助脑卒中后的瘫痪上肢的恢复。

Peters 等报道称，在穿戴 MyoPro Motion-G 矫形器前 / 后进行临床结果测量的单一疗程中，患有慢性中度上肢瘫痪（n=18）的患者上肢功能在统计学和临床方面均有显著改善[50]。这种肌电矫形器的使用显著提高了 FMA 的评分，平均提高了 8.7 分，并显著减少了在 BBT 期间完成繁重体力任务的时间，如抓杯子或搬运砖块。在未来的研究中，我们需要控制 MyoPro 功能进行标准化培训。一份单独的病例报道[20]和小组调查[24]表明，患者接受并希望使用可穿戴式驱动矫形器来代偿脑卒中后失去的运动功能和改善进行功能性双侧任务能力。

五、用于手部远端训练的机器人

辅助手腕和手训练机器人的发展落后于肩和肘的设备，这主要是由于辅助抓握和释放运动需要复杂的控制。尽管近年来设计用于脑卒中后手部康复的机器人数量显著增加，但很少能在市场上买到[2]。接下来的部分将重点介绍两个可用于临床的，经过经验测试的设备：Hand Mentor 和 Amadeo 机器人。

1. Hand Mentor　Hand Mentor（https://motusnova.com）是一种为家庭和临床用途设计的重复性运动装置（图 21-6）。它使用气压装置来使手腕和手指伸展，并通过在屏幕上显示的发光二极管提供肌肉激活的肌电生物反馈。其目的是抑制手腕和手指的屈肌张力，提供神经肌肉再学习的途径，并增加瘫痪腕、手指的关节活动度和力量。

在两个早期的病例研究中，Hand Mentor 训练与 RTP 联合用于改善脑卒中后 7 个月和 22 个月患者的上肢功能[29, 55]。干预时间为每天 4h，每周 3 天或 5 天，为期 3 周。在每次 2h 的训练中，Hand Mentor 训练包括使用肌电生物反馈来减少手腕和手指的异常肌张力，以及运用两种主动控制模式来诱导手腕的屈伸。如果使用者在主动训练中不能达到目标位置，气动肌肉会充气以协助手腕运动。此外，研究参与者多花了 2h 对瘫痪上肢进行功能性定向 RTP 训练。参与者选择活动进行训练，并且难度逐渐提高。干预结束时研究发现，在一些 WMFT 的项目上运动的速度会加快，肩、手腕和拇指的主动关节活动度增加，上肢分离运动更好，最大抓握力略有增加[29, 55]。

一项随机对照试验进一步检验了 Hand Mentor 训练和 RTP 对生活质量的影响，评估 SIS[43]。17 名受试者，脑卒中发作后 3～9 个月，被分配接受 60h 治疗师指导的 RTP 或 30h RTP 结合 30h 的 Hand Mentor 机器人辅助治疗。虽然两组患者的 SIS 都有显著提高，但接受 RTP 联合 Hand Mentor 治疗的脑卒中患者在训练后的恢复水平更高。这些发现表明，机器人辅助治疗与传统 RTP 的结合提高了运动恢复水平，同时减少了治疗师的工作，潜在地降低了康复成本。为了进一步阐明该技术

对脑卒中后上肢功能恢复的潜在贡献，还需要进行严格控制的实证研究。

2. Amadeo　Amadeo（https://tyromotion.com/en/）是一种商业化的远端训练设备，为脑卒中后瘫痪的手指屈伸提供机器人辅助治疗。使用者的手通过绑在拇指和其余手指远端指骨上的小磁片与机器人控制的滑动装置相连。这个机器人系统包含被动、主动 – 辅助、抗阻、等长模式。在电脑游戏过程中会有视觉反馈，指导练习整个手或单个手指的屈伸动作（图 21-7）。Amadeo 的一个潜在好处是对手指运动的低阻抗控制，可以在训练中对参与者产生的力和 ROM 进行一致的测量。

Amadeo 机器人的研究表明，对于处于脑卒中恢复的亚急性期和慢性期的患者，Amadeo 治疗是有效的。一项针对脑卒中后（30±7）天（n=20）的随机对照试验，比较了在每天 3h 的住院康复治疗之外，进行 40min 的 Amadeo 机器人辅助训练或个性化 OT 训练[57]。Amadeo 训练包括被动、主动 – 辅助和主动的练习，在电脑生成的游戏中激发出手指的共同和分离运动。OT 干预方式根据个人需求而异，并完全集中在手部功能的恢复上。训练时间为每周 4～5 天，为期 4 周或 5 周。两组患者的 FMA、MI、医学研究委员会肌力量表和 BBT，在干预后立即进行的评估，和 3 个月后的随访评估中均有显著改善。这些集中、重复的干预措施的持续效益与临床实践高度相关，为脑卒中恢复的早期阶段进行强化治疗，以恢复运动功能提供了进一步的支持。值得注意的是，从报告的结果指标来看，这种干预的目标是减少运动障碍，而不是改善瘫痪的手在日常活动中的使用。

对脑卒中后 1 年内的轻度损伤的参与者测试了被动和主动 – 辅助 Amadeo 训练的效果[36]，经

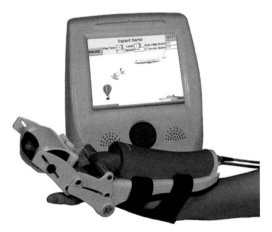

▲ 图 21-6　**Hand Mentor** 装置结合了气动"肌肉"激活和肌电图，为手腕和手指提供主动辅助治疗（**Motus Nova，Atlanta at https://motusnova.com/.**）

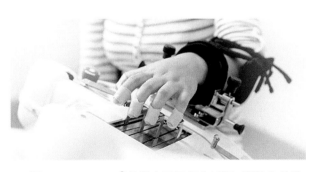

▲ 图 21-7　**Amadeo®** 机器人用于粗大抓握 / 释放和单独的手指训练（**Tyromotion GmbH，Graz，Austria**）

过 20 次治疗（每周 5 次，为期 4 周），FMA 和 Jebsen 手功能测试显示手腕和手部有与剂量相关的显著改善。在 8 周后的随访评估中，接受 4 周主动 - 辅助 Amadeo 训练的参与者比前 2 周接受被动 Amadeo 治疗相比，后 2 周接受主动 - 辅助训练的参与者有更大的改善。这项小型研究说明了机器人训练的剂量和类型是如何影响预期结果或治疗目标的。

关于机器人辅助治疗瘫痪手的效果的研究仍处于起步阶段，需要逐步进行试验，以确定哪些干预方法对脑卒中后的个体康复最有利。由于治疗次数、提供的运动类型和临床结果衡量方法的选择存在差异，很难在不同的研究中比较 Amadeo 训练的效果。最近研究试验增加了表面肌电信号来检测参与者的运动意图及在所需的机器人协助下做出反应[22]，并比较了强化 Amadeo 训练或 OT 训练导致的皮质激活变化[11]。该研究有助于探索治疗成分如何在多个水平上影响表现，以及有助于探索改善瘫痪上肢和手的功能使用的作用机制。

3. 其他手部康复技术 Ang 等证实了 Haptic Knob 机器人的脑机接口控制结合治疗师辅助的上肢活动，可以增强慢性上肢瘫痪患者的运动恢复的潜力[6]。新的机器人设备，如 Hand of Hope[46] 和 Gloreha Professional[64] 正在获得经验支持和市场关注。目前，令人振奋的研究将进一步研究利用脑电图（electroencephalography，EEG）和脑机接口结合来控制康复机器人作为辅助或治疗设备。

用于锻炼瘫痪手的低成本、非机器人技术也正在上市，供临床和家庭使用。这些新设备中的两个，即 MusicGlove[30] 和 RAPAEL SmartGlove 系统[59] 已经获得了初步的经验支持。这些仪器化的手套让患者参与到虚拟的、计算机驱动的任务中，提供了个性化、有针对性、重复性任务训练的机会，其中包括粗大的抓握和释放，以及独立的手指动作捏。康复临床医生、工程师和终端用户之间的合作对这些新技术的发展至关重要，并为未来几年的跨专业合作提供了令人兴奋的机会。

六、双侧上肢训练

双侧上肢训练，即双上肢同时独立完成相同

的动作，研究表明，双侧练习对脑卒中后的偏瘫上肢功能有促进作用，未受影响的上肢运动刺激同侧投射到偏瘫侧上肢皮质脊髓束。虽然对双侧上肢训练的神经相关因素了解不多，但据报道，通过功能磁共振成像、TMS 和脑电图可以测量皮质激活的变化，其中包括双侧皮质激活显著增高[67]，训练后病灶同侧的感觉运动皮质脑电活动更活跃[31]。两种康复设备已经过实证检验：Bi-Manu-Track 和节律性听觉刺激双侧上肢训练（Bilateral Arm Training with Rhythmic Auditory Cuing，BATRAC）。

1. Bi-Manu-Track   Bi-Manu-Track（https://reha-stim.com/）是一种电脑辅助的手臂训练器，允许双手练习旋后和旋前，以及腕关节屈曲和伸展（图 21-8）。可以进行主动训练和被动训练，也可以根据患者的能力水平和需要增加阻力。Wu 等对照比较了 Bi-Manu-Track 控制的双上肢训练（Bilateral Robotic Arm Therapy，RBAT）与治疗师指导的双上肢训练（therapist-generated bilateral arm training，TBAT）和传统作业治疗的效果。慢性轻瘫患者（n=42）接受 90～105min 的治疗，每周 5 天，持续 4 周。两组实验组均参加 15～20min 的单侧和双侧功能训练，在每次治疗结束时进行 5min 的张力恢复。强度较高的 RBAT 和 TBAT 组在一系列结果指标上明显优于常规治疗组，但改善内容不同。TBAT 组在时间效率、运动平稳性、躯干控制和远端运动功能方面有更大的运动学改善，而 RBAT 组在 SIS 报告的肩关节屈曲度数有增加和生活质量方面有改善[69]。

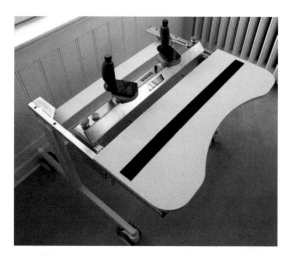

▲ 图 21-8　Bi-Manu-Track 双侧上肢训练装置
图片由 Dr. Stefan Hesse 提供

为了更好地理解 RBAT 与基于活动的治疗对脑卒中后瘫痪上肢功能的贡献，Hsieh 等比较了按照顺序进行 Bi-Manu-Track 和改良强制性运动训练（modified constraint-induced training，mCIT）方案与单独进行 Bi-Manu-Track 训练的效果[34]。训练的频率和持续时间与 Wu 等的研究一致[69]。然而，被随机纳入顺序方案的患者先进行 10 次 Bi-Manu-Track 训练，随后进行 10 次 mcIT 训练。这组患者每天在未受影响的手上戴 6h 手套，并应用促进瘫痪上肢功能转移和日常使用的策略（如行为协议、家庭日记、解决问题）。ICF 领域的结果测量包括 WMFT、够取活动的运动学测量，以及诺丁汉日常生活拓展活动（Notingham Extended Activities of Daily Living，NEADL）测量。接受 Bi-Manu-Track 联合 mCIT 训练的组与仅接受 Bi-Manu-Track 训练的组相比，WMFT 功能能力量表和 NEADL 总分上取得了显著的提高。运动学结果显示，各组运动控制策略的变化模式不同，联合训练组运动控制的恢复情况更好，代偿性动作更少，仅进行 Bi-Manu-Track 组在发起运动时产生的力更大（表 21–1）[34]。在以任务为导向的改良强制性运动训练中，按任务难度进行分级，根据现实生活活动建模，可能有助于基于活动的改善，同时可以通过运动学习的特异性原则和运动依赖的神经可塑性来预测[40]。

为了界定不同形式的机器人辅助治疗的效果，我们将相同的 Bi-Manu-Track 训练方案，与通过 InMotion 3.0 机器人（现在称为 InMotion WRIST）进行的辅助治疗，以及包括肌张力正常化、运动训练、肌力强化和功能活动练习的 OT 三者进行了比较[35]。在每个疗程结束时，两个机器人辅助治疗组的参与者进行 20min 的功能性活动，促进将机器人训练的动作运用到日常任务中，例如转动门把手或穿衣。研究结果显示，使用 InMotion 3.0 机器人进行单侧训练的参与者表现优于其他两组，干预后 FMA 在统计学上显著提高了 8 分。次要结果的组间差异，其中包括日常活动中感知瘫痪上肢使用的次数和灵活度在 MAL 报告并不显著。作者提出，这种干预措施的好处是使用单侧机器人辅助训练来"激发"运动系统，促使将机器人训练运用到瘫痪上肢和手的功能性使用中（表 21–1）。这些结果与 Yang 等早些时候的报道相一致，他们也发现基于 Bi-Manu-Track 训练类型的小组结果存在巨大而显著的差异[70]。而且与双侧上肢训练和控制干预组相比，Yang 等发现，单侧 Bi-Manu-Track 训练可显著提高 FMA（整体和近端项目）和远端力量得分。这些结果归因于单侧组中对瘫痪上肢的主动训练比例更大[70]。

2. 节律性听觉刺激双侧上肢训练　BATRAC 训练器是另一种用于重复性双侧上肢治疗设备。BATRAC 疗法包括以上肢伸直的方式向前和向后移动两个无绳手柄，配合节律的听觉刺激，进行双侧上肢训练。在一项随机对照试验中，Whitall 等比较了 BATRAC 训练与剂量匹配的治疗性运动（dose-matched therapeutic exercises，DMTE）的效果[67]。共有 111 例慢性上肢瘫痪患者接受了为期 6 周，每周 3 次的治疗。BATRAC 训练的结果并不优于 DMTE：两组在 FMA 和 WMFT（时间）方面都有微小但显著的改善，在 4 个月的随访评估中这些改善仍然保留。对一组参与者进行的功能磁共振成像显示，BATRAC 训练导致了双侧皮质的激活明显增加，对侧额上回的变化与 WMFT 时间的改善相关。虽然在临床测量中没有发现显著的组间差异，但大脑更大的激活与 BATRAC 机器人辅助训练有关。对 ICF 各领域的功能变化的继续研究对于我们了解治疗成分的变化，其中包括单侧与双侧上肢训练和运动启动，对脑卒中后功能恢复的作用机制至关重要。双侧任务分析和肢体间协调评估在内的研究，将继续在阐明干预过程中瘫痪上肢的运动功能的变化方面发挥重要作用。

七、功能性电刺激

神经肌肉电刺激（neuromuscular electrical stimulation，NMES）是在神经损伤（如脑卒中或脑外伤）后，通过对瘫痪肌肉施加电流促进肢体运动的一种方法。NMES 可在被动条件下应用以防止肌肉萎缩，在低水平下通过传入通路增加感觉输入[54]。功能性电刺激（functional electrical stimulation，FES）是 NMES 的一个子类别，被定义为在主动、随意运动尝试中促进肌肉收缩的电刺激。FES 是一项技术进步，旨在促进功能活动中的运动恢复，如拿杯子喝水。尽管 FES 在脑卒中后康复中的作用已经得到了广泛的研究，但方法上的局限性，其中包括研究参与者的异构性和各研究之间缺乏一致的测量方法，限制了研究结果在临床实践中的解释和应用。下面简要回顾一下 NESS H200 和系统回顾结果[25]。

Handmaster：Handmaster，作为 NESS H200 手部康复系统（Bioness，Valencia，CA），是一种无创的、先进的神经性假肢，用于治疗脑卒中、脑外伤或 $C_{5\sim6}$ 脊髓损伤后的上肢瘫痪。它包含一个定制的矫形器，使用 FES 来提供神经肌肉再学习，依次激活前臂的肌肉群，激发瘫痪手的主动抓握和释放。

过去 15 年的研究表明了 FES 对脑卒中后亚急性和慢性上肢瘫痪患者的潜在益处。例如，在一项研究中度慢性损伤患者（n=32）剂量效应的随机对照试验中，患者每天进行 120min 的 RTP 加 NESS H200 训练，每周 5 天，持续 8 周，FMA、上肢运动能力测试（功能和质量量表）和 ARAT 分数上都有很大且稳定的改善。在本研究中，剂量效果显著，因为在治疗方案中，每天只练习 30min 或 60min 的个体没有表现出显著或持续的改善[49]。尽管已经完成了一些系统的回顾[13]，但 FES 对脑卒中恢复过程中的运动功能和 ADL 表现的影响尚不清楚。最近的系统回顾和 Meta 分析的目的是根据脑卒中后开始 FES 治疗的时间，阐明相较于标准疗法 FES 对 ADL 表现和运动预后方面的有效性[25]。研究发现 FES 开始时间对主要和次要结局指标有重要影响。研究显示，当 FES 应用在脑卒中后平均 2 个月时，参与者在 ADL 和 FMA 有显著改善，但是在对照组或脑卒中后 1 年或更长时间后接受 FES 的患者中这种现象并不明显。不同综述研究的差异包括参与者的基本功能和 FES 刺激参数，如电流、频率和刺激持续时间。纳入的研究都没有使用相同的刺激方案，这可能与研究样本的残余运动能力、痉挛程度和治疗时间的差异有关。虽然 Eraifej 等率先提供了 FES 治疗时机重要性的证据，但由于缺乏高质量的研究试验，他们没有找到 FES 在临床实践中常规使用的充分经验支持[25]。尽管需要大量的前瞻性随机对照试验来确定最佳的治疗时机和 FES 参数，但临床医生通常推荐使用 NESS H200 的 FES，轻度至中度上肢功能障碍患者对其具有很好地耐受性。

与目前所有康复技术一样，NESS H200 的高成本可能成为其在脑卒中后广泛使用的主要障碍。将 FES 与机器人辅助治疗相结合的新方法还处于起步阶段，可能会进一步提高脑卒中后多关节协调性和改善上肢功能（表 21-1）[52-54]。

八、用于重复性任务练习的其他设备

Saebo：SaeboFlex 是一种高科技的动态矫正器，旨在解决许多脑卒中幸存者在脑卒中后难以打开瘫痪手的问题。这种矫形器由附着在手背平台上的前臂袖套组成，该平台固定在两个弹簧附件上，将独立的指套置于远端指骨上，并通过高张力线附着在弹簧附件上，以协助手指和拇指的伸展（图 21-9）。一些小型试验测试了 SaeboFlex 训练的可行性，发现对脑卒中后中度到重度上肢功能障碍患者有积极影响[28, 38, 44]。基于系统理论和运动学习原理的训练原则，强调了 RTP、主动解决问题和使用瘫痪手来促进上肢的运动恢复。SaeboFlex 治疗包括肌力增强训练、ROM 训练和电刺激手腕和手指伸肌训练。Lannin 等发现，在住院康复中，SaeboFlex 训练在治疗的依从性、安全性和进行大量上肢练习方面是可行的[44]。被随机分配到实验组的参与者，除他们通常进行的脑卒中后跨专业性训练计划外，每天至少使用 45min SaeboFlex 矫形器。在为期 8 周的训练计划开始前和结束时进行评估。通过 MAS 和 SIS 上肢项目的前后变化可

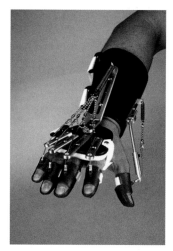

▲ 图 21-9 SaeboFlex 矫正器在共同抓握和释放运动间提供动态帮助
图片由 Saebo.Inc 提供

以看出，实验组和对照组的参与者在手部功能方面均表现出轻微但明确的趋势（表 21-1）[44]。患者和治疗师都报告说，SaeboFlex 训练可以快速、有效地将瘫痪手转化为实用手，从而增加了康复的动力和希望。潜在的障碍包括穿戴设备和配合方面的挑战，特别是对肌肉张力增高的患者[5]。一项小型试验（*n*=4）研究了 SaeboFlex 和 FES 训练对慢性脑卒中患者的影响，结果显示握力、AROM 和抓放方面有一定的提高。虽然仍需要更大规模的、控制良好的验证性研究，但这些试验表明，SaeboFlex 矫形器有可能为脑卒中后有中等运动损伤的患者提供低成本的、重复的、有益的运动训练。

九、两个任务导向机器人

虽然许多机器人辅助治疗方案的重点已经转向了任务导向性训练和 ICF 活动，但近年来专门为 RTP 设计的设备的开发几乎没有什么进展。其中的两个，即 AUTOCITE 和 ADAPT 工作站，通过操作日常生活中的物体来提供任务导向性训练。AUTOCITE 为脑卒中后有轻度到中度运动障碍的患者自动进行强制性诱导运动疗法[47]。来自

治疗师介导的强制性诱导运动疗法的训练任务包括伸手、描摹、使用钉板、旋后 / 旋前、拧螺丝和手指敲击（图 21-10）。通过电脑显示器发出指示，设备传感器监视表现，并跟踪成功重复的次数和完成任务的时间。Taub 及其同事报道说，在治疗师的监督下进行的 25%、50% 或 100% 治疗时间的半自主 AutoCITE 训练是安全的，其和治疗师一对一提供的强制性诱导运动疗法一样有效[62]。WMFT 和 MAL 表明，患有慢性损伤的参与者在运动能力、瘫痪手臂和手的实际使用中都有显著提高。

任务的适应性和自动化表现（Adaptive and Automatic Presentation of Tasks，ADAPT）系统通过一些现实世界的功能任务提供主动和个性化的训练，这些任务涉及不同的抓握模式（力量、手举过肩、捏和伸手）[15, 58]。与其他根据使用者的能力所提供帮助的机器人系统不同，ADAPT 允许进行由康复治疗师设定高度密集的无辅助训练。随着学习的进展，任务的难度和复杂性会增加，这样个体就可以在没有外界帮助的情况下积极参与可实现但具有挑战性的任务。对 ADAPT 系统的初步测试显示出良好的耐受性，在 1h 的治疗后，完成任务的时间显著改善[15]。AUTOCITE 和 ADAPT

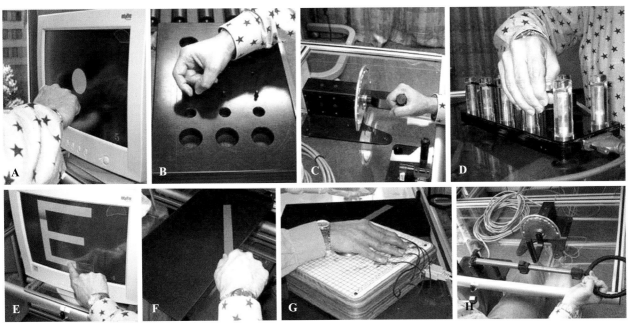

▲ 图 21-10　脑卒中后轻度至中度运动障碍患者的自动 CITE 活动。任务设备：（**A**）伸手、（**B**）使用钉板、（**C**）旋后 / 旋前、（**D**）拧螺丝、（**E**）描摹、（**F**）翻转物体、（**G**）手指敲击、（**H**）环绕运动

引自 Taub E, Lum PS, Hardin P, et al. Automated delivery of CI therapy with reduced effort by therapists. *Stroke*. 2005; 36(9): 1301-1304.

系统为脑卒中后轻度至中度偏瘫患者提供了一种 RTP 的替代方法，允许治疗师专注于将机器人训练的技能转化为家庭和社区的日常活动。

十、康复科技的临床应用

本章所述的康复科技为脑卒中后上肢瘫痪的患者提供了广泛的治疗选择。在临床实践中为特定的患者选择"正确的"科技，其中包括对科技的关键特征、患者的功能水平和治疗目标的鉴别。

1. 需要考虑的关键因素　在选择脑卒中后的康复科技时，需要考虑的关键因素包括提供辅助设备的类型是便携的还是固定的（如工作站需要的治疗空间），以及安全有效地实施运动治疗所需的训练量。该设备应该很容易编程，以满足患者在运动功能恢复过程中的需要；并允许半自动训练，这可以在患者进行强化运动治疗的同时提高治疗师的工作效率。许多机器人设备提供运动功能的定量测量方法，如运动速度、精度和力量。这些客观措施可以补充以活动和参与为中心的临床评估，并可用于记录治疗计划和治疗目标的进展。在临床选择这些工具时，方便性和治疗设置的时间是其他重要的考虑因素。

目前，康复科技被最恰当的用作治疗师提供干预措施的辅助手段。治疗师强调在重要的日常工作中使用瘫痪的上肢时，它们最适合提供强化练习。由于单个设备并不能满足任务导向性训练的所有需求，一些研究人员提出了多个机器人工作站或机器人"健身房"[33, 42]。选择康复科技，建立有效结合技术驱动和治疗师提供的干预措施的治疗计划时，治疗师在上肢功能和任务分析方面的专业知识是必不可少的。一种将机器人辅助治疗与认知策略训练相结合的新型干预措施正在试验中，以促进机器人训练的运动技能向功能性任务的转移[27]。

当然，康复课题、病例数量和费用严重影响购买临床使用的康复技术设备。临床医生可能会发现康复评估技术（附录 A）有助于评估设备特性和临床适用性，并在比较其机构的康复技术时，确定财务和市场考虑因素。阻碍治疗师和医生接受的因素值得注意，具体关注的问题可能包括治疗疗效、设备费用及缺乏评估脑卒中康复的技术。

在疗效方面，研究表明，康复科技可以提供常规疗法不容易获得的好处。例如，与接受常规治疗的对照组相比，脑卒中后早期接受机器人辅助治疗的患者运动功能恢复速度更快[56]。虽然需要验证性研究来重复这一发现，但住院患者康复期间加速运动恢复可能有助于改善上肢的功能，并对患者出院时自理能力和满意度产生积极影响。

2. 功能水平和治疗效果　许多因素影响患者脑卒中后瘫痪上肢的康复效果。关键因素包括神经损伤的程度和由此导致的运动障碍，以及个人参与旨在改善运动功能治疗的能力。康复科技可以很容易地制订计划，以确保具有运动能力的患者获得一定程度的成功。这一特点可以增强患者的积极性和运动计划的独立延续性。虽然研究人员正在努力确定脑卒中后学习和获得运动功能的基本功能性成分，但针对特定能力水平的最佳康复科技的选择，还没有很好的确定。假设一种治疗方法或一种康复科技对所有偏瘫患者都是最佳的，这是不安全的。

临床实践说明轻度、中度和重度运动障碍患者需要使用不同的技术和治疗策略（见第 20 章）。不幸的是，治疗师提供的干预措施很难在整个治疗过程中量化或重现。康复机器人可以客观地测量治疗过程中提供的辅助的数量和类型，并跟踪治疗过程中发生的运动功能变化。临床医生可以使用这些措施来判断治疗的有效性，并了解更多关于运动功能的变化如何转化为活动水平的表现。

尽管提供跨越多个自由度的任务导向性训练的康复技术越来越多，但尚不清楚这种方法对脑卒中后轻度、中度到重度运动障碍的患者是否同样有效。Krebs 及其同事提出，模块化的机器人系统特别适合解决这个问题[42]。模块化系统可以对单个肢体提供训练，也可以将机器人组件组合在一起，进行涉及更大自由度的任务练习。然而，目前的模块化系统在提供真正的任务导向性训练的能力是有限的，因为它们不允许练习具有丰富背景的虚拟或实际任务。虽然这些模块化的工具可能是确定哪种运动疗法最适合哪种患者的关键，但临床医生在决定哪些技术最适合他们的康复患者时，应该结合临床经验和实践理论。

当选择康复科技时，治疗师也应该确保设备提供的反馈是清晰的，容易被患者和临床医生理解，并且与患者改善运动功能的目标相关。治疗装置应提供与功能任务表现相关的各种指标。Colombo 等断言，运动障碍更严重的患者可以从有关运动尝试疗效的反馈中获益更多[16]。相反，运动功能水平更高的患者有望从有关运动准确性或力量控制的反馈中获益更多[16]。当临床医生对促进运动功能恢复的反馈类型和干预形式有清晰的认识时，患者的治疗目标可能会得到更好的解决。

随着研究的开展，特定的治疗方案可以更有效地满足患者在不同功能水平上的需求，这将有助于指导技术驱动型的康复和治疗师提供的康复的整合。技术驱动型康复深思熟虑的治疗计划与传统疗法没有区别。它只是需要了解这些技术所提供的治疗，以及选择这些技术的理由。

十一、结论

传统治疗的重点已经从针对运动功能损伤的分析训练方法转移到强调上肢的任务导向性训练。康复科技的发展也有类似的趋势。这些设备的潜在好处包括可控的治疗强度、高重复性、特定任务的练习和感觉运动反馈，以增强对表现和结果的认识。

本章的研究普遍支持使用康复科技改善脑卒中后上肢运动功能。虽然机器人辅助治疗的系统综述证实了特定任务训练在 ICF 损伤水平上的效果，但这些还不能很好地推广到日常生活中手臂和手的使用[7, 65]。随着技术辅助的远端训练和以任务为导向的干预措施的进一步发展，治疗师在

整合技术驱动和设计干预措施方面变得更有经验，有望改善活动和参与水平。最终，康复科技有望提供具有成本效益的治疗方案，并能让临床医生了解对脑卒中后患者进行有效和高效康复的关键"功能性成分"。

致谢

感谢马洲波士顿 MGH 健康职业学院 OTD 学生 Katherine Kroeger，感谢她帮助搜索研究文献并更新表 21-1。

复习题

1. 举例说明主动和被动康复机器人之间的区别。
2. 列出本章回顾的手部机器人并讨论研究结果。为什么肩 / 肘机器人的发展超过了腕部和手部远端机器人的发展？
3. 对于脑卒中后出现轻度运动功能障碍的患者，你会选择哪种康复科技？解释你采取的治疗方法和原因。
4. 本章和表 21-1 中强调的许多研究比较了康复科技与常规治疗方法的有效性。讨论一两种方法，你可以使用这个证据来指导脑卒中后中度上肢损伤患者的治疗。
5. 在选择临床康复科技时，有许多因素需要考虑。对你的情况来说，哪些因素是特别重要的，基于这些因素你会选择什么设备？

第22章 水肿的控制
Edema Control

Sandra M. Artzberger   Jocelyn White   著

薛翠萍   黄佩玲   译

关键词

- 复杂的脑卒中后手部水肿
- 复杂性区域疼痛综合征 I 型
- 依附理论
- 腹式呼吸
- 神经假体终端胸导管
- 静脉和淋巴充盈

学习目标

通过学习本章内容，读者将能够完成以下内容。

- 描述本章提出的脑卒中后 3 种手部水肿类型，并将水肿类型与选择临床治疗技术的标准联系起来。
- 为选择治疗方法提供神经学和解剖学依据。
- 熟悉目前脑卒中后手部水肿消退治疗技术的研究成果，并能将数据落实，为临床应用解决问题。
- 将患者减轻水肿的期望纳入到治疗计划中。

研究表明，根据水肿的定义、发生时间及研究设计和方法，脑卒中后手部水肿发病率为 16%[21]～82.8%[50]。研究还提出水肿发生发展的时间通常为脑卒中后 2 周至 2 个月[43]。目前已经有许多关于脑卒中后水肿发展的理论。Boomkamp-Koppen 等发现，运动功能下降、感觉减退和肌张力增高均与水肿有关，其中肌张力增高是水肿最显著的预测因子[7]。

脑卒中后手部水肿的病因目前尚未达成共识[38]，也没有最有效的治疗技术[7, 23]。因此，对作业治疗师来说，很少有指导性的方法来帮助患者。人们也普遍认为水肿影响患者的活动范围、感觉、灵活性和功能，特别是在亚急性和慢性阶段，水肿和关节纤维化之间也有相关性，在脑卒中患者中越来越多的证据表明水肿与慢性区域疼痛综合征（chronic regional pain syndrome，CRPS）有关系[30]。作业治疗师需要最大限度地将自身专业应用到多学科团队中，以预防 CRPS，并将这些障碍降低到最低程度[43]。作业治疗师通常考虑到脑卒中对患者的运动、认知、感知觉、沟通能力及心理的影响。这些方面构成了脑卒中康复的大部分基础，而水肿和感觉方面的问题往往是治疗师较少考虑到的。鉴于脑卒中对上述方面的影响，我们必须还要思考：这些损伤是如何与水肿相互影响的，如忽略、肌力和习得性废用（图 22-1）。

本章将重点探讨有关脑卒中后手部水肿的病因和治疗方面的研究结果，并将以治疗师能够应用研究数据解决临床问题的形式呈现出来。

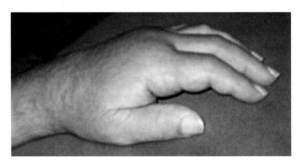

▲ 图 22-1 脑血管病患者 8 周后合并水肿

一、脑卒中后水肿的病因

水肿通常被定义为液体在间质中过量的积聚。水肿发生在毛细血管层面（微循环层面），此时动脉、静脉和间质之间的压力失衡或淋巴系统阻塞[17, 51]，这也被称为 Starling 平衡失调。需要注意的是血管系统不仅指静脉和动脉毛细血管，还包括毛细淋巴管。所有这些结构都会对脑卒中后的手部水肿有影响。

回顾文献发现，脑卒中后手部水肿存在两大理论：脑卒中引起交感性血管舒缩功能障碍和静脉瘀血理论。血管舒缩功能障碍理论作为脑卒中后自主神经紊乱的一部分，其概念早在 1930 年就被提出[56]。这个理论已经根据最近的研究结果进行了扩展[34]，但是交感性血管舒缩功能障碍在脑卒中后手部水肿形成中的作用仍不清楚[38]。第二种理论认为脑卒中后手部水肿是源于静脉瘀血，是缺乏或减少肢体运动功能和体位变化导致的[38]。这两种理论将在本章节特定治疗技术中进行阐述。

1.脑卒中后手部水肿相关的静脉、淋巴系统解剖概述及病因学介绍 静脉瘀血和肢体依附理论与本章介绍的治疗技术关系最密切。因此，了解以下脉管的解剖很重要（包括动脉、静脉和淋巴管）。静脉和毛细淋巴管这两种脉管结构都能够清除间质中多余的液体，并且在特定情况下可以同时激活。然而，在某些情况下根据水肿的类型，需以独特的方式激活每个系统来减轻水肿。静脉和淋巴系统都是由自主神经系统控制的[17, 35]。然而，这两个系统都依靠肌肉泵将组织液从间质中移除[17, 35]。因此，脑卒中后上肢运动功能减少或丧失会造成肿胀。

组织液的静脉和淋巴吸收发生在微循环层面。在间质（组织间隙）中，微动脉和微静脉在组织学上呈弧形连接。最初的淋巴（或称为毛细淋巴管或淋巴网）是独立于静脉动脉网的，它是间质中的"网状"结构，比微静脉大得多[17, 28]。在压力为 35mmHg 的微循环水平上，血浆蛋白、组织液、电解质、营养物质和其他一些元素从微动脉中排出[6]。这些都是周围细胞代谢所需的物质。代谢过程中剩下 90% 的小分子通过渗透和扩散进入微静脉[27, 28]，剩余 10% 的分子如血浆蛋白太大不能被微静脉吸收，则必须由毛细淋巴管吸收。动脉系统通过微动脉滤过和扩散将组织液排到间质中[28]。间质中有两个结构，即微静脉和毛细淋巴管，与较大的静脉和淋巴结构相连，将液体带回心脏（图 22-2）[17]。

微静脉和毛细淋巴管吸收过程各不相同。微静脉的管壁很薄，通过渗透和扩散吸收小分子[17]。因此，抬高肢体、轻度逆向按摩、肌肉收缩和挤压均可以促进其吸收。

淋巴分子在间质中的吸收从单细胞初始毛细淋巴管开始，从最表面看，后者是位于真皮层中网状结构的一部分。这种初始毛细淋巴管是铅笔形状的（管子的一端封闭），并附有一层重叠的内皮细胞（图 22-3）[28]。解剖学上来讲，组织液不能通过物理作用而"推"进毛细淋巴管，也不能通过渗透作用从间质移入毛细淋巴管。当组织液压力发生变化或弹性锚索结构的运动通过内皮细胞延伸到结缔组织时，组织液和大分子才能被毛细淋巴管吸收[28, 35]。此时，这些重叠的内皮细胞连接处像一扇门一样打开，将大分子物质从间质中接纳到铅笔状的毛细淋巴管中[28, 35]。皮肤运动、轻度压迫、肌肉收缩和呼吸会使压力产生变化[14, 28]。当间质中液体充盈时压力被施加在弹性

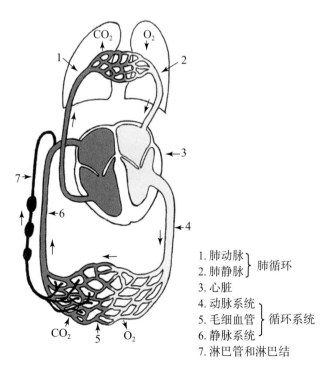

▲ 图 22-2 血液和淋巴循环系统空间结构

1. 肺动脉 ⎫ 肺循环
2. 肺静脉 ⎭
3. 心脏
4. 动脉系统 ⎫
5. 毛细血管 ⎬ 循环系统
6. 静脉系统 ⎭
7. 淋巴管和淋巴结

引自 Foldi M, Foldi E, Kubil S. *Textbook of Lymphology for Physicians and Lymphedema Therapists.* Munich: Urban & Fischer Verlag; 2003.

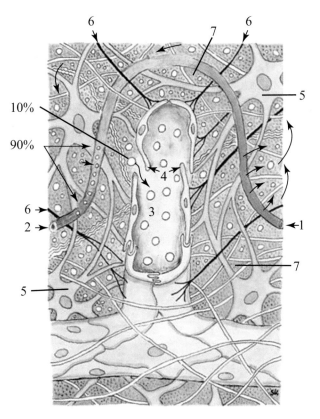

▲ 图 22-3　毛细淋巴管并入间质

1. 毛细血管的动脉段，2. 毛细血管的静脉段，3. 毛细淋巴管，4. 开放的细胞间沟 - 摆动的尖端，5. 纤维细胞，6. 锚索，7. 细胞间隙（引自 Foldi M, Foldi E, Kubil S. *Textbook of Lymphology for Physicians and Lymphedema Therapists*. Munich: Urban & Fischer Verlag; 2003.）

锚索上，从结缔组织延伸到内皮交界处的弹性锚索就会打开[17]。

　　淋巴的吸收是由呼吸运动刺激的。最大和最深的淋巴结构是胸导管，它位于脊柱前方，从 $L_2 \sim T_4$ 与脊柱平行[57]。胸腔压力的变化会使近端真空变成负压，并从外周近端吸入液体，这也称为肺泵[17]。胸导管是根据流体力学规律运行的[35]。因此，腹式呼吸的吸气和呼气会引起胸导管压力的变化，将导管内的淋巴引向锁骨下静脉。胸导管的这些压力变化会产生真空（吸力），将外周结构中的淋巴引向中央[14, 35, 36]。这样，来自外周的液体被移出该区域，由于多米诺骨牌效应水肿在远端减少。一旦淋巴进入锁骨下静脉，就成为静脉系统的一部分，流经并到达肺、心脏和身体的其他部位。

　　针对脑卒中后手臂和手水肿选择合适的水肿减轻技术时，应该充分考虑到静脉和淋巴系统从间质中吸收液体时的差异和相似之处。

　　2. 脑卒中后手部水肿的病因及三种分型理论　深入探讨复杂脑卒中后手部水肿的理论类型对选择治疗方法很有必要。

　　(1) 坠积性水肿理论：坠积性水肿是由于偏瘫的上肢悬吊在坠积的位置上，再加上潜在的交感神经支配的肌肉功能受损所致[38, 56]，因此，组织液向远处汇集。通常，每天持续抬高、轻柔逆向按摩及使用轻型弹力手套 / 袜套将减少这种水肿。然而，即使在努力使用这些方法后，水肿仍会持续存在。这种持续性水肿与躯干长期不动、肩胛骨缺乏活动和胸腔压力缺乏变化有多大关系呢？

　　最初的水肿由小分子物质组成，很容易被静脉系统吸收。然而，静脉系统存在最大容量。当达到最大容量时，淋巴系统就会携带过量的物质，所以淋巴系统被称为溢流系统。坠积性静脉水肿在挤压、快速反弹时有柔软的"海绵状感觉"，容易随着抬高而减轻。这种类型的水肿常在脑卒中后早期表现明显。

　　(2) 综合水肿理论：当淋巴系统作为安全阀或静脉的溢流系统时，它通常将静脉系统未吸收的小分子产物和淋巴系统清除的大分子产物带出间质。淋巴系统也有最大负荷容量。当系统达到最大容量时就会出现淋巴充盈。临床中淋巴充盈表现为黏滞状态，从挤压到反弹非常慢，时间为 20～30s 甚至更多。此时，脑卒中后水肿是静脉和淋巴水肿的综合表现，随着肢体抬高水肿会稍微减轻。但单纯的抬高不能减轻淋巴充盈，是因为大分子物质不能通过渗透进入毛细淋巴管，必须刺激毛细淋巴管周围的重叠内皮细胞开放。合并水肿时，治疗量减少必须与刺激近端淋巴（肌肉收缩、膈肌呼吸）、刺激上皮组织（为进入初始淋巴管创造机会）、抬高肢体帮助静脉回流（低蛋白）相结合。

　　(3) 微创伤水肿（炎性亚急性水肿）理论：轻微的组织创伤通常发生于手臂或手被撞到、被夹住或由于患者及护理人员过度和不适当活动的情况下[8, 18, 30, 33]。这种意外创伤往往是由于视野或知觉缺损、忽略、肢体位置觉缺乏、感觉下降及运动功能恢复后的习得性废用所致。创伤引起的炎症是持续性水肿的第三个组成部分。在微血管层面上，创伤引起毛细血管通透性增高，导致受累关节和组织按损伤顺序依序愈合。但如果肢体因坠积性和（或）静脉和淋巴联合超负荷而肿胀时，间质中的胶体渗透压就会增加，从而会引起 Starling 平衡失调，导致过多的血浆蛋白长期潴留在间质中。Casley-Smith 和 Gaffney 发现，过量的血浆蛋白停留在间质中 64 天或更长时间时可引起慢性炎症[16]。滞留于组织中的蛋白质激活成纤维细胞，从而产生胶原组织[32]，反过来最终又会导致软组织和关节短缩、瘢痕形成和可能的纤维化[12, 15]。只有淋巴系统可以清除多余的血浆蛋白。因此，淋巴系统必须被特异性激活，以减少滞留的血浆蛋白，并打破疼痛、瘢痕及可能的组织纤维化这样的循环。

(4) 慢性区域性疼痛水肿综合征：反射性交感神经营养不良（reflex sympathetic dystrophy, RSD）是文献中最初使用的术语，但现在被称为 CRPS Ⅰ 型，可在脑卒中后出现（中枢病变损害）[41, 53]。在文献中，肩手综合征（shoulder-hand syndrome, SHS）与 CRPS Ⅰ 型同义[41]。CRPS Ⅱ 型具有相同的临床症状，但是为周围神经受累所致[41]。因此它被定义为对损伤的过度疼痛反应，其特点是偏瘫侧肢体剧烈疼痛、营养改变和血管运动改变[53]。CRPS 经过三个临床阶段，每个阶段都会造成手部功能障碍增加。临床上，第一个阶段手部表现为水肿、感觉过敏、皮温增高、出汗、灼痛、手腕和手指关节触痛及肢体血流增加[30, 53]。脑卒中后水肿最常发生在脑卒中后 2~4 个月，RSD（CRPS Ⅰ 型）通常也发生在这个阶段[30, 31]。然而，该阶段出现 RSD 的患者比非 RSD 的患者会表现出更严重的水肿[30]。研究人员发现另一个可能预测 RSD 的因素是脑卒中后 1 个月内手部肿胀的发生率[30]。

在手部水肿病例中采用临床证据和三期骨扫描统计时发现，CRPS 发病率为 1.56%[53]~25%[50]。由于纳入因素的时间、评价方法、治疗开始的时间和接受治疗的类型均存在差异，所以获得的统计数据范围较大。研究人员记录的发生率为 1.56%，认为这种 CRPS 发生率很低，因为康复治疗在首次脑卒中后 16 天就开始了，治疗包括正确的体位摆放、早期活动和感觉刺激[53]。在 CRPS Ⅰ 型的早期诊断、预防及逆转中，治疗师起到了很重要的作用。在评估和治疗患者时，作业治疗师应首先筛查患者是否存在忽略、感觉障碍、肩关节脱位和视力下降等情况，Pertoldi 和 Benedetto 发现这些因素增加了 CRPS 的风险[41]。此外，早期启动治疗方案，即良肢位摆放、功能性使用患肢及功能性活动，对于预防肩关节和肢体损伤及 CRPS Ⅰ 型来说非常重要（见第 20 章）。

对 1973—1998 年脑卒中后手部水肿和 SHS 的病因及治疗学的回顾性研究发现，在手部肿痛的病例中，只有一半的病例是肩部受累[23]。因此，创造出腕手综合征这个新名词[23]。同一研究发现，在 SHS 中外伤会引起无菌性关节炎[23]。

二、水肿的评估方法

1. **体积测量** 体积测量法是一种测量手和前臂混合体积的水置换法。容器称为容量计，容器内装入足量的室温水，使水从容器口流出。当水停止从出水口流出时，患者将手臂浸入容量计中，掌心朝向患者，拇指朝向出水口，中指和无名指分开放在塑料挡杆上。治疗师拿着一个烧杯接住流出的水，然后在刻度筒中进行测量（图 22-4）。必须注意的是，在水排放过程中，患者不要将手臂靠在容量计的侧面或移动手臂。应将容器和圆筒放置在平坦的物体表面上，并在一天中同一时间和相同活动量之后同一标准地进行测量。按照生产商的说明，容量计的测量结果可精确到 10ml 以内或手掌容量的 1% 以内[54]，然后与对侧手进行比较。这种方法显示的是水肿的普遍特性，而不是特定部位的变化。随时间推移，12ml 的变化被认为是具有临床意义的[49]。体积测量比目测更准确，因为它可以显示出微小的变化，所以可以确定是否存在水肿[43]。但在临床工作中，对于手部松弛或痉挛的患者很难做到始终维持不变的位置姿势。

2. **周径的测量** 由于卷尺弹力不一致，使用无重量卷尺进行测量的结果可能会有很大的波动。最好是使用一端有重量或带有弹簧装置的卷尺，这些装置可以使卷尺有相同的拉力，因此，可提供更可靠、可重复的测量数据。圆形的卷尺可以显示特定部位的水肿变化。Jeweler 环也可以用来显示周径的大小。

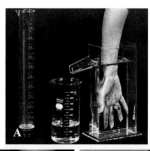

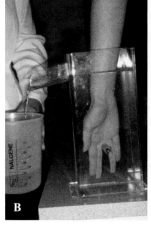 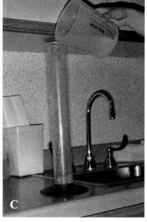

▲ 图 22-4　A. 容量计；B. 收集用烧杯；C. 用于进行手部水肿容量评估的刻度筒

引 自 Fess E. Documentation: essential elements of an upper extremity assessment battery. In Mackin EJ, Callahan AD, Osterman AL, et al., editors: *Rehabilitation of the Hand and Upper Extremity*, ed 5. St Louis: Mosby; 2002.

3. 认知和知觉功能评估　作业治疗师往往优先考虑以人为中心的康复目标，并要顾及影响脑卒中后功能恢复的个人和环境因素。认知和知觉功能障碍可能会影响患者完成正常任务的能力，并影响患者理解自身在预防及处理水肿中所发挥的作用（见第 25 章和第 26 章）。因此，需要对护理者进行培训，使他们了解这些方面是如何影响功能的，以及提高患者进行水肿管理计划的依从性，如认识到肢体摆放、安全范围活动和轻柔手法按摩的重要性。

4. 上肢评估　许多诊所采用上肢或神经生理学筛查来评估关节的活动范围、肌力、肩部结构完整性、协调性、疼痛和水肿等情况。当进行上肢运动或功能标准化评估时，不仅要考虑运动恢复如何影响结果，而且要考虑水肿如何影响结果，这一点很重要。关于上肢评估的进一步讨论见第 20 章。

5. 敏感性测试　有句老话说得好："没有感觉的手就是瞎子的手。"手部感觉缺失或感觉减退均会导致患肢使用减少，并可能对肢体造成伤害，合并单侧忽略时，情况会更加复杂。单丝检测法可以测试感觉存在程度，并可显示从轻触觉减退到保护性感觉缺失再到深压觉缺失不同程度的感觉缺损。将位于不同杆上不同规格的单丝缓慢压在组织上，直到单丝弯曲，然后将单丝从皮肤上慢慢抬起。一旦单丝弯曲就不要再施加压力。如患者没有感觉到单丝的"接触"，治疗师就会使用更大规格的单丝进行下一轮测试。整个测试过程中，需要遮蔽患者的眼睛。

该项测试很重要，因为水肿会对神经末梢造成压力，从而降低敏感性。随着水肿减轻，敏感性下降会有所改善。测试结果与安全性及日常生活能力相关。必须按照说明进行准确、可靠和可重复的测试。检查敏感性是预测水肿的一个重要指标。Boomkamp-Koppen 等发现，脑卒中后患者如有感觉减退、肌张力过高及运动障碍，那么超过 50% 的人可能发生水肿[7]。

6. 回弹测试　这是一个主观的测试，但是可以提示水肿在某个区域是否减轻。治疗师在水肿部位直接加 28g 重量，或在治疗师的手指上加重量并数 10 下，这个重量足够使治疗师的指甲变白。这种压力促使水肿处产生一个凹陷坑。然后，治疗师计算水肿组织反弹到临近组织高度所需的时间。淋巴充盈的组织表现为反弹变慢，表现明显时为持续 20～30s 的反弹时间或者更慢。做完消肿治疗后再重复测试，如反弹时间变快，则认为该部位已经有一定程度的淋巴肿胀减轻。

这是一种快速、简单客观测量周径或体积的测试。必须注意的是没有出现凹陷的组织通常已经发生纤维化。

7. 对水肿组织视觉和触觉的评估

(1) CRPS Ⅰ 型肿胀的早期症状：脑卒中后 1 个月出现的水肿应密切观察 CRPS Ⅰ 型的早期症状。多数手部水肿在脑卒中后 2～4 个月开始，也有人观察到与 CRPS 同时开始，并且往往范围更广[30]。CRPS Ⅰ 型早期组织表现为水肿、感觉过敏、皮温增高、出汗、皮肤有红白斑点、腕、掌指关节及指间关节疼痛和触痛、持续灼痛、四肢血流的增加[30]。

(2) 血栓引起的肿胀：这种情况在上肢很少见，任何情况下突然出现的肿胀需引起治疗师的高度重视，特别是与疼痛和特定肌肉运动伴随出现时，包括触痛和皮温增高。这种情况下不要对患者进行治疗，应该立即寻求医生的建议。

(3) 感染引起的肿胀：感染的组织急性期表现为红、热、肿、触痛或活动性疼痛，患者通常有发热。如有开放的感染性伤口，可能有非透明并伴有刺鼻性气味的引流物，并有后续症状。此时应立即寻求医生帮助。在医生允许恢复治疗前不要对患肢进行治疗。对于感觉障碍并存在皮肤过度干燥的患者应进行皮肤的常规检查，因为皮肤干燥破裂可能是细菌感染的来源。

(4) 乳房切除后的肿胀：检查患者是否有乳房切除史。15%～20% 的患者乳房结节切除后出现水肿 [42]。而且，因为淋巴结构减少，患者会有发展为淋巴水肿的风险。脑卒中后患者偏瘫侧手臂伴有坠积性水肿，位于乳房切除侧的淋巴系统损伤会造成淋巴水肿。如果发生这种情况，必须寻找有徒手淋巴引流技术认证的治疗师来治疗淋巴水肿。

(5) 心脏病或低蛋白水肿（如肾功能障碍、营养不良、肝病等）引起的肿胀：心脏病引起的肿胀如慢性心脏病或充血性心力衰竭（congestive heart failure，CHF）可表现为双侧踝关节肿胀，肿胀组织略带粉红色。治疗师应查阅患者关于心脏功能检查的病历。这种情况下不应该用按摩来减轻水肿，因为按摩会使过多的液体回到心脏，进一步损害心脏功能。这种类型的水肿必须用药物控制。肾病、肝病和营养不良引起的水肿是一种低蛋白水肿 [27]，这也需要通过药物治疗来减轻水肿。在这种情况下按摩可能使负荷过重，从而影响受损器官的功能。

三、脑卒中后手部水肿的治疗方法

徒手刺激法

(1) 抬高和逆向按摩：在脑卒中后水肿早期阶段，抬高和轻柔逆向按摩、必要时在手部使用弹力手套、在手臂上使用棉质/弹力袜套可有效减轻手/手臂水肿。原理是抬高肢体可以降低动脉静水压，从而减少液体流入组织间隙 [14, 51]。弹力手套和袜套给予轻微压力，可以防止或减少液体的组织回流。肢体需要活跃的肌肉泵来间歇性挤压静

脉和淋巴结构，从而使液体向心脏回流。如没有活跃或功能齐全的肌肉泵，就会出现坠积性水肿。此外，随着时间推移，因肢体抬高和挤压所致水肿量也应该相应减少，但如果肢体远端液体增加时，理论上认为静脉和淋巴系统已经达到最大容量，存在综合水肿的情况。

临床治疗注意事项：避免使用太紧的弹力手套或袜套，因为会使初始淋巴管塌陷，这将阻止淋巴管从间质中吸收液体。指南中指出能够将手指从两侧伸入 0.3cm 为较合适的尺寸。弹性袜套应该紧一些，但在最紧的位置仍可以伸进治疗师的手。目的是在不破坏初始淋巴网的情况下提供压力，并且在应用和去除时不造成组织创伤。静脉和淋巴系统都会将液体从间质中带出，但淋巴吸收是由前面提到的方式刺激后发生的。如偏瘫侧手臂或手存在感觉或血供障碍，治疗师须采取适当的预防措施。

令人兴奋的是，治疗师在给患者做躯干和肩胛骨大量主动或辅助主动运动时，也可以看到手部远端水肿的减轻。从解剖学角度考虑这是符合逻辑的，因为躯干和肩胛骨的活动激活了胸腔压力的变化，从而激活了淋巴系统的胸导管泵。因此，在躯干和肩胛骨主动运动后，立即在肢体上应用弹力手套和棉质/弹力袜套，可防止或减少水肿减轻后的再充盈。

如患者有右心衰竭或雷诺综合征等临床情况，后期如诊断涉及血供不畅，在抬高手臂时应采取预防措施。因为抬高肢体会进一步减少肢体血流量并迅速引发相应症状，例如会导致感觉障碍及皮温下降 [10]。此外，如患者合并右心衰竭，则不建议过度抬高右上肢来减轻水肿，尤其在仰卧位下 [10]，这可能会使液体更快地进入右心，而不是泵入左心进行补氧，从而进一步损害心脏。

(2) 徒手水肿松动术：徒手水肿松动术（manual edema mobilization，MEM）由 Arbberger 于 1995 年首次提出，随后得到发表 [1-5, 29, 44]。他认识到如果水肿持续超过 1 周和有回弹缓慢的情况，例如凹陷组织回弹到邻近组织相同高度的时间需要 20～30s 或者更多，则提示淋巴系统充盈。MEM 讲授了针对骨创伤后和脑卒中后肢体水肿进行刺激和快速缓解淋巴系统水肿的概念。治疗从躯干开始，为周围淋巴引向躯干创造真空条件。对于

活动较少的患者，治疗从躯干和牵伸肩关节开始，以促进近端组织消肿。MEM 项目从腹式呼吸、躯干运动和轻柔躯干按摩开始，然后分段向手部远端进行。主动或被动锻炼刚才按摩过的每个部位的肌肉对于促进近端泵送淋巴至关重要。最后，由远端到近端、从手到手臂再到躯干，轻柔按摩就完成了。成功的关键包括腹式呼吸，从躯干开始治疗，在特定时间间隔进行锻炼，使用 MEM 技术，轻柔按摩，家庭自我按摩和锻炼计划，根据需要使用低弹力绷带和（或）泡沫片袋。这是专门为淋巴系统完整的患者设计的，而不适合乳房切除术后淋巴结被切除的患者。治疗通常需要 20min，并纳入患者的常规治疗计划。MEM 技术包括一些专业的指南和注意事项，参加为期 2 天的正规 MEM 课程是必要的，特别是对于有很多合并症的脑卒中患者来说。

当脑卒中后水肿经过抬高、轻柔逆向按摩、加压后不再减轻时，理论上认为静脉和淋巴系统均已超负荷，综合性水肿合并存在。因此，需有淋巴系统的特定激活系统来减轻这种类型的水肿。只要没有相关禁忌证，MEM 是一种合适的治疗方法。虽然对于脑卒中后患者来说这种技术需进一步测试，Roenhoej 和 Maribo 使用了改良后的 MEM 方法，并与桡骨远端骨折后亚急性手 / 手部水肿传统治疗技术进行了比较[47]。发现治疗 6 周和 9 周后，两治疗组间水肿减轻程度、主动关节活动度、疼痛和 ADL 没有统计学差异。与对照组相比，改良后 MEM 组在 3 周后 ADL 出现了统计学意义的变化。此外，改良 MEM 组治疗疗程更短。以下将介绍 MEM 的关键点。

① 徒手水肿松动技术从躯干开始：这部分遵循了之前讨论过的液压真空原理，即首先将淋巴从中心移入静脉系统（锁骨下静脉），然后再将淋巴从外周引入近端。腹式呼吸通过改变胸导管压力来完成这个过程，从而将淋巴引向近端[14]。腹式呼吸需要通过鼻子将空气吸入下腹部，然后通过下腹部运动，最后抿嘴慢慢呼气。

② 锻炼按摩部位的肌肉：根据 Guyton 和 Hall 的理论，运动后集合淋巴管收集淋巴的速度相比不运动快 10～30 倍[27]。MEM 轻柔按摩技术是通过锻炼刚刚按摩过的肌肉，促进只能渗透到淋巴系统的大分子物质吸收，进入初始淋巴网。这种肌肉泵使淋巴更快地通过淋巴系统，理论上为促进吸收创造了空间。

③ 脑卒中后轻柔手法按摩：由于已经证明 65mmHg 的压力[39]可以破坏位于组织真皮层的初始淋巴管网（淋巴吸收起始部位），所以要求治疗师使用不超过其手掌重量一半的压力。正如一位接受居家课程的脑卒中患者所说："轻柔手法是合适的。"按摩呈 U 形进行，从近处开始（U 形的顶部）向远处皮肤移动，然后再回到开始的地方。需要强调的是手不是在皮肤上滑动，而是维持在原位置，在深层结构上移动皮肤。治疗师进行按摩时使用的术语是清除和漂流。

U 形清除治疗包括每个部位的 3 个节段进行 5 次 U 形治疗（如前臂外侧）。在这种情况下，U 形治疗从肘部开始至腕部结束（图 22-5）。这样可以刺激初始淋巴管和集合淋巴管的吸收。

U 形漂流治疗是在刚刚清除的节段远端开始、近端结束，并希望在一组淋巴结的位置开始治疗。从每节段的远端开始，在清除手法开始的位置结束，重复治疗 5 次。这些动作被认为可刺激淋巴吸收，有助于防止淋巴回流，并促进其向近心端的流动。

因为"漂流"的概念在患者居家治疗项目中很难教给患者，所以使用"清扫"（sweep）的概念。这个课程会指导患者在偏瘫侧肢体上轻柔地从远端向近端滑动五指和手掌（图 22-6）。

④ 徒手水肿松动泵点：上肢有 5 个特定的泵点位置，它们位于淋巴结或淋巴结构束（初始淋巴管和集合淋巴管）。治疗师用双手以 U 形泵模式同时按摩一组淋巴结和淋巴束（图 22-7 和图 22-8）。临床上，与常用的"清除"和"漂流"技术相比，这种模式似乎可以提供更快的淋巴流动，尤其对那些患有综合性水肿类型的患者来说。由于这些作用，淋巴流量的增加可能会影响其他的相应脏器功能，如心脏和肺。因为在脑卒中患者中运用泵点治疗已得到充分讨论验证，所以完成 MEM 课程很有必要。框 22-1 列出了上肢泵点位置。

⑤ 徒手水肿松动居家自我管理方案：居家 MEM 项目对于保持淋巴结构的开放和淋巴回流、长期减轻淋巴水肿来说是至关重要的。诊所的治疗师为患者进行简化版本的治疗。从躯干到肘部，从近端到远端进行简单按摩，从手到腋窝进行"清

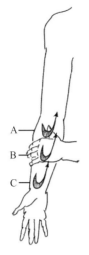

▲ 图 22-5 前臂徒手水肿松动技术:"清除"技术(从 A 经过 C)和"漂流"技术(从 C 经过 A)

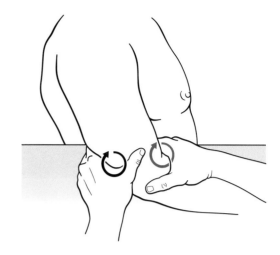

▲ 图 22-8 徒手水肿松动泵点 3

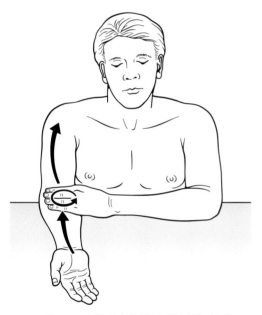

▲ 图 22-6 徒手水肿松动"清扫"技术

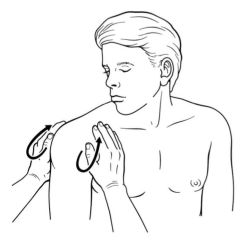

▲ 图 22-7 徒手水肿松动泵点 1

框 22-1 上肢 5 个徒手水肿松动泵点手放置位置

- 第一只手放在躯干的胸大肌止点及三角肌前部纤维。第二只手放在小圆肌、腋窝后及三角肌后束纤维。手的位置见图 22-7
- 第一只手放在小圆肌、腋窝后及三角肌后束纤维,如泵点 1。第二只手放在肘关节前臂内侧 – 肘关节的位置。中指放在肘关节前臂内侧,拇指放在肘关节后部上方
- 第一只手放在肘前臂内侧,如泵点 2。第二只手放在上臂后方肘后上方(图 22-8)
- 第一只手放在肘横纹上,如泵点 2 和 3。第二只手放在手腕处的前臂桡侧
- 第一只手放在手腕的前臂掌侧,第二只手放在手背上

扫",以及手臂和躯干的运动,这些通常是足够的。这些治疗都可以很容易地纳入到患者的 ADL 任务中,如日常打扫卫生及上肢功能再训练(如擦桌子)。

⑥ 低弹力绷带:低弹力绷带看起来像运动损伤后常用的高弹力绷带,常被称为 ACE 绷带,但低弹力绷带没有弹性纤维,100% 由棉布组成。因为伸缩性很小,所以低弹力绷带有利于对初始淋巴网发挥肌肉收缩和放松的"泵送"作用[14]。更多细节参见绷带方法部分。

⑦ 泡沫片袋:泡沫片袋被放在低弹力绷带或弹力 / 棉质袜套内过度肿胀、硬结的部位。泡沫片袋内有不同密度大小为 2.5cm 的泡沫片,放在棉质袜套末端缝合处(图 22-9)。理论上说,由于泡沫片产生了中性温度,硬结组织会被软化[4]。理想的淋巴回流温度见绷带包扎部分。由此可见,不同密度的泡沫片似乎有助于进一步软化和刺激淋巴吸收,因为它们会引起组织压力差异性的改变。

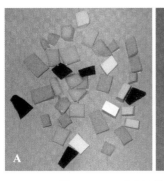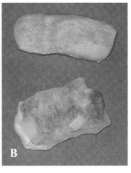

▲ 图 22-9　A. "泡沫片"；B. 泡沫片袋

⑧ 临床治疗注意事项：MEM 技术可以减轻水肿[44]。然而对于弛缓的肢体来说，上述水肿的减轻不会持续很久，因为淋巴系统和静脉系统一样，需要一个主动的肌肉泵来持续推动淋巴[22]。轻柔按摩和被动运动都会使初始淋巴管（淋巴网）的锚丝得到拉伸，并改变间质压力，由此打开内皮细胞连接，使分子物质进入初始淋巴管。淋巴收集管有由交感和副交感系统控制的蠕动泵作用，将淋巴向近端传导[17]。然而，一些作者认为自主神经系统可因脑卒中而受到损害[56]。如果合并主动肌肉泵缺乏，可导致淋巴充盈，此时近端躯干运动和腹式呼吸可以刺激淋巴系统并将淋巴向近端引流[14]。因此，即使不知道 MEM 技术，治疗师也可以通过腹式呼吸、躯干牵伸和肩胛骨运动及激活近端非偏瘫侧肌肉来减轻淋巴充盈。充盈减轻后可促进外周淋巴吸收。通过减轻水肿，作业治疗师可以提高患者对偏瘫侧上肢的感知，并提高手功能灵活性。通过提供清晰而有意义的居家计划，可能会增加患者对作业治疗的积极性。

(3) 包扎方法。有两种类型的绷带：弹力绷带（高弹性）和低弹力绷带（低弹性）[14]。两种绷带的厚度和颜色看起来都很相似，但低弹力（低弹性）绷带通常 100% 是棉质构成且没有弹性纤维[14]。Casley-Smiths 指出，初始淋巴网只有在被压缩到某个固体物体上时才能泵送淋巴，如在收缩的肌肉和固体反作用力（低弹力绷带）之间[14]。通过肌肉收缩对抗反作用力（淋巴网夹在收缩肌肉和抗阻绷带之间）和随后的肌肉松弛所产生组织压差或泵送作用，从而促进淋巴吸收。Casley-Smiths 将低弹力绷带称为"高工作状态压力和低静息状态压力"[14]，而弹力绷带会拉伸，不会产生这种反作用力。

为了不破坏初始淋巴网，使用低弹力绷带时，应向上卷而不是拉紧。Miller 和 Seale 发现初始淋巴网在 60mmHg 的压力下开始闭合，在 75mmHg 的压力下完全闭合[39]。低弹力绷带的分层压力是通过同一区域不同层次的绷带来获得的，而不是通过拉紧绷带获得。

临床治疗注意事项：低弹力绷带可以产生泵的作用来促进淋巴吸收，防止组织再充盈[14]。绷带下积聚的中性温度（体温）可使硬的组织变软，促进液体吸收。Kurz 指出促进淋巴回流的理想温度是 22~41℃[36]。需注意高于 37℃ 的温度会增加血流量并增加水肿，因此治疗师不要在高温下试图减轻水肿。正确使用短的绷带不会破坏淋巴网，从而可以防止多余的液体吸收，并且可以在休息期间佩戴。但是低弹力绷带通常不实用，并且对脑卒中后的手臂和手水肿应用有限，因为可能会导致神经血管问题，或未经培训人员使用过紧时会限制功能；如果肌肉活动过多会导致组织液体过量回流，从而肢体周径会明显减小，患者则必须重新调整绷带；大多数脑卒中患者由于认知、知觉或运动障碍，需要别人帮助重新缠上绷带；另外，绷带可能会限制感觉再训练。

当肌肉很少或没有主动收缩时，棉质／弹性袜套对脑卒中后水肿则更为实用。由于棉质袜套是有弹性的，所以它只能防止或减少组织水肿。如果足够宽松，它不会使初始淋巴网塌陷。所以，为确保弹力／棉质袜套不会太紧，治疗师应能将双手伸入患者套内。

弹力袜管向下卷曲是一个问题。建议的预防方法包括：①将弹力袜套翻转重叠，但要确保压力不要太大；②在弹性袜管近端下方 2.5cm 处放一块 7.5cm 宽的自黏胶带（Coban），并将袜套近端 2.5cm 处"下推"到自黏胶带（Coban）上（图 22-10）。也可以将 2.5cm 的泡沫夹板放置在那儿。例如，从手掌到肘部放一个棉质／弹力袜套，再从手掌到前臂中部放置第二块较小的袜套来获得分级压力。然后将两块缝合在一起，使患者或护理者能够将其拉成一块。在使用绷带时，治疗师必须指导并密切监督患者和护理者，以防因弹力／棉质袜套向下卷而增加远端肿胀。泡沫片袋可以放在弹力／棉质袜套下以软化硬性水肿或防止特定部位再充盈。

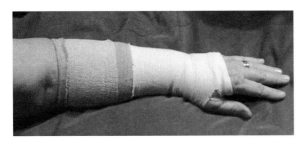

▲ 图 22-10　棉质 / 弹力袜套，近端为自黏胶带（Coban）

　　(4) 连续被动运动：1990 年，Giudice 发表了一篇文章，比较了单纯手部抬高 30min 和手部抬高 30min 与持续被动运动（continuous passive motion, CPM）联合治疗减轻手部水肿的结果[25]。共有 16 名受试者，其中 11 名为偏瘫患者，结果提示，CPM 和抬高肢体联合使用可显著减少水肿。然而，当停止 CPM 治疗后，水肿又恢复到了原来的程度[25]。

　　Direte 和 Hinojosa 于 1994 年对 CPM 进行了更广泛的评估和应用[20]。在他们对单受试者 ABA 设计研究中，2 名患者在脑卒中后 1 个月接受每天 2h，持续 1 周的 CPM 治疗，结果显示治疗期间水肿持续显著减轻。在停止治疗 1 周后，水肿量增加，但没有恢复到评估那一周的水肿量。

　　临床治疗考虑因素和治疗原理：CPM 为手部提供温和而非过度的运动，从而避免可能会导致组织、关节水肿和潜在纤维化的微组织撕裂的问题。被动运动会拉伸初始淋巴网的锚丝，引起间质压力变化，所有这些都有利于内皮细胞连接的开放和淋巴网液体吸收。有人认为，如果将 CPM 活动范围设置为掌指关节附近的正常活动范围，则 CPM 可能对手背淋巴管有更多的泵送和引流作用[22]。因为 CPM 可穿戴在手上，患者在使用期间可能会对患肢有更多的注意力。

　　(5) 气动泵和气动夹板：气动间歇加压泵首先用于减少腿部静脉水肿，如静脉曲张，然后扩展到肢体淋巴水肿的治疗。但 Leduc 及其同事认为气动泵只能使水分回到血液中，不能从组织中去除多余的蛋白质[37]。1999 年，Roper 等报道了对 37 名脑卒中后手部水肿患者的研究，患者接受每次 2h，每天 2 次，持续 1 个月的间歇气压泵治疗[48]，压力为 50mmHg。他们发现治疗组的手体积并没有变化[48]。

　　临床治疗的考虑因素、原理和未来潜在的研究思路：具体如下。

　　• Casley-Smith 和 Bjorlin 的一项研究得出结论，45mmHg 的泵压不会使初始淋巴管塌陷[13]。这意味着从手部 40mmHg 到腋下 10mmHg 的渐进式压力会比整个手臂 50mmHg 的压力更有效吗？

　　• Roper 等的研究是否包括早期水肿或者综合性水肿[48]？

　　• 如果是综合性水肿，在泵输送前进行中央躯干的清除是否会对结果产生积极影响？最近，使用较低压力和开始按摩躯干的新泵已经研发出来。因为它们从中心开始引流，按从近端到远端，然后从远端再到近端的顺序按摩，这些方法是否更有效？Raines 等发现，即使气动泵只在静脉引流正常的情况下发挥短暂作用，但仍可以减轻水肿[45]。根据脑卒中水肿发展的血管舒缩功能障碍理论，脑卒中患者静脉引流系统往往会受损[56]。

　　如果使用气动泵，需严密观察注意事项。如果存在血栓或者怀疑存在血栓、感染、蜂窝组织炎、心力衰竭或者慢性阻塞性肺疾病及眩晕、头晕或者头痛的症状，临床上就不应该使用气动泵[14]。β 受体拮抗药联合气动泵可导致低血压[11]。因为抗凝血药会使血小板水平降至 120 000mm³ 以下，因此目前正在服用抗凝血药的脑卒中患者，不适合使用气动泵和充气夹板[19]。

　　临床上应该仔细评估使用充气夹板来减轻水肿的合理性并适当应用。因为充气夹板（单腔袖套）没有压力分级，所以其可挤压远端和近端的组织液。充气夹板产生的压力将组织液从组织间隙挤出，其可在低蛋白水肿早期阶段减轻水肿程度。塑料夹板形成的中性温度也能软化硬结的组织。然而，当水肿类型为复合型水肿时，这种方法只能暂时地将组织液挤出组织间隙。在解剖学上亲水血浆蛋白不能通过物理学方法"挤出"，因此血浆蛋白仍留在淋巴液中。血浆蛋白与水分子重新结合，肢体肿胀将再次出现。事实上，如果压力超过 40mmHg，充气夹板会损坏淋巴网。

　　(6) 夹板：有证据表明夹板能减轻水肿。Gracies 和同事发现带有柔性塑料插件的 Lycra 加压带可对痉挛肌肉进行持续牵引和减轻水肿（穿戴 3h/d）[26]。但是使用手腕夹板减轻水肿、保护关节和减轻疼痛，在临床上仍存在争议[24]。Burge 和他的同事进行一项包含 30 名亚急性偏瘫患者的随机试验，患者需每天佩戴中性功能调整矫形器 6h[9]。他们发现，矫形器可以预防疼痛，但对水肿或活动能力无影响。试验结果的测量采用了 Leibovitz 圆周测量方法[9]。

临床治疗的考虑和依据：具体如下。

Gracies 及其同事使用的夹板可限制肢体活动，从而防止手和手臂过度被动活动而导致的创伤性水肿[26]。此外，在夹板中锻炼手的功能有助于增加患者对偏瘫肢体的注意。需要强调的是，弹性 Lycra 加压带和肌肉收缩的结合使用，在低蛋白水肿中能将液体从外围转移到中心，防止组织进一步水肿（见第 23 章）。

(7) 运动和定位：关于脑卒中后 SHS、CRPS 和肘手综合征（elbow-hand syndrome）发展的研究反复表明，如果可以避免组织炎症，以上综合征的发病率可以减少一半或以上[7, 8, 30, 33]。Braus 和同事在他们的研究中教授护理相关人员如何避免肩和肢体创伤性损伤，将 SHS 发病率从 27% 降低到 8%[8]。他们的方案包括发生疼痛时立刻复位手 / 臂 / 肩关节；只有在充分活动肩胛骨后，才能进行肩外展和外旋的被动活动；不仅治疗师在治疗期间按照以上方案活动肢体，而且在进行与患肢治疗有关的其他医疗活动时也应如此做，如计算机 X 线断层扫描、脑电图检查，或者亲属照顾他们时；同时避免在患肢扎针[8]。

在他们的研究文章中，Kondo 及其同事纳入了一个被动活动方案，治疗师和患者都要遵循这个方案以预防 SHS[33]。这篇文章详细介绍了这个可控性被动运动方案，方案由训练有素的治疗师进行，在脑卒中后至少 4 个月内限制患者的被动运动。限制性被动活动不仅包括肩胛骨保护性 ROM，而且包括防止患者反复过度伸展手指（后者可造成手指关节创伤）。感觉受损的患者更有可能过度伸展他们的手指[33]。一项研究表明，即使患者的手有主动运动恢复，但是没有功能性活动的话，手部仍然水肿[7]。同时研究也表明，手腕和手指长时间水肿会加剧肿胀，因为这会阻碍手腕处的静脉和淋巴回流[7]。

如果患者存在单侧忽略和（或）视野缺损，轻微组织损伤是很难避免的。Wee 及其同事发现，肩手综合征患者中有 80% 存在单侧忽略[55]。他们得出结论，单侧忽略使患者更容易出现肩手功能异常[55]。

手臂反复处理不当、非功能位到最小功能位错误摆放均会造成组织的微小撕裂，从而引起组织创伤。这将影响相关关节和组织的伤口愈合。随着多余的血浆蛋白从创伤部位进入组织，以及先前存在的手 / 手臂运动功能减弱和（或）坠积性水肿，可能的纤维化周期就建立起来了。只有淋巴系统才能去除这些多余的血浆蛋白，因此必须有特异性淋巴系统的参与。

临床治疗的考虑事项及理论依据：医疗团队应该在患者护理和康复等各方面加强协作，以免引起组织炎症。患者、家属、护士、介护人员甚至 X 线和实验室技术人员，都必须在治疗和护理期间接受正确处理和摆放手臂的培训（包括床上活动和行走）。相关肢体的疼痛必须避免或立即被纠正，如肢体摆放不当造成的疼痛。反复宣教至关重要。建议如下：轮椅小桌应该在适当的高度，或者轮椅应该包括手臂楔形垫以支撑偏瘫手臂于中立位；当移动偏瘫手臂时，即使有床的支撑，仍需同时支撑和滑动肩胛骨；在转移和床上活动期间，不要拉扯偏瘫手臂；脑卒中后尽快开始适当的肩胛骨和肩关节活动；手臂放置在枕头上以支撑肩关节；在转移和离床过程中支撑手臂和肩，防止拉伸肩关节囊及避免坠积性手臂放置；认真和反复地教育患者和其家庭不要过度锻炼肩膀、手腕和手指，不要被动活动到终末关节活动范围；与患者一起时，所有人员在移动肱骨时必须同时滑动肩胛骨；防止手腕和手指长时间处于弯曲姿势。

努力避免头部、手臂和躯干的错误位置摆放或活动，这种摆放或者活动可能会导致臂丛的组织炎症。CRPS II 型涉及周围神经损伤。过度的肩关节囊拉伸或持续的肩关节半脱位可导致臂丛炎症和潜在的神经损伤，这可能导致 CRPS II 型（见第 20 章）[41]。

前斜角肌综合征是一种斜角肌相关的颈神经血管（臂丛和锁骨下动脉）撞击综合征。长期头前倾，肩内旋，脊柱弯曲的坐姿导致颈丛和臂丛神经炎症，从而造成前斜角肌综合征[10]。患者表现为颈部和肩部疼痛，包括手指刺痛感[52]。矫正体位的方法是：将患者的骨盆保持于一个中立倾斜位，在腰部放置一个小的枕头或毛巾卷，以获得腰部曲线，这将有助于维持正常的肩部外旋位和头部在躯干上方的对齐。

患者诉双侧手臂疼痛、感觉异常和手臂上举过头力弱时，应评估是否存在胸廓出口综合征（thoracic outlet syndrome，TOS）的可能。对偏瘫侧手臂本体感觉或运动觉下降的患者来说，当患肢未佩戴支撑性肩带、肩胛骨稳定性差时，负重活动可能会导致或加剧 TOS[10]。此外，患者反复过度伸展手臂而没有活动肩胛骨，不仅会导致肩关节囊软组织结构的微小撕裂，而且会导致胸廓出口处的撞击和炎症。

治疗从增强横膈肌呼吸（或引起胸腔压力的变化的活动，如大笑）、躯干和肩胛骨活动开始，主要激活近心端的淋巴泵，从而促进静脉和淋巴液回流。即使是被动运动，在解剖学上也会刺激肢体的淋巴吸收，但吸收也是从前面所述的近心端开始。

对于发生运动恢复的患者，医疗团队要对其强调频繁、短暂的手部练习、全天功能性活动来减轻手部水肿的重要性。将练习与功能性任务练习起来。Boomkamp-Koppen 及其同事发现，17.6%的手部功能良好的患者都有手部水肿[7]。他们的结论是，这些患者不愿意使用偏瘫手进行主动运动。另外，半侧忽略、视野缺损、感觉障碍和"学习"忽略都可能会导致废用。

单侧忽略的患者必须学习各种补偿方法或使用安全装置，以防止偏瘫侧手臂的微损伤。建议如下：家庭和工作环境改造，使患者获得安全感、空间位置提示和感觉提示、听觉警示信号，以及本体感受和视觉矫正技术的使用（见第 26 章）。

(8) 电刺激：在过去的 25 年里，人们对运用短期电刺激治疗脑卒中患者以减轻疼痛、刺激肌肉、增强肌力和降低张力的研究和临床应用产生了很大的兴趣。近期，人们逐渐认识到静脉和淋巴系统在减轻水肿方面的作用，以及肌肉泵作用于这两个系统以减轻水肿的重要性。对此，Faghri 设计了一项研究，该研究运用神经肌肉电刺激（neuromuscular electrical stimulation，NMES）刺激肌肉泵，从而减轻脑卒中后偏瘫手的水肿[22]。他的研究表明，进行 30min 偏瘫手腕和手指屈肌和伸肌的 NMES 后，水肿减轻程度明显大于单独抬高肢体 30min。然而，当 NMES 停止时，水肿恢

复到原来的体积。这项研究非常重要，因为它解释了脑卒中后水肿的两种理论：神经损伤和由于肌肉泵的缺乏而引起的坠积性水肿。

① 神经修复功能电刺激：Faghri 进行一项每天 30min 电刺激的研究，研究发现电诱导的肌肉收缩可减轻水肿[22]。Ring 和 Rosenthal 所做的一项研究也得出了可以使水肿减轻的结果[46]。这项研究涉及脑卒中后 6 个月的患者，第一组手处于软瘫期，第二组手功能有部分恢复。除了常规治疗外，受试者还在前臂 / 手上佩戴神经肌肉刺激器，每天 3 次，每次 50min，共持续 6 周。这种神经肌肉刺激器刺激前臂的五块肌肉，激活手腕和手指，刺激模式使手指交替屈曲和伸展。研究者鼓励那些手功能有部分恢复的患者在刺激过程中积极进行运动，如抓握和释放。与对照组相比，软瘫组的痉挛状态有所改善，近端肢体主动 ROM 也有所改善。与对照组相比，部分运动恢复组的手部功能显著增加，痉挛状态减轻，主动运动增加。结果还表明，神经肌肉刺激器研究组现有的手部水肿也减轻，但对照组没有。本研究中未评估使用神经肌肉刺激器单元获益是否具有长期持续性。作者引用了一项类似的研究[40]，手软瘫组的结果表明：一旦刺激消除，所有的获益都在 2 周内消失。

② 临床治疗需要考虑的事项及理论依据：从神经学上讲，使用多小时的电刺激装置治疗手痉挛、偏瘫或软瘫，给患者的康复治疗带来了很大希望。但仍需要更多的研究来提供更精确的数据，例如确定每天和总使用的最佳时长，以便在治疗结束时获得最佳的持续效果。这将帮助治疗师确定此治疗是否适用于脑卒中后手水肿的患者。

使用神经肌肉刺激器设备可以使主动和被动活动更加平缓，并不会对组织造成微创伤。同时，采用这种治疗可能有助于减轻患者的半侧忽略症状。

(9) 功能性活动：水肿及其引起的相关障碍，如感觉减弱和活动范围减少，可能限制患者整合偏瘫肢体融入正常任务，并可能加重习得性废用。作业治疗师可以在日常功能任务中进行评估和进行提示，以改善认知、知觉、感觉和运动方面的表现，并促进偏瘫肢体的使用。通过任务分析，作业治疗师可以强调患者能够做些什么来

最大限度地提高独立性和减少水肿带来的影响。Boomkamp-Koppen 及其同事在一项统计分析中控制瘫痪因素后发现，水肿和手功能之间有显著关系[7]。临床上，水肿可能掩盖上肢的运动和感觉潜力，限制患者康复目标的进展。Gilmore 及其同事主张使用有目的的活动，使肩复合体位于正常位置，或促进肩节律，以尽量减少疼痛和创伤[24]。

临床治疗需要考虑的事项及理论依据：作业治疗师可以与他们的患者一起选择有意义的任务进行治疗，并设定特定的功能目标。当淋巴系统被肌肉泵激活时，在一个安全运动范围内的正常任务中使用偏瘫上肢将促进淋巴回流。需要反复向患者和护理人员强调患者可以用偏瘫上肢进行哪些活动或哪部分活动，其可以帮助患者完成这一过程。

四、结论

尽快筛查和处理脑卒中后的上肢水肿，这是至关重要的。有效管理水肿，可降低 CRPS Ⅰ 型、疼痛、僵硬和可能的关节挛缩的发生率。最重要的是，必须减轻水肿，以促进手臂和手在功能性作业中的使用，特别是当运动功能逐渐恢复时。对于所讨论的哪种治疗技术最能减少脑卒中后的手部水肿，目前还没有具体的共识[7, 23, 38]。然而，作者仍希望本章内容可以为治疗师的治疗规划、关键问题的解决和进一步的技术研究提供帮助。

五、个案研究

在澳大利亚，患者在多学科团队的指导下接受强化的神经康复。作业治疗师的角色是评估和最大化提高他们在 ADL、家庭角色、社区安全、驾驶、工作和休闲方面的表现。他们在过程中使用大量治疗框架。在以下三个病例研究中，作者利用强化水肿治疗来成功达到目标。

1. **评定标准** 所有水肿测量均由同一作业治疗师进行，以提高内部可靠性。临床上认为，考虑到持续放置偏瘫上肢的局限性，容积计并不是测量水肿的可靠方法。选择周径测量是为了增加测量的一致性，并利于识别解剖区域的变化。在偏瘫肢体同一部位的同一标志上进行测量。

2. **病例 1：伴偏瘫的亚急性脑卒中和自我激励** S.O. 是一位 56 岁男性，左侧基底节和放射冠脑卒中。脑卒中 2 周后，他从一家急救医院转移到一家神经康复中心。他的主要障碍是右侧偏瘫、轻度构音障碍、轻度运动性失语和轻度记忆障碍。他是右利手。S.O. 独立生活在一个乡村城镇，并在采矿行业进行机械操作方面工作。他喜欢跳舞和社交，渴望重返到自主生活和驾驶中。

脑卒中后约 2 个月，S.O. 右臂出现水肿，抬高肢体和按摩没有效果。首席作业治疗师认为 S.O. 是 MEM 的一个良好入选者，因为他的水肿限制了物体的抓握、控制和释放，他没有限制参与 MEM 的医学禁忌证，而且他有完成自主 –MEM 项目的认知能力。住院期间，他积极参与各个方面的治疗。S.O. 担心他的水肿"阻碍"手臂使用；例如，他觉得他抓不到一件法兰绒衬衫，因为他感觉自己的手指像"香肠"。在最初的评估中，S.O. 的手和上肢都没有疼痛性水肿，他的手摸起来很热（此时他未发生感染，这表明组织液回流障碍），他感到肩膀有点痛，肘部伸展正常，但他的手腕和手指伸展受到水肿和屈肌张力增高的限制。他在病房里独立照顾自己，使用电动轮椅移动。

在第一轮治疗中，S.O. 接受了关于 MEM 的理论背景的宣教，并通过泵点 2 进行了治疗。人们强调了 U 形轻拍的重要性，而不是为了减轻肿胀所做的粗暴地"上下"按摩手背部。团队建议 S.O. 每天完成三次基本家庭项目，其中包括膈肌呼吸训练、腋窝和手臂上端按摩（锁骨上区域）、拉伸活动及标准化作业治疗和物理治疗。S.O. 尝试过使用水肿手套（edema glove），但他不能忍受，表示很不舒服。取而代之的是，他在轮椅扶手槽上用一个泡沫楔子尽可能地抬高手臂。

在第二轮治疗中，治疗师表示患者前臂的屈肌张力增加。在 MEM 中，全部 5 个泵点都使用，手和手指用传统的逆向按摩，促进组织液的挤压。S.O. 自己可以用手指进行这项技术，他报告说，在第二轮治疗结束时，他的手臂感觉"更轻"。在 MEM 治疗后，治疗师注意到屈肌张力减轻，洗脸时手的上举动作改善，手腕皮肤褶皱增加。

在最后两个疗程中，S.O. 的右手与左手温度相同（随着水肿的减轻，液体也在减少），肘部和腋窝的周长分别减少了 1.3cm 和 5.4cm，屈肌张力减轻。S.O. 手指外展和内收、拇指伸展和复合屈曲的范围增加，因此他可以进行修饰工作。S.O. 的作业治疗师了解 MEM 治疗原则，并在与 S.O 的协作中继续使用这些原则。因为 S.O. 注意到功能改善的重要性，所以他开始在没有作业治疗师提示下，每天完成自我 –MEM 计划。

MEM 是一种 S.O. 可以独立使用的技术，与医学上的包扎建议相比，MEM 应该作为首要选项，因为前者可能会限制他在修饰中的进步。腹式呼吸、伸展、向上挤压手臂和抬高患肢的共同运用能很大程度地减轻水肿和促进功能目标的达成。手腕和掌指关节周长减少了超过 1cm，手指可发生轻微改变。截稿时，S.O. 已经回归到独立生活，开始熟练地用他的利手写字。

3. 病例 2：伴手功能障碍的慢性脑卒中　K.P. 55 岁时在家发生左侧大脑中动脉梗死。在经过急性治疗和住院康复后，K.P. 可以独立行走，出院回家与他的伴侣住在一起，后者监督 K.P. 的 ADL。在脑卒中之前，K.P. 是一名公共汽车司机，喜欢看望他的孙女、做木工和航海。接受了家庭作业治疗，然后转诊到门诊接受作业治疗。脑卒中后 4 个月，瘫痪的右臂开始出现上肢运动。他是左利手。

K.P. 的伴侣开车 1h 载着他参加每周两次的作业治疗和物理治疗。K.P. 有注意障碍和记忆障碍。他的伴侣在家里督促他，并设置了提示卡来协助他完成家里的日常任务。他的主要作业治疗目标是在休闲活动中使用右手。K.P. 站立位和坐位时的躯干、肩膀和头部的对称性差。由于自知力、位置觉和注意障碍，他的康复受到了限制。随着 K.P. 肘部和手指伸展功能的改善，治疗师制造一个短的拇指后夹板用于功能性抓握。

需要注意的是，K.P. 的手和手腕有明显的疼痛和水肿，这样似乎限制了手腕伸展，导致上肢、头部、躯干分离不良和上臂阵挛。此时，K.P. 发生脑卒中 6 个月了。笔者协助作业治疗师提供了 5 个 MEM 课程。在第一次疗程中，其肩膀和手腕出现半脱位，并且手背有指凹性水肿。第一次 MEM 疗程，治疗集中在泵点 3 及对 K.P. 的伴侣宣教按摩轻拍的重要性（框 22-1，图 22-7 和图 22-8）。K.P. 和他的伴侣积极接受居家治疗，并接受了一个基本的 MEM 家庭课程，并且每天至少做 2 次。

在第二个疗程中，MEM 被扩展到所有的泵点和手。在第二个疗程后，手腕和肘部的伸展范围增加，从而可以伸手触摸到家具和大型物体，同时可以观察到患者的皮肤褶皱增加。第三个疗程结束后，指凹性水肿消失。他的伴侣报告说，他们每天至少做一次家庭项目，并且她不断鼓励 K.P. 用他的手参与活动。

在第四个疗程，掌指关节有轻微的刺痛，K.P. 的伴侣报告说他们做的家庭项目较少，治疗重点集中在泵点 4 和泵点 5，特别强调的是手腕和手的泵点及促进抓握能力的手的治疗。图 22-11 和图 22-12 为 MEM 治疗前和治疗后 K.P. 手和身体的位置。以上疗程同时包括物体够取、滑动及前臂屈肌和伸展肌的分离运动的训练。

截止到最后一个疗程，我们可以注意到，患者大部分获益仍然保持，无指凹性水肿。其他好处包括 K.P. 的手腕痉挛得到改善，肘关节伸展滞后改善了 10°。K.P. 还报道了他的手部感觉有了一些改善。总的来说，拇指和食指的水肿变化最为

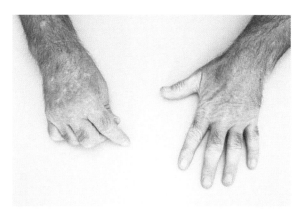

▲ 图 22-11　治疗前 K.P. 的右手情况

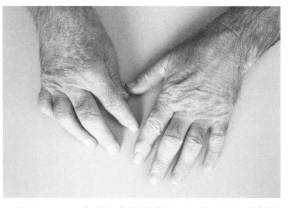

▲ 图 22-12　4 次徒手水肿治疗后 K.P. 的右手水肿情况

明显。经过 MEM 的训练及对照料人员的宣教给 K.P. 带来很大受益。截稿时，K.P. 能完成横向手指夹紧动作，并正在为休闲目标而努力。如果水肿增加，他和他的伴侣仍然需要在家里做 MEM。

4. 病例 3：伴神经性疼痛的慢性脑卒中 T.W. 是一位 56 岁男性，在左侧大脑中动脉脑卒中 9 个月后接受强化减轻水肿治疗。急性期治疗后，T.W. 转到专科神经康复病房 1 个月，主要是为了治疗他的运动性和感觉性失语和失用症。出院后，他在 ADL 和转移方面很独立，并学会了一些沟通技巧。病房多学科小组随后将让 T.W. 接受 4 周居家治疗，随后进行进一步的门诊作业治疗。

T.W. 的目标包括双手使用餐具，增加床上活动的灵活性，独立购物和做饭，以及使用电脑鼠标。T.W. 表现为重度运动性失语、中度感觉性失语、意念性失用和重度上肢运动障碍，同时伴有力量和灵巧度差、感觉减退、右侧神经性疼痛和慢性水肿。由于失语症，正式认知评估无法完成；然而，在功能任务中，其处理速度和扫描效率明显降低。T.W. 还参加了门诊物理治疗、言语治疗和加入了教育中心。

在脑卒中前，T.W. 独立生活在其他州，并且已经退休了。他参与飞镖运动，喜欢钓鱼和运动。脑卒中后，T.W. 决定搬回家人所在的州，和母亲住在一起。在他的母亲的辅助下，能完成大部分 ADL。他报告说，他很少参加社区活动，并喜欢待在家里看电视或玩电脑。门诊团队担心他会丧失社会角色。

T.W. 持续的疼痛和水肿限制他的康复，他在脑卒中后 5 个月成为强化 MEM 治疗的入选者。在初步评估中，T.W. 表现为慢性神经性疼痛和营养不良性改变。他的行动能力和整体任务效率受到疼痛姿势的限制。顽固的指凹性水肿非常明显，限制手部的功能性抓握。T.W. 反映他身体右侧有神经性疼痛，在最初接触时他很紧张。但随着每次治疗的进行，他的疼痛减轻，并且能忍受轻微触摸。

第一个疗程的治疗是 MEM 向上治疗到泵点 2 和后面的大 "V" 位置（图 22-13）。团队让 T.W. 在夜间佩戴一个现成的同色手套，提供一个基本的家庭训练计划，其中包括深呼吸、肢体上端和腋窝按摩及清扫。在第一次和第二次疗程之间，T.W. 的作业治疗师和他一起进行 MEM 训练，并反映说手腕和掌指关节肿胀减少了近 1cm。在第二个疗程，T.W. 报告说，在 4 天期间，他完成了一次家庭项目，并且没有在双侧任务中使用瘫痪手臂。T.W. 在进行够取任务时，有明显的水肿，肩胛骨稳定性较差。将 MEM 进行到泵点 4 时，重点放在了低难度够取和肩部运动。他还得到了一个弹力 / 棉袜管去和手套一起穿戴，从而增加使用手的频率。

到第三次疗程的日常家庭作业反馈时，T.W. 不再有可怕的水肿，皮肤褶皱增加，特别是在背面的网状空间。在进行 MEM 时，所有泵点和后部的大 "V" 形都需完成（图 22-13）。在 MEM 结束后进行功能活动训练包括抓握和松开杯子，以及练习使用电脑鼠标。在第四个疗程，治疗前测量的指标较前有所增加，但这可能是由于当天炎热的天气和明显增加的神经性疼痛。他的疼痛加重只发生了一次，疼痛程度随着 MEM 的进行逐渐降低了。夜间也尝试了轻型绷带法，以减少远端水肿。在最后一次疗程中，T.W. 指出绷带是可以忍受的，但没有产生显著可测量的变化。

经过 5 次强化治疗后，T.W. 的手腕和掌指关节水肿持续减轻。他的腋窝水肿对治疗反应良好，但疗效无法保持。MEM 治疗包括所有的泵点、手、后部较大的 "V" 和颈部。由于胸骨节点有大范围瘢痕，所以没有得到治疗。尽管医生批准可以 MEM 治疗，由于相关禁忌证，MEM 只能渐次进行。其在无痛性躯干伸展和功能性移行方面取得了进展，但是受到失语症、疼痛和习得性废用的限制。T.W. 称他在进行居家训练和 MEM 项目中，只能几天做 1 次。水肿从严重大范围肿胀缩小为手尺侧的凹陷性肿胀，同时上臂皮肤颜色和温度都有所改善。T.W. 的右手抓握有轻微的功能性改善，他的肘关节伸展延迟有所改善，从 10° 下降到中立位，但肘关节被动活动范围没有改善。T.W. 的主管治疗师继续每周进行 1～2 次治疗，重点关注上述情况和手功能性使用。

T.W. 在 3 个月后出院，参与的家庭项目有限，进展也有限。然而，他的抓握有所提高，能够拿起玻璃杯并使用电脑。T.W. 转诊到一个获得性脑损伤社区服务项目进行长期随访，康复目标是使其开始自主工作和恢复休闲兴趣活动。因为

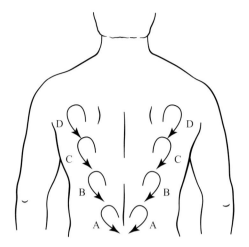

▲ 图 22-13　在后部 V 形徒手水肿移动训练，"清扫"（**A** 至 **D**）和"漂流"（**D** 至 **A**）

T.W. 的神经性疼痛导致习得性废用，作业治疗师建议他转诊到疼痛专家。

复习题

1. 描述引起脑卒中后手水肿 3 种理论所各自独有的 2 个关键点。
2. 脑卒中后手水肿的治疗是否受限于其他神经和感觉状况？
3. 由于脑卒中后手臂或手部创伤可能导致水肿和（或）CRPS，列出护理人员和治疗人员预防瘫痪手臂创伤的 5 种方法。
4. 描述一种功能性治疗方法如何减轻水肿。

第 23 章　脑卒中后的矫形器
Orthotic Devices after Stroke

Glen Gillen　**著**

陈立霞　关利利　王亭亭　**译**

关键词

- 对线
- 生物力学
- 临床推理
- 挛缩
- 功能
- 低强度持续牵张
- 矫形器
- 矫形学
- 预防
- 热塑性塑料

学习目标

通过学习本章内容，读者将能够完成以下内容。

- 确定各种矫形器的选择方法。
- 回顾分析各种矫形器的正面作用和负面作用。
- 总结目前已发表的关于脑卒中后矫形器使用的文献和研究。
- 目前矫形器的原理考虑了运动控制的理念，包括生物力学原理。
- 批判地分析和考虑矫形器的现有理论途径，根据患者个体状况，评估和制订每一个患者的干预措施。

作业治疗师对脑卒中后上肢矫形器的使用一直存在争议。脑卒中后矫形器的使用可以追溯到1911 年 [31]。从那时起，是否使用矫形器及矫形器的作用原理一直存在争议。

脑卒中患者是否使用矫形器的指导原则如下。

- 矫形器用于维持软组织长度，牵伸短缩的软组织，防止过度牵拉拮抗的软组织，起到维持或增加软组织的长度（如肌肉、肌腱和韧带）的作用。

- 矫形器用于纠正肢体生物力学上的对线异常，恢复肌肉正常的静息长度，保护关节的完整性。这种生物力学的纠正作用可使过度的骨骼肌活动减少。

- 矫形器可将手固定于某一体位，辅助手进行功能性活动。

- 矫形器的使用有助于提高作业活动的独立程度。

- 矫形器通过外部支撑，阻止协同 – 拮抗失衡造成的对肌群的过分牵拉，纠正关节静息时的异常对线以改善功能性体位，可起到代偿肌无力的作用。

对于脑卒中后患者的矫形器使用而言，如果只采用某种单一理论模型（即从不使用矫形器、持续使用矫形器固定或单纯使用静态夹板），结果可能无效。因为脑卒中后发生的功能障碍的类型是不同的，所以必须单独评估每个患者以确定是否需要矫形器装置。脑卒中的后遗症多种多样，涵盖了各种症状和不同的部位，这些问题的复杂性，使得关于矫形器使用的辩论与争议愈演愈烈。

一、既往的观点

Neuhaus 及其同事发表了一篇涵盖既往 100 年使用矫形器的系统综述[31]。综述中记录了矫形器使用的两种不同作用途径：生物力学途径和神经生理学途径。

生物力学的观点注重软组织延长、预防挛缩和畸形、维持生物力学对线及矫形器对痉挛的非神经成分的影响等问题。相比之下，神经生理学的观点则重视反射性抑制、矫形器对痉挛的神经性成分的影响、感觉输入诱发的神经肌肉促进作用及体位和感觉输入诱发的神经肌肉抑制作用等问题。

早期的论著（从 20 世纪初到 20 世纪 50 年代）强调了生物力学作用途径，而二战后的文献则强调了向神经生理学作用途径的转变。在此期间，治疗师（Rood、Bobath、Knott 和 Voss）根据神经生理学原理提出了一些理论。许多神经生理学家明确反对使用矫形器，另一些专家根本没有提到矫形器作为他们的治疗方案的一部分。Rood（如 Stockmeyer 引用）指出，通过触摸、按压和牵伸等感觉刺激，可能会加重痉挛，从而导致不必要的肌肉收缩。

由于缺乏研究支持，神经生理学的作用途径目前正受到严重的质疑，一场观念的转变正在发生，新观念对运动行为的理解更加综合化和现代化。然而，许多类型的矫形器的使用和选择原则仍然是以神经生理学途径为理论基础。

二、缺乏证据：脑卒中后使用矫形器

到目前为止，没有研究支持使用哪一种矫形器更优越。神经生理学理论的创始人提出的观点和原则已被广泛接受。根据目前对运动控制的理解，在进行以这些神经生理学观点和原则为基础的矫形器干预之前，需要对这些观点和原则进行批判性分析和研究。有关这些问题的全面回顾详见第 16 章。

一般而言，目前对与脑卒中有关的文献回顾不能支持或反对使用矫形器。相关研究很少精心设计，而且大多数存在方法学上的缺陷。尽管如此，从当前的综述中得出的结论如下。

- Steultjens 及其同事系统地回顾了 5 项研究（2 项随机对照试验、2 项病例对照试验和 1 项交叉试验）[37]，评估了矫形器对肌张力的影响。他们发现，所有的研究的方法质量都很低，而且没有一个研究能够表明所使用的措施有显著结果。他们得出的结论是：没有足够的证据表明使用矫形器可以有效地降低肌张力。

- 在一项旨在测试矫形器对降低肌张力影响研究的回顾中，Ma 和 Trombly 得出结论：总而言之，基于对只有 35 名脑卒中参与者的研究，我们无法得出矫形器对痉挛影响的结论。然而，短时间使用矫形器似乎是最有益的，需要使用更大的样本量进行研究[25]。他们还指出，"最佳证据"表明，尽管普遍使用，但使用矫形器减少痉挛的治疗可能无效，并建议不使用该治疗。

- Tyson 和 Kentn 通过系统的回顾和 Meta 分析，评估矫形器是否能改善脑卒中后的功能和（或）损伤[42]。该综述包括 4 项研究，共有 126 名参与者。对照组和治疗组之间的上肢功能障碍或运动范围无显著差异。两项研究发现，两组比较，疼痛方面没有统计学差异。一项研究发现，矫形器组的腕部疼痛发生率明显降低，但对肌肉痉挛无影响。

- Lannin 和 Herbert 通过一个系统的回顾，评估了手部矫形器对脑卒中后偏瘫上肢功能的有效性[21]。他们评估了 19 项研究的内容，63% 是病例系列报道，21% 是随机对照试验。他们的结论是，没有足够的证据支持或反驳手部矫形器对成人脑卒中后上肢功能的有效性。他们还指出，"迄今为止，在所有的试验都缺少无矫形器对照组，这降低了这些结果的有效性"。

显然，精心设计的研究对于帮助治疗师决定是否干预做出决定至关重要。此时，每个患者必须根据其临床表现进行个体化评估，临床推荐如下。

三、背侧矫形器和掌侧矫形器

矫形器的制作和接触点一直是争论的问题。以下研究对这一争论进行了调查。

Zislis 比较了两种不同的腕 - 手矫形器对痉挛性偏瘫患者的效果[46]。作者利用同步肌电图以客观检测前臂屈伸肌群肌电图活动。肌电图读数是在三种情况下进行的，一是不使用矫形器，二是使用背侧矫形器（保持腕关节中立位，手指内收，背伸，拇指不固定），三是使用掌侧矫形器（保持腕关节中立位，手指外展，背伸，拇指不固定）。

Zislis 的研究结果显示，在这三种情况下，尽管屈肌的肌电活动有所变化，但伸肌的肌电活动都没有改变[46]。不使用矫形器时，屈肌肌电活动较伸肌增加。背侧矫形器使屈肌的肌电活动明显增加，甚至比不佩戴矫形器时更为明显。使用掌侧矫形器降低了屈肌的肌电活动，并达到了"屈肌和伸肌组之间平衡的生理活动"的状态。

Zislis 根据研究得出了以下结论[46]。

尽管屈肌的背侧促进作用确实存在，但伸肌的背侧促进作用尚无证明。

• 可能会产生掌侧皮肤感受器诱发的屈肌抑制作用。

• 手指的外展和背伸可产生屈肌抑制。

因此，Zislis 推荐使用保持手指的外展、背伸掌侧矫形器[46]。

Charait 在对掌侧和背侧矫形器的研究[6]中，观察了 20 名患者矫形器固定后，腕关节从小于中立位的角度到 30°，拇指外展对掌位，掌指关节（metacarpophalangeal，MP）和近端指间关节（proximal interphalangeal，PIP）固定于屈曲 45°。

Charait 观察了两组患者痉挛和随意运动出现的次数[6]。在佩戴掌侧矫形器的组中，4 名患者痉挛和随意运动无变化，6 名患者痉挛次数增加。在佩戴背侧矫形器的组中，1 名患者无变化，1 名患者痉挛显著增加，8 名患者痉挛减轻（其中 4 名还表现出手指和手腕活动背伸活动增加）。作者从其观察结果中得出了以下结论。

• 掌侧施加压力能使屈肌兴奋。

• 背侧施加压力，并减少掌侧接触，能使伸肌兴奋。

• 持续牵张能增强抑制作用。

Charait 推荐使用背侧矫形器[6]。

McPherson 及其同事比较了掌侧和背侧静息矫形器降低张力（或减轻痉挛）的作用[30]。他们将 10 名腕屈肌痉挛的受试者分到掌侧矫形器和背侧矫形器组。为了研究的目的，作者将肌张力过

高定义为肌肉的可塑性、黏性、弹性特性，可以抵抗拉伸，并且倾向将肢体恢复到特定的异常静息姿势。他们使用弹簧秤来进行测定，以评估矫形器在降低肌张力的有效性。结果表明，掌侧矫形器和背侧矫形器在降低肌张力方面无显著差异。另外，作者发现，年龄和降低肌张力之间存在相关性。研究中的老年受试者在 6 周内出现没有统计学意义的肌张力逐渐降低，而年轻受试者肌张力出现显著降低。

其他研究没有专门比较掌侧和背侧矫形器，而是评估了其中一种的效果。Kaplan 评估了 10 名戴着腕背侧矫形器的患者[20]。他的研究旨在确定长期使用背侧矫形器是否会抑制或降低反射亢进或牵张反射，同时通过感觉运动刺激增加肌力。本研究中使用的矫形器将腕关节和手指置于背伸位，拇指外展位。大多数受试者每天至少佩戴 8h 的矫形器，Kaplan 指出，许多患者需要多次连续使用矫形器来逐渐增加屈肌的牵伸。受试者在佩戴矫形器前后进行肌电图检查、肌力测试和手功能评估。研究显示，当正确应用背侧矫形器治疗涉及上肢的偏瘫时，能够增加肌力和改善功能，降低牵张反射和痉挛。

Brennan 研究了掌侧矫形器对受试者的作用[4]。在研究结束时，佩戴掌侧矫形器的患者被动运动的范围增加，并且没有感到拉伸阻力。

Mathiowetz 和他的同事对正常和痉挛手使用矫形器的研究中证明，当受试者在对侧进行抓握活动时，掌侧静态矫形器会增加肌电活动[28]。他们强调，当偏瘫患者使用 50% 最大肌力进行抓握活动的时候，掌侧矫形器是最不应该选择的固定装置。

前述研究结果各不相同，因此难以根据有效的研究决定是使用掌侧矫形器还是背侧矫形器。治疗师仍然必须个体化评估每个患者，以判断这些研究结果差异对使用矫形器结果的影响。此外，本章中讨论的研究文献采用不同的疗效评价指标，方法学也各不相同，采用的矫形器类型和定义也不尽相同。

四、脑卒中患者常用矫形器综述

本节回顾了作业治疗师经常使用的矫形器的

积极和消极方面，并对相关的研究进行讨论。其中一些矫形器的选择和使用还是根据过去对运动功能的理解而确定的。虽然矫形器的使用原则不再是基于最初的使用目的，有些矫形器仍旧是有用的和有效的。

1. 分指板（手指外展矫形器）　分指板（手指外展矫形器）由泡沫橡胶制成，将手指和拇指固定于外展位。根据 Bobath 的观点，使用分指板的目的是达到腕关节和手指背伸……拇指外展不仅有利于手指的背伸，还能减少整个上肢的屈肌痉挛……它比使用标准矫形器具有更好的效果，并减少了水肿的可能性[2]。应注意 Bobath 的基本理论与当前对运动控制和相关神经学原理的理解并不一致。

Doubilet 和 Polkow[8] 对由低温板材制作的矫形器使用提出更为苛刻的意见。他们建议只在白天佩戴矫形器。他们的论文包括关于矫形器有效性的非正式证据。

15 例受试者佩戴分指板矫形器，他们在脑卒中后 2～6 个月出现手指和腕关节的中至重度痉挛，关节活动度降低，腕关节和手部水肿。使用分指板并配合标准治疗 1 周后，这些受试者的痉挛程度有所减轻。Doubilet 和 Polkow 认为，矫形器的使用效果是积极的，值得继续试验和实验[8]。

Mathiowetz 等在一项研究中客观地评估了手指外展矫形器，该研究调查了各种矫形器对正常和偏瘫受试者远端肌肉活动的影响[28]。受试者佩戴矫形器，同时用对侧手进行抗阻活动。结果表明，"在抓握过程中，佩戴手指外展矫形器的健康受试者桡侧屈肌肌电活动比不佩戴矫形器侧明显增多"。在偏瘫受试者中，使用手指外展矫形器时诱发的肌电活动较未使用矫形器侧无明显降低。根据作者观点，手指外展矫形器减少痉挛的观点应该受到严重质疑。

手指外展矫形器可能有助于维持屈肌的长度，但是此矫形器没有考虑腕关节体位，治疗师必须考虑腕关节体位。为了解决这个问题，治疗师可以将手指外展矫形器和标准的腕部伸展矫形器结合使用。由于此矫形器矫正力量微弱，因此适用于对其他笨重设备耐受性较差和疼痛阈值较低的患者。这种矫形器穿脱非常容易，适用于穿脱矫形器比较困难的患者（图 23-1）。

2. 坚硬的锥体　坚硬的锥体可以用低温塑料制造，也可以购买；其理论基于是传统的 Rood 理念。Rood 理论（由 Stockmeyer 解释）指出，给手掌和手指屈肌表面施加持续的压力可导致长屈肌抑制。从生物力学和功能的角度，对这种矫形器机制的最新的理解是，圆锥能牵张短缩的长屈肌，并逐渐增加软组织应力，以达到正常的静息长度。使用圆锥体的初期，如果手指屈曲严重，可以将圆锥体的细端朝向手掌桡侧的虎口。当手受到直接应力刺激后能够放松时，理想的生物力学体位应与初始位置相反；也就是说，圆锥的粗端朝向手桡侧的虎口，细端朝向手的尺侧（图 23-2）。治疗师可以使用绷带来将圆锥体固定到恰当位置。Mathiowetz 等[28] 也对此矫形器做了研究，发现在对侧手抗阻运动时，锥体并不能明显降低肌电活动。

不考虑神经生理学原则，锥体可能是长屈肌挛缩患者的有效体位固定装置。圆锥和标准的腕伸展矫形器的组合应用，分别控制腕屈肌和指屈肌的牵张，是可行的。圆锥体的大小和腕关节伸展的角度可以随着患者功能状态而逐级增加。

圆锥的另一个实际用途是防止中至重度屈曲

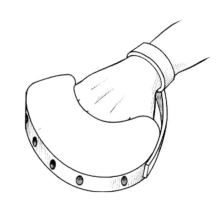

▲ 图 23-1　Bobath 分指板（手指外展矫形器）

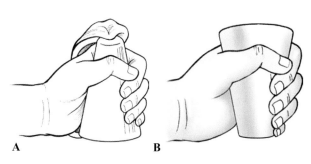

▲ 图 23-2　坚硬的锥体

患者的局部组织的汗液浸渍。保持屈肌长度是卫生和美容所必需的。同手指外展矫形器的使用相似，单独应用锥体不能给腕关节起到支撑和牵张作用，因此会使腕关节倾向于屈曲体位。穿脱设备的步骤非常简单。

3. 降低痉挛矫形器　降低痉挛矫形器是由 Snook 根据还不被现有研究支持的 Bobath 理论的反射抑制模式发展而成的[2, 38]。矫形器是由低温板材制成的。前臂支撑部分由前臂及手掌部位的背侧挡板和在手指部位延续为屈侧支撑挡板组成。腕关节固定于背伸 30° 的位置；MP 的屈曲为 45°，指间关节完全伸直，各手指外展分开，拇指背伸并外展。Snook 强调，如果存在腕关节屈曲挛缩，腕关节可能在中立位或者略小于中立位，而不会对矫形器的疗效产生显著影响[38]。

Snook 建议采用间歇佩戴计划，因为观察发现使用矫形器后通常肌张力会立刻降低；然而，佩戴一段时间后，肌张力开始逐渐增加[38]。

Snook 在原文中介绍了矫形器的制作，并提供了临床观察和病例研究[38]。在本文中研究并未提及。Snook 得出结论，根据初步的结果，降低痉挛矫形器具有降低肌张力和维持正常肌张力的作用，当治疗师治疗痉挛状态的手关节时，它可以作为一种治疗工具[38]。

McPherson 评估了这种矫形器对 5 名严重功能障碍受试者（本研究没有包括脑卒中的患者）的影响[29]。结果显示，在使用 4 周矫形器后，肌张力显著降低。他进一步说明，矫形器的作用不是持久性的，取掉矫形器后，肌张力会增加。作者用牵拉弹簧秤的方法对腕关节痉挛屈肌的张力进行了测定。

Snook 的文章对此矫形器的制作原则进行了概况。由于矫形器笨重，并且腕关节和手要维持于最大角度，因此矫形器的使用时间的顺从性可能就会成为问题。根据腕手屈曲痉挛的程度，许多患者佩戴矫形器时需要帮助[38]。

虽然这种矫形器最初基于的原理已经过时，但对脑卒中后通常发生短缩的肌肉，具有持续的牵张作用。对专注于维持软组织长度的治疗，其可以作为辅助措施。我们需要在发生脑血管意外患者上进一步研究，以证明矫形器的有效性（图 23-3）。

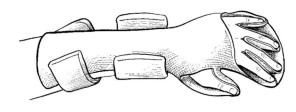

▲ 图 23-3　降低痉挛矫形器

4. 可膨胀式压力矫形器（充气式矫形器）　Johnstone 首先提出使用可膨胀式压力矫形器作为治疗的辅助措施[18]。这些矫形器可以在市场买到，并对治疗部位施加持续或间断的压力。矫形器的压力不应超过 40mmHg[36]。根据 Poole 等的研究报道，"可膨胀式压力矫形器已被用于脑卒中患者，以降低肌张力，促进关节周围的肌肉兴奋，促进感觉输入，控制水肿和减轻疼痛[36]"。他们的文章对使用可膨胀式压力矫形器的神经生理学原理进行了回顾。

已经发表了 3 项关于可膨胀式压力矫形器对脑卒中患者的有效性的调查研究。最早的是 Bloch 和 Evans[1] 的个案研究，其结果表明使用后痉挛降低，手部的关节活动范围增加。

Nicholson（Poole 和 Whitney 引用）给患者使用可膨胀式压力矫形器联合负重模式治疗患者 1 周[32, 35]，治疗结束时，患者在感觉、肌力和关节活动度方面无明显改善。

同样，Poole 等观察了 18 名受试者，分为矫形器治疗和非矫形器治疗两组[36]。矫形器治疗组每周 5 天，每天佩戴 30min，持续 3 周。矫形器治疗组患者肢体不做活动。结果表明，矫形器组和非矫形器组在上肢感觉、疼痛和运动功能的平均变化在统计学上的无显著性差异。

虽然可膨胀式压力矫形器好像没有发挥出最初提出的作用，但一些治疗师可能会考虑使用这种风格的矫形器来提高在负重活动中的功能性作业的完成质量（图 23-4）。本质上，这种矫形器可以用来控制上肢的自由度，从而改善上肢在日常活动中的功能。

5. 腕关节伸展矫形器　腕关节伸展矫形器通常用于脑卒中人群，以防止腕关节挛缩和维持腕关节稳定性，并为手指提供一个稳定的基础，使其能够发挥作用。Lannin 等做了一项研究，目的是确定佩戴腕部矫形器（将腕关节固定于中立

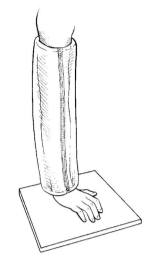

▲ 图 23-4　可膨胀式压力矫形器

位或者伸展位）是否可以减少脑卒中后偏瘫成人（$n=63$）腕关节挛缩[23]。受试者随机分为对照组（常规治疗）或两个治疗组之一（常规治疗配合佩戴中立位腕关节矫形器和常规治疗配合佩戴伸展位腕关节矫形器）。佩戴中立位腕关节矫形器的受试者，将腕关节固定在背伸 0°～10° 的位置，佩戴伸展位腕关节矫形器的受试者，将腕关节定位在一个最大背伸位（ > 45°），保持 MP 和指间关节伸展。矫形器需要平均每晚佩戴 9～12h，持续 4 周。检测结果为腕关节和指屈肌的伸展度（腕关节在标准化测量下伸展的角度）。作者得出结论，不管是使用 4 周中立位腕关节矫形器还是伸展位腕关节矫形器，都不会减少脑卒中后腕关节挛缩。

　　6. 静息式矫形器　静息式矫形器可以采用背部或者掌侧固定。建议的体位是背伸 20°～30°，MP 屈曲 40°～45°，指间关节关节在 1°～20°，拇指与食指相对[27]。临床推理最重要的方面之一是对每个患者进行个性化评估和治疗，这些参数只能作为一个原则性指导。其目标是调整矫形器以促进低负荷持续应力牵张（low-load prolonged stress，LLPS），以达到所需要的更有利的生物力学位置。

　　Lannin 等通过随机双盲试验评估了脑损伤患者使用 4 周手部矫形器后对手指和腕关节屈肌长度、手功能和疼痛的影响[22]。他们检测了受伤后 6 个月内的 28 名成年患者，实验组（$n=17$）和对照组（$n=11$）组的受试者都参加了常规治疗，其中包括上肢的功能性训练和上肢牵伸训练，每周训

练 5 天。在 4 周的治疗期间，实验组患者还需要穿戴手部矫形器，将手固定在功能位（腕关节背伸 10°～30°），每晚最多佩戴 12h。检测结果包括腕关节和手指屈肌的长度（通过测量腕关节和手指背伸的活动范围来测量）、运动评估量表及疼痛程度（通过视觉模拟量表测定）。作者发现矫形器的结果无统计学意义，临床治疗无明显效果。他们得出结论，"让偏瘫侧手夜间处于功能位置的矫形器佩戴疗法对脑卒中的成人不会产生临床有益的效果"。

　　静息式矫形器广泛应用于临床中。虽然从长远看，静息式矫形器可能对脑卒中患者长期有效，但治疗师必须认真地分析这种矫形器在急性和亚急性功能障碍的脑卒中患者的作用。这种矫形器可能减少患者的主动运动，从而促使习得性废用的发生。它完全覆盖了手的表面（从而减少感觉输入），使腕关节和手指处于完全被动支撑状态，这与试图训练患者自己用手进行摆放和活动的治疗方案相悖，因此，治疗师需要考虑选择其他方式以取代这种矫形器。

　　Mathiowetz 等证明，当偏瘫患者对侧手做抓握活动时，穿戴静息式矫形器能增加肌电活动[28]。他们认为当偏瘫患者做任何活动时需要控制抓握动作的力量要达到 50% 的最大握力，而静息式矫形器最不可选。

　　静息式矫形器可以订做，也可以直接购买成品。治疗师可能会考虑在夜间使用静息式矫形器来预防软组织挛缩，但这种矫形器不应该在白天佩戴，因为它完全阻碍手的主动运动、感觉输入和手部的自我管理，并可能促使习得性废用的发生（图 23-5）。

　　7. 张力性姿势固定矫形器　张力性姿势固定矫形器是半动力性的，可以买到商业化成品。这种矫形器利用橡胶手套将拇指外展和背伸。张力性姿势固定矫形器包括一个弹力绷带，呈螺旋形从远端沿前臂缠绕，为旋前和旋后提供动力辅助。

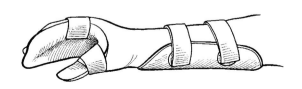

▲ 图 23-5　静息式矫形器和次最大活动度矫形器

目前没有数据支持这种矫形器的有效性。

Casey 和 Kratz 发表了一篇关于辅助拇指外展矫形器的论文。这种矫形器在设计上类似于张力性姿势固定矫形器[5]。他们的文章包括制造指导和穿戴时间安排。推荐穿戴这种矫形器 3～4h，然后休息 30～60min，让皮肤暴露在空气中。他们建议将矫形器用于轻至中度痉挛但没有严重挛缩的患者：前臂旋前，手指屈曲握拳，拇指屈曲内收于手掌内。

张力性姿势固定矫形器和拇指外展旋后矫形器可能会给独立穿脱矫形器的患者带来困难。这些矫形器的设计用于改善体位，并在功能活动中佩戴。如果活动中出现肢体刻板姿势，则穿戴此矫形器可能特别有效（如步态和转移）。它们在上肢活动中也可能有效，因为手指可以自由活动（图 23-6）。

8. 拇指环和拇指外展矫形器　已有几位作者对拇指外展矫形器进行了改良[7, 15, 39]，参考文献中引用的论文中包括制造指导，也可以买到商业化的成品。拇指外展矫形器被认为是一种半动力性的矫形器，姿势固定的要点是拇指和腕关节的对线。用于制造这种矫形器的捆绑材料使拇指处于外展位，并使腕关节轻度桡侧背伸位。手固定的位置，要能提高手的抓握、操控、松开物体的功能，并能保证双侧协调的自由运动[15]。

Stern 提出此矫形器的另一适应证是，在做任何活动都感到费力，特别是非偏瘫侧完成某项精细活动造成偏瘫侧拇指内收程度增加时[39]。此矫形器被推荐用于姿势固定和辅助功能性活动。

Stern 提醒到，"尽管此夹板有很大应用价值，患者用偏瘫侧手来进行抓握和松开的主要问题是拇指内收，而拇指内收阻碍了手的充分张开，而手充分张开是手抓握的前提条件"[39]。拇指内收严重屈曲挛缩的患者受益可能性较小。

目前缺乏评估这种矫形器在成年中的有效性的研究。Currie 和 Mendiola 评估了一种改良型矫形器对 5 名"轻度至中度痉挛性脑瘫"儿童的有效性[7]。安静时，这些孩子表现出痉挛模式（拇指内收），他们的手部功能呈现为尺侧"耙"型的抓握模式。

通过使用这种矫形器，5 名孩子静息状态下拇指的内收模式改善，他们的抓掌模式改善为桡侧抓握，根据抓握的物体的大小，通常是三钳状夹持或者粗大的圆柱样抓握（图 23-7）。

9. 拇指外展型手矫形器　如果患者能控制屈曲和伸展位的腕关节活动（不需要腕关节全范围运动，但是需要具备部分分离运动控制能力），但仍旧有屈肌紧张影响手指，则进行功能性活动时，应用拇指外展 C 型手矫形器可能有效。矫形器一般是由热塑板材制成。拇指外展矫形器将拇指定位在能增强抓握功能的模式中，以便抓取和松开手中的物体（图 23-8）。

当腕关节控制能力恢复时使用：功能性对指活动中拇指需要辅助外展

10. MacKinnon 矫形器　虽然 MacKinnon 矫形器是为儿童设计的，但有时也可以适用于成人。矫形器包括一个前臂背侧支撑带，缠绕前臂远端半部分的 3/4，在手掌中握一轴杆，置于 MP 头端，利用弹力橡胶管连接轴杆和前臂支撑带，手指可以自由地处于功能模式。

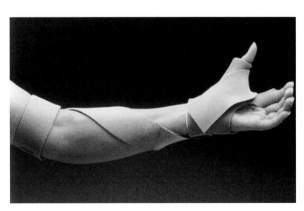

▲ 图 23-6　张力性姿势固定矫形器

图片由 Smith & Nephew Rolyan，Germantown，WI 提供

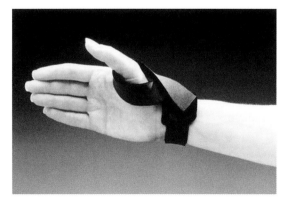

▲ 图 23-7　拇指环和拇指外展矫形器

图片由 Smith & Nephew Rolyan，Germantown，WI 提供

这种矫形器的目的是降低手指屈肌和拇收肌的过度兴奋，从而使腕关节部位诸肌肉功能达到平衡。MacKinnon等的论文包括了矫形器制作指导，并观察大约30名儿童他们使用矫形器后的情况，结果提示手的使用意识得到改善，使用量增加，去除矫形器后痉挛降低[26]。但对这种矫形器的有效性尚缺少研究，对脑卒中后成年患者的应用没有文献报道（图23-9）。

11. 次最大活动范围矫形器　Peterson对次最大活动范围矫形器进行了介绍[34]；其设计是根据当肌肉固定于完全牵张或最大关节活动范围时，紧张度就会增加这一临床现象而提出的。

该矫形器是根据静息式矫形器的形式制作的。矫形器固定肢体远端，拇指与食指部分程度的对指，MP和PIP屈曲45°，远端指间关节（distal interphalangeal，DIP）伸展，腕关节背伸10°～20°；矫形器对掌弓施加压力。如果患者不能达到这一理想的活动范围，每个关节的固定角度要比所能达到的角度小5°～10°[9]。制作指导同静息式矫形器一样。

虽然缺乏对本矫形器的有效性研究，但使用时需要强调的注意事项与静息式矫形器相同（图23-5）。

12. 螺旋形矫形器　螺旋形矫形器传统上采用热塑性塑料制作而成。该矫形器最初设计用于

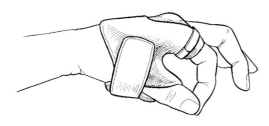

▲ 图23-8　拇指外展型手矫形器

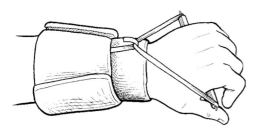

▲ 图23-9　MacKinnon 矫形器

抓握物体困难的脑瘫患儿，也可用于神经功能损伤的成人患者。螺旋形矫形器能充分支撑拇指外展，固定手和腕关节在最理想的位置以发挥功能，允许中度张力增高的患者腕关节进行主动功能活动[40]。该矫形器的设计者认为，螺旋形矫形器是通过拇指外展体位抑制拇指掌内反射。

设计者将该矫形器应用到几例脑卒中后患者，取得了积极的效果。螺旋形矫形器可用于骨骼肌兴奋性轻度到至中度增加的患者（不推荐用于弛缓性瘫痪手）。对于肌肉兴奋性过患者，不推荐使用这种矫形器，原因在本章前面已经进行了总结。

腕关节固定于20°～30°的背伸位，拇指外展30°～40°，材料延长到前臂近端的2/3长度。矫形器将手固定在更有利于抓握训练和活动的功能位[40]。白天穿戴矫形器以能参与运动和活动，并有支撑腕部的作用，夜间脱掉。穿戴螺旋形矫形器时能够提供最大程度的辅助，在脱掉矫形器后仍能够提供一定程度的辅助，并且可以代替传统的静息式矫形器。因为该矫形器是开放性矫形器，限制较少；而且重量较轻，空气流通良好，可以减少出汗，减少皮肤浸渍，降低皮肤破损发生的可能性。制作时，治疗师将板材放在手掌上折卷，沿手的尺侧面缠绕，绕到手背侧穿过虎口，跨过鱼际突出部位和拇指根部，继续缠绕到前臂2/3处。材料的接头处不要接触皮肤，以避免刺激和损害皮肤（图23-10）。

13. Drop-out矫形器　Drop-out矫形器通常用于改善脑卒中后常见的肘关节挛缩，它由热塑材板材制成，固定于肱骨的掌侧，腋窝远端；延伸至手掌远端皱褶处。制作时要求肩关节和肱骨外旋，前臂尽可能旋后。实际制作时，依据本章关节挛缩的低强度持续应力治疗部分内容中的原则，轻度牵拉挛缩的肘关节（以不出现不适感为度）。在放松状态下应用该矫形器以使肘关节低强度持续牵张的作用最大化。应用矫形器前先用量角器进行测量，了解肘关节挛缩程度，以后每周进行检测，根据肘关节伸展角度的变化对矫形器做出适当的调整。对于脑卒中患者应用的所有矫形器，特别对应用低强度持续牵张原理的矫形器，治疗师必须经常检查患者上肢，了解皮肤浸润和破损情况（图23-11）。

14. 适用于 PIP 屈曲挛缩的腹 – 槽矫形器　这种腹 – 槽矫形器是一种静态 PIP 背伸矫形器，常由热塑塑料板材制成。有许多 PIP 背伸矫形器成品很容易买到：Joint Jack、LMB Wire 泡沫式和保险锁式矫形器等很多见，是采用掌侧两点的压力对作用部位产生垂直拉力。如果屈曲挛缩大于 35°，则这些矫形器无效。动力性的背伸矫形器和腹 – 槽矫形器在 90° 角时对指骨产生牵引力。腹 – 槽矫形器通过在掌侧指间关节处的凸起产生 90° 角的牵拉[45]。在制作和使用这种矫形器时，治疗师必须将 Velcro 皮带直接放置在 PIP 关节上面；矫形器掌侧凸起必须放置在 PIP 关节下方，这样矫形器才会发挥作用。作者发现，此矫形器对接近 15°～35° 的关节挛缩有效。超过 35° 的关节挛缩需要使用动力性矫形器[10]。腹 – 槽矫形器治疗初期，戴 1h，脱掉 1h。随着挛缩逐渐降低，时间可能逐渐延长到 4h，但任何时候都必须注意观察（图 23–12）。

15. 充气式手矫形器　充气式手矫形器可以买到商业化的成品，主要用于脑卒中恢复期患者挛缩的治疗。此矫形器由一个可调的掌侧腕支撑装置组成，通过简单的调节可达到需要的关节活动角度。矫形器的掌侧面是一个可充气和放气的气囊，根据牵张力量和挛缩程度的需要进行充气和放气。此矫形器穿戴简单、舒适（图 23–13）。

五、矫形器处方制订与设计的影响因素

治疗师在为脑卒中后患者处方制订或设计矫形器时必须考虑许多问题。以下章节说明了治疗师在矫形器评估过程中需要考虑的复杂性问题。

1. 痉挛　应用各种矫形器，以求能够抑制痉挛并改善功能。如第 20 章所述，在现有研究中痉挛与功能之间的因果关系尚未得到支持，但痉挛与挛缩之间的关联已得到充分证实。因此，对肢体远端痉挛的患者，矫形器固定可能会阻止疼痛性挛缩和组织短缩。如果治疗师想客观分析评价矫形器的有效性，鉴别能力非常重要。

Hummelsheim 等研究了 15 名患者，证明持续的应力能使肘、手和手指关节屈肌痉挛的高张力显著降低[16]。通过 Ashworth 分级量表评价痉挛程度。肌电图记录客观地证明持续肌肉牵张后，迟发肌电电位降低或消失。作者提出假说，"持续肌

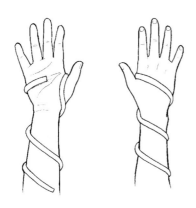

▲ 图 23–10　螺旋形矫形器

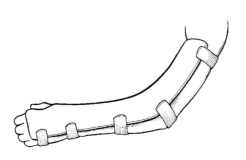

▲ 图 23–11　Drop-out 矫形器

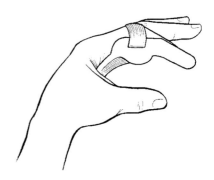

▲ 图 23–12　适用于近端指间关节屈曲挛缩的腹 – 槽矫形器

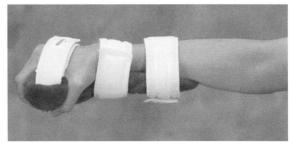

▲ 图 23–13　DeRoyal's Pucci Air-T 充气式手矫形器（由 DeRoyal 制造和销售）

肉牵张有利的作用结果源自牵张感受器疲劳或适应了新的伸展体位"。

虽然这项研究利用的是徒手牵张技术，原理同样适用于矫形器。因此，使用矫形器可作为降低肢体远端肌张力的辅助治疗措施。

Feldman 推荐痉挛早期使用矫形器，在痉挛发展到严重之前就开始使用[9]。她认为张力对关节的影响时间越长，发生关节挛缩和其他并发症的危险越高。Feldman 还警告说，严重痉挛的患者不要考虑使用矫形器。这些患者有发生皮肤破损、水肿和循环障碍的危险。Feldman 推荐这些患者使用抗痉挛药物和神经阻滞治疗[9]（见第 20 章）。

2. 软组织短缩　治疗师在评定时发现许多腕关节和手都是僵直的。僵直的原因可能是肌力下降、长期佩戴静息式矫形器、骨骼肌过度兴奋或挛缩。僵直后不久就会出现不良反应。

僵直后长期姿势固定的结果表现为解剖、生物化学和生理学变化。具体变化包括肌纤维数量减少、蛋白成分改变、肌肉重量损失、软组织张力改变、携氧能力下降，以及Ⅰ型和Ⅱ型纤维萎缩[13]。

Gossman 等通过文献综述，认为来自于实验研究和临床观察的证据清晰地表明肌肉是一种极其易变的（易于变化）的组织。当一块肌肉缩短时比拉长时的变化更显著。这些变化是有害的，但是肌肉的可逆转特性可用于运动功能障碍的矫正[13]。

Halar 和 Bell 指出，如果已经有轻度挛缩，持续 30min 的长时间牵张会有效[14]。更为严重的挛缩可能需要通过矫形器进行更长时间的持续牵张。他们推荐在使用矫形器前使用热疗使结缔组织的弹性降低以达到最大的牵张效果。

矫形器评估过程中，治疗师必须对关节外和关节内软组织紧张度及关节挛缩程度进行鉴别，而且熟悉关节外屈肌和伸肌的生物力学机制。当腕关节和手指共同屈曲时（即所有关节均屈曲），伸肌完全被牵伸，而屈肌松弛。相反，当腕关节和手指共同伸展时（即所有关节均伸展），则屈肌完全被牵伸，而伸肌松弛（图 23-14）。

Fess 和 Philips 建议通过改变腕关节体位来鉴别关节软组织是否受累[10]。如果关节外紧张度增加显著，将腕关节从轻度的背伸位转为屈曲位，

则手指的活动范围将会增加（肌腱固定效应）。反之，如果关节活动度受限是由于关节本身的病理状态造成的，则改变腕关节体位不会影响关节活动度。关节外软组织紧张度的评估步骤如下：腕背伸伴手指屈曲；维持腕背伸位，做手指背伸动作。如果能够达到共同背伸，则关节外屈肌能够全关节范围伸展。如果腕关节背伸时手指不能背伸，需要继续检查以确定活动受限是与关节的病理状态还是关节外屈肌紧张有关。最后，屈腕时明确手指伸展的移动度是否增加。如果是，则活动度受限是由关节外屈肌紧张造成的。如果手指的伸展角度无变化，则关节本身病理状态是活动受限的因素[41]（图 23-15）。

根据关节内软组织的生物力学机制，当 MP 屈曲，指间关节伸展，则手内在肌缩短。相反，当 MP 伸展，指间关节屈曲时，则手内在肌充分伸展（图 23-16）。

Fess 和 Philips 建议通过维持 MP 伸展，PIP 关节屈曲位，来评定手内在肌的紧张度，如果手内在肌紧张，则不能完全被动屈曲 PIP 关节[10]。然而，在手内在肌紧张状态下，通过屈曲 MP 有可能达到 PIP 关节全范围被动活动（图 23-17）。

许多患者会出现伸肌腱挛缩。治疗师必须确定改变 MP 的位置是否影响 PIP 关节的屈曲活动度。如果发生伸肌短缩或粘连，PIP 关节屈曲活动度在 MP 伸展位比屈曲位时更大[41]。这种现象的发生是因为伸展位时伸肌放松，而屈曲位时伸肌被动牵拉，紧张度增加。

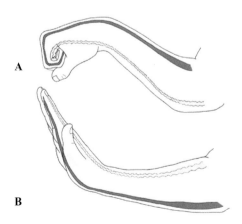

▲ 图 23-14　腕和手活动时屈肌和伸肌正常滑动

A. 腕和手指屈曲：伸肌被充分牵伸（延长），屈肌松弛（缩短）；B. 腕和手指背伸：屈肌被充分牵伸（延长），伸肌松弛（缩短）

无论 MCP 关节的位置如何，PIP 关节的侧副韧带紧张引起的 PIP 关节活动受限与 MP 的体位无关[17]。可以分别在 MP 背伸和屈曲位检查 PIP 关节屈曲活动度；如果 PIP 关节活动度在两种试验位置下都受限，提示 PIP 关节的侧副韧带短缩（图 23-18），并则需要佩戴 PIP 关节的矫形器。如果挛缩＞35°，则使用动态 PIP 背伸矫形器；如果挛缩＜35°，则使用静态 PIP 背伸矫形器[10]。有时需要两种矫形器联合使用。动态矫形器应用于更严重的挛缩，在挛缩降低到＜35° 以下时则穿戴静态背伸矫形器。

DIP 关节主动屈曲活动降低可由关节挛缩或斜形支持韧带挛缩造成。治疗师可在伸 PIP 关节时被动屈曲 DIP 关节，然后在屈曲 PIP 关节时重复检查以明确斜形支持韧带的紧张度。如果 PIP 关节屈曲比背伸时的 DIP 活动度增加，提示韧带短缩或挛缩（图 23-19）。如果两种状态下，屈曲活动度降低程度相同，提示为关节挛缩[17]。DIP 关节屈曲活动度降低的关节挛缩，可以应用使 MP、PIP 和 DIP 关节尽可能屈曲的屈曲绷带矫形器治疗。这种绷带可由 Velcro 绑扎法制成，也可以从市场上买到成品（图 23-20）。患者可以每间隔 1h 穿脱 1 次，间断使用。

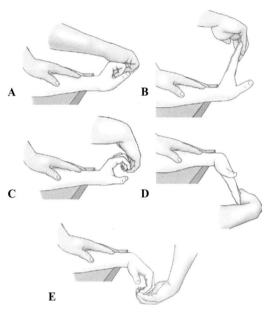

▲ 图 23-15　关节外软组织短缩的检查
A. 治疗师背伸腕关节，屈曲手指，此体位部分延长了长屈肌。B. 治疗师维持腕背伸位，背伸手指。如果能够达到共同伸展，则关节外屈肌能够充分伸展，检查结束。C. 如果治疗师不能同时充分背伸腕和手指，必须继续进行评估以确定是否是关节本身的病理状况还是关节外屈肌紧张造成。D. 治疗师屈腕关节，以确定手指向背伸方向伸展（肌腱固定作用）是否增加。如果是，腕和手指背伸受限是由于关节外屈肌紧张造成的。E. 如果当腕关节屈曲时，手指背伸没有变化，那么关节病理情况（即骨性挛缩）是手指伸展受限的原因素

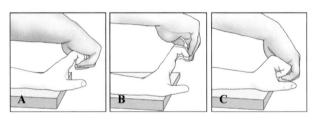

▲ 图 23-17　手内在肌缩短的检查
A. 治疗师保持患者的掌指关节背伸位，屈曲 PIP，如果指间关节能够屈曲，则手内在肌能够充分伸展，检查结束；B. 如果治疗师不能在掌指关节背伸位时充分被动屈曲 PIP，则手内在肌紧张；C. 虽然手内在肌紧张，但治疗师可以在掌指关节屈曲时充分被动屈曲 PIP

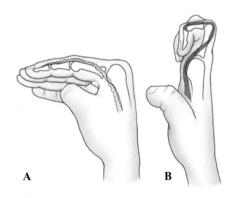

▲ 图 23-16　手内在肌的正常滑动（蚓状肌）
A. 当掌指关节屈曲和指间关节伸展时（手内在肌有利因素），内在肌处于缩短位；B. 当掌指关节背伸和指间关节屈曲时（手内在肌不利因素），内在肌被牵拉延长

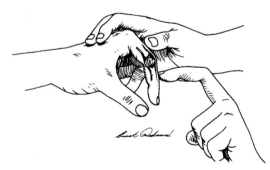

▲ 图 23-18　近端指间关节挛缩，副韧带的紧张限制了近端指间关节的运动，与掌指关节的体位无关

引 自 Hunter JM, Mackin E, Callahan A. *Rehabilitation of the Hand: Surgery and Therapy.* 4th ed. St. Louis: Mosby; 1995.

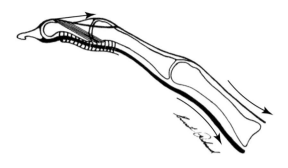

▲ 图 23-19　斜形支持韧带

引自 Tubiana R. *The Hand*. Philadelphia: Saunders; 1981.

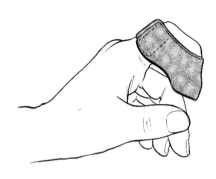

▲ 图 23-20　屈曲（"Buddy"）绷带

3. 关节挛缩的低强度持续应力治疗　神经肌肉功能障碍是生理性关节活动受限和挛缩的常见原因[24]。矫形器用于维持或拉长软组织长度，维持关节完整性。如果关节挛缩已发生，关节囊变得僵硬，滑液由于没有流动而变得黏稠，关节一侧的韧带缩短，而另一侧韧带松弛。导致挛缩的软组织包括缩短肌腱和骨骼肌。高强度短暂的徒手牵张疗法不能使组织发生塑性延长[11]。LLPS 能使软组织在维持关节末端活动范围的时间内处于缓慢的延长体位。缓慢的延长体位是在低强度持续应力作用下的被动体位（患者可以感觉到轻微的应力，但能够耐受较长的时间，例如关节末端活动时间 3~4h）。维持关节末端活动度总时间随治疗时间的延长增加到 6~8h 较为理想。软组织是通过逐渐生长，而不是牵拉，达到新的延长体位[24]。

目前文献支持 LLPS 是延长短缩软组织的优选治疗方法。临床上常用的 1~2min 的高强度短暂徒手牵拉治疗挛缩的临床实践与文献报道的观点相矛盾[24]。仅靠徒手牵张获得的软组织长度延长会在外力去除后回缩。徒手治疗后必须使用矫形器固定和康复训练，获得永久性变化[11]。

Light 在一项研究中观察了高强度短暂牵张和 LLPS 两种方法对 11 名老年患者膝关节挛缩的效果[24]。所有患者均为双侧膝关节挛缩。一侧使用高强度短暂牵张治疗，另一侧使用 LLPS 治疗。LLPS 使用牵引方式进行。结果 LLPS 较高强度短暂牵张能够有效地增加关节的被动活动度。

矫形器提供的 LLPS 治疗是一种无创，无应激和无痛的治疗措施[24]。关节强直和挛缩的治疗应力，其中包括强度（力量大小）、持续时间（时间长短）和频率（重复次数）[11]。虽然应力的每一因素都很重要，但持续时间对 LLPS 来说最为重要，最佳时间为 6~8h。通常从 1~2h 开始，逐渐缓慢增加到这一最佳时间。随着关节挛缩程度降低，矫形器必须有规律、定期地进行调整（通常每周 1 次），以增加持续应力。低强度持续应力是本章前面提及某些矫形器的应用原则，其中包括 drop-out 矫形器、腹 – 槽矫形器和动态矫形器等。使用任何矫形器，特别是伴有感觉障碍患者使用 LLPS 矫形器时，治疗师必须定期检查皮肤是否有破损。

4. 肢体的损伤　由于许多患者运动控制能力降低和感知障碍（如偏侧忽略和躯体失认症），偏瘫侧肢体发生损伤的风险增加。这些患者上肢长期表现为异常生物力学对线模式。这样的病例常见于床边转移训练时，患者从侧卧位坐起时，在坐起动作结束时腕呈屈曲位，用手背侧负重。该姿势易使患者发生滑囊炎、水肿加重和产生疼痛。这完全依赖于患者的关注程度，如果在认识到这一问题之前，患者有可能在下一个活动中仍旧使用这一错误的体位（如穿衣），从而导致潜在的组织损伤。

常见的异常生物力学对线问题是上肢姿势的固定装置无效，也会使损伤的危险增加。很多患者坐在轮椅上时，使用全覆盖或者半覆盖夹板以支撑上肢，如果患者和医护人员护理不当，很多患者被支撑的上肢小托板和躯干之间滑动，使腕关节处于极度屈曲位，并且不能及时发现问题，可造成损伤。损伤可以导致疼痛和肿胀，反过来又引发肩 – 手综合征的症状。

5. 生物力学的对线　手休息位（静态姿势）已由几位作者进行了文献报道。总结如下。
- 前臂处于中立位[27]
- 腕关节背伸 10°~15°[10]

- 拇指轻度背伸和外展，MP 和指间关节屈曲 15°～20°。
- 手指屈曲，向手尺侧较大程度的共同屈曲。
- 第二掌骨与桡骨在一直线上。
- 维持掌弓（请参阅以下部分）。
- 手呈现出"双重倾斜"。

治疗师在评估手的生物力学对线问题时必须考虑"双重倾斜"的概念。因为从桡侧到尺侧，掌骨长度逐渐降低，所以手持物时有两个倾斜角[33]。例如，手掌中握的铅笔通过掌骨头（橡皮头端朝向尺侧），前臂旋前置于桌面上，检查者可以确定出两个倾斜角。第一个倾斜角为笔尖相对于腕关节轴线向上成角。第二个倾斜角可以通过测量铅笔两端的高度获得。桡侧高于尺侧，铅笔与桌面不平行（图 23-21）。

掌横弓的倾斜为第二和第五掌骨头连线与第三掌骨轴线的投影相交所形成 75°[41]。因此，从生物力学的角度考虑，前面讨论的圆锥矫形器应该是尺侧端细、桡侧端粗，以适应正常的倾斜特性。

治疗师必须注意手休息位的差别，这有助于矫形器设计。治疗师必须考虑到因遗传、习惯和工作类别不同，每一患者正常休息位可能不同；检查对侧手有助于明确患者的正常休息位。

脑卒中后远端肢体表现为典型异常生物力学对位对线，这些异常对线及其造成的后果如下。

(1) 骨骼肌兴奋性降低后造成腕屈曲。这种常见的体位（最常见于软瘫期），会造成很多病理现象。手放置于腕关节屈曲位，会导致以下问题：掌弓变平，侧副韧带缩短导致手指被动伸展，虎口变窄[10]，不能完成抓握功能（通过腕关节伸展加强拇指和其他手指的屈肌作用）[41]，腕关节屈曲阻碍腕关节向尺桡侧偏斜[19]，腕背伸肌和伸侧韧带过度牵张[41]，长屈肌的缩短和发生水肿综合征。

(2) 极度的尺侧偏斜。尺侧偏斜体位可导致许多复杂问题。腕关节尺侧偏移位可产生以下问题：腕背伸困难，尺侧肌肉短缩[19]，桡侧肌肉过度牵张，腕骨近端和远端排列的变化[41]。

(3) 腕和手指屈曲。骨骼肌过度兴奋和软组织短缩，可导致腕关节和手的屈曲和肌腱作用的丧失（手指屈曲和内收并腕关节背伸，手指背伸和外展并腕关节屈曲），内在屈肌短缩继发伸肌过度牵张，潜在的皮肤浸渍及疼痛性挛缩和畸形。

6. 掌弓消失

脑卒中后很常见的生物力学对线问题是掌弓消失，或发展成"扁平手"。掌弓的维持对手的功能至关重要[3]。Kapandji 对手的弓形结构进行了概括[19]（图 23-22）。

- 横形弓：由两个弓组成（包括腕弓），相当

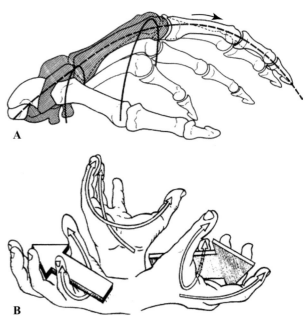

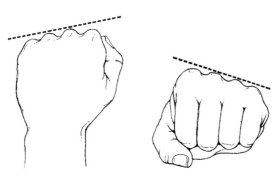

▲ 图 23-21　背侧观，掌骨头连接线与前臂的纵轴形成一个倾斜角。远端观，握拳后掌各骨头向尺侧逐渐降低，与前臂的横断面形成一个倾斜角

引自 Fess EE, Philips CA. *Hand Splinting: Principles and Methods.* 2nd ed. St. Louis: Mosby; 1987.

▲ 图 23-22　A. 手纵形弓和横形弓的侧面观，阴影区域为骨骼的固定部分；B. 拇指与其他手指对指时形成四个斜形弓；最有功能意义的弓是拇指和食指之间的弓，用于精确抓握；最长的弓是拇指与小指之间，确保抓握粉末状物时手掌尺侧能够紧紧闭合，以防止粉末状物漏出

引自 Tubiana R, Thomine JM, Mackin E. *Examination of the Hand and Wrist.* St. Louis: Mosby; 1996.

腕的凹面，与远端掌骨头组成的掌弓相延续。腕弓是固定的，而掌弓有活动性和适应性。横弓的长轴经过月状骨，头状骨（腕弓的主要结构[10]）和第三掌骨。Boehme 认为该弓的功能意义源于它使手形成一个凹槽，使手的桡侧边和尺侧边交汇在一起[3]。此弓可以增宽或缩窄手的表面积。

• 纵形弓：包括腕掌指弓。通过相应的掌骨和指骨形成每一手指的纵形弓。Kapandji 强调这些弓为掌面的凹陷。主要结构位于 MP 水平[19]。根据 Boehme 的观点，这个弓最简单的结构形式，可以支持完成基本的圆柱状抓握[3]。如果这些弓伸展开，手就会变长。这个弓能使手掌变平，并能环绕物体做杯状抓握[10]。

• 斜形弓：拇指与其他手指对指形成的，Kapandji 论述到这些弓中最重要的是连接拇指和食指的弓，最大的是连接拇指和小手指的弓[19]。这些弓在对指活动中的作用显然是至关重要的。

脑卒中后会有多种原因可导致这些弓消失，包括手背的水肿对掌部下方产生的压力，腕和手的兴奋性丧失，腕关节长期过度的屈曲（导致弓扁平），以及负重活动中手不恰当的支撑[3]。

在矫形器的评定过程中，治疗师应该检查手的弓，并且和非偏瘫侧的手进行比较。静态下，在非偏瘫侧手的背面，MP 形成的弓最高点为第三掌骨（即第三掌骨头比其他掌骨头高）（图 23-22）。许多患者这个弓变平（即 MP 失去了他们的弓），近端指骨相应地过度伸展。处于这种体位的患者有发展成爪形手的危险，并严重阻碍了拇指的对指功能（图 23-23）。

对于这些患者，可利用矫形器在手掌侧施加压力，给予外部支撑作用。为有效地给予掌面充分的支撑，矫形器必须与弓相一致，以适应每个人手的轮廓。市场上卖的成品矫形器对这种情况无效，因为它们没有考虑弓的个体差异。

对 MP 过度伸展、PIP 关节屈曲的患者（即爪形手畸形），热塑板材制作的背侧掌指关节伸展限制矫形器可以消除畸形，改善功能（图 23-24）。

7. 习得性废用　目前已经被研究证明（见第 20 章）存在的一种上肢功能障碍，是由于没有将手融合到功能性活动中而出现习得性废用现象造成的。这个过程可以发生于脑卒中早期功能开始恢复之前。患者学习用非偏瘫侧代偿，因此抑制

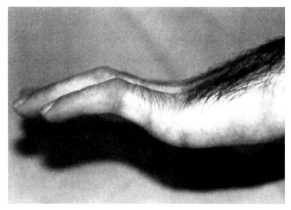

▲ 图 23-23　手瘫痪导致的掌弓扁平

由于关节周围屈肌和伸肌系统的失平衡，常出现掌指关节过度背伸和近端与远端指间关节的屈曲（引自 Hunter JM, Mackin E, Callahan A. *Rehabilitation of the Hand: Surgery and Therapy.* 4th ed. St. Louis: Mosby; 1995. ）

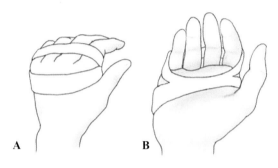

▲ 图 23-24　抗爪形畸形矫形器
A. 背侧面；B. 掌侧面

了偏瘫侧功能的恢复。

很多脑血管病的治疗中要求脑卒中后立即佩戴矫形器。一些人员在患者急性治疗中就制作了矫形器。目前研究表明脑卒中后早期过早使用矫形器可能是有害的。矫形器是通过使用外部装置对偏瘫侧手起着维持和改善功能的作用。因为偏瘫侧手通过外在途径给予支撑和维持对线，患者不再关注偏瘫侧手，不再牵伸腕关节和手，或试图用偏瘫侧手参与功能性活动。换言之，早期使用矫形器使患者易于发生习得性废用现象。患者有发生习得性废用的迹象是，观察到患者在一个治疗阶段中，经暗示后可以用患手进行功能性活动，但在此治疗阶段外又不能用偏瘫侧手参与新的功能活动。治疗师必须平衡预防挛缩和鼓励偏瘫侧手参与功能性活动两方面的治疗，才能消除习得性废用。治疗挛缩的矫形器可以在夜间使用，相反，白天主要预防习得性废用行为模式。

六、矫形器使用和选择

当决定是否使用矫形器和选择矫形器类型时，治疗师必须评估以下内容。这一部分有助于指导治疗师如何选择矫形器。

1. 认知和感知状态评定：白天患者是否会自我关注偏瘫侧肢体（自我关注包括自我活动、摩擦、姿势和保护）？患者一天中是否能留意绝大部分事情？

• 如果答案是肯定的，患者可以在不使用矫形器的情况下维持肢体关节活动度和对线，治疗师就不应该考虑矫形器。

• 如果答案是否定的，忽略、注意力下降、躯体失认、觉醒状态降低的患者，发生关节挛缩和对线异常的风险增加，因此应该考虑使用矫形器。

2. 软组织紧张度评定：患者是否能充分地进行屈曲和伸展？患者腕关节是否能在全关节活动范围内无痛的运动？尤其是背伸和桡侧偏？

• 如果答案是肯定的，治疗师不应该考虑使用矫形器。治疗的重点是教患者和家属维持关节活动度和防止挛缩的技术。

• 如果答案是否定的，应该使用矫形器以改善或维持软组织长度。应该对短缩的软组织施加长时间的应力。

3. 关节挛缩评定：对缓解关节挛缩和阻止关节变形加重，矫形器是必要的。

4. 习得性废用的评定：患者是否在治疗时能够运用上肢进行功能性作业活动，而在非治疗时间则不能进行功能性活动？

• 如果答案是肯定的，治疗师不应该考虑使用矫形器。在这种情况下，患者肢体远端具有实用功能，其功能不应该被矫形器阻碍。此时用矫形器实际上是助长了习得性废用的发生。

5. 功能评定：患者肢体远端是否具有参与日常生活活动和工具性日常生活活动的运动控制能力（包括粗大运动模式）？

• 如果答案是肯定的，治疗师就不应该考虑使用矫形器或选用增强功能恢复的矫形器（例如，使用腕背伸矫形器，稳定肢体近端使手指更好地工作，或者简易的对掌矫形器以改善手指精细的运动控制能力）。

• 如果答案是否定的，就应该使用矫形器，但是治疗师必须注意矫形器将无功能的手固定后，可能阻碍了原始反射活动（自主反应和保护性反应）或早期尝试性功能活动的出现。

6. 软组织潜在损伤的评定：是否有极度屈曲导致手掌和拇指侧面的皮肤浸渍和破损的征象？

• 如果答案是肯定的，治疗师应该考虑使用矫形器，以防止进一步的伤害和加快破损愈合；建议使用带有远端保护的手腕背伸矫形器或手掌防护装置。

• 如果答案是否定的，则治疗师不应该考虑使用矫形器。

7. 生物力线评定：手标准休息体位时是否有明显的异常偏斜？重新恢复对线后是否增加了手的松弛度？

• 如果答案是肯定的，治疗师应该考虑使用矫形器，以改善肢体休息位的对线，防止软组织的缩短和过度牵拉。

• 如果答案为否定的，治疗师不应该考虑使用矫形器。

8. 感觉评定：患者是否有感觉障碍？

• 如果答案是肯定的，治疗师应该考虑矫形器覆盖皮肤表面积的大小。矫形器中断了手的感觉输入，但对偏瘫侧肢体来说，总目标是感觉输入最大化。

• 如果有感觉障碍，由于患者自己无法观察到皮肤破损和浸渍，在制作矫形器和连续观察皮肤状况时，治疗师、患者和家属有必要采取额外的预防措施，对有认知障碍者尤为重要。

9. 肿胀的评定：患者肢体远端是否肿胀？

• 如果有，治疗师要考虑矫形器是否能支撑屈曲的腕关节达到消除手异常体位的目的，以减轻或防止肿胀。矫形器制动是否阻断了肌肉"泵"的作用，从而加重肿胀？肿胀使手指屈曲功能消失，因此侧副韧带处于短缩的体位。矫形器对神经肌肉结构是否有影响，是否会进一步限制血流动力学功能？

10. 体位评定：患者是处于持续屈曲体位？

• 如果是，治疗师应考虑使用矫形器维持软组织长度，但必须再次检查对线情况，肢体远端对线纠正可以使手松弛。

• 如果不是，则不考虑使用矫形器。

七、矫形器使用原则

治疗师应考虑以下关于矫形器的使用原则。

1. 检查异常压力点，尤其是在骨突出处（如尺骨头）。

2. 确定患者应该在哪些活动和哪些时间佩戴矫形器。制作和评估矫形器效果应该在患者最难以完成的体位和执行最紧张的活动任务时进行。例如，当患者坐位下手放松时装配矫形器，矫形器只能与无痉挛的手相适应。然而，如果患者出院后回家进行日常生活活动时佩戴矫形器，则患者的手张力升高，呈爪形，并屈曲到矫形器外边。如果是患者在站立位或者手有一定张力情况下装配矫形器，就不会出现这样的问题。

3. 矫形器要舒适。否则矫形器引起的疼痛和压迫会使患者对穿戴矫形器后出现的刻板姿势很有意见。

4. 患者仍然需要进行全关节范围的活动。姿势性固定矫形器只是作为上肢综合治疗计划中的一个辅助措施。

5. 监测关节活动范围。许多患者穿戴静息式矫形器以防止屈曲挛缩，但可能导致伸肌挛缩或关节内组织挛缩。

6. 矫形器穿戴时间安排要能保证患者穿戴矫形器的依从性，并且实际实施。

7. 治疗师对矫形器的作用要有一个合理的期望值。肌张力较高的手可能需要几个系列矫形器达到所期望的姿势。矫正多个关节的矫形器，如果骨骼肌过度活跃会造成新的畸形。例如，试图固定腕部和手指处于伸展位，腕部和手指部位牵张的力量可能造成手指出现爪形手[43]。对于手对线严重异常的患者，如果治疗师先关注对线异常的一个具体方面（如首先考虑近端），则会获得最好的效果。例如，第一个矫形器的目标是消除上肢的极度尺侧偏斜。第二个矫形器是维持偏斜方向的中立体位伴轻度的腕伸展。治疗师必须记住对于极度紧张或挛缩的手，所有的畸形都不能同时纠正，如果试图同时纠正，会造成穿戴不适和皮肤损伤，从而降低了患者对矫形器穿戴的顺从性。

8. 使患者了解矫形器的客观实际的目标和预期目的。许多患者穿戴矫形器很长时间，以希望矫形器能使他们的手功能恢复得更好。绝大多数患者对"更好"的解释是恢复功能。然而，并非所有患者都能达到这样的效果，因此，应该让患者了解使用矫形器的原因。没有任何矫形器要持续穿戴。

八、矫形器制作原则

目前很多制造矫形器的材料都已商业化。基本都是热塑材料，多数为橡胶材料。与纯热塑性材料相比，橡胶材料具有更好的舒适性和延展性，但制作困难，因为其延展性能差。

热塑性塑料板材一般比橡胶材料有更高的形状记忆能力。记忆表现在制作矫形器时，加热后材料恢复原来形状的能力。由于具有较好的记忆特性，治疗师更喜欢用热塑性塑料材料，热塑性塑料有网眼型和密封型。网眼型材料具有较好的透气功能，从而减少皮肤浸渍（特别是交感神经异常和感觉障碍的患者）。使用大网眼型热塑性塑料时，切割材料时治疗是必须去除锋利的边缘。边缘必须用热风枪加热，使边缘光滑。边缘也可以用切割成 1 英寸（约 2.54cm）宽 1/16 英寸（约 0.16cm）厚的长条密封性材料，放在水中加热后将边缘包起来。治疗师也可以利用一薄层鼹鼠皮将孔状材料的锋利边缘包裹起来。

热塑性塑料和橡胶塑料有各种不同的厚度，从 1/8 英寸（约 0.32cm）、3/32 英寸（约 0.24cm）、1/12 英寸（约 0.21cm）到 1 英寸（约 2.54cm）不等，最常用的厚度是 1/8 英寸（约 0.32cm）。矫形器材料有各种颜色，有助于引起住院卧床期间患者注意偏瘫侧肢体。颜色也可以提高患者的顺从性。有些厂家提供未切割的矫形器板材和装配元件，这些产品根据定制要求切割成不同大小，缩短矫形器制作时间。很多情况下可以使用成品矫形器，但某些情况下却难以满足要求。对感觉障碍的患者，不推荐使用商业化的弹性钢丝矫形器，因为这些矫形器会产生很大压力，而患者不能察觉到。感觉障碍的患者可定制个体化的成品矫形器。

Velcro 包扎材料有多种颜色。Velfoam 是一种带衬垫的包扎材料，非常适合感觉障碍的患者。因为其柔软性较好。

对不合适的矫形器，衬垫不能起到代偿作用，反而会增加矫形器内的压力。矫形器衬垫仅推荐用于缓冲动态矫形器热塑塑料板材与手指接触点的压力。矫形器衬垫材料只会增加不合适矫形器压力。矫形器衬垫也会使患者觉得热和不舒服，并且增加了皮肤浸渍的可能性，因为衬垫使患者出汗较多。

如果神经损伤的患者上肢骨骼肌兴奋性严重增加，矫形器有时不能有效地固定肢体，从而不能达到理想的对线，矫形器塑模使用无效。若想制作更为合适的矫形器，通常需要另一个人帮助固定体位。对这样的患者，矫形器类型也难以选择。在非偏瘫侧手取模，并根据矫形器材料采取不同的矫形器制作方法是有效的。

治疗师应该记住要切割掉或掀起矫形器在骨突出部位的材料。在骨突出部位（患者皮肤）涂上黑色的膏体可帮助确定切割的位置；将冷却成形的矫形器放置于患者肢体上，然后再去掉。膏体就会准确定位在矫形器上，其所在位置就是要割掉的部分。

在用热塑塑料材料制作矫形器时，折弯材料时其张力比平展位大约增加 20 倍。这有助于我们记住，在用热塑塑料板材制作动态外部支撑架或者增加材料额外的卷曲用于脊柱固定或支撑作用时，折弯材料会产生巨大张力。

九、具体的制作原则

1. **前臂支撑**　如果给患者制作的矫形器要带前臂槽，基本原则要求槽覆盖前臂的 2/3。为了克服手的重量和远端屈肌兴奋性增加产生的力，前臂槽长度应为前臂长度的 2/3，以充分发挥杠杆作用。

2. **手掌支撑**　许多神经系统受累患者掌指关节处的掌弓扁平，并伴有爪形畸形。这种对线异常多发生于偏瘫侧手骨骼肌兴奋性丧失或极度降低的患者。对于这些患者，掌弓塑模时，治疗师可用拇指在矫形器掌侧面上摆个 T 形。T 的底部纵向地经过手掌的中心，而 T 的顶部横跨了掌骨头。T 的底部和顶部在第三掌骨头相交。T 形塑模可改善掌弓的扁平状态。为保证坚固的掌弓支撑，矫形器应该延伸到远端掌皱褶的远端，因为不会产生运动活动，所以不需要切割掉手掌鱼际突出

部位的板材。治疗师要经常反复评估患者运动控制恢复情况，并应根据需要调整矫形器。如果患者出现可控制的手指屈曲，矫形器末端应该向上卷曲到掌皱褶处，从而不妨碍功能恢复。如果患者拇指开始有功能恢复，矫形器的手掌支撑面必须再次向上卷曲，暴露鱼际的突出部位，从而不会限制拇指的主动活动。

矫形器制作好后，治疗师要检查手两侧倾斜度的维持情况以判断矫形器效果，第三掌骨头是掌骨头所形成的掌弓最高点，戴上矫形器后，手不应该是扁平的（图 23-25 和图 23-26）。

3. **腕支撑**　使用手矫形器塑模和腕部矫形器时，治疗师必须要检查装置，考虑到对线问题。

• 从手的左右偏斜方向来看，第三掌骨应该位于桡尺骨之间的中点。许多神经受累者的手有向尺侧偏斜的趋势。腕部的矫形器矫正包括加固第

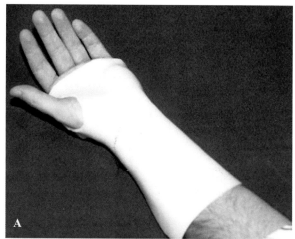

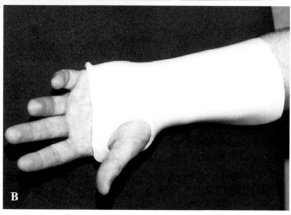

▲ 图 23-25　手掌支撑矫形器调整

A. 手掌完全支撑（矫形器材料跨过手掌远端掌褶，拇指的支撑超过第一掌骨）；B. 随着功能恢复，手掌和鱼际远端的矫形器材料要向近端卷起，使具有功能的关节能够自由活动；T 形支撑置于矫形器的掌侧面

五掌骨侧的矫形器边缘，可以有效阻止向尺侧偏斜（图 23-27）。

• Gillen 等研究了佩戴手腕固定矫形器的成年人的各种腕部姿势对上肢功能的影响[12]。对 20 名上肢功能正常的成年人进行了 Jebsen Taylor 手功能测试，以确定是否有效果。该测试连续进行了 3 次。受试者每次佩戴市售的腕部伸展矫形器时，会将腕部定位在 0°（中立位）、15° 或 30° 的腕部背伸位置。腕背伸角度通过测角法确定。腕关节角度的测试顺序是随机的，以控制疲劳和锻炼效果。这项研究的结果表明，当手腕矫形器置于非优势手进行活动时，被测腕部位置（0°、15° 或 30°）之间没有显著差异。但是，当手腕矫形器置于优势手各角度进行功能性活动时，尽管仅用于选择性任务（进食和堆积木），但仍存在显著差异。在进食的测试中，与中立位手腕相比，参

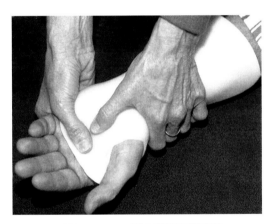

▲ 图 23-26　T 形支撑置于矫形器

T 形基底部纵向穿过手掌，其顶部支撑掌骨弓；T 形基底部与顶部在第三掌骨头交叉；如果掌弓能够维持，并且第三掌骨头高于第二或第四掌骨头，则说明手掌支撑的位置是正确的

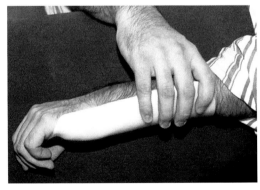

▲ 图 23-27　沿着五掌骨加固矫形器的侧缘可有效地阻止尺侧偏斜

与者将手腕置于 15° 伸展位置时的表现显著加快。在堆积木测试中，参与者将手腕置于中立位置时的表现比将腕部置于 30° 伸展时的表现明显快得多。尽管如此，最终的背伸角度大小要依据在哪个角度下可以发挥最大的功能或（如果手没有功能）哪个角度范围内能降低手指异常屈肌兴奋性来确定（许多患者的手指近端对线重新恢复后就会放松）。有一些矫形器有一定角度的屈曲，如果外在屈肌挛缩明显，并且目标就是用系列矫形器逐渐地拉长屈肌时，可以用这种有一定屈曲角度的矫形器。对于这些患者，每一个后续的矫形器被塑模时，对屈肌的牵张作用都要不断增加。例如，第一个矫形器塑模时腕屈曲 20°，以下依次屈曲为 10°、中立位；最终达到一定的背伸角度。治疗师必须记住，如果穿戴矫形器目标是牵拉屈肌，则手腕和手指需要支撑固定。

• 塑模后，治疗师一定要进行检查以确定手相对于前臂不要内旋或外旋（保持中立位）。许多骨骼肌过度兴奋的患者，手有发生内旋或外旋的倾向。手穿戴矫形器后，第五掌骨应该与尺骨在一直线上，而不是低于尺骨（手相对于前臂外旋）或高于尺骨（手相对于前臂内旋）。

4. 手指支撑　手指支撑平板仅作为治疗师最后的治疗手段。如果用其他措施不能控制屈肌过度兴奋，并且患者正在用矫形器治疗挛缩，治疗师必须用带手指支撑平板的矫形器。如果矫形器带手指支撑平板，则不鼓励白天穿戴。

如果患者屈肌过度兴奋，治疗师应首先试用前臂和腕部矫形器纠正异常对线。许多患者经关节近端重新对线和维持肌肉休息位长度的长期适应，手能够放松。治疗师可以徒手纠正患者手关节的对线，通过观察是否出现放松现象来判断。

如果必须用手指支撑平板，手指不能过度牵张到发生爪形改变或掌骨凹陷。手指在平板上牵张时，必须要维持正常的掌弓（图 23-28）。

5. 拇指支撑　对无功能的手，拇指应该固定于手掌和拇指最大桡侧外展位置之间的中间位置。该体位的维持可利用前面提及的手掌支撑方法，同时也支撑第一掌骨；如果矫形器边缘向上卷曲暴露出鱼际突出部位，则不能支撑拇指维持这一体位（图 23-25）。

如果拇指具有活动功能，矫形器固定体位应

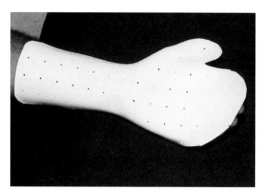

▲ 图 23-28　肢体远端的完全支撑

仅在其他纠正异常对线的方法不能使手放松时才能推荐使用这种矫形器，并且仅推荐在夜间使用

该通过评估患者何种体位下最具有利于增强拇指对掌功能进行判断。图 23-29 描述了如何选择矫形器的类型和模型的临床判断。

6. 成品矫形器　有些病例可以使用成品矫形器，但治疗师要高度注意，以确保矫形器非常合适。由于矫形器具有潜在的引起并发症的风险，不鼓励患者去购买没有经治疗师检验过的非正规矫形器，比较常用并且有效的成品矫形器包括 LLPS 充气式矫形器（图 23-13）、多柄踝/足矫形器（图 23-30）和肘关节牵张矫形器（图 23-31）。

十、结论

设计和制作矫形器时，治疗师必须考虑患者的个体情况；没有固定的规则适用于所有神经损伤患者。没有明确的答案或方案可以采用。鼓励读者去思考本章中矫形器选择部分的问题以指导临床判断，治疗师必须考虑这些的问题。

手的任何对线不良或变形均可导致关节一侧的软组织（肌肉和韧带）受到过度牵拉，而另一侧的软组织缩短。任何治疗（包括矫形器固定），必须在充分考虑这一现象后再做决定，而且治疗

目的是保护关节两侧软组织的长度和平衡，治疗是为手进行活动和预防永久畸形做准备的。

对任何使用矫形器的脑卒中患者，特别是骨骼肌兴奋性增加和感觉减退，并且正在使用矫形器进行 LLPS 治疗的患者，治疗师、护理人员和家属必须不断地监测和评估皮肤的完整性，这对认知和感知障碍的患者尤为重要。皮肤完整性的检查内容包括皮肤颜色改变、浸渍、肿胀和破损。

结合生物力学定位原理、神经生理学促进和抑制理论的作用原理对脑卒中患者进行矫形器治疗，可能会获得最好的功能改善[44]。

矫形器的选择和制作要根据脑卒中患者实际的功能结局进行判断。由于治疗师的工作对象是穿戴矫形器的患者，应熟练地掌握解剖学、生物力学和运动控制理论的知识。

最后，治疗师的职责不应仅仅停留于现有研究基础上，还应该通过研究最新的文献，从个例研究到定性的趋势分析再到大样本的定性研究。在没有更精确、设计更合理的研究可以采用前，脑卒中患者矫形器使用争论不会停止，治疗师给予患者的治疗也不是最佳的。

复习题

1. 什么是手的正常休息位？脑卒中后常见的对线不良有哪些？
2. 脑卒中患者穿戴矫形器后应该注意什么？
3. 脑卒中患者矫形器选择原则有哪些？
4. 在检查矫形器使用情况时，治疗师如何鉴别关节内紧张、关节外紧张和关节挛缩？
5. 低强度持续应力与高强度短暂牵张相比较，有哪些优点？

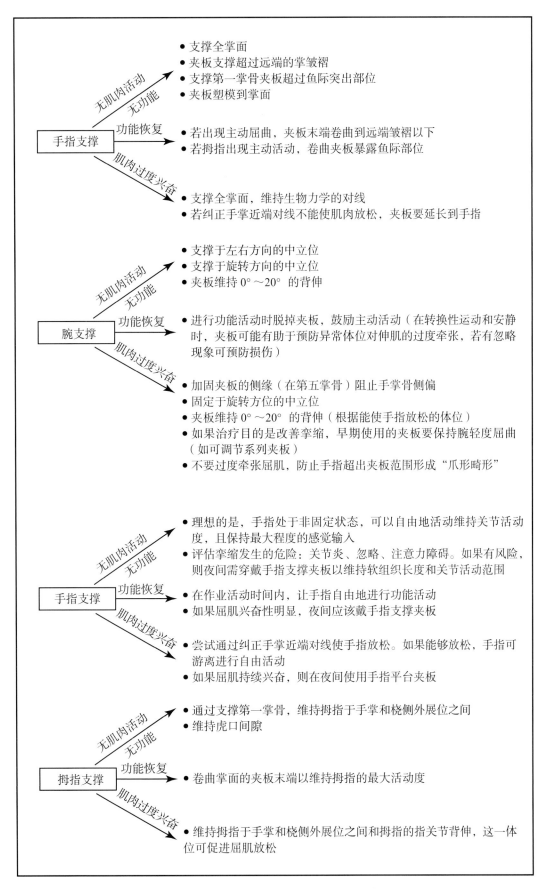

▲ 图 23-29 矫形器制作过程：临床判断

在决策过程中，支撑前臂 2/3、与桡尺骨平行的前臂掌侧矫形器槽作为基础矫形器

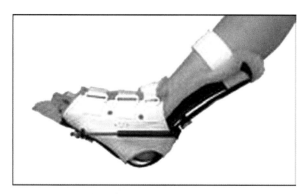

▲ 图 23-30　多柄 II 相系统（Restorative Care of America, St. Petersburg, FL）

这种矫形器有使踝关节逐渐向中立位转变的趋势。总关节活动度为跖屈 40° 到背伸 10°

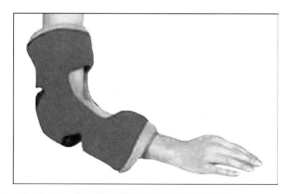

▲ 图 23-31　作用于前臂肘关节活动矫形器（Restorative Care of America, St. Petersburg, FL）

这种矫形器可允许肘关节有 10° 的增量以屈曲和伸展

第 24 章　管理视觉和视空间障碍以优化功能 *
Managing Visual and Visuospatial Impairments to Optimize Function

Glen Gillen　Kimberly Hreha　**著**
王　健　赵　坤　**译**

Glen Gillen　Kimberly Hreha　**著**
王　健　赵　坤　**译**

关键词

- 自动调焦
- 视敏度
- 复视
- 视野损伤
- 图形背景障碍
- 注视
- 偏盲
- 视轴矫正
- 追踪
- 扫视
- 空间关系
- 立体视觉
- 斜视
- 聚散度

学习目标

通过学习本章内容，读者将能够完成以下内容。

- 了解中枢神经系统如何处理视觉信息。
- 了解视觉和视空间障碍如何影响日常生活。
- 学习对获得性脑损伤患者进行视觉筛查的程序及其标准化评估的重要性。
- 学习至少五种干预策略，重点是减少视觉和空间障碍者的参与和活动限制。

一、功能活动中的视觉处理

视觉系统通常因获得性脑损伤（或称为脑卒中）而受损。据估计，约 2/3 的脑卒中幸存者患有视觉障碍[19]。典型的视觉障碍包括视野缺损、眼球不齐或眼球控制缺失、复视、辐辏不足、空间障碍和视敏度变化[3, 56, 72]。后续将讨论更复杂的功能障碍包括空间关系障碍、视觉失认（见第 25 章）、忽略病变对侧的视觉信息（见第 25 章）等，要使用视觉支持日常活动，必须正确接收和识别视觉信息（表 24-1）。

视觉处理的最基础的功能是通过适当的运动和（或）认知反应来支持、参与日常活动。获得性脑损伤后的视力障碍与日常生活活动困难、跌倒的风险增加和康复效果差之间存在关系[20]。视觉处理是一套复杂的系统，其中包括周围结构和中枢结构。任何结构的完整性受损都会影响视觉功能。为了阐明这种复杂性，以下面的检查为例，来说明视觉信息的处理过程。例如，以寻找储存于冰箱左侧的 1 加仑（约 3.79L）牛奶来概述中枢神经系统内的视觉通路（图 24-1）。

打开冰箱，眼球向各向运动搜索牛奶，当眼睛盯着视野中的一点又一点时，会发生快速间歇性眼动（扫视），即系统性视觉搜索。每只眼睛由 6 块肌肉控制（图 24-2）。这些肌肉依次受 3 对脑神经控制（脑神经Ⅲ或动眼神经，Ⅳ或滑车神经，Ⅵ或外展神经）。

额叶眼区位于前运动皮质，支持视觉搜索并

*. 本章摘编自 Gillen G. *Cognitive and Perceptual Rehabilitation: Optimizing Function.* St. Louis: Elsevier; 2009.

表 24-1 视觉技能、视觉功能以及脑卒中后的功能障碍 [2]

视觉技能	视觉功能	视觉和知觉功能障碍
视力	近处和远处的视觉清晰度；20/20 的折射	一只或两只眼睛的视物模糊，一致或不一致；视觉疲劳、任务不完整
自动调焦	准确聚焦在关注对象上，保持眼睛聚焦并在不同距离时改变聚焦能力的聚焦过程，通过该过程透镜可以改变曲率，从而保持清晰的观察	视物模糊、聚焦差、眼肌紧张、视觉疲劳（如从教科书抬头到时钟，再回到教科书时，难以保持聚焦）
视野	当双眼直视前方时看到的上、下、鼻、颞的范围	患者视物困难，是因为他们的一部分视野是"丢失的"。功能挑战的例子包括阅读方面的问题、寻找物品困难、特定空间区域困难，但他们是可以意识到他们看不到所有的东西
眼球运动范围	双眼在六个基本凝视的方向移动的能力（右、左、下、上、下斜、上斜）	头部过度运动，在所有平面上追踪困难
注视	稳定而准确地注视关注对象的能力；小而精确的眼球跳跃	难以聚焦，因此频繁地丢失位置（如很难在博物馆里检查一幅画作的细节）
会聚离散	准确地将眼睛对准要关注的对象，并在其朝向和远离人的方向移动时，对其进行跟踪的能力。能够使眼睛自动平滑地沿中线聚集在一起，以便在近距离处单独观察对象（会聚），或者向外移动后，眼睛可以观察远处的对象（发散）	聚焦困难；深度感知下降；空间解读的困难和混乱；在自我护理和卫生方面的眼手协调下降；驾驶、运动、沟通的困难［例如，在商场里，很难分辨人们是向你走来（聚），还是离你而去（散）］
追视	能够平稳、准确地跟踪或跟随移动物体的能力（如看着狗在院子里奔跑）	很难保持一条直线
扫视	快速、准确地从一个对象到另一个对象查看或扫描的能力	驾驶、阅读、写作或观看足球比赛并试图寻找某个球员时的困难
斜视	一只眼睛关注对象，另一只眼的视轴表现不同程度的偏斜	内斜视（向内转）；外斜视（外转）；上斜视（向上转弯）；下斜视（向下转弯）；视物成双或视物不清；执行运动性任务时眼手协调性降低；取物时过伸或够取不到；有阅读困难和完成近距离任务的困难
功能性扫视	能够准确无误地从左到右读写的能力	忽略字母、单词、数字；阅读转到下一行时失去位置；头部动作过大；使用手指作为指针；工作距离异常
颜色感知能力	感知颜色的能力	混浊或不纯净的颜色；颜色可能变淡；不能通过颜色寻找物件
立体视觉	深度感知及判断其与空间的关系	双眼系统有缺陷；三维感知的缺陷；空间判断力下降，尤其是在精细运动区域

引导视线移动。一旦牛奶出现在左视野，图像就会"落"在左眼鼻侧和右眼颞侧的视网膜上。然后信息通过视神经向后传导。在视神经交叉点，右眼颞侧视网膜的信息仍保留在右半球的同侧，左眼鼻侧视网膜的信息交叉进入右半球 [3, 67]。因此，来自左视野的视觉信息在右半球进行处理。视神经束投射到丘脑的外侧膝状体，因为外侧膝状体是将视觉信息传递到皮质的主要皮质下结构 [67]。视辐射"散开"并将视觉信息传送到枕叶距状沟周围的视觉皮质。

在视辐射中，传递下视野信息的纤维向后走

行穿过顶叶，而传递上视野信息的纤维则经颞叶绕行，均止于枕叶视皮质 [3, 67]。视网膜-膝状体-皮质途径中的任何病变都将导致视野缺损（图 24-3）。视野缺损的分布（如鼻、颞、下、上）通常取决于受伤的部位。目前所讨论的通路功能是将视觉信息从视网膜转移到皮质，其流动方向主要为前向后。

此时，视觉信息传导至枕叶的初级视觉皮层，位于距状沟周围，参与视觉信息的接收。如果在距状沟周围发生双侧损害，则通常表现为皮质盲 [4, 6]。那些患有皮质盲症的人通常可以检测到光

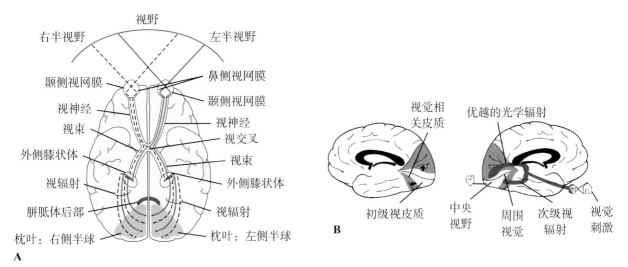

▲ 图 24-1　视觉通路

A. 描述从视野传递到视皮质的视觉信息传导通路下面观（视野 =180°）（引自 Aloisio L. Visual dysfunction. In; Gillen G, Burkhardt A, eds. *Stroke Rehabilitation: A Function-Based Approach.* 2nd ed. St. Louis：Mosby；2004.）；B. 视皮质和视觉传导通路的内侧观（引自 Árnadóttir G. *The Brain and Behavior: Assessing Cortical Dysfunction Through Activities of Daily Living.* St. Louis: Mosby; 1990.）

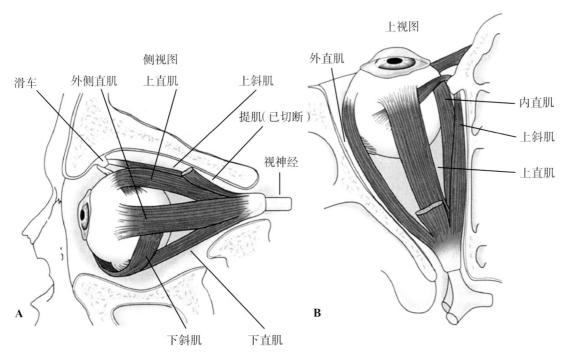

▲ 图 24-2　眼外肌的起点及止点

A. 左眼外侧观，去除眶壁；B. 左眼上面观，去除眶顶（引自 Goldberg ME. The control of gaze. In: Kandel ER, Schwartz JH, Jessell TM, es. *Principles of Neural Science.* 4th ed. New York: McGraw-Hill; 2000）

线和运动，但除此之外的视力损害很严重。视觉信息在初级视觉皮层处理之后，视觉信息被传递到视觉关联皮质。有两种途径可以对传入的视觉信息进行复杂的检查[4, 6, 67]。

1. 视觉腹侧通路或枕颞下通路的功能包括通过视觉识别物体、感知颜色（如牛奶在红色容器中）、识别形状和形式（牛奶在矩形纸箱中）及区分大小 [1 夸脱（约 1.14L）的牛奶＜ 0.5 加仑（约 1.89L）]。通过此途径获得的信息有助于回答以下问题："我在看什么？"

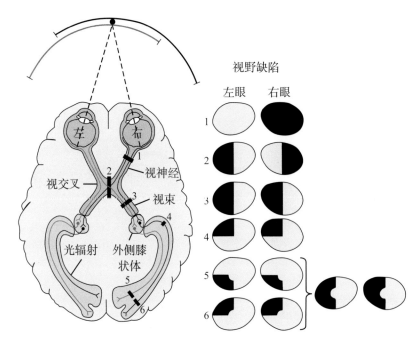

▲ 图 24-3　病变在视觉通路中各个点处产生的视野缺损

病变的程度可以通过视野中的特定缺损来确定。在皮质图中，数字和视觉通路显示出病变部位，由每个部位的病变引起的缺损在右侧的视野图中显示为黑色区域。左眼视野的缺陷代表了个人在右眼闭合时看不到的东西，而不是左眼半视野的缺陷。1 为右视神经的损伤会导致右眼视力完全丧失；2 为视交叉的病变导致两个视野的颞半部（双颞侧偏盲）的视力丧失；由于视交叉从双眼携带交叉纤维，这是视觉系统中唯一导致非同一性视觉缺损的病变（即一个单一病变导致的两个不同部分的视野缺损）。3 为视束病变导致病变对侧视野的视力完全丧失（对侧偏盲）；在这种情况下，由于病变位于右侧，因此视力下降发生在左侧。4 为离开外侧膝状体后，代表两个视网膜的纤维在视辐射中混合；弯曲进入颞叶（Meyer 环路）的视辐射纤维病变会导致双眼视野对侧上象限视力丧失（对侧上象限失明）。5 和 6 为视觉皮质的局部损伤导致在相对侧的局部视野缺损；距状沟上侧的病变（5）导致病变对侧视野下象限出现部分缺损；距状沟下的病变（6）导致对侧视野上象限的部分缺陷；更广泛的视觉皮质损伤，包括部分的距状沟皮质两侧，将导致对侧半更广泛的视力丧失；视野的中心区域不受皮质损伤（5）和（6）的影响，这可能是因为视网膜中央凹区域的投射范围太广，单个病变不太可能破坏整个投射；视野外周的投射较小，因此更容易被单个病变破坏（引自 Wurtz RH, Kandel ER. Central visual pathways. In: Kandel ER, Schwartz JH, Jessell TM, eds. *Principles of Neural Science*. 4th ed. New York: McGraw-Hill; 2000.）

2. 视觉背侧通路或枕顶上通路的功能包括视觉空间感知（牛奶位于最上层架子，朝左，在黄油后面）和运动检测。来自此途径的信息有助于回答以下问题："对象位于何处？"

二、视力筛查

几位作者描述了视力筛查的组成部分[3, 64, 65]。目前尚无筛查视力障碍的标准化方案[47]。但是，研究人员开始开发能够提高检测精度的工具[48]。在制订干预计划之前，临床医生必须确定从事功能活动的困难是由于视觉缺陷还是认知或感知缺陷引起的，还是两者兼而有之。患者在进行功能性活动的过程中，可以被观察到许多功能障碍行为或出现错误，归因于一种或几种必须加以区分的潜在障碍。一个在杂乱的抽屉里找回形针有困难的人可能是视力不佳（视力清晰度下降），而不是图形 - 背景障碍（无法区分前景和背景），因此在制订干预计划之前需要进行视力测试。同样，当一个人从一个容器中倒果汁时错过了杯子，他可能在判断深度或距离方面存在空间关系障碍，或者是复视（复视），或者是单眼视觉（信息只能通过一只眼睛获得）。最后，仅凭视觉无法识别浴室水槽上的物体可能与视力下降有关，也可能是图形-背景障碍（如不能识别白色洗涤槽上的白色肥皂条）或是对比敏感度较差，不能识别皮质接收的视觉信息（视觉失认症）。

一项对患有脑卒中并接受作业治疗的成年人进行的相关性研究，检查了基本视觉功能（包括视觉敏锐度、视野缺陷、眼动技能、视觉注意或扫描）与更高层次的视觉 - 知觉处理技能（如视觉完形和图形 - 背景辨别）之间的关系。研究表明，基本视觉功能与视知觉处理技能之间存在正相关（R=0.75）。作者进一步得出结论，结果表明，对视觉 - 知觉处理技能的评估必须从视觉基本功能的评估开始，以便在更复杂的测试中考虑这些基本视觉功能对表现的影响[10]。因此，建议在进行全面的认知和知觉评估之前或同时进行视觉检查（框 24-1）。视觉检查包括近视力和远视力、视野测试、眼球运动或控制的范围、眼位的校准、对比敏感度等。这些技能通常被认为是视觉处理的基础技能[3, 62, 63]。

三、视敏度障碍的治疗

视敏度的评估已在框 24-1 中进行了描述。视敏锐度是指视力的清晰度和锐度。通常使用 Snellen 图表（或近视力测试卡）进行测量，并记录为 20/20、20/60、20/200 等。对失语症患者可以进行一些修改，如使用 LEA 符号（图片图）或"翻转 E"。图 20/20 的视敏度意味着一个人可以从 20 英尺（6.10m）远处看到的细节，与视力正常的人从相同距离看到的细节相同。如果一个人的视敏度为 20/60，则认为该人从 20 英尺（6.10m）远处看到的细节，与具有正常视力的人从 60 英尺（18.29m）远处看到的相同。在各种屈光条件下视敏度都会受损（即图像在视网膜上的聚焦受损），最典型的是近视、远视、散光（混合）和老花眼（与年龄相关的视力下降）[3]。Chia 等发现，根据 SF-36，无法纠正的视敏度障碍（定义为视力低于 20/40）与功能状态和幸福感降低相关（见第 2 章）[11]。Tsai 及其同事使用老年抑郁量表记录了视敏度差与抑郁之间的关系。研究发现，视力障碍与无价值感和绝望感特别相关[60]。

视敏度下降会导致所有功能性领域的多重困难，如阅读药丸上的标签、玩填字游戏时有困难，不安全驾驶和增加跌倒风险。关注这种损伤可以改善 ADL。由于视敏度损伤是不可逆的，并且通常来说，如果视力低于 20/40，则必须转诊至眼保健专家处，评估指导选择镜片[3]。此外，因为对最佳视觉功能的要求不断提高，激光手术或其他类型的手术也是一种选择[25]。对于获得性脑

损伤患者改善视力的干预措施的研究很少[29]。但是，被动治疗方法很实用，Warren 对此进行了概述[65]。

• 增加照明：通常，增加光量可以改善功能。应特别注意高风险领域，即需要进行精确活动的领域，如烹饪，将药丸分类到药丸盒中及进行针线活。建议使用专用照明。Warren 警告说，在增加照明量和强度的同时，不要增加眩光，要保持平衡，并建议使用卤素灯、荧光灯和全光谱灯来消除投射阴影。

• 增加对比度：特别是确保背景颜色与任务期间的对象形成对比。例如，购买彩色肥皂放在白色的洗涤槽上，使用黑色的餐垫和白色的盘子，在台阶的边缘放置彩色胶带。

• 减少背景图案：增加家用物品的图案将进一步增加寻找必要物品的难度。例如，在拼布被子上找到白色的袜子要比在单色床罩上找到相同的袜子困难得多。

• 减少混乱并整理环境：重点应该放在必要的物品摆放整齐，不要重叠。

• 增加尺寸：商业使用的放大设备，加粗标记标签、用更大字体重印指令或日常计划，以及将个人电脑设置改为更大字体，这些都是这种干预的几个例子。

四、以偏盲为重点的视野缺损的处理

当眼睛直视前方时，视野范围大约向上 65°，向下 75°，向内（鼻侧）60°，向外（颞侧）95°[17]。Aloisio 总结[3] 如下。

• 视野是视觉系统的基本区域，使个人有效地定位到特定空间区域的刺激。

• 就功能而言，视野用于驾驶、散步、阅读和做饭等所有日常生活领域。

• 就障碍而言，下半视野丧失会导致行动困难，其中包括平衡不良，走路时倾向于跟在别人后面，靠近墙壁行走并触摸墙壁以保持平衡，难以看到台阶或障碍物，行走时步幅缩短和步伐不确定，以及难以识别视觉地标；此外，上半视野缺损会导致难以看到标志、阅读和书写困难，对单词的误读、准确性差、阅读速度慢、无法遵循文本行、检查书写不准确等困难。

框 24-1　视力筛查的组成部分
以下是对视力检查过程的说明，应在光线充足且无眩光和反射的房间内进行视力检查

1. 远视力
- 设备：远视力表（Snellen 视力表），遮光板或眼罩，20 英尺（6.10m）距离
- 准备：将远视力表固定在距离患者 20 英尺（6.10m）远的光线充足的墙壁上
- 步骤：用遮光板或眼罩遮盖患者的左眼。要求患者看在 20/40 行的字母。如果患者将行或者字母混淆，请覆盖图表上的所有其他行字母，并仅保留检查的那行。如有必要，一次仅暴露一个字母。如果患者仍然有问题，请尝试使用 Lea 模板来测试视力。继续进行下去，直到患者错过了一行中超过 50% 的字母。用遮光板遮盖住患者的右眼，然后重复上述步骤。当患者成功确认 50% 以上的字母时可记录其视力
- 功能评价：如果视力低于 20/40，或者如果两只眼睛之间明显存在两行或多行差异，则必须进行进一步检查，并且可能需要佩戴矫正眼镜

2. 近视力 / 阅读视力
- 设备：近视力表，遮光板或眼罩，16 英寸（40.64cm）距离
- 准备：将近视力表固定在距离患者 16 英寸（40.64cm）远的光线充足的墙壁上
- 步骤：测试卡距离被测试者 16 英寸（40.64cm），如果患者平常戴眼镜的话，则需要佩戴眼镜进行测试。测试双眼视力，记录能够正确读取的最小尺寸
- 功能评价：测试结果将明确患者能分辨细节的程度。近视力任务包括手工艺和休闲活动、个人护理和卫生、一些工作任务及阅读

3. 眼球运动
- 设备：笔
- 准备：让患者面对治疗师坐下，笔距眼睛大约 12 英寸（30.48cm），将笔与地板平行，笔尖指向患者
- 步骤：要求患者视线跟随笔，并以大写 "H" 的路线将其移动到注视的极限。然后再用大写 "O" 的轨迹移动笔；所画 O 的边界不要超过患者的肩膀宽度。在移动笔之前，让患者的视线在笔上固定 10s
- 功能评价：无预先反应的前提下观察视觉追踪笔迹时应平稳，注意视觉疲劳或压力，以及患者是否有复视（双眼），观察患者是否左顾右盼、失去目标、斜视或过度眨眼。在移动过程中无法坚持者可能存在阅读困难、难以完成写作任务，驾驶困难，体育运动困难等。此外，在行走过程中可能会出现空间定向的问题

4. 辐辏反射
- 设备：笔、尺
- 准备：将标尺与地板平行，并将 "0 英寸（0cm）" 标记点置于患者眼睛处。笔尖应保持在 "12 英寸（30.48cm）" 标记点（直尺的末端）并与眼睛齐平。将笔移向患者的眼睛，当笔尖到达在距患者眼睛 2 英寸（5.08cm）、4 英寸（10.06cm）和 6 英寸（15.24cm）的位置时，你将在标尺刻度上确定
- 步骤：在眼睛水平、两眼之间缓慢移动笔，要求患者将视线保持在笔上，并说出何时看到 "两支笔"。发生这种情况后，将笔移近 1~2 英寸（2.54~5.08cm），然后开始将其移开，要求患者说明何时只看到一支笔。仔细观察眼睛，观察它们是否出现不协调的情况，一只眼睛可能会向外漂移。记录患者报告双重视力和恢复为单一视力的距离
- 功能评价：复视应发生在距离眼睛 2~4 英寸（5.08~10.06cm）的距离之内（这是眼睛对距离太近的正常反应）。恢复到单视应发生在 4~6 英寸（10.06~15.24cm）之内。因为眼球向外转动受到抑制，具有双眼视力问题的患者可能不会出现复视，在筛查前应观察所有眼睛的运动

5. 立体视觉
- 设备：自由随机点测试仪
- 准备：保持被检查者头部直立。如果发生任何头部倾斜，可影响筛查结果
- 步骤：将自由随机点测试仪置于与患者眼睛相距 16 英寸（40.64cm）的地方，并要求患者描述他或她看到的内容。有立体视觉的人应报告看到左上方的方框、右上方的 E、左下方的圆圈和右下方的空白框，给患者 20~30s 观察时间。如果患者有困难，请尝试将目标稍微向左或向右倾斜
- 功能评价：患者应该能够正确识别全部三个符号。斜视的患者无法识别任何一种形状。轻度斜视或隐斜患者可能会有正常反应，如患者叙述视物时有复视，这表明有斜视

6. 调节
- 设备：单个字母、遮挡物或眼罩
- 准备：通过复制近视力表设定目标物，划出 20/30 目标物，应用压舌板轻扣在上面。将目标物置于压舌板两侧，这一设置两个视力筛查目标物
- 步骤：遮挡左眼，将压舌板与 20/30 目标保持在右眼前方约 1 英寸（2.54cm）处。此距离患者无法辨认压舌板上的目标物。慢慢地将目标移开，并要求患者确定目标后马上报告。使用尺子，测量并记录患者能够识别目标的距离。用测量值除以 40 可确定调节幅度。如果患者能够在 8 英寸（20.32cm）处识别目标，则将 40 除以 8，等于 5D。将实际调节幅度与患者年龄的预期幅度进行比较，请使用以下公式：期望幅度 =18- 患者年龄的 1/3

（续框）

框 24-1 视力筛查的组成部分

以下是如何使用此方程式的示例

一个 9 岁的儿童

理论调节幅度 =18–（1/3×9）

理论调节幅度 =18–3=15 屈光度

一个 45 岁的成年人

理论调节幅度 =18–（1/3×45）

理论调节幅度 =18–15=3 屈光度

功能评价：调节幅度应为预期结果的 2 屈光度，以使患者通过筛查测试。观察眼睛的所有动作。问题包括视物模糊、注意力不集中和涣散、视觉疲劳和眼睛疲劳

---

7. 扫视

- 设备：两个红色和绿色目标和扫视表
- 准备：让患者保持头部直立
- 步骤：握住两个压舌板（一个有红色的目标，一个有绿色的目标），距患者面部 16 英寸（40.64cm），距中线约 4 英寸（10.06cm）。给出以下指示："当我说红色时，请看红色目标。当我说绿色时，请看绿色目标。我不发指令不要看。"让患者从一个目标看向另一个目标，完成 5 个来回 10 次
- 功能含义：没有视力障碍的成年人应表现良好。任何错误表示存在扫视功能的问题，患者将需要进一步评估。扫视能力差会导致注意力不佳，以及阅读和写作困难

---

8. 视野：对比测试

- 设备：遮挡物或眼罩，两端带有白色目标（或其他对比色）的黑色销钉或"摆动"/移动的手指
- 准备：确保患者坐下来面对检查员。在整个测试过程中，要求患者眼睛盯住检查者的鼻子。木钉或检查者的手指应该在患者肩膀宽度内移动
- 步骤：
  - 单人检查演示：患者将遮光板放在左眼前方。检查者将手放到患者视野的最边缘，告诉患者，他们应该在他们的视野中看到一个"摇摆不定"的手，即检查者的左手或右手，当看到手指摆动的时候要求患者说出这是哪个手。当患者第一次检测到摆动手指的移动时，他们可能会说"现在"，患者也可以用手指向运动的手指。患者应始终注视检查者的鼻子，而忽略任何手臂运动。从患者头后部 16 英寸（40.64cm）开始，缓慢向前移动并晃动手指。在视野周围以 45° 间隔随机测试不同方向的视野。测试左眼时，要求患者遮住右眼。如果使用定位销，请从侧面慢慢将其移动进来，直到患者报告看到定位销末端的小销钉为止
  - 双人检查演示：检查者 1 站在坐着的患者后面，检查者 2 面对患者坐在前面约 30 英寸（76.20cm）处，以使检查者 2 和患者的脸处于同一水平。分别测试每只眼睛，小心遮盖另一只眼睛。检查者 2 闭上一只眼睛，并指示患者"固定并继续注视我的睁开的眼睛。检查者 1 会迅速向你显示一个或多个手指。不要试图看这些手指。继续看我的眼睛，当你看到一个或多个手指时，请告诉我你看到了多少个手指"。检查者 1 会向患者未遮挡的眼睛的每个象限随机显示一个或两个手指，持续 1s。上象限中的手指指向下方，下象限中的手指指向上方。手指距患者 18 英寸（45.72cm），离开视线约 20°

引自 Aloisio L. Visual dysfunction. In: Gillen G, Burkhardt A, eds. *Stroke Rehabilitation: A Function-Based Approach*. 2nd ed. St. Louis: Mosby; 2004; Gianutsos R, Suchoff IB. Visual fields after brain injury: management issues for the occupational therapist. In: Scheiman M, ed. *Understanding and Managing Vision Deficits: A Guide for Occupational Therapists*. Thorofare, NJ: Slack; 1997; Gutman SA, Schonfeld AB. *Adult Neurologic Populations*. 2nd ed. Bethesda, MD: AOTA Press; 2009; and Warren M. Evaluation and treatment of visual deficits following brain injury. In: Pendleton H, Schulb-Krohn W, eds. *Pedrefli's Occupational Therapy: Practice Skills for Physical Dysfunction*. 6th ed. St. Louis: Elsevier Science/Mosby; 2006.

偏盲是指"半盲"或双眼视野丧失 1/2[41]。同向偏盲在获得性脑损伤后的患者经常见到。关于视野缺损的患病率的研究报告指出，20%～49% 脑卒中患者会受到影响[3, 39]。报道得出的结论是，涉及大脑后动脉的脑卒中患者中有 70% 伴有偏盲[38]。此外，蛛网膜下腔出血、脑出血和头部外伤的患者通常也伴有这种损害[37]。

Zhang 及其同事查阅了 900 多名视野缺损患者的病历[69]，发现 37.6% 是完全同侧偏盲，而 62.4% 是不完全的。同象限偏盲（29%）是最常见的不完全偏盲类型，其次是同侧点状视野缺损（13.5%）、部分同侧偏盲（13%）和同侧偏盲伴黄斑保留（7%）。同侧偏盲的原因包括脑卒中（69.6%）、头部外伤（13.6%）、肿瘤（11.3%）、脑外科手术后（2.4%）、脱髓鞘（1.4%）和其他罕见原因（1.4%）、病因不明（0.2%）。作者发现，病变最常见于枕叶（45%）和视辐射（32.2%）。病变位置在视交叉以后的视觉传导通路上，可以导致几乎所有类型的偏盲。

视野缺损程度和分布（即鼻、颞、下、上和同侧）取决于病变的位置。如果视神经本身受损（即视网膜和视交叉之间的区域），则表现为单眼

视力丧失。视束损伤会导致对侧偏盲。如果损伤发生在外侧膝状体后方，根据病变部位的不同，典型表现为象限盲或偏盲（图 24-3）。虽然视野缺损的特征可以帮助确定病变的位置，但特定的视野缺损并不总是指示特定的脑部位置[68, 69]。

Zihl 总结说，与具有完整视野的人相比，患有偏盲的人不能处理视觉信息[71]。具体来说，他们表现出大量的视觉再定位，有不准确的扫视和无序的扫描，需要更长的视觉搜索时间，并忽略了环境中的相关物体。此外，他们专注于完整半视野，它们的扫视频率较不规则，准确性较差且视野太小，以至于无法进行快速、有组织的扫描或读取[38]。如果不进行适当的干预，大多数基本的和工具性的日常生活能力都有可能受到影响。阅读可能尤其有问题。例如，完全右侧偏盲的患者进行文本阅读时，向右扫视收到干扰（"偏盲失读症"），从而使阅读中的扫视准备运动被中断[27]。

在恢复方面，Zhang 等纵向追踪了 254 名患者，这些患者患有继发于各种脑部病变的同侧偏盲[69]。作者记录到只有不到 40% 的病例有自发视野缺损的恢复。他们注意到自发恢复的可能性随着损伤到初始视野测试时间的增加而降低（$P=0.0003$）。改善的概率与受伤后的时间有关（$P=0.0003$），受伤后 1 个月内检测的患者改善的概率为 50%～60%。而在术后 6 个月检查的病例中，改善的概率下降到约 20%。在大多数情况下，这种改善发生在受伤后的前 3 个月内。作者警告说，6 个月后的自发性改善应谨慎解读，因为这可能是继发于疾病改善的表现，也可能是患者执行视野测试能力提高之后的表现。他们建议视野恢复策略应该在受伤后早期开始。

视野测量是反映视野最客观的测试。自动测试通常是在被测试者坐着、并直视前方中心目标时进行。指示患者当其注意到视野内的一盏小灯时，需要他同时按下蜂鸣器。测试的准确性取决于测试者是否警觉并能够集中注意力于中心目标。该测试的结果由计算机打印出来，客观地绘制了视野中的盲点。粗略衡量视野的筛选技术是对比测试，如框 24-1 所述。患有偏盲的人会意识到视野缺损。尽管患者视野存在缺失，但经过意识训练，对影响理解与功能的活动进行补偿、建立联系，患者视野缺失可得到纠正。

视野缺损者可以采取几种具体的干预措施，这些方法本质上是补偿性的，没有确定性证据证明恢复性或替代性有效[18]。这些方法包括学习眼动补偿策略，增强患者对盲区的注意，提高注视运动指向受累侧的能力，更有效地探查受累侧，加强对盲区的扫视，使用棱镜等[3]。

最有效的治疗偏盲的方法是通过眼球运动来补偿视野损失，训练包括心理物理技术，旨在增强患者对偏盲视野的注意，提高他或她通过眼跳运动探索视野的能力[7]。Kerkhoff 建议进行三种类型的扫视训练[23]：在盲区进行更广泛的搜索（"视觉搜索场"）、大范围的眼动及以改善阅读为目的的进行小范围的眼动。

就具体的阅读训练而言，阅读所需的最小视野范围是注视点左右 2°。这是清晰可见文字的区域，覆盖 10～25cm 内的 10～12 个字母。要进行流畅的阅读，视野范围必须在阅读方向上扩展至 5° 或 15 个字母。偏盲患者需要在注视点的两侧至少 5° 才能正常阅读。小于该数量会根据人们是右偏盲还是左偏盲而受到不同的影响。< 5° 会妨碍右偏盲者正确阅读给定的一行文字，同样使左偏盲患者定位下一行文字开头的能力下降[54-59]。患有右半盲症的人在阅读任务上表现较差，对治疗的反应时间更长。Pambakian 和 Kennard 建议，在阅读之前要把每个单词作为一个整体来理解[38]。他们特别建议那些患有左侧偏盲的人应该将目光首先移至该行的开头，并注意该行中每个单词的首字母。相反，对于患有右侧偏盲的人，则应当在视线找到单词的最后一个字母时，再阅读单词。Wang 报道了一名 65 岁女性的病例，该女性在继发于左枕叶肿瘤的情况下出现了右同向偏盲症[66]。她最担心自己无法阅读活页乐谱，制订了有效的补偿策略来提高她的阅读能力。通过以正确的角度旋转她的乐谱（即从左到右成为上到下），她几乎可以和视力丧失之前一样阅读一行。协助偏盲患者完全参与阅读任务的另一种可能的干预措施是，教导使用尺子来帮助跟踪每条阅读线，并使用尺子来协助增加眼部球运动的准确性。

特别推荐训练视觉搜索策略。Pambakian 和他的同事们[39]检查了 29 名有相同视野缺损的受试者。研究人员使用录像带，在受试者家中的电视上播放视觉搜索图像，为期 1 个月，共播放 20 次。

在开始搜索之前，被试者盯着屏幕中间的一个目标。随机的目标被投射到干扰物中，当干扰物出现时，被试给出指示。在训练中，他们被要求不要移动他们的头部。研究人员发现，受试者在接受训练后，与视觉搜索相关的平均反应时间显著缩短（ $P < 0.001$ ）。改善不仅限于培训期间，并在后续阶段保持。此外，受试者在训练后完成日常生活能力任务的速度明显加快，主观方面也有显著改善。研究人员没有发现视野的扩大，但有一个小而显著的视觉搜索领域的扩大。研究结果使作者得出结论，具有同侧视野缺损的人可以通过练习提高视觉搜索能力，其潜在机制可能包括采用补偿眼动策略。

视野补偿训练已经由 Nelles 及其同事测试证明[34]。作者测试了 21 名偏盲患者，工具是一块 1.25m×3.05m 的训练板，左右有翼状板。40 个红灯分布在四条水平线上，每条线上有 10 个红灯。受试者坐位，距板 1.5m，其视野位于板内。受试者头部保持中立位。当感受到光的刺激时，受试者会按一个按钮来做出反应。训练是在这两种情况下进行的：①受试者被要求眼睛固定在黑板上的一个中心点，并对单一视觉刺激作出反应；②多重刺激被随机呈现在黑板上。受试者被要求使用探索性眼动，但不使用头部运动来识别每个半视野中的目标刺激（如四个灯的区域）。在这两种情况下测量视觉刺激的检测时间和反应时间。受试者在第二种情况下的检测时间和反应时间有所改善，但在第一种情况下改善微乎其微或没有变化。训练后 8 个月仍有改善。所有患者的日常生活能力也有所提高。值得注意的是，计算机视野检查中暗点（盲区）的大小保持稳定。训练改善了对视觉刺激的检测和反应，而没有改变视野缺损。

一项研究检测了探索性扫视训练（explorative saccade training，EST）的补偿方法，该方法涉及一项计算机化的探索性扫视搜索任务，旨在改善盲区的视觉搜索[46]。作者认为 EST 没有提高阅读速度，这将需要训练较小范围的快速扫视。然而，研究结果显示了补偿探索训练的实质性好处，其中包括在掌握日常生活能力方面的主观改善，特别是在社会参与方面。

一组研究人员通过视听刺激训练或视觉刺激训练来检测代偿性眼动[22]。两种训练形式的比较显示，视听组的所有结果变量（如阅读速度和作业治疗管理的 ADL 问卷）都有显著的改善。

Pambakian 及其同事提出了改进视觉探索的 3 个步骤[37]。偏盲的人应该首先练习快速的大范围扫视（幅度 30°～40°）进入他们的盲区，以加大信息接收量。其次他们通过有条理的办法排除干扰，搜索目标。最后，这些方法将应用于真实世界的活动中。Zihl 对这些方法进行了测试，他们的受试者在 4～8 个疗程后，将视野搜索从 10° 提高到 30°[70]。Pambakian 和 Kennard 的研究确定了一个与假设相矛盾的观点，即头部运动有助于偏盲患者的代偿机制[38]。用过度的头部运动来补偿视野缺损的概念值得进一步研究。

光学设备如棱镜也被用于那些有视野缺损的患者。把棱镜做成眼镜，可以解决视野缺损问题，它将周边图像移向视网膜的中心区域。棱镜可以由一段直边的压装棱镜组成，压装棱镜应用于两个透镜的视野损失侧，或圆形棱镜置于一只眼睛的上方。这种类型的棱镜透镜可以通过改造以适合于个人眼镜。必须咨询验光师、眼科医生或神经科医生，因为这种棱镜介入治疗需要处方，而且要使用较长的时间。

五、复视的治疗

复视或重影是眼球错位的结果，在 37% 的脑卒中幸存者中复视普遍存在[49]。在完整的视觉信息处理过程中，当人们用两只眼睛看一个物体时，视觉图像落在每只眼睛的中央凹（位于黄斑中心的一个点，负责敏锐的中心视觉）上，就会感知到一个图像。当眼睛没有对齐时，我们看到的物体会落在一只眼睛的中央凹上，另一只眼睛落在中央凹外。当这种情况发生时，就会被感知为两个图像（即双眼复视）[40, 52]。复视通常在单眼视力下会完全消失（即覆盖一只眼睛）。如果复视出现在单眼视野中，则不太可能是神经源性复视[53]。复视可有以下表现[13, 52, 50]。

- 水平方向（继发于眼球外展或内收受损，其中包括外直肌、内直肌或两者都有）。

- 垂直的（继发于受损的眼睛上视或下视）。

- 在一个特定的定向注视中更明显（暗示在那

个方向上眼球运动受损）。

• 远看物体时更糟（通常与外展神经受损或眼睛发散有关）。

• 观察近物体时更糟（通常与内收或会聚障碍有关）。

导致视轴错位的最常见原因是眼外肌功能障碍（图 24-2）[13]。

斜视或斜眼，是一只眼睛注视物体时，另一只眼睛发生偏斜，并可能导致复视。据报道，16.5% 的后天性脑损伤患者有这种情况[49]。这类患者无法通过视觉融合保持视线一致。斜视时，一只眼睛可能向外（外斜视）、向内（内斜视）、向上（高斜视）或向下（低斜视）[3]。斜视可能是非同向性的（斜视的程度取决于眼睛指向的方向），也可能是同向性斜视（无论人是看向上、下、右、左还是直前方，转动的程度总是相同的）。由神经损伤引起的继发性斜视通常是非同向性斜视（即眼球转向的变化取决于眼睛注视的方向）。Aloisio 指出斜视可能导致无法判断距离、对物体的伸手不及或过伸、遮挡或闭上一只眼睛、复视、头倾斜或偏转、貌似"位置感缺失"、阅读困难和排斥近距离任务[3]。隐斜是指眼睛有斜视的倾向，但仍有肌肉力量控制。当聚焦在一个物体上时，斜视不明显[65]。只要双眼视觉保持融合，视线就能保持一致。

在评估复视方面，应检查扫描评估，如会聚和眼球运动范围或眼球活动度，以帮助确定力弱的眼肌[3, 17]。应进行如框 24-1 中所述的眼球运动和会聚评估，以确定可达到的眼球运动范围，观察运动范围滞后的程度。在评估过程中，临床医生应了解负责眼球运动的相应肌肉。

• 内直肌内收，眼睛向内旋转。

• 外直肌外展并向外旋转眼睛。

• 上直肌利用向上和内旋使眼睛向上内移动。

• 下直肌利用向下和内旋使眼睛向下内移动。

• 上斜肌利用向下和内旋使眼睛向下和向外移动。

• 下斜肌收缩使眼睛向上和向外旋转（图 24-2）[3, 16]。

此外，还应考虑支配各种肌肉的脑神经。外直肌由外展神经（脑神经Ⅵ）支配。内直肌、下直肌、上直肌和下斜肌由动眼神经（脑神经Ⅲ）支配。上斜肌由滑车神经（脑神经Ⅳ）支配[3, 16]。

脑神经Ⅲ受累导致外斜视、会聚功能不全、调节功能不全、上睑下垂、瞳孔固定和瞳孔散大，眼睛处于向下和向外的位置。脑神经Ⅳ受损导致斜视、垂直复视和向下凝视受限。最后，脑神经Ⅵ受损表现为内斜视、内隐斜、发散不充分、水平复视和眼球外展受限[3, 13]。

在评估方面，基于唤起注视的盖揭实验测试眼球运动，适合那些有复视的患者。如果一个人有眼位不正，则只有一只眼睛注视特定目标，而另一只眼睛会偏离。如果注视眼被遮盖，则偏离眼一定会重新注视，与特定目标对齐。在"遮盖 – 揭开"试验中，这个人盯着远处的物体，然后遮住一只眼睛。检查者观察裸眼是否有注视动作，并记下动作方向。然后，将遮挡物取出并放在另一只眼睛前面。检查者再次观察裸眼的注视动作。如果两只眼睛对齐，则在"遮盖 – 揭开"试验期间看不到任何移动（即试验为阴性）。如果未遮盖眼移动后才能注视，则记录阳性试验。如果观察到重新注视，可以假设在双目观察条件下，眼睛与注视方向不一致，且存在偏转。当未受累眼睛被遮盖时，根据受累眼睛的移动方向，可以确定斜视的类型。未遮盖眼向内运动表示外斜视，向外运动表示内斜视。垂直斜视可能是上斜视，也可能是下斜视，这取决于眼睛上下移动的方向[3, 14, 65]。交替遮盖试验比"遮盖 – 揭开"试验更容易鉴别，更容易显示隐斜类型[14]。在交替遮盖试验中，眼睛快速交替遮挡 – 从一只眼睛到另一只眼睛再到另一只眼睛，再回到前者。这一过程会导致双目融合机制的崩溃，并将揭示每只眼睛在揭开后的再注视运动。如果患者无斜视表现，但在交替遮盖试验中未遮盖的眼睛出现重新注视，则其应为隐斜。

Holmes 及其同事开发了一个有效的、可靠的、有反馈的问卷来量化复视[20]。这种自我检查式报告的测量方法会问，你是否总是、有时或从来没有在七个注视位置（笔直向前、向上、向下、向右、向左、阅读和任何位置）看到重影。复视问卷得分为 0（无复视）～25（到处都是持续复视）不等，通过将得分乘 4（图 24-4），可以很容易地重新调整到 0～100。

在干预方面，复视治疗的总体目标是建立清

凝视位	经常 （得分）	有时 （得分）	从不 （得分）	分数
正前方	6	3	0	
上	2	1	0	
下	4	2	0	
右	4	2	0	
左	4	2	0	
读	4	2	0	
任意位置	1	1	0	
如果上述情况经常出现，你能摆脱吗？	−1			
			总分	

▲ 图 24-4 复视问卷

引自 Holmes JM, Leske DA, Kupersmith MJ. New methods for quantifying diplopia. *Ophthalmology*. 2005; 112(11): 2035-2039.

晰而舒适的双眼第一视觉，以支持参与有意义的活动。据报道，复视可以通过恢复性治疗、代偿性治疗、替代疗法或药物来改善[51]。治疗复视的一种替代方法是在一只眼睛上贴一块补片（即全封闭补片或海盗补片）[42]。这种技术确实会形成单一视力，但也会导致其他一些问题：与美感和自我形象有关的问题、外周视觉的强制丧失、眼睛疲劳、人为形成单眼，行动障碍和安全问题。因此，这项技术不建议长期使用，而是作为单眼眼球运动训练的治疗工具。

最近的一篇文章提到部分视觉遮挡作为一种治疗方法。正确使用部分遮挡可获得舒适的单一视觉，无完全遮挡的副作用，特别是保留了外周视觉。斑片是一种部分视觉遮挡。它是一个由半透明胶带制成的圆形贴片，放在患者眼镜（矫正镜片或非处方镜片）的内侧，直接挡住视线。斑片的直径约为 1cm，但大小取决于临床表现。一般来说，使用最小的尺寸可能会减少复视。斑贴能有效地消除复视，因为它模糊了被遮挡的眼睛的中心视觉[44]。

一种建议的部分视觉遮挡方法是在一只眼睛的鼻侧（即周边区域未被遮挡）上使用一条不透明材料，如手术胶带，覆盖在处方或非处方眼镜上[65]。类似于斑贴，这种技术的结果是单一的视

觉，同时保留外周视野。临床医生从鼻侧开始，将胶带条一条条地贴在眼镜上，逐渐向中心扩展，直到获得一幅图像。一般来说，当使用遮挡作为干预策略时，应遮挡非优势眼[65]。为了确定非优势眼，让患者通过白纸的中心的一个直径为 1 英寸（2.54cm）的孔，将焦点对准远处的目标。要求患者一次闭一只眼睛。患者通过孔看见目标，则闭着的眼为非优势眼。例如，如果一个人闭上右眼，而左眼仍能透过洞看到目标，则左眼为优势眼。当同一个人闭上左眼时，右眼无法通过纸上的洞看见目标。两种类型的部分视觉遮挡都需要进一步的实证研究（图 24-5）。

已经有人建议用棱镜之类的光学辅助设备治疗复视患者。Fresnel 压贴式塑料棱镜可用于双眼复视达 40 棱镜屈光度的患者。棱镜可在 1~10 范围内按照 1 屈光度逐步增加，然后屈光度数增至 12°、15°、20°、25°、30°、35° 和 40° [52]。Rucker 和 Tomsak 建议把 Fresnel 棱镜放在复视的眼睛前面，一个人只能在一片镜片上使用，以尽量减少视觉模糊[52]。棱镜可以是临时的（压在塑料版上），也可以是永久的（磨入镜头），这取决于恢复的情况。对于这种继发于脑损伤的复视相关的干预措施，有必要进行进一步的实证检验。

文献中对眼保健操（视轴矫正）的支持仅限

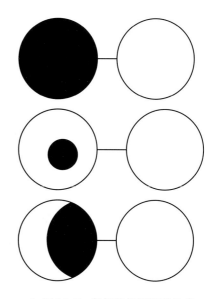

▲ 图 24-5 复视的视觉遮挡技术

上图：完全视觉遮挡（如海盗补丁）会导致人看到一幅图像，但并发症包括周边视野的丧失、个人形象等问题；中图和下图代表部分视觉遮挡，如用透明胶带固定的斑点片（中间）和遮挡非优势眼的鼻侧

于改善会聚不足[24, 53]。Scheiman 及其同事通过一项随机多中心试验，比较了视觉治疗 / 视轴矫正术、笔尖训练和假治疗三种不同方法对 19—30 岁成人症状性会聚不全的治疗效果[53]。干预共持续 12 周。试验有三个组。第一组是笔尖训练，要求在患者手持一支铅笔距眼睛一臂远，并在 6～8 英尺（1.83～2.44m）远的墙上放置一张索引卡。每个患者都被要求盯着铅笔尖并朝鼻子方向移动，尽量保持笔尖水平。如果背景中的一张卡片不见了，要求患者停止移动铅笔，并眨眼直到两张卡片都出现。这时，要求患者继续慢慢地把铅笔移向鼻子，直到它不能再保持单一图像，再试着恢复单一视力。如果患者能够恢复单一视力，朝鼻子方向移动他或她继续把铅笔移近鼻子。如果不能恢复单一视力，则要求患者重新开始上述步骤。每组训练进行 20 次，每天 3 组（每天约 15min），持续 12 周。

在第二组中，视力治疗 / 视轴矫正组接受有经验的治疗师的治疗，在办公室访视时进行，每周 60min，并在家中进行额外的训练，每天 15min，每周 5 次，共 12 周。训练方案[54]包括调节灵活度、布洛克弦运动、矢量图、计算机辅助视轴矫正等。

在第三组中，假治疗组同样接受有经验的治疗师治疗，在办公室访视时进行，共 60min，并按指定方法在家进行 15min 的训练，每周 5 次，持续 12 周。这些训练被设计来模拟真正的视力治疗 / 视轴矫正过程，不期望影响会聚离散、自动调焦、扫视等功能。例如，使用单眼立体图来模拟会聚治疗，无会聚变化的计算机会聚治疗，以及单眼棱镜（而不是正负透镜）来模拟调节治疗。

作者发现，只有视力治疗 / 视轴矫正组的患者在辐辏近点（P=0.002）和正向融合会聚（P=0.001）方面有统计学和临床意义。此外，所有三个治疗组的患者在症状方面均表现出统计学上的显著改善：视力治疗 / 视轴矫正组为 42%，安慰剂组为 31%，铅笔俯卧撑组为 20%。尽管视力治疗 / 视轴矫正组是唯一的临床治疗组，但该组中超过 50% 的患者在治疗结束时仍有症状；不过，他们的症状明显减轻。

Rawstron 及其同事系统地回顾了目前有关眼保健操效果的证据[45]。作者回顾了 43 篇文献（14 篇为临床试验，其中 10 篇为对照研究，18 篇综述文章，2 篇历史文献，1 篇病例报道，6 篇社论或书信，2 篇来自专业院校的立场声明）。在综述的基础上，作者总结了眼保健操被认为可以改善多种疾病，其中包括会聚问题、眼球运动障碍、调节功能障碍、弱视、学习失能、阅读困难、视疲劳、近视、晕动病、运动表现、立体视觉、视野缺损、视敏度，以及总体健康状况。小型对照试验和大量的病例支持治疗会聚不足。支持不足但可信，证据表明，视觉训练可能有助于培养良好的立体视觉技能，改善脑损伤后的残余视野。主流文献中没有明确的科学证据支持在其余的研究区域进行眼保健操，因此它们的使用仍然存在争议。

六、视空间和空间关系障碍

以有意义和安全的方式进行 ADL 任务依赖于更高级的视觉处理，如感知深度、解释空间关系和区分前景与背景（表 24-2）。据报道，视空间障碍是脑卒中后最常见的障碍之一，患病率高达 38%[35]。据报道，患有亨廷顿病[28]、帕金森病[31]、创伤性脑损伤[33]、多发性硬化症[43] 的患者也存在上述缺陷。

视空间损伤的存在与跌倒风险的增加显著有关[36]，根据 Barthel 指数测量[35]，脑卒中后基础 ADL 和活动能力下降[35]，帕金森病患者 ADL 和运动功能均受损[30]。患者穿衣困难，如将手臂伸入正确的袖子里[61]（图 24-6）。

测量空间功能障碍的常用工具大多设计为二维任务，如图形重叠、直线方向判断[55]、图形临摹等。非动作视觉感知测试（Motor-Free Visual Perception Test，MVPT）[12] 只是这一级别损伤测试的一个例子。这些类型的测试预测日常任务的能力还不清楚，应该谨慎地解释结果[9, 32]。具体来说，尚未收集到有效数据，比较 MVPT 分数与现实世界中需要视觉感知任务之间的关系[32]。例如，一项回顾性研究[26]对脑卒中患者进行测评，他们完成了 MVPT 和道路驾驶评估。MVPT 评分为 0～36 分不等，分数越高表示视觉感知越好。进行结构化的道路驾驶评估，以确定是否适合驾驶车辆。结果由考官根据驾驶行为决定通过或不通过。研究结果表明，MVPT 评分≤30 分表示视觉感知

表 24-2　视觉空间技能及其与功能的关系

技　巧	定　义	需要技能的功能活动	结　论
深度知觉（立体观测）	视觉系统的处理过程，解释从观察过的场景中获得的深度信息，并建立对该场景的三维理解	往玻璃杯里倒水、接球、上或下路缘、做饭时精确地伸手去拿烹饪设备、停车等	• 主要依赖双目视觉，但依赖单眼线索（光和阴影，颜色，相对大小） • 那些单眼视力和斜视的人会难以感知深度
空间关系	处理和解释关于物体在空间位置的视觉信息的能力；将物体与彼此和自我联系起来的过程	• 将衣服穿到身上，将牙膏涂到牙刷上，在转移过程中定位 / 对齐你的身体，将假牙和眼镜戴上 • 在寻路、进行数学计算任务时室内外的移动能力	排除概念和运动失用症（见第 25 章）
左右鉴别	能够运用左和右的概念	遵循与个人空间相关的说明（如 "先穿好你的右臂"），在活动中应用概念（ "从职业治疗诊所出门后右转"）	区分个人和外界关于左 / 右的混淆
地形走势	使用视觉空间（和记忆）技能来支持寻路或寻路的能力	在熟悉的环境中通过步行、轮式移动或驾驶找到路；学习新路线	
图像 - 背景区分（前景和背景区分）	不能区分前景和背景中的物体	在白色的桌子上找到一张白色的餐巾，在杂乱的抽屉里找到一把剪刀，在一件单色衬衫上找到一侧袖子，在拥挤的房间里找到一个人，爬楼梯（如区分什么时候走完一步）	排除视力下降和相关的基本视觉技能

引 自 Árnadóttir G. *The Brain and Behavior: Assessing Cortical Dysfunction through Activities of Daily Living.* St. Louis: Mosby; 1990. Árnadóttir G. Impact of neurobehavioral deficits on activities of daily living. In: Gillen G, Burkhardt A, eds. *Stroke Rehabilitation: A Function-Based Approach.* 2nd ed. St. Louis: Mosby; 2004; Greene JD. Apraxia, agnosias, and higher visual function abnormalities. J Neurol Neurosurg Psychiatry. 2005; (suppl 5) : 25–34; Gutman SA, Schonfeld AB. *Screening Adult Neurologic Populations.* 2nd ed. Bethesda, MD: AOTA Press; 2009; Mazzocco MM, Singh BN, Lesniak-Karpiak K. Visuospatial skills and their association with math performance in girls with fragile X or Turner syndrome. *Child Neuropsychol.* 2006; 12(2): 87–110; Nori R, Grandicelli S, Giusberti, F. Visuo-spatial ability and wayfinding performance in real-world. *Cogn Processing.* 2006; 7(5): 135–137.

差，> 30 分表示视觉感知好，MVPT 对道路测试不及格者的阳性预测值为 60.9%，阴性预测值为 64.2%。作者结论是，MVPT 的预测有效性不够高，不足以保证将其作为唯一的筛查工具来识别那些不适合进行道路评估的人[24]。

有人建议采用误差分析方法来记录损害对日常生活技能的影响[4, 6, 61]。关注 ADL 基于作业治疗的神经行为评估（Occupation-Based Neurobehavioral Evaluation，A-ONE）[4, 6] 是一组精选的标准化评估，记录了空间损伤对 ADL 的影响，如活动、进食、梳洗和穿衣。神经行为损伤特异性亚量表（Neurobehavioral Specific Subscale Impairment，NBSIS）第四项测试项目是针对空间关系的。运动和处理技能评估（Assessment of Motor and Process Skills，AMPS）[14, 15] 可用于记录患者各种障碍导致的功能受限，其中包括视觉和空间损伤（见第 5 章）。

尽管这些损伤普遍存在且对功能有实质性影响，已有的经验性证据太少，不足以指导以减少活动限制和参与限制为重点的干预措施。有人提出，功能性方法是最适合此类人群的干预措施[5, 61]。这可能包括特定任务培训、策略培训和环境改造（表 24-3）。也有人建议应该把患者参与日常活动、挑战潜在损害的干预措施纳入治疗[1, 5, 8]。Abreu 等（1994 年）提出了一种综合功能的方法[1]。在这种方法中，作业治疗和环境用来进行治疗技能。使用此综合功能疗法，治疗可能侧重于一种亚组成部分，如空间技能，日常作业治疗作为常规治疗。框 24-2 列出了潜在的活动选择。

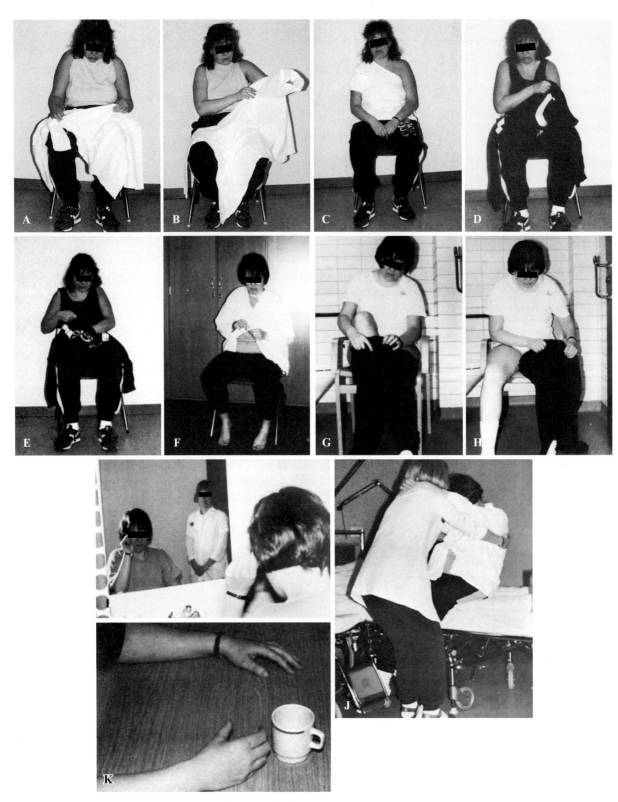

▲ 图 24-6 空间损伤：对日常生活的影响

A. 区分前景和背景的困难，患者很难找到单色衬衫的袖子；B. 患者找不到合适的袖孔；C. 患者可能从错误的孔开始，将她的手臂穿过领口而不是左袖；D. 患者无法将瘫痪的手臂导入正确的孔中，在手臂上方比下方拉得更多会导致手臂越过右侧的洞；E. 患者的手臂穿过颈孔而不是袖孔；F. 患者不正确地将纽扣与扣眼匹配；G. 患者把两条腿放在同一个腿洞里；H. 患者注意到裤子前后翻转错误，标签在前面，并试图通过将裤腿放在腿孔中来纠正错误；I. 患者把眼镜倒过来；J. 当治疗师试图把患者转移到轮椅上时，患者向后倾斜而不是向前倾斜。若治疗师没有意识到这个问题，这样的患者可能是危险的，因为患者的行为是不可预测的，往往是相反的预期；K. 空间关系困难，表现为伸手拿杯子时低估距离（引自 Árnadóttir G. *The Brain and Behavior: Assessing Cortical Dysfunction through Activities of Daily Living*. St. Louis: Mosby; 1990. ）

表 24-3　改善视空间障碍患者功能的潜在策略

功能领域	潜在的干预措施 *
穿衣	• 在穿衣训练中不要强调视觉演示，专注于语言描述来重新训练任务 • 在讲授着装技巧时，减少使用空间方位的语言（如"下面""上面""右边 / 右边""左边""后面"）。例如，不要说"你的右臂在左袖子里"，而要说"错的袖子"或"其他的袖子" • 使用线索来提高对空间障碍的洞察，并帮助策略的发展。例如，如果一个人倒着穿衬衫，从一个一般的提示开始，如"你确定你已经完成了吗?"，然后进展到更具体的提示 • 使用可以提供线索的衣服，用来定位身体。一件单色蓝 T 恤可能比一件袖子和前襟颜色不同的棒球衫更难准确定位 • 在患者开始穿衣服之前，教授空间定位和策略。例如，使用标签区分前面和后面，或者在衬衫的前面找一个贴花 • 使用录音带（即不要依赖视觉技巧）来提示穿衣顺序 • 治疗师应该坐在重新学习如何着装的患者旁边并与之平行，这样他们就能在同一空间平面上工作
准备饭菜	• 使用触觉反馈来提高准确性，达到需要的对象（如把手滑过柜台去拿锅） • 避免混乱，保持抽屉井然有序，以改善前景与背景的区别 • 使用对比色，如白色柜台上的深色餐具，反之亦然 • 需要标签或颜色代码，标记难以识别的物品或成分 • 整理厨房，使烹饪设备总是放在相同的地方。这减少了搜索和定位对象所花费的时间 • 在工作台面边缘放一条彩色胶带 • 将彩色胶带贴在冰箱和炉子的控制手柄上，以方便空间定位 • 倒酒前使用触觉提示。例如，在把油倒进量杯之前，用手摸一下量杯的边缘 • 鼓励人们慢慢地工作，以确保安全 • 根据内容给机柜贴上标签

*. 也可应用于其他功能领域；所有这些都需要进一步的实证检验

框 24-2　根据行为活动分析，功能性活动可能会挑战视空间技能的例子 *

- 包装礼物
- 穿衣
- 伸手在不同距离的货架上寻找物品
- 在熟悉的和新环境找路或寻找路线
- 布置餐桌
- 浇灌植物
- 铺床
- 分类洗衣
- 折叠衣服
- 棋类游戏，如跳棋
- 爬楼梯
- 体育活动，如抛接球、篮球或高尔夫球
- 分拣银器或硬币
- 在计算机上使用鼠标
- 玩电子游戏
- 做填字游戏
- 组织工作区，如桌子或厨房柜台

*. 这种关系需要进一步的实证检验

复习题

1. 视觉扫视的 3 个组成部分是什么?
2. 描述临床推理过程，以确定为什么一个人不能在器具抽屉中找到勺子?
3. 描述可用于复视患者的 3 种不同的视觉遮挡方法。
4. 如果一个人出现对枕顶通路有不利影响的病变，那么其对功能有什么潜在的损伤和影响?

第 25 章　神经行为障碍对日常生活活动的影响

Impact of Neurobehavioral Deficits on Activities of Daily Living

Guðrún Árnadóttir　著

刘　阳　甄晓悦　王云朋　译

关键词

- Árnadóttir OT-ADL 神经行为评价
- 日常生活活动
- 活动分析
- 失认
- 失语症
- 评价方法
- 躯体功能
- 躯体忽略
- 个体因素
- 临床推理
- 情境
- 损害特异性方法
- 执行控制功能
- 意念性失用
- 运动性失用
- 神经行为
- 作业表现
- 作业表现错误
- 表现分析
- 持续症状
- 运用
- 空间忽略
- 空间关系
- 任务分析
- 自上而下的方法

学习目标

通过学习本章内容，读者将能够完成以下内容。

- 建立起神经行为概念与任务表现之间的联系。
- 将基于 Árnadóttir OT-ADL 神经行为评价的基本概念应用于脑卒中患者的临床观察结构体系中。
- 为神经行为残损和残疾提供概念性和操作性定义。
- 根据 A-ONE 理论，将临床推理技能用于假设验证。
- 将国际功能、残疾和健康分类标准和作业疗法实践框架（第 3 版）与 A-ONE 理论和概念联系起来。
- 举例说明脑卒中如何导致不同类型的功能障碍进而影响任务表现。

　　当怀疑脑卒中导致的神经功能缺损影响日常生活活动表现时，通常会将患者转到作业治疗科。脑卒中导致的神经行为障碍会影响日常生活活动能力。本章讨论神经行为障碍对日常活动活动的影响。本章将讨论以下主题，如作业活动表现、神经行为、大脑皮质的功能、活动限制、不同类型脑卒中所导致障碍的类型及在评价时临床推理的应用。然而，在考虑这些问题之前，对以下内容进行思考是有帮助的：什么是日常生活活动？什么是神经行为？什么是神经行为障碍？神经行为如何与日常生活表现相关联？以及如何发现神经行为障碍对日常活动产生了影响？基于 Árnadóttir OT-ADL 神经行为评价的基本概念可用来回答这些问题[2]。目前 A-ONE 更多的是指以 ADL 为中心、基于作业活动的神经行为评价[4, 5]。

一、A-ONE 说明

A-ONE 是一种标准化的工具，作业治疗师用其评估神经疾病患者，如影响 ADL 的脑卒中。它可以使作业治疗师明确在自然情景下神经行为障碍对 ADL 表现的影响，即患者缺乏独立性的潜在原因。它包括两个量表，即关注 ADL 表现的功能独立量表和关注损伤类型及影响严重程度的神经行为障碍量表。近年来 3 种 A-ONE 可能的应用方法及其背后的概念背景在不断发展。这些方法被称为路径Ⅰ、Ⅱ和Ⅲ[9, 10]。在路径Ⅰ里，A-ONE 作为一个标准化的评估来评估受损神经行为躯体功能对 ADL 表现的影响。路径Ⅱ指的是列举了非标准化假设测试程序来评估 ADL 以外的作业活动表现。对于路径Ⅲ，A-ONE 通过应用转换表将原始得分转化为测量指标。本章中的内容主要基于 A-ONE 路径Ⅱ，因为提供了来自于该理论背景的大量非标准化例子，这些例子反映了表现错误和潜在障碍假设的线索。此外，也有推荐使用 A-ONE 路径Ⅰ和路径Ⅲ进行评估的。

二、日常生活活动

在本章节中，ADL 被定义为基本的日常活动，如进食、修饰、如厕、穿衣及功能性移动。在作业疗法实践框架：范畴及过程第 3 版（框架）[1]中，列出八种作业活动，作业活动被定义为人们所从事的日常生活活动，并予以分类。这包括基础日常生活活动、工具性日常生活活动、休息和睡眠、教育、工作、玩耍、休闲、社会参与。在作业治疗服务范畴内，除了作业以外还有四个方面，它们是个体因素、作业表现技能、表现模式、情境和环境。

个体因素包括身体的功能、结构、价值观、信仰和宗教，它是人类实施活动的基础。这些属于个体内在的基础因素，是成功执行不同任务的

基本要求。根据世界卫生组织发表的国际功能、残疾和健康分类标准[50]，框架中包含 8 组主要的躯体功能。ICF 描述了两个部分：①功能和残疾；②情景因素。功能和残疾包括受损或未受损的身体结构和身体功能（身体的解剖组成和身体结构功能）、活动（指个人执行任务或活动）和参与（指个人融于日常情景中），以及被约束和限制的活动和参与功能。同时环境因素也会促进或阻碍任务的执行[50]。考虑到本章的主题、神经行为和 ADL，表 25-1 显示了框架（作业疗法实践框架：范畴及过程第 3 版）所提供的作业活动范畴的重要方面，并且将框架中的专业术语与 ICF 分类系统及 A-ONE[10]中的项目联系起来。如表 25-1 所示，ICF 既不区分活动和参与也不使用 ADL 和工具性日常生活活动任务。相反，在本章节前面所提到的 ADL，其中包括几个按活动和参与分类的术语，如自我照顾、移动和交流。

三、神经行为

依据 Árnadóttir[6, 10]的定义，神经行为为基于神经系统功能的行为。神经行为与作业（即个人参与的一系列动作[21]）和作业表现（即通过个人、情境和框架中的活动的动态相互作用[1]，完成所选择的活动）相联系。神经行为的要素为不同任务诱发的不同类型的感觉刺激。这些刺激通过中枢神经系统的不同机制被处理，并产生不同的行为反应。这种行为反应又通过反馈影响新的感觉刺激[2, 7]。因此神经行为包括不同类型与神经学相关的躯体功能，它们对于执行不同方面的作业活动是必需的。所有的任务均会产生感觉刺激。有些功能与感觉刺激的接收有关，而其他一些功能与 CNS 对信息的处理有关，与知觉、认知、情绪和运用相关的加工有关。另外有些功能与不同的行为反应有关，如情感和运动。神经系统的加工处理机制与产生作业表现的神经行为之间存在着复杂的相互作用，其中根据任务不同涉及许多因素的不同组合[2, 10]。图 25-1 阐明了神经行为的一些要素。根据 Árnadóttir 的定义[2, 10]，神经行为障碍是个体的一种功能缺损，表现为因神经系统处理障碍影响躯体功能如情感、身体图式、认知、情绪、直觉、语言、记忆、运动、知

觉、个性、运用、感官意识、空间关系和视空间技能，从而导致任务执行功能缺陷。Árnadóttir 进一步将作业表现错误定义为在完整执行作业活动过程中的任何偏差[2, 10]。限制 ADL 任务表现的神经行为障碍是通过对观察到的 ADL 表现进行任务分析来发现作业表现错误来评估的。观察到的错误随后通过神经行为障碍的定义进行分类。

表 25-1 不同分类系统中使用术语的对比

框　架	ICF	A-ONE	
作业活动 • 日常生活活动 * • 穿衣 * • 个人卫生和修饰 * • 个人设备使用 • 如厕和厕所卫生 • 盆浴、淋浴 * • 功能性移动 * • 吞咽 / 进食 * • 喂养 * • 性生活 • 工具性日常生活活动 • 休息和睡眠 • 教育 • 工作 • 玩耍 • 休闲 • 社会参与	活动和参与 • 自我照顾 * • 穿衣 * • 洗漱 * • 身体各部分护理 * • 如厕 • 进食 * • 饮水 * • 照料他人 • 交流 * • 转移 * • 改变体位或保持体位 * • 改变、移动或操作物件 • 行走和移动 * • 使用轮椅转移 • 室内生活区域 • 人际交往和关系 • 主要生活区域 • 教育 • 工作和就业 • 经济生活 • 社区、社会和城市生活 • 一般任务和要求 • 学习和运用知识 • 目的性感观体验	活动表现；日常生活活动 * • 穿衣 • 穿衬衫 / 上身衣服 • 穿裤子 • 穿袜子 • 穿鞋子 • 系扣子 • 洗漱和卫生 • 洗脸和上身 • 梳头 • 刮脸 / 化妆 • 刷牙 • 如厕 • 盆浴或淋浴 • 转移和移动 • 床上坐起 • 坐位转移 • 周围移动 • 转移到厕所 • 转移到浴盆 • 进食 • 用杯子饮水 • 用手进食 • 用刀叉进食 • 使用刀子切开和涂抹食物 • 交流 • 理解 • 表达	活动限制：任务执行错误及需要帮助的可能独立性限制 • 在任务执行过程中需要监护 • 在任务执行过程中需要言语辅助 • 在任务执行过程中需要身体辅助
表现技能 • 运动技能 • 过程技能 • 社会交往技能	活动和参与 • 学习和运用知识 • 基本学习 • 运用知识	观察躯体功能及其对活动表现的影响，并运用临床推理，但并没有被列入技能条目中	在评价中讨论观察到的任务表现错误，但不以标准方式记录
行为模式 • 常规模式 • 角色模式 • 习惯模式 • 宗教模式	活动、参与和个人情境因素 • 一般任务和要求（常规） • 习惯（包含在个人因素下，不在 ICF 分类中）	习惯和常规，已经被注意到并用于躯体功能临床推理，但没有被列入条目中	在评价中讨论而不特殊地标注
情境和环境 • 环境的 • 物质的 • 社会的 • 情境的 • 文化的 • 个人的 • 时间的 • 虚拟的	情境因素 • 环境因素 • 物质环境 • 社会环境 • 态度环境 • 个人因素	情境因素 • 环境因素：应考虑其对活动执行的影响 • 针对 ADL 需考虑到的个人因素 • 年龄 • 性别 • 职业 • 社会背景	情境限制 • 考虑到并列举出环境因素和可能的限制因素（这包括对作业活动的帮助方式） • ADL 表现中需考虑和列出的个人因素 • 年龄 • 性别 • 职业 • 社会背景

（续表）

框　架	ICF	A-ONE	
个人因素 • 价值观、信念和精神 • 躯体功能 *（基于 ICF） • 躯体结构（基于 ICF）	躯体功能 * • 神经肌肉骨骼及与运动相关的功能 • 关节和骨的功能 • 肌肉功能 * • 肌肉力量（肌力） • 肌张力（迟缓 / 痉挛） • 耐力 • 运动功能 * • 运动反射 • 不自主运动反应（翻正和支撑反应） • 自主运动控制（眼 – 手协调，两侧协调，眼 – 足协调） • 不随意运动功能（震颤、阵挛、运动持续） • 步态功能	中枢神经系统功能 • 运动功能	神经行为障碍 / 缺陷 • 运动障碍 • 肌力减弱 • 肌张力改变：痉挛 /强直 / 迟缓 • 手足徐动，震颤或不自主运动 • 运动持续 • 持续运动不能 • 构音障碍
	感觉功能 * 与疼痛	感觉接受和简单认知	失认
	本体感觉	触觉	
	触 / 温觉	本体感觉 / 运动觉	实体觉缺失
	视（视力，视野）	视觉	视觉失认
	听	听觉	与理解力相关的听觉失认
	• 前庭 • 味 • 嗅 • 疼痛		
	精神功能（情感、认知、知觉）	一般表现	一般表现受损
	整体精神功能		
	意识 *	警觉	警觉受损
	定向力（人物、地点、时间、自身和他人）*	记忆力定向和地形定向	
	睡眠	主动性	主动性缺乏
		动机	动机缺乏
	• 性格和个性 * • 精力和动力（动机 *、冲动控制 *、兴趣 *、价值观）	性格和个性被认为与情绪功能有关	
	特殊精神功能		
	注意 *	注意	• 注意力和觉醒障碍 • 警觉受损 • 注意力改变 • 注意力分散 • 执行延迟
	记忆 *	记忆	• 记忆障碍 • 工作或短时记忆 • 长时记忆 • 定向障碍 • 虚构

（续表）

框　架	ICF	A-ONE	
	编排复杂动作的功能（运用）*	• 运用 • 构思 • 活动步骤排序和时间安排 • 运动的规划	• 失用 • 意念性失用 • 运动性失用 • 动作步骤的组织和排序受损
	知觉 *	空间关系	空间关系障碍
		• 前景 / 背景 • 深度 / 距离	• 空间关系受损 • 地形定向力丧失
		躯体构图	躯体构图障碍
			• 疾病失认 • 躯体失认 • 偏侧身体忽略
		听觉失认	理解（障碍）
	• 思维 *（识别、分类、概括、现实的认识、逻辑 / 联系思维、合适的思维内容） • 高级认知功能 *（判断力、洞察力、抽象能力、组织和计划能力、概念形成、时间管理、问题解决能力） • 计算 • 精神运动功能 • 自身和时间的体验功能	• 高级认知和执行功能 • 判断力 • 洞察力 • 抽象思维	• 认知障碍 • 判断力缺乏 • 洞察力下降 • 形象思维（下降） • 混淆
	情绪功能	情绪功能	• 情绪障碍 • 淡漠 • 抑郁 • 敏感 • 欣快 • 易激惹 • 攻击性 • 挫败感 • 不安宁 / 躁动
	• 语言功能 *（理解和表达） • 语音和言语功能 • 发音功能 • 语言流畅性和节律功能 • 替代发声功能 • 身体结构 • 神经系统 *	• 语言功能 • 理解 • 表达	• 语言障碍 • 感觉性失语（Wernicke 失语） • 杂乱性失语 • 命名困难 • 言语错乱 • 运动性失语（Broca 失语） • 构音障碍

*. 与 A-ONE 术语相关的条目

引自 Árnadóttir G. A-ONE training course: lecture notes, Reykjavík, Iceland, 2002–2019, Guðrún Árnadóttir. Occupational therapy practice framework: domain and process（3rd ed.）. *Am J Occup Ther. 2014*; 68（suppl 1）: S1–S48; World Health organization. *The International Classification of Functioning, Disability and Health-ICF. Geneva: WHO; 2001*; and *The Brain and Behavior: Assessing Cortical Dysfunction through Activities of Daily Living*, St. Louis: Mosby; 1990. Selected samples related to occupational performance with a specific focus on activities of daily living and neurology.

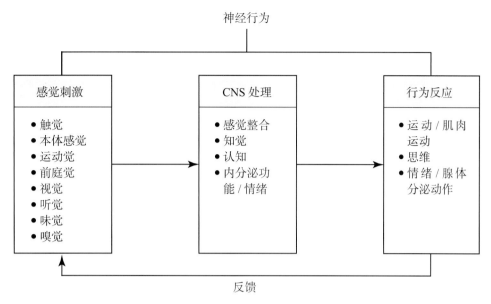

▲ 图 25-1　神经行为要素包括不同类型的感觉刺激

这些刺激在中枢神经系统内通过不同的机制被处理，并导致不同类型的行为反应。来自于这些反应的反馈信息又影响新的感觉刺激［改编自 Llorens LA. Activity analysis: agreement among factors in a sensory processing model. *Am J Occup Ther.* 1986; 40(2): 103.］

四、检查神经行为缺损对作业表现的影响

治疗师可以通过观察作业表现错误来检查神经行为缺损的影响，因为这些错误可以表明神经行为缺损对任务执行的影响。随后，治疗师可以假设推理出引起该错误的躯体功能损害。因为神经行为缺损常妨碍到 ADL 独立性，所以当观察 ADL 时治疗师可以从发现作业表现错误时获益，并能够了解影响患者活动受限的因素。

治疗师可以用任务的系统性分析所获得的信息作为临床推理的基础，帮助他们评估功能独立性和作业活动表现的关系，并且发现躯体神经功能缺损。根据 Fisher 分类的作业干预方法中，其中包括适应性作业、习得性作业、恢复性作业和以作业为基础的教育项目，无论哪种干预方法，当干预强调作业活动错误时[2]，这样的信息可能是很重要的（如为神经障碍患者的家庭或照护者提供的服务项目）[21]。正如 Rogers 和 Holm[39] 所建议的，该方法允许治疗师分析需要作业治疗干预的功能障碍的本质和原因，所以能从作业活动的观点来进行分析[10]。

在作业治疗领域中，有关"分析"的不同术语和定义的使用是相当不一致的，可能导致混淆。在撰写本章时考虑了以下定义。活动分析通常是指详细检查活动的过程，它通过将活动分解成不同部分来了解和评价任务。治疗师研究执行特定任务所需的身体功能，以及身体功能受损对任务表现的影响[1, 2, 29]。活动分析可以基于特定的理论和概念框架，也可以专注于特定的身体功能[16, 44]。考虑到目标导向的动作是如何有效地执行的，Fisher 将作业表现分析定义为"对个人作业表现质量的观察性评估"[21]。另外，任务分析是指对原因的解释，无论是与身体功能、情境还是环境因素有关。因此，任务分析包括阻碍或促进作业表现的个人因素分析[16, 23]。根据 Árnadóttir 定义，当应用 A-ONE 原则评估作业表现和限制作业表现的受损身体功能时，治疗师可以应用不同类型的临床推理[3, 10]，其中包括相互推理（即患者和治疗师之间互动）及程序性推理[32]，也被称为诊断推理[39] 或科学推理[40]，指的是在对前面提到的干扰作业表现的问题的线索进行解释后形成假设。当使用 A-ONE 时，治疗师观察 ADL 任务表现，并根据患者需要的辅助水平分类，同时识别观察到的作业表现错误。这些错误随后可以用于任务分析所需的临床推理过程，因为它们有助于形成不同损伤和中枢神经系统功能障碍可能表现的假设，并且被用来帮助确定功能障碍的原因。

在 A-ONE 的发展过程中，基于神经功能的活动分析的信息，用来确定 ADL 任务表现必需的身体功能和基于对神经功能障碍患者行为观察的任务分析，用于确定损害。这些分析是为了确定作业活动中的神经行为反应和作业活动错误是如何揭示特定的躯体神经功能障碍的。在以 A-ONE 为中心的任务分析的临床推理中，治疗师要记住不同的神经躯体功能和损伤，以及功能和功能障碍行为的理论定义。举个例子可以更好地解释这个过程。一项有意义的任务，如吃饭需要有目标、有目的的神经行为反应。其中涉及各种情境和环境因素，如食物和餐具，以及身体功能（如视空间关系、肌张力和情绪状态）。执行进食任务需要不同的身体功能。当用所需因素进行分析时，神经行为反应的质量不仅揭示了 ADL 的独立性，而且还揭示了神经行为障碍，即影响独立性的问题，如伸手拿杯子时误判距离或不知道如何使用餐具[2]（图 25-2）。

五、大脑皮质的功能：任务表现的基础

当作业治疗师与脑卒中患者一起时，他们定期观察其日常生活活动的表现情况。利用临床推理结合任务分析，发现受损的神经躯体功能是可能的。这些功能对于优化任务表现是必需的。随后，治疗师可以查出导致活动表现障碍的神经行为缺损的类型和严重程度。为了从 ADL 观察和作业活动表现错误中形成假设，治疗师通常利用自身的神经学知识，并将身体功能与大脑不同神经元负责处理该功能的功能区联系起来。许多身体功能依赖于神经系统的功能，发生在 CNS 的不同水平。根据 Árnadóttir 的观点[2]，可能数个 CNS 区域完成一种特殊类型的神经加工过程，在不同的部位产生同时的或平行的加工过程，从而参与相同的躯体功能的加工过程。在活动表现过程中，不同类型的加工过程可能会同时发生。不同神经元在处理信号的复杂性上存在差异。根据 Luria[30] 的理论，皮质的功能复杂程度被分为三个等级，通常被称为初级、次级和三级皮质（或投射区）。

1. 身体功能神经处理的功能定位 在任务分析过程中，治疗师在形成和验证有关功能受损的

假设时，利用临床推理过程中有关神经功能信息；下面是功能定位的简短总结。图 25-3 显示了不同皮质区域的位置，阴影指示初级、次级和三级投射区。额叶主要负责运动功能，其中包括言语运动、运用、情绪、智力、认知（包括注意和工作记忆），以及执行控制功能（如构思、目的、判断和动机）。这涉及神经、肌肉、骨骼及运动相关的功能，其中包括肌肉和运动功能（根据 ICF 术语）、语音和言语功能，以及整体和特殊精神功能。顶叶加工处理躯体感觉信息（不同来源的更为复杂的感觉传入，其中包括躯体感觉信息的接收）及记忆、复杂运动顺序、知觉和情绪（根据 ICF）。枕叶处理视觉的信息（如视感觉功能及与视知觉相关的特殊精神功能），而颞叶处理听觉信息以及长时记忆、情绪和动机。这些功能被 ICF 划分为听觉功能、语音、言语功能、性格和个性及特殊精神功能，如记忆、听知觉和情绪功能。表 25-2 总结了不同脑叶皮质的功能及这些脑叶中与之相关的初级、次级和三级功能区。如表中所示，不同脑叶内的数个功能区可能共同参与一种特殊的神经功能。因此不同的皮质区域可能会负责加工处理特殊的神经躯体功能。虽然功能可能与不同的解剖区域相联系，但是大脑的可塑性在特定的条件下（如外伤或发育异常）允许和通常的功能定位之间存在偏差。

当考虑到 CNS 功能定位对任务表现很有必要时，治疗师必须牢记皮质不是孤立地发挥功能。大脑皮质通过各种途径与丘脑、基底神经节、小脑和脑干等中枢神经系统其他区域进行联系，这些区域也有助于神经元信息的加工处理。

2. 运用的加工过程 虽然某项神经功能可以被定位到脑叶特定的皮质或皮质下部位，但是一些 CNS 区域协助加工处理特殊的神经躯体功能。Árnadóttir[2] 总结神经信息，产生了数个不同加工模型，这些模型显示了皮质内不同功能的处理位置。其中一个例子是运用的加工模型。运用分两个步骤[11]：意念过程，即形成与活动相关的概念，ICF 将其划分为特殊精神功能，与思维或更高级的认知有关，其中包括复杂运动的顺序，以及运动的计划和程序，可能关系到 ICF 的神经肌肉骨骼及运动相关的功能。运用的结果是运动的执行。运用的意念过程需要有额叶（前额叶和运动前区）

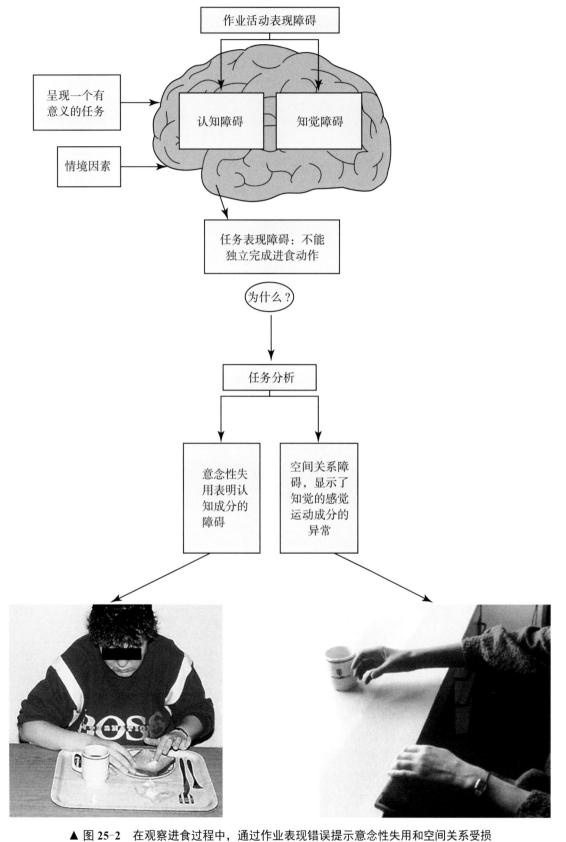

▲ 图 25-2　在观察进食过程中，通过作业表现错误提示意念性失用和空间关系受损

引 自 Árnadóttir G. *The Brain and Behavior: Assessing Cortical Dysfunction through Activities of Daily Living*, St. Louis: Mosby; 1990.

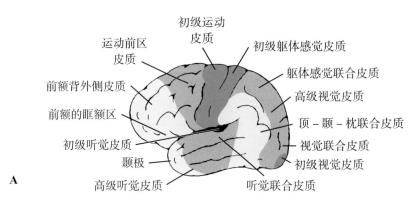

A

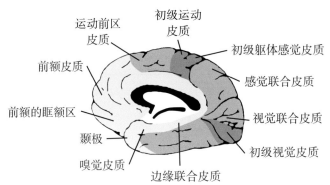

B

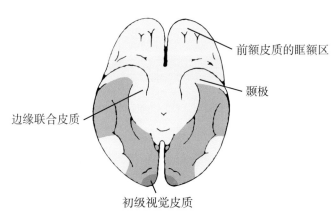

C

▲ 图 25-3 大脑皮质的功能结构

A. 外侧面；B. 内侧面；C. 底面；不同的阴影区指的是皮质的初级、次级和三级功能区（引自 Árnadóttir G. *The Brain and Behavior: Assessing Cortical Dysfunction through Activities of Daily Living*. St Louis: Mosby; 1990.）

和外侧裂周围区域的功能的参与。运动程序被存储在左侧顶下小叶[25]，而左侧半球通常在存储常规使用的编码上占优势[24]。左侧顶下小叶的通路对于两侧身体的运动来说都是需要的。信息从该区域传到运动前区，然后传递到左侧半球的初级运动皮质（控制右侧身体的运动）。左侧的运动前区通过胼胝体的前部纤维与右侧的运动前区相联系，从而依次将视运动的运动信息传递到右侧半球。右侧运动前区规划运动并指令相邻的初级运动皮质完成左侧身体的运动（图 25-4）。

六、任务实施中的加工过程

运用（如前所述）是仅仅与神经行为相关的一类神经系统躯体功能。躯体功能的类型和牵涉的程度依赖于需要完成的任务。正如前述，数个加工处理机制可能会同时参与一项具体活动的实施。Árnadóttir 已经通过分析如梳头这样的活动得到证实[2]。当一个人坐在洗手池的一面镜子前，把梳子放在水池里，与该具体任务相关的感觉信息可以通过 3 条途径到达皮质。人通过视觉注意到

表 25-2　大脑皮质的功能区

功能区		解剖区	神经系统躯体功能
额叶	初级运动区	中央前回	运动的执行
	次级联合区	• 运动前区皮质 • 额叶眼区 • 左侧额下回的 Broca 区 • 补充运动区	• 运动计划和规划 • 运动时空顺序和组织 • 眼球自主运动 • 言语运动程序 • 运动目的
	三级联合区	眶额和前额背外侧皮质	• 构思过程 • 概念形成 • 抽象思维 • 智力 • 动作和行为的时空顺序和组织 • 动作计划和启动 • 判断 • 自知力 • 目的 • 注意 • 警觉 • 个性 • 工作记忆 • 情绪
顶叶	初级躯体感觉区	中央后回	精细触觉、本体感觉、运动觉
	次级躯体感觉联合区	顶上小叶	• 感觉输入的协调、整合和加工 • 触觉的定位和辨别 • 实体觉
	三级联合区	顶下小叶	• 认识：对接收的触觉、视觉和听觉的识别 • 运用：存储运动顺序必需的规划或者视运动或运动印记 • 身体的姿势、身体各部分及它们与环境的关系 • 空间关系：与深度、距离、空间概念、空间位置及背景中辨别前景等相关的加工处理
枕叶	初级视觉区	距状沟	视觉接收（来自对侧视野）
	视觉联合区	Brodmann18 区和 19 区	• 视觉信息的合成与整合 • 视空间关系的知觉 • 视觉记忆痕迹的形成 • 语言理解和言语的介词结构
颞叶	初级听觉区	颞上回	听觉接收
	二级联合区	颞上和颞中回（Wernicke 区）	• 言语理解 • 声音的调节 • 音乐感知 • 听觉记忆
	三级联合区	颞极、海马旁回	• 长期记忆 • 高级的视觉任务和听觉模式的学习 • 情绪 • 动机 • 个性
边缘叶	三级联合区	• 额叶的眶额部皮质、颞极和颞叶内的海马旁回 • 额叶和顶叶内的扣带回	• 注意 • 动机 • 情绪 • 长期记忆

引自 Árnadóttir G. *The Brain and Behavior: Assessing Cortical Dysfunction through Activities of Daily Living.* St. Louis: Mosby; 1990.

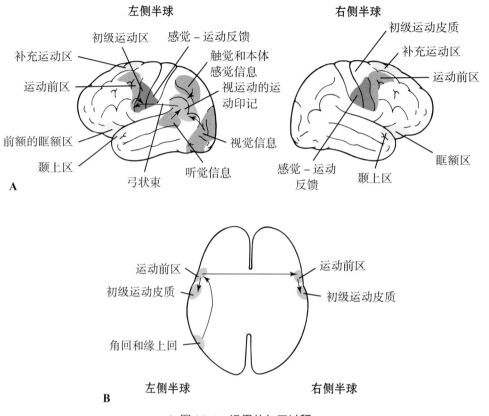

▲ 图 25-4　运用的加工过程

A. 在运用过程中左侧和右侧半球激活的功能区；B. 横断面图显示了最普遍被接受的运用的连续加工处理模型（引自 Árnadóttir G. *The Brain and Behavior: Assessing Cortical Dysfunction through Activities of Daily Living*. St. Louis: Mosby; 1990.）

梳子，而该信息通过视觉通路传递至初级视觉皮质，被合成后再通过联合区进一步深入分析。记忆和意念的过程开始进行，结果，人会获得想法想去梳头。同样，当通过口头指令"梳头"时，听觉传入信息沿着听觉通路传递至颞叶的初级听觉皮质区，在那里信息也通过相关的区域被加工处理。随后，将输入的信息与记忆存储中的信息进行比较，产生基于听觉信息的想法。第三条途径是躯体感觉。当一个人握着或给他一把梳子时，他会接收到触觉和本体感觉的信息，该信息（在到达顶叶的初级感觉皮质以后）被相关的区域分析并和先前的经验进行整合。

所有从 3 条途径来的信息都从有关的初级接收区域传递到次级和三级区域，并进行进一步加工处理。在此过程中启动了注意、记忆、情感和高级思维功能。感觉信息与以往的经验进行整合，从而对反应做出计划。该反应可能是情绪的或肌肉运动的，根据反应的性质不同会产生不同的加工处理机制。当来自不同的次级联合区的信息被

输入边缘系统、前额叶的三级联合区和颞极时，可同时进行信息加工处理，从而产生包括情感及记忆等更高级的认知功能。半球内部、半球之间及皮质和其他中枢神经系统结构之间的不同纤维连接在该过程中起着重要作用。

在加工处理过程中，意念、运动意图和运动计划等信息在初级运动皮质进行整合，最终导致功能性反应即拿起梳子。该过程要求有物品的运用。执行动作的意图被传递到额叶及补充运动区。来自左顶下小叶（包含运动公式，也被称为视运动或运动印迹）的信息传递到左运动前区皮质（负责运动的计划和顺序），继续沿着通路达到左侧半球额叶的初级运动皮质的中部（负责右手的运动）。在这个过程中会产生一系列反馈并进行及时调整，这有赖于运动中持续的感觉输入。在执行"简单"活动的复杂过程中，也可能会引发其他反应（如情绪和言语）。这些反应需要不同于前面提到的处理区域。图 25-5 是在执行梳头这项活动中发生的一些加工处理的组成部分。观察任务表现，并

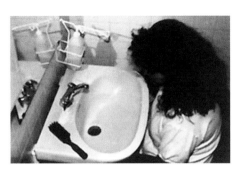

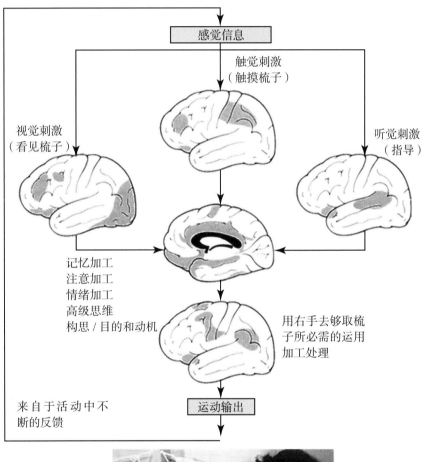

感觉信息

触觉刺激
（触摸梳子）

视觉刺激
（看见梳子）

听觉刺激
（指导）

记忆加工
注意加工
情绪加工
高级思维
构思／目的和动机

用右手去够取梳
子所必需的运用
加工处理

来自于活动中不
断的反馈

运动输出

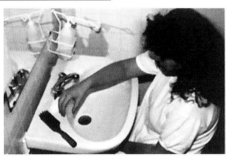

▲ 图 25-5　在日常生活活动的任务中，不同皮质区参与多种信息加工处理；一个人在洗手
池边准备修饰，要求她梳头。注意：有三种类型的感觉刺激可以导致任务的实施

引自 Árnadóttir G. *The Brain and Behavior: Assessing Cortical Dysfunction through Activities of Daily Living.* St. Louis: Mosby; 1990.

分析在任务表现过程中观察到的错误，可能揭示有关大脑皮质功能和随后的功能障碍的大量信息。治疗师的神经学知识很重要，在形成关于损伤的假说和在假说之间进行鉴别时，需要将其纳入他们的临床推理。

七、脑卒中后日常生活活动障碍

脑卒中会导致神经系统的躯体功能障碍。这些功能障碍会影响日常生活活动能力。神经行为障碍可能关系到神经系统躯体功能的障碍，根据 ICF 分成四组：①神经肌肉功能；②感觉功能和疼痛；③精神；④构音和言语功能[50]。在前面的表 25-1 中，这些功能已经与 A-ONE 理论中使用的概念建立了联系。患者神经系统的躯体障碍取决于导致脑卒中的各种病理变化（见第 1 章）和涉及的不同解剖区域。大脑的血液供应主要依赖于每个半球的三条动脉：大脑中动脉、大脑前动脉（颈内动脉的分支）和大脑后动脉。不同的动脉损伤会造成不同的功能障碍。例如，大脑中动脉闭塞，影响大脑半球外侧的血液供应，损伤的程度取决于动脉的哪个分支和哪侧半球受到影响。如果损伤影响大脑中动脉的上干（大脑中动脉供应额叶和顶叶的侧面），则对侧肢体（尤其是面部和手臂）可能会出现偏瘫，同时伴有感觉丧失（包括触觉和本体感觉），也可能导致损伤对侧的视野缺损。如果右半球受损，则可能导致空间和身体的单侧忽略，以及注意力障碍，其中包括单侧身体忽略和单侧空间忽略、疾病失认、空间关系障碍、左侧肢体失用症（如果没有瘫痪）、判断力障碍、自知力低小、情景依赖，以及行为和活动组织障碍；也可能存在情绪障碍，如淡漠、情绪不稳定、抑郁。如果左侧半球受累，可能会影响到言语和语言功能，并可能出现双侧运动性失用症，并可能导致意念性失用、持续症状（perseverations）及情绪障碍，如抑郁和挫折感。如果大脑中动脉下干受累，则可能出现对侧视野缺损；左半球大脑中动脉下干受累会引起 Wernicke 失语和情绪障碍[2, 13]。在应用临床推理来区分不同可能的损伤假说时，考虑不同病理变化和不同脑动脉受累导致的神经功能障碍是很重要的。

概念可以用两种方式定义：概念定义是一般的和抽象的，但操作定义是指如何评估和观察特定概念（如可以评估特定概念的测试项目）。以下章节的内容都是基于 A-ONE 的概念。

1. 术语的概念性定义 额叶加工处理的功能关系到神经、肌肉、骨骼及与运动相关的躯体功能，根据 ICF 术语，其中包括肌肉和运动的功能、发声和言语的功能及整体和特殊精神功能[10]。例如，额叶功能障碍可能会影响经初级运动区和运动前区加工处理的神经、肌肉、骨骼的躯体功能。治疗师会观察到包括对侧肢体瘫痪、肌肉无力和痉挛等障碍。障碍与初级运动皮质的病灶位置有关。表 25-3 基于 A-ONE 的概念，阐释了神经系统躯体功能损害或功能障碍的定义，并将其与不同的脑叶相联系[2, 10]。

顶叶加工处理躯体感觉和复合感觉的多模态刺激信息。顶叶不同功能区受损会出现功能区相关的神经缺损，而这些可能会与躯体功能障碍有关，尤其是躯体感觉功能和特殊精神功能[2, 10]。顶下小叶处理来自三个二级联合区的信息，当它出现障碍时造成个体知觉和运动加工能力下降，尤其是与复杂运动的程序、记忆和知觉有关的特殊精神功能[2, 10]。如果左侧顶下小叶受累，会出现双侧运动性和意念性失用，因为该区储存视运动印迹和运动程序。当右半球受累时，则可能出现空间关系障碍。这些疾病在概念上被定义为物体之间或物体与自我之间联系障碍，可能包括前景和背景辨别障碍、深度和距离判断障碍、形状辨别障碍和空间位置觉障碍。右侧顶叶下叶损伤也可能导致身体结构紊乱（包括单侧身体忽略），也可能存在单侧空间忽略[2]。部分 A-ONE 术语的定义和不同病损位置见表 25-3。

枕叶包含了视觉信息的初级和次级加工区。视觉第三处理区主要位于顶下小叶。根据 ICF，如果枕叶出现功能障碍，则缺损会关系到视觉功能和与视知觉有关的特殊精神[2, 10]，如联合区的病变引起视觉失认。视觉失认分不同的类型，其中包括视觉物体失认；视空间失认，是一种源于视觉的空间关系障碍；面容失认；颜色失认；联想性视觉失认[2]。

颞叶参与听觉和边缘区两种类型的加工处理，可能与听觉功能、声音和言语功能、性格和整体智能及记忆、听知觉和情绪功能的特殊精神等有关。大脑半球的外侧面包含了听觉刺激和感知觉信息的初级及次级加工处理位点。这些功能的三级加工处理区域位于顶下小叶[10]。例如，左半球的听觉联合区损伤后，会导致命名性失语，因为储存名词的记忆位于该区域。命名性失语是指丧失了命名物体或叫出人名的能力，但该患者的语言是流畅性的。同前，表 25-3 将明确的缺损与不同的皮质和皮质下区域的功能障碍联系起来。

表 25-3　与解剖定位相关的皮质功能障碍* 及术语的定义

损　害	皮质定位	概念性定义	操作性定义
淡漠	• 前额皮质 • 内囊后肢，基底节 • 前脑内侧束和网状结构	情感淡漠，精神运动迟缓，情感反应迟钝，对环境没兴趣而且不活跃	在活动和交流过程中缺乏情绪和感情，对通常能令人兴奋的事情缺乏兴趣，而且在活动中漠不关心
思维混乱	• 双侧前额和弥漫性障碍 • 丘脑和网状结构	• 缺乏清晰思考的能力，导致意识混乱，时间、地点和人物定向障碍 • 外部环境的解释能力受损，而且对语言刺激反应减慢 • 认知障碍	• 把过去当作现在来谈论 • 谈话时超出情境范围 • 不能定位时间和地点
同侧偏盲	一侧半球距状沟周围的初级视觉皮质	大脑病灶对侧的偏侧视野丧失	• 大脑病灶对侧的视野缺损 • 能注意到缺损并努力通过转头代偿以看到两侧的视野
意念性失用	一侧半球的前额叶和运动前区，左侧顶下小叶，胼胝体	• 由于操作所需概念相关的神经（元）模式或心理表征缺失，导致原有如何进行操作的知识破坏 • 关于物体（或物件）用途的知识缺损 • 也指活动步骤的顺序或物体使用时它们之间相互关系的知识受损（注意：治疗师应该除外患者的言语理解障碍）	• 不知道牙刷、牙膏或者剃须膏是做什么的 • 不恰当地使用工具（如把牙膏涂在脸上） • 活动步骤的顺序不正确，以致任务的最终结果错误（如把袜子穿在鞋外面）
启动障碍	前额皮质和补充运动区皮质，主要是右侧半球	当需要立即执行一项任务时，不能立刻启动任务	• 坐着而不去开始一项活动 • 可以描述如何完成任务，但在开始过程中显示明显惰性
易激惹	前额皮质，尤其是眶额部皮质及下丘脑	• 对刺激过分敏感 • 包括表现为烦恼、没有耐性或者愤怒的兴奋性	• 表现为很生气 • 可能语言上表示不喜欢或者身体上显示很激动，与诱发行为的刺激不成比例
判断力缺损	前额皮质	• 不能根据环境的信息作出现实的决定 • 不能利用来自于自身错误的反馈	• 洗手后不关水龙头 • 不刹轮椅的闸而进行危险的转移 • 没有穿衣或梳头就进行餐厅 • 不关心衣服是否里外或者前后穿反，甚至当这些情况被指出时仍然如此
动机缺乏	前额皮质，尤其是眶额部皮质，前脑内侧束，下丘脑	有或没有感到需要时，都缺乏任务执行的意愿	• 尽管具备任务执行的身体能力，只有当迫切需要时，才会开始或继续一项活动（如就餐时不愿意吃，也可能拒绝参与活动） • 早晨拒绝起床或执行活动，尽管身体能力上能够完成而且先前曾被激发完成过相同的活动
运动性失用	任一侧半球的额叶运动前区皮质，左侧顶下小叶，胼胝体，基底节，丘脑	• 运动觉的记忆模式通路丧失，以致即使在了解想法和任务目的的情况下，由于运动的计划的程序的缺陷，而不能完成有目的的活动 • 被作为意念运动性失用的同义词	难以做出与运动相关的计划（如当把梳子从头的一侧换到另一侧时，为了将梳齿朝向头发，需要调整梳子的抓握，这样的患者不能进行运动排序和计划）
运动功能障碍	初级运动皮质，内囊前部，基底节，丘脑和小脑	软弱无力，肌力下降，强直，痉挛，共济失调，手足徐动，震颤	• 固定物体（如需要打开容器）时存在困难 • 洗澡时洗非偏瘫侧的腋窝有困难 • 由于上肢瘫痪导致穿衣困难，或者由于震颤不能扣纽扣

（续表）

损　害	皮质定位	概念性定义	操作性定义
组织和程序受损	前额叶皮质	不能按完成活动步骤的正确顺序组织想法（意念性失用的一个组成部分，但是可作为一个进展性疾病首发症状或者作为意念性失用恢复过程中的最后一步，可能会单独出现）	• 活动步骤的程序和时间错误 • 在开始另一活动步骤以前没有完成前一步（如在脱掉一件领口较紧的 T 恤以前没有摘掉眼镜；在穿裤子以前先穿上鞋子；洗东西太快，导致任务执行很差）
刻板行为	运动前区和（或）前额皮质	• 在功能性活动过程中，重复运动或动作，因为从一个反应模式转换到另一个时存在困难 • 在行为的开始或终止时出现惯性[22, 42, 43] • 前额持续症—重复整个活动的动作所有成分 • 运动前区持续症，即强迫性的重复相同的运动	重复运动或动作，而且一旦开始后就不能停止［如努力穿一件衬衫但没有任何进展，可能只将一个长袖经过手腕拉到手臂（运动前区持续症）；刷完牙后将梳子对准口腔而不是头发（前额持续症）］
短时记忆丧失	边缘系统及眶额区或颞叶的边缘相关皮质	• 信息登记和临时储存的缺乏，信息是通过不同的感觉记忆形式接收的，可能是躯体感觉、听觉或视觉 • 指的是瞬时记忆，其中当一个人从事不同的记忆任务如推理、理解和学习时，其必须要记住许多不同方面的内容 • 瞬时或短时记忆的长度依赖于任务的本质	• 在整个评价过程中不能记住指令 • 可能需要提醒数次去梳头
躯体感觉缺失	一侧顶叶的中央后回，内囊后部，特殊的丘脑感觉核	触觉、本体觉或运动觉的丧失	• 因为缺少感觉，在操作物体时存在困难 • 能注意到感觉丧失并尽力代偿（如利用视觉线索）
空间关系障碍	通常是在右侧顶下小叶	难以在物体与其他物体或者其自身之间建立联系	• 不能找到袖口、裤腿或衬衫的底部 • 将袖子往错的方向拉 • 当够物体时对距离估计过高或过低
偏侧身体忽略	顶下小叶，右侧扣带回，前额皮质，网状结构，特殊感觉丘脑核，内囊后部	• 对大脑病灶对侧身体的刺激不能做出报告、反应或者定向 • 可能是由于感觉的加工处理缺陷或者注意障碍所致，导致肢体失用或忽略（作为偏侧身体忽略的同义词） • 通常影响左侧的身体	• 不穿偏瘫侧身体的衣服 • 不把偏瘫侧的衬衫拉下来 • 衬衫挂在偏瘫侧的肩膀上，而不试图去纠正它或者不知道做错了什么

*. 脑血管意外患者常见损伤的概念定义和 A-ONE 工具的操作定义示例；损伤与中枢神经系统功能障碍的关系被简化。
由 G. Árnadóttir, Reykjavík, Iceland. 提供，引自 Árnadóttir G: A-ONE training course: lecture notes, Reykjavík, Iceland, 2002–2019.

2. 在任务执行过程中神经行为损伤的表现：概念的操作性定义　以下是基于 Árnadóttir 对 A-ONE 术语[2] 的操作性定义的综述，关于在修饰、如厕、穿衣、功能性移动和进食过程中神经行为障碍是如何表现出来的。其中每个领域都包含几项任务。为了成功地完成每项任务，几项神经系统躯体功能的参与是必要的。躯体功能的障碍会导致前面所述的各种障碍，在作业活动过程中也表现各异。以下的例子显示不同损伤对作业表现的影响也是不同的，作业表现可以在多种任务中通过观察作业表现错误获得。本综述是指框架和 ICF 分类系统所使用的术语（A-ONE 术语的概念性和操作性定义参见表 25-3）。一些缺损会影响

到具体的 ADL，另外一些缺损则更为普遍，可能会出现在任何的 ADL 中或者需要被特别提及。人们需要关注的是，行为是多变的，而神经行为损伤是很复杂的。下列行为的例子是检查神经损伤的参考指导。但是在没有对神经行为、皮质功能、活动任务分析及临床推理充分考虑之间，不能想当然，因为相似的行为可能是由于不同的神经行为损害所致。因此在清洗上身的任务过程中，如果出现不去洗偏瘫侧上肢的行为，而这种情况是发生在一个右侧半球功能障碍的患者身上时，可能是偏侧身体忽略所导致的。但是，如果一个左侧半球功能障碍的人在清洗患肢时可能需要辅助，在一定程度上是因为肢体的瘫痪，而如果另一上

肢或身体的其他部分清洗时也需要指导，则可能因为意念问题及任务步骤的组织和排序存在困难。患者也可以存在理解困难，从而使情况更为复杂。所以根据具体情况，不去洗一侧上肢的行为可能是由于偏侧身体忽略或意念性失用所致。因此，以下的例子只能被用于参考。神经行为损伤相关的临床推理和知识、缺损组合的不同诊断类别，对缺损的有效区分和分类至关重要。

(1) 个人清洁和修饰：在 A-ONE 的修饰和卫生的范畴中，其中包括了框架中三个领域：个人清洁和修饰、如厕、盆浴或淋浴。修饰和清洁活动包含了数个任务，如洗脸、盆浴或淋浴、清洁口腔（包括刷牙）、梳头、剃须、使用化妆品、用除臭剂或香水打扫厕所。不同的躯体功能障碍可能会影响这些任务，导致不同的行为异常。神经、肌肉、骨骼和运动相关功能的障碍可以导致瘫痪、肌肉无力和痉挛。瘫痪或肌肉无力可以表现在清洗偏瘫侧上肢或腋窝时存在困难（图 25-6A）。患者可能需要学习利用非偏瘫侧手来完成这项任务。适应性装置对于这些患者也是需要的，以帮助他们能触及身体的各部分，如背部，或者帮助平衡差的患者能接触到脚。稳定物体也可能存在困难，可能需要在肥皂下放防滑垫。当刷牙时，患者可能在打开牙膏盖时存在问题，需要学习通过将牙膏放在双膝或牙齿之间固定来代偿。同样该方法也适用于其他的容器和盖子打开。如果患者使用假牙，那么可能需要一个改造后的牙刷或者吸力式牙刷以起到稳定的作用（见第 6 章）。

感觉功能的障碍可能会导致触觉和本体感觉的缺失、实体觉缺失或者伴有一侧偏盲，或者存在部分视野缺损。触觉、本体感觉或实体觉缺失等问题会影响物体的操作。伴有这些问题的患者如果没有忽略，则可以注意到缺损并试图去代偿（例如利用视觉来获得感觉反馈）。如果存在部分视野缺损或者偏盲，那么患者不得不通过转头来代偿。如果患者仅有偏盲而没有忽略，那么其会认识到这个问题并能通过自己对障碍的认识描述它，并且能做出代偿。

复杂运动程序的规划被划分为特殊精神功能，出现障碍时会导致运动性失用和运动持续症。运动性失用的患者导致运动规划困难。伴有运动性失用的患者在将剃须刀从脸的一侧移至另一侧或

下巴时，存在调整抓握方式的困难。这需要对手和腕运动良好的规划，才能将剃须刀朝向脸部进行有效的操作（图 25-6B）。同样，运动性失用也会影响到梳头的能力。在患者开始梳的那一侧操作可能是正确的，但是当梳子移到头的另一侧或者背侧时，要将梳子朝向头发而需要调整手的运动，患者会存在困难。使用牙刷和其他物品可能存在相同的困难，从而表现为"笨拙"。

运动前区的持续症可能表现为重复进行洗脸的运动，患者不能停止运动而将毛巾移到身体的其他部位。前额的持续症是重复整个的动作。患者完成一项任务（如刷牙）后，开始了另一项活动（如梳头），但仍持续一部分先前的动作程序。结果是患者把梳子放到嘴边（图 25-6C）。

如果存在知觉处理方面的障碍，可能会出现空间关系障碍、左右辨别困难、偏侧身体忽略、偏侧空间忽略、疾病失认或者躯体失认。空间关系障碍在卫生和修饰任务过程中，可能表现为确定距离存在困难。患者取牙刷时可能对它的距离估计过远或过近。当患者将牙膏挤到牙刷上时，牙膏可能会被挤到牙刷旁边（图 25-6D）。当尝试固定物品时，患者触及不到物品而导致无效的操作。例如，患者可能会把毛巾置于水龙头附近，而不是在水龙头的下方。操作假牙这样的物品时，患者可能在确定假牙的上下、前后和左右时存在问题。

与忽略或疏忽相关的损害可能是由于知觉或注意的特殊精神功能障碍所致。偏侧身体忽略或疏忽的患者不能利用有效的控制能力去使用偏瘫侧的肢体。例如，当试图打开一个瓶子时，患者不会用手臂来固定。伴有偏侧忽略的患者可能不会去洗偏瘫侧身体，但能洗身体其他的部位。同样类推到其他的任务如剃须和梳头，患者只关注一侧的脸和头发。剃须后患者左手拿着水杯，正看着镜中自己的脸并用右手触摸自己的脸，他可能没注意到瓶子倾斜，液体流了出来（图 25-6E）。

偏侧空间忽略的患者只有当偶然看见，才会碰巧找到视野中的物体，或者可能根本不注意视野中的物体，并且不能通过转头进行代偿。躯体失认的患者不能辨别镜像和自身。因此患者可能试图去清洗镜像中的脸而不是真实的脸（图 25-6F）。这些患者也可能不能辨别自己的和其

他人的身体部分。例如，患者可能抓住另一个人的手臂而试图使用它来控制物品。在 A-ONE 中躯体失认被定义为一种严重的功能障碍，常常伴有意念性失用和空间关系障碍。

影响到修饰和清洁任务的整体和特殊精神功能障碍包括意念性失用、与活动步骤有关的组织和顺序问题、判断力缺损、觉醒程度下降、注意力缺乏、注意力分散、情景依赖、记忆力下降及动机缺乏。意念性失用在修饰和卫生活动过程中可能会出现，患者不知道牙刷、牙膏或者剃须膏做什么，或者不恰当地使用这些物体（如将牙膏涂在脸上或把剃须膏涂在水泥地上）（图 25-6G）。伴有组织和排序困难的患者可能只有如何执行任务的一般想法，而在活动步骤的控时和顺序上存在问题。这样的患者不能在开始另一步前完成上一步，或者由于活动步骤的控时存在问题，导致活动实施得太快，完成质量很差。

判断力缺乏的患者即使动机是适当的，依然表现为不能根据环境的信息做出实时的决定。因此患者可能没有关上水龙头或将毛巾丢在水池里就离开了，没有注意到水面正在上升而有溢出的危险（图 25-6H）。

情景依赖有注意力的要素和持续的要素。该障碍的患者由于特殊的刺激而容易从任务中分散注意力，而他们又被强迫继续执行先前的活动或者进行合并。例如，洗手时看见了牙刷，患者会将牙刷掺入到洗手的活动中，用牙刷来刷手。

短时记忆障碍的患者在整个活动中不能记住活动步骤或指令。即使在没有理解障碍的情况下，仍需要治疗师多次提醒患者梳头。

启动困难可能会在修饰和清洁的任务过程中发生。患者可能坐在水池边但没有行动，甚至在要求其进行洗漱后也是如此。反复的开始指令下，仍可能显示活动将要开始而实际上患者仍然没有动作。在数次这样的情况后，如果治疗师询问他的计划，患者会陈述一个详细的行动计划，其中包括打开水龙头，拿起毛巾然后放在水流下面，把肥皂抹到毛巾上，然后开始洗。患者有一个行动计划，但不能开始实施计划。这种功能障碍也可能与意念性问题相关。

（2）穿衣：穿衣包括穿上身衣物，如内衣、T 恤、套头衫、毛衣、衬衫、乳罩、羊毛衫或外衣；穿短裤、短袜、裤袜和鞋；以及操作扣件如拉链、带子或尼龙搭扣。下面是神经行为障碍影响本领域任务表现的一些例子。神经肌肉骨骼障碍和运动相关的躯体障碍，影响任务的实施，导致一侧身体的瘫痪。偏瘫患者必须要学习单手穿衣的技巧（图 25-7A）。

复杂运动程序的特殊精神障碍可以表现为持续症（perseveration）。运动前区的持续症在穿衣过程中可能表现出来，表现为不能停止已经开始的运动。例如，当患者把一只胳膊放进袖子时，他会一直把袖子往上拉，直到袖子末端到了肘部或

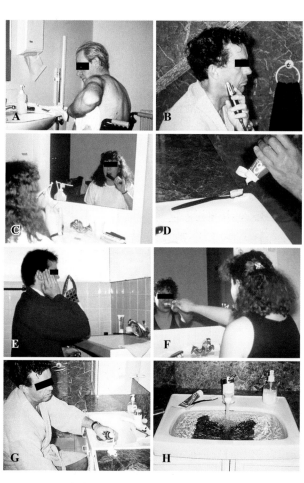

▲ 图 25-6　在修饰和清洁任务过程中神经系统个体因素的障碍表现

A. 瘫痪导致患者洗腋窝存在困难；B. 运动性失用使得患者操作剃须刀困难；C. 前额叶的持续症：先前刷牙任务的一部分在梳头时仍被重复，因此梳子被移向嘴而不是移向头发；D. 当患者试图把牙膏挤到牙刷上时，空间关系障碍导致低估了距离；E. 剃须过程中的偏侧身体忽略：当患者右手触摸自己的脸并照着镜子时，剃须后化妆水从左手拿着的瓶子中倒了出来；F. 躯体失认：女士刷牙时不能辨别镜像和她自己的身体；G. 意念性失用：男士不知道拿着剃须膏该做什么；H. 判断力缺乏：水龙头未关而毛巾丢在水池里，可引起安全隐患

者肩膀。同样，在穿袜子时，即使袜子已经穿好，患者仍然会把袜子反复的往上拉（图 25-7B）。

知觉的特殊精神功能障碍可能会导致空间关系的障碍，如判断一件衣服的前后、内外和上下存在困难。虽然患者知道衬衫要穿在上身，而且试图把胳膊穿进袖子，但是胳膊还是被放进领口而不是袖子，或者放进右侧袖子而不是左侧。患者也可能把两条腿放进同一裤腿（图 25-7C），或者没有察觉一条裤腿的内外已经反了。左右定向障碍可能与视空间障碍相关；例如，患者会把右侧鞋穿到左脚上。空间关系障碍的患者在试图穿衬衫时可能会把袖子往错误的方向拉。患者不能系鞋带，因为在操作鞋带的空间关系方面存在困难。鞋上的尼龙搭扣可能会被自身折叠而不是在被折回前先穿过而形成的 D 形环。躯体失认的患者可能表现为试图把衣服穿在治疗师的胳膊上而不是自己的胳膊上（图 25-7D），或者试图把腿放进衬衫的袖口里。他们在辨别自己和治疗师的身体及物体与相关的身体部位联系上存在问题。这不仅仅是一个空间关系障碍，而且也是体像障碍。只伴有视空间障碍的患者不能找到正确的袖口，但能意识到衬衫与上身有存在关系。这种意识在躯体失认患者中并不明显，因为存在身体认示障碍。

偏侧躯体忽略可能很严重，也可能较轻。在严重的情况下，患者脱衣服时甚至可能还没把袖子从胳膊上脱下来，就试图把衬衫挂到墙壁的衣架上，而没有意识到胳膊还在袖子里（图 25-7E）。但是，有时候患者功能障碍没有这么严重或者明显。有时候衬衫会卡在偏瘫侧的肩膀上而患者没有注意到，或者偏瘫侧的衬衫没有被拉到合适的位置。偏侧忽略的患者可能不去穿放在左侧视野内的衣服，因为他们没有注意到。

整体和特殊精神功能障碍可以表现为情景依赖、意念问题或判断力受损。情景依赖可以通过患者穿毛衣的活动过程来说明。患者把两个胳膊放进正确的袖口、把脖子穿进领口之后，看到一把梳子被分散了注意力。穿衣服的活动立即中断，患者拿起梳子开始梳头。梳完头后，患者可能会也可能不会再返回到穿衣服的任务中（图 25-7F）。患者可能不知道如何处理衣服或如何穿上它。意念性失用的患者可以自动执行某些活动，如穿毛

衣。但是当他意识到毛衣里还没有穿 T 恤或者衬衫时，困难就出现了。患者不能计划必要的活动步骤来纠正错误。T 恤可能被塞在领口下面，而不是脱下毛衣重新开始（图 25-7G）。意念性失用的患者可能会试图把袜子穿在鞋子外面。仅有组织和顺序问题的人可能会在穿裤子之前穿上鞋子（图 25-7H）。然而，如何穿衣服和应该穿在哪里的想法是完整的。患者穿好非偏瘫侧肢体，打算再穿偏瘫侧肢体，此时患者遇到困难，这是因为组织和顺序障碍。在穿衣过程中，治疗师也可能察觉到患者的判断力损害。患者可能在走廊或用餐区穿衣服，表明其社会判断力的损害。空间关系障碍也可能影响穿衣能力，患者可能无法区分衣服的正面和背面，表现为裤子穿上后，可能口袋在前面扣子在后面，但是由于这些空间结构障碍是视觉引起的，患者可能不会意识到错误。然而，当治疗师指出裤子前后穿反了时，判断力障碍的患者可能会辩解裤子怎样穿都没关系。一个判断力完好的人将会立即作出纠正，请求协助，或者以其他方式表明希望纠正的欲望。

(3) 功能性移动：功能性移动包括床上翻身和坐起，从床上转移、椅子转移、厕所转移、浴缸或淋浴转移，以及房间之间的转移。前面叙述的障碍也可能会影响此功能（见第 7 章）。以下是这些功能障碍表现的例子。

如果出现神经肌肉骨骼和运动相关的功能障碍（如瘫痪），会影响身体一侧的肌力和控制，从而影响运动和平衡。因此患者转移时可能需要辅助，如轮椅或助行器，或者移动时要有人监护或需要别人的帮助（图 25-8A）。

复杂运动程序障碍可能会导致前面提到的运动持续症或运动性失用。运动前区持续症患者可能无法做到停止驱动轮椅，结果是到达目的地后继续驱动轮椅。

知觉功能障碍可能会导致空间关系障碍，患者出现距离判断错误。患者会把轮椅停放在离床或椅子太远的地方而不方便转移。偏侧身体忽略的患者在移动时不能注意到偏瘫侧的身体。其患肢会撞到家具或在行走时碰到障碍物如门。当进行床椅转移时，患者可能仅仅把非偏瘫侧的身体移到椅子上，而将偏瘫侧身体留在床上或悬空状态（图 25-8B）。严重忽略的患者也可能会存在失

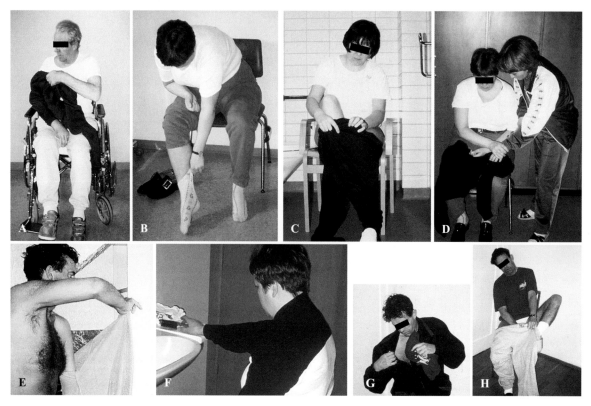

▲ 图 25-7　躯体功能障碍患者在穿衣任务中的表现

A. 偏瘫以后患者单手穿衣；B. 运动前区的持续症导致运动的持续重复，患者把裤腿会被拉到膝盖上，反复拉袜子，尽管裤子已经穿好了；C. 空间关系障碍，患者把两条腿放在同一裤腿里；D. 躯体失认：患者试图给治疗师穿衣服而不是给她自己穿；E. 偏侧躯体忽略：患者试图挂起外衣，而他的外衣还没有从左胳膊脱下来；F. 情景依赖：患者在穿衣的过程中，被一把梳子分散了注意，随即停止穿衣开始梳头；G. 意念性失用：患者知道 T 恤应该穿在毛衣的里面，但不知道如何完成；H.组织和程序障碍：患者在穿裤子前穿上了袜子和鞋，导致穿裤子困难

认。这些患者会否认他们的患肢或者偏瘫侧是自己身体的一部分。患肢可能会被认为是一个物体，或者这些人可能会抱怨别人的肢体和他们一起躺在床上。一位患有偏侧忽略男子说，他将进行作业治疗，需要把上肢一起带去，因为作业治疗师一直在训练那个上肢。偏侧空间忽略是指个体不能注意到来自偏瘫侧视野的视觉刺激的现象。患者在行走或驱动轮椅时可能碰到障碍物，如垃圾桶、家具、门口或其他人（图 25-8C）。地点定向力障碍，即患者也可能存在视空间问题或关于空间位置的记忆问题。患者不知道如何去不同但熟悉的地方，如浴室、餐厅、卧室或治疗室。

如果整体和特殊精神功能障碍，在转移和移动任务期间可能会发生意念性失用或组织和规划的问题。意念性失用症的患者不知道如何上床睡觉。他们会按照字面意思使自己摔倒在床上。也有患者不知道如何驱动轮椅，而反复推扶手

（图 25-8D）（然而治疗师应该排除注意力问题）。伴有组织和规划障碍的患者可能会直接从床上坐起但没有先掀掉毯子，但站起来之前会拿掉毯子（图 25-8E）。然而，伴有意念性失用的患者在没有掀掉毯子时就坐起，没有拿掉毯子就试图站起来走开，从而导致安全隐患（图 25-8F）。存在组织和规划问题的患者可能仅仅在转移前没有锁住轮椅，或者在移动前没有打开轮椅刹车。当存在记忆障碍时这种情况也一样会发生。如果存在记忆问题但没有判断力缺损时，不安全转移（如不稳定）的结果可能会提醒这些人锁上刹车。

(4) 进食：前面提及的神经行为损害或障碍都可能会影响进食，如咀嚼和吞咽，用玻璃杯或茶杯喝水，不用餐具进食（只用手指），用叉子或勺子吃饭，用刀切割或涂抹。在发育顺序上，这些任务要比前面提及的任务发育得更早。

神经肌肉骨骼和运动相关因素的功能障碍可

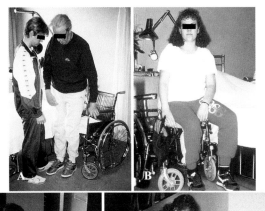

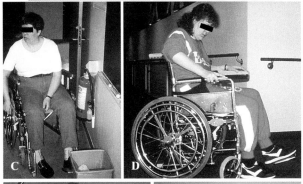

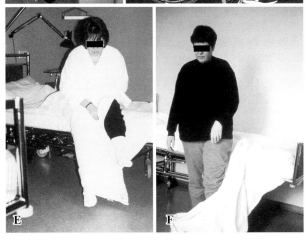

▲ 图 25-8　躯体功能障碍患者在功能性移动过程中的表现

A. 瘫痪影响到肌力和平衡：当进行床椅转移时，患者需要轮椅辅助；B. 偏侧身体忽略：患者将非偏瘫侧转移到轮椅上，而偏瘫侧仍留在床上；C. 偏侧空间忽略：患者驱动轮椅时撞上左侧视野内（忽略侧）的垃圾桶；D. 意念性失用：患者不知道如何驱动轮椅，推扶手而不是推轮子；E.组织和规划障碍：患者在床上坐起前没有掀掉毯子；F. 组织和规划障碍合并意念性失用：患者没有拿掉毯子就试图要离开床

能会导致身体的一侧瘫痪，造成坐位平衡差，而且只能使用一侧上肢。由于感觉功能障碍，偏瘫侧手和上肢的本体感觉也可能损害。由于进食需要一定的坐位平衡及双上肢的配合（如涂黄油时需要固定面包，切肉时需要将肉固定，吃鸡蛋或剥橘子），这些损害都会影响进食任务的完成。由于这些损害，完成进食任务就可能需要不同的技巧、辅助器具或者别人帮助。

根据 ICF 的分类系统，伴有运动性失用的患者被划分为复杂运动程序障碍中的特殊精神障碍，当他们把汤匙从碗移到嘴时，汤可能会溢出，因为该任务需要手指和手腕很好的运动来做适当的调整，以保持汤匙水平。运动性失用会导致动作笨拙，当涂黄油时，会造成刀子的操作困难（图 25-9A）。当患者喝汤后仍把勺子从碗里拿到嘴里时，证实有运动前区的持续症状。一个例子是食物嚼碎后仍继续咀嚼动作。而前额叶的持续症（持续动作），不是运动功能的问题，而是认知因素，可能会存在下面的表现，当患者用汤匙吃完酸奶后，他会再去取汤匙并用它从玻璃杯里舀一匙牛奶，而不是直接从玻璃杯里喝（图 25-9B）。

知觉功能障碍可能导致的空间关系障碍会影响进食行为；患者为了涂黄油而尽力去固定面包，但距离判断不准确，导致患者抓住盘子而不是面包（图 25-9C）。患者也可能对距离估计过远或过近，因而触到了杯子的旁边而不是抓住杯子。在进食过程中，患者也可能会发生不是以一种与其目前功能状态相匹配的方式来使用该手。偏侧忽略患者，开始时左手拿面包，当拿面包的手从桌子上滑落后，患者"忘记"手中的面包而继续吃其他的食物（图 25-9D）。单侧空间忽略可能表现为患者可能无法注意到偏瘫侧视野中的物体或食物。例如，患者可能注意不到左侧视野中的叉子，而试图抓住右视野中放在盘子旁边的别人的叉子来解决这个问题（图 25-9E）。即使是他们喜欢的食物，如位于受损侧视野侧，患者可能不会吃。

知觉功能障碍会导致意念性失用症，该类患者不知道该使用哪个器具或者怎样使用它们。患者可能通过用手指代替叉子来吃肉从而简化活动。这样的患者也可能会错误使用物体。患者会试图用刀子来喝汤，也可能不按顺序完成任务，导致任务不能完成。患者在吃鸡蛋之前不剥壳，或吃橘子不剥皮。患者手里可能有合适的物品，但可能不知道如何使用它来处理手头的情况：患者可以打开茶包，取出茶叶，放在杯子里，而不是把袋子直接放在杯子里。患者可能会误用物体，例如，他们可能会在黄油罐子上撒盐（图 25-9F）。在进食过程中可能表现出现情景依赖性。在摆好桌子之前，患者可能会开始抓食物。患者也可能会抓住他们所看到的物品，尽管这些物品不适合手头的活动。

如前所述，不同的障碍对任务表现有不同的影响。本章中描述的行为示例旨在作为指导方针，帮助治疗师在任务执行过程中观察其错误以发现功能障碍，从而进行评估。这些信息与适当的理论背景和临床推理相互作用，对于确定治疗方案非常重要。对于经验不足的治疗师来说，区分具有相似行为表现的障碍时存在一定困难。在这种

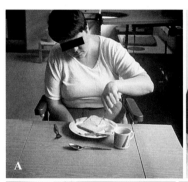
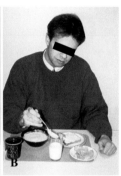
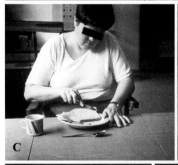
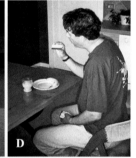
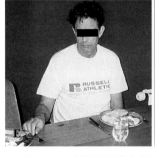
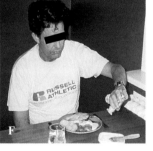

▲ 图 25-9　在摄食和进食任务过程中神经系统个体因素障碍的表现

A. 运动性失用，患者在涂面包时，刀的操作存在困难；B. 前额的持续症，患者用汤匙吃完酸奶后，继续把汤匙移向玻璃杯，而不是直接举杯喝；C. 空间关系障碍，患者试图去固定一片面包，但判断错了距离，抓住了盘子的边缘；D. 偏侧躯体忽略，患者不关注左手里的一片面包，不注意时手滑离桌子，而他用右手抓起另一片面包；E. 偏侧空间忽略，患者注意不到左侧视野内的叉子，而是试图从右侧视野内的盘子借来一把叉子来解决问题；F. 意念性失用，患者不知道盐是用来做什么的，把盐洒在黄油罐上

情况下，了解神经功能定位对于区别不同类型的障碍非常有价值。

八、涉及 A-ONE 应用的临床推理

如本章前文所述，治疗师在应用 A-ONE 原则评估任务表现及其限制因素时，会应用不同类型的临床推理。对 A-ONE 相关的深入探究是很有必要的。当观察穿衣行为时，治疗师可能会观察到一只胳膊没有穿这样一个关键线索。治疗师可以通过前面描述的概念性和操作性定义来解释这一线索或其他的线索并形成假设，这些定义来自于 A-ONE 理论。可能的假设会是：①缺乏上肢传入的躯体感觉刺激；②偏侧身体忽略，患者不关注一侧，通常是左侧的上肢，可以有瘫痪，也可以没有瘫痪；③组织和规划问题，患者在任务实施时没有考虑活动步骤；④意念性失用，患者不知道衬衫的用途或如何把它穿上。当选择合适的假设或决定哪种损害最可能导致特殊的活动限制时，除了考虑术语的定义以外，治疗师要记住在其他的活动过程中所显示的障碍情况，因为这些可以支持一个特定的假设。前面描述过的关于神经系统的功能定位及与不同的诊断或脑血管相关的障碍类型，也可以被纳入到推理和假设形成之中。因此，如果患者大体上知道如何使用一个物体，更不用说可以描述该动作计划，但是因为力弱不能使用左手，或者有符合右侧半球损伤的其他障碍。例如，空间关系障碍，我们应该考虑是由于右侧半球损伤导致的单侧忽略或对该侧肢体的注意力不够。治疗师还应该考虑到上肢的感觉，因为如果存在忽略的话，感觉障碍不容易被发现，但是会影响到上肢的使用。治疗师还应该进一步利用量表，检查患者对活动限制和表现错误的自知力。如果仅存在感觉障碍，患者会注意到该问题及它如何影响到活动实施。如果存在忽略，患者始终不能注意到该缺损及它对活动实施的影响。然而，如果有线索提示患者在其他的活动中也有物体使用困难、不能陈述一个动作计划或存在言语问题，这些都提示内在的言语障碍，以及动作计划形成障碍，人们可能会得出如下结论：即意念性失用限制了穿衣活动的执行。因此治疗师可能会假设，由于左侧半球功能障碍所致的意念性

失用是限制任务实施问题的本质[10]。当做出有关干预方法的决定时，这些信息可能与其他类型的推理（如条件推理）[32]相结合是有用的。

九、评价方法

当训练伴有神经系统功能障碍的患者时，作业治疗师使用最基本的两种评价和干预方法：缺损特异性法，也称为自下而上的、恢复性或治疗性方法；以及功能适应性或代偿性方法，也称为自上而下的或适应性方法。当应用缺损特异性方法时，所使用的评价工具主要针对身体的结构和功能，使用 ICF 的术语。功能性方法的评价工具主要针对活动水平或者作业活动表现。目前，不同的作业疗法领域的作者已经强调了其重要性，即在评价患者时要将重点集中在任务表现或作业表现上，而不是集中在缺损上[4, 21, 22, 23, 34]。他们也强调了建立标准化评估的重要性，标准化评估将作业活动与躯体功能[4, 21, 22]或技能成分[12, 20]联系起来。前面的章节描述了在观察任务实施过程中，利用 A-ONE 理论框架进行活动分析，治疗师如何可以觉察到神经行为缺损，其中包括对任务表现有影响的神经行为缺损的非标准假设测试方法（A-ONE 路径Ⅱ）。Unsworth 认为[45]，评估的非标准化假设测试方法对于那些没有机会完成标准化评估（如 A-ONE 和运动及过程技能评估）治疗师是有用的[19]（见第 5 章）。当治疗师需要评估神经行为缺损对非标准化任务的影响时，如 IADL 任务、工作或休闲任务（不包括在 A-ONE 工具中），它也是非常有用的[9, 10]。

与本章前面回顾的基于 A-ONE 的非标准化方法相比，A-ONE 工具是标准化的；也就是说，它包括详细的使用和评分说明。目前已经有研究对 A-ONE 的效度和信度进行了探讨，以确保 A-ONE 能做到它的开发者声称的那样，始终如一地具

有这些特征（表 25-4）。为了保证该工具的可靠性，需要对治疗师进行规范化培训[10, 41]（具体详见 www.a-one. 了解更多相关信息）。该工具最初的开发是基于传统的心理测量方法和顺序量表，因为其目的是为了收集与目标设定和干预有关的有用信息，而不是评估变化。随着康复服务对循证实践和有效性的需求增加，需要具有测量潜力的工具。基于这个原因，新的测试理论被用来重新验证 A-ONE，并探索原顺序量表中的信息是否可以量化。A-ONE 的 ADL 量表进行了 Rasch 分析，并开发了转换表，将观察 ADL 表现后记录的顺序分数转换为区间分数[4]。神经行为影响量表也在 A-ONE 神经行为损害量表的基础上，应用 Rasch 分析进行构建。因此，重新验证的 A-ONE 工具除了描述最初的患者进展外，还允许在患者之间进行比较[6, 7, 8, 9]。该工具的测量潜力的利用被称为 A-ONE 路径Ⅲ。A-ONE 的结果可以使治疗师根据患者的优缺点，从任务表现和身体功能两个角度选择指导康复干预的方法。

A-ONE 提供有关 ADL 不同领域的任务表现障碍的信息，以及可能影响 ADL 表现的神经行为障碍（应用 A-ONE 路径Ⅰ），通过本综述后续的案例研究，可以看出这一点。治疗师首先对患者任务表现所需辅助水平进行评分。观察到的任务执行错误相关的无效动作被写在评论和推理部分。治疗师随后根据观察到的错误的内容，对导致错误的损害类型进行解释。然后根据是否存在损害及完成任务需要的辅助量来对神经行为障碍进行评分。

已有一些作者建议在特殊情况下可以使用损害特异性方法作为功能性评价的一个随访观察。这些情况包括当治疗师确定损害有困难时，当新治疗师需要提高观察技能时[36, 37]，当治疗师需要帮助量化疾病的严重程度时[37]，或者当治疗师需要在跨学科研究分析中报告疗效时。如果治疗师

表 25-4　A-ONE 信效度研究的工具开发及举例

	文　献	研究目的	研究对象及方法	结　果	对评价工具开发的贡献
传统心理学研究	评价者信度[2, 6, 10]	检验 A-ONE 的评分者信度	4 名治疗师评价 20 名患者（其中 2 名治疗师同时对 1 名患者进行评估）	平均 Kappa 系数（κ）=0.84	建立评价者间信度

（续表）

	文　献	研究目的	研究对象及方法	结　果	对评价工具开发的贡献
传统心理学研究	评价者信度 [6, 10]	检验 A-ONE 的评分者信度	5 名治疗师通过录像的形式对 4 名儿童及 16 名残疾成人进行评价	• 功能独立量表（FI）：ICC=0.98，Kendall τ=0.92，Kw=0.9 • 神经行为特异性缺损分量表（NBI 特异性量表）：ICC=0.93，Kw=0.74	建立评价者间信度
	条目间相关性 [41]	探讨结构效度	60 名有或无神经系统诊断的受试者	在穿衣、个人卫生、转移与移动及进食四个领域之间的相关性为 0.82~0.93，沟通领域条目与其他领域条目之间没有相关性	结构效度
	共时效度 [41]	探讨共时效度	• 比较 60 名受试者在 A-ONE 的 FI 量表和 Barthel 指数的得分 • 比较 42 名受试者的 A-ONE 的 NBI 量表和 MMSE 的得分	• FI 和 Barthel 指数的相关性 R=0.85 • NBI 和 MMSE 的相关系数 R=0.7	共时效度
	共时效度 [35]	探讨治疗师关于病变部位假设与技术评估结果之间的关联	将 21 名脑卒中和短暂性脑缺血发作患者的 A-ONE 假设结果与 CT 和脑电图结果进行比较	Kappa 系数： A-ONE 与 CT 之间的 κ=0.75 ONE 与 CMEEG 之间的 κ=0.63 CT 与 CMEEG 之间的 κ=0.53	共时效度及结构效度
新研究理论，Rasch 分析	ADL 量表的 Rasch 分析 [4, 6, 10]	• 探讨 ADL 量表的内部效度和结构效度，以及 A-ONE 量表的修订 • 探讨将顺序 A-ONE ADL 量表转换为区间量表的可行性，并对量表进行修订	回顾性了 209 名脑卒中或痴呆患者	• A-ONE 的 ADL 量表上单维度的项目测试可以通过小修改来实现 • 修订后将提高该量表的敏感性 • 有关转换表的信息	ADL 量表内部效度（结构效度）
	A-ONE J 量表中 ADL 量表的 Rasch 分析 [26]	探讨将顺序 A-ONE J ADL 量表转换为区间量表的可行性并进行修改	前瞻性设计包括 150 名日本脑卒中患者	• A-ONE J 的 ADL 量表上单维度的项目测试可以通过小修改来实现 • 修订后将提高该量表的敏感性	ADL、A-ONE J 量表内部效度（结构效度）
	NBI 量表的 Rasch 分析 [5, 6, 10]	探讨 A-ONE 的 NBI 量表的内部效度和结构效度，并探讨修订可能性	回顾性研究包括 206 名脑卒中或痴呆的患者；项目被分成了两部分	• 在不同诊断组中，A-ONE 的 NBI 量表中的单维度测试可以通过特定的量表实现 • 修订后将提高该量表的敏感性 • 有关转换表的信息	NBI 的内部效度（结构效度）
	不同诊断组 NBI 量表的进一步 Rasch 分析 [6, 8]	探讨 NBI 量表不同版本对不同诊断组的内部效度和结构效度，联合诊断组检验量表的研究使用情况	回顾性研究包括 422 名脑卒中或痴呆的患者	• 在综合诊断组，A-ONE 的 ADL 量表中的单维度测试可以通过特定的量表实现 • 修订后将提高该量表的敏感性 • 有关转换表的信息	NBI 的内部效度
	左右半球脑卒中患者神经行为功能障碍对日常生活能力影响的差异 [6, 7]	探讨左右侧脑血管意外患者神经行为障碍对日常生活能力的影响是否存在显著差异	回顾性研究包括 103 名右脑卒中及 112 名左脑卒中患者	ADL 能力与神经行为影响量表之间存在中度相关性（R=-0.57）ANCOVA 显示左右脑卒中组之间的平均神经行为影响量表没有差异 [$F(1, 212)$ =2.910, P=0.090]	共时效度及内部效度

表格由 G. Árnadóttir, Reykjavík, Iceland. 提供

有兴趣用损害特异性方法来评价躯体功能障碍（如肌力和肌张力、运动失用症、空间关系、忽略和记忆），他就有机会应用针对特殊缺损的成套测验或评价。作业治疗师用于评估脑卒中患者一系列障碍的成套测试方法有 Lowenstein 作业疗法认知成套测验（Lowenstein Occupational Therapy Cognitive Assessment）[27] 和 Rivermead 知觉评估法（Rivermead Perceptual Assessment BaÎery）[46]。作业疗法中目前可用的、用于评价（图 25-10）病例损害的标准化损害特异性测验有：行为注意障碍测试[49]（Behavioral Inattention Test，BIT）用于评价偏侧忽略或疏忽；自由运动的视知觉测验 - 垂直性[33]（Motor-Free VisualPerception Test-Vertical，MVPT-V）是一个损害特异性评价，可用于检测是否存在空间关系的损害；日常活动注意测验[38]（Test of Every Day Attention，TEA）用于评价注意力缺陷；执行障碍综合征的行为评价[47]（Behavioral Assessment of the Dysexecutive Syndrome，BADS）用于评价前额功能障碍；Rivermead 行为记忆测验[48]（Rivermead Behavioral Memory Test，RBMT）用于评价日常记忆功能。

目前已有研究探讨了 ADL 量表得分与不同认知、知觉和运动量表得分之间的关系。这些包括检查残疾和残损之间的联系，寻找对康复有用的预后因素，以及建立不同量表的生态效度。在这些研究中，尽管使用的样本量、项目的类型和数量、量表和心理测量方法差异很大，但大多数结果均显示 ADL 功能降低与损害程度密切相关，尽管报道的关联强度在不同的研究中有所不同。其中认知和知觉量表得分与 ADL 量表得分的相关性通常从轻度相关到中度相关（R 为 0.2~0.6）[6, 14, 15, 17, 18, 22, 43]。运动功能与 ADL 得分的相关性有时高于认知和知觉量表[6, 28, 43]。Gillen 指出，在评估那些继发于神经损伤的功能受限患者时，对认知和运动任务的单独评估与使用结合不同身体功能的任务评估会产生不同的结果[22]。此外，与损害特异性测试环境相比，在自然环境中，一次执行多个任务，可能会导致任务表现下降。因此，需要强调的是，来自特定测试的信息不能取代自然环境中观察的信息。此外，没有任何其他评估方式可以替代在自然环境中对任务执行情况的观察[4, 21]。

十、个案研究

Mary Wilson 女士在经历了右侧脑卒中后被转到康复服务中心。她的作业治疗师 Jon Jonsson 参加了 A-ONE 培训课程，并决定使用 A-ONE 来评估她的 ADL 表现，以及可能限制她完成任务的神经行为障碍的类型和严重程度。如本章引言所述，A-ONE 及其概念背景可在临床上以三种不同的方式使用，称为 A-ONE 路径 Ⅰ、Ⅱ 和 Ⅲ [9, 10] 下面是 A-ONE 在三种方式中的应用。

1. A-ONE 路径 Ⅰ Jon 最初使用标准化 A-ONE（A-ONE 路径 Ⅰ）进行评估。他观察到在用功能独立性量表对患者的穿衣进行评估时，患者穿衣相关的所有成分都需要身体帮助（图 25-10A）。通过使用临床推理和 A-ONE 手册中的定义，他将错误表现与神经行为障碍联系起来，并得出结论，导致独立性降低的 ADL 任务表现的局限性与以下几种神经行为损伤有关，其中包括单侧躯体忽略、空间关系障碍、单侧空间忽略、组织和排序问题及左侧偏瘫（A-ONE 的神经行为特异性障碍量表得分显示）。穿衣是 A-ONE 功能独立性量表中的 5 个重要成分之一。A-ONE 的总结表显示了其他功能域和不同神经行为障碍的得分，以及描述性总结（图 25-10B 和 C）。

2. A-ONE 路径 Ⅱ 在脑卒中之前，Mary 是一名成功的裁缝，并希望尽早地回归工作。因此，Jon 决定使用基于 A-ONE 定义和推理的非标准化神经行为评估方法[2, 10]，以观察 Mary ADL 以外任务的表现。这种评价方法被称为 A-TWO，指的是次要 ADL 或 IADL 的活动分析，以及其他 ADL 的作业活动。Jon 工作所在的 Landspí tali 大学医院已经开始使用 A-TWO。

经过 6 周的治疗后，Jon 和 Mary 讨论了有关服装制作的子任务。考虑到 Mary 目前的局限性，他决定让 Mary 先完成两项相对简单且与裁缝有关的任务，以帮助设定更现实的未来目标。第一个任务是做一个眼镜套（A-TWO 任务，有标准程序）。为了完成这项任务，她需要使用预先设计的样式，并在材料上描绘出样式。然后她需要剪下两块布料，在三面做针迹，然后用一种特殊的针手工把它们缝在一起。第二项任务是熨几条擦碗布，然后叠起来。熨衣板是为坐轮椅的人定制的。

功能独立性量表和神经行为特异性缺损分量表

姓名：**Ms. Wilson**　　　　　　　　　　　　　　　　　日期：*2003 年 6 月 13 日*

功能独立性评分

4= 独立且能够在其他环境中完成此活动

3= 可独立完成，但需他人监督

2= 需要口头提示

1= 需要示范或身体辅助

0= 不能完成，完全辅助

神经行为评分

4= 无可见的神经行为功能缺损

3= 不需额外的提示就可完成任务，有可见的神经行为缺损

2= 口头提示下完成，伴有可见的神经行为缺损

1= 示范或少量辅助下完成

0= 因神经行为缺损不能完成，需最大辅助

所用辅助用具

- 轮椅
- 肥皂和盘子的防滑垫
- 改造过的牙刷
- 有尼龙搭扣的鞋子

基本日常生活活动	分数					原因和说明
穿衣	IP 分数					
衬衫	4	3	2	①	0	穿进一只袖子至肩部
裤子	4	3	2	①	0	找到正确的裤腿
袜子	4	3	2	①	0	单手技能，不稳
鞋子	4	3	2	①	0	不稳
扣扣子	4	3	2	①	0	正确匹配扣眼
其他						

神经行为缺损	NB 分					
运动性失用	⓪	1	2	3	4	
意念性失用	⓪	1	2	3	4	
单侧身体忽略	0	1	2	③	4	忽略左侧身体
躯体失认	⓪	1	2	3	4	
空间关系	0	1	2	③	4	找对袖口裤腿，分清前 / 后
单侧空间忽略	0	1	②	3	4	左侧视野物体遗漏
肌张力异常：右侧	⓪	1	2	3	4	
肌张力异常：左侧	0	1	2	③	4	坐位平衡 / 双侧操作
持续症状	⓪	1	2	3	4	
组织 / 程序	0	1	②	3	4	动作的先后顺序
其他						

注：每一项目的定义及评分标准都在神经行为评价手册中

© 2014, Guðrún Árnadóttir

▲ 图 25-10　A-TWO 中熨烫任务的结果

A. A-ONE：Wilson 女士的穿衣功能独立性量表和神经行为特异性缺损分量表（图片由 G. Árnadóttir, Reykjavík, Iceland. 提供）

活动为中心作业为基础的神经行为评价表
（A-ONE）

姓名： *Ms.Mary Wilson*   日期： *2014 年 7 月 29 日*

生日： *1954 年 4 月 15 日*   年龄： *40 岁*

性别： *女*   种族： *高加索*

利手： *右*   职业： *裁缝*

治疗师： *Jon Jonsson*   A-ONE 编号： *IS89—333*

医学诊断

脑血管意外（右侧），2003 年 6 月 20 日

药物治疗

社会情况

独居于一栋公寓的三层，有两个已成年的女儿

功能独立小结

因左侧偏瘫、知觉和认知障碍（空间关系，身体和空间忽略，活动步骤的组织和排序，工作记忆和注意），穿衣、修饰、卫生、转移和移动需要身体辅助。如果准备好饭，多少可自己进食。尽管知觉障碍影响其阅读及书写，但无口语交流障碍。记忆力和判断力障碍，并影响其执行任务的能力。此阶段尚不能独立生活。因为躯体功能的限制和轮椅的使用，如果具备个人家庭支持条件，需要完善家庭环境评估

功能独立性得分

任务	原始分数						总分	辅助工具
穿衣	1	1	1	1	1		5/20	鞋上的尼龙搭扣
修饰和卫生	1	2	1	1	1	0	6/24	改装牙刷、防滑肥皂
转移	1	1	1	1	1		5/20	轮椅
进食	4	4	4	3			15/16	防滑盘子
交流	4	4					8/8	—
Logit	− 0.19							
SE	0.37							

© 2014, Guðrún Árnadóttir

▲ **图 25-10（续）** A-TWO 中熨烫任务的结果

B. A-ONE ADL 总结表（图片由 G. Árnadóttir, Reykjavík, Iceland. 提供）

可观察到的神经行为损害列表

特定缺损	D	G	T	F	C
运动性失用					
意念性失用					
单侧身体忽略	3	3	3	1	
躯体失认					
空间关系	3	3	3	1	
单侧空间忽略	2	2	3	1	
肌张力异常：右侧					
肌张力异常：左侧	3	3	3	1	
持续症状					
组织	2	2	2	1	
地形定向障碍			3		
其他					
感觉性失语					
杂乱性失语					
命名性失语					
杂乱性错语					
表达性失语					

广泛缺损	ADL
实体觉缺失	✓
视觉失认	
视空间失认	✓
联想性视觉失认	
疾病失认	
左右失认	✓
短期记忆障碍	✓
长期记忆障碍	
定向力障碍	
虚构	
情绪不稳	✓
欣快	
淡漠	
沮丧	✓
攻击性	
易怒	
挫折感	

广泛缺损	ADL
躁动不安	
抽象思维	✓
自知力下降	✓
判断力受损	✓
精神错乱	
警觉障碍	
注意障碍	✓
注意力分散	✓
启动困难	
动机缺乏	
延迟表现	
心不在焉	
其他	
情景依赖	✓

（✓）表示日常生活活动中存在的特定神经行为缺损（D= 更衣，G= 修饰，T= 转移，F= 进食，C= 交流）和日常生活活动评价中可观察到的广泛神经行为缺损

神经行为缺损小结

因左侧偏瘫、空间关系障碍（如不能区分衣服的前后，不能找对袖子和裤腿）和单侧身体忽略（如不能洗患侧或穿患侧衣服），更衣、修饰、卫生、转移和移动需要身体辅助。不能注意左侧视野内物体，需经口头提示方能注意左侧视野内的物体。组织动作的先后顺序也需口头提示。不知道医院周围的路。因不了解脑血管意外对她日常生活活动的影响导致每天的计划不现实。判断力下降导致试图在不安全的情况下转移。洗漱、化妆后如不提醒会忘记关掉水龙头。有时候情绪不稳定、沮丧。时间和日期定向障碍，注意力易分散，短期记忆障碍需反复口头提醒

治疗建议

作业治疗师：*Jon Jonsson*

A-ONE 编号：*IS89—333*

▲ 图 25-10（续） A-TWO 中熨烫任务的结果
C. A-ONE 神经行为总结表（图片由 G. Árnadóttir, Reykjavík, Iceland. 提供）

Mary 习惯使用蒸汽熨斗，现在她需要把水从水龙头里倒进熨斗里，把熨斗插头插上，用完后一定要把插头拔掉。图 25-11 显示了 Mary 在 A-TWO 中熨烫任务的结果。这些额外任务评估的主要结果表明，类似的损伤（空间关系障碍、单侧空间和身体忽略、组织和排序问题、工作记忆减退、洞察力和判断力）影响了她在最初的 ADL 评估中的表现。尽管她现在已经在 ADL 任务中取得了一些进步。有关治疗师如何区分可能产生类似错误表现的障碍的示例，请参见本章前面的临床推理部分。这些发现揭示了 Mary 重返工作限制因素，可用于更新目标和干预措施。

需要注意的是，基于 A-ONE 的假设检验也可以在没有 A-TWO 活动表现评估表的情况下进行。然后治疗师列出错误提示，将它们与 A-ONE 定义联系起来，并从几种可能的障碍中找出最可能的障碍假设。对障碍假说的评估包括对神经系统知识的考虑（即中枢神经系统的功能定位和基于不同诊断的障碍模式）及其他任务执行过程中所表现错误的支持[3, 10]。

3. A-ONE 路径Ⅲ　在初评后 3 个月再次对患者进行 A-ONE，显示 ADL 表现有明显改善。通过将四个 ADL 领域的原始得分（31 分变成 27 分）与转换表（A-ONE 路径Ⅲ）进行比较，获得了个人能力的测量值。与初评（27 分转换为 -0.19logit，SE 为 0.37）比较，再次评估时（48 分转换为 2.39logit，SE 为 0.37）测量值明显改善（1.84logit），因为该值超过 2 个标准误差或 0.74logit。

十一、结论

本章中的内容已经为在任务执行过程中观察脑卒中患者提供了指导方针，目的是发现影响功能独立性的障碍。本文基于 A-ONE 理论所提供的概念性和操作性定义，对于确保方法的一致性是很重要的。该方法允许治疗师解释线索，并对有关缺损和活动受限提出假设。但是本文内容也有局限性，它不是标准化的。标准化 A-ONE 工具最近已经重新验证，在先前建立的信度和效度基础上增加了测量属性。该工具可以帮助治疗师理解活动受限的原因，分析需要作业疗法干预的功能障碍的本质或原因。随后，治疗师可以探索针对活动受限和身体功能缺损的最佳干预措施。治疗师可以在评估的结果及不同干预方法的相关知识的基础上作出决定。因此，所选择的干预方法可以只关注活动表现水平（即技能培训、任务或环境适应），或者通过作业活动改善身体功能。它们还可以包括对患者支持教育。然而，人们必须牢记目前还没有功能性评价可以直接指导治疗，因此为了将评价结果和可用的治疗选择结合起来，以及与患者具体情况如概念因素相结合，临床推理是很有必要的。此外需要有更多的研究来验证干预的有效性[31, 42]。针对这样的验证，必须要有正确的和可靠的评估工具。

复习题

1. 哪些类型的病变可能会产生左侧躯体的单侧运动失用症，以及该障碍如何影响刷牙？

2. 哪种缺损可能会导致患者把两条腿都放进短裤的同一裤腿里？你做出这个判断的理由是什么？

3. 如果患者不能自觉的清洗自己两侧的身体，那么可能会被怀疑存在一些缺损，例如偏侧身体忽略、组织和排序问题或者意念性失用。如何使用临床推理来区分这些不同类型可能的神经损伤？

4. 右侧大脑中动脉的障碍与左侧大脑中动脉的障碍相比，预计存在的缺损有何不同？

5. 左大脑中动脉损伤如何限制穿衣任务的执行？

A-TWO 评价表
非标准化神经行为假设测试
与 A-ONE 手册中的定义和推理一起使用

姓名：*Ms.Mary Wilson*   日期：2014 年 7 月 29 日   利手：右
治疗师：*Jon Jonsson*   A-ONE 编号：*IS89—333*

任务：熨烫衣服
工具：适合轮椅的熨衣板、电蒸汽熨斗、水缸、水槽、两条毛巾
所需辅助具：轮椅
独立性得分：完成任务所需的帮助类型，3= 独立完成，2= 需监督或口头提示，1= 需肢体辅助

步骤	IP 得分			观察到的错误提示
1. 往返于水槽	3	②	1	指导如何定位来到水槽前
2. 从水龙头取水	3	②	1	被提示打开水龙头
3. 向电蒸汽熨斗里放水	③	2	1	距离判断错误，水撒了一部分
4. 插入熨斗	3	②	1	启动时未将熨斗电源插入
5. 设定温度和蒸汽档位	3	②	1	需要提醒检查温度
6. 拿起毛巾并铺平	3	②	1	被提示向左看去拿毛巾
7. 熨两条毛巾	3	②	1	提醒熨第二条毛巾
8. 把毛巾叠起来放好	3	②	1	提醒向左看拿毛巾
9. 拔下熨斗	3	②	1	需要提示

神经行为缺损：任何偏离完美的任务表现：检查存在的错误（✓）

失用症 / 运动障碍	错误	提示及推理
运动性失用		
意念性失用		
组织 / 排序	✓	跳过插入熨斗电源和关闭熨斗的步骤
持续行为（运动区 / 运动前区）		
肌力下降 / 肌张力异常：右 / 左	✓	在双任务中，左手使用障碍
震颤		
僵直		
其他		

躯体构图 / 失认症	错误	提示及推理
单侧身体忽略	✓	没注意到熨斗与患侧肢体之间的距离
疾病失认症		
躯体失认		
其他		

© 2014, Guðrún Árnadóttir

▲ **图 25-11 Ms.Wilson 熨烫任务的 A-TWO 评估**

图片由 G. Arnadottir, Reykjavk, Iceland. 提供，引自 Arnadottir G: A-ONE training course: lecture notes, Reykjavk, Iceland, 2002-2019.

A-TWO

神经行为障碍继续存在

视空间障碍	错误	提示及推理
空间关系	✓	倒水时误判与水槽的距离
单侧空间忽略	✓	需要提示才能注意到左侧的毛巾
其他		

交流障碍	错误	提示及推理
Wernicke 失语 / 感觉性失语		
命名不能		
Broca 失语 / 运动性失语		
构音障碍	✓	说话口齿欠清晰
其他		

情感障碍	错误	提示及推理

认知障碍	错误	提示及推理
洞察力下降	✓	她说她会毫无问题地完成这项简单的任务
判断力减退	✓	"如果左手碰到了熨斗也没有关系"
注意力受损	✓	不关心任务表现结果
注意力不集中	✓	被噪音干扰并重新定向到任务
主动性受损		
动机缺乏		
短时记忆 / 工作记忆障碍	✓	必须反复提醒活动步骤
虚构		
其他		

特定感觉和运动测试结果：左侧实体觉缺失、本体感觉和肌力下降

神经行为缺损对任务表现的影响小结：
在完成熨烫任务中需要口头提示。这项任务是和 Ms.Wilson 先前工作内容相关的。其中限制因素包括左手和臂肌力减弱、手臂的感觉障碍及注意障碍、左侧空间忽略和对上臂注意下降有关，因此需要语言提示。她既不能在熨衣板前使自己处于最佳位置，也不能在没有口头提醒的情况下准备好活动开始的物品和处理停止活动后的物品（插上和拔下熨衣板）。这反映了她活动步骤的组织和排序有问题，以及空间关系和工作记忆的障碍。尽管她熨烫了全部的毛巾表面，但她对任务是否正确执行并不挑剔（完成后仍有一些折皱）。她对左臂的注意缺乏有可能会产生潜在的烧伤危险。当被指出时，她的回答反映了她的判断力障碍。缺乏洞察力反映在她对自己的表现预期上，因为她没有预料到问题，也没有意识到自己犯了很多错误。观察到的错误及提示显示，限制 Ms.Wilson 完成熨烫任务和需要语言帮助本质是由于右半球损伤后引起的功能障碍。

▲ 图 25-11（续）　Ms.Wilson 熨烫任务的 A-TWO 评估

图片由 G. Arnadottir, Reykjavk, Iceland. 提供，引自 Arnadottir G: A-ONE training course: lecture notes, Reykjavk, Iceland, 2002-2019.

第 26 章　认知－知觉障碍的康复：基于功能表现的康复方法

Treatment of Cognitive-Perceptual Deficits: A Function-Based Approach

Glen Gillen　**著**

黄佩玲　赵茹莲　张黎明　**译**

关键词

- 失用症
- 注意
- 认知
- 具体性思维
- 执行功能障碍
- 自知力低下
- 功能整合方法
- 记忆
- 神经行为
- 组织／规划
- 知觉
- 持续
- 问题解决
- 空间关系
- 单侧忽略

学习目标

通过学习本章内容，读者将能够完成以下内容。

- 了解认知和知觉障碍的不同治疗方法并且知道每种方法如何实施。
- 对患者临床表现的相关评估进行综合以便制订与调整治疗计划。
- 讨论个体神经行为障碍的不同治疗方法。
- 认识到作业活动在治疗认知和知觉障碍中的相关性和重要性。

严重忽略或失用症的脑卒中患者会无意义地尝试一项活动，当治疗师观察到这一现象时，他们总会感到无趣或沮丧。认知和知觉（加工）障碍可以严重损害一个人参与日常活动的能力。通常来说，作业治疗师的重点是决定患者能够做什么，来改善知觉障碍患者实施活动的能力。

本章主要针对认知／知觉障碍患者的评估和干预。其回顾了治疗方法的相关研究和文献，并且对脑卒中患者常见认知／知觉障碍的治疗建议进行讨论。读者应该先回顾第 24 章和 25 章内容，以便对本章主题有一个更全面的了解。

一、神经行为

神经行为是任何由中枢神经系统加工产生的行为反应。神经行为是进行日常生活活动的基础[6]。本章中"神经行为"指的是行为的认知和知觉部分，其中包括运用、注意、记忆、空间关系、规划及问题解决。

二、认知和知觉障碍患者的作业表现

认知和知觉障碍康复一直缺乏设计良好的试验来证明积极的成果。首先要确定适当、有意义、理想的测量方法，这样也将有助于指导治疗。其他章节已经讨论了康复过程中保持"以患者为中心"的重要性。在考虑治疗效果时，"以患者为中心"也是最重要的。以下案例将用于说明各种可能的结果。

Mary 是一名经历缺氧事件的 32 岁女性，但遗留中／重度短时和长时记忆障碍。她是一个独自抚养 5 岁儿子的单身母亲，平时进行桌面排版类的居家办公工作。Mary 在生病之前的生活状态为早晨进行洗漱等基本活动，然后是照顾儿子上学（挑选衣物、准备午餐等）。她作为唯一的家庭经济支柱，一天大部分时间都在居家办公室进行电脑办公、接听电话、组织目前／下一步工作。午餐通常是三明治。Mary 一般工作到下午 3 点半，那时儿子放学回家。在不同的日子，她会开车送儿子去上补习班或打鼓课。Mary 晚上总是会做一顿丰盛的晚餐，其余的时间都用来做家务和看电视。她的记忆障碍使她无法继续工作。出于安全考虑，她母亲搬来帮忙照看孩子、做家务和处理财务等。Mary 表示最近自己有一种自卑的感觉，即"她再也不能独自做任何事情了"。她最担忧的是工作（经济窘迫），她希望重新照顾儿子。治疗前，Mary 进行了三项评估：标准化记忆障碍测试、工具性日常生活活动评估（如家务和儿童照料），以及生活质量评估。

根据国际功能、残疾和健康分类[79]，Mary 可能的（非结论性）结局如下。

• 结局 1：认知康复后，Mary 在标准化记忆量表上的得分有所提高（障碍减轻），但在 IADL 和 QoL 方面没有变化（持续的活动限制／参与限制）。

• 结局 2：认知康复后，Mary 在标准化记忆量表得分上没有变化（持续障碍），但在 IADL 和 QoL 方面发生变化（活动限制／参与限制减轻）。

• 结局 3：认知康复后，Mary 在标准化记忆量表得分（障碍减轻）及 IADL 和 QoL 方面均发生变化（活动限制／参与限制减轻）。

三种结局中结局 1 最不可取。但过去认为这种结局是成功的（如"Mary 的记忆力提高了"）。此结局表明治疗计划过于注重纠正记忆技能（如记忆训练和计算机化记忆程序），而不考虑推广到"现实生活"情景中。如果功能损伤水平的改变确实推广到参与活动、生活角色或提高生活质量上，则需要重新衡量治疗方法。临床医生应该学会质疑所选择的治疗是否成功，建议考虑其他治疗措施并改变治疗重点。

结局 2 和 3 更具临床相关性，可以说对 Mary 更有意义，代表了结构化康复服务的最佳

结果。结局 2 是通过将治疗措施集中在 Mary 选择的任务上实现的。干预措施如补偿策略（包括使用辅助技术）可能会促使这一结局的产生。尽管存在持续的记忆障碍，Mary 仍能参与选定的任务。

结局 3 代表多个健康领域的改善（障碍减轻、活动表现改善和生活质量提高）。虽然这一结局被认为是最理想的，但这三个指标之间的关系尚不清楚。临床医生推断，通过标准化记忆评估手段检测到的状态改善可能是 Mary 做家务和照顾孩子能力提高的原因。这种推论未必准确。健康领域内的变化实际上可能是相互独立的。换句话说，治疗后 Mary 管理家庭的能力提高，可能与专门教授她家庭管理方法的康复措施有关。与结局 2 类似，这种积极的变化可能发生在记忆技能改善的情况下。

临床医生和研究人员在治疗认知和知觉障碍患者时，一般都采用认知－知觉障碍的标准化测量方法（即标准化的注意、记忆、失用症和忽略测试）作为主要的结局测量指标，以记录干预措施的治疗效果。虽然这是一个重要的测量方式，但将这些测量作为成功干预的唯一或重要指标是不够的。重要的是，临床项目和研究方案应该包括活动、参与和生活质量的测量，并且需将其作为关键测量结果。如前所述，这些评估的积极变化比障碍评估的单独变化更有意义。换句话说，障碍变化必须与其他健康领域的变化相关联。接受服务的个人、家庭成员和第三方付款人可能对这些更有意义的功能水平变化更满意。关于基于表现的评估，读者可以参考 Law、Baum 和 Dunn（2005 年）[66]的文章。

治疗方法　脑卒中康复的方法针对障碍、活动受限或参与受限这三个水平。"障碍"指的是身体的功能障碍，"活动受限"指的是任务执行障碍，而"参与受限"指的是生活环境中的问题。从评估、干预和康复结局的角度来看，需考虑 ICF 的分类类别之间的关系，而不是一次关注一个类别，这很重要。例如，从评估、干预和康复结局的角度考虑，患者 Mark 右额顶叶脑卒中，出现视觉空间障碍和左侧空间忽略（身体功能障碍）。这些障碍可能反过来导致 Mark 无法执行如文字处理、开车、平衡收支或准备饭菜等任务（活动限制）。由

此产生的活动限制可能会对 Mark 继续有偿就业和（或）独自生活的能力产生不利影响（参与限制）。针对参与受限水平的治疗方法最大程度影响脑卒中患者生活质量[69]。但是在实践中参与受限经常不被重视，而重点强调障碍或者活动受限。治疗师必须努力提供三个方面所需的全部服务，以提高患者生活质量（参考本书第 2 章）。

针对认知或知觉障碍的治疗方法一般分为两类：①功能性或适应性方法；②治疗性或恢复性方法[38]。功能性或适应性方法强调通过技术帮助患者适应障碍，改变一项任务的环境参数来提高功能，以及利用个人的正常功能来代偿失去的功能。治疗性或者恢复性方法强调，通过各种技术来促进认知或知觉功能的恢复。每种方法都有其长处和短处，而治疗师在康复治疗中常常会同时使用两种方法（表 26-1）。

表 26-1 治疗措施的传统分类

治疗性方法	适应性方法
也称为恢复性或转移性训练方法	也称为功能性方法
关注障碍的减轻	关注活动障碍和参与受限的改善
假设大脑皮质重组，重点分析功能受限的原因	关注问题的症状
通常根据损伤程度选择特定的认知和知觉训练活动	通常进行功能活动实践，这些活动是根据患者想做、需要做或所处环境中必须做的事情而选择的
干预措施示例：认知和知觉桌面"练习"、拼积木、专用计算机软件程序、划销任务、组块设计、钉板设计复制、拼图、卡片排序、手势模仿、图片匹配、设计复制	干预措施示例：膳食准备、穿衣、制订购物清单、平衡收支、在电话簿中查找号码、环境适应（把必要的梳洗物品放在水槽右侧）、补偿策略训练方法（即使用"灯塔策略"等扫描策略，改善单侧忽略患者对左侧环境的感知；闹钟提醒有记忆障碍的人要记得吃药）
需有学习该策略并将其推广到实际情况的能力	使用补偿策略的患者通常意识到功能缺陷，并接受障碍是相对永久的。环境 s 改造对患者的自知力或学习能力无要求
假设特定认知知觉活动的改善将"转移"到功能性活动中	干预措施不会对功能障碍产生影响

引自 Gillen, G. Cognitive and perceptual rehabilitation: optimizing function, St. Louis, 2009, Mosby/Elsevier.

三、功能性 / 适应性方法

功能性方法通过在特定活动（通常是在日常生活活动中反复实践的活动）帮助患者变得更为独立。因此，该方法的设计是针对症状，而非针对障碍[37]。一些作业治疗师认为，他们在认知和知觉康复中只需注重功能性方法训练，其中包括代偿性技术的训练及与功能表现直接相关的任务训练[83]。研究显示家庭成员和资助者都把 ADL 方面的独立性列为康复的首位目标，该方法与此最一致[32, 79]。

治疗师使用功能性方法来训练患者，使患者通过补偿策略来发挥功能。例如，使用闹钟来提醒记忆力差的人按时服药。代偿法可以解决这些问题。一些治疗师认为代偿性方法的应用应该仅限于那些持久性知觉或认知功能障碍的患者[84]。只有那些可能从代偿法中获益的患者才需要学习这些方法，这些患者必须对自己的技能和持续存在的障碍有一定的了解，因为应用代偿性方法治疗功能障碍要求患者认识到代偿的必要性。患者必须是做事主动、有明确目标的人，而且有学习新方法的欲望。有效的代偿要求实践、反复练习和超量学习[124]。

环境改造更适合于那些对障碍觉察能力差而不能应用代偿策略的人。其涉及改变任务的特性和环境。该技术常被用于那些学习潜力差的患者。例如，图形 - 背景分辨困难的患者可以使用颜色对比强的盘子和餐垫。建立一个常规、稳定的环境，并对熟悉的活动反复练习是最有效的治疗策略。适应性方法需要依靠陪护人员来实施治疗策略[124]。

功能性方法的明显局限性是任务策略的特定性，而且这种特定策略不能被推广到其他任务中[26]。例如，使用定时闹钟提醒患者按时服药不会有助于患者记住其他的活动安排，例如洗浴、开始准备食物或者看医生，除非专门训练患者这么做。

四、治疗性方法

治疗性方法（恢复性或转移性训练）强调因脑卒中丧失的功能或技能的康复。治疗性方法基于一些假设：大脑皮质具有可塑性、适应性，并且大脑能在损伤后进行自身修复和重组。训练和重复可以产生学习能力。反之，学习能力可以生成一个更具组织性的功能系统。另一个假设是桌面活动，如木钉盘作业和计算机作业，可以直接影响患者实施这些活动所需的基本技能。最重要的假设是提高桌面活动任务的完成能力，可以改善功能性活动的完成能力[26, 37, 74]。

虽然该方法在治疗的初期很有成效[37]，但是多数研究显示仅有短期效果[112]，只能普及到相似的任务，或者治疗性训练对于神经行为障碍的获益很小[37, 52]。为了使该方法能有效果，治疗必须频繁且疗程要足够长。

Neistadt 的工作就是这种缺乏普遍性的例子[75]。研究人员先前确定了结构任务（通过 WAIS-R 组块设计测试）与标准化膳食准备评估（修订版 Rabideau 厨房评估）之间的关系，并得出结论：结构能力可能有助于膳食准备能力的改善。基于这些发现，我们进行了一项男性颅脑损伤患者的随机对照试验，以评估膳食准备技能再培训措施、结构障碍补救措施的效果。结局指标是膳食准备能力和结构能力的测试。45 名 18—52 岁接受长期康复计划的受试者随机分为两组：①结构能力治疗性训练组（n=22）：精细结构装配任务；②膳食准备训练组（n=23）。两组均接受为期 6 周、每周 3 次、每次 30min 的训练，以及常规的康复训练。结果显示两组都有任务特异性学习能力，并提示功能性活动训练可能是提高这类活动表现的最佳途径。也就是说，那些接受过结构任务训练的人在新的桌面结构任务上表现更好，膳食准备训练组干预后尽管结构能力方面没有改善，但与做饭相关的能力显著提高。虽然这项研究的结果在意料之中，但基于目前对康复的理解，它挑战了典型干预措施及临床上常用的干预措施。

Neistadt 认为只有那些能够将习得的技术转移到不同任务中的患者，才是应用治疗性方法的合适候选者[74]。治疗师普遍认为必须在多种环境中练习某项技能（如问题解决或对任务的注意）才利于将所学技能进行转移[124]。根据 Neistadt 的观点，治疗师应该经常训练技能转移能力，因为患者的家庭环境不同于医院[75]。对于那些只能在相似任务间转换习得技能的患者应采用功能性适应性方法训练，以最大限度地提高他们的潜能[73]。

五、推荐的方法

对伴有认知/知觉障碍的脑卒中患者，选择适合的治疗方法取决于评价的结果。因此要了解以下的重要问题。

- 患者有无学习的潜力？
- 患者能否在执行作业任务时注意到错误？如果能，那么有没有潜力去找到解决错误的办法？

如果患者的学习潜力很差，而且不能从提示或更改的任务中获益，那么应该推荐一种特定领域训练的功能性方法[108]。特定领域训练很少或不要求将所学功能转移（泛化），其中包括应用一个提示逐减系统、反复训练一项特定的功能任务（提示逐减是指在任务执行中提示每一步骤，然后逐渐减少提示）。其目标是建立一种程序，使得患者能在最小量的提示下成功地执行任务）。这一类的训练是高度特殊化的，只有在任务和环境特征保持不变的情况下，与之相关的能力才能持续维持。

传统治疗中，治疗师一直使用一种方法即恢复性或功能性的方法；然而，Abreu 及其同事推荐使用整合的功能性方法去治疗，即同时应用两种方法的治疗原则[2]。在该方法中，作业活动和环境用于训练患者的认知加工技能。因为患者是作为统一的整体参与作业，而不是作为单一的注意器、分类器或记忆编码器恢复性方法，没有针对真实生活内容进行治疗，与真实生活不相关。通过这种功能整合的方法，治疗可能会集中于某个认知领域。例如，注意的维持，但是会以日常作业作为治疗媒介。此外，一个自主进食的任务可被用来改善注意的持久性。进食时间注意力往往分散。如果存在注意障碍，进食就可能是一项非常困难的任务。提示逐减系统和逐渐增加分散注意力事物的数量，可以纠正患者在完成任务和参与活动中注意力不集中的情况。

目前保健部门支持使用功能性的方法，要求记录患者在 ADL 方面的功能能力。在当前的保健体系下只有直接影响功能状态、成本效益好的干预措施才被利用。

任何的功能性任务都能被用于治疗神经行为障碍。对于作业治疗师来说，利用运动分析技能来评价某项活动在治疗认知或知觉障碍方面的有效性是很有必要的。框 26-1 包括了利用日常功能来提高神经行为技能的例子。

框 26-1　刷牙作业：神经行为障碍的治疗（图 26-1）

空间关系 / 空间位置
- 当把牙膏挤到牙刷上时摆好牙刷和牙膏位置
- 将牙刷放置于口中
- 牙刷毛在口腔中的位置摆放
- 将牙刷放在水龙头下面

空间忽略
- 对牙刷、牙膏和杯子的视觉搜索和使用
- 对水龙头开关的视觉搜索和使用

躯体忽略
- 刷偏瘫侧口腔

运动性失用
- 在任务实施过程中牙刷的操作
- 打开牙膏盖的操作
- 将牙膏挤到牙刷上

意念性失用
- 执行任务过程中合理地使用工具（牙刷、牙膏和杯子）

组织 / 规划
- 任务的规划（拧开牙膏盖，将牙膏挤到牙刷上，打开水龙头，然后把牙刷放到口中）
- 最终完成作业

注意
- 对任务的注意（为增加难度，加入注意力分散的情况，如谈话、冲马桶或加自来水）
- 在注意力分散后重新集中在任务上

图形 – 背景
- 从水池中区分白色的牙刷和牙膏

启动 / 持续
- 根据命令开始作业
- 在适当的时间内先刷口腔的某一部分，然后移动牙刷再刷口腔的另外一些部分
- 完成时停止作业

视觉失认
- 利用触觉识别物品

问题解决
- 如果牙刷或牙膏不见了，会去寻找其他替代品

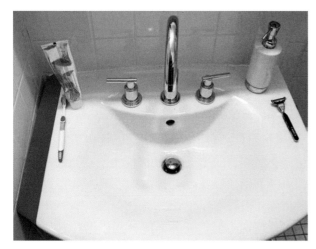

▲ 图 26-1　刷牙任务：左侧空间忽略患者可注意到知觉锚点（水池左侧的一条彩色胶带），从而增加对左侧的注意

六、决策评估

认知和知觉障碍对日常功能影响的评估是一个复杂的过程（见第 25 章）。为了提高这一过程的效率和利用率，作者提出以下建议。

- 建议采用基于表现的评估，这种评估方式与纸笔 / 桌面测试不同。示例见表 26-2 和本章中的其他示例。纸笔 / 桌面评估通常包括检查特定损伤是否存在的项目（即特定障碍）。测试项目通常是人为设计、非功能性的任务，如复制几何图形、钉盘结构、搭积木、匹配图片、绘图任务、图片排序、记住数字串、划销任务、识别重叠图形和完成拼图。可以说，这种类型的测试具有较低的生态效度。生态效度是指测试的认知需求在理论上与日常环境中相似的程度。功能性认知测试确定执行现实世界任务的难度，或者现有测试与日常功能测量的经验关联程度[29]。排列一系列卡片的能力是否能预测计划、烹饪和清理厨余的能力？如果不能从二维的提示卡上准确地进行三维方块设计，是否意味着患者不能独立穿衣或洗澡？如果认知和知觉评估的目标是确定功能障碍是否 / 如何影响现实世界中的功能，那么使用这种评估程序作为临床基础评估应该受到质疑。相比之下，基于表现的测试利用日常生活中的功能性活动作为评估方法。使用结构化观察来检查功能障碍不仅在临床上有效[6, 93, 101, 116]，而且还为临床医生提供了功能障碍如何直接影响任务表现的详细信息。

- 需谨慎选择评估的环境。通常这些评估需在安静、无干扰的房间里进行。虽然这是适合的评估环境，但是可能低估评估结果。Sbordone 强调世界上不存在典型的评估环境（一个安静、无干扰的房间）[91]，典型的测试环境存在如下问题。

　– 以这种方式设置测试环境是为了优化患者的表现。

　– 测试过程不存在干扰。

　– 测试过度结构化。

　– 测试者提供了明确、及时的反馈。

　– 测试时间需求最小化。

　– 指导语重复、清晰，优化了患者的测试表现。

　– 临床医生为任务的进展提供了多种提示，将任务的启动、组织和跟进问题简单化。此外，测试往往由分散的项目而不是连续事件组成，每次执行一个[18]。

表 26-2 对认知 / 知觉障碍所致日常功能受限的患者可选择基于表现和自我报告的评估手段

工 具		工具说明
综合评估	Árnadóttir 作业治疗 –ADL 神经行为学评估（A-ONE）[6, 7]（见第 25 章）	• 对包括进食、修饰、卫生、穿衣、转移和行走等基础性 ADL 进行结构性观察，来发现不同障碍对其的影响 • 提供神经行为学障碍如何影响日常生活的信息 • 评估的项目包括意念性失用、运动性失用、单侧肢体忽略、躯体失认症、空间关系障碍、单侧空间忽略、持续症、组织和规划功能障碍、地形定向障碍、运动控制障碍、失认症（辨别物体、联合性辨别物体和视空间）、疾病失认症、躯体节律失调、情绪 / 情感障碍、注意障碍、警觉、记忆缺失等 • 需要进行培训
	运动和加工技能的评估[41, 42]（见第 6 章）	• 通过对 16 个动作和 20 个加工技能项目的努力程度、效率、安全性和独立性进行评分来评估 ADL 能力 • 包括 85 项任务选择 • 提供与日常功能有关的信息 • 需要进行培训
认知功能表现的简要评估	电热水壶试验[54]	• 根据患者表现，对一项工具性 ADL 任务提供简短地评估，旨在发掘广泛的认知技能。该任务包括制作两种不同成分的热饮（一份给患者，一份给治疗师） • 倒空并清洗电热水壶，以评估解决问题的技巧和判断安全的能力，并放置其他厨房用具和食材作为干扰因素以增加注意力需求
失用症的评估	对 ADL 进行观察，评估失用症患者的障碍水平[115, 116]	• 结构化地观察四种活动：洗脸和洗上半身肢体、穿衬衫或上衣、备餐、由作业治疗师选择个性化任务 • 根据启动、执行和控制进行评分
	失用症患者的 ADL 测试[49]	• 观察患者在面包上涂抹人造黄油、穿 T 恤、刷牙或在手上涂抹润肤霜的情况 • 基于选择物体、运动或规划相关的可修改性错误或致命性错误进行评分
单侧忽略的评估	凯瑟林 – 波哥量表（CBS）[9, 19]	• 直接观察功能性活动表现判断是否存在忽略，如修饰、穿衣、进食、行走、驾驶轮椅、财务管理、轮椅上的坐姿。需要将自评结果与治疗师评估结果相比较，对疾病失认进行评分 • 对个体及除个体外的忽略进行评估 • 关于如何使用 CBS 进行评估更多详情参见 Chen 等（2012 年）[30]
	行为忽略测试[53, 121]	使用 6 项纸笔测试和 9 项行为测试评估单侧忽略。行为测试包括模拟任务
	梳头 – 剃须刀测试[20, 71]	• 分析患者在梳头、剃须或化妆过程中对躯体两侧的注意情况 • 每个任务 30s
	轮椅碰撞测试[82]	要求患者驾驶轮椅通过两排排列的四张椅子。此项仅为筛查工具
	烤盘任务[5, 106]	要求患者在 75cm×50cm 的木板或 A4 纸上摊开 16 个立方体"就像它们是烘烤盘上一样"，此项为模拟任务
	Fluff 测试[31]	• 24 个白色纸板圆圈黏在衣服的各个部位（身体左侧 15 个，右侧 9 个） • 患者必须找到并从衣服中取出目标
注意障碍的评估	日常注意测试[89]	• 该测试可有效评估各种类型的日常注意，其中包括注意持续性、注意选择能力、注意转换能力、注意分配能力 • 包括几个分测试。它是为数不多的模拟日常生活注意力测试之一。该测试以到美国费城地区度假旅行的情景为背景
	认知障碍问卷[22]	用于评估日常生活中的注意力和认知错误率的自评量表，含有的项目与记忆力、注意力和执行功能障碍有关
执行功能障碍评估	执行功能表现测验[13]	评估执行功能障碍需要在现实任务（煮燕麦片、打电话、药物管理和付账）中进行。该测试使用了结构化提示和评分系统来评估测试者启动情况、组织性、安全性和任务完成度
	多重任务测试[3, 34, 64, 94]	任务包括购买 3 件物品、从接待处拿起信封、使用电话、寄信、写下 4 件物品（如一块糖果的价格）、与评估员见面并通知评估员测试已完成
	执行功能障碍综合征的行为学评估[119, 122]	纳入的项目敏感性高，涉及解决问题、计划、组织长期活动的能力。该量表通过模拟任务来评估日常生活中需要的能力，其中包括执行功能的六个分测验，如认知灵活性、新颖问题解决方式、计划、判断、估算及行为调节

505

（续表）

工　具		工具说明
记忆障碍的评估	Rivermead 行 为记忆测试[120]	对日常生活记忆测试的有效试验，模拟日常记忆任务。原始版本适用于有中重度记忆障碍的患者，而扩展版本则适用于有轻度记忆障碍的患者。对于有知觉、语言和行动障碍的患者，可以进行调整
	日常记忆调查问卷[90, 101, 102]	日常记忆的主观报告，是一个自评或他评性的元记忆问卷
	前 瞻 性 记 忆 和回 溯 性 记 忆 问卷[62, 97]	通过自评或他评来评估日常生活中的前瞻性和回溯性记忆障碍。测试规范已公布

A-ONE. Árnadóttir 作业治疗 –ADL 神经行为学评估；CBS. 凯瑟林 – 波哥量表

七、治疗注意事项

治疗师在制订治疗计划时需考虑许多因素。脑卒中患者的需求可能与闭合性颅脑损伤、脑炎或头部枪伤的患者不同。虽然他们都有颅脑损伤，但是他们会有不同的行为和康复模式。我们必须记住没有完全一样的两个脑卒中患者。每一位脑卒中患者都会有自己特定的需求、目标和问题。

1. 环境　不要低估进行治疗的环境或场景的重要性。患者居家康复计划和 ADL 的执行方式[80]与在临床环境有所不同[76]。接触不同的环境和背景需要患者调整策略和解决问题，从而在各种情况下获得更大的独立性[58]。

适应有目的的活动来确保成功执行任务在作业治疗中很重要。康复治疗的成功取决于治疗师分析活动、患者优势、劣势及进行最相关和挑战性活动任务需求的能力。

2. 泛化　治疗这类患者最大挑战是患者需将习得的技能推广或应用到现实情况中。例如，住院患者在院康复时学到的与备餐有关的技能，出院后能运用到居家做饭中；使用视扫描策略阅读报纸文章引申到在衣柜里找一件衣服；使用触觉反馈来识别餐盘中的物体引申到购买化妆品等。泛化的技能不会自发地发生，而是需要在干预计划中明确地加以解决[73, 99, 108-110]。

关于加强认知和知觉康复技术的建议如下。

• 避免在同一个环境中重复训练同一个活动[108-110]。在医院病房中，持续练习床 – 轮椅转移，并不能确保这种技能可以灵活运用到商场厕所转移中去。

• 将同一策略运用到多项任务中（见第 3 章）。

如单侧忽略患者若应用"灯塔策略"（见本章后半部分）能成功准确阅读一份长 28cm 的菜单，那么应持续练习该策略，并逐步应用于阅读报纸、阅读调味品架上的调味品标签和路标等。

• 在多种自然环境中练习相同的任务和策略[108-110]。住院患者应有组织地在治疗室、病房、康复大厅和超市及治疗师办公室等地进行视扫描训练。

• 干预计划中包括利用元认知训练提高患者自察力。

Toglia[108-110] 确立了学习迁移的连续性，并强调泛化不是一个全或无的现象。她讨论了从相似任务到不同任务的不同分级对学习泛化的促进作用。

Toglia[108, 110] 标准迁移如下。

• 近迁移：与最初训练的任务相比仅有一或两个特征发生改变。这些任务相似，如制作咖啡和制作热巧克力或柠檬水[110]。

• 中级迁移：与最初训练的任务相比有三到六个特征发生改变。这些任务稍有相似，如制作咖啡与制作燕麦片。

• 远迁移：这些任务仅在概念上是相似的，只有一个相同点。这些任务是不同的，如制作咖啡与制作三明治。

• 极远迁移：这些任务极不相同，如制作咖啡和摆桌子。

Neistadt[74] 主张那些具有远迁移和极远迁移学习能力的患者才是应用治疗性方法进行认知和知觉康复的合适对象[74]。另外，那些仅能进行近迁移和中级迁移的患者适合采用前文描述的适应性方法进行治疗。同理，无论脑损伤严重程度如何，几乎所有患者都能完成近迁移，而那些局部脑损伤、保留抽象思维、经训练后具有概括能力的患者，可能完成中级迁移、远迁移和极远迁移[74]。这些方法需继续进行经验性测试，但它们同时也为临床医生制订相关的干预计划提供指导。

八、脑卒中患者的神经行为障碍

脑卒中患者知觉功能障碍的康复是一个涉及患者、手部活动和任务环境的互动过程[110]。认知和知觉是一个动态过程，它会不断变化并对内部和外部刺激做出反应。治疗师们需要在刺激发生的情境中、根据人们的需求和目标来处理神经行为障碍。这就是通用的、一般的治疗方法对这类患者无效的原因。

人们经常注意到，脑卒中患者伴有神经行为障碍。脑卒中造成的损害可能会导致局部功能障碍，如丧失语言理解能力。更常见的是，脑卒中会导致与梗死严重程度相关的各种神经行为损伤。对于脑卒中后认知和知觉障碍的患者，一般的治疗方法下文将会提到。常见的神经行为障碍将在本章以后的部分中单独讨论。

九、干预方法

1. **活动规划**　活动规划在认知康复中尤其有帮助，因为治疗师和患者可以一起讨论活动的目的和结果。在活动参与期间及活动参与后，治疗师都可以通过反馈来了解患者对活动的认识程度。活动处理提高了患者的元认知（对个人自身认知能力的了解及监控自身行为的能力）和一般认知。活动处理强调活动目的在康复过程中的作用[24]。例如在一项穿衣任务中练习空间位置时，治疗师应指导患者了解每个步骤的空间需求，并说明利用穿衣任务来提高空间技能的目的。为了完成任务，患者和治疗师应讨论实施活动的方法和策略。

2. **行为矫正**　在脑卒中和（或）脑外伤人群中，利用行为矫正技术如提示、塑形（强化那些逐渐正常的行为反应）及条件性巩固（奖励恰当的反应）是很普遍的。行为矫正技术使用间断的称赞和强化来提高日常活动的独立性，其有效性已经得到证实[51, 60]。

十、小组治疗

在脑卒中人群中开展小组治疗通常是有效的。未经严密组织和易分散注意力，小组治疗可能产生一些不可预知的事件，这使得小组治疗更类似真实生活情景。在一个小组中，患者能从他们的伙伴中得到反馈（通常是更有意义的反馈）、分享相似的经验及互相交换解决和处理问题的方法。小组治疗使患者从别人的错误中吸取教训、练习控制他们自己的行为，而且意识到他们的问题并不是独一无二的。

十一、针对特殊神经行为障碍的治疗

临床中很少见到单独的知觉或认知的障碍。由于其复杂性，这些障碍通常互相重叠，并且难以解释。可能除了记忆障碍和偏侧忽略以外，关于单独知觉或认知障碍特殊治疗方法效果的研究和报道还很少。然而，治疗师仍在独立地评定这些功能障碍，并将一般和特殊的神经行为障碍治疗方法结合起来用于临床，有时也能取得效果。基于此想法，与特殊障碍相关的治疗方法也随之产生。

1. **自我察觉能力下降**　有几种察觉模型可以帮助制订干预计划。自我察觉的金字塔模型是由Crosson 等开发的[33]（图 26-2）。这个模型包括三种相互依赖的察觉模型。

- 智力性察觉：在某种程度上能够认识到功能受损的能力。处在最低层次上，人们必须察觉到自己在进行某些活动时是困难的。一个更复杂的察觉能力是认识到活动困难和缺陷影响之间的共性。Crosson 等认为造成该障碍的因素包括对脑损伤、抽象推理能力下降以及记忆减退引起的表现认识不足[33]。智力性察觉是指对自己疾病的自知力。

- 紧急性察觉：这是一种在实际发生问题时认识到问题的能力。在这个模型中，智力性察觉被认为是紧急性察觉的先决条件，因为人们必须首先认识到问题的存在，或者当困难发生时人们认识到自己正在经历困难。紧急性察觉包括在实际任务中在线察觉或行为监测的概念中。

- 预测性察觉：这是一种在行动前就能预料到

某种特定障碍会产生问题的能力。在这个模型中，智力性察觉和紧急性察觉被认为是预测性察觉的先决条件，因为人们必须要先认识到问题的存在，并察觉到问题的发生，才能成功地预测潜在的问题。预测性察觉涉及提前知道有一个会影响将来功能的问题，并包括在在线察觉的概念中。

脑损伤患者可能在三个察觉领域都存在障碍[56]，在一个或多个察觉领域中表现较好。Crosson 及其同事进一步应用这种方法来选择代偿策略，并将每种察觉类型的代偿方法进行了分类[33]。他们根据引发行为实施的方式将代偿策略进行了分类。

- 预测性代偿：仅在需要时使用，指通过预测会发生的问题而采用代偿技术（即要求有预测性察觉）。例如，一个人需要购买一周的食品，他察觉到复杂的环境会增加记忆和注意难度，于是他决定将购物推迟到晚上 7 点钟（当地商店不那么繁忙的时候）。

- 识别代偿：仍仅在需要时使用，指由于一个人认识到问题正在发生而采取措施（即需要紧急性察觉）。例如，请求对方说话语速放慢，因为察觉到你处理信息的速度不够快，而且很难跟上对话。

- 情境代偿：适用于由特定类型环境（在这种环境种影响功能）引发的代偿策略。治疗师应该教患者在每次特定事件发生时持续使用情境代偿。例如一位脑外伤后记忆障碍的学生，把课堂上所有的讲课内容都录了下来。虽然有些时候可能多此一举（尤其是进展缓慢和内容有限的讲座），但

务必要使用这样的策略，因为这种类型的代偿不依赖于患者的判断。必须有智力性察觉才能使用这种策略，因为人必须要察觉到障碍的存在，才能整合出一种策略来应对它。

- 外部代偿：这种类型的代偿是通过外部因素所触发或涉及环境改造。例如闹钟提醒和张贴与备餐相关的步骤清单。

Abreu 等在关于急性脑损伤患者自我察觉能力的研究中，对 Crosson 及其同事提出的层次结构进行了经验性的测试[1, 33]。他们研究了与三项功能性任务（穿衣、膳食计划和财务管理）有关的察觉能力，用 Likert 量表评估一系列问题并确定察觉类型："自从你受伤后，你是否察觉到执行以下任务的能力发生变化？"（智力性察觉）；"你如何预测你在以下任务中的表现？"（智力性察觉）；"你认为你在任务中的表现如何？"（紧急性察觉）；"你认为你的表现会如何影响你独立生活、工作和娱乐的能力？"（预测性察觉）。结果显示三个任务中所有级别的自我察觉都有显著性差异。虽然结论并不支持所提出的层次结构，但作者认为研究中所用的问题可能对模型中的等级不敏感，因此有必要采用其他方式使确定察觉等级具有可操作性。

Toglia 和 Kirk[111] 对这个模型提出了建设性意见并进行了扩展，即动态综合察觉模型（一种动态而非等级层次关系的模型）。该模型基于元认知的概念，提出了知识、信念、任务要求和情景之间的动态关系。该模型将元认知的知识、陈述性知识与任务前对自己能力的看法区分开（包含智力性察觉的各个方面），并对任务执行情况进行在线监测和调节，其中包含了紧急性和预测性察觉的各个方面（图 26-3）。

最后，Fleming 等（1998）讨论了自我察觉的三个层次模型[44]。

- 对与受伤相关障碍的自我察觉，如认知、情感和身体损伤（即对障碍的了解）。

- 察觉到障碍对独立生活的功能影响。

- 制订实际目标的能力，预测自己未来状态和预后的能力。

多数作者建议在启动以生活技能训练为重点的干预方案之前，应评估自我察觉能力。自我察觉能力的标准化评价结果将明确指导干预方案的选择。例如，能察觉日常记忆障碍的人可能是教

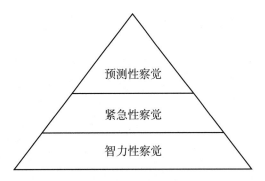

▲ 图 26-2　金字塔形察觉模型

智力性察觉是紧急性察觉和预测性察觉的基础[33]［引自 Crosson B, Barco PP, Velozo CA, et al: Awareness and compensation in postacute head injury rehabilitation. *f Head Trauma Rehabil* 4(3): 46–54, 1989.］

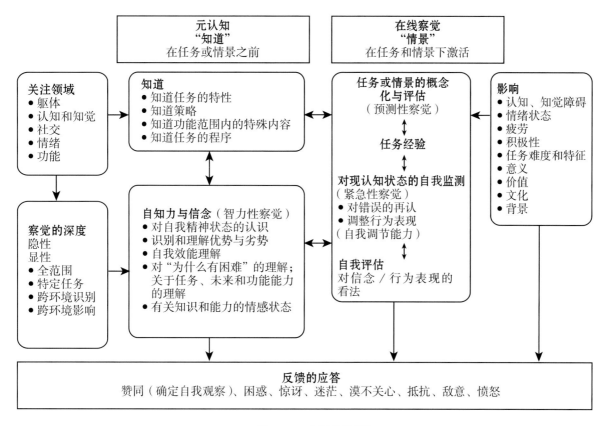

▲ 图 26-3　察觉模型[109]

引自 Toglia JP: Attention and memory. In Royeen CB, editor: AOTA self-studies series: cognitive rehabilitation, Rockville, MD, 1993, American Occupational Therapy Association.

授代偿性策略的对象，如使用日记或笔记本。然而患者如果没有察觉到自己出现了严重的单侧忽略，可能无法学习代偿策略，但可能需要环境改造（如所有衣物都挂在衣柜的右侧）来改善日常功能。此外，功能障碍觉察水平是决定如何激发患者参与康复过程的一个因素。简而言之，一个人必须察觉并关注日常功能障碍，才会有动力去参与漫长而艰难的康复过程。

通常采用不同的评估方法来明确自我察觉水平，其中包括问卷调查（自我或临床医生评分）、访谈、评分表、功能观察、自评和他评（如家属、看护人或康复人员）比较、自评与功能或认知结构客观评分的比较。此外，自然观察可以提供察觉减退是如何干扰日常任务执行的相关信息。

Simmond 和 Fleming 认为应进行全面且与临床相关的评估[95, 96]。

• 先进行智力性察觉能力的评估（如自我察觉障碍访谈），因为智力性察觉是在线察觉的前提条件。

• 允许患者在评估前、评估中和评估后对自己的表现进行评价。

• 进行有意义的活动。

• 用灵活的活动来挑战患者。

• 集中于目标活动。评估结果应被用来帮助患者接受障碍，然后采取干预措施来改善功能。

Sohlberg 进一步建议回答 5 个评估问题，以全面掌握察觉能力减退的情况[98]。Sohlberg 对回答每个问题的建议如下。

(1) 对自身优势和劣势的认识或理解是什么？Sohlberg 建议从标准化的调查问卷和评级量表中收集信息，并与患者及其重要的相关人员进行访谈[98]。

(2) 对于自身问题，否认和无察觉的程度分别为多少？这个复杂的问题可以通过回顾病史、认知评估、标准化问卷和评级表、与患者及其重要的相关人员的访谈、观察（策略的使用、预测的使用、自我评价和错误反应）及对反馈的反应来回答。

(3) 无察觉是普遍的还是特定模式的，它是否伴随着其他认知障碍？与前一个问题类似，Sohlberg 建议从多个渠道收集数据，其中包括回顾病史、认知评估、标准化问卷和评级表、与患者及其重要的相关人员的访谈，以及观察（策略的使用、预测的使用、自我评价、错误反应和对反馈的反应）[98]。

(4) 个人是否自觉或不自觉地适应功能上的变化？这个问题可以通过与患者及其重要的相关人员的访谈，以及通过观察（策略的使用、预测的使用、自我评价、错误反应和对反馈的反应）来回答。

(5) 察觉的重要性是什么？与问题 4 类似，可以通过与患者及其重要相关人员的访谈，以及通过观察（策略的使用、预测的使用、自我评价、错误反应和对反馈的反应）来回答。用来确定察觉水平的评估总结见表 26-3。

利用提示和线索是认知和知觉功能成功康复的关键。可以通过减少其数量、频率或者特异性来逐步减少提示信息[125]。治疗师在任务执行的开始阶段可能需要提供每一步骤的详细提示，如"向左看然后找到肥皂"。随着患者的进步，提示应逐渐减少而且逐渐变粗略，如"你记住所有的步骤了吗？治疗师应通过计数和分级的方式提供提示和线索。应用提示和线索是认知和知觉康复的一部分，是提高患者洞察力、错误察觉力和策略形成的一个基本途径（表 26-4）。察觉训练干预措施见框 26-2。

2. 失用症 Ayres（1985 年）认为运用是大脑和行为之间的一个最重要的联系，它使得人与物质世界之间产生相互作用[8]。失用是目的性运动的功能障碍，但不是由于运动、感觉或理解障碍[6]。尽管命名和定义了不同类型的失用症，但是划分它们的标准还没有被广泛接受[11]。为准确起见本章将失用症分为两大类：运动性和意念性失用。有关各类失用症如何影响日常生活技能的示例请参见第 25 章。

失用症患者经常意识不到他们的障碍[103]，使治疗性干预计划进退两难。但研究结论表明，认知（和运动）障碍重的患者在 ADL 方面的提高最显著[117]。研究通过用代偿性方法训练严重失用症患者，证实他们存在明显的潜力，因此否定了严重失用症患者提高潜力很差的观点。框 26-3 列出了失用症患者的一般治疗指南。基于功能表现评估的具体实例见框 26-4。

如在任务中使用肢体引导，请结合引导原则[23]。

- 将手放在患者的整个手上，盖过患者指尖。
- 尽量少说话。
- 尽可能引导躯干的双侧。
- 沿着支撑面移动以向患者提供最大的触觉反馈。
- 让整个身体参与挑战姿势的任务。
- 提供活动期间抵抗力的变化情况。
- 允许患者犯错误以提供解决问题的机会（图 26-4 和图 26-5）。

表 26-3 推荐的察觉功能评估

工具和作者	效 度	评 价
访谈中障碍自我觉察[43]	与"访谈中自我调节技能"和"察觉问卷"相关；与评估时的状态相关；区分脑损伤和脊柱损伤	通过一个评级表来衡量智力性察觉；由临床医生评分
访谈中自我调节技能[78]	区分脑损伤和非脑损伤患者的察觉；与"访谈中自我察觉障碍"和"健康与安全量表"相关；与工作状态相关	由临床医生评分；难度由患者决定，因此它要求患者有一定的智力性察觉，纳入的项目与紧急性察觉和预测性察觉有关
访谈中的察觉[4]	与"韦氏成人智力量表"和时间定向障碍测量有关	通过差异分数（与标准化神经测试的表现相比较）来评估智力性察觉
对障碍察觉水平的评估[104, 105]	Rasch 分析显示量表效度、构念效度和个人反应效度是可以接受的	与运动和加工技能评估同时进行

框 26-2　提高察觉能力的建议

- 让患者完成感兴趣的任务，然后对他们的表现进行反馈。目的是为了让患者准确地观察和监测自己的行为，以便他们可以对未来的表现做出更符合实际情况的预测，并深入了解自己的优势和劣势
- 鼓励患者在任务中进行自我提问，并在任务完成后进行自我评估（如"我是否已完成所有步骤？"）
- 提供损伤前后功能对比的方法以提高察觉
- 使用预测性方法。让患者估算各种任务参数，如难度、所需时间、错误数量和（或）任务之前、期间或之后所需的辅助量，并与实际结果进行比较
- 帮助患者适当地制订他们的个人目标
- 让患者观察自身在特定任务中的表现（即通过播放录像带），并将实际表现与所述表现进行比较
- 可以使用小组治疗和同伴反馈，因为（小组治疗）患者可以从多个人那里得到反馈
- 运用角色转换技巧。先让治疗师执行任务时犯错误，再让患者发现这些错误
- 建立有效的医患联合治疗对于否认和缺乏自我察觉至关重要。这种联合治疗应该是开放并建立在信任的基础上。指导患者做出更好的选择，并了解患者的防御策略是如何影响日常功能的
- 使用熟悉的任务，这些任务的等级要符合患者的认知水平（"恰到好处的挑战"），以提高自我监测技能和错误识别能力
- 对患者和家庭进行功能障碍的宣教
- 整合经验性反馈经验。这种方法被称为"支持性承担风险"和"计划性失败"，在日常活动中来展示功能障碍。在这个干预过程中，治疗师必须高度配合
- 随着察觉水平提高，观察抑郁症和焦虑症的迹象是否增加
- 执行日常任务过程中增加掌控自身行为表现的训练，来提高察觉能力
- 使用情绪中立任务来增加错误识别能力
- 使用"恰到好处的挑战"任务来提高错误识别／纠正能力
- 使用三明治模型提供反馈（治疗师先处理负面评论，接着给予正面反馈）

引自 Fleming JM, Strong J, Ashton R: Cluster analysis of self-awareness levels in adults with traumatic brain injury and relationship to outcome. *J Head Trauma Rehabil* 13 (5): 39–51, 1998; Klonoff PS, O'Brien KP, Prigatano GP, et al: Cognitive retraining after traumatic brain injury and its role in facilitating awareness. *J Head Trauma Rehabil* 4 (3): 37–45, 1989; Lucas SE, Fleming JM: Interventions for improving self-awareness following acquired brain injury.Austr Occup Ther J 52 (2): 160–170, 2005; Prigatano GP: Disturbances of self- awareness and rehabilitation of patients with traumatic brain injury: a 20–year perspective. *J Head Trauma Rehabil* 20 (1): 19–29, 2005; Sherer M, Oden K, Bergloff P, et al: Assessment and treatment of impaired awareness after brain injury: implications for community re-integration. *NeuroRehabilitation* 10: 25–37, 1998; Tham K, Tegner R: Video feedback in the rehabilitation of patients with unilateral neglect. *Arch Phys Med Rehabil* 78 (4): 410–413, 1997; Toglia J: A dynamic interactional approach to cognitive rehabilitation. In Kab N, editor: *Cognition and occupation across the life span*, Bethesda, Md, 2005, AOTA Press; Toglia JP: Generalization of treatment: a multicontext approach to cognitive perceptual impairment in adults with brain injury. *Am J Occup Ther* 45 (6): 505– 516, 1991; and Toglia J, Kirk U: Understanding awareness deficits following brain injury. *NeuroRehabilitation* 15 (1): 57–70, 2000.

表 26-4　提示步骤

提示语	解　释
"你怎么知道这是正确的答案／步骤？"或"告诉我你为什么选择这个答案／步骤。"	• 将患者的注意力重新集中到执行任务和错误察觉上 • 患者能在一般性提示下进行自我纠正吗
"这不是正确的，你能明白为什么吗？"	• 提供一些关于错误的非具体的反馈 • 患者能否发现错误并主动纠正
"这不是正确的，因为……"	• 提供关于错误的具体反馈 • 当错误被指出来的时候，患者能否纠正
"试试这个（策略）"（如走得慢一点、大声说出每一步、在开始前口头说明计划或使用检查表）	• 为患者提供特殊的、可供选择的方法 • 患者能否使用提供的策略
改变任务，"换种方式试试"	• 通过另一种方式改变任务 • 患者能完成任务吗 • 再次开始前面所述的分级提示

引自 Toglia JP: Attention and memory. In Royen CB, editor: *AOTA self- study series*: *cognitive rehabilitation*, Rockville, Md, 1993, American Occupational Therapy Association; Toglia JP: Generalization of treatment: a multicontext approach to cognitive perceptual impairment in adults with brain injury. *Am J Occup Ther* 45(6): 505, 1991.

　　鼓励患者对功能性物体和工具进行触觉探索以提高功能表现，因为来自工具的感觉反馈可能在整合运动方面发挥作用[50]。物体的可供性（特定物体在环境中的功能使用）对运动表现有积极的影响[50]。与单纯运动相比，有意义的物品使用和任务效果更好[68]。失用症患者对新旧任务的学习受到影响，因此必须增加重复和练习次数。治疗师应相应地调整目标。鼓励患者在治疗时间外练习所学技能。对于意念运动性失用的患者，尝试减少执行任务的自由度（如减少运动关节的数量，鼓励正在尝试化妆的女性将肘部放在桌子上）。对任务中使用的工具和干扰因素的数量进行分级，如用手指喂食（无工具），然后是仅用一个勺子吃苹果酱，接着可以选择1～3个餐具吃苹果酱，接下来是需要选择各种工具来完成吃饭任务（用勺子搅拌食物，用刀子切肉和铺肉等），之后是用必要且常用的餐具及干扰工具来完成吃饭任务（如梳子和牙刷）[48]。

框 26-3　失用症所致功能受限的干预措施

- 使用功能性任务（神经损伤患者需要完成的新旧任务）进行干预（即个体化特定任务的方法）
- "挖掘"一个人的日常工作和习惯特点
- 与患者及其重要相关人员 / 护工合作，选择重点任务作为治疗目标（以患者为中心的方法）
- 在适当的环境和时间练习这些活动（有充分背景提示的特定环境）
- 在功能性活动时利用内部或外部代偿策略进行干预
- 根据任务中的错误进行重点干预：启动、执行或控制（即针对错误的干预）
- 用即将消失的线索练习功能性活动
- 在任务执行过程中，通过分级提示、协助或反馈来提供分级辅助
- 使用无错学习法（通过辅助预先阻止错误发生）练习功能性活动

- 对一项活动的步骤数进行分级，每次试验都应完成整个任务。
- 对任务数量进行分级，如早晨的例行工作。
- 使用清晰和简短的指示语。
- 使用多种提示来激发功能：视觉示范、口头解释、触觉引导。
- 在与失用症患者平行的位置上演示任务，帮助建立任务的视觉模型。
- 鼓励患者用语言表达要做的事情。

失用症的进一步干预：以下段落总结了基于循证证据的干预措施，以帮助那些失用患者。

① 训练策略：Van Heugten 等描述了一项关于失用症患者、为作业治疗师设计、基于代偿策略的干预研究[114]。除了兴趣检查表外，治疗师和患者共同确定活动内容。干预的重点是由 ADL 中观察到的特定问题决定的（框 26-4）。具体来说，干预措施的重点是以下方面。

- 启动：包括制订一个行动计划和选择必要的和正确的对象。
- 执行：计划的执行。
- 控制：包括控制和纠正活动，以确保取得更好的效果。

与启动有关的困难需特定的指令来处理。指令是分层次的，其中包括口头指示、触觉或听觉提示、手势、指向提示、递送物品及与患者一起开始活动。辅助是在执行活动时提供的干预措施。辅助同样是分层次的，其中包括各种类型的口头辅助、口头表达步骤、说出活动的步骤到身体辅助，如指导动作（图 26-4 和图 26-5）。当患者在

框 26-4　脑卒中失用症患者的障碍评估

观察日常生活活动并评分
目的

- 评估是否因失用症导致功能障碍
- 深入了解患者的行为方式和所犯错误的种类
- 制订特定的治疗目标

方法
治疗师观察以下活动，并对每项活动和每个方面的结果进行评分

- 个人卫生：洗脸和清洁上半身
- 穿衣：穿上衬衫或上衣
- 用餐：准备和吃一个三明治
- 治疗师选择一种与患者有关的活动或康复部门制订的标准活动

Ⅰ. 独立性得分

0– 患者可完全独立，无须辅助即可完成
1– 患者能够完成活动，但需要监督
　– 患者需少量言语辅助来完成活动
　– 患者需大量言语辅助来完成活动
2– 患者需要少量身体辅助来完成活动
　– 患者需要大量身体辅助来完成活动
3– 有充分的辅助时患者仍不能完成任务

Ⅱ. 活动的过程
在活动的每个方面患者都可能遇到问题，但每个方面只能输入一个分数
A. 启动

0– 没有观察到问题：患者理解指令并开始活动
1– 必须提供口头指示
　– 治疗师必须示范该活动
　– 需要展示图片或写下指令
　– 必须向患者提供执行任务所需的物品
　– 治疗师必须与患者一起启动该活动
　– 为了充分执行任务，必须对活动进行修改
3– 治疗师必须接手该活动

B. 执行

0– 没有观察到问题：患者正确执行活动
1– 患者需要口头指导
　– 口头指导必须与手势、肢体语言和音调相结合
　– 必须展示正确的动作顺序图片
2– 患者需要身体指导
3– 治疗师必须接手该活动

C. 控制

0– 没有观察到问题：患者无须反馈
1– 患者需要关于行为表现结果的口头反馈
　– 患者需要关于行为表现结果的身体反馈
2– 患者需要关于执行任务的口头反馈
　– 患者需要关于执行任务的身体反馈
　– 需使用镜子或视频进行记录
3– 治疗师必须接手该活动

引自 van Heugten C, Dekker J, Deelman B et al.（1999）. Assessment of disabilities in stroke patients with apraxia: internal consistency and inter- observer reliability. *Occup Ther J Res*, 19(1): 55–73.

控制方面有困难时（即在活动中患者没有发现或纠正他们所犯的错误），治疗师就会提供反馈，可以是与表现结果有关的口头反馈，也可以是侧重于让患者使用各种感官来评估结果的口头反馈，

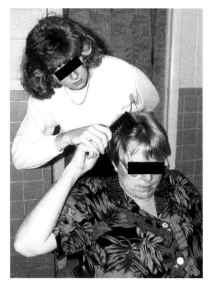

▲ 图 26-4 指导患者完成梳头任务

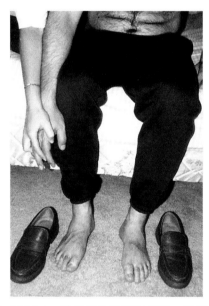

▲ 图 26-5 当患者伸手取鞋子时，治疗师沿着一个有支撑的表面（腿）引导患者的手

或者是侧重于对结果认识的身体反馈。框 26-5 中包含了特定训练策略的干预方案。失用症的训练策略证实效果显著[36]。

一项前后对照研究表明[114]，三种不同的 ADL 评估方法（Barthel 指数包括对个人卫生、穿衣、备餐和患者所选活动的标准化评估，以及由治疗师和患者共同参与的 ADL 问卷）都有明显的改善，并且效果显著。此外，在失用症（轻中度的效果）和运动功能（轻度的效果）方面也有显著效果。校正了失用症的评估、运动评估和脑卒中的时间后，ADL 的改善仍然是显著的。在这项研

究中，84% 的患者认为经过治疗后已完全康复或有很大的改善。虽然干预措施没有侧重于失用症，但训练策略降低了活动时参与受限和功能障碍的严重程度。

Donkervoort 及其同事还通过一项大型随机临床试验测试了该种措施，将训练策略融入到常规作业治疗中[36]。与接受常规护理的患者相比，接受训练的患者在 ADL 观察（轻度到中度效果）和 Barthel 指数（中度效果）上效果显著。

Geusgens 及其同事对 Donkervoort 等的数据进行了事后分析，重点关注策略训练效果是否会从已训练任务迁移到未训练任务中[36, 46]。结果显示两个干预组（传统 OT 和传统 OT 结合策略训练）在非训练任务上得分都有明显提高。在策略训练组中，未训练任务上得分变化明显高于传统的 OT 组。

② 无差错完成任务和细节训练：Goldenberg 和 Hagman 测试了一种专门针对失用症患者 ADL 的训练方法[50]。他们检查了在面包片上抹人造黄油、穿 T 恤、刷牙或涂护手霜的活动。重点是无差错地完成整个训练活动。相对于试错学习，人们通常通过无差错学习完成活动。治疗师会进行干预，以防止在学习过程中发生错误。具体干预措施如下。

• 引导手完成活动的某一难点（图 26-4 和图 26-5）。

• 坐在患者的旁边（平行位置），与患者同时做相同的动作。

• 演示所需动作，然后要求患者模仿。

此外，干预措施侧重于细节训练。引导患者的注意力放在"感知每个细节的功能意义和与之相关行为的关键特征"[50]。使用这种方法对活动的特定步骤进行训练。为了促进对物体的了解，对物体的关键细节进行探索和研究，如牙刷上的刷毛和梳子上的锯齿。然后练习与细节相关的动作（如为有穿衣困难的患者寻找和摆放衬衫袖子）。在其他活动和环境中也练习必要的特定动作（如从管子里挤颜料类似于挤牙膏的动作）。

Goldenberg 和 Hagman 通过检查 15 名失用症患者的 ADL 功能，并重复评估 ADL 功能来测试这种干预方法[50]。治疗成功的基础是减少特定任务的错误。作者对以下两种情况进行了区分，可

框 26-5　失用症患者的策略训练方案

具体干预措施是根据患者的功能水平按层次构建的。治疗师可以使用指示、辅助和反馈进行干预

提示

作业治疗师可以给出以下提示

- 从口头指示开始
- 转移到与目前任务相关的环境
- 通过以下方式提醒患者
- 触摸
- 使用患者的名字
- 询问有关提示的问题
- 使用手势指向物体
- 演示任务（的一部分）
- 展示该活动的图片
- 写下指导语
- 将物体放在患者附近，指着物品，并按正确的顺序摆放物品
- 一次（只）将一个物体递给患者
- 与患者同时开始一次或多次活动
- 调整任务以使患者感觉执行任务更轻松
- 最后所有的努力都没有达到预期的结果，由治疗师接管任务

辅助

治疗师可以提供以下形式的辅助

- 在执行活动期间，无须辅助患者
- 需要口头辅助
- 控制节奏但不影响行为表现
- 鼓励患者用语言表达活动中的步骤
- 命名活动中的步骤或命名物体
- （引导患者）将注意力转移到目前的任务中
- 使用手势、模仿、调整谈话的语调
- 展示活动中正确步骤的图片
- 需要身体上的辅助
- 引导四肢
- 放置四肢
- 使用神经发育疗法
- 使用辅助工具来辅助运动
- 在患者开启活动前接管任务
- 激发运动
- 最后接管任务

反馈

可以通过以下方式提供反馈

- 患者活动到位时，治疗师无须反馈
- 需要提供任务结果的口头反馈（对结果的认识）
- 口头反馈来告诉患者有意识地使用感官来评估任务结果（告诉患者看到、听到、感觉到、闻到或尝到）
- 需要提供任务结果的身体反馈（对结果的认识）
- 评估患者姿势
- 评估四肢摆放的位置
- 支撑四肢

- 通过用手向患者示意物体位置和拿着物体来提供反馈
- 需要提供言语表现方面（对行为表现的认识）的反馈
- 需要提供行为表现方面（对行为表现的认识）的反馈
- 将镜子置于患者前
- 将患者的行为表现进行录像，并展示录像内容
- 纠正任务控制中可能的错误

引 自 van Heugten C, Dekker J, Deelman B, et al. (1998). Outcome of strategy training in stroke patients with apraxia: a phase Ⅱ study. *Clin Rehabil*, 12(4) 294–303.

修复性错误（患者成功地继续了这项任务）与致命性错误（患者在没有帮助的情况下无法继续，或者任务完成了但没有达到目标）。所有患者致命性错误数明显减少，而可修复性错误数无明显变化。

③ 直接训练与探索训练对比：Goldenberg 等开发并对比了两种干预措施，帮助失用症患者恢复参与复杂 ADL 活动的能力[49]。探索训练的重点是让患者从结构中推断出功能，从而解决执行任务中的问题。治疗期间患者的注意力转移到该物体上重要的细节（如叉子的尖头、黄油刀的锯齿、牙刷的刷毛）。治疗师可通过口头、手势和指向性提示来解释功能的重要性。患者未练习使用工具。与探索训练有关的具体干预措施包括解释、触摸和用照片比较物体。

直接训练的关键是患者在进行整个活动时尽量少出错。该技术与之前所说的无差错任务完成相似，其中包括引导性动作即治疗师坐在患者旁边同时执行任务。在训练过程中着重练习困难的部分，但始终完成全部活动。直接训练的具体干预措施包括指导进行整个活动、被动指导、举例指导和重新演练步骤。

Goldenberg 等测试了与 4 个复杂 ADL 训练相关的干预措施[49]。发现探索训练对行为表现没有影响，而直接训练则大大减少了错误和完成任务所需的辅助量。随访显示疗效可以维持 3 个月。

④ 特定任务训练：Poole 研究了失用症患者掌握单手系鞋带的能力（通常是脑损伤后必须掌握的技能）[81]。对比了无失用症的脑卒中患者、有失用症的脑卒中患者和健康成年人。通过口头说明并示范的方式，使用标准化程序进行教学，重复进行直至完成任务。与健康对照组（M=1.2）相比，失用症患者任务的平均试验次数（M=6.4）高于无失用症患者（M=3.2）。虽然所需试验次数较多，但大多数失用症患者都能坚持完成任务。

Wilson 记录了缺氧性脑损伤的年轻女性患者制订特定任务训练计划的能力[118]。该训练方案侧重于两项任务：坐在椅子上喝水，然后将杯子放到桌子正确位置上。这名女性患者的功能表现通过分解任务步骤、进行步骤练习、把步骤程序化和口头调节等技术得到了改善。作者指出未经训练的任务效果不明显。

有证据表明认知障碍康复可以改善失用症患者的 ADL[47]，失用症评估和治疗的更多细节见第 2 章。

3. 持续症　持续症为一旦开始后就不能将某个概念转换成另一个概念，或者不能改变与终止某一行为模式。持续症也指不能将知识转换成行动（一项任务的启动）。这类患者"动弹不得"（不能放弃先前的行为模式）或者是不能被"激活"成一个新的状态。此类患者通过用原来问题相关的信息去解决另一个问题。

将持续症提到意识层面并训练患者克制持续的行为，这样的方法是成功的[56]。其他的方法包括改变注意力、在开始新任务时辅助患者、让患者从事有重复动作的任务（如洗脸或洗身体、搅拌食物或磨木头），来促进患者成功参与任务。

4. 单侧忽略　单侧忽略指的是，非感觉障碍和运动障碍所致的，患者对脑损伤对侧新的或有意义的刺激不能报告、应答或定向[55]。其多见于右侧脑损伤，因此常见的临床表现是左侧忽略。单侧忽略的发病机制仍存在争议，但通常认为与注意力障碍有关，并被描述为单侧注意障碍。在日常活动中观察到的行为支持了这一假设，如以下几点。

• 不能察觉到脑损伤对侧的刺激（如对左侧的注意力差）。

• 对病灶同侧呈现的信息增加注意力（如对右侧的过度关注）。

• 总是被右侧刺激所吸引。

单侧忽略的患者常出现左侧忽略，这一事实也支持了这个假说，因为右侧大脑半球主导注意力。然而右侧忽略也是可能发生的[100]。Beis 及其同事[16]记录了 10%～13.2% 的单侧忽略为右侧忽略。他们认为左侧大脑半球损伤引起的右侧忽略是一种难以理解的现象，不如右侧大脑半球所致的忽略有一致性。此外，研究结果显示使用相同的评估方法，右侧忽略的发生率远远低于左侧忽略。

单侧忽略可伴有或不伴有视野缺损（见第 24 章和第 25 章，表 26-5）。此外忽略可以影响个体空间（躯体忽略）、近和（或）远距离空间（表 26-6）。因此，推荐基于临床表现的方法来评估，为治疗师提供多种机会来评估忽略对空间各

方面任务的影响。例如，A-ONE（见第 25 章）和 Catherine Bergego 量表（凯瑟琳 - 波哥量表）（图 26-6）。为减少忽略对功能影响而采取的干预措施如下。

(1) 察觉训练：Tham 及其同事[105]制订了一项干预措施来提高患者对忽略所致功能障碍的察觉。有目的和有意义的日常作业活动作为治疗性的改变因素，可提高患者对功能障碍的察觉。干预措施包括以下内容。

• 鼓励患者选择激励性的任务作为干预措施。

• 讨论任务执行的情况，如鼓励患者描述他们预测到的困难，将他们的功能障碍与新任务联系起来从而计划如何处理新的情况。要求患者评价并描述他们的表现，并思考是否可以通过另一种方式来更好的完成任务。

• 对于可观察到的困难进行反馈，其中包括口头反馈（向患者描述阅读和理解左半部分报纸文字时遇到的困难）、视觉反馈（给予视觉提示，向患者展示左半部分"忽略"掉的文本）及身体上的指导。

• 当患者能够描述遇到的困难时，与治疗师共同讨论代偿技术。

• 患者使用新学习的代偿技术再次执行任务。

• 可将家庭环境作为熟悉的环境来训练患者面对困难的能力。

• 采用视频反馈（见下文）。

• 通过访谈，患者产生反馈并提高察觉力。

(2) 扫视训练：扫视训练一直是对忽略患者进行干预的一个重要方面。扫视训练包含以下内容。

• 旋转活动（躯干、头 / 颈部）。

• 静态扫视。

• 动态扫视（步行或驾驶轮椅）。

• 使用感知觉锚点（放在桌上的左臂或桌子左侧贴上颜色鲜艳的胶带）。

• 特定的阅读、写作及计算机辅助训练。

(3) 灯塔策略：具体的干预措施如下[72]。

• 在初评时要先进行划销试验。

• 对划销试验评分，并向患者展示测试中遗漏的内容。

• 治疗师向患者进行介绍，如"我教给你一种策略，能帮助你更好的注意到左侧（或右侧）。你在这边遗漏了很多，我可以帮你解决这个问题"。

表 26–5　基于行为分析的方法来鉴别忽略与视野缺损

视野缺损	忽略
通过面对面测试（筛查）或标准化视野评估（见第 24 章）	使用一系列评估进行客观测试以确定个人、个人以外的（近或远）的忽略和运动忽略
在恢复过程的早期就察觉到障碍	觉察障碍严重且持续（患者长时间无法察觉）
转头等代偿策略较早出现，相对忽略更易干预	代偿干预是困难的，可能需要多次治疗或者可能没有效果
通常不需要姿势的调整	头部、颈部和躯干的姿势向右侧调整
感觉障碍	注意力障碍
仅视觉障碍	可能与多种感觉系统相关（视觉、听觉和触觉）
有效的代偿策略带来积极的功能效果	与没有忽略的患者相比功能很差
"整个真实世界"的特征是完整的	根据记忆描述一个房间时，减少了对左侧空间的描述
向双侧视野运动能力不受影响	患者抵抗向左侧主动运动（运动不能）或被动运动，向偏瘫侧移动耗时增加（运动减少）
不能彻底治愈	有可能彻底治愈
早期注意到眼球向左运动	眼球运动向右偏斜
视野虽然不完整，扫视结果是正常的	随意扫视时视线偏向右侧
相对来说功能无严重受损	有严重的功能障碍，需要康复人员、护工辅助

表 26–6　功能活动时空间忽略 *

忽略类型	功能活动障碍表现
个体或躯体忽略	• 不刮左侧脸 • 不整理左侧头发 • 化妆不化左侧脸 • 不清洗、擦干左侧身体 • 在床上移动和转移时，忘记处理自己的左侧身体 • 不使用左侧身体
个体近处（伸手可以触及范围）的忽略	• 无法找到水槽左侧的物品 • 无法找到书桌左侧的物品 • 无法阅读 • 无法找到手机左侧的电话号码 • 不吃盘子左边的食物 • 找不到轮椅左侧的刹车
个体远处的忽略	• 无法找到墙壁左侧的时钟 • 容易在行走或轮椅移动时迷路 • 找不到门口 • 看电视有困难 • 找不到声音的来源

*. 空间忽略包括个体以外近和远处的空间忽略

引自 Gillen G: Cognitive and perceptual rehabilitation: optimizing function, St. Louis, 2009, Mosby/Elsevier.

• 治疗师向患者解释问题所在，并介绍灯塔策略（lighthouse strategy，LHS）对患者更好注意左侧或右侧的有益性。向患者展示一幅简单的哈特拉斯角（Cape Hatteras）灯塔的线条图，用黄色标记出顶灯和光束。让患者想象自己的眼睛和头部就像灯塔顶部的灯光一样，向左、右扫视地平线，引导船只到达安全地带。然后要求患者思考如果灯塔只向海洋和地平面的右侧（或左侧）照明，会发生什么情况。治疗师指出灯塔只照亮一侧的后果。

• 灯塔的照片放在患者面前桌子的右边。

• 治疗师介绍一项需完全扫视左右视野的任务。要求患者闭上眼睛，同时在患者前面的桌子上摆放物品，然后要求患者找到这些物品。

• 每当患者遗漏掉一个物品，就要求患者"像灯塔一样左右转动头部"。与此同时治疗师示范适当地转头程度和速度。向患者展示如何将下巴先与右肩对齐，再与左肩对齐。

• 然后要求患者使用灯塔策略再次寻找物品。

	0	1	2	3
1. 忘记梳洗左边脸、刮左边胡须	☐	☐	☐	☐
2. 不能整理左边衣袖、拖鞋	☐	☐	☐	☐
3. 忘记吃盘子左边的食物	☐	☐	☐	☐
4. 吃完饭后忘记擦左侧的嘴	☐	☐	☐	☐
5. 向左侧注视时有困难	☐	☐	☐	☐
6. 忘记自己左侧的身体部位（如忘记把左手放在轮椅扶手上、左脚放在轮椅踏板上，需要时忘记使用自己的左臂）	☐	☐	☐	☐
7. 难以注意到在左边的声音，以及对他说话的人	☐	☐	☐	☐
8. 行走或驾驶轮椅时容易撞到左侧的人或物体，如门、家具	☐	☐	☐	☐
9. 在熟悉的环境中找到左侧的路有困难	☐	☐	☐	☐
10. 找到房间左侧的东西有困难	☐	☐	☐	☐
总分（ /30）				

0= 没有忽略　　1= 轻度忽略　　2= 中度忽略　　3= 重度忽略

▲ 图 26-6　功能性忽略测试，包含个体、个体周围和个体以外的忽略。没有空间忽略为 0 分；总是先观察右侧空间，然后缓慢、犹豫的转向左侧，偶尔表现出左侧遗漏为 1 分；明显且持续的左侧遗漏和碰撞为 2 分；完全不能观察到左侧空间为 3 分

引自 Bergego C, Azouvi P, Samuel C, et al: Validation d'une échelle d'évaluation fonctionnelle de l'héminégligence dans la vie quotidienne: l'é chelle CB. *Ann Readapt Med Phys* 38: 183–189, 1995.

• 除口头提示外还可以给予触觉提示，如轻拍患者左肩。

• 要求患者注意使用灯塔策略时多搜寻到的物品数量。

• 在患者床的右侧墙壁上贴一幅灯塔海报。

• 向所有治疗师提供海报的副本，在患者执行需注意双侧空间的任务时，治疗师用它来提示患者（如修饰、进食和移动）。

(4) 激活肢体活动：肢体激活的基本理念为，对侧肢体的任何运动都可作为运动刺激来激活右侧大脑半球并改善忽略症状。研究表明，鼓励患者用左侧的肢体做动作（即使是很小的动作），只要是在左侧空间进行的，就可以改善患者单侧忽略的症状。这种方法的原则是"发现"受影响的肢体，并鼓励患者用患肢在被忽略的半侧空间里运动（即空间运动提示）。据推测，这些运动使个人和外部空间的两个空间感受器接收到综合的激活，从而改善了患者对偏瘫侧的注意能力和空间关系的理解能力[59, 88]。另一个假设是左侧空间的运动作为知觉线索，如锚点。当患者积极地用左手完成任务时，忽略的严重程度会降低。

(5) 遮挡部分视觉：在一项随机研究中，Beis 及其同事研究了 22 名左侧忽略的患者[15]。干预措施包括右侧视野贴片（ n=7）、右眼单眼贴片（ n=7）和对照组（ n=8）。在住院康复治疗期间全天佩戴贴片。结果显示，对照组和右侧视野贴片组在功能独立性测量（FIM）和右眼向左移位距离存在显著差异。对照组和右眼单眼贴片组之间没有发现显著差异。最近，Tsang 等在 34 名单侧忽略患者中进行了一项随机对照试验[113]。两组患者接受相同的干预，但实验组增加右侧半侧视野贴片。研究结果表明，两组 FIM 得分均有所提高，但实验组 BIT（Behavioral Inattention Test，BIT）分数增加更加明显。同时实验组在进食、穿衣和洗澡表现出更大的进步。但该研究样本量小且持续时间短，无法进行明确的概括。

(6) 棱镜适应技术：棱镜适应技术要求脑卒中患者在强化运动训练时带上楔形棱镜镜片。Barret 及其同事对棱镜适应技术的组成部分进行了描述[12]。

• 与复视的棱镜治疗不同，两个镜片应该引起相同屈光度和右偏。

• 虽然没有计量 – 反应研究支持特定程度的棱镜位移，但通常使用的棱镜是 20 个棱镜度，12.4°。

• 患者反复指向目标或执行连续的手工作业。

• 患者观察手臂运动的能力部分受限 [86]。

• 最初，参与者的视觉位移会出现错误（向右侧），但经过 50 多次试验后许多患者都能准确无误的完成。

• 在摘下镜片后，患者通常会有向左移位的训练后遗效应。

• 不良反应的报道很少，临床偶尔发现患者不适或头晕。

• 训练时间很短（15～30min）；患者只在训练期间佩戴棱镜，不在其他康复期间佩戴。

这项干预措施目前正在进一步评估。最近基于证据的文献综述发现，这项干预措施与使用棱镜来改善作业表现有效性相关的证据是相互矛盾的 [47]。

(7) 任务实施的录像反馈：使用任务执行的录像反馈已经作为一种减少忽略影响的策略。当患者观看电视屏幕上自己的表现时，可以看到并注意到在电视右侧中出现的被忽略的左侧（即忽略行为可以在非忽略侧被观察到）。这可能是一个关键的治疗因素。治疗师会描述忽略的行为，但患者可能无法"看到"自己的错误。患者看到自己的错误后与治疗师一起处理这些错误，可能有助于察觉能力的建立和干预策略的形成。

(8) 环境适应：有些患者不会自发恢复，也不会对"积极"的干预措施（如通过一种新的策略来完成一项任务）作出反应。警觉性和察觉力差的患者和对认知训练没有反应的患者，可能对需要自我形成代偿策略的干预措施也没有反应，在这些情况下，可以通过对照护者宣教或改善家庭环境来提高患者的功能表现（表 26-7 和图 26-1）。

证据表明，各种干预措施可以有效地改善脑卒中患者认知功能障碍的作业功能表现。有效的干预措施有一些共同点，其中包括注重功能表现、策略训练、代偿性而不是补救性的方法 [47]。

5. 组织 / 规划障碍 组织能力需要综合多种技能，其中包括运用、规划和解决问题。规划是指按照适当的顺序、进度和时间、计划和执行事件的能力 [6]。规划和组织障碍代表了技能的复杂整合功能破坏，其中包括感觉反馈的使用和组织。规划和整合障碍的患者可以通过训练使用每天计划表、录音带或提示卡（选择录音带还是提示卡取决于患者在听觉和视觉哪个更容易接受线索提示）来帮助安排日常任务的步骤。逐渐增加任务的步骤数量可以提高患者的耐受性和执行更复杂任务的能力（框 26-6）。需要注意的是，意念性失用的患者也会出现组织和规划障碍。

6. 空间关系综合征 空间关系综合征是指对物体的空间关系感知有障碍。这些障碍包括图形背景、空间位置、空间关系及形状与空间恒常性方面的障碍。地点定向障碍有时也被归为空间关系综合征的一部分。针对空间障碍的建议包括，训练患者在环境中减慢移动速度，在伸手取物或进入新区域时，鼓励患者经常触摸环境中的物体，并用口头提示或反馈代替手势 [77]。家人往往难以理解患者的知觉障碍，对陪护者进行有关这些疾病的教育，并指导他们如何帮助患者（框 26-7），这一点尤其重要（见第 25 章）。

(1) 空间关系功能障碍：空间关系功能障碍是指物体之间或物体与自身之间的空间关系出现障碍。举例说明空间障碍的功能活动，如在穿衣时识别和定位衣物。患者需将衬衫上的纽扣与扣孔匹配在一起，或者在单手系带子的过程中努力调整鞋带的方向。轮椅转移需要患者对身体、床或其他物体定位，以及正确操纵轮椅手闸和扶手。另一项需要空间定向和定位的活动是备餐，因为它需要进行定位、选择所需物品、搅拌食物及布置餐桌 [57]。

使用计算机进行视空间再训练时，对视空间技能几乎没有影响，功能活动也不受影响 [52]。因此，仅针对视空间技能再训练的计算机程序似乎是一项低效的训练技术。计算机屏幕以二维图像的形式提供信息，而空间关系障碍是一个三维问题。然而，对于那些使用电脑工作或休闲的患者来说，键盘和鼠标使用是一种有效的、具有挑战性的、有意义的训练模式。

(2) 空间定位障碍：空间定位包括物体的准确放置或定位，以及包括身体部分。然而这种障碍可能与本体感觉受损有关，也与言语理解能力有

表 26-7　改善忽略患者的环境策略 * 示例

功　能	应对策略
进食	将食物、餐具、餐巾纸等放在盘子和餐垫的右侧。此项干预措施可以与餐垫左侧的提示［如彩色标志（防滑材料或胶带）和（或）放在桌上的左臂作为空间运动的提示］结合使用。其他用餐的人坐在患者的右侧以提高患者的社交生活能力
桌游	将患者的椅子向左转 45°，将关键的游戏物品放在完整的区域（即没有忽略的区域）。其他玩家坐在患者的右侧
居家管理	整理壁橱、抽屉、冰箱等时，将患者的必需品放在右边
床边护理	将呼叫铃总是放在患者右侧。调整床的方向使传入的刺激（门口、电视和座椅）在右边的区域
移动	家具上的彩色标记会成为一种干扰；在大厅的右侧做标记，如"在这左转"

*. 在脑卒中急性期这些做法可能存在争议，因为治疗师会"强迫"患者对左边的环境作出反应（引自 Gillen G: Cognitive and perceptual rehabilitation: optimizing function, St. Louis, 2009, Mosby/Elsevier.）

框 26-6　规划障碍：给家属的小贴士

- 通过写在手册中的分步指导来减少挫败感和错误，格式要简单（如一个清单）
- 可以使用地图和图标
- 视觉辅助是有效的，尤其与口头提示或身体指导相结合时
- 常规练习有助于加强日常活动的规划能力

框 26-7　知觉障碍：给家属的小贴士

- 过量的视觉信息刺激可能会增加障碍程度
- 减少不必要的物品和设施简化任务对患者的要求，如清除桌面上相似的物体，以免患者混淆
- 在伸手取物或进去新区域时放慢速度通常也是有帮助的

关，如上面、里面和下面的概念是根据空间位置和语言功能来解释的。

对空间定位障碍的治疗应包括提高患者对障碍的察觉和教授代偿策略，可通过匹配彩色标记来正确摆放物品。让患者遵指令将玻璃杯放在桌子的上面、前面、右边和左边，将某些物品（杯子或器皿）排成一排，并让患者识别出哪个物品所处的位置与其他物品不一样。如果患者言语功能受损，则可以要求患者根据模型设置一个场所。重复特定的空间概念、重点关注细节和代偿策略（如朝彩色标记的方向系尼龙鞋带），这可能会有所帮助。

左右分辨障碍的治疗技术包括提供强调左右差异的活动，如穿衣和修饰。此外，治疗师可以用彩色或其他标记来区分衣服和鞋子等物品的左右。

(3) 图形－背景分辨障碍：图形－背景分辨障碍指的是患者无法将前景从背景中区分开。治疗策略为教导患者在认知上察觉到障碍的存在，并在执行任务时放慢速度以识别所有相关物体，然后再进行处理或操作。可以对环境进行调整使其变得简单整洁（如整理抽屉或架子），使物体之间形成对照（如吃饭时的盘子和桌子），这对患者很有帮助。对厨房抽屉里的餐具或工具箱里的螺母、螺栓等进行分类，这效果较好；可以通过增加较小和较大的物品来增加分类的难度，从而增加大小辨别的因素。应进行有目的的规划，例如将炊具用于烹饪的任务。

(4) 地形定向障碍：地形定向障碍是指在空间中难以辨别方向[6]。使用代偿性技术和环境适应通常可以治疗这种功能障碍。根据患者的学习表现而逐渐减少代偿性技术和环境适应时，治疗师可以使用彩色点等标记来标识患者每天必须经过的路线，治疗师在患者记住路线的过程中逐渐减少提示。Borst 和 Peterson 描述了一项成功利用患者左右分辨能力和语言来协助功能性移动的方案[21]。在此方案中，患者训练遵循方向性指示（如"在下一扇门向左走"），然后在临床治疗区域的地图上画出从一个房间到另一个房间的路径。这样的练习在家庭环境中非常有效。最初，治疗师需要帮助患者在每次转身时确定正确方向，在此过程中，逐渐减少提示。然后，患者在短暂浏览地图后尝试从一个房间走到另一个房间。最后，完全不用使用地图。这项治疗只在最有意义的环境中进行治疗，不可能在所有环境中使用。

7. 失认症　失认症通常指无法识别感觉刺激，表现为一种特定的感觉通道障碍，如视觉、听觉或触觉。例如，手指失认、视觉失认、躯体失认、同时失认和触觉失认。这些疾病很少单独出现，关于失认症治疗技术的数据也很少发表。然而，由于失认症定义的原则是一种特定的感觉模式的

损害，治疗通常侧重于教导患者使用完整的感觉方式。如在触觉失认症中（无法通过触摸物体来识别物体）教导患者使用视觉、嗅觉和听觉来识别物体（框 26-8 和框 26-9），有关失认症的评估和干预措施的更多细节，详见第 4 章。

8. 记忆障碍 尽管脑卒中患者的记忆障碍不像闭合性颅脑损伤、痴呆或脑炎患者那样常见，但脑卒中患者信息保留困难依然很常见。

人类记忆由多个不同的系统组成的，这些系统可以支持日常生活活动和参与社区活动[10, 99]，

框 26-8　失认症与日常功能障碍

- 视觉失认
  - 视扫描功能完整但仍无法找到水槽上的剃须刀。只能通过触摸找到剃须刀
- 视空间失认
  - 拿起杯子时对距离判断失误，导致手放到了不恰当的位置（如拿杯子时手离杯子有几厘米远）；身体与衣服定位困难（见第 25 章）
- 触觉失认
  - 有完整的运动功能，但仍难以使用衣服的扣子，同时使用视觉时才能识别口袋中的物品

引自 Árnadó tir G.（1999）. The brain and behavior: assessing cortical dysfunction through activities of daily living. St Louis: Mosby.

框 26-9　更多关于失认症的干预措施

- 视觉失认
  - 通过使用其他感官如触觉信息进行代偿
  - 教导患者对障碍的察觉重点放在造成的后果上，因为视觉失认患者可能会低估障碍造成的后果[92]
  - 通过运动觉和视觉信息相结合的方式教给患者对图形和形状的识别[103]
  - 教导患者用眼睛和手指进行描画，如描画字母以提高识别能力[103]
  - 对于移动物体或相对无法识别的移动物体，移动头部并跟踪轮廓可有助于识别[61]。在观察物体时鼓励头部运动，并鼓励观察与深度提示有关的物品[28, 107]
  - 教导患者使用空间和位置线索来识别物体、人等。例如整理卧室或教室将所需物品放到特定的空间位置，将校服放在梳妆台的右边，休闲服放在梳妆台的左边[92]。利用相关和关键的特征知识来识别物品（如颜色或形状）[92]。例如在冰箱里寻找瑞士奶酪时，重点关注颜色（白色）和形状（立方体形状），以减少必须检查的物体数量
  - 教会患者使用逐个特征分析将零散特征重建的方法[92]
  - 教会患者依靠言语记忆和推理来将零碎的视觉信息整合为一个整体。例如 "这是一个人，不，这是一件衣服，它很短，它肯定是一件衬衫"[92]
  - 在物体上或环境中使用颜色提示、标签或纹理（如在电话听筒上贴上魔术贴或在门把手上贴上红色胶带）[25, 65]
  - 鼓励患者在说出物体名称之前先用公认的语言表达出物体的视觉特征[27]
  - 练习识别实物及线条图。实物比图片更容易识别。重点关注深度提示、表面纹理和颜色[107]。真实物体可以根据表面细节（不同的亮度和纹理）、色泽提供更多信息[28]
  - 使用沙发等地标进行路线查找[65]
  - 利用他人的提示来帮助制订策略。例如吃饭时不能找到餐具，那么观察其他人如何用餐可以帮助患者找到这些物品[65]
- 失读症
  - 通过字母追踪来阅读[25]
  - 在手掌上描画字母
  - 使用有磁带的书籍
  - 使用将文字转换成语音的软件，如 Kurzweil1000 或 RealSpeak
- 纯词聋
  - 教导患者联系上下文线索、观察语调、手势和面部表情[25]
  - 使用书面说明和信息
- 面容失认
  - 使用步态线索来识别他人（如步速、鞋子的声音）[92]
  - 使用声音来识别[14, 92]
  - 使用服装、声音或提示来识别[14]。使用定位的线索（如在教室里 Ann 坐在我的后面，John 坐在我的右边）[92]
  - 突出与众不同的特征，如眼睛的颜色、瘢痕或胡须[25]
- 继发于失认症及相关障碍的地形定向障碍
  - 教导患者在家庭环境中始终从同一地点开始行走，如前门[25]
  - 注重对以前家庭的记忆，以利用肢体感觉和前庭觉进行定向或学习
  - 在房间钥匙上使用颜色标记（如有蓝色圆圈的钥匙是我房间的钥匙）
  - 教导患者使用运动觉的记忆来寻找路线，如转弯或台阶的数量[92]
- 触觉失认和（或）实体觉缺失
  - 通过触觉信息识别简单的形状，之后练习识别二维和三维的物体，因为识别结果可能并不一致[87]
  - 使用触觉和视觉相结合的识别方法

引自 Gillen G.(2009). Cognitive and perceptual rehabilitation: optimizing function, St. Louis: Mosby/Elsevier.

如记住重要人的生日、吃药、喂狗、如何打字、度假期间发生的事件等。即使"简单"的记忆任务也需要多个记忆系统的完整参与，包括对事实和事件及步骤的了解、对未来意图的记忆。显然，记忆是促进独立生活的关键认知支持。

记忆的步骤或阶段已经进行了充分的记录[10, 99]（表 26–8）。这些阶段包括注意 – 编码 – 储存 – 提取。下文已经记录了各种记忆障碍及每种障碍对日常生活功能产生的不同影响（表 26–9）。

针对记忆障碍患者的干预措施可以归类为恢复性方法(以改善潜在的记忆障碍)和策略训练(使用电子及非电子记忆辅助工具或技术)。改善记忆障碍的技术（如记忆训练）在推广到有意义的日常活动方面一直没有成功。这个技术可以在实验室记忆测验中检测到改善，但在日常功能或主观记忆的评估中没有相应的变化。

正如后面讨论的那样，改善记忆障碍最有效的干预措施也部分依赖代偿技术。在使用代偿性方法时，选择正确的代偿系统至关重要。Kime 建议进行包括以下内容的全面评估[63]。

- 受伤的严重程度。
- 记忆障碍的严重程度。
- 包括肢体障碍、语言障碍和其他认知障碍在内的合并症。
- 社会支持。
- 患者需求（如患者需要将代偿系统用于工作或家庭管理）。

(1) 记忆性笔记本和日记本：Sohlberg 和 Mateer 发布了系统、结构化的训练程序，用于指导患有严重记忆障碍患者独立使用代偿性记忆笔记本[99]。训练程序结合了学习理论和程序记忆技能，这种记忆技巧在许多患者甚至是严重记忆障碍患者身上都可能被保留下来。他们的论文描述了功能性记忆笔记本的组成部分，此外，还解释了使用笔记本的三阶段方法。

- 习得阶段学习如何使用它。
- 应用阶段学习使用的时间和地点。
- 适应阶段学习如何更新内容并在新的情况下使用它。

Sohlberg 和 Mateer 强调成功的使用记忆笔记本需要时间，要求所有的工作人员和家庭成员都要接受使用该记忆笔记本的培训，患者必须随时携带笔记本，而且要求笔记本要以患者的功能为基础进行个体化使用[99]。他们通过案例研究记录了记忆笔记本训练方法的有效性，尽管患者持续存在记忆障碍，但该干预措施被成功应用于改善患者的日常生活和就业。

Donaghy 和 Williams 建议日记本或笔记本中左右两页对应一天的内容[35]，目的是帮助患者安排未来要做的事情，并且记录过去已经完成的活动。在每一对页面中，左边的页面要包含两栏，一栏是当天的时间表，另一栏是待办事项。右边的页面包含记录事项。后面"上周"部分则储存了以前的记忆。全年的日历可以用来记录约会。

表 26–8　记忆过程

记忆过程	描　述	功能区的神经解剖
注意	一个人获得和使用传入信息的过程，包括警觉性、唤醒和各种注意过程，如选择性注意	• 脑干 • 丘脑结构 • 额叶
编码	记忆是如何形成的。记忆的初始阶段，分析要记住的材料（信息的视觉与语言特征），为了正确的储存信息，需要对信息进行准确的分析	• 丘脑背内侧 • 额叶 • 语言系统（如 Wernicke 区） • 视觉系统（如视觉关联区）
储存	• 如何保留记忆 • 将暂时性记忆信息以一种形式或某个位置的方式转移到大脑中，以便于永久保留 / 获取	• 海马 • 双侧颞叶内侧
提取	• 如何唤起记忆 • 寻找或激活现有的记忆储存痕迹	额叶

引自 Sohlberg MM, Mateer CA: Memory theory applied to intervention. In Sohlberg MM, Mateer CA, editors: *Cognitive rehabilitation: an integrative neuropsychological approach*, New York, 2001, Guilford Press.

表 26–9　与记忆障碍有关的术语

术　语	定　义	日常行为的实例
顺行性遗忘	在新的学习中出现障碍；无法回忆获得脑损伤后所学的信息；脑损伤后无法形成新的记忆	不能回忆起建筑的名称、容易迷路、继发地形定向障碍，不能回忆起当天早上治疗时发生的事情，难以学习适应性策略来弥补记忆障碍
逆行性遗忘	难以回忆起生病前形成并储存的记忆；旧的记忆损失更加严重	无法记住自传性信息（地址、社会保险号码、出生顺序），无法记住历史事件（战争、总统选举、科学突破）和（或）个人经历的事件（婚礼、假期）
短时记忆	在有限的时间内储存有限的信息	难以记住相关设备有关的说明，无法记住在晚宴上被介绍的某人的名字，无法记住餐馆里的"今日特价"菜
工作记忆	与短期记忆有关，指主动加工存储短期信息的能力	在玩棋盘游戏时无法记住和使用游戏规则，在平衡支票簿时无法在头脑中进行计算，难以记住和调整食谱
长时记忆	永久存储信息且储存容量无限的能力	包括知识、事件、事实的陈述性记忆或非陈述性记忆（与技能和习惯有关的记忆）
非陈述性 / 内隐性 / 程序性记忆	知道如何执行一项技能，保留以前学到的技能并学习新技能，是长时记忆的一种形式	开车、参加体育运动、手工艺活动，学习使用适应日常生活活动的设备或轮椅
陈述性 / 外显性记忆	了解学到的东西后，口头检索如事实之类的知识库，并记住日常事件；包括事件和语义信息，长时记忆的一种（见下文）	见事件记忆和语义记忆部分
情景记忆	对具体事件的自传性记忆。个人经历的事件；陈述性长时记忆的一种形式	记住当天的活动、早餐吃的东西、工作中发生的事情、训练课程的内容
语义记忆	对于一般世界、事实、语言技巧和词汇的了解（受伤后功能可能保留），陈述性长时记忆的一种	记住节日的日期、总统的名字、世界事件的日期
外显记忆	包括来自外部世界发生事件的记忆；信息是关于发生在特定时间和地点的特定事件	记忆地方、名字及各种词汇；见陈述性记忆
内隐记忆	不需要有意识地检索过去；技能在行为表现中表达出来，而个人并不知道自己拥有这种知识；由执行事件和任务，或产生特定类型的反应所必需的记忆成分组成	对技能、习惯和潜意识过程的记忆；见非陈述性记忆
前瞻性记忆	记住未来将要做的事	记住吃药、回电话、买食物、接孩子放学、邮寄账单；重要方面是支持日常生活
元记忆	对自己记忆能力的察觉	知道什么时候需要代偿记忆能力（列一个事物清单、购物清单、写下一个新的电话号码或驾驶路线）；认识到记忆中发生的错误

引自 Baddeley AD: The psychology of memory.InBaddeleyAD, Kopelman MD, Wilson BA, editors: *The essential handbook of memory disorders for clinicians*, Hoboken, NJ, 2004, John Wiley; Bauer RM, Grande L, Valenstein E: Amnesic disorders. In Heilman KM, Valenstein E, editors: *Clinical neuropsychology*, ed 4, New York, 2003, Oxford University Press; Markowitsch HJ: Cognitive neuroscience of memory. *Neurocase* 4(6): 429–435, 1998; and Sohlberg MM, Mateer CA: Memory theory applied to intervention. In Sohlberg MM, Mateer CA, editors: *Cognitive rehabilitation*: *an integrative neuropsychological approach*, New York, 2001, Guilford Press.

他们公布了训练方案和两个案例研究来讲述笔记本的使用[35]。

(2) 无错性学习：无错性学习是一种与试错学习、有错学习不同的学习策略。使用无错性学习方法进行干预是基于学习能力的差异。记忆障碍患者通常更容易记住自己的错误行动结果，而不是用明确的方法（如治疗师的提示）来纠正自己错误行为。患者可能会记住他们的错误，但是不记得去纠正。在无错性学习中，一个人通过说或做来学习某件事，而不是由其他人告诉或展示给他怎么做。此外，患者没有机会犯错（即没有错误可以被记住）。减少或防止不正确或不适当反应有利于记忆。这种技术很简单，学习过程中通过治疗师肢体和语言的帮助或提示来减少犯错，减少尝试和错误地使用，并避免犯错。

Evans 及其同事在 3 个研究阶段中提出了 9 个实验，检验了以下假设：后天脑损伤所致记忆障碍患者，无错性学习法会比试错性学习方法效果更好[40]。无错性学习法包含以下内容。

• 立即提供正确的答案。如向患者展示一张陌生面孔的照片时，治疗师会提问："这个人的名字是什么？他的名字 M 开头，他的名字是 Michael。"作者发现，相比试错性学习来记住名字，这项技术对通过提示首字母来回忆记住的名字更有益处。

• 逆向提示：在多个步骤的任务中使用，治疗师展示或提示任务的所有步骤。在下一次试验中，演示或提示除最后一个步骤以外的其他步骤，并且患者也必须演示该步骤。在每次尝试之后，随着技能不断进步，都会减少提示，直到所有的步骤都学会为止。与试错性学习相比，这项技术对通过提示首字母来回忆记住的名字很有益处。

• 正向提示：在多个步骤的任务中使用，治疗师在第一次试验中提示或示范第一个步骤，在第二次试验中提示或示范前两个步骤，一直持续到整个程序被记住为止。

• 想象与无错学习相结合：让患者在面部特征的基础上创造一个心理图像，教给患者记住面孔和名字之间的关联，如这个人头发上的波浪看起来像一个 W，他的名字是 Walter。使用这种技术可以提高对名字的自由回忆。

研究结果无错性学习法对于检索内隐记忆的任务和情况有益（如使用提示首字母的方法记住一个名字），而对需要明确回忆相关关系新的任务（如学习路线或电子编程）则没有帮助。与那些记忆障碍较轻的患者相比，记忆障碍较严重的患者从无错性学习方法中获得的收益更大，但作者提示这可能只适用于学习和回忆之间的间隔相对较短时间的情况。

(3) 辅助技术：研究证明使用简单的辅助技术可以成功弥补记忆障碍并改善日常功能（框 26–10）。对记忆障碍患者进行干预也必须考虑患者的社交网络。将重要的人纳入干预措施可能是确保成功的关键因素（框 26–11）。

框 26–10　记忆障碍患者的辅助技术

• 掌上电脑
• 传呼系统
• 录音机
• 个人资料辅助记录
• 闹钟手表
• 智能手机
• 电子药盒
• 可以定时的微波炉
• 可改造的电炉，一定时间后或热量过高时自动关闭的电炉
• 带有编程记忆系统按钮的电话（按钮上贴上一张照片）
• 带有经过按键编程的手机，按键后可以说出被呼叫者的姓名
• 带有定位系统的钥匙
• 早晨护理时用有提示行为顺序的录音机，如晨间护理

引自 Gillen G. (2009). Cognitive and perceptual rehabilitation: optimizing function, St. Louis: Mosby/Elsevier.

框 26–11　与记忆障碍患者共同生活人员的生活策略

• 要先了解大多情况下这种（记忆）损害可能是不可逆的
• 要非常熟悉代偿性记忆策略的具体类型
• 尽可能坚持同一习惯和惯例保持日常日程表的一致性
• 减少生活环境中的杂物和保持生活区的有序性来简化生活环境
• 减少过多的环境刺激
• 通过整理日历、时钟和张贴在房子周围的提醒信息来提示患者
• 主动辨别潜在的安全问题
• 与患者对话时使用简短而直接的句子
• 确保最重要的信息在句子的开头
• 突出、提示并强调交流的关键方面（即重复、突出重点）
• 避免依赖记忆的对话（即保持当下的对话）
• 要和患者重复对话
• 总结对话内容
• 了解到在很多情况下患者智力保存完好
• 保持"物有所归各尽其用（每样东西都有其位置且都在应在的位置）"
• 使用照片、纪念品和其他适当的物品来帮助回忆
• 了解到疲劳、压力、睡眠障碍和抑郁会加剧记忆障碍
• 保留患者所需备用物品（眼镜、备用钥匙）等
• 帮助患者创建待办事项清单，提醒家属在任务完成后勾选或突出显示该项目
• 给物品、抽屉和架子贴上标签

---

9. 注意障碍　注意力是成功执行任务的一个基本要素。完成任务能力差通常被误解为缺乏动力或忽略。准确评估注意力对于使用适当的治疗技术很重要。一种有助于解决注意力问题的方法是改变作业治疗师与患者的交谈方式。目的是将患者的注意力与预期的动作结合起来，指导语应符合行动的逻辑顺序。治疗师不要指示患者"向前快走，"而是说，"先把臀部往前移到椅子的边

缘。"措辞应与执行步骤的顺序相对应，并应让患者能够适应每个步骤。暂停很重要，可以让患者有足够的时间转移注意力并处理信息[26]。

系统的训练（包括对注意力要求逐渐提高的任务[17]）可以改善记忆和增加对任务的注意力，尽管其他研究未能证明对注意力的训练有帮助[109]。

当亲人容易分心或无法专注于某项任务时，家属通常会感到沮丧。须告知家属患者的失常行为不是故意的。教导家庭创造支持性环境的方法很重要（框 26-12）。

框 26-12 注意障碍：临床医生和护理人员的策略

- 避免过度刺激 / 分散注意力的环境
- 在执行任务桌面部要远离视觉干扰物
- 带上耳塞
- 在非高峰时段去购物或去餐厅
- 使用归档系统来加强组织性
- 在抽屉和橱柜上贴上标签
- 减少杂乱的物品和视觉干扰因素
- 使用自我指导的策略
- 使用时间压力管理策略
- 教导患者自我调整的策略
- 控制接收信息的速度
- 执行任务期间的自我管理能力和情绪反应
- 在多任务处理时教导患者控制注意力或分配注意力的能力
- 管理家庭环境以减少听觉和视觉刺激，收音机和电话保持关闭状态、关闭门和窗帘，保持地面、橱柜、壁橱和冰箱整齐有序
- 使用工作清单进行日常工作、自我护理以及工具性日常活动

引自 Cicerone KD: Remediation of "working attention" in mild traumatic brain injury. *Brain Inj* 16 (3): 185–195, 2002; Fasotti L, Kovacs F, Eling Paul ATM et al: Time pressure management as a compensatory strategy training after closed head injury. *Neuropsychol Rehabil* 10 (1)47: 65, 2000; Michel JA, Mateer CA: Attention rehabilitation following stroke and traumatic brain injury, a review. *Eura Medicophys* 42 (1): 59–67, 2006; and Webster JS, Scott RR: The effects of self- instructional training on attentional deficits following head injury. *Clin Neuropsychol* 5 (2): 69–74, 1983.

注意力包含许多不同的领域，如警觉性、选择性注意、持续性注意和注意分配或注意转移。治疗师必须对患者每个注意领域的技能进行单独训练，并且训练后不能期待这个注意领域的训练效果可以泛化到另一个领域[70]（表 26-10），关于注意力的评估和干预措施的介绍，详见第 5 章。

（1）选择性注意障碍：注意力集中在相关的刺激，同时筛选出不相关刺激的能力称为选择性注意。训练患者对环境线索作出反应并忽略其他干扰信息，可以提高选择性注意力。如治疗师可以要求患者按照录音的指示打扫卫生（如需要执行更复杂的任务，则可以要求患者准备膳食）。患者能够成功地完成任务后，可以逐一增加干扰注意力的因素，如收音机或电视机。

（2）持续注意障碍：持续注意是指在一段时期内保持注意的能力，选择持续时间较长且会分散注意力的活动，逐渐增加活动对注意力的要求，可以提高注意集中能力。如在没有镜子安静的浴室里，梳理头发可能需要 30s 以内的时间集中注意力来完成（几乎没有内在的干扰因素），当患者成功地完成这类任务时，治疗师应选择更加需要注意细节并具有干扰因素的活动（如播放收音机的背景下进行剃须任务）。有些理论支持注意力的特定训练以提高警觉性和持续注意力，但没有证据表明注意力训练会影响功能性活动[70]。

（3）注意转移障碍 注意转移是指将注意力从一个刺激物转移到另一个刺激物的能力。对于脑损伤患者，治疗师应计划从简单到复杂的分级活动，最初要求患者将注意力从一个刺激转移到另一个刺激，如简单的活动，其中包括参与陶瓷绘画项目（将注意力在颜料与陶瓷花瓶之间交替转移）。更复杂的任务是让患者看电视新闻的同时执行穿衣任务，任务完成后让患者重复重要的日常事件信息。最初，患者执行只需在两个焦点之间转移注意力的任务。当患者成功完成这些任务时，应使用包括更多注意力转移的活动（如备餐任务中，注意力必须在计划、遵循指示、寻找用品、监测其他食物、时间和地点设置之间交替进行）。

10. **思维固化** 思维固化的特征是使用僵化的思维方式，很难将信息从一种情况概括到另一种情况，并严重依赖现有的感知信息。

抽象能力障碍的患者通常缺乏识别和学习特定任务所需的认知和感知能力。因此，他们可能只从学习的（非通用的）技能中获益，并且只能在与所学技能相似的任务中有训练效果[74]。框 26-13 提供了有关家庭成员的建议，以便提高患者的沟通能力和任务执行能力。

表 26-10　与注意障碍有关的术语

注意成分	定　义	功能示例
注意力	大脑自动控制加工系统，能够短暂或持续地选择和操纵感官信息和储存的信息	注意力的特定组成部分的例子详见下文
警觉性	对于感官刺激的反应状态或兴奋性，取决于广泛分布的神经网络，包括前额区和神经递质系统	• 在执行任务期间，对传入的视觉、听觉或触觉线索的反应能力下降 • 需要有害的或极端的感觉刺激（如在脸上敷冷毛巾）来引起行为反应 • 注意的特定组成部分的例子详见下文
选择注意	• 在存在无关刺激的情况下，参与处理和过滤相关信息的注意力类型[52]；人们可以在忽略干扰因素的情况下搜索和关注特定信息的能力 • 由于选择性注意在将信息编码到记忆中、工作记忆中保留和处理信息及成功执行目标导向的行为至关重要，因此选择性注意障碍可能会导致脑损伤患者许多认知障碍 • 此技能与前额叶和下方的前扣带区域有关	• 在聚会中注意谈话内容 • 在有交通和儿童玩耍喧闹声的环境中学习 • 在拥挤的诊所中听从治疗师的指示和提示 • 有孩子们看电视的背景下做晚饭 • 在休息期间参加棋盘游戏
持续注意（警觉）	• 用于支持需要警觉性的任务及长期保持注意力的能力，持续注意功能受损与错误察觉及工作记忆的保存和处理信息有关 • 这种功能通常是用花费在任务上的时间来衡量的 • 在成年人中，这种注意力的成分与右侧前额叶及白质损害有关	• 能够注意到长时间的谈话、指示、课堂教学、电视节目或电影 • 能够下一盘棋 • 平衡支票簿 • 照看自己在操场上玩耍的孩子
注意转移或交替注意	将注意力从一个概念切换到另一个概念的能力。与认知的灵活性有关；以灵活或适应性的方式改变注意力的能力；在具有不同认知要求的任务之间转移注意力的能力；与前额叶皮质及顶叶后叶、丘脑和中脑的功能有关	• 写论文的时候朋友来到你的房间，讨论一个完全不同的话题，对话结束后你可以回到打字的状态 • 做饭的时候，去照顾一个哭泣的孩子，然后再回来做饭 • 医院部门的文员在查找医疗系统里的挂号单，以及在接听电话和写下电话消息之间转换
分配性注意	在双任务或多重任务之间分配注意力；双任务或多重任务；同时关注两个相互竞争刺激的能力，当有限的注意力资源被分配给两个刺激来源时，就会出现注意分配障碍	• 同时做吐司和茶 • 在开车的时候打电话 • 在打牌的时候讨论当天发生的事件
注意力分散	选择性注意障碍，当人们试图集中精力执行特定任务时，无法排除环境中或内部刺激的干扰；前额叶特别是背外侧皮质损伤的一种症状	• 上课做笔记时，走廊上的噪音会分散你的注意力 • 在治疗过程中，由于看别人的治疗而分心导致无法参加治疗
依赖现场的行为	被无关紧要的刺激分散注意力并会采取行动，这种刺激干扰了目标活动的执行，并取代了本应导向的目标行动，其中包括注意力和毅力两个部分	当进行口腔护理时，会因为看到电灯开关而分心；然后会关灯同时停止口腔护理活动（即与手头任务无关的活动）

框 26-13　认知灵活性欠佳：给家庭成员的小贴士

• 陈述和问题尽可能简单
• 患者可能难以理解治疗或疗程的长期效果，用更容易实现的较小目标来解释这些目标
• 将任务进行结构化设计，使其成为一系列的相关任务

---

11. 执行功能障碍　执行功能是指一个复杂的认知过程，这个过程需要协调多个子过程才能实现一个特定的目标[39]。定义为"各种过程协调运作，以一种灵活的方式完成一个特定的目标"[45]或"使一个人能够成功地从事独立的、有目的的、自我服务行为的功能"[67]。这些高级思维能力使人能够适应新的情况并实现目标，其中包括多种特定的功能，如决策、解决问题、制订计划、任务转换、根据新的信息修改行为、自我纠正、产生策略、制订目标及对复杂的动作进行规划[13, 67]。执行功能对参与日常生活活动和社区活动，在新的、非常规的、复杂的和非结构化的情况下最为

重要[67]（表 26-11）。脑卒中患者缺少针对这些问题的干预方法。相关信息总结在框 26-14 和框 26-15。Winkens 和他的同事们（2009 年）发现使用时间压力管理（Time Pressure Management，TPM）可以提高神经反应迟钝的脑卒中患者日常任务的执行速度[123]。在 TPM 治疗中，治疗师向患者讲授代偿性认知策略，用来预防或处理紧急事件。经过 5~10 周共 10h 的治疗后，TPM 组在策略使用上有显著增加，而普通护理组则表现出下降。用于预防或管理时间压力的具体策略如下。

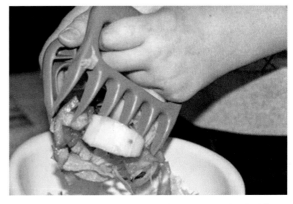

▲ 图 26-7　准备一份沙拉：认知加工参与的过程

表 26-11　与日常生活有关的执行功能示例：
准备沙拉（图 26-7）

执行功能	相关任务
启动	不过度依赖提示，在适当的时候开始执行任务
组织	整理工作空间并有效地执行任务（如在同一时间从冰箱中收集必要的蔬菜）
规划	对任务的步骤进行适当的规划（如收集工具和蔬菜、清洗蔬菜、切碎、在碗中加入调味品并混合）
问题解决	解决刀子太钝而无法切片的问题

框 26-14　执行功能障碍患者的干预措施

- 调整环境：如控制背景、调整环境中干扰物的数量，组织规划工作和生活空间，以及确保工作、娱乐和休息的平衡
- 代偿性策略：使用外部提示设备，如清单、电子传呼机、提醒系统、组织规划系统
- 特定任务训练：训练特定的技能和程序，其中包括修改任务
- 元认知训练策略：通过提高自我意识和对调节过程的控制来促进功能的改变，其中包括自我指导策略、教导患者解决问题的方法和目标管理的培训

引自 Cicerone KD, Giacino JT: Remediation of executive function deficits after traumatic brain injury. *NeuroRehabilitation* 2 (3): 12–22, 1992; Sohlberg MM, Mateer CA: Management of dysexecutive symptoms. In Sohlberg MM, Mateer CA, editors: *Cognitive rehabilitation: an integrative neuropsychological approach*, New York, 2001, Guilford Press; and Worthington A: Rehabilitation of executive deficits: the effect on disability. In Halligan PW, Wade, DT, editors: *Effectiveness of rehabilitation for cognitive deficits*, Oxford, 2005, Oxford University Press.

- 增强对错误和低效表现的自我意识能力。
- 自我指导训练。
- 优化计划和组织。

框 26-15　执行功能障碍的进一步策略

- 整理生活和工作空间
  - 整理抽屉、柜子并贴上标签
  - 分类整理厨房的橱柜和冰箱中的架子（如按膳食、食物的类别、共同使用的物品分类）
  - 用纸进行记录，如目录、日历和约会簿
  - 对工作和家庭任务进行颜色编码或使用内 / 外盘系统（蓝点表示需要优先处理的工作，如要支付的账单，或内盘文件可以在下周审查）
  - 使用组织软件如个人数据助理、闹钟、便携式处理器和个人信息管理软件（包括电子邮件、日历、任务和联系人管理系统、笔记和日记）
  - 在适当的位置张贴常规任务和典型规划任务的清单（如在浴室镜子上贴早晨的 ADL 程序，在床头柜上贴锁门夜间任务和做午餐等任务，在电脑屏幕上贴检查电子邮件和电话信息等工作任务）
  - 烹饪时使用计时器
- 减少环境的干扰
  - 保持房门关闭
  - 适当的时候使用"请勿打扰"的标志
  - 关闭广播和电视
  - 拉上窗帘
  - 保持工作场所（办公桌、厨房台面和咖啡桌）没有杂物
  - 使用电话接听系统
  - 使用邮件系统
- 计划和组织一天的工作
  - 避免处理多重任务
  - 建立结构化的家庭常规日程（如每天晚上 7 点钟吃晚饭，周六上午洗衣服）
  - 避免多个人同时讲话的情况
  - 使用清晰和简明的指示语
  - 放松休息一整天
  - 一天中建立多个"检查工作进度"的节点（勾选已完成的任务，检查是否仍有需要完成的任务）

引自 Cicerone KD, Giacino JT: Remediation of executive function deficits after traumatic brain injury. *NeuroRehabilitation* 2(3): 12–22, 1992; Sohlberg MM, Mateer CA: Management of dysexecutive symptoms. In Sohlberg MM, Mateer CA, editors: *Cognitive rehabilitation: an integrative neuropsychological approach*, New York, 2001, Guilford Press; and Worthington A: Rehabilitation of executive deficits: the effect on disability. In Halligan PW, Wade, DT, editors: *Effectiveness of rehabilitation for cognitive deficits*, Oxford, 2005, Oxford University Press.

- 演练任务要求。
- 调整任务环境。
- 使用"给自己足够时间"的总体策略。

Rand 等（2009 年）发现对于有多重任务障碍的患者来说，使用 VMall（一种虚拟超市）的潜力很大，VMall 是使用视频捕获虚拟现实系统的虚拟超市[86]。患者的实时图像显示在虚拟超市的环境中，并且能够与虚拟物品进行互动，练习涉及多重任务的功能性购物任务。在这项前后对比设计研究中，4 名患者 3 周内接受了 10h 的治疗后，在虚拟多重任务测试和多任务测试－医院版上有所改善。

Rand 等（2010 年）研究了运动和娱乐项目对改善社区居住的慢性脑卒中患者执行和记忆功能的有效性[85]。11 名患者接受每周 2 次共 6 个月的课程，其中包括 1h 的运动课程和 1h 的娱乐课程。运动课程由健身教练带领，包括拉伸、平衡和特定任务练习。娱乐课程由娱乐项目人员带领，其中包括社交活动、游戏、艺术和烹饪。3 个月后患者在"边走边说"及 Rey 听觉语言学习测验（Rey Auditory Verbal Learning Test，RAVLT）的评估中有明显的提高。"边走边说"任务是一项模拟的双重任务活动，用于测量认知的灵活性和注意力分配程度，RAVLT 可以用来测量学习能力、延迟回忆和长期记忆。

最近一项综述研究表明对于执行功能障碍的脑卒中患者，为改善其作业表现而进行干预的证据十分有限[47]。关于执行功能障碍评估和干预的信息详见第 7 章。

十二、目标

适当记录 OT 评估和治疗信息的能力较以往更加重要。保险业根据提供的文件信息对 OT 服务进行报销，为患者设定目标获得保险公司对护理计划的支持至关重要。功能性的治疗结果已获得越来越多的支持，在许多情况下患者会要求保险公司报销。因此，目标应该是有意义和可持续的，治疗师应该给予重视，并且必须在临床环境外评估患者。示例如下。

- 在 3 次试验中，患者在两个口头提示以内全部正确完成穿裤子的任务。

- 在 3 次试验中，密切监督下，患者全部使用抓杆或其他物体来保证穿衣任务的稳定性和安全性。
- 在 3 次试验中，患者均可以适当且独立地使用药盒来安排自己用药。
- 在 3 次实验中，患者两次需最少帮助，可以根据食谱准备购物清单。
- 在 3 次实验中，患者无须口头提示均可以独立使用 75% 的物品，并吃下中线左侧的 75% 的食物。
- 在密切监督下准备一份简单、熟悉的食物，并在 5 次实验中能有 3 次认出 80% 的错误。
- 在 3 次试验中，患者有 2 次在无帮助时使用适当的物品来打扫卫生。
- 在 3 次实验中，患者均可以在远程监督下，注意并执行音频提示修饰任务的所有步骤。
- 在 5 次试验中，患者 3 次可在监督下计划并参加每周 1 次的社区活动。

十三、个案研究

1. 病例 1：脑卒中后的神经行为障碍 G.W. 是一位 49 岁的男子，在监狱担任保安时发生了大面积的右侧中动脉脑卒中。住院 7 天后在门诊接受了 OT 训练。神经行为学障碍表现为严重的左侧空间和躯体忽略、失认症和空间关系障碍及偏瘫，他除了吃饭（吃饭需要适度的帮助）外，在活动和所有 ADL 方面完全依赖他人。

治疗计划侧重于建立功能性活动，如进食、修饰、卫生和穿衣。治疗师 G.W. 用视觉来扫描左侧的空间寻找所需的物品，或使用双臂来练习身体左侧的使用（通过引导技术实现的，因为左臂没有主动运动）。训练期间用逐渐减少的口头提示学使患者在执行功能性任务时，注意自己身体和空间的左侧。治疗中最大的障碍是他坚定地否认他的左臂和左腿是属于他自己的（称为失认症），后来这种否认逐渐减少且 4 周后不再出现。

匹配颜色标记等技术在治疗空间障碍方面成功率很低，但适应性设备如弹性鞋带（防止需要在空间上执行单手系鞋带）及代偿性策略（如放慢动作并在伸手时将手放在有支撑的表面上）都非常成功地提高了日常任务的独立性。

随着他对自己残疾察觉能力的提高，治疗师强调使用察觉提问的方法。G.W. 最初在每项任务之后（然后是之前）接受提问。后来他学会了问自己一些问题，如"我在开始之前要做什么？""我看到了我需要的一切吗？""有什么东西我忘了吗？""我注意到我的左侧了吗？"察觉提问法是提高独立完成自我护理能力，并在没有帮助的情况下完成 IADL 的最成功辅助技术。他一开始与母亲和兄弟住在一起，后来他又回到了自己的公寓独立生活。出院时他正与职业康复服务机构合作探索就业选择。

2. 病例 2：家庭在改善脑卒中后神经行为障碍中的作用　M.A. 是一位 82 岁的老人，80 岁时患有左侧大脑半球脑卒中，随后因周围血管病行右侧膝上截肢手术。M.A. 在一个专业护理机构开始了 OT 治疗。评估发现他的神经行为学障碍包括完全性失语、运动和意识障碍及严重的注意障碍。他所有活动和 ADL 功能包括吃饭全部依赖他人帮助。家人很支持他，每天午餐和晚餐时间都会去探望他。大部分 OT 训练时间都集中在患者、家属和工作人员的教育上。教导他的家庭使用引导技术，在进食及修饰和卫生工作中实施这些技术。家庭和工作人员被教导如何使用触觉和视觉提示、如何使用引导技术促进交流、如何减少环境的刺激和干扰、如何与 M.A. 接触以帮助他完成任务的方法。他对引导技术的反应良好，通过引导，他在启动任务后，只需要偶尔的触觉提示就可以在低刺激的环境下进食、梳头和洗脸。OT 治疗持续了 7 周（因为 M.A. 要接受关节挛缩的治疗），最终他从护理机构出院，回到家中由他的家人照料。

致谢

感谢 Kerry Brockmann Rubio 对本章过去版本的贡献。

复习题

1. 综合的功能疗法与传统的功能疗法有何不同？为什么推荐使用这种方法来解决认知障碍和知觉障碍？
2. 梳头任务有哪些神经行为学参与？这项任务如何用于治疗运动障碍？
3. 护理人员如何进行环境改造以帮助认知障碍或知觉障碍患者？
4. 有哪 2 种干预措施可用于提高单侧忽略、失用症、记忆障碍患者的功能？

第 27 章　座椅和轮椅移动处方

Seating and Wheeled Mobility Prescription

Mary Shea-Stifel　Christine M. Nugent　**著**

方伯言　靳昭辉　王艺璇　**译**

关键词

- 患者教育
- 畸形
- 功能性移动
- 功能性体位
- 垫子的评估
- 压力分布
- 产品试验
- 坐姿
- 座椅系统
- 对称性姿势
- 对线
- 小组工作法
- 轮椅

学习目标

通过学习本章内容，读者将能够完成以下内容。

- 了解座椅系统和可移动底座的评价过程。
- 明确区分坐位休息与坐位下活动之间的差异。
- 执行治疗计划，并确定使用移动设备及座位和定位系统的目的。
- 鉴别不同移动底座和座位系统组件的优缺点。
- 了解座位系统设置（设计）对治疗目标的持续影响。
- 认识在整个评估和适配/交付过程中小组工作的重要性。

- 理解对推荐的坐垫系统和移动装置进行适配和培训的重要性。

美国脑卒中协会的统计数据表明，在美国，脑卒中是导致残疾的主要原因[18]。尽管在康复和治疗方法方面取得了很大进展，但是许多患者仍然存在移乘障碍，影响日常生活活动。合适的座椅系统和可移动底座对于最大限度地发挥患者的潜能，达到在日常生活中最大程度的独立性和安全性是至关重要的。因此，对治疗师来讲，掌握这些辅助技术的知识是非常重要的。这些辅助技术涉及广泛，其中包括座椅和轮椅（手动和电动轮椅）、日常生活电子辅助设备（以前称为环境控制单元）、计算机通路（包括工作站设置）及增强和替代通信设备。

本章在概论的基础上，重点介绍了座椅设计和体位摆放的基本原则、评估过程、适配/交付和培训过程，以及各种座椅系统产品和移动设备的特点。虽然这些座椅和轮椅转移程序的重点内容是针对脑卒中患者的，但其中许多原则同样适用于所有功能障碍和残疾患者。

本章中，"顾客"和"残疾人"这两个词是可以互换的，这些词汇通常表达的意思是一致的。

轮椅和座位系统的设计加工是一个多方协作的系统性工程，从与顾客会面开始，一直到推荐轮椅和座椅系统的适配、培训和相关的后续工作结束。在整个过程中，团队工作模式对于确保安全和满足顾客需求至关重要。理想的轮椅和座椅系统工作小组包括患者、医生、作业和（或）物理治疗师、言语病理学家（视需要而定）、护理人员和（或）其他重要的人，以及辅助技术支持人员。顾客是轮椅和座椅系统中的核心人物，顾客的目标是最需要优先考虑的内容。

如果顾客能够表达他们的需求，并具有参与决策的认知功能，那么治疗师的作用是通过教育鼓励他/她更积极地参与到决策过程中来。如果顾客的认知功能受损，影响到决策的实施，他们仍然是这个过程的核心，并且需要对护理者的观点、需求和目标给予更多的关注。

在过去的 45 年中，卫生保健行业发生了巨大变化。这些变化主要发生在环境层面，其中包括社会对残疾人的态度和期望、康复服务的提供、耐用医疗设备的生产、赔付政策；还有系统性改变，其中包括组织、控制和监督辅助技术服务的权威和机构的发展。轮椅行业的进步明显，其中包括更多地重视顾客在卫生保健方面的主动性，提高了活动能力和功能恢复的预期，尽量减少畸形和继发性并发症，强化对试验设备的物理评估，以及重视治疗师（他们在座椅系统和移动设备评估方面具有广泛知识储备）的意见和供应商的资格认证。

一、残疾人的社会关注和期望

过去 45 年来，残疾人一直在为自己的需求和权利进行呼吁，并促成几项法律成功通过。美国残疾人法案在国际功能、残疾和健康分类中活动与参与的层面[7]为提高残疾人的交通可及性、进入公共场所等方面发挥了重要作用。这种无障碍环境的增加使许多残疾人能够追求其教育、就业和休闲活动的权利，使之成为更积极的、更有生产力的社会成员。这些变化推动了轮椅制造业的发展，并提供给顾客更适宜的设备以满足他们更积极的生活方式。

二、康复服务

康复服务的提供显著改变了在康复中心的住院时间和了解各种轮椅和座椅系统的选择所需的知识。实际上，顾客在使用轮椅并融入出院环境（最好是家庭）之前，已经在康复项目中花费大量的时间来充分发挥其最大潜能并适应其身体变化。今天，受传统保险资金限制的影响，顾客一旦病

情稳定，恢复效果明显，并且有支持系统使其基本 ADL 相对安全，就可以出院。Mountain 和他的同事发现，59% 的脑卒中患者在入院接受康复时"无法行走"，步行功能独立性评分为 1~5 分，在出院时需要使用轮椅[16]。因此，治疗师必须尽早考虑永久性的座椅系统，以确保其促进功能恢复，并最小限度地减少畸形和并发症发生的风险。

许多年前，一种"一刀切"的理论盛行，可供残疾人选择的轮椅和座椅系统的数量种类非常有限。随着制造业的进步，现有许多产品可供选择，以满足不同患者的需求。治疗师的知识面及座椅系统和组件的日益增多，都有助于减少患者畸形、疼痛和其他继发问题的出现。保证患者的合适坐位可以提高其移动能力，改善日常生活活动的安全感，以及促进更健康、更丰富的生活方式。具体的产品选项将在本章后面讨论。

三、耐用医疗器械产品

耐用医疗器械工业（行业）在过去 45 年中迅速发展，满足了残疾人数量的增长及其对产品的多用性、轻便性的需求增长。产品的选择性增加，轻质材料（如铝和钛）的发展已经能够生产大量的现货产品，这些产品有潜力满足各种各样的需求。制造商理解残疾患者需要试用特殊产品，以能满足个体需求。因此，他们经常提供评估设备供顾客试用。

四、赔付政策

为残疾患者提供耐用医疗机械的主要经济来源是保险公司。经济来源往往影响决策的进程。本章主要讨论医疗保险指南性文件，不仅许多私人保险公司要依据这些指南，并且医疗保险对年龄 65 岁以上（也是脑卒中发病率较高的人群）来说，是首要的经济来源。在耐用医疗器械方面，医保有特殊规则和赔付指南。医疗保险最初只提供家用的耐用医疗器械，并且只有在个人收到设备后才会进行赔付。因此，医疗器械供应商需要承担财务风险，即提供了设备而无法获得医疗保险公司赔付的风险。因此，政策与供应商愿意提供的轮椅和座椅系统产品之间存在差异。可以想象，一些供应商不愿意为

需求较多的个人提供更复杂、更昂贵的设备。康复团队必须共同努力，确保每个患者都能获得最佳产品以满足其个性化需要。如果不符合医疗保险指南的要求，患者可以报告当地议会代表，康复团队应考虑其他经济来源。

五、组织体系和政策的变化

在过去的 40 年中，组织体系不断演变，其中包括组织、控制和监督辅助技术服务的权威和机构的不断发展。北美康复工程和辅助技术协会（Rehabilitation Engineering and Assistive Technology Society of North America，RESNA）、康复技术供应商国家注册部（National Registry of Rehabilitation Technology Suppliers，NRRTS）、美国物理医学和康复医学会、物理医学和康复基金会成立并制订了更高的标准，以保证轮椅服务的供应商执行，其中最大的成果就是美国国家标准研究所 /RESNA 轮椅标准（American National Standards Institute/RESNA Wheelchair Standards，ASI/RESNA）。这些标准在轮椅性能和测量结果方面为厂家提供了更好的一致性，被制造商广泛使用，以分类和测试轮椅；也为轮椅团队提供了比较不同制造商的相似产品的能力。

一项重要成就是制订了认证程序。RESNA 为治疗师和供应商颁发辅助技术执业师（assistive technology practitioner，ATP）和辅助技术供应商的证书。NRRTS 授予康复技术供应商认证证书。获得这些证书能够确保治疗团队的专业成员能够了解顾客需求和选择辅助技术产品。在医疗赔付方面也同样需要类似的专业知识；对于更复杂的手动和电动轮椅，医疗保险现在要求 ATP 认证人员参与到决策过程中。

大量不同层次的评价性研究证实了轮椅、座椅系统产品和轮椅服务的有效性。具体的课题研究包括长期使用轮椅问题、轮椅的设计、重复性压力损伤、驱动方式、减压技术、轮椅技能和重返社会等，其中许多研究集中在脊髓损伤的人群上；其实，这些研究结果对所有使用轮椅作为首要移动方式的患者都有重要意义；这些研究结果同样也影响了制造商及轮椅处方的应用趋势，并且这些研究成果继续渗透到更高质量的产品研发

中。所谓高质量的产品就是指那些最大限度地减少患者受伤的危险性，并可以利用移动设备提高效率，以提高社会参与能力的产品。继续推动卫生保健从业人员参与教育、研究和产品开发是至关重要的，以确保所有残疾人都能获得最好的设备，最大限度地提高他们在各种环境中最大程度的独立性和安全性，并最大限度地减少并发症发生的风险。

六、坐姿：身体功能和结构

为评价姿势力线，先要了解身体功能和结构。治疗师应该了解骨骼结构的基本解剖及其相互关系。骨盆是坐位的基底部，了解骨盆的解剖、生物力学特征及其与脊柱和四肢肌肉和筋膜的关系，才能了解下肢位置变化如何影响骨盆，以及脊柱和上肢对线这些问题。

骨盆在矢状面围绕冠状轴做前后移动，在冠状面围绕前后轴做侧向倾斜，在水平面围绕垂直轴做旋转运动。达到骨盆稳定的中立位置才能保证脊柱的最佳力线（图 27-1）。在骨盆中立位置，髂前上棘（anterior superior iliac spine，ASIS）在冠状面处于同一水平，在矢状面髂前上棘略低于髂后上棘（posterior superior iliac spine，PSIS）。当两个坐骨结节负重一致时，骨盆也处于中立位（图 27-2）。找到髂前上棘和髂后上棘，左右髂前上棘可以让治疗师确定骨盆的位置。图 27-3 显示骨盆中立位与下肢、躯干对称的最佳坐姿。

七、不对称骨盆位置的影响因素和常见原因

图 27-4 显示骨盆力线的变化。图 27-4A 表示骨盆侧倾，一侧髂前上棘高于另一侧。此时骨盆倾斜导致坐骨结节承重分布不平衡，并导致 C 形或 S 形脊柱侧弯。这种姿势导致患者在负重的坐骨结节侧发生压疮和肩颈部肌肉不适。这种情况（问题）常见于肌力不对称、肌张力不对称、髋关节活动受限、下肢髋关节屈曲或内 / 外旋转活动受限、中线定位缺陷的患者。

图 27-4B 显示骨盆后倾。当髂前上棘等于或高于髂后上棘时，会发生骨盆后倾。这种异常骨

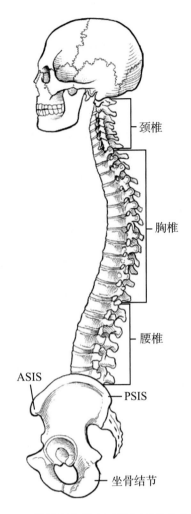

▲ 图 27-1　正常排列和具有正常生理曲度的脊柱和骨盆侧面观

ASIS. 髂前上棘；PSIS. 髂后上棘

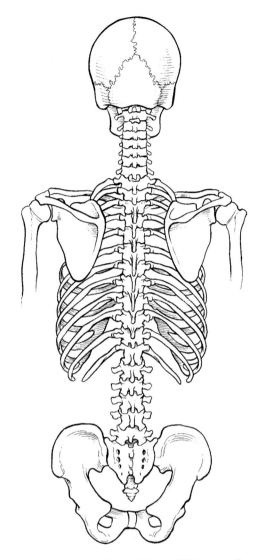

▲ 图 27-2　正常的脊柱和骨盆排列后面观

盆位置导致的姿势被称为脊柱后凸。骨盆后倾合并腰椎和胸椎的后凸导致体重分配不均，骶骨和尾骨压力增加，颈椎代偿性前屈和过伸。这种姿势会导致骶骨和尾骨压疮，颈部和背部疼痛，颈部和肩部活动范围受限，视野缩小。骨盆后倾常见于躯干无力、肌肉不平衡、骨盆活动受限、髋关节活动受限、下肢髋关节屈曲受限和（或）腘绳肌短缩个体。Huang 及其同事报道，这种情况在迟缓性偏瘫患者坐轮椅时更为常见[6]。

八、轮椅及座椅系统的评估

1. 基本原则　虽然在过去的 30 年里，轮椅可及性和技术发生了巨大的变化，但 Judai 的研究[8]提示这一变化仍在继续。Judai 使用辅助设备社会

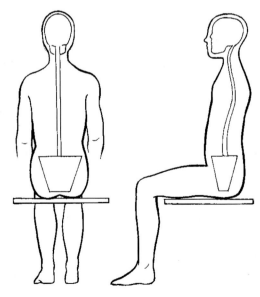

▲ 图 27-3　坐姿中的最佳对线，注意骨盆和脊柱的对称性排列

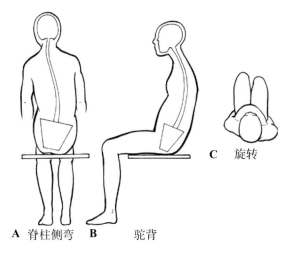

A　脊柱侧弯　B　　　驼背

▲ 图 27-4　脑卒中后的常见姿势

A. 右侧偏瘫患者骨盆侧倾（脊柱侧弯）；B. 骨盆后倾伴脊柱后凸（脊柱后凸）；C. 躯干和骨盆旋转（上面观）

心理影响量表（Psychosocial Impact of Assist Device Scale）评价了脑卒中后 1 个月和 3 个月的患者使用辅助设备对社会心理的影响。对使用轮椅患者的调查结果表明，一些患者的自尊、能力和适应性方面受到消极影响。这提醒我们需要关注与轮椅使用有关的自尊心等社会环境因素。非常重要的是，用积极的态度参与到每个治疗阶段，并教育患者提高舒适度及提高室内外功能独立的潜能是有益的[8]。如果团队有社区资源的工作知识（即支持小组、交通和一般无障碍环境），对于帮助患者制订提高社会参与能力的策略也是很有帮助的。

　　不幸的是，没有具体的公式来帮助选择"正确的"座椅系统和可移动底座。然而，接下来讨论的指导方针，可以帮助团队与患者来选择可移动底座和座椅系统的最佳组合。个人的坐姿需求、偏好和目标、功能性水平、家庭和社区环境及经济状况和交通方式，这几种因素相互作用，综合决定了轮椅和座椅系统的组合。一定要记住，不能使用"一刀切"的方式来确定座椅系统和移动设备的处方。

　　轮椅和座椅系统的评估也是个体化的，要针对每个人的需求进行。获得患者的基本信息之后，治疗师从 ICF 的活动和参与水平开始评估，并进一步评估身体功能和结构。首先，通过深入的全面访谈，全面了解患者的功能目标、所处环境、预期的 ADL 能力，以及自身对轮椅和座位系统了解与认知水平。接下来，治疗师还需评估患者

的身体功能，如肌肉力量、平衡和认知能力。治疗师需评估轮椅垫子，并对患者进行宣教，使用轮椅时需要如何保持姿势，还包括各种座椅和可移动底座的优缺点，座椅产品和移动产品测试方式，以及轮椅和座椅系统产品的特殊性（特点）。尤为重要的是，这个过程需要花费充足的时间进行全面的评估，避免任何不利后果，减少纠错时间[2]。

　　2. 第一步：进行全面会诊　治疗师应带领治疗小组进行一次全面的会诊，其中包括患者的诊断、内科和外科病史、皮肤情况、未来内科和外科考虑、过敏、预防措施、疼痛、经济情况、社会支持网络、夹板或矫形器的使用、过去和目前的功能水平、喜欢和不喜欢现有设备（适用于家庭、工作和社区中的设备）、出行方式（小轿车、厢式货车、出租车或公共汽车），以及患者对新设备或改装设备的预期目标。会诊应包括心理学和生活方式，基本和工具性 ADL 表现包括室内和室外活动，以及转移情况。应进行身体情况筛查，以确定被动和主动的关节活动范围、运动模式、肌力、感觉、耐力、坐位和立位平衡、视觉感知和认知。如果患者有中度至重度口腔运动控制问题，则需要一位语言病理学家参与治疗团队，以确保与患者的沟通，其中包括彻底解决替代和辅助沟通需求（见第 28 章）。

　　如果这是患者的第一把轮椅，通常会提供家居环境评估表，并需要额外的教育以确保顾客和其他重要人员了解环境的相关影响。

　　3. 第二步：进行仰卧位和坐位的垫子评估　垫子评估具有一定的隐私性，对顾客和其他重要的人来说可能会感到压力和困惑。评估包括治疗性的触摸、触觉和关节活动度。垫子评估的结果很重要，能够确定患者端坐位所需的垫子数量、座椅系统的目的和所需的全部设备及明确容纳座椅系统的移动底座的选择。治疗师必须多花时间来说明垫子评估的目的和重要性，以确保每个人"理解你正在做什么，你将如何进行，以及为什么这些信息对最优结果非常重要"[2]。

　　在开始垫子评估之前，治疗师必须了解基本的生物力学和坐姿原理。其中一个主要概念是区分可矫正性、矫正困难和固定性畸形之间的区别。这些描述阐明了畸形的性质。

垫子评估的基本目标是明确是否实现了骨盆中立位和保持躯干力线。如果骨盆处于倾斜位，并且已经适应或去除了下肢影响，治疗师应尝试采用手法纠正骨盆位置。

如果骨盆能够保持在矫正后的位置而无须干预，则认为这种畸形是可矫正的[26]。如果骨盆回到倾斜位，但很容易重新恢复到中立位，需要轻微的治疗干预才能保持在中立位，则认为这种畸形很难被纠正。如果不能用手将骨盆恢复到中立位，则认为这种畸形是固定的[26]。除了分类外，骨盆的倾斜度通过髂前上棘之间的高度差测量，并以较低侧命名[26]。后续小节将讨论可校正的、难以矫正的和固定性的身体畸形。

全面的垫子评估通常需要 2 个人，主要包括四个部分。

• 使用现有或借用的设备观察患者；治疗师评估轮椅中的姿势，并检查肌张力和肌力。具体重点应包括肌张力对运动的影响，运动对肌张力的影响，肌张力对姿势控制的影响。

• 仰卧位垫子评估时顾客位于垫子上这对于确定患者的骨性结构、肌肉灵活性（包括肌张力）和实现最佳脊柱 – 骨盆力线的关节活动度至关重要。评估提供给治疗师每个患者最佳脊柱 – 骨盆坐位力线的"真实"情况。仰卧位评估的结果对于指导个人如何在垫子上进行评估至关重要。

• 坐位垫子评估是必不可少的，可以确定重力对个人的直立的影响，并明确顾客直立需要多少支持帮助。治疗师通常可以进行坐位评估，患者坐在垫子的边缘，治疗师和治疗团队的另一名成员施加治疗手法。此时，当个体试图与重力对抗时，肌张力可能会增加。如果顾客有中度到高度的姿势保持困难，坐姿保持器可以帮助顾客保持在直立坐位。以下会有更详细的说明。

• 一旦在最大程度帮助下，将患者安置在垫子或坐姿保持器上，这时是对患者身体进行准确评价的理想状态。手动轮椅的 5 个基本测量值是座位宽度、座位深度、膝盖到踝的高度（穿鞋时）、肘部高度和座椅表面到肩胛下角的距离。所有测量值可以用半英寸或英寸为增量记录［例如，17.5 英寸（44.45cm）座宽］。如果患者需要更多支持，还需要测量胸宽、腋窝、肩部最高点和枕部的距离（图 27-5）。

坐姿保持模拟器是一种工具，它可以使团队更容易地用各种角度和支持量来评估坐位的患者。该模拟器由可以调整到不同的深度、后倾角和侧倾角平面组成，可以提供适当的支持。此外，它有易于调整的头部、躯干、髋部、手臂和足部部件组成，这些部件可以放置在许多位置，并且可以通过旋钮进行调节。模拟器允许治疗师评估个人坐姿，评估不同位置的功能水平，以及教育患者达到最佳的休息姿势，测量更准确，通过图片记录视觉资料，并节省大量的时间，不需要花费时间评估一系列不同的产品。模拟器可以帮助缩小所需的产品选择范围，以提供最佳支持（图 27-6）。

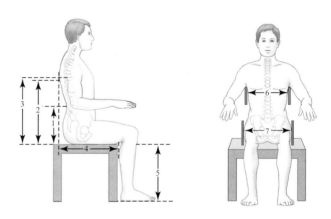

▲ 图 27-5 坐垫评估参数

1. 肘高度；2. 坐垫至肩胛骨下角高度；3. 腋窝高度；4. 坐位深度；5. 膝盖到踝高度；6. 胸宽；7. 坐位宽度

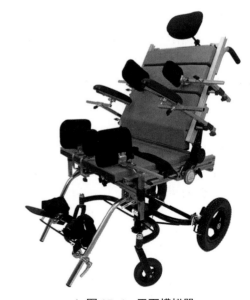

▲ 图 27-6 平面模拟器

图片由 Prairie Seating Corporation 提供

4. 第三步：为顾客和小组提供教育　完成垫子评估之后，要向顾客说明评估结果，使其了解对坐姿力线的影响。此时，治疗师可回顾顾客的目标，每个团队成员都应该明确他们的目标，以确保每个人都朝着同一个方向努力。教育（宣教）至关重要的，以保证患者能够积极参与轮椅和座椅系统的培训，还可以明确他 / 她为了实现轮椅上的功能水平最大化所需要做出的妥协。虽然顾客是主要的决策者，但治疗师和辅助技术供应商应该自由讨论他们的专业意见。教育过程的一部分是帮助顾客排序最重要的事情，特别是需要考虑未来的健康、皮肤完整和继发合并症时。对于脑卒中患者来说，没有完美的轮椅和座椅；只有当顾客知道什么对他 / 她生活方式最好时并作出明智的决定时解决方案才是完美的。

以常规方式讨论患者对轮椅和坐垫系统的需求（如"患者需要有后背支撑和侧面轮廓用于中线引导"），然后从 2 或 3 个方案中选择满足需求的产品，是很有帮助的。使用垫子评估的结果并了解产品功能和优点是必不可少的，本章稍后将对此进行详细描述。治疗师和辅助技术供应商有责任清楚地阐明各种产品的性能、优点和缺点，使患者能够选择最能满足他们需求的产品。这种教育和培训很有必要，可以使患者和其他重要的人了解相关的内容。反之，这也将增强他们对治疗小组决策的信心，并提高他们对最终产品的满意度。

5. 第四步：设备试用　选择真实的座椅系统和轮椅产品来试用是最好的，然而，这并不一定可行。如果制造商不能为治疗组成员提供他们想要的设备，那么模拟座椅设计和零件的型号也可以让治疗组确定此产品是否可达到他们所希望的目标。

我们强烈建议对更复杂、更昂贵的设备进行现实性试验，以解决兼容性和适应性的问题，它能确保整个系统能够满足患者的需求。

一旦确定了轮椅和座位系统的理想要求，治疗小组将围绕患者进行"评估"轮椅和座位系统。此时，团队将确定产品的尺寸，根据情况确定轮椅和座椅系统的功能细节和订单信息，并根据特定功能提供额外的培训（如充气轮胎与实心轮胎）。这也是一个团队理想的协作过程。

6. 第五步：记录文件　此时，治疗师已经收集了书写医疗文件所需的全部信息。文件简要总结了客户的活动和参与状态，坐垫评估结果，现有设备的问题，轮椅和座椅系统的需求以求最大化提高患者的活动和参与度，轮椅的医疗和功能论证，轮椅特征和座位系统的建议。最终补充齐全后，由医生签署文件。

在医学专家编写医疗必要文件，组织医疗图表说明和处方时，辅助技术供应商应该与每个制造商联系以获取报价，如果资金来源需要，还要生成产品说明表格。医生需要检查并签署这份表格。它连同医疗需要文件和其他文件一起送交至辅助技术供应商以获得资助。

7. 第六步：适配、培训和交货　在团队推荐并记录了人员的设备需求后，工作只完成了 1/2。资助者对团队的建议提出质疑是很常见的。尽快回应这些询问并清楚地传达团队的目标是非常重要的。

一旦辅助技术供应商确信设备将得到资助，并且在某些情况下得到资助者的"批准"，设备就会被订购。所有参与步骤 1~5 的团队成员都应该参与步骤 6 和步骤 7。在安装、培训和交付过程中，轮椅和座椅系统需要进一步的设置和调整，以特别满足每个客户的姿势支持和功能需求。此时，治疗师和辅助技术供应商就轮椅和座椅系统部件管理、护理和一般维护对客户和其他重要人员进行教育（包括出现问题时应联系谁）。例如，如果客户需要更换部件，建议他 / 她联系辅助技术供应商；如果客户感到身体不适，建议他 / 她联系医生和治疗师。

移动技能培训实属必要，其提供战略和技术以让客户最大限度地在所有使用环境中可以安全和独立的移动。这包括使用传统的同侧手臂 – 脚推进技术 [3]，或者单臂驱动轮椅，或者电动移动产品。Mountain 等 [15] 发现，接受电动轮椅技能培训的脑卒中患者的电动轮椅技能比未接受正式培训的患者高出 30%。Rudman 及其同事 [22] 得出结论，培训内容远不止于对轮椅的描述，而有必要对客户进行实现其全部功能活动和参与能力的培训。

装配和交付步骤是必不可少的，以确保最终产品完成团队的目标，也最大限度地降低了少数患者出现畸形和发生次要问题的风险；另一个好处就是明显减少了产品作废的可能性。

8. 第七步：功能结果测量和随访　理想的情况是，患者在最终适配和交付后能参加 3 个月的随访治疗，或至少参加治疗师的电话访谈，以确保轮椅和座椅系统干预的成功。这一步是确保团队目标实现的真正测试。随访的重点应该放在如设备是否符合患者的特定需求，疼痛、生活质量和独立功能是否改变等问题上。Barker 及其同事[1]报道说，轮椅促进了社区参与。Petersson 及其同事[19]使用了辅助设备的社会心理影响量表，发现轮椅改善了脑卒中患者的生活质量。

九、设备与患者功能匹配：座椅系统原则

1. 将坐垫评估转化为座位系统　一旦垫子评估完成，治疗师需要将测量值和范围应用到座椅系统和轮椅的设置中。例如，如果 S 先生的臀部屈曲范围只有 80°，那么座椅到椅背的角度应该设置为适应这 10° 的限制。大多数椅背的支架有一个向后 8° 的弯曲，因此有一些适应性背部支持应给打开的坐垫 – 靠背的角度提供一个额外的 2°～7°。额外的 5° 对舒适度的调整是必要的，而不是把人体关节放置在最大活动范围。同样，如果 S 先生腘绳肌紧张（膝关节 –70° 伸展，髋关节 80° 屈曲），治疗师应该注意让患者抬腿休息，因为通常姿势下，人处于膝关节 65° 的伸展情况下，腘绳肌会过度紧张。由于 S 先生的腘绳肌紧绷，他的腘绳肌腱不能充分伸长以承受这种开放的膝盖角度。因此，他的身体会自动补偿这一点，这将导致 S 先生骨盆后倾的坐姿。在这种情况下，团队可以定制一个 70° 标准脚踏板，并使用一个加长的后跟环以满足脚的向后位置，从而适应 –70～–75° 膝关节的角度，同时注意前轮（前面车轮）的间隙。这对于充分适应他的腘绳肌紧张度和实现最佳骨盆和脊柱定位至关重要。

2. 可矫正的、难以矫正的和固定的畸形　一旦治疗师确定了畸形的类型就应帮助患者减少畸形增加的风险。如果一个人有一个可矫正的或难以矫正的畸形，装配座位系统应该模仿治疗性手法并"纠正"它。此时，患者学习重新学习重新摆放体位有助于确保患者适当的生物力线，并

促进神经肌肉的功能和再学习。仔细监测每个患者的耐受性并相应地调整座位系统以实现最大的成功是非常重要的。这个过程应该循序渐进，以达到更好的力线或防止过于积极而允许后退。如果畸形已经固定，尽可能采取强有力的支撑以减缓其进展，并最大限度地减少进一步发生畸形的风险。

使用更具积极意义的座椅系统，一个可移动的人可以被用于实现最佳脊柱 – 骨盆对线的激进性支架"锁定"。但是这样往往会限制了一个人的功能。有了功能定位，就可以在不影响或限制个人功能的情况下，为休息体位提供尽可能多的支撑。因此，最好将轮椅座位理解为一个连续体，一端具有安全性和最大的姿势支持，另一端具有活动和参与的灵活性。一个理想的座位系统应该具有一定的灵活性，以提供最佳的脊柱 – 骨盆对线和促进功能。对那些将轮椅作为首要行动工具的患者来说，发挥轮椅的最大潜能也很重要。有良好运动控制能力的人可能会选择坐在椅子或凳子上进行更积极的活动。对于那些不太适用其他可移动产品的患者来说，轮椅必须能够同时能提供活动和休息坐位。

尽管在线轮椅和座椅系统产品资源是一个很好的信息和学习来源，但不推荐在线购买这些产品，因为患者不会获得任何辅助技术供应商提供给他们的好处（如协助安装和组装、现场调试和个性化改造）[11]。此外，在线购买设备的个人错过了团队评估和产品试用的机会，可能无法适应自上次接受轮椅和座椅系统以来发生的轻微身体变化。

十、脑卒中患者座椅系统的一般原则

对脑卒中造成脑损伤患者的治疗干预取决于梗死的严重程度和已经发生的功能改变的程度。除了身体上的变化外，还要考虑视觉感知和认知上的变化。因此，轮椅和座椅系统的干预也取决于功能变化和混杂变量的水平，如个体功能的环境和是否存在其他诊断，如糖尿病、高血压和冠状动脉疾病。由于中枢神经系统的可塑性降低和永久性脑损伤，对于有更多需求的人来说，座椅系统能提供更高的支持[5]。

脑卒中导致的偏瘫患者通常难以控制姿势、维持平衡并以平稳的运动方式执行任务。Davies（1985年）描述了成人偏瘫的典型特征（表27-1）[5]。

表27-1 成人偏瘫的典型模式

身体部分	通常的异常姿势
头	向偏瘫侧屈曲，颈部转向非偏瘫侧
上肢	• 肩胛骨后缩，肩胛带下沉，肱骨内收、内旋 • 肘关节屈曲，前臂旋前为主，偶有旋后 • 腕关节屈曲并偏向尺侧，拇指和手指屈曲并且内收
躯干	偏瘫侧向后旋转并且向偏瘫侧屈曲
骨盆	骨盆后倾伴侧弯（非偏瘫侧低）
下肢	• 髋关节伸展、内收和内旋 • 膝关节伸展 • 足趾屈内翻 • 足趾屈曲内收

对于使用轮椅作为主要活动方式的患者，应针对这些典型的成人偏瘫患者的坐姿和活动方式提出建议。以下是脑卒中患者的典型座椅系统目标和原则。

座椅系统的目标 在ICF框架中，身体功能和结构水平的座位和坐姿的主要目标如下。

• 提供最佳姿势支持。
• 平衡骨骼肌活动。
• 最大限度地提高压力分布，减少压力伤害的风险。
• 增强远端肢体控制。
• 最大限度地提高舒适性，从而最大限度地提高坐姿耐受能力。
• 改善自主神经系统功能。
• 尽量减少姿势代偿。
• 尽量减少畸形和增加畸形的风险。

在ICF[7]活动和参与的水平，座位和坐姿的主要目标如下。

• 为直立功能提供最佳的姿势支持。
• 最大限度地提高执行功能。
• 从审美上提升尊严、自尊和生活质量。
• 提高舒适度以利于增加社会交际和参与能力。

(1) 姿势稳定和控制：异常的骨骼肌的兴奋性和病理反射往往影响神经损伤患者姿势的生物力线。座椅系统应该为最好的姿势对线提供一个稳定的基础来平衡肌肉的兴奋性，以重新建立肌肉的长度－张力关系，使肌肉张力正常化，减少代偿性姿势。姿势稳定性的提高可以改善患者自由的活动，移动他们的四肢，并帮助保持他们的头在中立位[2]。改善姿势稳定性和控制力的第二个好处是，提高了参与周围事务的能力，改善了辅助或完成日常生活活动的能力，提高了移动的独立性。

(2) 近端肌肉稳定性可增强远端肌肉控制：骨盆的稳定支撑使患者有能力控制躯干肌肉运动和平衡。当骨盆稳定时，患者的重心通过骨盆支撑平面，能够提高稳定性。这种中枢稳定性允许对远端肢体进行控制。患者可以更好地控制上肢活动，进行头部控制或口的运动控制来完成功能性的任务（例如，穿衣服时手的功能，推动轮椅时腿的活动，改善视觉跟踪物体时头部正中位，以及言语清晰度或吞咽时口腔运动控制）。

(3) 减少肌肉挛缩和骨骼畸形的形成：骨盆控制力下降、肌肉无力和肌肉不平衡导致姿势不对称。不对称的姿势会导致肌肉群的缩短或紧张，从而导致关节活动度降低、张力增加、肌肉挛缩和骨骼畸形。在坐位休息时，必须矫正不对称的姿势，使患者形成固定畸形的风险降到最低。如果软组织和骨骼的灵活性得到保留，那么患者就有信心通过座椅和座椅系统附件改善脊柱－骨盆力线完成坐立。使用这个姿势矫正设备最终可获得期望的姿势，以及更平衡的肌肉控制力。如果肌肉控制不能得到改善，良好体位可为直立的坐姿打下坚实的基础。

(4) 提高舒适度和改善外观：坐位有最佳的姿势支持，患者感觉会好一些，并且外观也会改善。但是，这个并非一蹴而就；座位系统的矫正是逐步的，是神经肌肉的再学习和易化过程。一旦患者能够耐受这种良好的姿势力线，好处翻倍。感觉舒适和自我感觉良好的患者有更大的能动性和功能性。这可以提高社会交际、交流和改善生活质量。

(5) 最大限度减少压疮的发生：脑卒中患者常伴有运动控制不对称、姿势不对称、尿失禁、感觉障碍、运动控制障碍和（或）判断障碍等后遗症，这些都是压疮发生的因素。座椅系统重要的一点在于压力缓解垫，以最大程度分散坐位表面压力。考虑一种减压方法（站立、重心前移或电动倾斜或斜靠），患者可独立操作有倾斜空间或斜靠的轮椅，护理人员也可以完成执行减压技术。定期（即每半小时）减压是降低压疮伤害风险的关键。

(6) 改善自主神经系统功能：异常姿势、肌肉缩短和不能转移体重会增加内脏器官和其他组织的压力。当患者因为骨盆或脊柱肌肉控制不良而身体前倾或向一侧倾斜时，就会导致循环、消化和心肺功能的负荷加重。姿势支持可以促进骨盆、脊柱和躯干力线的最佳对齐，从而改善自主神经系统的生理功能。当存在吞咽问题时，头颈部支撑可以明显减少潜在的误吸风险[2]。

(7) 增加坐位耐受和能量水平：如果患者能从轮椅获得良好的支持和一定的功能，坐位耐受性会随着参与治疗项目和功能活动的提高而提高。缺乏姿势支持的患者是通过对抗重力来保持自己的稳定。这通常伴随着较高水平的异常肌肉兴奋和反射活动。获得适当姿势支持的患者较少感到疲劳和疼痛。能量水平的提高促进姿势对称，提高了坐位的耐受性和患者在家庭和社区中参与功能性的活动。

(8) 功能性体位：积极的座椅系统：虽然迄今为止，座椅干预的最主要一点是对称性和生物力线，但治疗师必须记住，功能性活动是不对称的和动态的。因此，座椅系统要允许主动的功能活动，还要提供患者必要的最大的姿势支持，以尽量减少其增加畸形的危险性。需要铭记在心的是，只有当身体通过前庭系统激活了解到自身与重力之间关系，才能说明真正完成身体的控制[9]。

骨盆是坐姿的基础。考虑到这一点，了解Kangas关于骨盆稳定性的观点很重要。Kangas[9]指出，"骨盆稳定不是简单的肌肉骨骼姿势，而是一个身体的运动，其中包括许多系统的持续相互作用，如肌肉骨骼、神经肌肉、循环、呼吸、肠胃和内分泌系统"。骨盆的稳定性不仅仅是肌肉骨骼的姿势，是主动的静态维持，而不是被动的限制。对于一个脑卒中患者，主动座位系统通常提供尽可能大的坐垫面积，轻微前倾的垫子，适合大腿的位置和轮廓，脚在地上能够承重，以便患者按照自己的意愿摆放它们。这种支持可以为身

体提供足够的骨盆稳定性，这种主动承重的位置允许患者完成一个主动的功能任务，如吃饭、梳洗或在电脑前工作[8]。

主动座椅系统可以很容易地实现，只需对轮椅和座椅系统进行轻微调整，以增加安全性和足够的支撑。当患者活动较多时（如在厨房准备饭菜），优势更明显。楔形垫可以放置衬垫的下面，可以去除脚凳和定位带，可以使患者获得更多的主动性体位。与所有干预建议一样，治疗师和患者应共同评估该干预措施，以确保其提供足够的稳定性，最大限度地保证功能安全。移动和座椅系统的最高境界就是既能保持主动功能活动和姿势及长期坐位时正确的姿势力线（如看电视），又能最大限度地减少患者进一步畸形的风险。

十一、与患者功能配套的设备：座椅系统

坐位和体位摆放是贯穿了上述所有目标和原则。让患者了解"轮椅"。首先它们并不会让他们感到不舒服；座椅系统是影响体位的主要因素，因为它是患者和轮椅之间的直接界面，并为患者提供休息和功能所需的适当姿势支持的基础。它有一些座椅组件，如脚凳和扶手的框架；然而，它的首要问题是室内和室外的活动性。重要的是，要有一个座椅系统，提供足够的姿势支持与轮椅框架设置在适当的角度，以促进最佳的脊柱-骨盆对齐。没有适当的姿势支持，个人也许能够在环境中移动；但是也有进一步导致畸形和疼痛的风险。最佳体位摆放的经验就是从骨盆开始，然后过渡到躯干和四肢。这种方法遵循了从近到远的支持理念，这种理念存在于多种神经系统康复方法之中。

在前面已经回顾了座椅的重要性、目标、生物力学和姿势的评估。下一节将重点介绍座垫系统的类型及其不同特性。目前有三种基本风格：平面型、曲面型和定制曲面型。每一种都提供不同程度的支持水平来提高姿势力线并分散压力。它们的各自优点和缺点如下。

1. **平面型坐垫系统** 平面型坐垫系统（表27-2）是平面的、非曲面的支撑。平面型坐垫或靠背可以定制或从厂家订购不同尺寸、密度和不

同的纺织品外罩。

平面型坐垫提供了一个坚固、质硬的坐垫，适用于活动能力较强的患者。肌肉骨骼损伤最小的患者可从线性坐垫中获益最多。这种坐垫通常花费低，而且由于是平面，独立转移很容易实现。平面型坐垫系统提供的姿势支持最少；但是，支撑面过小可能导致患者骨突结构承受压力过大导致压疮。

2. 曲面型坐垫系统 曲面型坐垫系统的产品（表27-2）是根据人体工程学的支撑来设计的。它们通常是根据大小不同、规格的形状事先订制。

曲面型坐垫系统产品提供的曲度从轻到重。这种类型的坐垫系统提供了一个良好的支撑区域，可以强化姿势力线和缓解压力。神经肌肉或中枢神经系统损伤轻微的患者可以从这种类型的坐垫系统合理支撑中获益。患者也可以通过没有曲线的产品进行（如下坡时改善支撑而增加向后倾）独立移乘。

中度损伤的人从中度曲线的座椅系统中受益更多。这些患者不能进行独立的转移，而增加的曲线可以满足他们更多的姿势支持和缓解压力的需求。曲面型坐垫系统的一个优势是可根据患者需求做出调整。要记住，越是曲度高的支持对患者姿势力线的保持和支持越大，但是转移更困难。

3. 定制的座椅产品 定制坐垫和靠垫提供特别的支撑以满足患者的特殊需要。定制坐垫系统为中至重度畸形患者提供最大的支撑、适配性和舒适性。按模型定制的座椅系统的缺点是对姿势变化的需求缺乏灵活性，费用高，所需人力高。为了得到这种水平的产品，必须有经验丰富的治疗师和辅助技术人员的参与。

4. 动态座椅系统产品 除了基本的支撑面曲线外，姿态支持的角度和程度是主要的考虑因素。两种可用的动态坐垫系统是椅背可调和座椅可调的座椅系统。这两种系统都可以将一个人从端坐、90°坐位向后摆放成支撑重心的体位。椅背可调式座椅是一种靠背支撑可以向前或向后变化不同水平支撑和直立的姿势的产品（图27-7）。座椅可调座椅系统是指整个座椅系统（靠垫和靠背）向后倾斜，以增加对重心的姿势支持。这两种座椅系统都可以为患者提供增强的姿势支持，并且通过

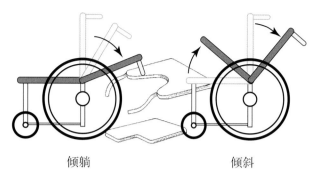

▲ 图27-7 倾躺与倾斜选项

座椅系统的运动提供一种缓解压力的方式。椅背可调座椅或座椅可调座椅系统对直立坐位时需要中度到最大支持的患者有好处。这些座椅系统适用于手动和电动轮椅。如果是手动座椅系统，照料者对于完成这些动作来说是重要的。电动座椅系统使患者坐在轮椅中就可以独立完成体位的变换来缓解压力，疲劳时增加姿势的支持，进行更多坐位功能活动时（如进食）减少支持；或者满足各种环境的需要。

椅背后倾或座椅系统小角度后倾，可以在标准的轮椅上通过附加靠背和（或）楔形坐垫实现5°~15°。这对于髋关节活动受限或为患者提供更好的姿势支持和平衡以完成功能性直立坐位时很必要的。一个考虑是，这是一个在标准轮椅中固定的姿势，特别为椅背可调式轮椅设计的稳定性，对于这种动态的坐位功能性姿势是很重要的。有一个特别的制造商有手动倾斜的太空轮椅，从前面倾斜，根据自己的不同需求进行不同程度的倾斜和脚推进。

表27-2描述了各种座椅系统产品及其所属的支持产品，并描述了座椅的组件及其应用指南、使用中注意的问题和功能上的益处。

十二、对功能状态进行调整

下面列出了可用于偏瘫和可矫正畸形患者的身体结构和座椅组件。这个列表包含了具有大范围活动能力的人。贯穿于神经康复和坐姿选择的一个重要原则是要先提供近端支持，然后是远端支持。对于这个原则，以上肢支持为例，在上肢半侧支持前，先要对躯干予以充分支持，可以最大程度减小肩带损伤的风险。

表 27-2　座椅系统

座椅成分	应用指导	体位和功能的考虑
硬质插板	插板提供在网兜式轮椅座位上基座水平的支撑。将插板滑入坐垫套，放在衬垫下面，用尼龙搭扣安全固定。衬垫表面常常有尼龙搭扣将衬垫和轮椅网兜的衬里系牢	网兜式轮椅坐垫可促使骨盆后倾，髋关节内收内旋。这样会造成患者一种"跌坐"的姿势。一个固定插板可以为网兜式轮椅座位提供一个牢固的基本水平的支撑。这可以导致更自然端坐位的骨盆位置，以及上身功能性活动
1.5 寸（5cm）楔形坐垫	将楔形垫滑入坐垫套，于衬垫下面。楔形垫可提供向前或向后的座位倾斜	楔形垫是一种重量轻，易于拆卸的元件，可用来做向前斜面或向后斜面的坐垫。前倾便于在车间工作或用一侧肢体驱动轮椅的患者端坐位的姿势。后倾可以帮助降低伸肌痉挛，轻微后倾可以提高患者在标准轮椅里姿势保持的能力
硬质椅面	移开轮椅装饰物再安装。将固体坐垫吊钩向下压，固定于轮椅的座位横梁上。将硬质座垫上可调式吊钩安装上，可使轮椅框架上座垫和衬垫向前或向后倾	坐垫也可以促进中立位的骨盆对线和下肢对线。缺点是它明显增加了轮椅的重量。除非需要得到低的椅面–地面的高度，否则不要将轮椅设置过低，重量的缺陷超过姿势的优点
泡沫坐垫	泡沫坐垫可为需要轻度姿势支持的患者提供牢固的底座。泡沫材料可有不同的密度，以不同的密度叠放来提供支持、舒适和缓解一些压力	坐垫可增强坐姿能力和分散压力，并提高舒适度
曲面泡沫坐垫	曲面泡沫坐垫对于需要轻至中度支持和缓解压力的患者，可增加支撑面和缓解压力。可提供各种密度的泡沫材料	既有稳定性又可缓解压力是这种座垫的一大优点。虽然重量是要考虑的事项，但支撑上的稳定性和缓解压力的优点，可以最大限度减少外在支持的需要
防压疮垫（液体介质）	结实的曲面坐垫为底垫，上面放置一个缓解压力的装有凝胶液体的垫子，可以更加舒适并有效的分散压力，适用于所有需要中度到重度姿势支持和缓解压力的患者。凝胶袋允许骨盆陷入其中，从而达到全面接触支撑，使压力充分分散，产生压疮的危险性达到最小	这些不用定制的坐垫能提供更有效的缓解压力的作用和良好的骨盆稳定性。对于改善平衡和充足的支撑来说，稳定性很重要。它可改善轮椅水平的功能，最大限度地减少代偿姿势
防压疮垫（气体介质）	气体介质允许患者陷入坐垫得到曲面的支撑和更有效的压力分散，减小压疮的危险	这种坐垫的优势是可以缓解压力和质地轻便。但是，这种坐垫不能提供任何稳定性及对理想坐姿力线必要的额外的支撑物，如骨盆挡和防内收块。这些支撑物增加了整体的轮椅重量。其中一个缺点是这种坐垫需要持续维护
腰骶的靠背	这种元件可提供对腰骶部的支持，以支撑骨盆呈中立位力线。推荐使用安全的连接方法将它固定于适当的位置	这种靠背成本低，提供最小限度的姿势支持以改善脊柱骨盆力线。该支持物容易去除，这对于乘坐轿车来说是优点，但也是缺点，因为它不是固定的，在使用的时候容易被移动
硬质靠背	对于骨盆和躯干控制较好的患者，这种靠背可提供牢固的支撑，以帮助改进坐姿力线。这种靠背在轮椅运输时很容易拆掉，常常用尼龙带系在轮椅背板上	这种靠背成本低，提供最小限度的姿势支持以改善脊柱骨盆力线。该支持物容易去除，这对于乘坐叫车来说是优点，但也是缺点，因为它不固定，在使用的时候容易被移动

（续表）

座椅成分	应用指导	体位和功能的考虑
插入式靠背	对于骨盆和躯干控制较好的患者，这种靠背可提供牢固的支撑，以帮助改进坐姿力线。这种靠背在轮椅运输时很容易拆掉，并且很容易在靠背套中装卸	这种靠背简单、成本低，提供最小限度的姿势支持以改善脊柱骨盆力线。缺少泡沫衬垫使它易于使用，然而，缺少衬垫对于那些以轮椅为主要移动方式的患者来说是个缺点
平板靠背	这种硬质的靠背可提供更持久的支撑来改善脊柱－骨盆的力线，对于姿势控制较好的患者有益，用快速装卸配件固定于轮椅架上，常常是平板式的，前面有一层海绵垫。靠背表面可以是乙烯树脂或其他材料	这是增强直立坐位的平板靠背。可调的支撑架使其可以调整椅面－靠背的角度以适应髋关节活动受限或提高抗重力的姿势支持和平衡能力。此部件耐用性好，但会增加轮椅重量
可调角度的靠背	这种靠背可用快速装卸配件系在轮椅上。有着普通的柔和曲面，为那些需要轻度和中度姿势支持的患者进一步改善力线提供帮助，并且既可以用其本来的形状也可以在适当的位置填充泡沫	这种靠背有轻度的曲面，使躯干更容易保持中立位和改善脊柱－骨盆的力线。可通过调整椅面到靠背的角度来适应髋关节活动受限或进一步增强抗重力时的体位和平衡。这种靠背重量轻、支持效果好。但伴有痉挛患者需要更耐用的材质
定制角度可调的靠背	这种固定的靠背可通过快速装卸配件或固定的零件安置在轮椅上。靠背常呈特定的角度安装，并且靠背根据患者身体形状定制。如果泡沫靠垫需要修改的话，外壳可以重复使用。对于那些中度到重度躯干无力的患者和（或）可矫正的或固定姿势畸形的患者十分有利	这种靠背能够为可矫正的和固定的畸形患者提供中度到显著的支持。可以打开椅面到靠背的角度。这种曲面提供最大面积的接触以达到最大的力线，适应畸形和最大限度地分散压力，将加重畸形和引起压疮的危险性降低
骨盆固定带	骨盆带是为保持骨盆最佳力线和降低患者滑出轮椅的危险性而设计的。他们通过螺钉或皮带固定在椅子框上，适用于各种角度的把手和各种锁扣，如汽车和飞机安全带的式样	这种支持工具可以根据患者的需要和功能水平安装成各种不同的角度。骨盆带置于传统的 45° 角，可以在体重向前转移到桌边并进行功能性活动时限制骨盆的活动。有衬垫的带子可以减少压力，不同的锁扣可最大限度地让患者独立完成开 / 关
下肢内收垫	内收垫可以置于轮椅上、椅面下或脚凳支架上，能最大程度保持下肢力线和预防下肢外展或髋关节外旋	内收垫可使下肢容易达到更好的力线，以最大限度地减少患者进一步形成畸形和疼痛的危险性。内收垫的大小可影响一边到另一边的转移；可拆卸的垫子可以提供充足的支持，同时又可提供侧方转移的安全性
骨盆挡	骨盆挡为骨盆的力线提供最大的支持，它可以是曲面的或平面的，并且通常可用不同硬度的海绵制成并带有一个坚固的底座。骨盆挡可固定于轮椅的扶手上，椅子面板或靠背架上。配件可以是固定的或是可拆卸的	骨盆挡能够为固定或可矫正的脊柱弯曲畸形的患者或有骨盆倾斜的患者提供一个三点控制。对需要进行一边到另一边移动的患者应安装可拆卸的零件
防内收挡	防内收挡最大程度调整下肢力线。它们预防大腿内收和髋关节内旋。为了达到最佳支撑，防内收挡应根据不同的形状和大小定制。曲线的形状对适配性及改善骨盆和下肢的力线很重要。防内收挡典型地由各种海绵构成，里面有一个坚固的支撑，可用各种类型的零件固定在轮椅上	对有严重痉挛的患者，防内收挡很有必要。当和其他姿势支持用品合用时，可最大限度地改善全身的力线。他们可改善下肢力线。鞍行模块有助于下肢保持中立体位

（续表）

座椅成分	应用指导	体位和功能的考虑
骨盆倾斜矫正垫	这个部件常常置于凝胶垫的下面，由海绵制成；它可以由凝胶或海绵制成，在力弱侧提供更强的支持来适应肌肉萎缩和骨盆不正，以改善骨盆的力线，使那些本可以完成的功能完成得更好。这个部件可以和骨盆挡合用以最大程度减少骨盆倾斜，从而改善脊柱 – 骨盆的力线。也可以用高得一侧充分支持固定的骨盆的倾斜度，最大限度地减少畸形形成的危险	海绵或凝胶的矫正垫对于肌肉不对称的患者很有帮助。它们可以代偿萎缩的肌肉容积，使骨盆容易置于更好的体位。当与骨盆挡合用时，对于骨盆易动的患者，这种插件可以提供最佳骨盆力线的支持。缺点是压力正好作用在坐骨结节。对这种治疗方法进行压力的监测十分重要
躯干挡，直的和曲的	• 这些躯干挡常常固定于靠背或靠背架，并且适用于各种大小平板或曲面板的支持。固定于轮椅的零件可以是固定的或快速拆卸的，一点的控制常常通过骨盆挡实现，对躯干充分支持以矫正畸形或适应固定性畸形 • 安装在轮椅上的硬件可以是固定的、摆动的或可拆卸的	躯干支持能力减少的患者经常用双上肢保持直立。躯干挡可为这些患者提供更多的躯干支撑以便他们可用上肢完成需要上肢共同完成的任务。躯干挡也可以提供上面两点的控制以矫正调整脊柱侧弯，增强轮椅中身体的中立位。可旋转的挡板对于提供充分的支持，将支撑板移到异常位置，在轮椅中转移、穿衣和全身调整位置时很有帮助。与靠背呈曲面的侧方支撑的零件对于避开上肢，使上肢充分的活动是需要的。弯曲的躯干挡提供更合适的曲面，支撑效果比平的躯干挡好
吊带 / 前胸支持护带	前胸护带可通过靠背架和坐垫架系在轮椅上。可适用于各种式样，对躯干严重无力的患者有益。当需坐位抗重力时，这些护带经常和可调式靠背或可调式座椅同时使用给予最大的支持	这种零件可提供前胸的支持，使躯干控制很差的患者能够抵抗重力坐的很直，从而更方便地从事活动（如在桌子上工作）。在评价完可调靠背的或可调座椅的坐垫系统后，治疗师应当想到这种零件。在通过复杂地形时（如斜坡和门槛），这种零件对最大程度躯干支持、增强安全和稳定性很有帮助
头 / 颈支架	• 头 / 颈支架可以通过可拆卸或向下翻转的硬件安装到背部支架上。头枕和（或）颈部支撑对于为头部或颈部控制不佳的人提供足够的头部支撑至关重要 • 为了提高安全性，需要使用可拆卸或向下翻转的硬件来移动头枕，以辅助转移到轮椅上 / 从轮椅上转移，将患者放置在轮椅上，洗头等	当个人将座椅系统向后倾斜以释放压力或改善姿势支撑时，该部件对于头部控制良好的个人及其头颈部支撑是必要的。额外的侧垫、前垫及头带可供有重大头部定位需求的个人使用。应调整头部和颈部支架，使头部尽可能保持中立，以实现最佳的语言和功能（即呼吸和进食）
轮锁延长件	轮锁延长件通常安装在现有轮锁手柄上。它们有各种尺寸。车轮锁延长件提供了一个较长的杆臂，以便在个人无法通过标准车轮锁时，能够接近和锁定 / 解锁车轮锁	• 轮锁延长件对于最大限度地独立稳定轮椅非常重要，以确保轮椅的安全运行和往返轮椅的转移 • 对于脑卒中患者，在患者较弱一侧的车轮上安装车轮锁延长装置通常非常有助于独立使用较弱或较强的上肢
上肢支撑，全膝和半膝托盘	膝盖托盘可以用"滑动"硬件安装在扶手垫上，必要时还可以用皮带固定。它们有各种尺寸的全托盘或半托盘型号。它们可以为患者的轻瘫上肢提供支撑面	充分的上肢支持对于将个体肩痛和畸形增加的风险降至最低至关重要。折叠托盘可以为书写和进纸等功能性活动提供工作面。清晰版还可以为个人提供清晰的脚部视图，以确保轮椅推进的最大安全性。上肢水肿通常出现在无法在功能上移动上肢的个体中。膝托盘有助于提高对上肢水肿的认识，以便进行水肿管理、负重和定位，从而最大限度地减少上肢水肿

（续表）

座椅成分	应用指导	体位和功能的考虑
手臂槽	• 可以在标准扶手上安装一个臂槽来代替扶手垫。槽可以提供更有力的支撑，以充分保护上肢关节 • 为了给臂槽提供足够的稳定性，通常需要全长扶手	手臂槽为上肢控制力缺失或较差的人提供最佳支撑。支持对于减少疼痛、半脱位和水肿的风险非常重要。手臂槽可以为个人提供上肢负重的表面，用于功能性伸展活动或在轮椅上重新定位身体

• 骨盆体位：随着轮椅使用时间延长，轮椅坐垫衬垫伸展变形，接着，吊带会促进骨盆后倾、下肢内收和内旋，姿势力线异常。强烈建议使用实心底板支持的坐垫（如木制的插板）对吊带式轮椅上的骨盆提供牢固的支持。这对处于不同阶段的康复患者来说都很重要。最初，这种支持能够促进康复目标的实现，以后能够为在轮椅直立坐位的功能性活动提供良好的支持。

• 下肢体位：偏瘫侧典型的姿势式髋关节内收内旋[2]。这种姿势可以通过轻度曲面坐垫和实心底板而得到显著的改善。对于有明显的痉挛和下肢内收的患者，应该考虑通过倾斜的重力姿势支持，带衬垫的骨盆固定带，骨盆挡和防内收挡。防内收挡对于有严重内收和内旋的患者，可以减少髋关节脱位的风险。

• 躯干：患者典型的姿势是躯干侧屈[5]。躯干侧屈常常继发于骨盆力线的异常。用合适的坐垫改善骨盆的位置，同时用轻度屈曲的靠背给予骶骨支持能够显著降低或完全纠正躯干侧屈。对于严重虚弱的患者，骨盆挡和坐垫的改造中可代偿肌肉的不平衡并提供最佳骨盆力线。此外，可根据需要增加侧方躯干挡，改善力线。3 个控制点对于最佳的躯干挡是至关重要。图 27-8 显示了这些支持点的位置。记住，给予固定畸形予以足够支持，以最大限度地减少畸形的风险。可以对严重畸形进行"矫正"；但是，治疗师应监测患者对种矫正装置的耐受程度。Shea[23] 发现用软垫矫正骨盆倾斜可能会导致下部骨盆压力增加。

• 上肢：如果患者有轻度活动受限，应鼓励积极活动。如果患者有明显的上肢无力，则适当的肩胛骨和肱骨支撑将有益于上肢正常活动，因此有必要使膝托或臂托保持稳定，以最大限度地减少疼痛和肩关节半脱位风险。适当的体位对于促进最佳的上肢力线、运动复位及最大化功能至关

重要。对于轻瘫的上肢，最佳的上肢力线是肩外展 5°，中立的旋位，肘关节屈曲 90°，并置于肩关节稍靠前的位置，前臂中立位或旋前位，手处于放松的功能位。通常将功能性手夹板整合入座椅系统中，将前臂支撑在膝托上，以实现最佳的手和腕关节支撑。对于痉挛更重的患者，可以更积极地使用支撑物和绑带。

• 头 / 颈：一般来说，如果患者坐在骨盆和下肢充分受支撑的固定底盘上，并具有足够的躯干控制或支撑，不对称的颈部姿势减少或消失。对于需要髋关节引导和侧面支撑的中度到重度损伤的患者，可以在椅子上放置头托，以确保对颈椎和头部的适当姿势。脑卒中后，通常建议给头部 / 颈部无力、反射运动和（或）最佳头部体位的患者提供头部支撑，以解决视野忽略或其他视觉感知方面的问题。

• 足：足的支撑取决于个体的功能水平。大多数偏瘫患者驱动轮椅时，更愿意用非偏瘫侧手臂和腿。因此，坐垫上缘至地面的高度（椅面到地

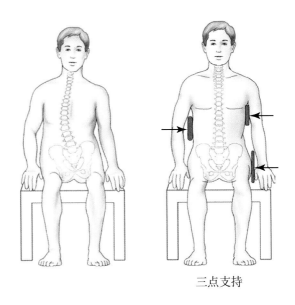

三点支持

▲ 图 27-8　针对脊柱侧弯曲的三点支持

面的高度）是重要的测量值。椅面 - 地面的高度必须能让患者的足跟接触到地面，以完成足跟与地面撑地从而有效地推动轮椅。坐垫的深度也很重要。该深度应比股后窝到腘窝的长度稍短，或者使用切去一些边缘的坐垫或斜面坐垫以确保下肢有足够的自由活动间隙。腿部搁脚板或脚凳应支撑受影响的下肢。一般情况下，脑卒中患者不会从抬高腿托中受益。当肌肉失衡或痉挛时，抬高的腿托往往会导致腘绳肌过度拉伸，并引起骨盆后倾。

十三、移动的基本思考

本章节的主要目标是提高移动设备的安全性和独立性，并提供一种有效的移动方式。在 ICF[7] 活动和参与水平，移动基础设施的主要目标是最大限度地促进患者与周围环境互动。例如可以转移至衣柜前并穿戴衣物的能力。

1. 单侧忽略 根据脑卒中的不同，一些患者会出现身体结构和功能水平上的单侧忽略。这会导致患者活动和参与方面的重大困难。几项研究调查了单侧忽略和活动性（包括轮椅活动性）。Qiang 等[21] 使用轮椅碰撞测试来评估单侧忽略。他们的研究发现，轮椅碰撞测试作为单侧忽略的简单筛选测试，具有很高的重测信度。

除测试外，多项研究还对单侧忽略在行动不便的影响进行研究。Turton 等[25] 发现，环境探索的差异取决于其移动设备的使用。他们发现，左侧忽略的患者在使用轮椅时易于向左偏移。但是，当他们移动时，两位忽略侧相同的患者始终向另一侧，即右侧偏移。Punt 等[20] 发现，患者活动倾向同侧和对侧偏移的差异取决于环境。在开放的空间中，忽略的患者倾向于在狭窄的空间中向同侧和对侧移动。这两项研究[17, 25] 对使用手动和电动轮椅训练且存在忽略的患者的安全出行具有重要意义（见第 24 章和第 25 章）。Mountain 等[17] 发现，脑卒中患者通过正规的电动轮椅技能培训，移动能力提高了 30%。其中超过 50% 以上的患者存在空间忽略，并且与未接受正规培训的患者相比，获得了相同程度的改善。

2. 手动轮椅样式 手动轮椅样式可以有不同的分类。对超轻轮椅进行分类的一种方法是通过

轮椅样式来分类：固定式和折叠式。固定式轮椅比可折叠式轮椅更轻巧，更易于操作，因为它们的没有过多的折叠部件，并因使用了一体脚踏板设计而使基本长度更短。折叠轮椅的设计带有十字形支架，可将椅子对折，便于运输和存放。通常推荐给脑卒中患者的轮椅样式是折叠轮椅。主要是因为该样式是最传统的、被医疗专业人员最熟知的样式，可以折叠起来放在角落里，适用于特定的赔偿条款，容易被大众接受。

患者的医疗状况、功能状态、座椅系统支持需求、家庭环境、社区移动方式和资金来源是影响推荐轮椅样式的重要因素。轮椅框架由不同材料制成以满足各种对轮椅的重量要求。轮椅重量对患者的力量、耐力和推动轮椅的能力很重要。基本的轮椅由铝制成，相对较重，适合于不活动且不使用轮椅作为主要出行方式的患者。这种轮椅牢固耐用，适合日常使用，并且价格合理。超轻型轮椅框架通常由航空铝或钛制成，比标准轮椅更耐用，但价格更高。通常，一般不建议脑卒中患者使用这种轮椅，甚至不推荐给将轮椅用于主要出行方式的患者。关于为什么不建议使用这种高质量轮椅的原因有很多，其中包括主要资金来源 Medicare 针对该级别轮椅设置的赔偿要求及该级别轮椅需要相关医学文件支持。

对于使用轮椅作为主要出行方式的患者，由于反复性压力损伤的发生率增加，可推荐脑卒中患者使用超轻型轮椅。有偏瘫、躯干无力并使用一个上肢进行所有活动、转移和日常生活活动是很大的问题。Cowan 等进行的一项针对新发老年患者的研究发现，更靠前的轴位会降低推动轮椅所需力量，特别是在地毯和坡道等日常路面上[4]。此外，Slowick 和 Neptune[24] 发现，座椅位置会影响施加在上肢的机械负荷。作者认为，这些结果支持使用超轻型轮椅以提高机动性。超轻型轮椅通常具有可调节的轴，可调节该轴以降低座椅，从而增加躯干平衡，并稍微向前以实现不同的重心和最佳的手轮关系。这种调整可减少轮椅推动所需的机械力，对保持体力和充分保护上肢关节至关重要。出于同样的原因，应该考虑将电动移动设备作为维持上肢功能且优化脑卒中患者的整体功能和社区移动性的可行性选择。

图 27-9 展示了基本的轮椅框架样式。考虑到

框架样式、轮椅配件和座椅系统对于确保足够姿势支撑和轮椅最佳功能至关重要。

以下是轮椅和轮椅框架的特性，在推荐折叠式手动轮椅时是要考虑到的重要问题。

(1) 轮椅框架椅面 – 地面的高度：三种常见的椅面 – 地面高度如下（图 27–10）。

• 标准：椅面 – 地面高度为 19.5 英寸（49.53cm）。

• 半高：椅面 – 地面高度为 17.5 英寸（44.45cm）。

• 超低：椅面 – 地面高度为 14.5 英寸（36.83cm）。

椅面 – 地面高度是指从地面到轮椅椅面的高度。重要的是，所选择的坐垫高度也会影响椅面 – 地面高度。椅面 – 地面高度取决于患者下肢膝 – 足跟的距离，以及患者驱动轮椅的方式。

如果患者用双臂推动轮椅或不能独立推动轮椅，则脚踏板与地面间隙是一个重要问题。患者在靠垫上获得良好的股骨支撑后，在踏板和地面之间应留有大约 3 英寸（7.62cm）的间隙。这样

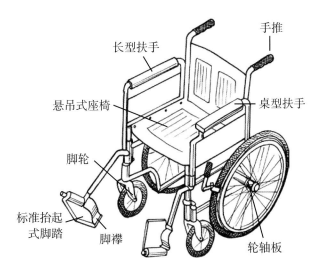

长型扶手
手推
悬吊式座椅
桌型扶手
脚轮
标准抬起式脚踏
脚襻
轮轴板

▲ 图 27-9　轮椅框架的基本样式

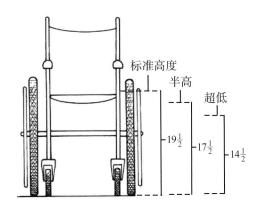

标准高度
半高
超低
$19\frac{1}{2}$
$17\frac{1}{2}$
$14\frac{1}{2}$

▲ 图 27-10　不同椅面 – 地面高度

患者就可以经过坡道和不平坦的路面而不会在地面上刮擦踏板。有时，踏板 – 地面高度可设为 2 英寸（5.08cm）以适应桌面。

如果患者用一侧上下肢操作轮椅，则椅面 – 地面高度对于提高力弱侧下肢舒适度和一个或两个下肢推动轮椅的足跟位置至关重要[3]。患者膝 – 足跟的高度（穿鞋时测量）通常是从坐垫表面到地板的精确距离。轮椅不应过高，因为患者会后滑至盆骨倾斜位，以保持改善足跟接触，从而提高活动能力[3]。

(2) 车轮样式：内胎结构支撑的车轮有几种样式。本章中仅讨论整体车轮和辐条轮。

要根据患者养护车轮的能力来选择车轮。

治疗小组应考虑以下事项。

• 整体车轮的优点是不需要养护。但它们的减震力不如辐条轮，并且更重。

• 辐条轮比整体车轮更轻，但需要定期拧紧各个辐条。当地的自行车商店可以进行调整。

(3) 后轮尺寸：轮椅的车轮从地面到车轮的最高点进行测量。

尺寸有 12 英寸（30.48cm）、20 英寸（50.80cm）、22 英寸（55.88cm）、24 英寸（60.96cm）、25 英寸（63.50cm）和 26 英寸（66.04cm）的直径。对患者而言，座椅高度决定了后轮尺寸。

治疗小组应考虑以下事项。

• 标准车轮尺寸为 24 英寸（60.96cm）。

• 如果患者需要超低的轮椅高度以适合小身材和（或）用足部推动，则后轮的尺寸可以为 20 英寸（50.80cm）。

(4) 轮胎类型：有很多轮胎可供选择，但本节重点介绍可折叠轮椅的轮胎类型：充气轮胎，带防漏气内胆的充气轮胎和聚氨酯轮胎。

治疗小组应考虑以下选择。

• 充气轮胎具有减震功能，因此行驶更平稳。这种轮胎的牵引力对于稳定轮椅的安全性非常有帮助。此外，与其他两种轮胎相比，这种轮胎可以应对各种地形变化。缺点是需要维持气压和防轮胎漏气的风险。

• 带有防漏气内胆的充气轮胎具有替换充气的内胆。这就免去维护气压的必要性，也免去了轮胎漏气的可能性。这种结合的好处是轮胎的牵引力提高了轮椅的稳定性，从而可以安全地转移轮

椅。令人担忧的是，防漏气内胆会降低潜在的减震能力，并增加轮胎的重量。

• 聚氨酯轮胎最便宜且耐用。但是，它们比充气轮胎重，不能减震，并且在恶劣的地形下操作性能差。此外，轮胎的光滑抓地能力差。如果没有锁好，会导致患者轮椅前后滑动。

（5）手动圈和单手驱动轮椅：手动圈是车轮外侧的周向轮辋，以用来抓握车轮。把手有铝、塑料涂层或轮上带有凸出物样式。单臂驱动轮椅仅在一个车轮上有两个直径不同的扶手（图 27-11）。

治疗小组应考虑以下选择。

• 铝制或复合材料的手动圈是大多数轮椅的标准配置。在不同的天气条件下，铝制手动圈可能会变滑或变冷。因此，大多数活动性轮椅使用者都戴着专用手套来应对。

• 塑料涂层的手动圈对于抓握能力下降的患者有益。塑料涂层可为患者的手或防滑手套提供牵引力。缺点是因摩擦会灼伤手部皮肤，因此患者在下坡时不能让手接触。

• 轮上带有凸出物型手动圈偶尔用于抓握下降的患者。缺点是如果凸出部不是垂直的，则它们会增加轮椅的整体宽度，并且因为患者必须不断地注视着手动圈边缘以握住突出部位而导致推动时耗力更多。

单臂驱动轮椅在同一侧有左右手动圈。该轮椅是为仅有一侧上肢功能的患者设计（图 27-11）。双侧手动圈可以让一侧上肢在所有方向控制轮椅。一只手动圈控制一个轮子，另一只手动圈控制对侧轮子。使用这些轮椅需要很大的力量和高度的协调性。此外，由于该项技巧难以掌握，需要学

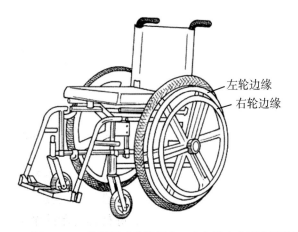

▲ 图 27-11 单臂驱动轮椅仅在一个车轮上有两个手动圈

左轮边缘
右轮边缘

习较长时间。Mandy 等[13]记录了使用单臂驱动轮椅的行动不便并研究了脚踝控制的原型产品以提高手动轮椅使用的效率[13]。该产品在提高手动轮椅移动性方面显示出很大的潜力。但是，它仍处于原型阶段，目前尚无法购买。

不幸的是，对于手动轮椅操作，单侧手脚推进或单臂驱动推进方式是目前偏瘫患者的唯一选择。如果人们认为患者也将这一肢体用于所有其他日常生活活动，那么要求患者将其一个功能上肢用于轮椅推进是一项过高的要求。Barker 等研究支持了这一点，并发现手动轮椅是活动和参与的主要障碍[1]。这项研究支持以下理论：应充分考虑电动轮椅的独立移动性及充分的上肢关节保护和节能功能。Barker 等以及 Petersson 等研究表明，电动移动设备可增加患者的社区参与[1, 19]。

（6）轮轴的位置：标准轮椅仅能很少或不能进行车轴调整。如果标准轮椅允许车轴定位，则只能让车轮与前脚轮成比例地上下移动，以调整为半高或标准高度的轮椅。在超轻型轮椅上，可调节轮轴能实现车轮的上下前后定位。

可调节轮轴位置能通过调整轮子到最佳推进位置来微调椅子。这对于优化车轮的设置、实现减能推动[4, 20]及使有上肢重复性劳损的患者风险降至最低至关重要。当车轮稍微移至前进位置时，车轮滑动得到改善，推进更容易[4, 24]。此调整应谨慎进行，因为会影响轮椅的平衡。下肢截肢患者是一个问题（如合并糖尿病），轮轴最好放在后部以稳定轮椅。

（7）小脚轮：小脚轮是轮椅的前转向轮（图 27-9）。它们有几种直径[3 英寸（7.62cm）、4 英寸（10.06cm）、5 英寸（12.70cm）、6 英寸（15.24cm）和 8 英寸（20.32cm）]和不同的厚度，其中包括 1 英寸（2.54cm）和 1.5 英寸（3.81cm）。

团队应考虑以下事项。

• 大脚轮可应对崎岖不平的地形和门槛；然而，它们增加了轮椅的转弯半径，并为使用者提供了更高的滚动阻力。

• 小型小脚轮通常用于超低、超轻、硬式轮椅。它们为患者提供了较低的前椅到地板的高度，并改善了狭窄区域的移动性。小型小脚轮的缺点是它们很容易卡在人行道和街道的裂缝和凸起中。

• 窄脚轮可以很好地处理光滑的地面，但在不

平坦的地形和电梯门空间中容易卡住。

• 5 英寸（12.70cm）和 6 英寸（15.24cm）直径的小脚轮上有 1.5 英寸（3.81cm）的宽度。此选项平衡了在不平坦地面上的可操纵性和性能。较小的直径小脚轮可提高在狭窄区域的操纵性，而增加的宽度则有助于在不同的表面（如门槛）上转移，并最大限度地降低了小脚轮卡在人行道裂缝中的可能性。

(8) 可调节腿托和脚踏板：如果患者因身体状况需要，可调节脚托可以抬高或降低下肢（图 27-12）。脚踏板具有固定的膝盖角度，并在坐姿时支撑下肢。

治疗小组应考虑以下事项。

对于膝关节角度受限（因关节炎或其他骨科疾病）、下肢血液循环不良或浮肿的人，通常建议抬高腿托。这些腿托容易过度使用，慎重考虑。抬高的腿托通常比脚蹬伸出得更远。这增加了轮椅的总长度，并且损害了可操作性。如果患者腘绳肌延长不足来承受这种较大的膝关节角度改变，则患者将在坐着出现后盆骨倾斜，以代偿肌肉灵活性缺乏的情况（图 27-13）[26]。

• 腿托对循环改善是否有益还不清楚，因为不可能在坐轮椅时，下肢抬高至心脏上方。

• 调高型腿托的主要缺点是它们会增加轮椅的重量。

• 脚踏板可提供不同的膝关节角度，通常为60°、70° 或 75°。垫子评估后根据患者膝盖和腘绳肌范围来确定角度。适当调整脚踏板高度对于确保下肢稳定性和支撑就座非常重要。抬起式可移动的脚凳灵活方便，提高安全性，可实现从坐到站的转移，方便通过桌椅之间。

• 70° 角很常见，比 60° 角脚踏板轮椅的转弯半径更小。

(9) 脚踏板：脚踏板有多种材料可供选择，如复合材料和铝，并且有多种尺寸和角度以供选择（角度可调或标准）。

治疗小组需要考虑以下因素。

• 铝制踏板比复合材料更重但更耐用。

• 可调角度的踏板对于适应踝关节运动范围的限制至关重要，并且大多数型号的向前 / 向后放置选项也可以帮助缓解腘绳肌的局限性。

(10) 扶手：根据轮椅的不同，可以提供不同

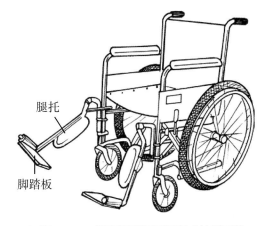

▲ 图 27-12　调高型腿托可抬高或放低下肢

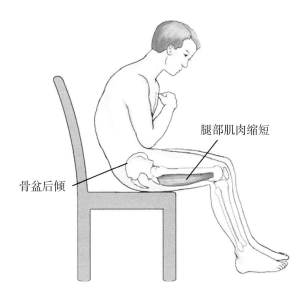

▲ 图 27-13　腘绳肌缩短对骨盆位置的影响

的扶手：①扶手位置固定或可移动，高度可调节可固定；②有两个可选长度：全长或部分长度（图27-9）。

治疗（康复）团队应当考虑以下问题。

• 固定的扶手应当焊于轮椅框架上并设置标准高度；它们不可调整。这对于从轮椅上起身站立的人有利；但是，这种设计不适于需要患者侧方移入和移出。

• 可拆卸扶手可以放平以利于上下移动，还可以从轮椅框架上拆下，使轮椅更少占用空间（如汽车后备厢等）。

• 高度可调扶手能够调节高度以提供可供选择的盂肱支持。这对于偏瘫及突发肩痛患者非常重要。

• 全长的扶手在休息位的可以支持全手臂，也

为由坐位起身站立的姿势转换过程中提高额外的向上支撑力。

• 部分长度的扶手较短，方便靠近办公桌和桌子，进行如进餐或键盘操作之类的功能性活动。

3. 电动移乘产品 目前已经有一些研究聚焦于脑卒中患者及其轮椅使用情况。Barker 等[1] 发现实际上使用手动轮椅对于脑卒中患者十分不便，这也进一步支持了使用电动轮可以促进社区参与。Makino[12] 和 Mandy[13] 等的研究整理记录了当前技术和产品（单臂驱动轮椅和同侧手 / 脚推进技术）使用过程中出现的机动性低下的问题，为了提高手动轮椅使用的效率，他们对多种不同的原型产品进行研究。Kirby 等[10] 还发现，这些存在缺陷的驱动方式导致了社区访问限制。

目前已经开发出几种产品展示出手动轮椅移动效率提高的潜力[12, 13]。但是，这些产品均处于原型阶段或在美国不可用，因而不能保证实际日常使用的可行性，而且现阶段也不容易购买得到。因此，对于偏瘫患者来说电动移乘产品会是一种可行的选择。

电动移乘产品经常会被推荐给力弱但耐力或协调能力可以使用手动轮椅的患者。电动车可以帮助使用者在家或在社区中更加独立与安全地移动。这种机动性对于提高个人履行其日常生活活动和生活角色的能力至关重要。这里一定要注意的是，患者需要具有基本的视觉感知和认知功能，能够完成电动轮椅技能培训，确保能够安全使用。Mountain 等[16, 17] 发现，脑卒中患者（包括视觉的空间感缺失者），也能够在适当的训练下学会使用电动轮椅来实现安全有效的活动。在过去的 25 年中，轮椅行业取得了长足的发展，因此，现在存在各种各样的产品，可以满足最具挑战性的身体需求。本节概述了电动汽车产品，并列出了每个选项的注意事项。

4. 电动小摩托车 小摩托车为具有良好平衡能力和上肢控制能力的人提供了一种移动性的手段。它们可以是三轮或四轮的（图 27-14）。踏板车的外形狭长，因此非常适合在空旷地区和一般的户外社区活动中使用。它们可以拆卸以便进行汽车运输；但是，这个操作很难，并且可能会对看护人造成伤害。

治疗小组应当考虑到以下因素。

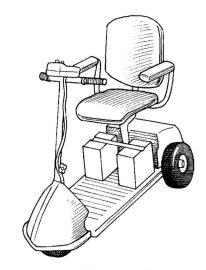

▲ 图 27-14 如果使用者有良好的上肢控制能力、躯干控制，以及视觉、感知和认知技能尚可，则适合使用小型电动摩托车

• 踏板车通常具有轻度曲面的座椅系统。这些与船用和汽车用坐垫一样，选择范围有限。因此，它们无法为需要一定躯干支持的使用者提供足够的姿势支持。

• 一般来说，踏板车又长又窄。因而它们具有较大的转弯半径，在大多数房屋和公寓中都并不适用且难以操纵。

• 四轮小型摩托车可以适应室外地形，但在狭小地方灵活性较差，并且更重，难以拆卸以便汽车运输。

5. 电动轮椅 电动轮椅带有"折叠"车架或电动底座车架，驱动轮可位于前、中或后位置。为了便于讨论，电动轮椅被划分为前轮驱动型、中轮驱动型和后轮驱动型，同时应当理解每种方式可被分为基本水平轮椅和电动水平轮椅。治疗师要先确定患者在大多数类型的轮椅上坐的活动度，具有足够的视听和认知水平以操纵轮椅安全地移动，下一个重要的考虑因素是轮椅适合进入并在患者家庭环境活动。该调整非常关键，通常会影响所选驱动轮底盘的类型。

(1) 前轮驱动轮椅：前轮驱动轮椅的底座前部装有大型驱动轮。其底座非常稳定，这对于腘绳肌严重受限的人有益。在后轮驱动底座中保持腘绳肌紧张可能会导致脚轮负担过重，并损害轮椅底座的性能，或者必须保证使用者位于座椅系统中的较高位置，以使其脚保持在脚轮上方。对于腘绳肌严重受限的人，前轮驱动底座可以适应

90°～105° 的膝盖成角，同时又不影响座椅高度、不影响脚轮或电动机。

治疗小组应考虑以下事项。

• 对于有一定环境限制的患者，前轮驱动轮椅是一个很好的选择。这种类型的轮椅非常适合在走廊尽头急转弯进入门廊和在书桌、柜台或餐桌上灵活活动。

• 使用者需要用便携式坡道来越过路缘或高 3 英寸（7.62cm）以上的入口台阶。

• 该底座的设计导致转向发生在驾驶员视野之后部。因此，使用者需要良好的本体感受才能知道轮椅位置以确保安全移动。如果使用者有视觉或认知方面受限，通常不建议使用。

(2) 中轮驱动轮椅：就本章而言，中轮驱动轮椅（mid-wheel-drive wheelchair）一词包括 center-wheel-drive wheelchairs。中轮驱动轮椅的驱动轮位于轮椅底座的中央，而前后轮较小。该底座需要前后轮，以最大限度地提高轮椅底座的稳定性。当驱动轮位于中间时，此轮椅底座通常具有最小的总转弯半径，并且在狭窄区域中可操纵性最强。

治疗小组应考虑以下事项。

• 此底座的设计使转动发生在轮椅中心，该中心与身体转动的轴线相同。因此，一些专业人员认为这是一种比较容易学的驾驶方式；但是，有些转弯发生在驾驶员视野之外的后部。因此，患者需要良好的本体感受才能知道轮椅在哪里以确保安全移动。如果患者存在一定程度视觉或认知方面的限制，通常不建议使用这种轮椅底盘。

• 对于这种类型的轮椅，必须有一个便携式坡道才能越过路缘或 3 英寸（7.62cm）高的入口台阶。

(3) 后轮驱动轮椅：后轮驱动轮椅是美国电动轮椅的原始类型。由于驱动轮位于轮椅后部，因此轮椅的大部分重量都在后部。为最大限度地提高安全性，这种类型的轮椅在后部具有小的"防翻车"轮。

治疗小组应考虑以下事项。

• 这种轮椅底座的操作类似于汽车，因此，许多人会觉得这种"驾驶"的感觉非常熟悉，因而会认为这种轮椅更易于操作。

• 与类似型号的前轮和中轮驱动相比，该轮椅底盘在高速下更易于控制。

• 此轮椅底盘的设计使转向脚轮位于驾驶员前方，因而所有转弯都发生在驾驶员的视野内。对于具有感觉（听觉）、视觉或认知限制的使用者，该类轮椅是最佳选择，因为驾驶员可以获取到最多的关于他们所处环境的视觉信息。

• 此轮椅底盘的设计使脚凳位于脚轮前面，为脚轮提供了转弯的空间。这增加了轮椅的总长度并使得轮椅有更大的转弯半径。因此，后轮驱动底盘在狭窄区域的机动性不如中轮和前轮驱动模式。

• 如有必要，此轮椅底盘可以辅助越过 8 英寸（20.32cm）的台阶和路缘。当后轮驱动轮椅后倾到即将翻倒时，则脚轮到地面距离大小确定了一个人可以在另一个人的协助下可通过的实际高度。这对于高度为 6～8 英寸（15.24～20.32cm）的一级台阶入口和路缘很重要。此功能并非无用，对那些想去自己喜欢的餐厅和商店而没有坡道的患者来说是必需的。这是一项高级操作技能，必须由熟练的护理人员、治疗师或专业辅助技术人员进行。

6. 基本型电动轮椅　基本电动轮椅坚固耐用，可以适应相对平坦的地形。大多数基本电动轮椅都通过操纵杆来控制轮椅的速度和方向。一些基本电动轮椅甚至可拆卸以进行汽车运输。

治疗小组应考虑以下事项。

• 基本电动轮椅具有基本不能编程的电子元件。因此，如果患者由于震颤、痉挛或共济失调而需要进行更高程度的电子调节元件，则应使用具有更灵活可编程的电子元件的轮椅。

• 如果患者需要中度或明显的姿势支撑，则基本轮椅底座将无法满足患者需求，因为它无法安全地采用斜躺或倾斜（前倾）的座椅系统。

• 电动折叠轮椅车架由于其折叠横杆和灵活的车架而不能适应崎岖不平的地形及电动车底座。

• 但是，对于满足主要在水平、光滑地面上行驶的基本电力转移而言，该类型轮椅是一种有效且价格合理的替代产品。

• 电动折叠框架在理论上是实用的，但在实际中却不可行。尽管可以通过抽出电池和电池托盘来拆卸车架，但轮椅组件仍然很笨重。两个强壮的成年人才可以将折叠的电源架从拖车或汽车中取出或放回；但是，对于独自照顾脑卒中患者来说是非常困难、不切实际的，而且还会有重大的受伤风险。

(1) 电动底座轮椅：电动底座轮椅，现在通常被归类为医保类别，3 组、4 组的电动轮椅比基本款电动轮椅车架更加耐用。车架样式更坚固，这意味着车子会更加耐用，能够更好地应对不平坦的地形且行驶更加顺畅。此外，通常在基本轮椅上还可以安装更先进、更高级别的电子元件，还可以选择更具支撑性的座椅系统，如倾斜或斜躺座椅系统。

团队必须考虑到，电动底盘不能拆卸用于小轿车运输。因此，使用这种电动轮椅的患者需乘坐公交车、小型简易救护车、可坐轮椅的出租车或者无障碍货车进行交通。

(2) 电动轮椅配件：大多数电动轮椅都有多种操纵杆、手柄和安装选件可选，操纵杆附件把操纵杆固定在对患者最舒适的位置，其中包括较大的球形操纵杆手柄、内置的圆柱形操纵杆手柄、可旋转的操纵杆和中线位置操纵杆。

在带有更先进电子元件的电动轮椅底座上，可以轻松设置替代驱动方法，如单开关扫描仪、头部控制器或气动控制器。无法控制上肢的患者可以利用这些装置操作操纵杆或改装的操纵杆，从而安全、独立地操纵轮椅。

复习题

1. 推荐轮椅和座椅系统时，首要注意事项是什么？
2. 为什么在考虑使用轮椅和座椅系统之前，首先要评估垫子？
3. 固定畸形和可矫正畸形的治疗方法之间的区别是什么？
4. 对骨盆后倾坐位，轮椅起作用的原因是什么？
5. 固定和折叠轮椅间基本区别是什么？
6. 除了垫子评估之外，考虑电力移动设备时还应考虑哪些方面？
7. 前轮、中轮和后轮驱动轮椅之间的区别是什么？

第 28 章 脑卒中后言语和语言障碍

Managing Speech and Language Deficits after Stroke

Celia Stewart　Karen Riedel　著

张　茜　译

学习目标

通过学习本章内容，读者将能够完成以下内容。

- 了解脑卒中对交流障碍的影响。
- 了解交流障碍的发生率和流行率。
- 了解脑卒中所致不同类型的交流障碍。
- 了解各种交流障碍的表现和处理。

交流障碍严重影响了脑卒中患者的生存质量和康复进程[28,40]。本章旨在提高读者对脑卒中后交流障碍的认识和了解，提高治疗师和脑卒中患者之间的互动，并对言语语言病理学家和治疗师怎样合作才能提高脑卒中患者的生活参与能力提出解决方法。

本章首先对交流进行探讨，然后讨论与脑卒中相关的交流问题的分类、范围和治疗手段。为治疗师提供指导，以改善患者的交流障碍。

一、言语语言病理学家在持续护理中的作用

言语语言病理学在研究、定义和治疗交流障碍方面有着较长的历史。然而，治疗脑卒中相关交流障碍的方法却是新近发展起来的，是物理治疗学的一个分支[79]。物理康复作为一门专业始于第二次世界大战之后[9,31,81]。在战争之前，很少有人尝试改善脑卒中这种会使身体状况日益衰弱的疾病。语言病理学领域，连同作业治疗、物理治疗、心理治疗和社区治疗，组成一个团队对患者展开康复，是物理医学与康复领域的特点[16,33,81,92]。

将言语语言病理学纳入康复的模式极大地扩展了其实践范围。多数专业人士认为康复治疗团队是脑卒中管理的最佳模式[16,92]。康复医学重点在三个方面超越了其他医学专业：①它关注的是人的"整体"，而不是需要治疗的疾病；②追求"高质量的生活"和"功能最大化"，而不是单纯治疗慢性病；③纳入心理社会视角，认识到脑卒中不仅影响患者本身，也会严重影响其家人和朋友[80]。康复医学的特点是关注功能，而这种模式对言语 – 语言病理学也产生了积极的影响，即关

注功能交流[87, 93]。

目前，脑卒中的管理被认为是一个多部分和多阶段的过程。脑卒中的管理通常开始于医院的急诊科，重点在急性期的临床治疗。脑卒中患者需要长期与功能障碍共存，治疗可能会延续数年[38, 92]。言语语言病理学家可以对各个部分进行干预。除急诊外，还可能包括急性医疗机构、急性康复、亚急性康复、家庭护理、门诊护理、长期护理和社区融合[46]。言语语言病理学家的作用在这些不同的环境中略有不同。然而，在所有情况下，言语语言病理学家首先要评估言语机制，评估语言功能，并分析影响交流的认知因素。评估的全面性和管理的重点因疾病对日常生活的功能性影响而异[38, 47]。然而，社区康复服务和职业康复方面仍需做更多的工作。言语语言病理学家较多关注的是失语症患者的"生活参与"活动[13]，而几乎没有关注患者伴随的其他交流障碍。

二、脑卒中对交流障碍的影响

脑卒中后的交流障碍不仅包括障碍本身，还包括障碍引发的情绪反应，对障碍的适应，以及对可能是永久性的交流障碍的认识和接受。脑卒中幸存者对交流障碍的反应因人而异。在脑卒中后的最初几天或几周，交流方式的改变会导致患者对未来的恐惧等一系列的情绪反应[52, 54]。这些反应取决于各种因素，包括病变部位和程度、交流障碍的性质、相应的治疗和身体障碍、个人的性格特征和特殊的生活习惯[55]。

因患者生病前具有广泛的交流能力，作为康复专业人员，我们会受到语言背景差异的挑战。语言技能包括书写、多语种和复杂的专业术语[20, 55]。然而，患者所保留的基础语言结构可能只可以满足日常生活的要求。应对这一挑战需要先进的临床和康复技能和人际关怀，以了解丧失语言功能对人生活的影响和意义。

以失语症为例，Sarno[79]认为，交流能力的丧失就是人格的丧失。这对于一些人来说，影响如此之大，以至于改变了他们在生活中的角色，影响了他们的个人认同感[20, 55, 78]。许多脑卒中患者描述了孤独感、社会孤立、丧失独立/隐私、活动受限、失去工作/收入和社会污名化等问题[78, 79]。面

对以上这些挑战时的能力包括在恢复过程中保持独特的自我意识的能力。我们必须考虑到患者适应个人变化的能力。

语言交流的灵活性不仅体现在人的个性中，也体现在患者对其他重要关系个体的应对策略中[20, 28, 87]。如果我们忽略了沟通障碍对朋友和家人的影响，康复治疗是不完整的。康复的综合方法包括意识到语言障碍对交流对象的影响，患者在处理信息、决策和表达方面有显著需求时，会增加照护者的负担[20, 28, 42]。研究表明，在心理社会适应方面，具有交流障碍的家庭比只具有肢体功能障碍的家庭更容易遇到问题[20, 28]。例如，脑卒中患者如果不能说出实质意义的话语，在参加以语言为基础的活动（如电影和戏剧）时，会影响家庭成员之间的交谈，甚至导致争吵。

言语语言障碍可能会造成很多人际关系上的不适，以至于需要家人给予帮助。常见的是，患者的家属来承担交流的全部内容，而患者却放弃他的交流角色。交流伙伴的洞察力和支持对于促进患者的言语互动是至关重要的[43, 57]。由于脑卒中患者通常会逐渐恢复交流能力，因此需要照护者灵活地转换角色，其中包括承担主要沟通者的角色，或者是适时的交给患者来自行沟通。

鼓励患者积极参与生活，可能会减轻患者的孤立、无聊和抑郁情绪[28, 57, 58, 87]。重要的是，患者的家人和朋友需要知道，严重的沟通障碍并不一定会降低一个人的内在价值或参与生活的丰富程度。那些愿意接受替代沟通策略的照料者能够成功适应脑卒中后的交流变化[57, 87]。

文化价值观可能会影响患者参与康复的意愿。家人和朋友通常与患者持有相似的文化价值观，如果在没有患者参与的情况下就做出决定，可能会增加患者的无能感，逐渐使交流变得尴尬[28, 55]。全国失语症协会[72]正致力于对有明显语言障碍的患者提高关注度并提供多种语言教育[72]。包括国家脑卒中协会、美国脑卒中协会[4]和国家失语症协会在内的基层组织正在试图提高人们对沟通障碍和脑卒中的症状和治疗的认识。

三、交流障碍的发生率和流行率

目前还没有关于脑卒中后言语和语言障碍发

生率的有效统计信息。根据美国心脏协会[3]的说法，2006年，约有650万脑卒中幸存者，平均每40秒就有一个美国人患脑卒中[3]。实际上，在美国，脑卒中的发病率在过去的50年里有所下降[12]。有言语和（或）语言问题的脑卒中患者的百分比尚不清楚。根据美国国家失语症协会的数据，每年25%～40%，即8万名新发急性脑卒中患者出现失语症[72]。美国国家神经疾病和脑卒中研究所报告显示约100万名脑卒中患者伴有慢性失语症。然而，失语症并不是脑卒中后最常见的沟通交流障碍。脑卒中后构音障碍和认知交流障碍的发生率和患病率尚不清楚，可能比失语症更常见更严重[26]。

因为许多失语症患者患病后不久就能恢复，其症状较轻且不明确，并且可能被危及生命的脑卒中并发症的表现所掩盖，所以沟通交流问题的患者数量不能被准确的估算。住院治疗脑卒中患者的医疗记录通常包括患者主诉"言语交流不清"[4]。许多最初的言语症状在不久之后就消失了，但长期存在的程度很轻的沟通障碍不容易被医疗专业人员发现[63]。在治疗初期，这种缺乏关注是可以理解的，因为重点是以保护大脑功能为主的急性医疗，从而减轻可能的长期残疾[65]。因此，不太明显的认知交流功能的变化，并不是首要关注的问题。此外，脑卒中患者住院时间的缩短及急性和亚急性康复的入院时间的缩短导致了对沟通问题的治疗机会受限，这使得许多沟通障碍的患者无法被识别或未得到治疗[46]。

四、脑卒中所致交流障碍的分类

脑卒中可以导致三大类沟通障碍：构音障碍、失语症和认知交流障碍[21, 26]。每种类型的疾病都与外周和中枢神经系统损伤的特定部位有关。这三种类型可以同时发生，此处将作为单独类型分别进行讨论。

(1) 构音障碍是一组神经性言语障碍的总称，其病因是语音产生的强度、速度、范围、稳定性、音调或控制呼吸、共鸣、发声和韵律方面所需动作的准确性异常。病理生理机制是由于中枢或外周神经系统异常所致，常见症状为无力、痉挛、缺乏协调、不自主运动，以及过度、减少或可变

的肌肉张力[26]。

(2) 失语症是一种由于大脑损伤而导致的交流障碍，其特点是听、说、读、写四种语言能力的障碍。它不是感觉或运动缺陷的结果，也不是一般智力缺陷或精神障碍的结果[37]。交流可以是语言的，也可以是非语言的，其中包括听、说、手势、读和写所有语言领域（语音、形态、句法、语义和语用）。

(3) 认知 - 沟通障碍包含了由认知障碍导致的任何沟通障碍。

认知包括认知过程和系统（如注意、感知、记忆、组织和执行功能）。受认知障碍影响的功能领域包括行为自我调节、社会互动、日常生活活动能力、学习和学业成绩及职业表现[91]。

五、运动性言语障碍

脑卒中相关的主要构音障碍　正常的言语产生需要控制呼吸、发声、共鸣三大系统相关肌群的精细协调运动[21, 24]。不断变化的自发语音调整用以平衡运动子系统和整合动作，需要复杂的运动控制。例如，呼吸无力会导致音量降低，语句变短，呼吸困难，是造成说话疲劳甚至说话欲望下降的主要因素。发声（语音）减弱的影响是非常复杂的，它导致各种症状，其中包括气息音、声音嘶哑、声音紧张或语调单一。构音是一系列快速、精细的、无意识的构音器官运动。会话的清晰发音涉及大约每分钟500种不同的声道形状，甚至位置准确性上的微小偏差都会降低语音产生的精确度[24]。值得注意的是，正常人不论在有意识或无意识的情况下都能准确、自动地执行这些动作。说话者可以在没有意识规划的情况下，应对不同身体姿势、疲劳和麻痹情况下的发音的挑战并进行调整。脑卒中可能会导致语音系统受到干扰，以及语音协调性和精确性的障碍[21]。脑卒中后可能出现的言语障碍包括单侧上运动神经元构音障碍、痉挛性构音障碍、共济失调构音障碍和言语缺失/缄默状态[26]。

(1) 单侧上运动神经元构音障碍：单侧上运动神经元构音障碍是最常见和可识别的构音障碍之一。这种言语障碍相对较轻，通常在脑卒中后的几周内恢复[26, 28, 30]。最常见的言语症状包括由于单

侧肌张力变化导致的言语相关肌群无力所致的辅音发音准确性下降[26, 30, 68]。

在评估过程中，言语语言病理学家主要负责评估构音障碍对言语清晰度和沟通效果的影响[68, 94]。虽然单侧上运动神经元构音障碍可能发生在左半球或右半球脑卒中后，具体评估工具的选择取决于病变的位置和观察到的言语症状[26, 30]。当构音障碍作为右脑卒中的并发症时，它不仅涉及发音的准确性，而且还涉及语音、语速和语调变化[27, 30, 39, 68]。如果患者伴随口颜面失用，言语的可理解性可能会比实际构音障碍产生更大的影响。有时，单侧上运动神经元构音障碍的患者会表现为情绪失落和嗜睡，似乎对他们的交流伙伴或讨论的话题不感兴趣[25]。这些特征对交流质量的影响几乎和运动性言语障碍一样大[26, 30]。

右脑损伤的单侧上运动神经元构音障碍，治疗师和语言病理学家之间有许多合作的机会[33]。患有这种类型构音障碍的患者，虽然言语清晰度比较高，但有时他们常常意识不到自己没有被理解[26, 30]。因此，治疗师与语言病理学家合作，可以向患者提供反馈，并提高他们对言语输出偏差的认识[33]。由于许多右脑受伤的患者对别人对他们说的话的解释是具体的，因此给予具体的反馈很有帮助。例如，"我很难理解你，因为你的声音不够响亮"，而不是简单地要求患者重复说过的话。对于具有左侧空间忽略的患者，让患者在交流时看着说话者，可以提高交流的有效性。鉴于意识和推理的变化，协作治疗和强化目标增加了学习迁移[26, 30]（见第 26 章）。

左半球单侧上运动神经元构音障碍并不一定对整体沟通能力或有效性有显著影响。然而，失语症（语言障碍）伴随上运动神经元构音障碍并不少见[17, 26]。并发语言障碍的诊断可能被构音障碍所掩盖，患者需要进行全面的检查来识别细微的语言变化[26, 30]。这些语言障碍将在本章后面讨论。另外，具有左半球单侧上运动神经元构音障碍的人在没有构音障碍的情况下可能会出现语言障碍，因为他们说话的频率更低，会使用更短的短语和简化句子[26]。这些言语的减少可能只是反映了运动性言语障碍，而不是潜在的语言问题。

(2) 痉挛性构音障碍（双侧上运动神经元构音障碍）：双侧上运动神经元损伤对沟通交流的影响是相当大的。痉挛性构音障碍不只是两种单侧构音障碍症状的组合，而是一种完全不同的言语障碍。这种构音障碍与假性延髓麻痹有关[21, 30]。与下运动神经元损伤所致构音障碍的症状可能重叠。两种类型的构音障碍都会出现无力。与脑卒中后很少出现的球部构音障碍相比，球部构音障碍不影响语速，而语速降低是痉挛性构音障碍最显著的特征之一。除了语速减慢，痉挛性构音障碍患者还会出现声音沙哑，音调降低[21, 26, 30, 68]，说话费力。鼻音过重和音调单一也是构音障碍的常见症状。由于发声起始时间的中断，/p/ 的音被发为 /b/，并且与 /t-d/ 和 /k-g/ 存在类似的混淆[21]。这些发音上的偏差会影响沟通的可懂度和说话效率。患有痉挛性构音障碍的患者往往很少说话，不一定是因为失语症，而是因为言语过程需要付出很大的努力。此外，这些患者往往表现得很淡漠，并可能表现出情绪不稳定的形式，例如表现出情绪爆发[26, 30]。即使是温和的话题，也会引发强哭或强笑。这种不稳定性被称为假球效应[21, 30]。由于双侧损伤，这些患者可能有上肢运动受限，影响他们的手势、书写和使用计算机的能力[21]。

在治疗痉挛性构音障碍患者时，要遵循一些一般的指导方针[21, 26, 59]。治疗师可以通过解决以下策略的团队目标来帮助患者恢复沟通效率[33]：①通过为发声过程提供额外时间来认同患者发声所需付出的努力；②通过重复说话内容来确定患者被理解，从而使患者得到认可；③在治疗痉挛性构音障碍患者时身体的一部分（如上肢）张力的增加可能会导致言语产生的僵硬程度增加；④提醒患者可能会出现不可预知的情绪失控。有时，患者的哭泣并不一定意味着他或她是悲伤的，而是哭只是恰好发生了。

注意，药物治疗（如巴氯芬）或外科治疗（如脊髓神经根切断术），可减少身体的痉挛，改善运动言语的产生[62]。

(3) 言语缺失和闭锁综合征（脑干和双侧中脑病变）：这些术语是指人缺乏运动控制来支持言语的条件。为了给没有言语的人提供适当的治疗，鉴别诊断必须区分言语缺失、闭锁综合征和缄默症[19, 21, 26, 71]。言语缺失是由于严重的运动性言语障碍而导致的言语障碍[26]。Duffy 报道，这种情况不同于缄默症，是由于认知功能障碍限制了言语的产生[26]。当除了垂直的眼球运动外，言语的严重损伤伴随着身体的完全不动时，这种疾病被称为闭锁综合征，他将其描述为"构音障碍的特殊和戏剧性的表现"。言语缺失并不意味着存在认知或语言障碍。一旦建立了一个交流系统，就会生成完整的语言。例如，Jean-Dominique Bauby[7]在他的书《潜水钟与蝴蝶》（*The Diving Bell and the Butterfly*）中描述他依靠眨眼来与伙伴交流。当与没有言语的患者共事时，言语病理学家必须确定认知/语言功能的存在或缺失。

近年来，闭锁综合征的临床治疗得到了显著改善[71]。患有这种罕见疾病的患者长期生存率较前提高[26]。那些在数月内存活下来的人需要进行密集的康复，以最大限度地发挥他们的功能。通过眨眼，建立一个"是"和"否"的基本交流系统是康复的第一步[53]。一旦确立了这一点，人们就可以通过电子设备转向更复杂的信息传递方式。包括使用更复杂的增强和替代交流辅助（alternative communicative assistive，AAC）设备，会大大减少Bauby描述的交流过程中缓慢、艰苦的努力。AAC技术还在不断发展，一种脑机接口可能很快就会问世，它可以让没有运动能力的人通过脑电图活动来控制电脑屏幕上的光标进行交流[90]。AAC是治疗师和语言病理学家一直密切合作的领域。对于闭锁综合征患者的治疗来说，最重要的信息是他们可能在认知和语言上是完好的。因为患者能够对沟通的风格和语气作出反应[28]，工作人员使用自然的成人言语和语言就显得尤为重要，此外，为了确保患者参与有关看护的所有决策，工作人员应该让患者和看护人员了解康复计划的细节[33]。

一些闭锁症的患者，由最初不能说话，发展到可以发声，上肢或下肢可以活动[53]。小的动作可以激活一个开关来进行替代沟通。患者表现为费力音，紧张声，类似于痉挛性构音障碍患者[21, 26]。即使发声仅限于一个声音，患者也可以用这个声音呼唤照护者。虽然可能没有可理解的言语，但有些患者掌握了一些熟悉的听众能听懂的词汇。可以使用与痉挛性构音障碍相同的策略来增进交流。需要记住的关键点是：①给患者充足的反应时间；②与语言病理学家合作设计简单的技术工具，对上肢功能受限的患者进行视觉和空间上的交流通道的建立；③通过重复信息来表明交流对象已经理解了信息；④以适当成熟的方式对待患者，以验证其认知能力[76]。

（4）共济失调型构音障碍（小脑病变）：共济失调型构音障碍在脑卒中中较少见。然而，小脑后下动脉和小脑前下动脉的血管病变可导致共济失调构音障碍[21, 26]。主要的言语症状是韵律异常、语速异常和不规则发音障碍。通常情况下，患者的认知能力是完好的，言语虽然可以理解，但听起来不自然[11, 21, 26]。这些沟通障碍的康复取决于患者的年龄、职业和生活需要[11, 21, 26, 30]。

专业人员与患有共济失调构音障碍的患者一起工作，可以通过给患者额外的时间说话来促进交流。此外，重要的是要认识到这些患者可能有完整的认知和语言技能。患者可能更关心身体功能障碍而不是语言能力的改变，因为肢体共济失调会影响书写、打字或使用电脑鼠标所需的技能。这些运动障碍可能影响个人的沟通，需要比运动性言语障碍更多的干预（见第 20 章）。

（5）混合性构音障碍（上述几种症状的任意组合）：多次脑卒中可影响运动言语系统的各种组成部分，并导致混合性构音障碍。构音障碍的某些特定组合比其他组合更容易发生[21, 26]。最常见的混合性运动言语障碍是上肢运动神经元构音障碍影响右侧口腔肌肉和言语失用症的结合[26]。这种组合经常发生在左大脑中动脉脑卒中，其症状将在失语症中讨论。此外，一侧脑干的脑卒中可产生弛缓、痉挛和小脑构音障碍的混合性言语障碍。这种组合的发生是因为上、下运动神经元大脑结构的紧密性和临近小脑控制通路[26]。

六、与脑卒中相关的语言障碍

1. **失语症**　治疗师经常向语言病理学家寻求建议，如何与表现出习得性语言障碍（即失语症）的患者沟通。失语症患者会说一些不寻常的，有时是奇怪的话语。例如，患者可能会编造一个毫无意义的新词，当作一个真实的词来使用，或者不当地使用一个真实的词[34]。有一些显著的刻板性语言。例如，重复表达"带钥匙"或用一定的旋律和语调重复发出"嗬，嗬，嗬，嗬，嗬"[28, 34]。此外，患者弥补命名障碍的技巧也很惊人。失语症患者可能会寻找数字词来表示他有几个孩子，然后从"一······二······三······"开始，直到他找到他想说的数字[28, 34]。失语症患者最常见的抱怨是"我知道······但是······我不能······"。

失语症被定义为一种多种表现形式的语言障碍。这意味着患者不仅在说话方面有障碍，而且在理解口语和（或）书面语、书写、手势方面也有障碍，对于聋哑人或盲人来说，还分别有手语和盲文方面的障碍。各种语言形式之间沟通的参差不齐的问题使不熟悉失语症的专业人士感到困惑[28, 34]。例如，患者可能书写正常，但不能阅读书写的内容，或者患者可能听不懂一个单词或句子，但写下来后便可"理解"[28, 34]。这些意想不到的语言优势和弱势的组合对康复专业人员带来了挑战。

一个误解是关于表达性失语症（如说话、写作和手势）的，患者无法理解（语言理解和阅读）交流内容，事实上，对大多数患者来说，理解语言的困难是该综合征中功能最受限和最普遍的成分。理解下降使失语症患者无法回到工作岗位，无法正常参与一些社会活动，也无法享受以语言为基础的活动，如电视、电影和阅读[45]。即使是轻度的语言理解障碍也会影响日常生活的参与，如打电话预约。最常见的问题是交流伙伴容易高估患者对口语的理解能力。由于患者经常表现出可以理解的样子，照护者可能会把不能执行指令解释为缺乏合作[29]。这种误解反映了失语症患者会对社交造成一定的影响，对周围环境产生暗示反应，因此可能导致误解、沟通不畅和冲突的发生[29]。

失语症学家根据不同的观点对失语症进行了不同的分类[28, 34]。在 20 世纪后半叶，对失语症最常见的分类系统是基于典型的失语症分类。该系统利用言语产生的流畅性和口语理解能力对失语症进行分类[34]。典型的失语症分类包括 Broca 失语、经皮质运动性失语、Wernicke 失语、传导性失语、经皮质感觉失语和命名性失语。最严重的是完全性失语，由左脑大面积或多发病变引起。随着时间的推移，完全性失语往往演变为严重的 Broca 失语。多数现代失语症学家将这一分类简化为两种一般形式：非流畅性失语和流畅性失语[34]。据了解，单一形式的失语症相对罕见（表 28-1）。

表 28-1　改善脑卒中后交流障碍的建议

加强交流的指导	
增强表达	• 用短语"我知道你懂得 ___"来表示你理解这个问题是表达而不是知识的问题 • 给对方时间讲话 • 容忍患者的沉默，但鼓励其参与会话 • 谈论与个人相关的话题和分享经验 • 让患者的家人或朋友参与话题 • 谈论日常生活内容 • 接受并鼓励非语言表达（手势、面部表情） • 把纸及笔放在手边 • 必要时提供选择的项目 • 承认沟通障碍并鼓励患者进行修复
增进理解	• 确定有无听力障碍 • 放慢你说话的速度，但要保持正常语调 • 减少干扰（无噪音、视觉简单的环境） • 用面对面的交流 • 用短语并适当停顿 • 适用简单语句 • 话题转移并为下一个话题提供铺垫 • 在需要时使用视觉工具[83] • 写下重要的文字或提示 • 沟通障碍患者，使用代偿方法（重复语句、使用简单语句、减慢语速等） • 强调重要词汇 • 简化课后作业的书面说明 • 一次只有一个人（或几个人）说话

改编自 Hedge MN.*A Course Book on Aphasia and Other Neurogenic Language Disorders*, 3rd ed.Clifton Park, NY: Thomson Delmer Learning; 2006; and Simmons-Mackie N. Social approaches to aphasia intervention. In: Chapey R, ed. *Language Intervention Strategies in Aphasia and Related Neurogenic Communication Disorders*, 5th ed. Philadelphi: Lippincot Williams & Wilkins; 2008.

2. Broca 失语　Broca 失语，又称为"表达性"失语，通常与大脑中动脉脑卒中有关，影响额叶第三额回（经典的 Broca 区，Brodmann44 和 47 区）[1, 18, 19, 32]延伸入白质（内囊）。病变位于中央前回下部前部，此位置解释了该综合征与右上肢无力同时出现的原因[34, 50, 51, 66]。在急性期，患者可能表现为缄默状态[34]。接下来的几周，语言产生可能会演变成一些自主表达，也许是一个口头的"是"[34]。这些患者通常都很警觉，能意识到他们周围的环境，并因不能说话而感到沮丧[10, 50]。他们保留的情感常常会误导未经专业培训的旁观者高估患者的语言能力[83]。言语模式的五个主要特点是发音费力，言语启动困难，句子长度变短，电报式语音和韵律减少[10, 34]。下面是一个 Broca 失语患者描述"偷饼干的图片"[34]的例子（图 28-1）。"男孩······饼······饼······饼干······女孩······妈

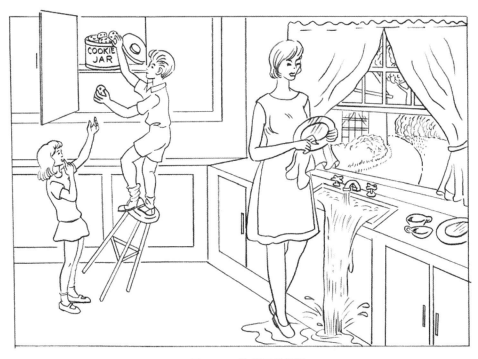

▲ 图 28-1　偷饼干的图片

引自 Goodglass H, Kaplan E, Barresi B. *The Assessment of Aphasia and Related Disorders*. 3rd ed. Philadelphia: Lea & Febiger; 2001.

妈……开……水下沉……冰……唉……嗯……嗯……没有……水……沉没……为什么？"由于语言的流畅性较差，人们会认为交流的内容很少。然而，这些词是实质性的和适当的，因此给 Broca 失语症患者时间，并使用上下文来推断内容，可以使其达到成功交流[28, 33, 50, 79]。此外，通过视觉刺激、关键词或简单的图片来补充语境，结合手势和绘画，重症 Broca 失语症患者不仅可以交流思想和感受，还可以交流具体的信息[14, 58, 82, 84]。

Broca（非流畅）失语患者对口语的理解比语言的表达要好，但仍存在异常[34, 50]。此外，与其他类型的失语症相比，Broca 失语的口语理解能力往往提高得更快[50, 51]。至少在早期阶段，在治疗 Broca 失语患者时，我们容易倾向于高估患者的口语理解能力[41]。高估的具体表现包括抱怨"他能听懂我说的每一件事，但是没有执行我的指令"或"患者来得不是时候……太早或太晚……"。

Broca 失语患者的听理解障碍表现在复杂的语法和句法中（时态、数量、否定、比较、与空间有关的单词和从句）[23]。患者需要延长额外的处理时间来理解更复杂的语言结构[41, 50, 84]。以上延长交流时间的方法可以通过在短语或思维组之间插入

停顿来实现。使用简单、清晰、直接的句子可以进一步加强交流[41]。无论 Broca 失语患者的社会行为表现得多么完整，我们都需要确定其是否能够真正理解交流。一个常见的症状是，许多 Broca 失语患者在处理涉及陈述时间和日期的口头数字信息时会出错。解决的方法是提供书面的预约单，这有助于弥补这个问题，并确保失语症患者了解预定的预约时间。

Broca 失语患者也会出现阅读理解障碍[50]。他们可以先阅读实义词（名词和动词），然后猜测句子的整体意思[34]。他们的阅读能力会随着时间的推移而提高，但是较难达到正常成年人的阅读理解的水平。书写困难症（失写）通常是严重的，这是由于语言成分的理解和表达困难及必须使用非利手书写所导致的[50]。单词检索、拼写和字母组合障碍使写作变得极其困难。使用计算机辅助程序可能会有所帮助。一些患者的病情能好转到可以使用电脑打字、发短信和电子邮件与朋友交流[60]。

Broca 失语的康复进程比其他类型的失语症要长[6]。Broca 失语患者可以在急性期后很长时间内继续提高他们的沟通技巧。这种改善与 Broca 失语

（言语失用）相关的运动成分的改善和言语理解的逐渐改善相对应[77]。如果在早期失语症是轻微的，它可能改善为命名性失语或几乎完全恢复[51, 79]。

与言语语言病理学家合作可能有助于制订代偿和支持技术，以促进语言交流能力的恢复。治疗师可以基于功能性语言的日常任务进行训练，例如，遵循药物说明书进行阅读练习，或在厨房里根据食谱制作食物。任何涉及数字的活动（例如写支票和核对银行账户）对 Broca 失语患者来说都是一个挑战。就这些任务制订现实的治疗目标是很重要的。

3. 言语失用　失用症是一种常见的语言障碍，由大脑中动脉脑卒中引起。由于失语症学家根据不同的理论观点对失用症进行了不同的描述，因此该疾病备受争议[2]。Duffy[26] 确定了多达 25 种不同的术语来描述与言语失用相关的症状。包括 Duffy 在内的许多言语语言病理学家都认为它是独立于失语症的一种单独的特定类型的运动性言语障碍[26]。然而，这种运动性言语障碍通常与非流畅 Broca 失语或混合性构音障碍同时发生。失用症患者语言的产生是费力的、缓慢的、节奏不协调的，导致受损的韵律变化（如讲话的旋律）[21, 26, 30]。主要的发音特征是发音定位和顺序的有明显的摸索行为[26, 30]。患者通常可以意识到这种语言障碍，并因此感到沮丧[21, 26, 30]。

总的来说，患者有很强的动力去提高他们的言语能力，并且非常专注于他们的言语产出[21, 26, 30]。他们对语言的关注度非常强，以至于超过了他们对其他疗法的兴趣和改善其他语言障碍愿望。虽然使用了替代沟通设备（如沟通书籍或辅助或替代交流设备）似乎是合理的，但这些患者可能一开始就拒绝使用沟通设备。有趣的是，熟悉短信和电子邮件的年轻患者更容易接受增强系统。

对于治疗师来说，尽管患者的认知功能看起来是完整的，但是了解了患者可能有微妙的语言理解障碍对治疗是有帮助的[21, 26, 30]。通过提供额外的交流时间，给予口头选择，使用补充的书面材料，以及在交流时保持冷静的态度，可能会减轻他们的言语障碍[26, 30]。通常情况下，建议听者不要提供言语帮助，但为了效率，作业治疗师可能会选择在患者允许的情况下这样做。

言语失用患者的预后取决于失用症的严重程度和潜在的语言障碍[30]。然而，理解能力强的患者往往在较长一段时间内有所改善，逐渐发展为轻度言语失用[30, 89]。但是语速缓慢，间歇性的发音错误，以及减少的韵律变化可能成为持续状态[30, 89]。

患者可以进行有效的沟通，因为他们高度关注自己语言的改变及其对生活的影响，因此可以成为公众认知失用症的倡导者（表 28-2）。

4. 经皮质运动性失语　经皮质运动性失语症是一种罕见的综合征，它是由位于 Broca 区上方的皮质下病变或位于左半球前语言区之外的病变引起的[19, 32]。由于病变的位置在额叶，经皮质运动性失语症包括语言和认知成分。导致认知障碍最明显的表现是患者不能开始说话[76]。相比之下，即使是长句也能轻松准确地重复[34, 51]。因此，听者需要主动提出话题，以便口头回应[2, 56, 76]。例如，当患者被问到一个开放式的问题，如"你昨天做了什么？"患者可能会说："我……我……我不能……我不能……昨天我做了很多事情。"说出的语句是简单的，缺乏详细描述，但实质意义和语法是正确的。然而，对口语和书面语言的理解，甚至是句法复杂的句子，往往都能很好地完成[34]。通常，口语理解也很正常[49]。

当治疗经皮质运动失语症患者时，认知变化的局限性可能会阻碍治疗过程。由于认知变化不明显，治疗人员可能会高估患者的执行能力，并因患者难以理解训练目标和指定的治疗活动之间的基本原理而感到沮丧。不仅语言能力受损，也包括日常生活活动能力。此外，患者情绪淡漠和缺乏与他人的交流是沟通问题的显著特征。

如果经皮质运动性失语在早期是轻微的，它可能会随着时间的推移而转变为命名性失语[34, 76]。然而，持续的语量减少和语言的混乱可能会不利于患者恢复正常的社会和职业活动。这些问题很可能反映了患者认知能力的变化，这种变化可能比命名障碍更难解决[8]。

由于患者依赖听者来开启、维持和修正交流障碍[56]，治疗师可以通过提供交流线索来促进与经皮质运动失语症患者的交流。此外，需要提示患者使用他或她的日历、笔记本和其他替代交流系统（表 28-3）。

表 28-2　改善沟通的建议：Broca 失语和言语失用

Broca 失语：言语语言症状 *	治疗方案 †
• 起始音无 • 句子流利性受损 • 对表达出的句子有停顿 • 韵律和语调受损 • 说话费力且令人尴尬 • 简短的话语 • 电报式发音 • 句子完整但其结构语法错误 • 自我修正错误 • 意识到错误而感到沮丧 • 复述障碍 • 理解障碍 • 阅读障碍 • 书写障碍 • 计算障碍	• 给予患者大量时间表达 • 鼓励患者参与 • 鼓励患者用不同的方式去表达（如手势或画） • 利用视觉支持法（如关键词、文字表） • 如果需要你去填写单词，告诉他提示你 • 如果你理解不了他人正在说什么，要让他知道 • 集中注意力去观察身体语言及面部表情 • 不要高估自己的理解能力 • 写在纸上（如时间、日期、地址） • 建议用可以替换的句子，如"女孩被男孩打了" • 与人进行日常会话时需要简化语法结构（如之前 / 之后，否定，比较） • 在发出书写口令之前告诉 SLP 关于阅读理解能力的级别 • 搜索关键词 • 利用听觉刺激成对听写单词（电子书） • 必要时可打印出来 • 提供书写材料 • 鼓励使用电子通讯系统（包括手机、电子平板电脑、笔记本电脑等）
言语失用：言语语言症状 ‡	治疗方案 ‡

• 起始音无
• 列出重复性的话语进行修改
  – 不能进行连续性的会话（轮替运动）
  – 对音节进行简化（如把 "splash" 省略掉 "s" 变为 "plash"）
• 随着句子长度的增加错误率也会随之增多
• 提高对语法错误的警觉性
• 更具挫败感
• 言语理解的程度保存完好
	• 语言表达增强策略与之前列出的错误一致
	• 严重的言语失用会出现语法增强和替换
	• 对之前的错误无须进行修改

*. 改编自 Goodglass and associates [34] and Hedge [41]
†. 改编自 Hedge [41] and Simmons-Mackie [86]
‡. 改编自 Duffy [26]

表 28-3　改善沟通的建议：经皮质运动性失语

经皮质运动性失语：言语语言症状 *	治疗方案 †
• 起始音无 • 起始语困难 • 情感淡漠 • 句子的复述是流利且不费力的 • 句子长度减少 • 对于表达的长句子理解困难但写的执行职能相对较好 – 执行功能受损（例如，语音输出的配置、叙事能力、各种各样的话语、在会议上明显要进行说和写的输出）	• 言语的参与和启动是需要提示的 • 鼓励患者用笔记本记录下日常的活动 • 利用书写来进行语言交流提示（例如，当询问患者是否进行锻炼，他们便会写下你所预期的回答） • 电子设备非常有帮助

*. 摘自 Goodglass and associates [34] and Hedge [41]
†. 摘自 Hedge [41] and Simmons-Mackie [86]

5. 流畅性失语（Wernicke 失语、传导性失语、经皮质感觉性失语、命名性失语）　在老年脑卒中患者中，流畅性失语综合征较为常见。通常情况下，不伴有右上肢无力。这些人可能不会被转介到作业治疗，因为他们可能不会同时在日常生活中出现困难。然而，这些患者中有一些存在右侧视野缺损，视觉缺陷最终可能促使把患者转诊到作业治疗师进行评估和治疗。流畅性失语症的主要语言特征是容易产生言语和正常的句子长度[34]。在流畅性失语综合征中，语音特征的类型和严重程度各不相同。此外，还可能出现各种语言理解、阅读和写作方面的障碍[34]。

6. Wernicke 失语　Wernicke 失语的诊断依赖于三个特征：流利的错语、言语理解能力低下和失认症（对表达出言语的错误缺乏意识）[34]。虽然语言的流畅性和韵律是正常的，但表达的内容是非常有限的[34]。言语是由真实的词语和新词（自创新单词）混合而成的，通常没有任何意义[10, 35]。下面的例子中体现了名词和动词的严重减少和内容的模糊：当看到偷饼干的图片[34]（图 28-1）时，一位患者说："以前有过……家务……这家伙是个混乱……她没事。他把这里搞得一团糟。她太蠢了。哦，那是什么？那只是……那些是好的，漂亮……那是个混乱，然后是锅（杯子）。他太蠢了。她没事。她很可爱。这是里面……外面。"Wernicke 失语症患者被错误地认为是精神错乱或被诊断为精神障碍，而实际上是失语综合征导致了奇怪的言语表达[61]。

在早期阶段，Wernicke 失语症患者可能意识不到自己的语言障碍，否认脑卒中，编造住院的原因[10, 34, 35]。由于患者无法理解别人所问的内容，也没有意识到自己的言语障碍，最初的语言测试对他或她来说可能没什么意义[10, 22, 35]。随着语言功能逐渐自行恢复，患者参与治疗的意愿增加，患者对自身沟通问题的本质也有了更多的认识[22, 35]。患者开始意识到自己在沟通过程中出现了问题。

Wernicke 失语被认为是接受性失语症。这个术语表明，他们的交流困难仅仅是无法理解口语[35]。所有的失语综合征都有接受和表达成分。此外，对口语的理解是不平衡的，有时出人意料[34, 35, 82]。例如，简单的指令"把勺子放在碗里"通常比全身指令"站起来，转身"要困难。如果这个人抓住了正确的单词或充分地解释了上下文，反应可能是惊人的适当，可能会掩盖语言理解问题的严重性[34, 35, 61]。

通过讨论与个人相关的话题，给患者时间来处理信息，传达话题的变化，用不同的词语陈述相同的观点，提供视觉线索，可以促进理解[61]。工作人员还需要记住患者在发现沟通故障时遇到的困难，因此需要由沟通伙伴来填补并以任何可能的方式协助进行必要的修正[35]。特别是在早期阶段，由于对书面语言的理解也会受损，书面提示、书面作业和日程安排可能对这些患者没有帮助[61]。由于没有右上肢无力，书写可以流畅地完成。然而，书写样本的内容通常反映了言语产生，可能包含新词、无意义的内容和拼写错误的词[34, 61]。

尽管他们的失语症非常严重，但这些患者是非常独立的[61]（表 28-4）。由于他们缺乏意识，他们接受自己的沟通缺陷，可能不会寻求治疗。根据他们的社会行为和他们的交流伙伴，这些人可以在脑卒中后过上丰富的生活[61]。后来，许多 Wernicke 失语症患者成功地使用了一本包含个人相关名词的"交际书"[88]。

表 28-4　改善沟通的建议：Wernicke 失语

Wernicke 失语：言语和语言症状 *	加强沟通指南 †
• 语音启动很容易（超容易） • 语量多 • 说话不费力 • 新词和错语 • 杂乱语 • 语法上连贯：强迫语言，滔滔不绝 • 复述能力差 • 完整的韵律和语调 • 意识不到错误 • 言语理解能力差 • 意识不到自身理解能力的障碍 • 阅读障碍和书写困难	• 停止策略：用手势提示患者停止说话 • 改变话题重新吸引患者注意力 • 通过提供书面名词（关键词或图片来传达信息） • 允许婉转表达，赘语陈述 • 简化书面语和口头语 • 提供有意义的与自身相关的材料完成任务 • 语速变慢，清晰，在正常响度水平 • 面对面交流 • 给予其理解的时间 • 写下关键词，以改变话题，支持理解 • 使用常见的单词和简单的直接句子结构 • 同样的事情用不同形式表达 • 依托言语语言病理学评价指导阅读材料水平的选择 • 预计书写难度

*. 改编自 Goodglass and associates [34] and Hedge [41]
†. 改编自 Marshall and Simmons-Mackie86 [61]

7. 传导性失语　传导性失语的神经解剖学关联是有争议的，但大多数人认为，病灶位于缘上回或者深部白质内的弓状纤维[19]。这种综合征比较罕见，预后良好，最终发展为轻度命名性失语症[10, 85, 86]。传导性失语症通常保留口语和书面语的理解能力。其突出特点是言语流畅，复述较差，不成比例，患者可说出句子大意[10, 34]。自发性言语的特点是早期阶段"丰富的语音错语"[10]（音节替换）。声音序列常见呈渐进近似。例如，说"bench"这个词，患者可能会发出以下几个词试图得出所需的单词"chench…nech…pench…spench…bench"。这种命名障碍可以从轻微到严重不等[10, 85, 86]。传导性失语症患者在大声朗读方面也有困难，并且经常出现发音错误[10]。口头阅读能力随着病程时间逐渐改善，但还存在书面语功能障碍[10]。传导性失语症患者意识到自己的错误，并可能对他们无法正确地书写感到非常沮丧。把多音节单词的发音顺序串起来，如"statistical analysis"[34]。

在患者治疗过程中，专业人员要作为一个积极沟通的伙伴和接受患者的不精确表达以支持患者尝试进行沟通。多音节字，如复杂的科学术语、医学术语及药物的名称，对于传导性失语症患者来说总是很困难的。不准确的词语产生，如果词语与目标词足够相似，可能就不会限制思想的传递。治疗师应避免要求逐字重复指令，其中包括重复数字（电话号码、日期等）和回忆具体复杂的单词。如果意识到一个人可以理解甚至理解复杂的语言，看懂复杂的材料，并对暗示做出良好的反应，交流也可以得到改善。此外，还可以学习新的材料和发展新的技能[85, 86]（表 28-5）。

8. 命名性失语　由于流利性失语的所有症状都以名词找词困难，因此命名性失语一词的使用比较随意，因为它既是一种症状，也是一种诊断类别[10, 41]。人们普遍认为，命名性失语症往往是其他失语症的终点，由于这一特征，没有一个神经解剖学部位与命名性失语症的分类相关[10]。

根据 Goodglass 等的说法[34]，失语症的主要特征是在流利、语法结构良好的言语环境下，发现找词困难突出[34]，很少有错语，理解是相对完整的[34]。这种失语症患者可能容易漏诊，因为他们说话流利，内容是丰富、有实质性的。相比之下，在命名训练中，患者表达经常使用婉转的话语表达目标词。在需要清晰、简洁的语言功能的情况下，他们的命名困难造成了明显的言语功能受限[10]。患者可能会说："这是你用的东西……你知道……"

在命名性失语症中，对口语和书面材料的理解有轻微的障碍[10]。例如，当患者在谈论相册中的图片或听一段关于当前事件的对话时，在上下文支持理解的情况下，理解对话没有困难[34]。另外，患者可能在特定的非冗余内容上做得相当差（例如，修订后的 Token 测试指令，"指出绿色方形和白色圆圈"）[64]。

命名性失语症患者的语言缺陷很容易被忽略，需要对患者的命名能力进行评定确定存在困难。例如，这些患者在说出和理解不熟悉的名称（工作人员、药品、地点和医疗条件的名称）方面都有困难，这使他们面临犯错误的风险[33]。患有命名性失语症的人可能有足够的语言技能来重返不同职业。由于属于轻度命名障碍，鼓励个人制订

表 28-5　改善沟通的建议：传导性失语

传导性失语：言语和语言症状 *	加强沟通指南
• 流利会话，言语重复障碍严重 • 丰富的语音错语（声音替换） • 一些单词替换 • 多音节字比短音节字困难 • 命名能力逐渐改善（从差到好） • 言语理解能力保留 • 口语阅读较差；特点是含有音节错语的词为特征（字面的） • 默读理解能力好 • 书写可以和会话媲美	• 避免期待数字、单词、句子的逐字重复 • 允许婉转表述 • 鼓励提供目标词的替代方法 • 给患者足够的时间进行表达 • 鼓励患者使用简短的单词或手势 • 鼓励患者使用自己的提示方法 • 避免需要大声朗读的活动，例如剧本 • 依靠言语病理学评价来指导写作活动

*. 改编自 Goodglass and associates[34] and Hedge[41]

方法以提高工作能力至关重要[33]。可能需要与职业康复顾问合作，以促进重新融入个人的工作生活（表 28-6）。

9. 完全性失语 完全性失语症较常见，特别是较重的左侧大脑中动脉脑卒中后的急性期[19, 32]。有时，当患者有两次或两次以上的左脑卒中时，也会发现这种失语症[19]。主要特点是所有语言模式都受到严重损害[14]。在描述失语症时，"完全"并不意味"全部"[14, 15]。语言可能仅限于自动性（"是"，社交性问候语和骂人的话）和刻板语（如"啊，哇，啊，哇，啊，哇"或"电视……电视……电视"）。言语重复可以限制于连续的言语（计数，一周的天数，以及过度学习的材料，如祈祷语和熟悉歌曲的歌词）[34]。在早期阶段，完全性失语症患者只有基本的口语理解能力。患者似乎几乎完全依靠面部表情、语音语调和上下文线索来理解他人。言语理解几乎总是会在一定程度上得到改善；一些患者可被重新归类为轻度失语症，如 Broca 或传导性失语[14]。然而，在许多情况下，言语理解仍然受到损害，语言理解方面的微小进步并不能改变失语症的诊断[14]。在开始时，阅读可能局限于熟悉的名词和动词，书写通常局限于一页上的单个字母或随机标记。书写自己的名字和一些数字可能会随着时间推移而提高。在慢性阶段，手势和非口语交流方式通常是语言能力严重下降的有效补偿[14]。

患有完全性失语症的患者可能是沉默寡言和无意识的，或者他们可能是警觉的、定向的和非常有意识的[14]。警觉的患者通常被描述为比实际情况更有理解力[84]。挫折耐受性是可变的，可能与患者的自我意识有关[14]。

为了促进康复，作业治疗师可以用直接、简短的指示与患者交谈，将简单而明确的语言结构与建模和手势相结合[14]（例如，"右臂优先"，然后轻轻地碰一下右臂，而不是"不要用你的左臂"）。使用太多的单词可能会使完全性失语症患者不知所措[14]。交流伙伴需要意识到手势和面部表情是完全性失语症患者用来理解交流意图的线索[14]。因此，临床医生需要注意面部表情，并使用自然和适当的声调[14]。用简单的社交语言开始对话是建立融洽和信任的必要条件[14]。如果交际伙伴使用视觉提示，如提供关键的书面词来表示话题的变化，则话题转移会得到增强。书写支持交流的关键词对于使患者能积极参与谈话也是必不可少的[14, 48]。在治疗阶段，将目标和步骤限制在一两个可能会有帮助，提供休息和额外的时间，并使用一套固定的程序促进成功的沟通[14]（表 28-7）。

七、认知交流障碍

认知交流障碍的常见病因是右脑卒中和血管性痴呆（旧称多梗死性痴呆）[70]。障碍的主要表现为注意力、专注力、记忆力和解决问题能力的降低。这些因素影响范围较广，导致产生复杂的交流障碍[70]。

1. 右脑综合征 虽然大多数右脑卒中患者在简单会话中做得很好[70]，但沟通能力并不正常。一些右脑受损的人有言语和（或）语言问题。脑卒中常常导致上运动神经元构音障碍[70]。这种构音障碍的特点是声音模糊，音质粗糙，发音单调[26]。总体言语可懂度很少受到影响。此外，还会出现语速、节奏和韵律的异常[26]。部分右脑受损（right brain-damaged，RBD）患者也存在轻度的语言障碍，在临床任务上表现出困难，如直接

表 28-6 改善沟通的建议：命名性失语

命名性失语：言语和语言症状 *	加强沟通指南
<ul><li>与保留的语言流畅性相比，物体命名受到不成比例的损害</li><li>单词替换和婉转表述是常见的</li><li>复述能力时时保留</li><li>对口语和书面材料的理解相对保留但可变</li><li>书写较口语化</li></ul>	<ul><li>允许患者参考单词列表来找到目标词</li><li>鼓励患者描述目标名词</li><li>允许婉转表述</li><li>避免直接命名任务</li><li>询问患者是否需要听者提供这个词</li><li>考虑使用文字预测软件来完成书写任务</li><li>避免高估自身理解能力</li></ul>

*. 改编自 Goodglass and associates[34] and Hedge[41]

表 28-7　改善沟通的建议：完全性失语

完全性失语：言语和语言症状 *	加强沟通指南 †
<ul><li>语言的各个方面都严重受损</li><li>仅限于自动词语言（例如，是的，"好的"，数字串）</li><li>无法复述</li><li>无自发流利性言语</li><li>可能有杂乱语</li><li>听觉理解仅限于具有高度个人相关性的简单材料</li><li>当患者不明白时，自身似乎能理解</li><li>默读仅限于承认自己的名字</li><li>无法大声朗读</li><li>无法写字</li><li>对社会暗示的意识 / 依赖可能是好的</li></ul>	<ul><li>用于表达和理解</li><li>依靠视觉（非语言）提示</li><li>图片</li><li>手势</li><li>面部表情，肢体语言</li><li>标志和信号</li><li>强调句子中的重要词语</li><li>适当时提供简单的口头或书面单词选择</li><li>保持所有刺激的个人相关性</li><li>接受任何和所有的交流方式</li><li>鼓励参加社会交谈和歌唱活动</li><li>鼓励语言活动（如数数和祈祷）</li><li>专注于一起做事情，而不是空谈</li></ul>

*. 改编自 Goodglass and associates [34] and Hedge [41].
†. 改编自 Simmons-Mackie [86].

命名、发散性命名（类别命名）和单词回忆 [70]。更常见的是，对语言有一种不寻常和具体的解读，导致难以处理抽象语言和隐喻 [69]。

在罕见的情况下，RBD 患者会出现失语症；然而，该失语症为非典型（也称为"交叉失语症"）[19, 69]。RBD 认知交流障碍的一个组成部分是语言交际和语篇的变化 [70]。当描述一个事件时，右脑交流障碍患者可能会变得跑题和过于详细，并表现出过度赘述的倾向 [73, 74]。虽然比较少见，但有些患者会虚构；也就是说，编造故事来帮助他们解释事件 [69]。此外，患者的话语有时是多余的和无关的 [70]。这些特征可以在偷饼干图片的描述中看到 [34]（图 28-1）："这个女人刚下班回家，她正在考虑吃晚饭。她可能会去餐馆，所以不用做饭和收拾。窗帘很干净。"这一描述强调了 RBD 患者中常见的沟通问题：图片中个体关系的缺失（女人而不是母亲），无关紧要的内容错过了图片的活动（洗碗和忽视她的孩子），错过了情感（水溢出水槽时女人的分心），忽略了页面的左侧（描述忽略了图片左侧的孩子们），关注了无关紧要的细节（"窗帘很干净"）。

认知交际缺陷因非语言交际障碍而加剧，其中包括冲动性、左侧忽视、注意力障碍、病感失认症（无法识别缺陷）、人面失认症及视觉和空间知觉缺陷 [60, 69]。在左侧视野中未能对演讲者做出回应，影响了与沟通伙伴的真实互动 [5, 60, 70]。此外，左侧忽视伴随影响认知问题，影响阅读和书写 [60, 70]。难以阅读处方和填写医疗表格的不足，影响了患者对医疗护理的依从性。虽然这些技能不是沟通的核心，但它们严重影响康复团队关于预后、出院和护理负担的决定 [70]（见第 26 章）。

由于受洞察力和具体性的限制，RBD 患者参与制订康复目标的能力也受到了限制。如减少冲动或提高安全意识等目标对 RBD 患者意义不大。例如，当被问到他们是否注意到他们倾向于忽略空间的左侧时，RBD 患者往往会否认这个问题 [70]。然而，他们可能会很容易地承认，人们一再告诉他们"向左看"。除非治疗师向患者表明忽视的后果（即没有看到左边的危险），否则患者将不会欣赏活动的目标或意义。临床医生有时将治疗中未能有效地工作归因于缺乏动机或降低启动。然而，失败很可能是缺乏洞察力的结果 [70]。患者可能没有意识到缺陷和具体会影响其独立生活或重返工作的能力。RBD 个体很难将其损害与无法实施日常生活活动联系起来。

2. 血管性痴呆 这种痴呆 [25, 67] 以前被称为"多发梗死性痴呆"或"动脉硬化"。一般来说，这种疾病最常见描述为"微血管"或"小血管疾病" [67]。症状异构性与病变部位有关 [44]。血管性痴呆与阿尔茨海默病痴呆在重要症状上有所不同 [44]。血管性痴呆的进展是逐步的，而不是阿尔茨海默病中常见的倾斜的进展 [36]。在沟通方面可能会有一些周期性轻微但有时有意义的交流改善 [75]。此外，情境性记忆丧失是阿尔茨海默病的一个特征，但血管性痴呆患者可能被保留情境性记忆。

高血压病的预后取决于药物治疗的效果和抗凝血作用[75]。早期，进展可能是缓慢而微妙的，有轻微的特定功能障碍，因此许多患者从未住院或接受康复专业人员的评估[44]。患者通常在严重脑卒中或其他医疗事件后被确诊[75]。

八、结论

在认识到沟通的复杂性和中心性的同时，本章强调了伴随着脑卒中而来的言语、语言和认知变化的重要性。脑卒中相关的沟通困难包括一系列广泛的障碍，每一种都有其独特的特点。更好地理解言语、语言和认知障碍能够提高交际能力，并将障碍对康复的影响降到最低。

复习题

1. Broca 失语和言语失用有什么区别？
2. 请说出 3 种治疗 Wernicke 失语的有效方法。
3. 请说出 3 种治疗 Broca 失语的有效方法。
4. 请说出 3 种治疗完全性失语症的有效方法。
5. 传导性失语的临床表现是什么？

第29章 吞咽障碍的评估与干预
Dysphagia Management

Wendy Avery **著**

贺 媛 **译**

关键词

- 替代营养
- 误吸
- 床旁评估
- 食团
- 颈部听诊
- 吞咽障碍
- 摄食试验
- 纤维内镜吞咽功能评估
- 喉渗透
- 改良钡餐吞咽功能检查
- 隐匿性误吸

学习目标

通过学习本章内容，读者将能够完成以下内容。

- 了解正常吞咽运动相关的解剖及生理机制。
- 了解脑卒中对吞咽功能影响的机制。
- 了解脑卒中后吞咽障碍的临床及仪器评估。
- 了解脑卒中后各种吞咽障碍治疗的康复技术及代偿技巧。
- 了解脑卒中后吞咽障碍干预的疗效。

吞咽障碍（dysphgia）一词起源于希腊，前缀"dys"含义为困难，词干"phagia"含义为吃。吞咽障碍或吞咽困难常常出现在脑卒中早期。有研究表明，其发生率高达51%[84]。脑干卒中的患者，发生率可高达81%[60]。因此，对吞咽障碍的干预

治疗是脑卒中康复治疗的一部分。虽然吞咽障碍的初步评估和治疗在急性期至关重要，但患者在脑卒中恢复期也经常需要持续的干预[35]。

美国作业治疗协会认为吞咽障碍的干预是一个先进水平的实践领域[4]。本章提供了吞咽障碍干预的概述；读者可以寻找其他学习资源，以便更有效地干预吞咽障碍患者。

一、正常吞咽运动相关的解剖及生理机制

成功处理吞咽障碍患者的先决条件是熟练掌握有关吞咽运动的解剖及生理机制知识。图29-1是与吞咽运动相关头颈部解剖标志的矢状图。图29-2是口腔解剖标志图。吞咽运动可分为五个阶段：口腔前期、口腔准备期、口腔期、咽期和食管期。图29-3阐述了从口腔准备期到食管期的解剖标志。

1. 口腔前期 在口腔前期，患者通过视觉和嗅觉感知食物，形成进食欲望，做好进食准备，用餐具、杯子或手指将食物送至口中。脑卒中患者即使在没有吞咽障碍的情况下也经常面临吞咽口腔前期障碍的挑战，作业治疗对其有一定效果。

2. 口腔准备期 在口腔准备期（图29-4A），患者要充分张口，接受食团并将其保持在口腔内，在口腔内感知食物，品尝食团的味道与质地。如果是固体食物，需要咀嚼肌、下颌及面颊运动、准备食团使其适于吞咽。在这个阶段，软腭位于舌后部以阻止食物或液体流入咽部。

3. 口腔期 在吞咽的口腔期，预备好的食团

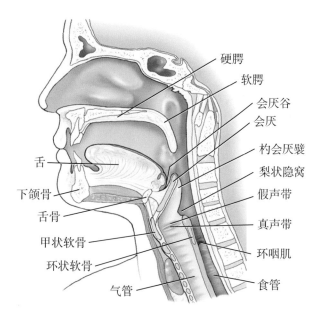

▲ 图 29-1 吞咽标志正中矢状面

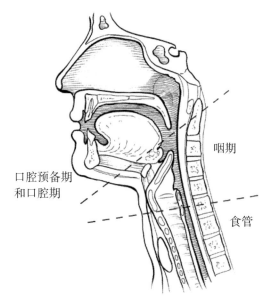

▲ 图 29-3 正常吞咽运动的分期（矢状图）

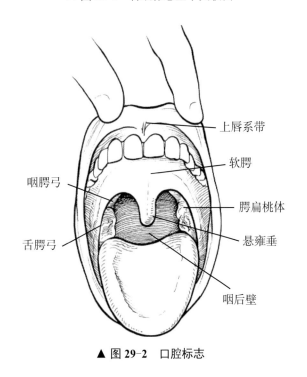

▲ 图 29-2 口腔标志

经口腔向咽推动（图 29-4B）。唇及颊肌收缩向后传送食团，同时舌与硬腭接触向后推动食团，驱动食团通过口腔到达舌根部。

4. 咽期　在吞咽的这个阶段，接下来的动作快速、顺序发生，产生吞咽反射。软腭上抬、关闭鼻腔，呼吸暂停（或呼吸停止），声带关闭，气道关闭防止喉渗透和误吸。会厌覆盖于喉口（喉前庭）之上（图 29-4C），这样就能防止食团渗透入喉，直接进入梨状窝。喉向上、向前倾斜运动，咽蠕动挤压食团通过咽部下移向环咽肌

（图 29-4D）。环咽肌位于食管上部，放松时食团可通过，进入食管。

5. 食管期　食管期开始于食团通过环咽肌（图 29-4E）。食管产生顺序蠕动波推动食团通过食管。位于食管下端的食管下括约肌随之放松，使食团进入胃。

6. 吞咽的神经控制　皮质、皮质下中枢控制吞咽运动的自主部分（受意识控制的部分），尤其是口腔前期、口腔准备期、口腔期的吞咽运动。吞咽运动可自主有意识地启动或非自主反射性启动，吞咽运动由脑神经控制，其神经核位于延髓，延髓神经核的神经传入来自皮质、皮质下中枢。有 6 对脑神经参与吞咽运动的过程[50]（框 29-1）。

二、脑卒中后吞咽障碍的表现

通过改良的钡剂吞咽功能检查（modified barium swallow，MBS）或纤维喉镜吞咽功能检查（fiberoptic endoscopic evaluation of swallowing，FEES），可发现脑卒中患者吞咽过程中的不同表现。Veis 及 Logemann[95] 发现应用 MBS 检查，75% 的患者吞咽中会出现一种以上的特殊表现。脑卒中根据损伤部位及大小不同其表现及症状也不同。表 29-1 描述了可能被发现的特殊损害。图 29-5 描述了其中几种吞咽障碍的表现。吞咽障碍或脑卒中患者可能需要行气管切开术及机械通气，之后的吞咽康复是一个更长、更密集的过程。

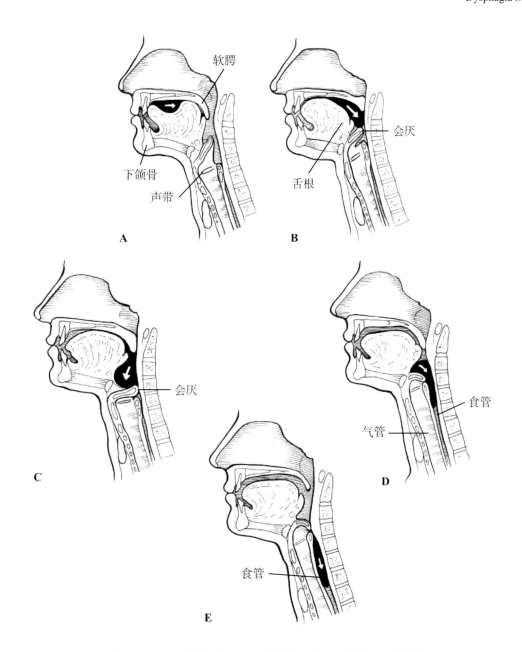

▲ 图 29-4　A. 口腔准备期；B. 口腔期；C 和 D. 咽期；E. 食管期

框 29-1　脑神经功能（参与吞咽运动控制的脑神经及其功能）

- 口腔期
  - 第 Ⅴ 对脑神经（三叉神经）：触觉及本体感觉、运动
  - 第 Ⅶ 对脑神经（面神经）：味觉及运动
- 咽期
  - 第 Ⅸ 对脑神经（舌咽神经）：味觉，咽蠕动，唾液分泌
  - 第 Ⅹ 对脑神经（迷走神经）：味觉及运动，咽固有肌，咽蠕动及吞咽启动
  - 第 Ⅺ 对脑神经（副神经）：咽蠕动及头颈的稳定性
- 口腔及咽期
  - 第 Ⅻ 对脑神经（舌下神经）：舌、喉及舌骨运动

表 29-1　脑卒中后吞咽障碍在吞咽各时期的表现 *

吞咽时期	床边评估的症状	改良吞钡餐检查表现	生理改变
口腔前期	• 坐姿差 • 对食物定位能力减弱 • 不能认识食物或不能区分食物的可食性 • 不能解开包装或不能分割准备盘中食物 • 不能将食团送入口腔	非最佳方法	• 躯干控制差 • 认知功能减退 • 视觉或感觉缺失 • 上肢末端功能，控制及协调性减退 • 失语症 • 失用症
口腔预备期	口腔闭合能力差	食物残留在唇上，流涎	口腔肌肉运动力量、张力、幅度减弱
	唇、舌及颊肌控制能力差	形成食团能力减退	反射运动异常
	口周食团滞留［在唇和（或）脸］，流涎	在嘴唇或脸颊观察到钡剂口腔周围感觉减弱	口周感觉减退
	吐舌	舌前部运动	反射性舌运动
	舌运动紊乱	不规律的舌运动	舌肌震颤、无力、协调性减弱
	咀嚼功能减退	咀嚼无效、存在未咀嚼食团	力弱、张力改变
	口腔准备时间延长	观察到口腔运动时间延长	力弱、感觉意识差
	口腔疲劳	口腔运动减慢	力弱、肌肉张力减低
	进食时间延长	无法察觉用餐时长	整体运动缓慢或协调不良
口腔期	用手指推动食团后移	在口中观察到手指	向后推动食团的感知及运动能力减弱
	食物含于口中	缓慢的口腔运送时间	
	食物在齿前沟聚集	舌沟、唇或腭上的口腔残留物	直接作用食团的肌肉控制减弱或消失
	流涎	口外钡剂	口内感觉减弱或消失
	尝试吞咽后出现食团口腔滞留	口腔内钡剂残留	聚集或推动整个食团困难
	推动食团后移时舌抬举幅度减低	舌往返运动	失语症，共济失调，肌肉张力改变，不协调
	舌头前后运动减弱 / 食团推动力减弱，舌运动紊乱	不规律的舌运动	
	口腔传递减慢	观察到缓慢的口腔传输时间	疲劳，协调性差
咽期	咳嗽 / 窒息	• 食团过早进入咽部 • 湿 / 咕噜的呼吸和声音质量	• 脑神经IX和X：吞咽减弱 / 消失，吞咽反射减弱 • 吞咽反应延迟或缺失
	咽反射消失		
	吞咽启动困难		
	咳嗽减弱	• 反复尝试咳嗽或清咽运动 • 咳嗽无效，不能将误吸或穿透食团清除	• 呼吸支持 / 容量减弱 • 双侧或者单侧声带麻痹 • 脑神经IX和X：感觉减退或消失
	主诉食团黏于喉部	咽壁食团残留	脑神经IX和X：咽蠕动减弱
	清咽动作增加	会厌谷和梨状窝食团残留	
	多次吞咽（多于两次）	多次吞咽不能清除残留物	

（续表）

吞咽时期	床边评估的症状	改良吞钡餐检查表现	生理改变
咽期	鼻腔反流	• 食团穿透至鼻咽 • 穿透食团进入气管达声带水平以上 • 误吸食团进入气管达声带水平以下	软腭封闭鼻咽不全 会厌运动减弱，喉抬高减弱 阻止食物进入气道能力降低
	进食时间延长		吞咽延迟
食管期	• 反流，反酸，胃灼热，因湿枕而醒 • 在仪器中观察到食管运动改变	反流：咽 / 喉运动减弱，反流导致食管上括约肌放减弱	胃食管反流

*.本表并不是一个详尽的表现列表，旨在提示吞咽功能障碍的一些致病因素

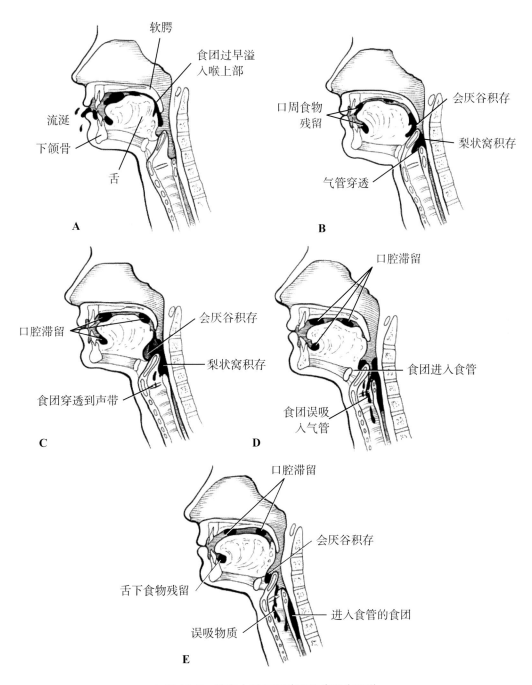

▲ 图 29-5 脑卒中后吞咽障碍的病理生理学

1. **大脑半球脑卒中** 大脑半球脑卒中患者的症状有时被称为假性延髓麻痹，因为它影响了连接大脑半球和脑干的皮质延髓束的上运动神经元。这包括脑神经Ⅸ～Ⅻ的上运动神经元。假性延髓麻痹的症状包括病灶对侧肌张力改变，以及口腔和咽部运动协调障碍。假性延髓麻痹可导致喉部渗透和误吸，尤其是在急性期。总体而言，半球脑卒中患者存在吞咽启动障碍[7]。右侧半球大脑中动脉区脑卒中的患者比左侧半球大脑中动脉区脑卒中的患者发生喉渗透及误吸的可能性更高。右侧半球比左侧半球脑卒中患者吞咽反射启动所需时间更长。右侧半球脑卒中患者与健康人相比，食团口咽期运送更慢。左侧半球脑卒中患者与健康人相比，食团在咽喉部运送更慢。同一研究表明，左侧半球脑卒中患者口腔运送时间延长。患者出现了口咽吞咽延迟的现象部分是由于左侧脑卒中患者存在失用造成的[88]。Irie 和 Lu 的一项研究[42]表明，总的来说，左侧半球脑卒中患者主要表现为口腔期障碍而右侧脑卒中患者趋向于存在口腔期及咽期障碍。左侧大脑半球脑卒中患者与右侧相比，较少需要吞咽障碍的干预治疗及替代营养。脑卒中患者咽喉部感觉减退会影响其对食团的感知能力[6]。

2. **脑干卒中** 脑干卒中可导致"延髓麻痹"，影响脑干内外脑神经Ⅸ～Ⅻ的下运动神经元。脑干卒中患者持续性吞咽困难的发生率高于半球脑卒中患者[7, 59]。Wallenber 综合征发生于一侧延髓梗死，口腔控制几乎不受损，但启动吞咽的能力减弱或消失，可出现喉抬升减弱和单侧咽肌收缩减弱[7]。喉抬升幅度降低，单侧咽肌无力，声带内收减少，导致误吸[95]。可以表现为吞咽反射减弱或消失[53, 60]。88%的患者会康复；然而，这比半球脑卒中患者需要的时间更长[60]。

3. **腔隙性梗死** 腔隙性脑梗死多发生于脑室周边。腔隙性脑梗死可表现为吞咽启动延迟、未启动和（或）吞咽缓慢[29]。

4. **多发性脑卒中** 多发性脑卒中的患者可表现为口腔运动减慢及吞咽启动延迟[53]。多发性脑卒中的患者存在多种吞咽障碍，因为脑卒中的影响往往具有累积效应。双侧脑卒中患者多合并咽喉部感觉障碍[6]。

5. **脑卒中后吞咽障碍的结局** 我们需要注意的是随着脑卒中的症状随时间推移而发生变化，吞咽困难的干预方式也应该随之改变，这是至关重要的。多位研究人员对此进行了验证。Smithard、O'Neill 和 England 注意到，急性卒中后 7 天内吞咽困难会有所减轻，但仍有 27% 的患者被临床医生认为吞咽是有危险的。6 个月后，只有 8% 的患者仍有吞咽障碍，然而之后又有 3% 的患者新发吞咽障碍[84]。

值得注意的是，对于大脑半球脑卒中，吞咽控制区域在运动皮质中并不对称。当优势侧大脑皮质受到脑卒中影响时，可出现吞咽困难，随着时间的推移，非优势侧的未受影响的大脑半球可以逐渐替代其部分功能。这就解释了大多数脑卒中患者吞咽恢复相对较快的原因[83]。Logemann 注意到 95% 的单发脑卒中无并发症的患者，不论脑卒中的部位，9 周后可完全经口进食[53]。然而，上述 95% 的患者中，咽功能不是完全正常，并且可能再次发生脑卒中而引发更严重的吞咽困难[53]。Seo 等[79]用 MBS 检测了脑卒中后吞咽的生理变化。他们在 28 名脑卒中后随即发生误吸的患者中发现，在脑卒中后 26 天，其中 14 名患者不再发生误吸，从舌骨上抬和会厌运动幅度的增加可以观察出吞咽启动明显改善。他们的研究表明，在脑卒中后 26 天观察吞咽启动的速度可能是预测误吸的良好指标[79]。

三、脑卒中后吞咽障碍的并发症

脑卒中后吞咽障碍的并发症包括吸入性肺炎、脱水、营养不良和死亡[86]。

1. **误吸** 误吸是指吞咽前、中、后时期食物或液体进入气道到达声带以下。喉渗透是指食物或液体进入喉但在声带水平以上[53]。隐性误吸是指唾液、食物或液体达到真声带以下而未出现咳嗽或吞咽困难的临床表现[38]。防止食物进入气道的吞咽功能受损时就会出现误吸和喉渗透。

误吸在脑卒中的急性期是很常见的，在严重脑卒中患者或合并咽部感觉丧失的患者中发生率更高[33]。约 40% 有误吸的脑卒中患者在临床评价时未发现误吸的临床症状（隐匿性误吸）[38]。对脑卒中患者行电视透视研究，发现 48%～55% 会出现误吸[27]。Veis 和 Logemann[95] 的研究发现 32%

的咽期障碍在临床评定中无法发现误吸，但经电视透视检查却发现了误吸（隐匿性误吸）。Mann和 Hankey[58] 发现误吸与食团的口腔传递时间延长和口腔内清除不完全有关，咽喉部感觉缺失也与误吸相关[6]。脑干、皮质下或双侧大脑半球脑卒中的误吸风险更大[25]。

误吸的耐受能力因人而异，它与误吸的频度、误吸量和性质有关，也与患者的全身健康状况有关。但谁能耐受误吸及相关的参数是很难获得的。

2. 误吸性肺炎　误吸可导致脑卒中患者发生吸入性肺炎[54, 59, 63, 77, 86]，患者可能因此住院甚至死亡[63]。肺炎在多发性脑卒中、合并气道疾病、高血压、糖尿病及 MBS 期间有误吸的患者中尤其常见[25, 59]。脑干卒中患者误吸的发生率更高，11%的脑干卒中患者会出现误吸[92]。它主要发生在脑卒中后的前几天[26]。有唾液误吸的患者，唾液中的细菌可能是引起肺炎的致病因素[44, 45]。

3. 脱水及伴发免疫力下降的营养不良　脱水是吞咽障碍的一个并发症。Schmidt 等[77] 研究表明与无误吸患者相比，尚不能确定误吸会增加患者出现脱水的危险性。但为避免误吸而给患者进食浓流质，可能会导致脱水[30, 99]。脱水还与脑卒中患者不能分辨是否口渴有关。患者的营养状况会因脑卒中[86] 所引起的多种症状而受损，其中包括吞咽障碍、食欲差、意识障碍、抑郁及其他心理问题和药物间的相互作用。

4. 误吸和损伤部位　Teasell 等[91] 报道，约有9.9% 的右侧脑卒中、12.1% 的左侧脑卒中、24%的双侧脑卒中、39.5% 的脑干卒中患者会发生误吸。Horner 等[39] 报道，双侧脑卒中患者出现误吸的风险比单侧脑卒中的患者高 2 倍。双侧脑卒中的患者误吸可能是由于喉抬升不足及喉关闭不全所引起，表现为吞咽时误吸，咽蠕动减弱引起食团残留导致吞咽后误吸。Albert 等[2] 报道，与大血管相关的梗死患者相比，小血管相关的脑梗死患者吸入性肺炎的发生率较低。误吸可能与咽部通过时间、吞咽反应时间和喉关闭时间有关[71]（框 29–2）。

四、吞咽治疗团队的作用

对住院患者来说，吞咽障碍的治疗由多学科

框 29–2　气管切开术（图 29–6）

- 气管切开术是指颈部的一个孔或造口，患者可直接通过造口或通过气管切开管进行呼吸。造口或导管位于声带下方，为气道创建新路径，呼吸通过造口或导管发生而不是通过上呼吸道。造口的外科手术被称为气管切开术，这两个术语有时也可以互换使用

- 合并或不合并脑卒中的危重患者，在无法正常呼吸（呼吸衰竭）、上呼吸道积液和（或）气道堵塞时需要气管切开术，严重或出血性脑卒中者如果意识减退，可能需要气管切开[14]，通常气管切开术是在患者需要机械通气时进行的，当患者不能独立呼吸时，称为呼吸机的外部机器将空气引入肺部

- 根据患者的需要，气管切开术用的导管有很多种构型。它们有不同的尺寸。基本部件如图 29–6 所示。通常，它们可以是有囊套管，有孔套管，无囊套管

- 有囊套管不允许空气通过管周，因此患者无法使用声带。它们防止吸入物质进入近端气道和肺。当患者需要机械通气和密封气道时，需要使用有囊套管。当患者不再使用呼吸机时，他们可能仍然需要有囊套管，以协助分泌物管理和吸痰，直到喉部肌肉和肺功能增强

- 有孔套管和无囊套管的气管造口管允许吸入物通过气管造口管的周围，并允许使用声带说话和通过咳嗽排出误吸物或分泌物。拔除气切套管的程序包括呼吸机脱机后从有囊套管发展到有孔管，再发展到无囊套管，直至完全拔管或称为完全拔出气管套管

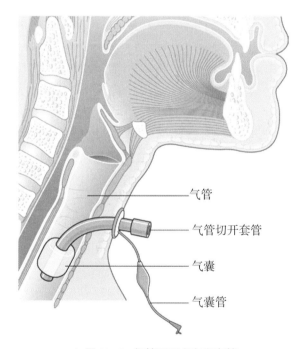

气管

气管切开套管

气囊

气囊管

▲ 图 29-6　气管切开术有囊套管

团队来完成。治疗团队负责吞咽障碍患者的识别、评估、诊断、治疗及整体管理。

这个多学科团队包括指定的首席吞咽障碍治疗师或言语语言病理学家，以及护士、内科医生、呼吸治疗师、营养师和患者，他们在决策中发挥

着积极的作用。为成功治疗吞咽障碍患者，包括看护在内的所有人都应理解吞咽功能障碍的表现及所使用的治疗技术。长期的健康教育和随访往往是必要的。

五、吞咽功能的评价

评价是收集和解释需要干预信息的过程[37]。评定是指采用特殊标准化评定工具或测试作为总体评价的一部分[37]。吞咽障碍可通过临床和器械进行评价。临床评估无法排除脑卒中患者的误吸[85]，通常先于器械评价进行。器械评价能更好地判断误吸风险，临床评估有助于判断是否需要器械评价。

吞咽困难筛查工具可以快速鉴别出需要进行完整临床评估的患者，已有研究表明，无论脑卒中的严重程度如何，筛查都能降低肺炎的发病率[36]。文献中提出的几种筛查方法，其中包括 3 盎司（85g）的咽水试验[23]，Burke 吞咽障碍筛查试验[24]，以及 Gugging 吞咽功能评估量表[93]，这是为那些急性脑卒中患者设计的。相关机构也可以设计自己的筛查测试。但是筛查不太可能识别脑卒中后吞咽障碍的存在，相比之下临床评估更敏感，MBS 最敏感[59]。

在一些急性护理环境中，仅使用筛查来确定是否需要进行器械评价，重点是确定误吸患者，以及如何针对误吸进行干预[94]。识别有误吸风险的人并减少严重医疗后果的发生是干预的关键目的。然而，一个完整的吞咽评价，虽然耗时较多，但解决了许多可能影响吞咽和进食时间的因素。值得注意的是，患者在急性发作期的吞咽功能可能只是轻度受损；然而，随着疾病的发展，可能会导致更严重的吞咽代偿失调。轻度的吞咽障碍可能导致营养不良。仅仅轻度的吞咽障碍就会严重影响吃饭时的愉悦、享受和社交，从而严重影响生活质量。

1. 临床评价和评定 当内科医生怀疑患者有吞咽障碍时，会预约吞咽障碍的评价。医师、患者、护士和家属都会明白吞咽障碍评价的必要性。对于非经口进食患者，医生必须确定评价是否要包括摄食试验。评价包括了影响进食及吞咽功能、误吸风险及造成经口进食能力减退的因素。评价

包括观察和直接检查的内容：病历回顾，患者及看护的约见，功能状态，口腔运动检查，异常反射，咽部检查，进食试验，印象性评价和建议。

特殊的评定方法是为了使评价更为便利及其方法更为标准化。对脑卒中患者吞咽障碍标准化评估包括吞咽困难评价协定[5]以及 Mann 评估吞咽功能评价（Mann Assessment of Swallowing Ability，MASA）[57]。MASA 是以脑卒中人群为标准的。这两项评估都显示出高度的可靠性。尽管使用标准化工具提供了较高的可靠性结果，许多治疗科室开发了自己的评价工具。

2. 病史回顾 治疗师应首先详细回顾患者病历，从诊疗经历及进食经历中获取以下相关信息。

- 年龄[52]。
- 针对目前状况的原有检查及评价（胸部 X 线阳性表现，耳鼻喉检查结果）。
- 初步诊断及发病日期。
- 现病史、第二诊断、既往史，包括因脑卒中外的吞咽障碍病史。
- 吸入性肺炎病史。
- 体重减轻、食欲和营养史，尤其是现病史。
- 经口进食减少及其相关的抑郁、疼痛、进食依赖及进食喜好。
- 误吸的保护机制。
- 营养状况、肺功能和（或）呼吸治疗评价。
- 目前营养摄入的方法。
- 目前的饮食类型。
- 计算热量是否恰当。
- 目前进食的时间。
- 饮食限制（糖尿病：不能进食浓缩糖；冠心病：低钠或低脂）。
- 对食物的过敏反应。
- 目前的呼吸状况。

在回顾病史时，治疗师应确定患者配合检查的能力。这会影响患者摄食及吞咽的安全性。应检测的相关因素包括精神状态、母语、觉醒水平、执行命令的能力、对吞咽困难的认识和认知，以及知觉能力和交流能力。因为进食需要呼吸和吞咽的协调，呼吸问题可能会影响个人安全吞咽的能力。治疗师在评价患者经口进食能力时应考虑以下因素：口腔分泌物过多，是否存在气管切开，机械通气的依赖性和脱机的能力，吸痰的途径及频率。

3. 约见患者及陪护　最初的接触应与护理人员在患者病房里进行，治疗师可以询问患者、家属及陪护有关患者过去及目前的进食情况。这些可以扩展在病史回顾期间获得的信息。

一旦医生进入患者病房，观察的环节就开始了。治疗师应该观察房间里是否有任何可能表明患者最近饮食的食物类型。应观察的细节包括存在未动过的盘子；患者脸上、衣服、床或托盘上残留的食物；呼吸性啰音，音质异常。患者在床或椅子上的体位也是很重要的。

4. 功能状态　功能状态是指患者的运动能力及与环境适应的能力。评价时为引出最佳的进食及吞咽运动可采用一些功能性干预措施。

如果患者不能自己保持直立坐位，将会影响其进食及吞咽。根据患者是否能独立保持一定姿势，治疗师应确定患者在床上或者椅子上保持一定姿势所需的辅助设施。理想状态应使患者能在椅子上坐直的同时骨盆轻度前屈，前臂重拭支撑在桌子上，头颈部保持中立及直立。治疗师还要评价与进食有关的上肢远端及手的功能。

如果有可能，使用适应性设施及进行环境改造可使患者能够自主进食。体位适应性设施包括用电话簿或脚凳支撑脚，使用轮椅坐垫和其他设备来改善直立姿势，并根据需要调整桌子的高度。可移动或去除轮椅扶手使患者的手臂可以放在饭桌上用餐；或者全膝托盘可以与轮椅一起使用。

治疗师应评价患者口腔卫生。清洁的口腔使患者能正确感知食物，良好的口腔卫生可使老年人肺炎发生率降低[101]。可单手操作的器具及技术使患者能独立完成口腔护理（见第 6 章）。

为方便摄食，辅助性器具包括 Dycem，可以防止盘子滑落；带摇把的刀和盘子便于患者单手进食，带盖或带吸管的茶杯便于喝液体饮料而不溢出口腔，对于抓握及控制能力差者应用经改造的器具鼓励患者使用偏瘫侧手。用非利手使用弯匙进食也是有利的。带盖杯可以减少泼洒，便于整体抓握；如果合适的话，盖子应有插吸管的孔。尤其是，吞咽障碍患者使用的成角的杯子不用屈颈即可饮用。

对视力减退、知觉 / 认知障碍的患者应作适应性调整以有益于患者桌边进食。日常佩戴眼镜的患者在进餐时也应戴眼镜。彩色的纸条及固定物可帮助患者提高对忽略侧食物的注意力及视觉。在一个时间呈现单一食物有利于患者把注意力集中在进食上。对于易分神的患者，在安静的房间进食可提高其注意力。尤其对于左侧偏瘫的患者，安全性和间歇性提醒和监督是很必要的。对有失语、失用的右侧偏瘫患者，尽量减少使用口头指令，布置使进食活动更明显的进食环境对患者是有益的。

5. 口腔检查　在患者准备经口进食之前，必须进行唇、颊、舌、下颌和软腭的运动检查，应确定其运动幅度、肌张力是否正常，以及感觉（口腔内和外）是否存在减退、过度敏感或正常。另外，口腔结构可能存在肌张力异常的情况，所以我们可以观察它们的运动能力，但无法做到精确的评估。

6. 反射异常　原始反射的出现或异常会影响到进食。原始反射包括咬合反射、觅食反射、下颌反射。咽反射可能会出现高敏感性状态，患者可同时伴有口腔内、外的敏感性增强。

7. 咽部检查　尽管我们无法直接观察咽部的结构和功能，但是可以通过相关检查来对其进行评估。与吞咽障碍程度相关的临床指征包括发声障碍、神经性言语障碍、自发咳嗽异常、呕吐反射异常、吞咽后咳嗽和吞咽后嗓音改变[21]。此外，还应注意患者是否戴有气管切开套管并关注气切套管的类型。

- 空吞咽：空吞咽（无食物状态下的吞咽）的能力反映了患者启动吞咽反射能力。

- 音质：出现湿音说明声带上有分泌物聚集，正常情况下，咳嗽、清嗓运动可以清除此分泌物。由于部分吞咽障碍患者感觉不到声带上聚集的分泌物，因此，无法有意识地将其咳出。声音嘶哑、发音无力可能是单侧或者双侧声带运动不良导致的。若患者出现湿音或者声音嘶哑，则提示喉部运动功能障碍，吞咽时气道的保护能力会受到影响[74]。

- 自主 / 反射性咳嗽：自主咳嗽可以反映声带和呼吸功能。存在反射性咳嗽表明误吸和肺炎的风险较低[1]。

- 咽反射：正常人也有可能出现咽反射消失。Horner 和 Massey[38]认为，咽反射差预示着吞咽预后不良。压舌诱发的咽反射与进食不适当食团所诱发的咽反射是不同的。一般情况下，食物是不会诱发咽反射的，因为它不是异物和不良刺激。

咽反射是否存在并不能准确地反映神经功能障碍患者安全吞咽的能力[53]。然而，咽反射的存在确实表明迷走神经（第 X 对脑神经）具有一定的感觉和运动功能（此神经支配许多吞咽相关的感觉和运动）。

8. 摄食试验 摄食试验的适应证包括患者清醒、能遵循指令、病情稳定。禁忌证包括空吞咽时喉上抬明显减弱或消失、中重度神经性言语障碍、嗜睡、严重的精神障碍和严重肺部损伤[5, 69]。

摄食试验可以在评估室进行，也可以在患者用餐时间进行非正式的评估。非正式进食评估可以有效地评估患者的进食能力，也可以观察患者在受干扰时的专注力。非正式的进食评估可以观察患者的摄取量和对食物的反应[69]。在评估室进行正式评估（或者患者脑卒中后首次进食）时，应从最安全的食物开始，如糊状食物，因其对口腔处理能力的需求较低，而稀液体对口腔和咽部控制能力需求较高。治疗师应根据患者的耐受力和病情来逐渐增加食物难度。美国国家吞咽障碍饮食（National Dysphagia Diet，NDD）标准中的推荐浓度（从易到难）如框 29-3 所示。NDD 是美国饮食协会推荐的饮食水平等级，旨在使美国所有医院的吞咽障碍饮食进行标准化[3]。

治疗师可以采用框 29-3 中推荐的食物和液体稠度对患者进行评估，也可以从患者目前能够耐受的稠度开始评估。进行摄食试验时，治疗师应密切观察患者口腔处理食物时的细节，以及下列喉功能指标。

喉部干燥、进食前后咽部或声门上分泌物聚集等均可以诱发反射性咳嗽。从某种程度上来讲，咳嗽一般发生于正常呼吸时，有时候在吞咽时。有时尽管患者在进食或摄食试验过程中没有反射性咳嗽，但是有可能表明患者在努力清除气道中的食物或分泌物，进而说明其气道保护能力降低，或存在误吸。在正常吞咽过程中，偶尔会出现渗漏，清嗓加反复吞咽可以清除渗漏的食物，一般不会引起呛咳。然而，当食物进入真声带以下时，一般会引起呛咳，以清除误吸物[82]。有效咳嗽是气道保护的必要手段。Horner 等[39]认为存在误吸的患者更易出现无效咳嗽。与咽反射一样，反射性咳嗽表明受迷走神经支配的喉和咽部结构在一定程度上具有感觉和运动功能，并在进食时保护气道[1]。

喉部充分上抬并下降代表一次吞咽。Perlman 等[69]认为舌骨上抬幅度下降会导致咽期吞咽障碍，进而增加会厌谷和咽部食物残留的风险。图 29-7 显示了检查者评估喉上抬时手指的正确位置。

治疗师可以采用听诊器进行颈部听诊来评估呼吸和音质。将听诊器放于气管一侧和环状软骨下方[90]。治疗师可调整听诊位置直至听到颈部呼吸音。正常的咽期包括口腔运送后立即吞咽，吞咽时呼吸暂停，吞咽后立即呼气，呼吸音清晰，音质清晰[102]。吞咽障碍患者一般表现为咕噜声、清嗓增多和湿音，湿音表示可能有食物潴留。治疗师也可以通过裸耳来评估音质。尽管颈部听诊

框 29-3　食物稠度等级：美国国家吞咽障碍饮食

- 固体食物
  - 一级：糊状，均匀，黏稠，不易分散，布丁样；需少量咀嚼；如苹果酱和布丁
  - 二级：经机械加工的食物，不易松散，湿度可；需咀嚼的半固体食物；如软通心粉、软奶酪、煮软的蔬菜
  - 三级：更高难度食物，需更多咀嚼的软食物
  - 常规食物：所有食物，其中包括需要咀嚼的食物（肉类）和混合物（谷物和牛奶；药片和水）
- 液体
  - 浓稠液体
  - 蜂蜜样液体
  - 花蜜样液体
  - 稀薄液体

引自 American Dietetic Association. *National Dysphagia Diet: Standardization for Optimal Care. Chicago*: American Dietetic Association; 2002.

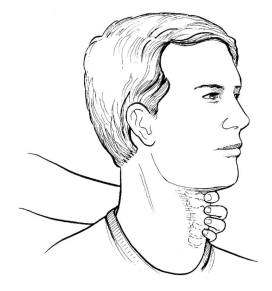

▲ 图 29-7　吞咽触诊手法

不是评估误吸的精确方法，但它与 MBS 发现的误吸具有一定的相关性[102]，有助于快速识别误吸风险[13]。

对于脉搏血氧仪检测误吸有效性研究的结果并不统一，因此，此方法可能有效性不佳[97]。

脑卒中后吞咽障碍的常见症状与体征详见表 29-1。治疗师应该观察患者吞咽不同稠度液体和各类食物时，口腔准备期、口腔期和咽期的症状和体征。治疗师应根据评估结果、病史以及预后，为患者制订相应的治疗目标和方案。

9. 吞咽障碍的仪器评估　吞咽障碍的仪器评估是应用仪器进行的诊断性检查，最重要的方法是改良吞钡检查（也称电视荧光检查）和纤维电子喉镜吞咽检查[11, 20, 48]。仪器评估是应用图像诊断技术采集与吞咽相关的解剖和生理信息，包括在临床评估中无法确定的误吸[72]。同时也是评估代偿技术疗效和进展的方法。与临床评估相比，MBS 和 FEES 的优势在于可以对口腔期和咽期进行可视化评估，还可以评估患者的气道保护能力。通常用于脑卒中后吞咽障碍的其他仪器评估方法还包括超声、肌电图等。

(1) 改良吞钡检查：临床医生通过 MBS 不仅可以清晰地观察到口腔期、咽期、食管期的吞咽情况，还可以观察到吞咽前、中、后发生的误吸[51]。与临床评估或筛查相比，MBS 在识别脑卒中患者吞咽障碍方面具有更高的准确性[59]。MBS 的实施需要影像医师和治疗师共同完成。在制作食物方面，可在食物或液体中加入钡剂，或者直接采用不同稠度的钡剂。检查时患者应取直立位，最好自己进食。通过设备将吞咽过程记录下来，各阶段的吞咽表现可在评估时观看，亦可在评估后反复观看。通过 MBS，临床医师不仅可以观察吞咽功能、确定有无误吸，而且可以分析误吸的数量、频率、性质，还可以评估代偿性吞咽策略的有效性（本章稍后将讨论）。MBS 还可评估患者清除误吸或渗透物的能力（如患者将误吸物清除回咽部的能力）。一项研究表明，在脑卒中患者中，下列三项指标与误吸有关：咽部通过时间、吞咽反应时间和喉部闭合持续时间[71]。

由于 MBS 存在一定的辐射，为了尽快完成评估、减少辐射，患者需具有良好的配合能力。虽然一些医疗中心可以进行床边 MBS，但对于体位保持困难、转移困难、重症监护室的患者来说，还是难以实现的。当然，MBS 评估的是患者特定时间的吞咽功能，与患者真实的吞咽功能可能并不完全一致，治疗师必须考虑到此问题。另外，MBS 评估者之间信度也可能存在差异[89]。

(2) 纤维电子喉镜吞咽检查：FESS 是将带有光源和摄像机的内镜通过鼻腔下降至会厌水平。评估前，用利多卡因喷雾局部麻醉鼻腔。液体或固体食物可用绿色的食用色素染色，以便观察。通过 FEES 可以观察到咽喉部的图像，同时可以将图像录制下来。FEES 通常由耳鼻喉科医生或受过专业培训的治疗师实施。FESS 可评估咽喉功能，评估吞咽后残留于声带、会厌谷或梨状窝的食物量。因此，FESS 可以评估误吸和保护气道的能力。一项研究表明，FESS 在检测误吸方面可能比改良吞钡检查更敏感[46]。但 FEES 不能解释误吸出现的原因，因为内镜的存在会影响患者正常吞咽。FEES 属于微创检查，患者必须能够忍受检查引起的不适感。FEES 的禁忌证包括心律不齐、呼吸困难、出血性疾病、解剖变异（鼻腔狭窄）、焦躁不安或有敌对情绪及运动障碍的患者[87]。对于不能进行改良吞钡检查或需反复评估者，FEES 更有用。FEES 的临床优势在于：当怀疑声带受损或声带内收能力障碍时，FEES 可评估气道保护能力，评估咽喉部的感觉功能；当考虑解剖因素导致吞咽障碍时，可直接观察相关的解剖结构。

(3) 超声：如果仅仅需要评价口腔功能时，可选择超声检查。超声是无创的、动态评估吞咽解剖结构的方法。通常采用常规食物、液体进行评估，适用于不能遵循指令的患者[87]。超声检查的缺点是只能观察到口腔准备期和口腔期的吞咽过程。

(4) 肌电图：表面肌电图可检测由于运动单元所产生的肌电脉冲。表面电极被置于特定肌肉或肌群表面的皮肤上，产生相应的波形表示收缩幅度或强度，但无法记录到每一块肌肉或咽缩肌。将电极放置于颏下可用于记录舌骨上肌群的运动，以评估患者是否启动了吞咽[40]。

六、量表评估

上述评估完成后，可采用量表对吞咽障碍

进行分级和分类，并在康复过程中评估进展情况。吞咽障碍预后和严重程度量表（Dysphagia Outcome and Severity Scale）由 7 个等级组成[66]，而吞咽功能预后量表是五分制的[76]。功能性经口摄食量表是为脑卒中患者开发的一种七分制量表[20]。

七、评估印象与建议

在收集了临床评估和仪器评估的各个方面的信息后，治疗师必须确定是否需要进一步的实验室评估（随后进行讨论）。通常对于不易直接观察的咽部功能，适合采用实验室检查。

因为咽期吞咽障碍在急性脑卒中中很常见，因此，通常情况下，对咽期吞咽功能评估的准确性可以反映所选的评估方法是否合适。经口或者非经口进食应由治疗小组确定[32]。如果经评估发现患者存在误吸或较高误吸风险，建议采用非经口进食。脑卒中患者通常在急性期采用非经口进食，吞咽功能改善后改为经口进食。对于复杂的

吞咽障碍患者，如需长期使用非经口进食，应考虑到其对患者和家属照顾患者所带来的不便[47]。陪护和患者本人应提供有关患者日常生活质量和治疗的相关信息。如果患者不遵医嘱私自经口进食，应向患者提供膳食指导，使患者进食相对安全的食物，以提高进食安全性，尽可能避免误吸。

八、营养支持的替代疗法

经过评估，一些不适合经口进食的患者需要考虑营养支持的替代治疗[18]，除非患者本人和家属强烈拒绝。治疗小组必须决定患者非经口进食的时间及最佳的进食方式。有研究建议，脑卒中后 14 天仍不能耐受经口进食黏稠液体或浓汤者，则需要营养支持替代治疗，如经皮内镜胃造瘘[100]。通常采用的两种基本的喂养方法为：肠内营养和肠外营养。肠内营养采用胃肠途径，肠外营养采用静脉途径。表 29-2 总结了各种替代疗法的优点及风险。

表 29-2　经口腔、肠内及肠外营养支持的风险及优点

营养支持类型	风险及缺点	优点
经口	• 可能造成误吸 • 可能造成能量摄入不足 • 患者满意度差（进食种类有限制的吞咽障碍饮食）	• 患者心理认可 • 可进行进食训练 • 为患者提供社交体验的机会 • 提高患者正常消化能力
鼻胃管	• 溃疡 • 出血 • 形成瘘管 • 胃食管反流；误吸 • 口咽部不适 • 患者满意度差	• 常规方法 • 经济上可负担 • 可立即开始 • 容易撤出
手术胃造瘘	• 需要全身麻醉 • 出血 • 胃食管反流、误吸 • 腹泻 • 造口发炎	• 普通方法 • 对胃肠功能差、长期不能进食者有利 • 容易替代 • 去除了头颈部的管道 • 可非手术放置
空肠造瘘	• 腹膜炎 • 腹泻 • 再放置困难	• 胃食管反流风险最小 • 当胃不能耐受饮食时可采用 • 可非手术放置
完全肠外营养	• 败血症 • 局部感染 • 只能作为短期营养支持的方法 • 气胸 • 费用高	• 吞咽障碍及营养不良的合并症较少 • 可用于胃肠失功能者 • 胃内容物误吸风险最小

改编自 Groher ME. Formulating feeding decisions for acute dysphagic patients. *Occup Ther Pract.* 1992; 3: 27.

1. **肠内营养**

(1) 非侵入性管饲：非侵入性管饲适用于仅需短期肠内营养的患者。鼻饲管由鼻腔放置，经咽、食管入胃（图 29-8）。可通过大容量注射器间断给食或用泵持续给食，食物常为肠内营养配方和水的混合物。但是需要重点指出的是，鼻饲管无法起到预防肺炎的作用[26]。

(2) 侵入性喂养方式：当患者存在严重误吸时，可采用侵入性喂养方式，因为患者可能会出现长期严重的吞咽障碍。当患者可能达到预期恢复效果时，可以将管饲作为一种康复技术来使用[43]。局麻下经皮内镜胃造瘘是最常用的方法。外科医生经口腔放置内镜至胃，在胃部做一个小切口，然后将造瘘管穿过腹壁并固定。管饲食物为特殊的肠内营养配方和水的混合物。经皮内镜胃造瘘术可延伸至空肠，形成经皮内镜空肠造瘘术，以防止食物反流。

对于胃病和（或）瘢痕史的患者，需要进行外科胃造口术。在全身麻醉的情况下，经外科手术在腹部造口，然后放置胃造瘘管入胃。偶尔将胃造瘘管放置于空肠，以减少胃内容物反流入食管。

2. **肠外营养**　完全肠外营养通过中心静脉给予维持身体新陈代谢所需营养，周围肠外营养是

通过周围静脉给予维持身体代谢所需营养。

九、脑卒中后吞咽障碍的干预治疗

评估后，由患者和治疗师共同确定具体的吞咽康复目标。家属和陪护也可以共同参与。脑卒中患者往往缺乏对自身吞咽障碍的了解，因此患者应首先了解自身的吞咽障碍情况[68]。理解自身情况有利于提高患者的依从性，从而提高吞咽康复效果[68]。

脑卒中后吞咽障碍的干预治疗可以是治疗性的（康复性的），也可是代偿性的，或是两者相结合。无论是两者中的哪一种，干预治疗的目的都包括减少误吸风险，提高吞咽能力，培养独立的进食能力与摄食技巧。在脑卒中急性期，由于患者病情多变，需要每天对患者进行评估，以调整干预治疗计划。

1. **干预技术**　吞咽障碍的治疗包括：进食体位的调整、摄食技术、增强口咽反应的技术、促进咽喉运动的技术、吞咽促进技术、治疗性吞咽技术及饮食调整。确保患者有良好的营养和水分供应，保持口腔进食，保持口腔卫生，在谈话中正确使用口腔及咽喉器官。

2. **体位**　直立坐位是吞咽的最佳体位，直立坐位可以发挥吞咽相关肌肉的功能，使易疲劳、嗜睡的患者最大程度保持警觉，使食物反流的情况减到最少。咳嗽时，直立的坐位还有助于用力呼气[27]。一项小样本研究对比了直立坐位和仰卧位对吞咽生理的影响。相对仰卧位，坐位下的舌骨前移、软腭运动能力均明显更好[70]。患者可在椅子或轮椅中保持直立坐位，如果平衡功能允许，可考虑坐在床边。若有必要，亦可坐在床上。

3. **摄食**　自主摄食要求患者有较好的上肢协调性、口腔运动反应、对食物摄入有较好的认知能力。对食物的感知是通过视觉、嗅觉完成的，这为吞咽提供了必要的口腔准备[56]。对于优势侧上肢运动部分受损的脑卒中患者，尤其是左侧脑卒中及失用的患者，可引导上肢参与进食过程，以促进自主摄食。强制性运动疗法可以诱导患者使用受损的优势侧上肢来参与进食（见第 20 章）。

4. **增强口腔反应的训练技术**　干预治疗从身体的对称性训练开始。然后，针对偏瘫侧面部以

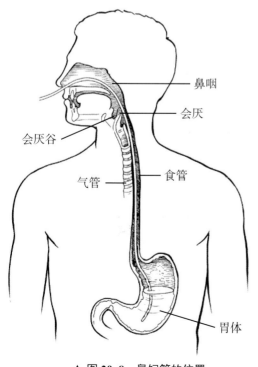

鼻咽
会厌
会厌谷
食管
气管
胃体

▲ 图 29-8　鼻饲管的位置

尽力诱发对称性运动。当骨骼肌活动能力增加（高张力）时，需被动牵伸张力高的肌肉。例如，用汤匙背面或戴手套的手指牵伸张力增高的颊肌是很有效的。当患者出现口腔结构运动幅度减弱或低张力时，治疗师应采用语言交流和进食任务来诱发患者，如利用吹气、吮吸等任务来诱导口腔运动的出现。不应鼓励患者过度运动或增加不必要运动。对于感觉减退的患者，治疗师可以用戴指套的手在口腔内外给予感觉刺激。帮助患者定期清洁口腔有助于建立感觉意识和运动反应。对于感觉过敏的患者，分级感觉刺激训练有助于患者耐受面部、口腔感觉刺激，使其能接受食物和餐具。治疗师应找出患者存在异常反射的位置，并避免诱发这些异常反射[22]。

口腔运动无力是耐力差、身体虚弱的脑卒中患者的常见问题。一些吞咽治疗师发现，直接口腔运动训练是有效的，随着患者功能的提高，可进行轻度的渐进性抗阻训练。在急性和慢性脑卒中患者中，舌运动训练被证明可以提高吞咽压力和气道保护能力[74]。研究表明，唇部运动训练可以改善脑卒中患者进食时的唇部力量[34]。一项新的研究表明，力量训练并不像以前认为的那样会加剧痉挛[8]。

当患者进食时，改变食团质地可能有助于诱发口腔对食物的反应，增加咽部的反应能力。当食团放入口腔后，用汤匙轻压舌面，有助于增强口腔对食团的感知。冷[12]、酸食团[55]有利于促进口腔和咽部的反应。交互吞咽（如交替食用液体和固体）是增强口腔感觉输入的方法[53]。

5. 气管切开患者吞咽障碍的康复 由于多种原因，气管套管的存在会使吞咽更加困难。气管套管可以抑制喉部充分抬高，抑制气道充分关闭。气管套管本身是一种刺激物，可引起分泌物增加，增加咳嗽和吞咽困难程度。由于气管套管的存在，使声带下方的声门下压力降低，改变了食物进入食管的通道。当然，重症监护病房的患者除了长期住院和卧床所造成的全身无力外，还可能会出现正常吞咽所需的口腔、咽部和喉部肌肉无力。

一般来说，气管套管越细，患者越容易吞咽。有些患者可能需要等到气管套管完全拔出（拔管）后才能经口进食。如果气管套管仍然存在，可以通过降低气囊压力（如果是有囊气管套管），在吞咽过程中用手指堵住套管开口来增加声门下压力，或者使用单向 Passy Muir 阀（如果是无囊气管套管）来帮助吞咽。气管切开后，较软的食物往往是最容易吞咽的。吞咽治疗师应与内科医生和呼吸治疗师一起帮助气管切开患者进食。

6. 促进咽喉部运动的技术 用于加强舌根力量的训练技术包括缩舌、打哈欠和唾液漱口练习[96]。Shaker 训练可以增加喉上抬的力量[81]。Shaker 训练的具体方法为：患者仰卧位，用力将头部离开床面，使下颌接触胸部。研究表明，Shaker 训练有助于长期吞咽障碍的患者恢复经口进食[80]。另外，鼓励患者间歇地说话、咳嗽和清嗓，均可以提高咽喉功能。

与促进口腔运动类似，咽喉部力量训练也有助于改善吞咽功能[15]。

7. 吞咽促进技术 当吞咽启动延迟或无力时，可采用下列方法促进吞咽。

• 温度觉刺激：在吞咽前用冷喉镜刺激腭咽弓，已证实此方法可增加脑卒中患者吞咽反射的启动速度、缩短吞咽时间[75]。研究表明，以柑橘味冷刺激为最佳；但效果持续时间较短，仅存在即时效应[78]。

• 表面肌电图：研究表明，表面肌电图可用于脑干卒中后慢性吞咽障碍患者的吞咽再训练，使患者恢复安全经口进食[19]。此外，由表面肌电图提供的生物反馈亦可降低喉部肌张力，促进吞咽反应[40]。

• 电刺激：神经肌肉电刺激疗法用于特定的肌肉群，可增强吞咽反应。VitalStim 是 Chatanooga 团队专门为吞咽治疗开发的。从业者必须经过认证才能进行这种治疗。电刺激与"用力吞咽"技术（稍后讨论）联合应用可能是有效的[67]。一项 Meta 分析表明，这种方式对促进吞咽是有效的[17]。

• 提高吞咽质量：很多技术可用来提高患者吞咽过程中食团的控制能力。脑卒中患者经常会有食物残留于偏瘫侧面颊部，用舌头清理食物残渣或用手按摩颊部有利于将食团向后运送至舌中部。必要时，治疗师可用手辅助患唇闭合，以避免食物流出。使患者用偏瘫侧咀嚼，以刺激偏瘫侧运动，亦可帮助患者做两侧臼齿间传递食团的练习。

• 收下颌位：对于咽期吞咽延迟或气道闭合减少的患者，如果其误吸的原因是食团在会厌谷滞留，那么吞咽时采取收下颌位有利于降低其误吸的风险[82]。Shanahan 等[82]研究表明，收下颌不能降低由于梨状窝残留带来的误吸的风险。收下颌可使咽部结构向后移动，使喉部开放幅度减小[98]。

•转头姿势：可使转向侧的食团通道关闭，使食团从非偏瘫侧咽部向下移动[65]。适用于存在单侧咽肌无力的脑卒中患者。

•用力吞咽：通过吞咽过程中收缩咽喉部肌肉来完成；使舌与硬腭之间的压力增加[31]，有利于清除会厌谷中的食物残留。

•门德尔松法（Mendelsohn）：在吞咽时，将舌头推向硬腭的方向。已证实这种方法能有利于环咽肌开放，使其开放时间延长、利于食团通过[10]。还可能延长并加强舌与硬腭之间的接触[31]。

•吞咽-清嗓-再吞咽技术：有助于清除残留，可与其他吞咽技术联用。

8. 饮食调整　研究表明，与液体和软固体相比，脑卒中患者在吞咽泥状质地的食物时发生误吸的概率更低[27]。美国营养协会（American Dietetic Association）制订了标准化的吞咽障碍饮食方案（称为 NDD），适用于脑卒中等多种疾病[3]。NDD 中的饮食等级详见框 29-2。当然，患者需要个性化的方案来确定既安全又容易制备的食物质地。例如，研究发现与非碳酸稀液体相比，在 NDD 中未提及的碳酸液体可以降低误吸发生率。

9. 通过康复医联体进行吞咽障碍护理　治疗师可能会在康复医联体的不同阶段遇到脑卒中吞咽障碍患者：急性期治疗、康复治疗、门诊治疗和家庭护理。建议多对吞咽障碍患者进行随访，确定陪护和患者能理解并正确执行医嘱；急诊和康复治疗出院后的患者可定期预约门诊。在吞咽障碍早期，建议治疗师多进行小组讨论以制订合适的治疗方案。患者出院后，治疗师无法与其频繁沟通治疗方案[49]，为促进患者更加了解康复计划，可给予书面治疗方案。随着吞咽功能的改善，可能需要调整饮食，应及时宣教各类食物的安全吞咽策略。

10. 患者及陪护的宣教　宣教包括入院时和患者及家属的接触，后期的坚持随访，给患者制作康复信息手册，以及向患者推介其他康复机构。患者及陪护必须理解吞咽障碍的概念、误吸的原因及后果，否则他们就不能严格遵循医嘱并配合实施康复治疗方案。解剖图片、宣传册、口头解释都是有效的宣教工具。床边的提示卡也有助于患者合理管理进食时间。

11. 吞咽障碍干预的类型和疗效　吞咽功能的恢复可能是自然恢复和康复治疗综合作用的结果。康复治疗包括增强感觉、恢复肌张力和肌力、促进吞咽的控制能力等。这些干预措施[9]促进了神经重塑，尽管某些干预措施的机制尚未明确[73]。

尽管最初将吞咽代偿策略用于恢复早期脑卒中患者的吞咽功能，但许多患者的目标是恢复至疾病前功能水平。但对于重症患者，可能需要持久使用代偿策略。

无论其本质上是康复还是代偿，研究表明，吞咽障碍干预可以改善脑卒中患者的口咽功能[61]和营养状况[28]。神经系统疾病患者吞咽障碍的干预治疗应考虑其经口进食的基本能力[16, 62]。一项小样本的研究显示，表面肌电反馈治疗可以帮助需要替代营养的慢性吞咽障碍患者恢复经口进食[41]。研究表明，康复干预可以降低脑卒中后吞咽障碍患者吸入性肺炎的发病率[62]，有助于缓解经济压力[64]。

十、个案研究

1. 病例 1：右侧半球脑卒中后的吞咽功能的改变　Jones 女士因右侧大脑中动脉脑卒中致左侧偏瘫、吞咽障碍入院。入院后鼻饲饮食，入院 1 周病情稳定后，进行吞咽障碍评估。评估发现，其左侧面瘫，唇、颊、舌的肌力减退，左口角流涎（因感觉减退）。左侧咽反射减弱，可自主空吞咽，但较费力。佩戴假牙，拔除胃管后，即开始摄食试验。在摄食试验中，Jones 女士表现为食物残留于左侧颊部与下颌之间的齿颊沟。可吞咽软泥样食物、蜂蜜样液体，但吞咽稀液体可导致呛咳。进行 MBS 发现，梨状窝存在食物残留，偶在吞咽蜂蜜样液体时出现喉渗透，但可通过收下颌、间歇清嗓缓解。因同时还保留一条静脉通路，所以不用担心脱水。将盘子放置好后，Jones 女士能用右手自行进食，但由于存在左侧空间忽略，需要不断提醒她注意盘子的左侧。还需要提醒她一口一口吞咽、吃得慢一些，因为她的判断力和控制能力减弱。Jones 女士需要自己按摩左侧面颊，使残留在颊部的食物移回舌面上。不到 1 周，Jones 女士已能进食软固体食物、稀花蜜样液体，静脉通路已去除。此后的 1 周，她可以进食稀液体、磨碎的食物，能独立准备餐盘。偶尔需进行安全提醒：慢慢地吃、只喝一小口、看看盘子的左边。

2. 病例 2：左侧半球脑卒中后的吞咽功能的改变 Smith 先生因左侧大脑中动脉脑卒中入院，入院第 2 天进行吞咽障碍评估。由于失语，口腔运动和听理解的能力难以顺利评估。在他试图说话时，可发现他的唇、颊和舌都在主动且对称地运动。Smiths 先生的牙齿未受损，咽反射存在，未观察到软腭运动（因不能按指令发声），无主动咳嗽。进行摄食试验时，他最初表现为口腔启动慢，手 – 口运动失用，但一旦他吃了几口之后，就能在吞咽的口腔前期和口腔准备期更有效地控制食物。Smith 先生可进食软固体食物，亦可用吞咽障碍专用水杯喝稀液体，以防止仰头后液体撒落。

在使用右上肢（利手）自主进食时，仍需触觉引导。他的右上肢出现一些分离运动，但力量较弱。不到 1 周，他就可以咀嚼、吞咽常规食物了。上肢功能也得到改善，可独立准备餐盘、用右手切固体食物。

复习题

1. 描述误吸的定义。
2. 描述喉渗透的定义。
3. 描述吞咽的 5 个阶段，并指出每个阶段可能出现的 3 种吞咽障碍症状或体征。
4. 列举与吞咽相关的脑神经，并说明其功能。
5. 列举 10 条章节复习重点。
6. 描述脑卒中患者吞咽障碍干预方案的要点。
7. 描述 FEES 的 2 个优势。
8. 描述 MBS 的 2 个优势。

第 30 章　居家评估和环境改造
Home Evaluation and Modifications

Daniel L. Geller　Megan Rochford　Catherine A. Duffy　著

孟德涛　译

关键词

- 无障碍
- 适应性
- 建筑设计的障碍
- 认知能力的改变
- 经久耐用的医疗设备
- 家庭环境
- 移动能力
- 安全性

学习目标

通过学习本章内容，读者将能够完成以下内容。

- 掌握评估家庭环境的方法。
- 熟悉美国国家标准协会组织建立的建筑指南。
- 掌握家庭环境改造的方法，提高脑卒中患者日常生活的安全性和独立性。

家庭和社区中的无障碍设施对于脑卒中患者可独立生活至关重要[2]。在整个康复过程中，治疗师与患者共同努力，以实现生活自理。然而，这个过程通常发生在相对没有建筑障碍的环境中[1]。建筑障碍被定义为家庭和社区中的建筑设施（如楼梯和门），使个人难以或不可能随意通过。

大部分残疾人都希望能回归家庭。对很多患者而言，为了能回归家庭，使用一些耐用的医疗设备和进行环境改造是必要的[3]。了解患者的家庭环境是治疗内容和出院计划中不可或缺的部分。应在患者出院前完成家访，为患者推荐利于其提高安全性和生活自理能力的建议。治疗师通过家访获得相关信息，修改现有治疗计划，并建立恰当的治疗目标。

本章重点介绍常见的家庭建筑障碍及去除障碍的方法、轮椅的基本信息及脑血管疾病患者居家评估的方法。这一章旨在为作业治疗师提供有实践价值的建议，帮助他们掌握脑血管疾病患者居家评估的临床过程。

一、基本指南及轮椅信息

图 30-1 至图 30-6 所示的是标准的成人轮椅。轮椅尺寸随使用轮椅的患者体型大小而变化。关于特殊轮椅改造的内容见第 27 章。治疗师在给出居家改造意见时应先掌握患者使用轮椅的大小和类型。

二、居家评估

建筑障碍的评估通常按房间进行。治疗师在进行居家评估时需考虑以下内容。

1. **外部环境**　外部环境应包括以下内容。

- 评估建筑类型：注意患者是独立住房还是住公寓楼；确定住宅里面是电梯还是楼梯；检查台阶的数量、高度、宽度、深度和台阶状况；注意走廊扶手及其宽度；评估住宅入口与路边或车道之间的距离和坡度。

- 调查周边环境：注意掉落的坚果、树枝、树

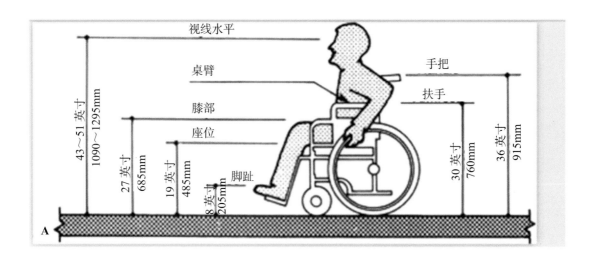

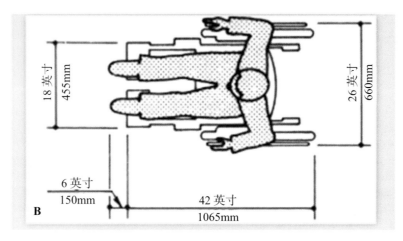

▲ 图 30-1 标准成人手动轮椅的尺寸

A. 扶手到地板高度：29～30 英寸，体型较大的人脚踏板可以进一步延长；B. 宽度：24～26 英寸（从一边到另一边），长度：42～43 英寸，手推把手到地板高度：36 英寸，座椅与地面高度：19～19.5 英寸（不含坐垫）（经许可转载，引自 Standards for Accessible and Usable Buildings and Facilities; Copyright 1992; Washington, DC: International Code Council. All rights reserved. www.ICCSAFE.org.）

叶和树上的松果；检查轮椅必须经过的路面情况（如泥泞的草地、有裂缝的马路、带有苔藓的地砖及烈日暴晒下变软的马路上的沥青）；评估入口和行驶道路上的照明情况。

• 检查车道：记录其尺寸，观察其是否能容纳一个轮椅；评估道路质地（坚实的路面或中间是泥土路的林荫大道）；确定道路表面是铺筑的还是碎石组成的；注意信箱的位置。

2. 入口　入口包括以下内容。

• 评估所有入口（如前门、后门和车库门），注意患者无法进入的入口。

• 测量台阶和楼梯平台，注意有无栏杆，并记录其高度。

• 测量所有门的宽度、高度和门槛高度，其中包括通往储藏室和室内所有的门。

• 注意每扇门的摆动方向、门槛的高度，锁的高度；确定纱门是否向外开，实心门是否向内开，评估门的重量，以及在轮椅上能否将门打开。

• 如果患者居住环境中有电梯，测量电梯门的宽度，评估患者是否可以独立推轮椅进入电梯，还是需要他人帮助；评估电梯尺寸是否合适，以及轮椅的可操作性（如电梯按钮）；评估电梯停止时是否与地面齐平。

3. 内部环境　内部环境包括以下内容。

• 评估住宅的楼层数、卧室和浴室的位置；如果楼下有浴室，可以考虑把卧室搬到楼下。

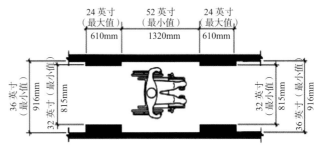

▲ 图 30-4　门口和走廊的最小净宽

门口宽度至少 32 英寸；理想的尺寸是 36 英寸；走廊至少 36 英寸宽，为轮椅通过提供足够的空间，并能够保障使用者在不刮伤双手的情况下推动轮椅 [经许可转载，引自 Standards for Accessible and Usable Buildings and Facilities (ICC A117.1-2017); Copyright 2017; Washington, DC: International Code Council. All rights reserved. www.ICCSAFE.org.]

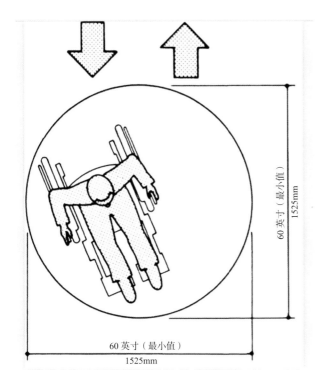

▲ 图 30-2　轮椅 360° 转弯空间

360° 的转弯需要 60 英寸 ×60 英寸的空间，这个空间可以使人在转弯时不会刮到脚，或经多次调整可完成一个完整的转弯（经许可转载，引自 Standards for Accessible and Usable Buildings and Facilities; Copyright 1992; Washington, DC: International Code Council. All rights reserved. www.ICCSAFE. org. ）

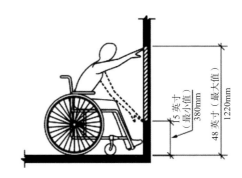

▲ 图 30-5　前伸距离

一个人坐着能达到的最大高度是 48 英寸，高度应至少 15 英寸，以防止轮椅向前倾斜 [经许可转载，引自 Standards for Accessible and Usable Buildings and Facilities (ICC A117.1-2017); Copyright 2017; Washington, DC: International Code Council. All rights reserved. www.ICCSAFE.org.]

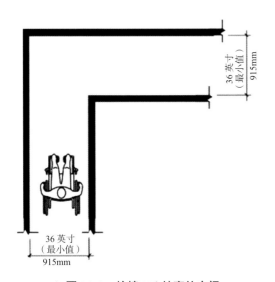

▲ 图 30-3　轮椅 90° 转弯的空间

90° 转弯要求至少 36 英寸，以便轮椅使用者的脚有足够的空间，防止双手刮到墙 [经许可转载，引自 Standards for Accessible and Usable Buildings and Facilities (ICC A117.1-2017); Copyright 2017; Washington, DC: International Code Council. All rights reserved. www.ICCSAFE.org.]

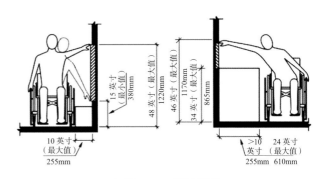

▲ 图 30-6　侧伸距离

A. 侧面无障碍够到的最大高度为 48 英寸；B. 如果有台面或架子，最大高度为 46 英寸 [经许可转载，引自 Standards for Accessible and Usable Buildings and Facilities (ICCA117.1-2017); Copyright 2017; Washington, DC: International Code Council. All rights reserved. www.ICCSAFE.org.]

- 评估楼梯的结构并测量尺寸；评估台阶的状况；记录并测量所有台阶的高度、宽度、深度和楼梯的过渡平台；记录是否有扶手和照明。

4. 起居室和走廊　起居室和走廊包括以下内容。

- 评估电话是否方便使用；电灯开关、恒温器开关、插座的高度；家具的安排；地面覆盖物（如地毯、木地板等）；有无坠落危险；注意走廊的宽度和转弯的次数。

- 确定患者能否开关窗户；记录窗户是上下滑动还是向内外打开的；测量门锁的高度。

5. 卧室　卧室包括以下内容。

- 观察床和床边马桶之间的空间；观察地面空间及其覆盖物（如地毯、木地板、瓷砖或油毡），因为这些空间可能影响行走及轮椅使用的灵活性。

- 观察床稳定性和高度，床栏杆的空间；床头柜和灯的位置。记录梳妆台和衣柜的便利性。

- 如果患者在康复过程中需要机械升降装置，应确保有足够的使用空间进行安全转移。

6. 浴室　浴室包括以下内容。

- 观察浴室的数量及位置。

- 测量浴室门的宽度和门槛的高度，记录门开启的方向（向内或向外）。

- 记录淋浴或浴缸的信息；使用的是玻璃门或门帘；浴室内是否有扶手；是集成淋浴还是浴缸坐浴，以及淋浴或浴缸内外的防滑处理。

- 如果是浴缸，测量浴缸的高度、长度、宽度及浴缸的总宽度。从浴缸后壁到浴缸地板平坦处的距离，确保有足够的空间放置长凳或淋浴椅（如有必要）；测量喷头的高度，注意喷头类型；如果有玻璃门存在，测量入口宽度。

- 如果是淋浴，测量入口宽度，内部尺寸和门槛高度；如果有玻璃门，注意门开启的方向。

- 如果有扶手（整个浴室）：注意扶手的数量和位置；高度、扶手方向（如水平、垂直和对角线）。

- 记录墙面是石膏板、瓷砖还是玻璃纤维，墙体类型是否影响安装扶手。

- 测量马桶的高度，左、右、前方的可用空间，马桶座便的类型（圆型或细长型），检查卫生纸是否在可及的范围内。

- 记录水槽类型，测量水槽的高度及向左和向右的距离。

7. 厨房　厨房包括以下内容。

- 评估厨房的布局，最常见的是 L 型、U 型或通道型；测量入口宽度和厨房可用空间，以方便轮椅进出和操作。

- 记录水槽的高度和深度，水龙头的距离，橱柜和柜台的高度，冰箱门的高度。

- 观察桌子的高度与轮椅的适合度。

- 记录通风口的高度和位置，记录炉灶和微波炉上的控制类型和位置，以及电灯开关的高度和可及性。

8. 洗衣房　洗衣房包括以下内容。
- 记录洗衣机和烘干机的位置和尺寸。
- 确定洗衣机和烘干机是前开门还是上面开门。

- 评估洗衣机和烘干机是处于固定位置，还是每次使用时需重新确定位置。

9. 地下室　治疗师必须检查楼梯、栏杆、窗户、炉灶控制器、保险丝盒和照明。标出每个房间的问题区域，对治疗师安排家居模拟训练时非常有用，治疗师应给出家庭安全建议并提供简要总结。

三、居家评价形式

评估形式从简单到复杂，取决于治疗师和患者的需要。图 30-7 及图 30-8 是居家评估的样本。

四、环境改造

治疗师的建议应符合患者的功能水平，最大程度的保障患者的独立性、安全性，同时需要考虑患者的预算及实现患者目标所需改变的程度。治疗师应与建筑师、承包商和室内设计师等其他专业人员合作，确保一个安全的家庭改造以满足患者的需要。

一般根据美国国家标准协会制订的标准进行改造[1]。

美国国家标准协会发布了美国建筑和设施标准（American National Standards for Buildings and Facilities）[1]，详细描述了建造住房和其他便利设施对残疾人使用的要求。以下提供了一个实例以提高作业治疗师对脑卒中患者（可依靠轮椅独立生活）所需居家改造的理解。

作业治疗家居评价工作表

评价地址：_____

评价日期：_____

外部

住宅类型：	路面类型：
□ 房屋　　□ 自有房　□ 租住	□ 斜坡　　□ 混凝土 / 沥青
□ 单元房　□ 看护所	□ 光滑　　□ 粗糙

从家到停车场距离：_____　　步行街宽度：_____ 英寸

从家到马路边的距离：_____

坡道：1 英尺（0.30m）坡面垂直升高 1 英寸（2.54cm）

最大长度：30 英尺（9.14m）

水平平台：5 平方英尺（0.46m²）

门口平台：5 平方英尺（0.46m²）

围栏：

区域	理想状况	实际情况	备注 / 图示
入口 多个可进入口 前方　后方　侧方		前方　后方　侧方	
台阶（地面到门廊）	高有防滑条 7 英寸 （17.78cm）	数量 _____ 高 _____ 宽 _____ 深 _____ 地毯 　防滑条 _____ 　人工草皮 _____	
楼梯平台		数量 _____ 宽 _____ 深 _____	
围栏（上升台阶）	高 32 英寸（81.28cm）– 比顶部和底部台阶延 伸 1.5 英尺（0.46m）	左 ____　右 ____ 高 _____	
门廊尺寸	4 或 5 平方英尺 　（0.37 或 0.46m²）	宽 _____ 深 _____	
从门廊到房屋的台阶高度 门口宽度 门的摆动 屏风门的摆动 门槛	7 英寸（17.78cm） 36 英寸（91.44cm） 地板水平	 内 ____　外 ____ 内 ____　外 ____	

记录者：_____　　日期：_____　　时间：_____

▲ 图 30-7　作业治疗家居评价工作表

区域	理想状况	实际状况	备注 / 图示
内部			
房屋水平面数量			
台阶数量			
台阶	7 英寸（17.78cm）	数量 _____	
		高 _____	
		宽 _____	
		深 _____	
围栏（上升台阶）		左 ____ 右 ____	
		高 _____	
		数量 _____	
		宽 _____	
		深 _____	
起居室			
门槛	与地面水平		
门口宽	36 英寸（91.44cm）		
地板覆盖物	木质 / 瓷砖		
家具放置	5 平方英尺（0.46m²）的回旋空间		
座椅	轮椅高度	高度 _____	
密度	硬质		
扶手	两侧		
电话	无线		
电视	遥控		
电源插座	地上 18 英寸（45.72cm）		
电灯开关	地上 36 英寸（91.44cm）		
走廊			
宽	36～48 英寸（91.44cm）	拐角 _____	
拐角	直角	直角 _____	
地面覆盖物	木质 / 瓷砖		
卧室			
门口宽度	36 英寸（91.44cm）		
门开启方向		内 ____ 外 ____	
门槛高度	地面水平		
地面覆盖物	木质 / 瓷砖		
电话	紧挨床		
床尺寸	单人 双人 男式 女式		
床垫高	轮椅高度		
床垫密度	硬质		
病床空间	36 英寸 ×88 英寸（91.44cm×223.52cm）		
床边柜空间	24 英寸 ×24 英寸（60.96cm×60.96cm）		
夜灯	紧邻床		

记录者：_____   日期：_____   时间：_____

▲ 图 30-7（续） 作业治疗家居评价工作表

区域	理想状况	实际状况	备注 / 图示
门铃	紧邻床		
电源插座	地上 18 英寸（45.72cm）		
电灯开关	地上 36 英寸（91.44cm）		
轮椅回转空间	5 平方英尺（0.46m²）		
	× 5 平方英尺（0.46m²）		
梳妆台	脚趾下面的空间		
壁橱			
可接近性	两褶的门帘		
杆高	不高于 48 英寸（121.92cm）		
浴室			
门槛	地面水平		
门宽			
门宽（含门）	36 英寸（91.44cm）		
门开启方向		内 ＿＿　外 ＿＿	
淋浴器 / 浴盆			
入口宽度		入口宽度 ＿＿＿＿	
入口类型	浴帘	浴帘 / 玻璃门	
台高（外）			
台高（内）			
台宽			
台至墙宽			
宽（内部顶）			
宽（内部底）			
长（内部顶）			
长（内部底）			
龙头高			
淋浴器头（类型）	可移动式		
墙体类型（如瓷砖、纤维玻璃）		瓷砖、纤维玻璃	
盥洗室			
高度			
左侧距离（坐在马桶上）	最小 3～9 英寸（7.62～22.86cm）		
右侧距离	最小 3～9 英寸（7.62～22.86cm）		
前方距离	30 英寸（76.20cm）		
马桶			
高	26～30 英寸（66.04～76.20cm）		
左侧距离			
右侧距离			
前方距离			
下方的可接近性			

记录者：＿＿＿＿＿＿　　日期：＿＿＿＿＿＿　　时间：＿＿＿＿＿＿

▲ 图 30-7（续）　作业治疗家居评价工作表

区域	理想状况	实际状况	备注 / 图示
电源插座	在膝盖水平开启	是 ____ 否 ____	
墙面	木质		
地面覆盖物	无零散杂物 瓷砖 / 油布		
轮椅回旋空间	5 平方英尺（0.46m^2）		
厨房 门宽 水槽 　高 　膝部空间 　底深 　类型 　龙头控制 　龙头距离 橱柜 炉灶 　高 　控制 　烤箱把手高度 　类型 冰箱 　门高 　门拉手 冷冻柜 　门高 　门拉手 电源插座 电灯开关 桌高 椅高 柜台高 电话可接近性 **其他**	 6.5 英寸（16.51cm） 前 墙上 36 英寸（91.44cm） 30 英寸（76.20cm）高	 单 / 双 单 / 双 煤气 / 电 前 / 后 / 顶 固定于墙上 / 全悬 挂式 左 / 右 左 / 右 / 侧	

记录者：_____　日期：_____　时间：_____

▲ 图 30-7（续）　作业治疗家居评价工作表

区域	理想状况	实际状况	备注 / 图示
洗衣房 位置 入口宽度 台阶数量	36 英寸（91.44cm）	数量 _____ 高 _____ 宽 _____ 深 _____	
围栏（上升台阶）		左 ____　右 ____ 高 _____	
洗衣机门 　控制 烘干机门 　控制 晾衣绳位置	前开 前控 前开 前控	前 / 后 前 / 后 高 _____	
院子 入口宽度 门类型 门槛 台阶	36 英寸（91.44cm） 地板水平	滑动门 / 铰链门 数量 _____ 高 _____ 宽 _____ 深 _____	
围栏（上升台阶）		左 ____　右 ____ 高 _____	

记录者：_____　　日期：_____　　时间：_____

▲ 图 30-7（续）　作业治疗家居评价工作表

家访评价

患者姓名：_____ 男 / 女 _____ 年龄：_____

住址：_____ 电话：_____

诊断及残疾：_____
_____

患者状况：

移动状况

患者是否可独立移动？ 是 _____ 否 _____

患者使用辅助器械吗？ 如果是，为何种类型？_____

是否使用轮椅，如果是，标准 _____ 自动 _____

认知状况

患者是否清醒且有定向功能？ 是 _____ 否 _____

患者是否有记忆力缺损？ 是 _____ 否 _____

判断和安全意识：完整 _____ 受损 _____
_____

听觉：_____

视觉：_____

- -

由谁在家照顾患者？

  家庭成员 _____ 家政服务员 _____ 每天 _____ 小时 _____

在哪些方面照顾？

  生活自理 _____ 室内活动 _____ 全部 _____

患者对谁负责？

  自己 _____ 配偶 _____ 子女（人数）_____

什么家居活动是患者之前负责的？

  烹调：_____ 洗衣 _____ 清扫 _____ 购物 _____ 照顾小孩 _____

什么家居活动是患者目前负责的？

  烹调：_____ 洗衣 _____ 清扫 _____ 购物 _____ 照顾小孩 _____

实际家访

患者住所的类型

  房屋 _____ 单元房 _____

  地板是什么样的？ _____

  有电梯吗？ 是 _____ 否 _____

  电梯宽度（针对轮椅）_____

进入住所有楼梯吗？ 有 _____ 无 _____

  多少？_____

住所允许结构变更吗？ 是 _____ 否 _____

住所内有几个房间？ _____

患者可以去所有房间吗？

  卧室 _____ 厨房 _____ 浴室 _____ 起居室 _____

  ［如果患者乘轮椅，人口密度最少 30 英寸（76.20cm）］

如是私有房屋

患者能睡在底层吗？ 能 _____ 不能 _____

每层都有浴室吗？ 是 _____ 否 _____

▲ 图 30-8 家居参观评价

卧室

入口宽度 ＿＿＿＿＿＿

床高 ＿＿＿＿＿＿

屋内有无床头柜？　　有 ＿＿＿＿＿＿　　　　无 ＿＿＿＿＿＿

厨房

入口宽度 ＿＿＿＿＿＿

高度：水槽 ＿＿＿＿＿＿　　炉灶 ＿＿＿＿＿＿　　壁柜 ＿＿＿＿＿＿　　桌子 ＿＿＿＿＿＿　　椅子 ＿＿＿＿＿＿

在哪吃饭？　　厨房 ＿＿＿＿＿＿　　餐厅 ＿＿＿＿＿＿

餐桌离烹饪区有多远？＿＿＿＿＿＿　　离冰箱有多远？＿＿＿＿＿＿

起居室

入口宽度 ＿＿＿＿＿＿

高度：沙发 ＿＿＿＿＿＿　　椅子 ＿＿＿＿＿＿

椅子有扶手吗？　　有 ＿＿＿＿＿＿　　无 ＿＿＿＿＿＿

浴室

入口宽度 ＿＿＿＿＿＿＿＿＿

盥洗室

高度 ＿＿＿＿＿＿

到邻近表面的宽度（如墙、水槽）：　　右 ＿＿＿＿＿＿　　左 ＿＿＿＿＿＿

墙是否足够牢靠可安装握柄？　　是 ＿＿＿＿＿＿　　否 ＿＿＿＿＿＿

有无淋浴设备？＿＿＿＿＿＿　　浴盆？＿＿＿＿＿＿　　浴盆及淋浴器？＿＿＿＿＿＿

患者是否淋浴？＿＿＿＿＿＿　　盆浴？＿＿＿＿＿＿　　浴盆内淋浴？＿＿＿＿＿＿

淋浴设施

玻璃门 ＿＿＿＿＿＿　　浴帘 ＿＿＿＿＿＿

有无上下台阶？＿＿＿＿＿＿　　高度 ＿＿＿＿＿＿

有无握柄？有 ＿＿＿＿＿＿　　无 ＿＿＿＿＿＿

龙头高度 ＿＿＿＿＿＿＿＿＿

淋浴间宽度 ＿＿＿＿＿＿＿＿＿

淋浴间长度 ＿＿＿＿＿＿＿＿＿

浴缸

玻璃门 ＿＿＿＿＿＿＿＿＿　　浴帘 ＿＿＿＿＿＿＿＿＿

面对浴缸哪里有水龙头？右 ＿＿＿＿＿＿＿＿＿　　左 ＿＿＿＿＿＿＿＿＿　　前方 ＿＿＿＿＿＿＿＿＿

龙头高度 ＿＿＿＿＿＿＿＿＿

浴盆高度 ＿＿＿＿＿＿＿＿＿

浴盆宽度 ＿＿＿＿＿＿＿＿＿

浴盆长度 ＿＿＿＿＿＿＿＿＿

杂物

地毯？＿＿＿＿＿＿　　局部垫子？＿＿＿＿＿＿

患者家有多少部电话？＿＿＿＿＿＿　　壁式电话 ＿＿＿＿＿＿　　桌式电话 ＿＿＿＿＿＿

患者目前有相应设备吗？什么类型？＿＿＿＿＿＿＿＿＿＿＿＿＿＿＿＿＿＿＿＿＿＿＿＿＿＿＿＿＿＿＿＿＿＿＿＿

▲ 图 30-8（续）　家居参观评价

设施建议

家居改造建议

后续项目

_____（日期），从 _____（卖主）处订购设备，_____（电话）。
_____（日期）设备送到 _____。

家访日期 _____

患者是否参加? _____

作业治疗师姓名 _____   电话 _____

▲ 图 30-8（续）　家居参观评价

1. **外部** 停车位旁边应有一条 4 英尺（1.22m）长的通道，患者可以乘轮椅通过。通道和人行道至少 48 英寸（121.92cm）宽，路面平坦，防止轮椅倾斜和移动困难。人行道旁应有运动感应或自动定时照明设施增加患者的安全性。至少有一个可以方便进入的回家入口。假如所有入口均需上下楼梯或台阶，可选择设置斜坡、滑行装置以及轮椅升降机。

(1) 关于斜坡的建议：关于斜坡，治疗师应考虑以下内容．

• 斜坡应至少 36 英寸（91.44cm）宽，并铺设防滑表面。

• 理想的上升坡度是 1:12，每垂直升高 1 英寸（2.54cm）需要 12 英寸（30.48cm）的斜坡（图 30-9A）。例如，如果垂直高度是 20 英寸（50.80cm），那么理想的坡道应该是 240 英寸（609.6cm）（图 30-9B）。

• 斜坡有三种不同的形状：直的、L 形和 U 形。坡道的顶部和底部应该有平台；平台应至少与斜坡一样宽（图 30-10A 和 B）；为了使门能够畅通无阻地打开，平台需要 24 英寸（60.96cm）的区域。

• 对于可以步行的患者，扶手的高度应该到腰［至少 34～38 英寸（86.36～96.52cm）］，并且顶部和底部至少延伸 12 英寸（30.48cm）。

• 坡道必须有至少 4 英寸（10.06cm）高的护栏，以防止滑出坡道。

• 有几种类型的坡道，如铝制组合坡道（图 30-10C）、便携式坡道（图 30-11）、门槛斜坡（图 30-12）。如果空间允许，在 1:20 的地方建造一个渐变的人行道是另一种选择。

(2) 关于升降机建议

• 如果空间不足，可以用电梯代替坡道，但价格昂贵，而且有可能出现故障。

• 有两种不同的类型：垂直平台升降机（vertical platform lift，VPL）和倾斜平台升降机（incline platform lift，IPL），两者在入口或室内使用都是安全的（图 30-13）。

• VPL 和 IPL 尺寸不同，IPL 可配置在直楼梯、拐弯楼梯和楼梯平台。

• 当考虑 VPL 时，通常需要对楼梯或门廊进行改造，提供可以进出的空间。

• 当考虑户外 IPL 时，楼梯的顶部一旦有一个门槛，注意这里需要改造。

• 当地供应商提供价格，承包商提供安装和建筑许可证。

(3) 关于楼梯的建议：治疗师应该考虑以下内容。

• 美国国家标准协会规定：每一级楼梯的台阶

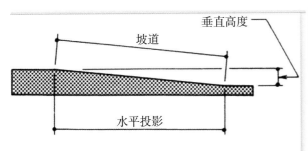

斜率	最大上升高度		最大水平投影	
	英寸	毫米	英尺	米
（1:12）～（1:15）	30	760	30	9
（1:16）～（1:19）	30	760	40	12
1:20	30	760	50	15

A

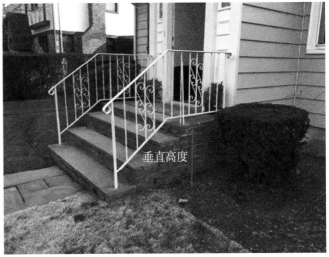

B

▲ 图 30-9 斜坡和上升轨道

A. 提供一个斜坡组成和斜坡尺寸的示例，坡度比是设计坡道时的重要考虑因素；斜坡如果太陡在轮椅进出时会产生危险［经许可转载，引自 Standards for Accessible and Usable Buildings and Facilities (ICC A117.1-2017); Copyright 2017; Washington, DC: International Code Council. All rights reserved.www.ICCSAFE.org.］；B. 垂直上升的例子（图片由 Megan Rochford OTR/L 提供）

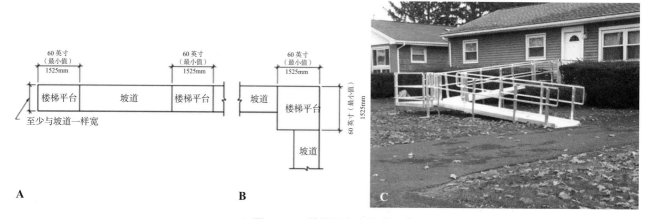

▲ 图 30-10 楼梯平台和坡道组成

A. 直的坡道，楼梯平台至少要 60 英寸长，和坡道一样宽［经许可转载，引自 Standards for Accessible and Usable Buildings and Facilities(ICC A117.1-2017); Copyright 2017; Washington, DC: International Code Council. All rights reserved.www.ICCSAFE.org.］；B.L 型坡道，平台应至少 60 英寸 ×60 英寸，以保证轮椅可操纵性［经许可转载，引自 Standards for Accessible and Usable Buildings and Facilities (ICC A117.1-2017); Copyright 2017; Washington, DC: International Code Council. All rights reserved.www.ICCSAFE.org.］；C. 铝制组合坡道（图片由 Prairie View Industries，Inc 提供）

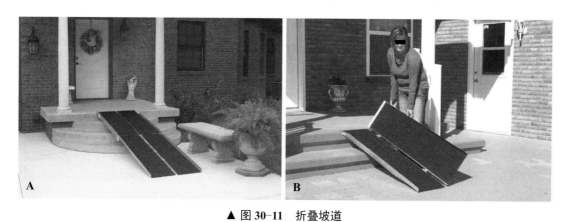

▲ 图 30-11 折叠坡道

A. 铝制多重折叠坡道；B. 铝制单折叠坡道（图片由 Prairie View Industries. Inc 提供）

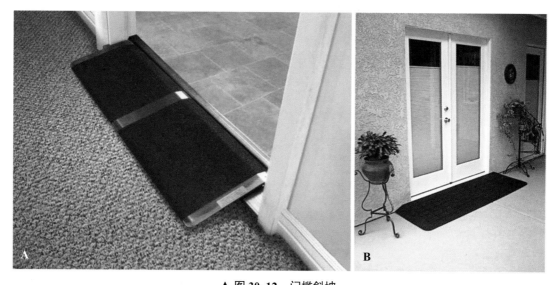

▲ 图 30-12 门槛斜坡

A. 铝制门槛斜坡；B. 橡胶门槛斜坡（图片由 Prairie View Industries. Inc 提供）

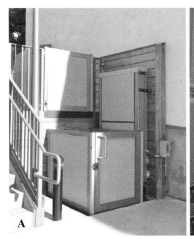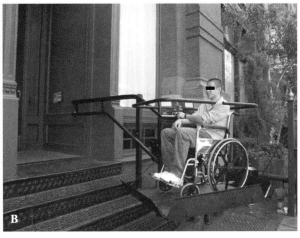

▲ 图 30-13　电梯

A. 垂直平台升降机；B. 倾斜平台升降机（图片由 Garaventa Lift 提供）

高度最高不超过 7 英寸（17.78cm），深度不低于 11 英寸（27.94cm）。

• 所有楼梯均应设有扶手；扶手表面直径应有 0.5～2 英寸（1.27～5.08cm），并且表面防滑；扶手距墙面大约 1.5 英寸（3.81cm），以便有足够的抓握空间。

• 对于不能走楼梯或需要坐轮椅的人，可以使用电梯。

(4) 门和地面的注意内容：标准门宽至少 32 英寸（81.28cm）。门较窄时，有几种不需要把整个门框和门替换成较宽门的解决方案。如果门后有足够的安装空间，铰合链可以替换为回转式铰链。这样，开门的空间可以扩大 1.5～2 英寸（3.81～5.08cm）。移除门挡可以增加 0.75 英寸（1.91cm）的空间。把门拆除可以提供额外的 1.5～2 英寸（3.81～5.08cm）。去除门和门挡可以增加门的宽度 2.25～2.75 英寸（5.72～6.99cm）。

门两侧的小平台会影响轮椅或助行器使用，因为如果辅助设备已经占据了门摆动所需要的空间，打开门会变得困难。在门的摆动区域外，步行者至少需要 18 英寸（45.72cm），轮椅至少需要 26 英寸（66.04cm）的空间（图 30-14）。除了通过拆除墙和隔断来扩大空间外，还有三种选择：用可移动门、安装自动门，或者是可以设计一个带有魔术贴式附件的门拉环。后者可以帮患者关闭打开的门。这个环可以用 2 英寸（5.08cm）宽的织带材料制成，长度至少要 30 英寸（76.20cm）。一端缝成环状，以便握力较差的患者抓握。另一端可以用 1 英寸（2.54cm）宽的魔术贴式门拉环和挂钩固定在门把手上。

如果生活空间有限，有几个选择可增加空间，以改善轮椅的可操作性。如果是由门进入房间，需要的话可以考虑将门更换。如果要更换门，有几种选择。如果空间有限，可以考虑滑动门（图 30-15A）或折叠门（图 30-15B）。折叠门横向移动，重量更轻。另一个选择是在轨道上运行的滑动门，然而，它的重量和横向移动难度增加。此外，一些滑动门需要地板轨道，这会增加轮椅和有行走困难患者的活动障碍。如果门槛高于 0.25 英寸（0.64cm）应该被移除或做成斜面，防止被绊倒，并可以为轮椅使用者清除障碍。

(5) 五金部件：杠杆门把手或改良球形门把手比旋转式球形门把手更好。坐位就可以够到滑动栓，可以取代门锁。门上可以安装缓冲板，防止轮椅和助行器刮伤或划伤。缓冲板应尽可能薄，以确保门能够打开。从门的底部延伸 10～16 英寸（25.40～40.64cm）的高度。

2. 内部

(1) 走廊、起居室、就餐区：走廊至少 36 英寸（91.44cm）宽。走廊和生活区应避免杂乱，去除散落的地毯和突出的物体，如低矮的桌子、衣架、花盆和脚垫，门槛必须去除，推荐使用防滑和摩擦力较小的表面，应去除散在的小地毯，防止绊倒，家具应重新布置，保证轮椅转弯区域有 5 平方英尺（0.46m²）。整理好电话及家用电器的电线。推荐使用容易够到的灯具和插座。墙壁开关的高度应为 36～48 英寸（91.44～121.92cm）。插座应至少高于地板 18 英寸（45.72cm）。推扭开关和调光开关可减少开关灯的次数，或者可以安装自动定时开关。利用环境控制装置可以提高患者对电视机、灯具、空调和其他电器的控制能力。

（2）卧室：卧室内不要放置零乱杂物。为了方便轮椅转移，床边应至少留有 3 英尺（0.91m）距离，床和轮椅的高度应该相等。如果床太低，可以把床放于平板上。抬高床也可以增加坐站转移的便利性。推荐使用硬床垫以便于患者在床上移动。悬吊可以帮助患者在床上移动，侧边扶手可防止患者坠床，增加安全性，同时也可以作为翻身的辅助工具。床头柜应便于使用手机和照明。

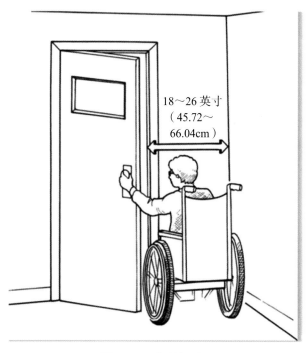

▲ 图 30-14　门的摆动面积

在房门开启区之外，满足步行者的最小尺寸为 18 英寸，满足轮椅的最小尺寸为 26 英寸

梳妆台下面应该安放易于滑动的抽屉。可堆放的篮筐可以代替存放衣物的衣柜。盥洗室的门应该拆除或更换为折叠门或窗帘。晾衣竿的高度应不超过 48 英寸（121.92cm）。

（3）浴室：为了便于轮椅进入，浴室宽度不应小于入口宽度。对于不能行走的人来说，可以将门移除，安装一个推拉门。最佳的马桶高度应该在 17～19 英寸（43.18～48.26cm），这样有利于轮椅马桶间的水平转移，可以减少站起弯腰的次数。可选择提高马桶高度的方法包括升高马桶底座高度，使用马桶垫，使用有活动踏板臂（drop-arm commode）的马桶。对于下肢力量比上肢力量更弱的患者，卫生间安全扶手可以帮助其进行坐位到站位的转换。整个浴室都应该安装扶手，预防跌倒的发生。横杆的高度应离地板 33～36 英寸（83.82～91.44cm），垂直高度应离地板 39～41 英寸（99.06～104.14cm）（图 30-16）。扶手的直径应为 1.25～1.5 英寸（3.175～3.81cm），以便有效抓握。当扶手安装在靠近墙壁的地方时，墙壁与扶手之间的距离应为 1.5 英寸（3.81cm），使患者的手指可以触及扶手，但手臂不至于滑到。浴缸或淋浴间周围的墙壁应该加固。栏杆应牢固地安装在墙上。如果毛巾架作为支撑物，应将其移走。

浴缸和淋浴间的玻璃门应该拆掉，换上窗帘，以增加进出的便利性及安全性。淋浴间的门槛高 0.5 英寸（1.27cm）。对于不能行走的人，建议使用旋转式淋浴器，长度至少为 30 英寸（76.20cm）。浴缸长椅、淋浴椅或滑动系统（图 30-17）对行动不便的人很有帮助；然而，一些浴缸的底部是圆形的，如果浴室凳的固定腿置于内侧时，就会出现稳定性问题。

钳夹式浴凳更适合这种浴缸。无论是哪种浴缸，治疗师都应该评估患者的平衡、认知、转移

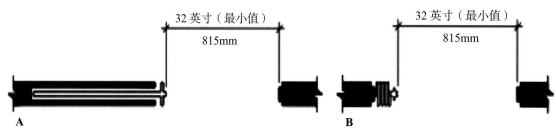

▲ 图 30-15　滑动门的门口至少需要 32 英寸

A. 滑动门；B. 折叠门 ［经许可转载，引自 Standards for Accessible and Usable Buildings and Facilities (ICC A117.1-2017); Copyright 2017; Washington, DC: International Code Council. All rights reserved. www.ICCSAFE.org. ］

方式和辅助水平，以确定最合适和最安全的坐位类型。可弯曲的淋浴喷头有助于冲洗；其软管长度至少要有 60 英寸（152.40cm）。该手柄适用于手灵巧度有限的个人。在浴缸 / 淋浴间的地板上和室外应放置防滑条或橡胶浴垫，以防止跌倒。图 30-18 给出了淋浴房和淋浴座椅的尺寸样本。

(4) 洗漱槽及盥洗室：洗漱槽的高度不应超过

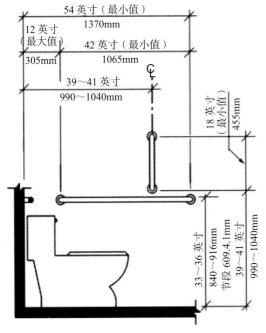

▲ 图 30-16　厕所侧壁扶手

地面 34 英寸（86.36cm）。轮椅使用者洗漱槽的高度应至少 29 英寸（73.66cm），以便患者使用水龙头和洗手盆；移除洗脸池下面的门可以解决患者不能接近洗脸池的问题。建议使用带有后排水管的壁挂式水槽（图 30-19）。水槽上方的镜子应与患者坐位时成角 0.25～0.5 英寸（0.64～1.27cm）。水管应隔热，以防止接触烫伤。冷热水应能通过一个水龙头排出，获得不同温度的水。水温不应高于 46℃。为了安全起见，一些城市规定了热水的最高温度。推荐使用单把水龙头，因为这种水龙头水温可视，并且不需要精细的操作。

(5) 厨房：厨房和工作台面不要杂乱，尽量有序，以便常用的厨房物品的摆放。例如，把常用的小家电放在伸手可及的地方，把很少使用的物

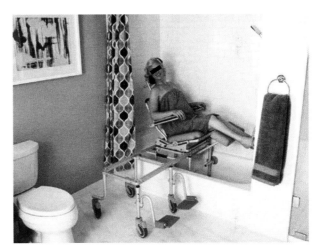

▲ 图 30-17　浴缸转移的滑动系统
图片由 Nuprodx Mobility 提供

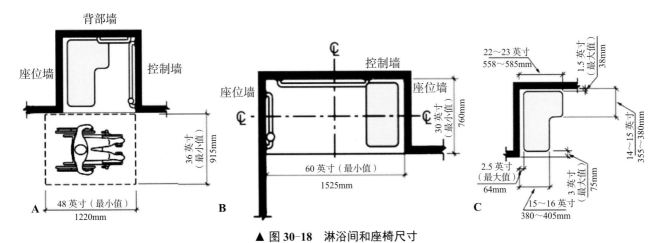

▲ 图 30-18　淋浴间和座椅尺寸

品放在较高的橱柜里。下拉式储物柜也是一种选择。厨房台面一般有 36 英寸（91.44cm）高，轮椅使用者很难使用。柜台或工作台可以通过添加拉出切菜板，或将切菜板放在已部分打开的抽屉顶部来设置。可调高度的台面是一种选择，但价格昂贵。工作台面的最大深度 24 英寸（60.96cm）。边角要圆润。柜子的底部应该有足够的空间来放置轮椅踏板。可伸缩的门和可旋转的餐桌托盘增加了存储物品的方便性。改良的球形、D 形把手有助于握力差、协调性差的患者使用。易于滑动的抽屉和可拉式货架可以减少能量消耗。

在电器方面，推荐使用对开门冰箱，便于患者够到冰箱。隔板位置应调整，使患者能拿到储存的物品。推荐坐轮椅者使用壁挂式烤箱和台面炉灶。炉子上方有一面镜子，可以让坐着的人看到烹饪过程，还有透明的锅也是一种选择。分档控制器应安置在前端或侧面，防止患者够不到。对于手灵活性差的患者应对控制器进行调整。触觉或听觉提示对有视力障碍的患者有帮助。对于壁挂式烤箱，控制装置不应高于地板 40 英寸（101.60cm），以便轮椅使用者进入。微波炉和烤箱是安全烹饪的替代选择。

水槽池最多不超过 6.5 英寸（16.51cm）深。可以在水槽中放置一个塑料或木制的架子来提高操作平面。伸缩水龙头方便清洗盘子。建议使用单杆控制的水龙头，其位置不应超过柜台边缘 21

英寸（53.34cm）。洗手盆下面的橱柜可以移开，方便轮椅进入。

(6) 绕过障碍物：对于有严重运动障碍的患者来说，整体移动和转移都很困难。经过运动预后评价之后，应向陪护人员推荐可在家中应用的安全转移系统。根据经验，标准升降系统由于需多人操作，并且在狭小空间内较难使用。

现代科技的进步已经生产出有效、安全、更廉价的设备，来帮助有严重移动功能障碍的患者。例如，无障碍升降系统，滑轨经定制，安装在患者家里的天花板上。能够允许护理人员或家庭护理人员在转移过程中保持与患者密切接触，但不需要护理人员进行体力活动。其他的优点还包括防止看护受伤，确保在移乘中不碰到家具、地毯及其他设施，防跌倒等（图 30-20）。

五、预防摔倒

图 30-21 中的检查表是根据夏威夷太平洋康复医院使用的防跌倒检查量表改编而来。该量表最初作为一个教育工具提供给家庭成员和看护者。其中增加了可持续使用的医疗设备这项（见第 7 章和第 8 章）。

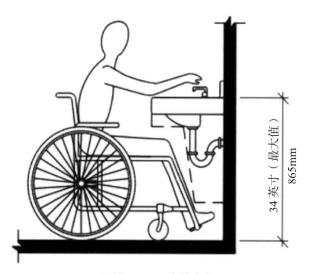

▲ 图 30-19　水槽高度

经许可转载，引自 Standards for Accessible and Usable Buildings and Facilities (ICC A117.1-2017); Copyright 2017; Washington, DC: International Code Council. All rights reserved. www.ICCSAFE.org.

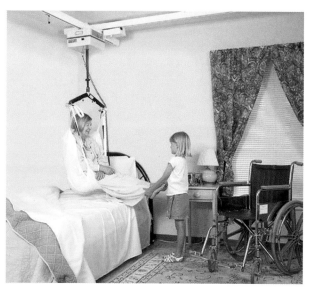

▲ 图 30-20　**Using a Barrier 使用屏障**

无障碍设施［图片由 Ted Hensley，Barrier Free Lifts 提供，经许可转载，引自 Standards for Accessible and Usable Buildings and Facilities (ICC A117.1-2017); Copyright 2017; Washington, DC: International Code Council. All rights reserved. www.ICCSAFE. org.］

外面
- 道路表面光滑，没有杂物
- 室外照明充足以保证夜间的安全行走和轮椅操作
- 台阶表面防滑，边缘有清晰的标记，以防止绊倒
- 台阶坚固，扶手牢固

客厅
- 入口通道和房间不杂乱，保证行走安全或轮椅移动
- 上下台阶的工具、脚垫、咖啡桌和其他较矮的物体都要避开，以防止被绊倒
- 稳定的带扶手的椅子
- 电话和灯都容易够到，电线固定稳妥
- 环境控制是可行的

走廊
- 拆除通往大厅的门
- 地板上没有任何物体
- 地毯边沿和滑轨都已加固

浴室
- 门的宽度足以让轮椅进入

- 没有被绊倒的危险
- 移走杂物
- 在厕所、浴缸和入口附近安装扶手
- 厕所处于适当的高度
- 在浴缸或淋浴间的地板上安装防滑的浴垫
- 浴缸或淋浴可用于洗澡

卧室
- 门入口的宽度合适
- 床的高度和硬度适宜
- 有夜灯
- 医院有床位
- 已安装侧轨
- 有床边洗漱池

厨房
- 桌子牢固
- 经常使用的物品位于腰部水平
- 避免使用顶部物品
- 可用微波炉或烤箱
- 地毯可被移走
- 电线是用胶带绑起来的

▲ 图 30-21　防跌倒检查量表

复习题

1. 如果现有的门对轮椅来说太窄，作业治疗师能做哪些选择?

2. 作业治疗师需要为脑卒中后回归家庭的患者解决什么问题?

3. 为了浴室的安全性和便捷性，应该考虑做哪些环境改造?

附　录

Appendix

附录 A　评估附表
Assessment Appendix

Glen Gillen　Dawn M. Nilsen　**著**
黄佩玲　**译**

评　估			作业方面		生活质量	患者因素		表现技能
简要描述			活　动	参　与		躯体结构和功能	价值、信念、精神	
ABILHAND 问卷（见第 20 章）			×			×		×
手臂动作调查测试（ARAT）（见第 20 章）						×		×
特异性活动平衡信心量表（ABC）（见第 18 章）			×					
活动卡片分类第 2 版（见第 2 章和第 13 章）				×				
日常生活能力计算机化自适应测试系统（见第 5 章）			×	×				
急性后期医疗服务活动量表（AM-PAC）（见第 6 章）			×					
作业治疗 – 日常生活活动神经行为评估（A-ONE）（见第 25 章）			×			×		
ADL 分类学（见第 5 章）			×					
脑卒中后成人辅助手评估（Adult AHA）（见第 20 章）			×					×
美国心脏协会脑卒中预后分类（见第 6 章）			×			×		
手臂运动能力测试（AMAT）（见第 20 章）			×					×
照料角色概念（见第 14 章）				×	×	×		
生活习惯评估（见第 2 章）			×	×				
运动和过程技能评估（AMPS）（见第 5 章、第 6 章、第 10 章和第 20 章）			×	×				×
工作表现评估（见第 9 章）			×	×				×
为残疾父母设计的婴儿照料评估工具（见第 11 章）			×					
Barthel 指数（BI）/ 改良 Barthel 指数（见第 6 章）			×					
Berg 平衡量表（BBS）（见第 18 章）			×					×
箱块测试（BBT）（见第 20 章）						×		×
Brunel 平衡评估量表（见第 18 章）			×					×
Burke 吞咽障碍筛查试验（见第 29 章）						×		
加拿大作业表现测评（见第 2 章、第 4 章、第 6 章和第 13 章）			×	×				

（续表）

评估		作业方面		生活质量	患者因素		表现技能
简要描述		活 动	参 与		躯体结构和功能	价值、信念、精神	
照顾者幸福感（见第 14 章）			×	×			
照顾者幸福感量表（见第 14 章）					×		
凯瑟林 – 波哥量表（CBS）（见第 26 章）		×			×		×
Chedoke 上肢和手活动量表（见第 20 章）		×					
Chedoke-McMaster 功能障碍量表（见第 17 章）		×			×		
倾斜综合征临床评估量表（见第 17 章）					×		
感觉整合与平衡的临床评估（见第 18 章）					×		
社区参与问卷（见第 2 章）		×	×				
吞咽困难评估方案（见第 29 章）					×		
社会参与评估（见第 6 章）							×
Frenchay 活动指数（见第 5 章和第 13 章）		×	×				
Frenchay 上肢活动检查（FAT）（见第 20 章）		×					×
Fugl-Meyer 运动评定（见第 17 章和第 20 章）					×		
功能独立性检测（FIM）和迷你 FI 吗（见第 1 章和第 6 章）		×			×		
功能性够取测试（见第 18 章）							×
偏瘫上肢功能测试（FTHUE）（见第 20 章）		×					×
上肢功能测试（FUEL）（见第 20 章）		×					×
Glasgow 昏迷量表（见第 1 章）					×		
Gugging 吞咽功能评估量表（见第 29 章）					×		
住院康复机构的住院康复患者评估工具（IRF-PAI）（见第 6 章）		×					
Jebsen-Taylor 手功能测试（JTTHF）（见第 20 章）		×					×
JKF 昏迷恢复量表（见第 1 章）					×		
工作便利量表（见第 9 章）			×				
工作表现衡量标准（见第 9 章）			×				
侧推量表（见第 17 章）		×			×		
休闲能力评估（见第 13 章）		×					
休闲诊断组（见第 13 章）		×					
休闲满意度量表（见第 13 章）		×					
Mann 评估吞咽功能评价（见第 29 章）					×		
手功能自评量表（见第 20 章）		×					
健康调查简表 –36（见第 2 章）				×			
改良 Ashworth 痉挛量表（见第 20 章）					×		

（续表）

评 估		作业方面		生活质量	患者因素		表现技能
简要描述		活 动	参 与	生活质量	躯体结构和功能	价值、信念、精神	表现技能
改良 Rankin 量表（见第 6 章）		×					
运动活动日志（MAL）（见第 20 章）		×					
运动能力评定量（MAS）（见第 7 章、第 17 章、第 18 章和第 20 章）		×					×
运动视觉感知测试（见第 24 章）					×		
动力学指数（见第 20 章）					×		
美国国立卫生研究院脑卒中量表（见第 1 章）					×		
九孔柱测试（见第 20 章）					×		
Nottingham 日常生活扩展活动量表（见第 5 章）		×	×				
诺丁汉休闲问卷（见第 13 章）		×					
作业表现历史访谈 – Ⅱ（见第 4 章）		×					
Orpington 预后量表（见第 1 章）					×		
脑卒中患者的姿势评估量表（PASS）（见第 17 章和第 18 章）		×					
重返正常生活指数（见第 2 章）				×			
Rivermead 日常生活活动量表（见第 5 章）		×					
Rivermead 运动指数（见第 18 章）		×					
Rivermead 运动评估（上肢）（见第 20 章）					×		×
（改良）Pushing 评估量表（见第 17 章）					×		
疾病影响调查表脑卒中专用量表（见第 2 章）				×			
脑卒中驾驶员筛查评估（见第 10 章）					×		
脑卒中影响量表（SIS）（见第 2 章）		×	×		×		×
脑卒中特异性生活质量量表（见第 2 章）		×	×	×	×		
老年人上肢功能测试 (TEMPA)（见第 20 章）		×					×
计时起立行走测试（TUG）（见第 18 章）		×					
躯干控制实验（见第 17 章）		×					
躯干损害评估量表（A 和 B）（见第 17 章）					×		
视力检查组件（见第 24 章）					×		
Wolf 运动功能测试（见第 20 章）		×			×		×

附录 B 用于治疗脑卒中及其并发症的药物
Medications Commonly Used to Treat Stroke and Its Comorbidities

黄佩玲 译

药 物		用 法	剂 量	路 径	不良反应	其他说明
抗痉挛药物	巴洛汀（巴氯芬）	骨骼肌松弛药	5～20mg，每天 3～4 次	PO	嗜睡，头晕，虚弱，恶心呕吐恶心呕吐，意识模糊	
	丹曲林钠（丹特罗姆）	骨骼肌松弛药	25～100mg，每天 1 次	PO, IV	药物性肝炎	
	地西泮（安定）	中枢神经系统抑制药，骨骼肌松弛剂	2～10mg，每天 2～4 次	PO	嗜睡，共济失调，尿潴留，焦虑	避免在第一个妊娠期使用
	替扎尼定（扎那弗莱克斯）	中枢 α_2 受体肾上腺素能激动药；中枢骨骼肌松弛剂	4～8mg，每天 3～4 次	PO	无力，嗜睡，共济失调，肝功能检查异常，口干	罕见的心脏事件
	肉毒杆菌毒素（如保妥适、吉适、净优明）	骨骼肌松弛药		IM	过度虚弱，吞咽障碍，气促，过量时视力模糊	作用持续 2～3 个月，而没有中枢神经系统的影响
抗癫痫药	卡马西平（替格雷托）	癫痫大发作、部分复杂、混合发作；神经病理性疼痛	300～600mg，每天 2 次	PO	恶心呕吐，头晕，全血计数变化，嗜睡，眩晕	治疗剂量为 6～12µg/ml
	氯硝西泮（科诺平）	中枢神经系统抑制药，一种苯二氮䓬类药物；神经性疼痛	0.5mg，每天 3 次至 5mg，每天 4 次	PO	嗜睡，共济失调，失音，焦躁，意识模糊，贫血	
	地西泮（安定）	中枢神经系统抑制药，治疗癫痫持续状态	5～10mg，静脉推注	IV	呼吸骤停，肌张力降低，心动过缓	静脉内总剂量为 30mg
	加巴喷丁（神经素）	部分性癫痫发作，社交恐惧症	共计 900～1800mg，按每天 3 次分剂量计算	PO	共济失调、心动过缓、躁狂、眩晕、情绪波动、罕见水肿、高血压	
	拉莫三嗪（拉米塔尔）	部分性癫痫发作	每天 200～500mg	PO	白细胞减少症、贫血、弥散性血管内凝血、肝炎、Stevens-Johnson 综合征	在出现皮疹时，必须立即停止使用
	左乙拉西坦（凯普拉）	精神运动性癫痫大发作、部分发作	每天最大剂量 3000ng	PO	嗜睡、无力、感染、头晕	
	苯巴比妥（鲁米那）	中枢神经系统抑制药	50～100mg，每天 3 次，15～40µg/ml 血清	PO, IV	头痛，眩晕，意识模糊，恶心呕吐，呼吸抑制；静脉注入易导致呼吸骤停	癫痫持续状态时静脉注射 15mg/kg

（续表）

药　物		用　法	剂　量	路　径	不良反应	其他说明
抗癫痫药	苯妥英钠（迪兰丁）	精神运动性癫痫大发作；神经病理性疼痛	100mg，每天 3 次	PO，IV	共济失调，震惊状态，头痛，恶心呕吐，心律失常	水平：10～20μg/ml
	普里米酮（迈苏灵）	巴比妥类；癫痫大发作、局灶性、精神运动性发作	250mg，每天 3 次到 500mg，每天 4 次	PO	共济失调，震惊状态，头痛，恶心呕吐，易怒	5～12μg/ml
	丙戊酸（双丙戊酸钠/德巴金）	失神发作；神经病理性疼痛	每天 1000～3000mg	PO	共济失调，震惊状态，头痛，恶心呕吐，出现攻击行为	在怀孕期间避免使用
抗高血压药	ACE抑制药（如赖诺普利、依那普利、卡托普利）	抗高血压		PO，IV	肾损伤、干咳、血管性水肿	在怀孕期间避免使用
	血管紧张素受体生物制剂（如氯沙坦，缬沙坦）	抗高血压		PO	头痛，恶心，呕吐，肾损伤	在怀孕期间避免使用
	α 受体拮抗药（宁平）	抗高血压，控制交感神经营养不良		PO，IV	晕厥、镇静状态、头痛、尿潴留	
	β 受体拮抗药（如美托洛尔、卡维地洛、拉贝他洛）	抗高血压		PO，IV	易疲劳，心动过缓，血压过低	
	钙通道阻滞药（如氨氯地平、尼卡地平）	抗高血压		PO，IV	头晕，头痛，低血	
	直接血管扩张药（如肼屈嗪、硝普钠）	抗高血压		PO，IV	心动过缓、低血压、头痛	
	利尿药（如氢氯噻嗪、呋塞米、布美他尼）	抗高血压		PO，IV	代谢/电解质混乱、代、痉挛、低血压、肾衰竭	
抗抑郁药	选择性 5- 羟色胺再摄取抑制药（如氟西汀、帕罗西汀、舍曲林）	抗抑郁		PO	焦虑、震颤、失眠、恶心、腹泻	
	5- 羟色胺和去甲肾上腺素再摄取抑制药（如度洛西汀、文拉法辛）	抗抑郁		PO	焦虑、震颤、失眠、恶心、腹泻	
	三环类药物（如阿米替林）	抗抑郁、止痛		PO	心肌梗死、低血压、癫痫发作、意识模糊、白细胞减少、感觉异常、恶心呕吐、昏迷、便秘、肝炎	也可以治疗并发的神经性疼痛

（续表）

药 物			用 法	剂 量	路 径	不良反应	其他说明
尿动力学药物	改善膀胱充盈的药物	奥昔布宁（达多帮锭）	逼尿肌抗痉挛，DSD	5mg，每天 2~3 次	PO	恶心呕吐、口干、嗜睡、便秘	
		丙咪嗪（托夫拉尼）	增加出口阻力，降低逼尿肌强度	75~150mg，每天 1 次	PO	体位性低血压、心脏传导阻滞、恶心呕吐、焦虑、意识模糊、共济失调、口干	
	促进膀胱排空的药物	氯化氨甲酰甲胆碱（乌拉胆碱）	拟胆碱、能增强逼尿肌收缩	10~50mg，每天 3~4 次	PO	恶心呕吐、口干、嗜睡、便秘、尿潴留	
		哌唑嗪（宁平）	α 受体拮抗药、松弛括约肌和降低出口阻力	1mg，每天 2~3 次	PO	晕厥、镇静状态、头痛、体位性低血压	
		坦索罗新（坦洛新）	α 受体拮抗药、松弛括约肌和降低出口阻力	每天 0.4~0.8mg		晕厥、镇静状态、头痛、体位性低血压	
	抗凝血药	乙酰水杨酸（阿司匹林）	长期灭活血小板以阻止血栓形成	50~325mg，每天 1 次	PO	胃溃疡，出血风险增加	
		肝素	预防 DVT、脑卒中	5000U，SQ，每 8 小时 1 次，或者连续静脉滴注	SQ, IV	出血风险增加、血肿、胃出血	
		低分子肝素（如依诺肝素、达特肝素）	预防和治疗 DVT，预防脑卒中				
		直接作用抗凝血药（如阿哌沙班、利伐沙班、达比加群）	脑卒中预防、DVT/PE 治疗		PO	胃溃疡，出血风险增加	
		华法林（香豆素）	预防 DVT、脑卒中	调整剂量至 PT	PO	出血风险增加、血肿、胃出血	

ACE. 血管紧张素转化酶；DSD. 逼尿肌 – 括约肌协同作用失调；DVT. 深静脉血栓形成；IV. 静脉注射；PE. 肺栓塞；PO. 口服；PT. 凝血酶原时间；SQ. 皮下注射

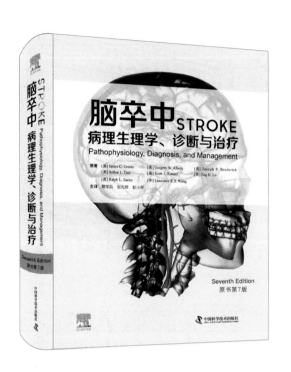

原著 [美] James C. Grotta   [美] Gregory W. Albers   [美] Joseph P. Broderick

       [美] Arthur L. Day   [美] Scott E. Kasner   [美] Eng H. Lo

       [美] Ralph L. Sacco   [中] Lawrence K.S. Wong

主译 曹学兵   张兆辉   彭小祥

定价 798.00 元

    本书引进自 ELSEVIER 出版集团，是一部几乎囊括当前有关脑卒中所有重要信息的经典实用著作。本书为全新第 7 版，是著者在大量实践与创新基础上的精华总结，分六篇 78 章，从病理生理学、生物和流行病学等方面简要概述了脑卒中的特点，然后详细阐述了其临床特点、诊断和治疗方法，辅以丰富的高清照片及手绘插图，生动描述了针对不同部位血管病变的各项临床策略，还阐明了重要概念及技巧，对国内从事脑血管相关科工作的医生很有帮助。本书内容实用、阐释简明、图片丰富，既可供脑血管疾病相关临床医生阅读学习，又可供资深医生了解新技术时作为参考。